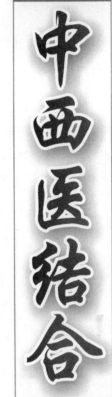

糖尿病学

中西医结合

主　编 ◎ 陈大舜　喻　嵘

副主编 ◎ 葛金文　邓奕晖　成细华

编　委 ◎（按姓氏笔画排序）

邓奕晖　田雪飞　成细华　曲晓璐　纪云西

吴禹睿　李广诚　李英哲　苏丽清　陈大舜

陈泽奇　周德生　季聚良　易　蔚　易法银

徐梓辉　符显昭　喻　嵘　葛金文　董克礼

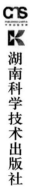

湖南科学技术出版社

前　言

　　糖尿病是严重危害人类健康的疾病之一。目前，全球糖尿病患病人数已达 4.15 亿，我国成年人群糖尿病患病率达 11.6%，约有 1.14 亿人，居全球首位，并呈不断地上升趋势。开展糖尿病的发病机制研究及有效防治均具有重要意义。

　　本书是陈大舜教授及其课题组专家、学者结合自己从事中西医结合糖尿病研究 20 余年的经验与研究成果，参考国内外有关糖尿病的文献资料编写而成。全书贯穿编者临床经验、研究成果，突出中医特色，发挥中医药优势，积极应用现代医学科学技术，促进中医、西医两套不同医学模式的有机结合与融会贯通，注重中西医病症范畴的统一，以提高知识层面和掌握实用技能为主要目的，力求突出系统性、实用性、科学性和前沿性。全书共 29 章，主要论述了糖尿病及其急性并发症和慢性并发症的病因病机，诊断、中医辨证及中西医结合防治方法等，并介绍了本书编者开展糖尿病及其并发症防治研究工作中的临床经验和研究成果，图文并茂，数据翔实。同时，本书突出了中西医结合诊疗思路和研究方法的论述，并选择了大量的实用方剂，分为辨证用方、辨病用方、对症用方、专病成药、单方用药等项，以供中医、中西医结合糖尿病专科及各科临床医师、科研人员选择参考，也可供中医药院校师生及中医药爱好者阅读。

　　值此书即将付梓之际，我们谨向长期支持这项工作的领导，向为本书出版付出辛苦的编辑同志，向本书引用到的中西医资料的所有研究者，致以由衷的谢意！编者参考了多家研究者之观点，难免疏漏，恳请各位学者、同仁与广大读者批评指正，以期不断修改完善。

编者

于湖南中医药大学

目　　录

第一章　糖尿病

糖尿病（diabetes mellitus，DM）是一组以慢性血葡萄糖水平增高为特征的代谢性疾病，常引起心脑血管、肾、眼、足及神经等脏器的并发症。糖尿病患病率急剧升高，已是严重威胁人类健康的世界性公共卫生问题。根据国际糖尿病联盟（IDF）统计，2011 年全球糖尿病患者人数已达 3.7 亿，其中 80％在发展中国家，估计到 2030 年全球将有近 5.5 亿糖尿病患者。

近 30 年来，我国糖尿病患病率显著增加。1980 年全国 14 省市 30 万人的流行病学资料显示，糖尿病的患病率为 0.67％。1994 至 1995 年进行了全国 19 省市 21 万人的糖尿病流行病学调查，25～64 岁人群的糖尿病患病率为 2.5％，糖耐量异常为 3.2％。最近 10 年，糖尿病流行情况更为严重。根据 2010 年中国的流行病学调查数据，糖尿病总患病率是 11.6％，其中男性 12.10％，女性 11.0％。2015 年统计数据显示中国糖尿病患者高达 1.14 亿，居世界第一，其中 90％以上为 2 型糖尿病。

在短期内我国糖尿病患病率急剧增加可能有多种原因，如城市化进程明显加快、老龄化比例逐年增加、生活方式发生巨大改变、肥胖和超重比例人数明显增加等。我国糖尿病严峻的流行现状、未诊断人群比例高、大量的糖尿病高危人群都提示在糖尿病的诊断、预防与治疗中，仍有更多的工作需进一步加强。

目前糖尿病常用的诊断标准和分类有 1999 年世界卫生组织（WHO）标准和 2003 年美国糖尿病学会（ADA）标准。中华医学会糖尿病学分会（CDS）《中国 2 型糖尿病防治指南（2013 年版）》仍采用 WHO（1999 年）糖尿病诊断、糖代谢状态分类标准和糖尿病的分型体系。即：有典型糖尿病症状（多尿、多饮、多食和不能解释的体重下降）者，随机血糖≥11.1 mmol/L 或加上空腹血糖（FPG）≥7.0 mmol/L，或加上葡萄糖负荷 2 小时血糖≥11.1 mmol/L，为糖尿病，如症状不典型者，临床诊断必须经另一日的重复试验所证实。空腹血糖（FPG）＜6.1 mmol/L 并且餐后 2 小时血糖（2hPG）＞7.8 mmol/L，为正常。餐后 2 小时血糖（2hPG）＞7.8 mmol/L，但＜11.1 mmol/L 时为糖耐量减低（IGT）。空腹血糖（FPG）≥6.1 mmol/L，但＜7.0 mmol/L，餐后 2 小时血糖（2hPG）＜7.8 mmol/L 时为空腹血糖受损（IFG）。

2010 年，ADA 已将糖化血红蛋白（glycosylated hemoglobin A_{1c}，HbA_{1c}）≥6.5％纳入糖尿病诊断标准；2011 年，WHO 推荐将 HbA_{1c} 6.5％作为糖尿病的诊断切点。但鉴于 HbA_{1c} 检测在我国尚不普遍，检测方法的标准化程度不够，测定 HbA_{1c} 的仪器和质量控制尚不能符合目前糖尿病诊断标准的要求。中华医学会糖尿病学分会（CDS）《中国 2 型糖尿病防治指南（2013 年版）》仍不推荐在我国采用 HbA_{1c} 诊断糖尿病。但对于采用标准化检测方法，已有严格质量控制，正常参考值在 4.0％～6.0％的医院，HbA_{1c}≥6.5％可作为诊断糖尿病的参考。

第一节　糖尿病的辨证论治

糖尿病作为现代医学诊断疾病，有其自身发生发展、病理变化规律。中医药治疗糖尿病具有一定的优势。辨证论治是中医的特色和优势所在。糖尿病属于中医"消渴病"的范畴，《黄帝内经》中有"消瘅""脾瘅""消中"等称谓，我国古代医家结合消渴病"三多一少"的典型症状，对糖尿病的辨证大都不离"三消"的范畴。后世医家则根据消渴病的病机特点和临床表现，有所发挥，形成了八纲辨证、脏腑辨证、气血津液辨证等多种辨证体系，突破了传统的"三消"辨证施治。现代医学在糖尿病证候研究方面也取得了一定进展。

一、糖尿病的中医证候

糖尿病的症状主要是"三多",即多饮、多食、多尿。根据这 3 种主要症状的侧重点不同,又分为上消、中消、下消。其中把多饮症状较突出者称为上消,多食症状较突出者称为中消,多尿症状较突出者称为下消;同时伴形体消瘦,体重下降,尿有甜味且色浊等。上消多伴烦渴多饮、口干唇燥、尿频量多、舌边尖红、苔薄黄、脉洪数等肺部燥热之象;中消多伴多食易饥、形体消瘦、大便干燥、苔黄、脉滑实有力等胃热之症;下消则多伴尿频量多、混浊如脂膏或尿甜、饮后不解、口干舌燥、舌红、少苔或无苔、脉沉细等肾虚之症。消渴日久,必致阳气失固,阴血耗竭成阴阳两虚之重症,则多见小便频数、混浊如膏,甚至饮一溲一、面色黧黑、腰膝酸软、形寒肢冷、阳痿不举、舌淡苔白、脉沉细无力。

二、糖尿病的中医病因病机

对于消渴的病因病机认识,古今文献有许多不同的学说。目前,各医家对消渴病发病原因的看法一致,认为主要有过食肥甘、五志过极、房事不节、热病火燥及先天禀赋不足等。病机方面,则由于各医家切入点不同,观点各异。

早在春秋战国时期,《黄帝内经》就提出消渴病的发生与体质因素、情志因素、过食肥甘、药石所伤、外感邪毒等有关,并提出"二阳结谓之消""阴气不足,阳气有余""血脉不行,转而为热,热则消肌肤,故为消瘅""心脆则善病消瘅热中……肾脆则善病消瘅易伤""胃中热则消谷"等病机之说。《金匮要略》在重视胃热的同时,提出厥阴消渴、肾虚消渴,成为后世医家认识糖尿病病因病机的基础。孙思邈在《千金要方·消渴篇》指出"凡积久饮酒,未有不成消渴……积年长夜,酣兴不解,遂使三焦猛热,五脏干燥。木石尤且焦枯,在人何能不渴"。刘河间指出"此三消,皆燥热之亢极者也"。张子和指出"虽五脏之部分不同,而病所过各异,其归燥热一也"。朱丹溪认为"三消者,多属血虚不生津液所致也"。叶天士在《临证指南医案》中曾指出消渴病乃"阴虚为本,燥热为标"。

后世医家秉承前贤,对消渴的病机则多有新论。逐渐发展了脾虚论、肾虚论、肝郁论、湿热论、气虚为本论、气阴两虚论、血瘀论、痰湿毒病机论、络病论等。如刘仁昌教授认为消渴病虽与肺燥、胃热、肾虚有关,但关键在脾虚。李富玉认为,糖尿病在其发病及病理演变过程中易出现痰湿之邪,同时痰湿又是导致糖尿病的重要发病基础,为糖尿病诸多合并症的主要原因。痰湿的形成既可直接耗伤阴液,又可因痰郁化火损伤阴液,更有因痰湿日久闭阻经络、阴津失于输布,使脏腑功能失调而发为消渴者。郑敏等学者认为肝主疏泄,调畅情志,肝失调畅,气机紊乱,致使气血津液等精微物质不能随气机进行正常代谢,化火伤阴,发为消渴。曹长峰则认为今人恣啖肥甘,醇酒厚味,食滞生湿生热,致使湿热内蕴,交互积结不化,脾胃受困,中焦之气戕伐,运化失职,水谷不化,水谷之气具温养之性,有余必生热生火,灼伤脾胃之阴津,而发为消渴。谢宁等认为血气瘀阻,瘀久化热,使阴血燥热,耗伤气阴,且血瘀气滞可影响津液的输布和吸收,致使机体气阴两虚,津液不足,发为消渴。仝小林教授提出肥胖 2 型糖尿病存在郁、热、虚、损的发展过程,在早期及前期主要是食郁为先导的六郁和络滞,而产生郁热的原因或为饮食失节或为情志失调。由于饮食不节,长期过食肥甘,损伤脾胃,可致脾胃运化失司,积热内蕴,化燥伤津,消谷耗液,而致消渴。或由于情志不调,五志过极,气机郁结,郁而化火,火热炽盛,发为消渴。亦有学者提出糖尿病的病机需以整体观念动态把握,不能一言以蔽之。如岳仁宋等主张按糖尿病病程和并发症发生分早、中、晚 3 期辨证。早期以糖毒致损,火热炽盛为基本病机;中期以气阴两伤为基本病机,兼挟痰湿、瘀血;晚期以五脏六腑受损,阴阳两虚为基本病机,痰、湿、郁、毒、瘀交相呼应,变证丛生。

在各种病机学说中,目前以气阴两虚学说最具代表性,该学说指出消渴病发病机制为燥热伤阴,阴损气耗,致气阴两虚,实为脾气虚和肾阴虚之综合,阴虚为本,燥热为标,病程日久迁延,则可生瘀、生毒、生痰等。

有关糖尿病病因病机的论述颇多,但需明确的是,疾病是动态发展的,不是一成不变的,病因病机亦是随之而变化的。消渴病症百样，临床亦表现万千，单一地用某一病机来阐述均不能全面概括，故临床上尚需结合患者个体情况加以细致的辨证论治。

三、糖尿病的辨证治疗

（一）按传统"三消"辨证论治

传统分为上中下"三消"证型，上消（肺热津伤）治以消渴方；中消（胃热炽盛）治以玉女煎；下消（肾阴亏损及阴阳两虚）治以六味地黄丸及金匮肾气丸。

（二）按气血津液阴阳失调论治

1. 气阴两虚　张延群认为消渴病病机是气阴两伤，气虚不能生化精微而滞留引起血糖升高，阴精不能利用，致阴精亏虚，阴虚则生内热，热盛又伤阴耗气，最终转化为阴阳两虚。气阴两虚型消渴患者常症见口渴欲饮、能食易饥、尿频量多、神疲乏力、舌红或淡红、苔白、脉沉细，可兼见面色不华、头晕多梦、手足心热、纳差腹胀、大便溏、肢体麻木或自汗盗汗等症。治疗以益气养阴为主，代表方药为生脉散合六味地黄丸。张炜等将71例2型糖尿病患者随机分为治疗组（36例）和对照组（35例），对照组进行饮食控制、口服降血糖药盐酸二甲双胍片；治疗组在此基础上，服用益气养阴方（黄芪、生地黄、山药各30 g，麦冬、制黄精各15 g，五味子、大黄、黄连各6 g），疗程均为8周。结果：治疗组显效36.1%，有效50.0%，无效13.9%，总有效率86.1%；对照组分别为22.9%、40.0%、37.1%及62.9%，两组总有效率比较，差异有统计学意义（$P<0.05$）。表明益气养阴方能有效地改善2型糖尿病的临床症状，达到降低血糖和血脂的目的。

2. 阴虚火旺　林兰教授认为阴虚燥热为糖尿病主要病理改变。阴津亏损，燥热偏盛，阴之虚则阳之甚，热偏盛则阳愈亢、火愈旺，消烁阴津，形成恶性循环。阴虚火旺型消渴患者常症见咽干口苦、渴思冷饮、尿量频多或浊如膏脂、消谷善饥、形体消瘦、五心烦热、骨蒸潮热盗汗、头晕耳鸣、目睛干涩、视物模糊、失眠多梦、腰膝酸软、四肢乏力、皮肤干燥、大便秘结、舌干红、舌体瘦、苔少或无苔、脉细数。治宜滋阴降火、益精养血，代表方药如知柏地黄丸合玉液汤。祝谌予教授治疗糖尿病，提出7个临床证型，阴虚火旺即是其中之一。常以一贯煎为主方养阴；然后再根据不同脏腑的火旺，加用不同的药物，如心火旺加黄连、黄芩；胃火旺加知母、石膏；肝火旺加龙胆、知母；相火旺加黄柏、知母等。

3. 阴阳两虚　消渴病程日久，因燥热亢盛，伤津耗气，而致气阴两虚，阴损及阳，则阴阳俱虚。阴阳两虚型消渴患者易见多饮多尿、尿液浑如脂膏，甚则饮一溲一、大便稀薄或五更泄泻、四肢欠温、腰膝酸软冷痛、乏力自汗、面色黧黑、耳轮干枯，男性可见阳痿早泄、舌淡胖、苔白、脉沉细。治宜滋阴温阳益肾，代表方如金匮肾气丸。祝谌予教授治疗阴阳两虚型糖尿病常用方药如桂枝、山药、山茱萸、牡丹皮、泽泻各10 g，生地黄、熟地黄、茯苓、葛根各15 g，制附子5 g；阴阳两虚火旺型则再加知母、黄柏各10 g。

（三）按病因论治

1. 瘀　瘀血在糖尿病发病中既是病理产物，又是致病因素，气郁、气虚、痰阻经络均可导致气血运行不畅，血脉瘀阻。吕仁和教授等认为，糖尿病及其并发症的发生存在血脉瘀滞的病机，实质上是消渴病初始治不得法，伤阴耗气，气郁热瘀，互相胶结而致。董耀民认为消渴病当从瘀论治。首先《内经》中即有论述气滞血瘀可致消渴，而后病发消渴日久，无论气虚、气滞、阴虚还是火热均可致瘀，瘀是消渴后期病变的关键因素。故临床治疗消渴当活血化瘀，临证在活血化瘀的同时气虚者补气，气滞者理气，夹痰则化痰。

2. 痰　2型糖尿病40岁以上及肥胖者多发，过食肥甘滋腻，碍胃化湿，湿郁化热灼液为痰，化燥伤阴；另外，肾亏阴虚火旺灼液为痰；肺失治节，水津失布，聚湿为痰；肝郁犯脾，脾失健运，痰湿内生。《内经》就提出"治之以兰，除陈气也"的观点。糖尿病患者普遍存在的高脂血症、高黏滞血症，中医亦认为与痰密切相关。代表方如二陈汤，药如苍术、佩兰、僵蚕等。林绍志等认为糖尿病患者中确有痰湿之病机，应用燥湿化痰之法收效良好。官惠文认为痰瘀阻滞是消渴病理机制中的一个重要环节。

3. 湿热　彭万年从地域条件、人体体质、饮食习惯等方面探讨了消渴与湿热的关系。湿热致消渴，以清利湿热、行水生津为基本准则。湿邪涉及肺脾肾三脏。肺病则肺气不宣，无以化湿，成热致消；脾病则脾气萎靡，无以散精，壅热致消；肾病则阴阳衰损，运行无源，化热致消。所以湿热致消，治疗针对于肺脾肾三脏，药用茯苓、猪苓、泽泻、薏苡仁、茵陈、枳壳之品。吕仁和教授等治疗糖尿病湿热困脾证用清化湿热汤临床疗效明显。曹氏等认为，湿热证虽不属消渴病的必见证，但消渴病日久，或属湿热体质，或脾虚生湿化热，或新感湿热之邪，湿热蕴结脾胃，均可见湿热中阻之证。此证多见于气阴两虚阶段，即气阴两虚为本，湿热为标，方用温胆汤加减。

王永山认为虚为百病之源，正气不虚，邪不可干。虚实内在因素，脾肺肾虚故而水津代谢失常，水液不循常道，中焦不运而郁而生湿，继而痰自内生。久病入络而生瘀。痰、湿、瘀既是虚的病理产物，又是加重虚损的病理因素，是消渴病的四大关键病机，致使其病情胶着难解。

4. 毒　陈娟等分别从热毒、瘀毒、痰毒、湿毒4个方面论述由"毒"致糖尿病的病因病机观点，认为热、瘀、痰、湿四者既是消渴发生的重要病因，也是消渴发展变化的病理基础，导致变证百出。这四者既能单独致病，又可相兼为患。陆付耳教授认为"毒"在糖尿病的发病过程中起重要作用，故提出从"毒"论治糖尿病。

（四）按脏腑病机论治

1. 从肝论治　李惠玲等从肝主疏泄，能协调平衡人体气机升降出入运动出发，得出肝失疏泄可致脏腑功能紊乱，可致情志失畅，可致津血运行失常3个方面来论述。肝失疏泄，气机失调，从而犯肺、克脾、伐胃，或耗肾、伤津、损血或夹痰，使人情志抑郁，最后导致人体气血津液输布失调，病发消渴。陈炳等从肝的生理、消渴的病因、病机和病位等方面分析，认为论六经，消渴属厥阴病，厥阴是为肝所主；论脏腑，肝为五脏之贼，肝病可致五脏之病，五脏之病亦可致肝病，得出消渴更应从肝论治。并从历代入肝经的药（如乌梅、五味子、黄连、地黄、地骨皮等）及食物（荸荠、乌骨鸡、人乳等）治疗消渴中得到佐证。其参考文献及根据个人经验将消渴从肝辨证分为肝气郁结、肝郁脾虚、肝火灼肺、肝火犯胃、肝胆湿热、肝阴不足、肝肾阴虚、厥阴寒热错杂型八证。分别治宜四逆散或柴胡疏肝散，逍遥散或丹栀逍遥散，黛蛤散合泻白散，一贯煎，龙胆泻肝汤，加减复脉汤，滋水清肝饮和乌梅丸或连梅饮加减。

2. 从脾（胃）论治　李玲从脾的病理生理特点，饮食失节、五脏柔弱、情志失调的病因，脾气虚弱和脾阴虚的病机得出脾气虚弱、湿邪以及陈气蓄积、脾阴虚是糖尿病的主要病机，脾肾功能失常为糖尿病重要的病理环节，脾胃失常关系到糖尿病发生、发展与转归。刘振杰等认为脾虚胃强（胃热）贯穿糖尿病的各个时期，在糖尿病的发生发展中起着重要的作用。治疗上以扶脾抑胃为主，用白虎人参汤加减，根据脾虚胃强这一矛盾的主次，兼顾病程分期，或健脾或清胃。早期以健脾为主，清胃为辅；中期以清胃为主而辅以健脾；后期以脾胃兼顾，滋阴润燥，加以辨证施治，并在临床中取得了较好的疗效。

3. 从肾论治　向文政等认为肾藏元阴元阳，是人机体先天之本。肾的阴阳失调是消渴病的根本原因。肾阴充足，可滋肺胃之阴，肾阴亏虚，阴虚火盛，金水无源，肺金受损，则水液代谢失常，直趋而下成小便数；肾阴虚火旺，虚火可灼胃，胃热而消谷。肺燥、胃热、肾虚三者并存，相互作用相互影响，但以肾虚为主。消渴的病机演变也与肾有密切的关系，治病求本，最后指出调补肾中阴阳，使阴以配阳，阴阳平和方是治疗消渴的大法。松涛以肾气丸为基础方，用熟地黄、山药、山茱萸、牡丹皮、茯苓、泽泻、熟附子、肉桂、黄芪、党参、葛根、白术治疗糖尿病。周洵如以滋肾补肾为治疗大法，用黄芪、生地黄、黄连、大黄、山茱萸、枸杞子、桃仁、肉苁蓉、黄精、玉米须治疗糖尿病。此外，补肾法常与健脾、益气、调肝、化瘀、利湿等法联合应用。

4. 从心论治　张庚良认为消渴与心火有着密切的关系，认为心火是病发消渴的重要病因病机之一。并在临床中辨证属心火的消渴患者采用清心泻火法。心火分实火与虚火，实火表现为口干口渴、心烦、失眠多梦、烦躁、多汗、口舌生疮、小便短赤、便秘、舌尖红或舌红、苔黄、脉滑大或左寸滑大而数。实火予以清心泻火、止渴除烦。虚火则表现为口干饮水不多、心烦、心悸、盗汗失眠、手足心热、疲乏无力、舌红苔少而干、脉细数，给予滋阴养血，清心安神。治疗宜选用入心经、苦寒、甘寒之药，如黄连、淡竹叶、连翘、牡丹皮、木通等。刘宏伟等人认为五脏虚弱导致消渴与心主血脉相关，七情内伤导致消渴与心主神志，脏腑传变导致消渴与心阳盛衰相关，认为消渴病机是以心的功能不足，血虚阴燥为关键，以气虚血瘀贯穿消渴病的始终。

四、病证结合诊疗

现代随着中西医结合的发展，我国医师和患者均已普遍接受病证结合防治糖尿病的诊疗模式。该模式充分发挥中医西医两种医学的优势，强调病和证各自的重要性，是中西医结合的较高层次，其发展成果可明显提高临床疗效。病证结合首先要"辨病"，将糖尿病分为 1 型糖尿病、2 型糖尿病、妊娠糖尿病、特殊类型糖尿病和各种糖尿病急慢性并发症；然后再"辨证"，依据中医学理论，分析各型糖尿病的临床特点，辨识证候，改善症状。

现代医家诊疗糖尿病在辨证论治的基础上参照病种病程和分期分型，用药上以降糖药物为首选，兼顾安胎、降压、调脂等特殊病情，同时注意预防为先、先期用药等，这些都是重视"病"的体现。但需要注意在强调"病"的同时，不能忽略"证"的重要性，"病"是从时间上观察疾病所处的阶段，"证"是从空间上观察疾病整体的状态，两者不可偏颇，更不能或缺。所以糖尿病领域的病证结合诊疗模式需要继续重视"病"的阶段性，但不能忽视"证"的整体性。

第二节　2 型糖尿病病证结合诊疗方案的研究

2 型糖尿病发病特点是由早期的胰岛素抵抗转变为晚期的胰岛素分泌不足。与其他类型的糖尿病相比，病证结合诊疗模式集合了中西医两种医学的优势，在诊疗 2 型糖尿病方面的优势尤为突出，医家的接受程度最广。病证结合诊疗模式已成为医学界诊疗 2 型糖尿病最主要的诊疗方式。

一、文献调研——2 型糖尿病 23139 例文献调研分析研究

（一）文献调研分析研究的目的和方法

本次文献调研的目的：了解 2 型糖尿病及其主要并发症 1991～2001 年近 10 年来中医药基础研究及临床研究的现状和诊治水平；了解本病的辨病辨证、中医药治疗及防护等方面的进展情况；尤其要重点掌握本病的基本病机及内部转化规律，以及对主要证型的初步确立，结合对本病的临床流行病学调查，为制定 2 型糖尿病及其并发症的中医诊疗方案打下初步基础。

1. 调研的方法　遵循实事求是的原则，真实反映被调查文献的原作者的内容，保持原貌，逐篇填写文献调研登记表，全面反映近 10 年来 2 型糖尿病及其主要并发症的中医药研究及防治水平。调研的范围及时限以国家级杂志为主，及部分省级杂志与高等中医药院校学报属于核心期刊者。凡创刊超过 10 年者，从 1991～2001 年；凡创刊不足 10 年者，从创刊号起至 2001 年止。专著及教材也以此 10 年出版者为调研内容。中医古代文献因没有糖尿病病名，更无 1 型与 2 型之分，故不予收录。收录文献以中医药及中西医结合对本病的基础与临床研究为对象。凡纯西医西药研究的文献概不纳入。尽管收录文献有 502 篇，但缺漏文献仍较多，笔者仅就收集到的文献加以分析、报告。因 2 型糖尿病占糖尿病的绝大多数，有些文献虽未指明为 2 型，但实指 2 型，可以收录。有些文献无法排除 1 型者，一般不予收录。个案报告及不足 30 例者，一般不纳入，但比较少见的并发症可以酌情纳入。2 型糖尿病及急性并发症，如糖尿病酮症酸中毒、糖尿病昏迷、糖尿病乳酸性酸中毒等概不纳入。

2. 调研的分类　分基础研究类与临床研究类。每一类再分多项调研内容。有的文献两类多项兼有者，只算一篇数量，但可允许两处使用。

3. 调研的步骤 第一步文献检索，采用手工检索、光盘检索、联机检索相结合的方法。第二步设计文献调研登记表；第三步将符合纳入标准的文献逐篇登记；第四步撰写文献调研报告。文献调研共收集文献 502 份，其中来源于杂志 472 份，来源于著作、教材等文献 30 份。

（二）基础类文献调研分析研究

1. 基础类文献调研综合分析 基础研究共收文献 108 份，占文献总数的 21.5%。分流行病学调查、病因病机探讨、证候、诊断指标、实验研究、名医经验、综述及其他，具体数目见表 1 - 1。

表 1 - 1   2 型糖尿病及其并发症基础类文献调研内容

份额	流行病学调查	病因病机	证候	诊断指标	实验研究	名医经验	综述	其他
108	9	14	15	9	11	17	26	7

2. 流行病学调研 总体来看，调研文献较少。据现有资料仅有河南地区、上海地区、广东佛山地区、北京地区、湖南长沙地区等做过 1000 例以上的流行病学调查。调查报告与分析反映了一些情况。

糖尿病的患病率，北京地区曾对城乡 4 个社区 40 岁以上常住居民 2354 人，采取随机整群抽样方法，进行了横断面调查。结果显示：老年组高于中年组，女性高于男性，城市高于乡村。结论是北京市中老年糖尿病患病率已达到糖尿病高发国家的下限。可见中老年糖尿病的防治已成为保健工作的重要任务。据山东 1996 年的调查，沂水地区 60 岁以上的老年人糖尿病的患病率比山东省 1981 年农村老年人糖尿病患病率增高近 3 倍，女性明显高于男性，且女性比男性早发病 10 年。脑力劳动者患病率高于体力劳动者。

关于糖尿病的病因病机与证候，广东佛山地区的调查显示，2 型糖尿病患者以气阴两虚血瘀证最为常见，符合中医久病多虚、久病多瘀的观点，同时对传统的"阴虚燥热"观点提出了质疑。河南的流行病学调查报告提出传统的"三消辨证"已不能适应今天的临床需要，使用新的、更合理的、更实用的辨证分型方法取代传统的三消辨证已是势在必行。并提出"气血津液辨证"方法可以概括绝大多数糖尿病患者，实用性强，易于临床推广。其调查统计的 1402 例辨证分型的比例为：气阴两虚 819 例，占 58.42%；阴虚燥热 327 例，占 23.32%；气虚血瘀 195 例，占 13.91%；阴阳两虚 61 例，占 4.35%。有人曾调查 10 年间中医辨证分型为：阴虚燥热证，多见于 2 型糖尿病早期，约占 50%；气阴两虚证，最常见，可见于早、中、晚期，约占 80%；阴阳两虚证，多见于晚期重症患者，以并发肾病最为多见，约占 20%。以上 3 家的调查虽有差异，但气阴两虚证最多见是一致的。

关于糖尿病并发病的调查，常见的并发病有肾病、周围神经病变、冠心病、脑梗死、高血压、眼底病、皮肤病及糖尿病足等。其表现的证候多种多样，河南的调查结果显示，并发症发生频次较高的中医证候依次为肾虚证 53.62%，气虚证 50.43%，阴虚证 43.73%，提出糖尿病并发症（病）的患者表现为肾虚、气虚、阴虚居多，并认为虚多实少，说明糖尿病日久，肾元亏虚，气阴两虚也是导致 2 型糖尿病并发症的基本病机。但笔者认为，上述肾虚证、气虚证、阴虚证，无论在概念上与临床上，是有相互涵盖与交错的，即阴虚与气虚主要是指肾的阴虚与气虚证，当然也不能排除其他脏腑的阴虚与气虚证，如肺、肝、心、脾、胃的阴虚或气虚证。故用气阴两虚证来概括即可。长沙地区 1718 例的调查，仅并发肾病者，气阴两虚证就占 51%，也支持这一结果。其中兼夹血瘀证者占 58.1%，兼夹湿热证者占 47.1%，故长沙地区的调查显示，2 型糖尿病并发肾病的主要病机以气阴两虚为主，夹瘀夹湿也不容忽视。本虚标实应是 2 型糖尿病及其并发症的共同病理特点。

3. 病因病机调研 上述流行病学的调研已经反映出 2 型糖尿病的病因病机，其他非流行病学文献调研也基本一致。多数文献认为 2 型糖尿病是本虚标实，本虚以气阴两虚为主，日久病情加重，阴损及阳，导致阴阳两虚；标实多为瘀血、燥热、湿阻等。因此在辨证论治时必须处理好补虚与泻实的关系、辨证与辨病的关系、已病与未病的关系。

但在病因病机的认识上，也有各种不同的观点，有的责之于肾，认为气阴两虚主要指肾元亏虚；有的责之于脾，认为脾虚才是关键，饮食不节伤脾，郁怒伤肝乘脾，久思久忧伤脾，脾虚才是主要的病因病机，治疗重在治脾，益脾气、养脾阴、运脾土；有的责之于肝，认为 2 型糖尿病患者，多有情志因素，郁怒伤肝，肝气郁结，肝脾不和，肝阴不足，肝失藏血，故疏肝、清肝、养肝、和血，皆为从肝论治的方法；也有的责之于三焦，认为 2 型糖尿病的病因病机主要是三焦决渎失职，燥热犯上焦，导致心肺阴虚热盛；中焦脾胃积热，伤及脾气胃阴；下焦肝肾阴亏气损，日久阴损及阳，导致阴阳两虚。按上、中、下三焦辨治，明显是受传统的三消辨证治疗消渴病的影响。还有的文献强调瘀血的重要性，主张治疗 2 型糖尿病从瘀论治为主；有的强调湿邪的重要性，主张从湿论治为主，虽各有偏颇，但均应重视。

归纳起来，不外乎 3 种病机分类：一是注重气血阴阳失调；二是注重脏腑病机变化；三是注重血瘀、痰湿的致病作用。因此，2 型糖尿病可以比较全面地概括为：以气阴两虚为本，瘀血阻滞为标，本虚标实，虚实夹杂，是慢性全身性病理过程。其并发症更复杂，可累及多个脏腑及组织器官，夹瘀、夹湿（夹痰、夹水）、燥热、浊毒均可为患。提示在临床上治疗 2 型糖尿病不但要以益气养阴为主，还应提前应用活血化瘀法，这是预防和延缓并发症的标本兼顾的整体治疗方案。

4. 证候及诊断指标调研　2 型糖尿病及其并发症的证候表现相当复杂，按文献调研出现的频次多少，含基础文献证候类 15 份，临床文献辨证施治类 30 份，共 45 份统计，分为 3 个等级排序，多见证（30 次以上）、较多见证（30 次以下，10 次以上）、少见证（10 次以下），见表 1 - 2。从表中 23 个证型看，气阴两虚证与气阴两虚夹瘀证最为多见，与流行病学调查、病因病机分析相一致。

表 1 - 2　　　　　　　　　　　　　　　　　2 型糖尿病及其并发症证型分布

证型名称	多见证型	较多见证型	少见证型
证 型 名 称 及 频 次 排 序	气阴两虚证 43 次 气阴两虚夹瘀证 36 次 阴虚热盛证 30 次	气阴两虚夹湿（痰）证 21 次 阴阳两虚证 19 次 脾虚湿蕴证 18 次 肝郁脾虚证 18 次 湿热困脾证 13 次 阴虚血瘀证 11 次	气虚血瘀证 9 次 血瘀气滞证 9 次 血瘀脉络证 7 次 痰湿夹瘀证 7 次 肝肾阴虚证 7 次 阴虚阳亢证 5 次 阴虚火旺证 4 次 肝气郁结证 4 次 血瘀水停证 3 次 气血两虚证 3 次 肾虚湿毒证 2 次 湿热瘀毒证 2 次 寒凝气滞证 2 次 肾虚血瘀湿浊证 2 次

2 型糖尿病的中医辨证与若干诊断指标有一定相关性。除血糖、尿糖、血脂外，还与以下指标相关。①内皮素（ET）、降钙素基因相关肽（CGRP）：2 型糖尿病各证型患者血浆中 ET 值均较正常对照组明显增高，其中血瘀气滞证组＞阴阳两虚证组＞气阴两虚证组和阴虚热盛证组。CGRP 均较正常对照组明显下降，其中血瘀气滞证组与阴阳两虚证组＜气阴两虚证组和阴虚热盛证组。②维生素 A、维生素 E、维生素 C 含量：通过测定 2 型糖尿病气阴两虚证患者的血清中维生素 A、维生素 E、维生素 C 含量，发现维生素 A 和维生素 C 含量明显缺乏，而维生素 E 含量增高，提示其维生素代谢紊乱，维生素 A、维生素 C 含量减低可作为评价气阴两虚证的诊断指标之一。而维生素 E 水平与血脂高度关系密切。③胰岛素抵抗指标：阴虚热盛证肾上腺皮质和髓质功能明显增强，并随阴虚加剧而升高，环核苷酸 CAMP 接近正常，CAMP/ CGMP 比值增高。提示阴虚热盛证的胰岛素抵抗较轻，主要是胰岛素拮抗物增高。而气阴两虚证与阴阳两虚证胰岛素抵抗逐渐加重。④血液流变学：2 型糖尿病患者在整个病程

中，存在着明显的血液流变学改变，其改变程度随证型不同而各异。⑤甲皱微循环变化：2 型糖尿病患者一般均有微循环障碍，其主要原因是代谢紊乱，引起血管病变，致使组织缺氧。因此各证型均有甲皱微循环改变。其中肾阴虚与肾阴阳两虚证甲皱微循环改变最明显。因此，可作为早期检查并采用活血化瘀法的依据。⑥血浆心钠素（ANF）：2 型糖尿病患者 ANF 明显高于正常对照组，而肾阴亏虚与气阴两虚证明显高于肺胃热盛证。血浆心钠素含量测定，对于预测并发症和预后有一定参考价值。⑦血小板活化表达：血小板活化表达升高是 2 型糖尿病痰湿证与痰瘀证的分子学基础。

另外，2 型糖尿病各证型与多种微量元素的变化，与甲状腺素下降，与血液高凝状态，与 T3 、T4 下降等多种指标物相关，需待进一步研究。

5. 实验研究调研　有学者对 82 例 2 型糖尿病患者和 30 例正常人的肺功能进行测定表明：2 型糖尿病早期即有肺功能的改变。阴虚证反映小气道病变；阴阳两虚证反映全呼吸道通气功能障碍；而气阴两虚证介于两者之间，是在小气道病变基础上，波及大中气道，多见阻塞性通气功能障碍。肺功能损害出现比例：阴虚证占 30.4%，气阴两虚证占 46.0%，阴阳两虚证占 81.8%。实验提示：积极治疗气阴两虚证具有重要意义。而 2 型糖尿病辨证分型与局部大脑血流量（rCBF）的研究显示两者具有明显相关性。糖尿病患者 rCBF 降低，随着病情延长及并发症出现则降低越明显。

以人参为主的复方降糖Ⅰ号用四氧嘧啶高血糖小鼠模型进行实验研究，该方有明显对抗小鼠高血糖作用。该方能减轻合并症，降低死亡率，并无明显毒性反应。用中药制剂三消汤（人参、黄芪、云苓、枸杞子等 10 味中药组成）进行动物实验证实，该方对实验性糖尿病胰岛 β 细胞和胰岛素受体有影响，能对抗肾上腺素和四氧嘧啶引起的高血糖，对胰岛损伤的 β 细胞有保护作用，使老年骨髓细胞胰岛素受体数目增加。实验大鼠和狗按每日每千克体重服 2～4 g，服药 6 个月，无毒性反应。中药制剂左归降糖灵方（熟地黄、山茱萸、枸杞子、菟丝子、黄芪、黄连、生蒲黄）对四氧嘧啶引起的糖尿病小鼠有防治作用。预先给该药每日 6.25 g/kg，可明显抑制四氧嘧啶引起的小鼠血糖升高；给予该药每日 12.5 g/kg，连续 9 日，能显著降低四氧嘧啶糖尿病小鼠血糖水平，其降糖作用有明显的剂量效应关系。中药制剂止消通脉饮对糖尿病动物血糖有明显降低作用，并随剂量增大，降糖作用愈明显。该药还能明显提高血清中高密度脂蛋白胆固醇（HDL）含量，对防治 2 型糖尿病并发动脉粥样硬化有重要意义。中药制剂糖尿康实验研究表明，对正常空腹小鼠无降血糖作用，对肾上腺素和葡萄糖所致高血糖小鼠则有显著降血糖、降血脂作用，对四氧嘧啶所致的糖尿病动物模型有明显降血糖作用，对血清胰岛素含量及糖的耐受能力明显增加。同时糖尿康有促进肝脏合成蛋白、改善微循环和活血化瘀作用，达到保护肾脏的效果，可用于防治糖尿病肾病。

单味中药地骨皮、草药鬼箭羽的动物实验研究显示均有降低实验鼠的血糖作用。而黄芩提取物黄芩酮具有抗氧化、抑制醛糖还原酶、抑制脂氧合酶等作用，并能改善肾的血液循环，防止肾小球硬化，具有防治糖尿病肾病的作用。

有学者归纳中药治疗糖尿病的药理作用，经实验研究证实，大致包括 5 点：一是有降血糖作用；二是有胰岛素增敏作用；三是有 α-葡萄糖苷酶抑制剂作用；四是对醛糖还原酶的抑制作用；五是对蛋白非酶糖化的抑制作用及抗氧化作用等。

有学者总结探讨了 2 型糖尿病中医辨证分型与实验指标的关系，总结了各证型与 β 细胞功能、血糖、胰岛素与血糖比值、红细胞膜胰岛素受体、血脂、血液流变学、局部脑血流量等方面的关系，提出中医"证"与客观实验指标的研究是中西医结合研究糖尿病的难点与突破口。

归纳起来，实验研究大致包括对血糖、血脂的研究；对胰岛素、胰岛素抵抗的研究；对外周微循环的研究；对血液流变学的研究；对肾脏影响的研究；对清除自由基的研究；对山梨醇通路与非酶糖化的影响研究等。但值得注意的是动物模型辨证与辨病脱节，中医证候动物模型的建立与探讨，也是难点之一，还有很长很长的路要走。

（三）临床类文献调查分析研究

1. 临床类文献调研综合分析　临床研究共收文献 394 份，占文献总数的 78.5%。文献主要集中在临床报道及疗效观察，另有治则治法研究、预防及护理研究、其他等，具体数目见表1-3。

表1-3　　　　　　　　　　　　　　2型糖尿病及其并发症临床类文献调研内容

| | 临床报道及疗效观察 | | | | | | | |
	辨证施治	专方验方	中西医结合	针灸推拿外治	治则治法	预防护理	其他	小计
份额	30份	128份	123份	20份	33份	15份	45份	394份
病例数	2674例	8422例	11089例	954例				23139例

2. 关于中医药治疗与中西医结合治疗　所有临床报道及疗效观察的文献大致分为两类：一类是单独运用中医药治疗，或辨证施治，或用一个专方、验方为主治疗，在报道中未提及用西药（主要指降血糖西药），或在观察期停止用西药者，共有158份文献、11096例病例数。另一类是中西医结合治疗，是指在报道中明确使用了西药降血糖，或某一中药制剂中含有西药降血糖成分者，共有123份文献、11089例病例数。两类病例数几乎各占一半，为1：1。这说明中医药治疗2型糖尿病有相当多的病例是以用西药降血糖为基础治疗的。况且单用中医药治疗的报道，只是文中未明确提及用西药的问题，并不等于在临床实践中未用过西药，只是作者未提，笔者调研也只能以原始资料为依据。估计临床上会有超过半数的病例在用中医药治疗的同时用了西药。另外，针灸、推拿、足浴、敷贴等外治疗法，因病例数较少，且多数为辅助治疗，或同时应用了中西药口服治疗，故单列，单独统计。

3. 关于辨证施治与专方或验方治疗　从表1-3中可见，用专方或验方治疗2型糖尿病及其并发症的临床报道和疗效观察，其报道的文献份额128份，是辨证施治报道的文献份额30份的4倍多，专方或验方报道的病例数为8422例，是辨证施治报道的2674例的3倍多。辨证施治应是中医治疗任何疾病的方法，也是优势和特色所在。为什么在中医药治疗2型糖尿病时，大量的报道是用专方或验方为主治疗，是否违背了中医辨证论治的传统呢？显然不是，因为2型糖尿病是西医的病名，中医临床工作者在探索中医药治疗2型糖尿病的实践过程中，已经发现大部分患者是气阴两虚或气阴两虚夹瘀证，选择的专方或验方绝大部分是益气养阴或益气养阴活血化瘀的方药，正是在辨证论治的大前提下，达到辨病论治的目的。当然也有便于科研观察和进一步开发中药新药的因素在内。不过必须指出，因2型糖尿病及其并发症病情错综复杂，变化多端，决不可能简单地用一个较好的专方、验方一治到底，必须根据病情的变化，因人而异，注意选择更适合的处方，或以原方辨证加减。这是每一个医师应该有的基本功。

4. 关于各类治疗的疗效分析

(1) 辨证施治类：各家报道的辨证分型及施治用方，各有千秋。一般分3～6型，1个月为一疗程，治疗1～3个月进行疗效评定。总有效率（含显效率与有效率）超过90％者，共11篇，占辨证施治类30篇文献份额的36.6％。由于各家报道的疗效评价标准不一致，有部颁标准、新药指导标准、教材标准、会议标准、自拟标准及其他标准，故报道的总有效率之间并无可比性，但有一定的参考价值。

(2) 专方验方类：临床报道大大超过辨证施治类，总数有128份，其中总有效率超过90％者，就有44份，占总数的34.4％。这一比率与辨证施治类36.6％相差不大。两者虽然也无可比性，但在总体疗效的评估方面，辨证施治并不比专方或验方有明显的优势。专方或验方的名称各异，总有效率超过90％者有翻白草合剂、左归降糖灵方、参芪降糖胶囊、消渴灵胶囊、益气养阴化瘀解毒方、珍石消渴胶囊、消渴灵方、双补散胶囊、三消丸、克糖降脂丸、疏肝健脾化瘀方、降糖方、刘氏金津玉液汤、降糖汤、渴乐胶囊、糖复康1号方、益肾降糖胶囊、糖利安胶囊、胰岛生丸、三黄地龙汤、补脾固肾汤、降糖散、两滋汤、泌胰降脂胶囊、黄连生地饮、降糖粉、黄参降糖丸、益气滋阴清热降糖方、益气化瘀方、糖复康浓缩丸、滋阴活血汤、降糖解毒胶囊、蚂蚁糖尿灵、复方蚕蛾饮、糖尿康、健脾降糖饮、消渴饮、益气活血降糖汤、糖尿灵、化瘀降糖汤等。

(3) 中西医结合类：一般是指西药降糖加中医专方或验方或辨证施治，全过程同时使用中药及西药。从所报道的123份文献中看，凡中西医结合治疗，只要设置西药对照组者，其疗效肯定超过单纯西药组。西药加中医辨证施治与西药加中医专方或验方疗效相近。在123份中西医结合临床报道中，总有效率在 90％以上的报告共 67 份，占 123 份的 54％。这充分说明，如果单从临床实际疗效看，中西医结合治疗的总有效率要高于单纯中医药辨证施治与专方或验方治疗，而中西医结合治疗与单纯中医药治疗高于单纯西药治疗。

（4）针灸推拿及外治法类：临床报道收集的文献较少，共 20 篇。包括针灸治疗、推拿治疗、穴位注射、贴压耳穴、耳毫针、耳揿针、足浴疗法、熏洗外敷疗法等。针灸治疗又有单独针刺治疗、单纯灸法治疗、针加灸治疗，有辨证取穴与择时取穴的不同。一般而言，以西药降血糖或中药降血糖为基础治疗，再配合针灸、外治等法，以提高 2 型糖尿病及某一种并发症的疗效。根据仅有的 20 篇文献，可以得出如下初步看法：一是针灸治疗 2 型糖尿病及其并发症，其降血糖效果及总体疗效应当是肯定的，有单独运用针灸疗法取得明显效果的临床报道。尤其对并发脑梗死及周围神经病变有一定优势；二是针灸疗法简、便、廉、验，无不良反应，有条件的医院可作为常用辅助治疗方法加以推广；三是针灸外治法目前还处于辅助治疗的地位，但应坚持不懈地加以探索，深入研究。

5. 关于治法及用药频次、排序的调研

（1）治法及排序调研：以辨证施治 30 份文献报道及专方或验方的实际治法 128 份，共 158 份为统计基础（表 1 - 4）。分为多见治法（100 次以上）、较多见治法（100 次以下，30 次以上）、少见治法（30 次以下）。

（2）用药（指中药）频次及排序调研：也以辨证施治 30 份报道中的用药及专方或验方 128 份报道中的用药为统计基础，共 158 份报道的用药频次及排序调研。分为常用药（100 次以上）、较常用药（100 次以下，30 次以上）、少用药（30 次以下）（表 1 - 5）。

表 1 - 4　　　　　　　　　　　　　　**2 型糖尿病及其并发症治法临床运用频次**

	多见治法	较多见治法	少见治法
治 法 名 称 及 频 次 排 序	益气养阴法 135 次 益气养阴活血法 122 次	益气养阴化湿法 97 次 滋阴清热法 95 次 健脾化湿清热法 86 次 疏肝健脾法 84 次 清热化湿法 79 次 滋阴温阳法 79 次	补气活血法 29 次 理气活血法 28 次 活血化瘀通脉法 27 次 活血化瘀祛湿法 27 次 滋补肝肾法 26 次 滋阴平肝潜阳法 21 次 滋阴泻火法 19 次 疏肝理气法 18 次 滋阴活血法 18 次 活血化瘀利水法 17 次 气血双补法 16 次 补肾化湿解毒法 12 次 清热化湿祛痰解毒法 11 次 温阳理气法 11 次 补肾活血化湿法 11 次

6. 关于防护的调研　2 型糖尿病及并发症的防护亦很重要，大致注意以下几个方面。

（1）心理治疗和护理：有人在中医辨证施治 2 型糖尿病时加用支持性心理治疗、放松训练、音乐疗法。结果加用心理治疗组比未加心理治疗组，疗效明显提高。总有效率达 98％，对照组仅为 76％。精神刺激、焦虑、易怒等皆不宜。

（2）饮食护理：中医历来有"食养""食治"的传统，控制饮食对 2 型糖尿病患者很重要。一要严格定时、定量、定餐，主、副食均要控制；二要多吃含糖量低、能充饥的蔬菜、水果；三要忌烟酒，少吃辛辣、油腻、煎炸、腥发的食物；四宜常食降糖食物，如苦瓜、黄瓜、猪胰等；五宜常服养阴平补利湿类食品兼药品，如山药、枸杞子、赤小豆、黑豆、绿豆、薏苡仁、玉米（连须）、百合、芡实、葛粉等。

（3）适当运动：视病情及身体状况适当运动，如散步、做操、打太极拳等，切忌过量运动、过度疲劳。

（4）其他：预防感冒、预防皮肤感染，养成良好的卫生习惯，如睡前足浴等。

表1-5　　　　　　　　　　　　　　　　2型糖尿病及其并发症用药频次排序

	常用药		较常用药		少用药	
药名及频次排序	生地黄140	地骨皮127	川芎81	石斛56	川楝子19	巴戟天4
	黄芪138	五味子119	生石膏75	苍术55	大枣17	桑白皮4
	丹参131	大黄112	黄芩69	水蛭52	广木香17	佛手4
	枸杞子130	牡丹皮103	黄柏68	三七51	益母草17	扁豆4
	山茱萸129	茯苓103	泽泻65	桃仁51	生蒲黄17	麦芽4
					淫羊藿17	
	山药129		西洋参62	红花51	五灵脂15	五加皮4
	麦冬129		葛根62	党参46	鸡内金15	木瓜4
	黄连129		白术62	熟附子45	山楂15	紫河车3
	玄参128		女贞子62	肉桂45		肉苁蓉3
	天花粉128		菟丝子62	柴胡45	五倍子9	珍珠母3
	知母128		栀子61	郁金41	桑螵蛸9	石决明3
	沙参128		生牡蛎60	薏苡仁40	生龙骨9	泽兰3
	白芍127		甘草60	当归39	金银花8	三棱3
	玉竹127		天冬57	荔枝核35	蒲公英8	莪术3
	黄精127		参须57	何首乌35	仙茅8	大青叶3
			牛膝57	猪苓30		酸枣仁3
			熟地黄56	赤芍30	金樱子8	荷叶3
			太子参56	人参30	枳壳7	桑寄生3
					枳实7	桑椹子3
					苦参7	龙眼肉3
					山豆根6	血竭2
					茵陈6	鬼箭羽2
					鹿茸6	胡芦巴1
					鹿角胶6	苦荞1
					龟甲胶6	翻白草1
					地龙5	菝葜1
					僵蚕5	苦瓜仁1
					全蝎5	蚂蚁1
					鸡血藤5	绞股蓝1
					首乌藤5	蚕蛾1
					丁香叶5	石花菜1
					玉米须5	刺猬皮1
					仙鹤草5	狼把草1
					桑叶5	苦瓜根1
					牛蒡子5	灵芝孢子粉1
					白茅根5	啤酒湿酵母1
					墨旱莲5	猪胰粉1

7. 关于并发症的调研　2型糖尿病各种并发症（病）较多，从所搜集的临床报道文献数量来看，最多的是并发周围神经病变与糖尿病肾病，其次是糖尿病足、冠心病、脑梗死、原发性高血压、高脂血症、视网膜病变、感染等。当然，临床报道的多，并不等于是其并发症的患病率高，这完全是两个概念。无论是何种并发症，其治疗方案的共同点是始终坚持治疗糖尿病本病，再根据不同的并发症有针对

性地治疗（因限于篇幅，各种并发症的辨病、辨证、治疗等详细情况，将另文整理）。近10年来，尽管治疗2型糖尿病的中成药、验方、单方、中药有效成分及单体的研究成果不断涌现，中医药治疗2型糖尿病及并发症确有独到之处，但也不能否认，其控制血糖作用不如胰岛素制剂迅速。因此，今后应进一步重视对其发病机制的认识，并进行中西医结合研究，重视现代中药药理学的研究，重视糖尿病并发症的中药治疗研究，还要多学科、多途径、多方法进行系统研究，才有望有新的重大突破。

二、流行病学调查Ⅰ——1490例2型糖尿病临床流行病学调查

糖尿病是严重威胁人类健康的常见病、多发病。中医治疗糖尿病已有几千年的历史，积累了丰富的临床经验，临床上目前尚缺乏统一辨证标准，影响着临床交流和治疗。为了解2型糖尿病及其并发症中医临床辨证分型的现状，为制定2型糖尿病及其并发症的中医诊疗方案提供依据，我们采用临床流行病学调查、频数分析等方法，归纳得出2型糖尿病及其并发症热盛伤津、肝肾阴虚、气阴两虚、阴阳两虚、湿热内蕴5类证候的证候要点，现报告如下。

（一）湖南长沙地区1490例2型糖尿病临床流行病学调查的资料与方法

1. 临床资料

（1）纳入标准：①以2型糖尿病或2型糖尿病的慢性并发症为第一诊断者；②以中医药或中西医结合治疗者；③未经过修改，资料齐全的原始住院病历。

（2）排除标准：①1型糖尿病或未能指明何型糖尿病为第一诊断者；②2型糖尿病急性并发症为第一诊断者；③2型糖尿病及其并发症为原发病，但以其他疾病为第一诊断者；④虽有糖尿病病史，但入院时及入院中未能用降血糖药物者；⑤病历涂改明显，无法判断原始病情者；⑥资料不齐全者。以上6类病历均不纳入。

（3）调查范围及时限：本次调查在湖南长沙地区选取三级甲等中医院及三级甲等人民医院中医科为主的5家医院作为合作单位，以各医院1993年1月1日至2002年12月31日间入院的2型糖尿病患者为调查对象，由近及远顺抽，共入选1500例2型糖尿病患者的原始病历，经核对整理，最终保留1490例有效病历用于数据分析，数据利用率为99.3%，其中湖南中医药大学第一附属医院486份，湖南中医药大学第二附属医院191份，湖南中医药大学第三附属医院503份，湖南省中医药研究院附属医院218份，中南大学湘雅三医院92份，共1490份。

2. 方法

（1）调查表的设计：根据文献调研和专家咨询结果，按课题设计要求制定《2型糖尿病及其并发症的流行病学调查表》，内容包括一般资料、病史资料、病因病机、中医证候、实验室检查、中西医治疗、护理、疗效评估。

（2）调查方法：根据调查表设计内容从所调查的医院直接调取病历，将符合纳入标准的病历，实事求是地对"2型糖尿病及其并发症临床流行病学（病历）调查表"逐项记录。为保证调查资料的准确性和完整性，本次研究制定了详尽的调查执行细则，对调查中所涉及的诊断标准、数据采集、填写方法等各个环节均进行了明确的规定，并采取了对调查人员集中培训、先期预调查及数据抽查等多项质量控制措施。

3. 统计学分析　根据调查结果显示将临床相对多见的证候病例定为较常见证型，本次统计仅对较常见证型的各项中医证候指标进行频数分析。通过SPSS 12.0版统计软件，建立数据库，将每例的中医证候调查资料输入计算机进行数据处理，各项中医证候指标经频数分析后，将各类证出现率均高于60%的证候指标选出作为5证基本证候，同时将剩余的证候指标进行取范围值归类分析。所有统计工作均采用SPSS 12.0版软件完成。

（二）湖南长沙地区1490例2型糖尿病临床流行病学调查的结果分析

1. 1490例患者分型情况　本次调查结果显示：气阴两虚690例，占46.3%；热盛伤津354例，占23.7%；肝肾阴虚200例，占13.4%；阴阳两虚102例，占6.8%；湿热内蕴87例，占5.8%，共

1433 例。少见的分型均归为其他类，占 3.8%。因此可将气阴两虚、热盛伤津、肝肾阴虚、阴阳两虚、湿热内蕴 5 类证定为 2 型糖尿病及其并发症较常见证型。

　　2. 频数分析　将 5 类较常见证 1433 例病例分别统计各证 61 项证候指标的频数，得出出现率。将出现率均低于 10% 的证候指标剔出，将在 5 证中出现率较高的证候指标 31 项归纳，见表 1-6。

表 1-6　　　　　　　　　　　　2 型糖尿病及其并发症 5 类证出现率较高的证候指标　　　　　　　　　　　　例（%）

证候指标	热盛伤津 （n=354）	肝肾阴虚 （n=200）	气阴两虚 （n=690）	阴阳两虚 （n=102）	湿热内蕴 （n=87）
烦渴多饮	328(92.7)	165(82.5)	612(88.7)	77(75.5)	69(79.3)
咽干舌燥	325(91.8)	163(81.5)	622(90.1)	79(77.5)	71(81.6)
大便干结	258(72.9)	55(27.5)	235(34.1)	27(26.5)	18(20.7)
尿　频	248(70.1)	132(66.0)	494(71.6)	57(55.9)	53(60.9)
多食易饥	217(61.3)	63(31.5)	181(26.2)	21(20.6)	16(18.4)
神疲乏力	134(37.9)	101(50.5)	672(97.4)	69(67.6)	36(41.4)
失　眠	108(30.5)	108(54)	209(30.3)	42(41.2)	23(26.4)
视物模糊	97(27.4)	103(51.5)	238(34.5)	42(41.2)	26(29.9)
消　瘦	94(26.6)	20(10.0)	87(12.6)	20(19.6)	9(10.3)
肢体麻木	86(24.3)	86(43.0)	309(44.8)	43(42.2)	30(34.5)
头昏眼花	81(22.9)	110(55.0)	249(36.1)	36(35.3)	22(25.3)
胸　闷	43(12.1)	29(14.5)	127(18.4)	39(38.2)	6(6.9)
视力下降	36(10.2)	44(22.0)	38(5.5)	42(41.2)	8(9.2)
肢体刺痛	36(10.2)	28(14.0)	118(17.1)	15(14.7)	20(23.0)
心　烦	36(10.2)	27(13.5)	47(6.8)	1(1.0)	10(11.5)
纳　差	25(7.1)	21(10.5)	452(65.5)	45(44.1)	19(21.8)
腰膝酸软	25(7.1)	149(74.5)	66(9.6)	55(53.9)	3(3.4)
感觉异常	23(6.5)	14(7.0)	51(7.4)	19(18.6)	18(20.7)
气　促	16(4.6)	15(7.5)	229(33.2)	39(38.2)	4(4.6)
大便稀溏	11(3.1)	5(2.5)	55(8.0)	23(22.5)	13(14.9)
浮　肿	7(2.0)	23(11.5)	43(6.2)	63(61.8)	5(5.7)
自　汗	7(2.0)	3(1.5)	139(20.1)	4(3.9)	0(0)
尿　浊	17(4.8)	13(6.5)	256(37.1)	43(42.2)	19(21.8)
腹胀痛	4(1.1)	2(1.0)	79(11.4)	12(11.8)	27(31.0)
坏　疽	5(1.4)	2(1.0)	12(1.7)	6(5.9)	21(24.1)
尿路刺激	3(0.8)	3(1.5)	17(2.5)	2(2.0)	18(20.7)
四肢欠温	2(0.6)	0(0)	9(1.3)	66(64.7)	2(2.3)
少　尿	1(0.3)	3(1.5)	16(2.3)	28(27.5)	3(3.4)
腰膝酸冷	0(0)	4(2.0)	0(0)	62(60.8)	0(0)
头身困重	0(0)	0(0)	1(0.1)	1(1.0)	20(23.0)
畏寒怕冷	0(0)	0(0)	0(0)	59(57.8)	8(9.2)

　　由表 1-6 可见烦渴多饮、咽干舌燥的出现率在热盛伤津、肝肾阴虚、气阴两虚、阴阳两虚、湿热内蕴 5 类证中均分别达 75.5% 以上，因此可将上述 2 个证候指标作为 5 类证候的共同症状。将剩余证候指标根据频数分析结果（将表中所示证候指标进行取范围值归类。首先将出现率大于 60% 的证候指标选入，同时将低于 60% 的指标在 5 类证中比较，差别大的有意义，归入最大值那一类证型。）结合专业知识，提取 5 类证各自的特征性症状为：热盛伤津证，多食易饥、消瘦、大便干结。肝肾阴虚证，腰膝酸软、头昏眼花、视物模糊、视力下降。气阴两虚证，纳差、神疲乏力、自汗、气促、肢体麻木、肢体刺痛。阴阳两虚证，少尿、大便稀溏、浮肿、畏寒怕冷、四肢欠温、腰膝酸冷、胸闷、尿浊。湿热内蕴证，腹胀痛、头身困重、尿路刺激、坏疽。

3. 各证主要证候 根据频数分析和特征性症状提取结果，结合临床实际，并经专家指导等，拟对2型糖尿病5类证候采取主症辨证法。具体归纳如下。热盛伤津证：主症为烦渴多饮、咽干舌燥、多食易饥、尿频、消瘦、大便干结；肝肾阴虚证：主症为烦渴多饮、咽干舌燥、尿频、腰膝酸软、头昏眼花、视物模糊、视力下降、耳鸣、五心烦热；气阴两虚证：主症为烦渴多饮、咽干舌燥、纳差、尿频、神疲乏力、自汗、气短、肢体麻木、肢体刺痛；阴阳两虚证：主症为烦渴多饮、咽干舌燥、尿频、大便稀溏、浮肿、畏寒怕冷、四肢欠温、腰膝酸冷、胸闷、尿浊；湿热内蕴证：主症为烦渴多饮、咽干舌燥、腹胀痛、头身困重、尿频、坏疽。

4. 病程、年龄、并发症与分型 热盛伤津证，病程<5年居多，年龄60岁居多，并发症少而轻。肝肾阴虚证，病程多在5～10年，年龄多在50～65岁，并发症多且重。气阴两虚证，病程在5～15年居多，年龄多为55～70岁，并发症多且重，此型在临床上最常见。阴阳两虚证，病程>15年，年龄在70岁以上居多。湿热内蕴证，病程不定，年龄不限，多为糖尿病并发症。

（三）湖南长沙地区1490例2型糖尿病临床流行病学调查结果的讨论

糖尿病是一组以慢性血糖水平增高为特征的代谢疾病群。久病可引起多系统损害，累及眼、肾、周围神经、心脏、血管等组织，引起功能缺陷及衰竭，本病可使患者生活质量降低，寿命缩短，病死率增高。因此，应积极防治。根据1999年WTO公布的协商报告新的分类法建议，主要将糖尿病分为1型糖尿病、2型糖尿病、其他特殊类型糖尿病和妊娠糖尿病。其发病机制目前尚未完全清楚，考虑为多方面因素引起的综合征，多与遗传、自身免疫等有关，消渴是以烦渴多饮、消谷善饥、小便频数并如膏脂，形体消瘦为特征的病证，早在《黄帝内经》一书中就有"甘美肥胖易患消渴"的记载。根据多饮、多食、多尿，消瘦等"三多一少"典型症状，可以将两者等同起来，中医则按照传统的三消理论进行辨证施治，三消辨治作为中医治疗糖尿病的理论和临床基础，是临床分型辨证的依据，但是，随着医学科学的发展和人们医疗卫生条件的改善，目前在临床有典型"三多一少"症状的患者仅占糖尿病患者的20%左右，多数患者是以血糖升高、尿糖、糖耐量降低、糖基化血红蛋白及胰岛素释放异常等实验室检查结果为依据结合全身症状而确诊的，这使得传统的三消辨证已不能满足当前需要，需要有一种更新、更合理、更实用的辨证方法来替代它。临床上2型糖尿病的中医辨证分型，多数学者分为阴虚热盛、气阴两虚、阴阳两虚3型，采用益气养阴、清热生津、温阳育阴法进行辨治。原卫生部中药治疗消渴病临床研究指导原则将本病分为：阴虚热盛证、气阴两虚证、阴阳两虚证、血瘀气滞证、湿热困脾证共5大证型。武汉市中医院认为糖尿病中医辨证为气虚—阴虚—气阴两虚—阴阳两虚的动态变化，强调早期以补气为主。还有学者从肝、脾、肾论治，采用滋肝、补肾、益气、活血、化瘀、健脾、化湿等法，重视舌诊、脉诊在糖尿病临床辨证中的作用。也有不少学者对糖尿病中医辨证分型中的"证"与某些客观指标的联系进行了研究，将宏观辨证与微观辨证结合起来，探讨了中医学宏观上的"证"在微观上的物质基础，开展了"证"本质上的研究，如糖尿病的中医辨证分型与胰岛素的释放、与胰岛素反调激素、与肾上腺皮质髓质激素的代谢产物、与清除自由基的损伤、与改善胰岛素抵抗等的关系以及糖尿病瘀血证的研究等，取得了可喜的成绩。尽管目前临床中医辨证论治在2型糖尿病的防治上已取得了较好成效，但由于辨证的多样化、复杂化，没有一个统一的客观标准，仍存在一些主观性和片面性，影响临床交流和治疗。

本次临床流行病学大样本资料调查表明，烦渴多饮、咽干舌燥的出现率在热盛伤津、肝肾阴虚、气阴两虚、阴阳两虚、湿热内蕴5类证中均分别达75.5%以上，可见烦渴多饮、咽干舌燥是2型糖尿病的特征性证候，因此作为2型糖尿病及其并发症中医各证的共同症状。神疲乏力在气阴两虚证的出现率达90%以上故可作该证"气虚"的基本证候。各证除共同症状外，热盛伤津证兼有多食易饥、消瘦、大便干结等津伤症状；肝肾阴虚证兼有头昏眼花、视物模糊、视力下降、腰膝酸软等肝肾阴亏表现；气阴两虚证兼有纳差、神疲乏力、气短、自汗等气虚症状；阴阳两虚证兼有胸闷、浮肿、形寒肢冷、腰膝酸冷、大便稀溏等阳虚症状；湿热内蕴证兼有腹胀痛、头身困重、尿路刺激、坏疽等湿热内阻、流注下焦之症。从上述的调查统计分析结果结合专业知识可以了解到：临床上多见热盛伤津、肝肾阴虚、气阴两虚、阴阳两虚和湿热内蕴 5 类证型，其反映了 2 型糖尿病及其并发症早、中、晚 3 个不同阶段。热盛伤津为 2 型糖尿病的起始，阴阳两虚为终末期，肝肾阴虚、气阴两虚为中期，湿热内蕴多表现为并发症，阴虚贯穿病程之始终，是导致糖尿病发生与发展的内在因素，为 2 型糖尿病及其并发症之本，热盛、湿浊、血瘀为之标。其中气阴两虚证是发病过程中最主要的证型，也是 2 型糖尿病及其并发症病机转变的关键，气阴两虚证得到有效控制，可转化为气虚或阴虚，疾病向愈，否则可很快进入阴阳两虚证，疾病恶化，从而体现了中医"久病多虚，久病多瘀"观点。临床辨治多采用益气养阴、活血化瘀之法。本次流行病学调研显示湖南省 2 型糖尿病及其并发症临床上多按脏腑气血阴阳盛衰情况来分型辨治，为下一步的 2 型糖尿病及并发症中医诊疗方案的制定提供依据。

三、流行病学调查 Ⅱ——1433 例 2 型糖尿病及其并发症流行病学调查

2 型糖尿病是一种临床常见病，其并发症对健康及生命造成威胁，甚至会导致患者残废和死亡。中医治疗糖尿病已有几千年的历史，积累了丰富的临床经验，临床上目前尚缺乏统一辨证标准，影响着临床交流和治疗。

为了解 2 型糖尿病及其并发症在湖南省的分布规律，2 型糖尿病及其并发症中医临床辨证分型的现状，以及制定 2 型糖尿病及其并发症的中医诊疗方案提供依据，寻求治疗 2 型糖尿病及其并发症的有效方药，我研究组于 2003 年采取临床流行病学调查的形式，收集分析了在湖南省 5 家中医院（科）糖尿病患者的资料，报告如下。

（一）2 型糖尿病及其并发症流行病学调查研究的资料与方法

1. 一般资料 入选患者中男性 697 人，占总数的 48.6%；女性 736 人，占总数的 51.4%；患者职业分布：干部 632 例（44.1%），工人 578 例（40.3%），农民 126 例（12.6%），无职业者 98 例（6.9%）；患者平均年龄（59.19±10.56）岁；患者平均病程为（5.9±5.5）年。

2. 纳入及排除标准

（1）纳入标准：①必须是以 2 型糖尿病或 2 型糖尿病的慢性并发症为第一诊断者；②必须是中医药或中西医结合治疗者；③未经过修改，资料齐全的原始住院病历。

（2）排除标准：①1 型糖尿病或未能指明何型糖尿病为第一诊断者；②2 型糖尿病急性并发症为第一诊断者；③2 型糖尿病及其并发症为原发病，但以其他疾病为第一诊断者；④虽有糖尿病病史，但入院时及入院中未能用降血糖药物者；⑤病历涂改明显，无法判断原始病情者；⑥资料不齐全者。以上 6 类病历均不纳入。

3. 调查表的设计 根据文献调研和专家咨询结果，按课题设计要求制定"2 型糖尿病及其并发症的流行病学调查表"，内容包括一般资料、病史资料、病因病机、中医证候、实验室检查、中西医治疗、护理、疗效评估。

4. 调查方法 以回顾性调查为主，根据调查表设计内容从所调查的医院直接调取病历，将符合纳入标准的病历，实事求是地对"2 型糖尿病及其并发症临床流行病学（病历）调查表"逐项记录。为保证调查资料的准确性和完整性，本次研究制定了详尽的调查执行细则，对调查中所涉及的诊断标准、数据采集、填写方法等各个环节均进行了明确的规定，并采取了对调查人员集中培训，先期预调查及数据抽查等多项质量控制措施。

5. 调查的范围

（1）医院范围：为了保证调查质量、被调查资料的可利用度和可信用性，根据本病种的特殊性，本次调查在湖南长沙地区选取湖南中医药大学第一附属医院、湖南中医药大学第二附属医院、湖南省株洲市中医院、湖南省中医药研究院附属医院（均为三级甲等中医院）及中南大学湘雅三医院中医科（三级甲等医院中医科）等 5 家医院为合作单位。

（2）病历范围：拟总调查 1500 份，每家医院最少 100 份，以 1993 年 1 月 1 日至 2002 年 12 月 31 日间入院的 2 型糖尿病患者为调查对象，由近及远顺抽，近五年病历，采取从近向远抽取，5 年病历不足者向 5 年以上依次顺抽。

（3）并发症统计：主要诊断依据为医师的检查以及化验，心电图，影像学测定结果，个别感觉神经病变可参考患者主诉。

6. 统计学处理　对被调查病例的基本情况，血糖与血脂关系，糖尿病并发症与病程、年龄关系及在不同证型中的分布进行频率分析、多样本率 x^2 检验及两样本 t 检验。将临床相对多见的证候病例定为较常见证型，本次统计仅对较常见证型的各项中医证候指标进行频数分析，各项中医证候指标经频数分析后，将各类证中出现率均高于 60% 的证候指标选出作为基本证候，同时将剩余的证候指标进行取范围值归类分析。通过 SPSS 12.0 版统计软件，建立数据库，将每例的调查资料输入计算机进行数据处理。

（二）2 型糖尿病及其并发症流行病学调查研究的结果分析

1. 空腹血糖与餐后血糖及血脂关系　空腹血糖（FPG）超过 7.0 mmol/L 的患者与 7.0 mmol/L 以下者用两样本 t 检验的方法进行比较，餐后 2 小时血糖（2hPG）及三酰甘油（TG）明显增高，而总胆固醇（Tch）并无明显差异，见表 1-7。而 2 型糖尿病患者血清血脂中 TG、TC 水平升高是患血管并发症的危险因素，FPG 的控制水平间接影响了糖尿病的并发症的发生与否。

表 1-7　　　　　　　不同 FPG 水平的患者 2hPG、Tch 、TG 的比较　$(\bar{x} \pm s, \text{mmol/L})$

组别	FPG	2hPG	Tch	TG
<7.0 mmol/L	5.41±1.29	12.37±4.14	5.07±1.05	2.36±1.85
≥7.0 mmol/L	14.09±13.48**	18.24±6.64**	5.43±2.03	3.13±3.123*

注：两组比较，$t=9.165, 8.375$，**$P<0.01$；$t=2.626$，*$P<0.05$

2. 糖尿病并发症与病程及年龄关系　在本次调查中，糖尿病病程<1 年者为 394 例（27.5%），1~5 年者 409 例（28.5%），5~10 年者 388 例（27.1%），>10 年者 242 例（16.9%）；本次调查的 1433 例患者中年龄≤40 岁者 77 例（5.4%），40~60 岁者 667 例（46.6%），年龄>60 岁者 689 例（48.0%）。糖尿病并发症与病程及年龄关系见表 1-8。

表 1-8　　　　　　　　　糖尿病并发症与病程及年龄的关系　　　　　　　　　例（%）

病名	病程（年）				年龄（岁）		
	<1	1~5	5~10	>10	≤40	40~60	>60
高血压	137(34.8)	181(44.3)	211(54.4)	143(59.1)**	17(22.1)	250(37.5)	405(58.8)**
冠心病	91(23.1)	120(29.3)	150(38.7)	115(47.5)*	6(7.8)	156(23.4)	314(45.6)
末梢神经炎	63(16.0)	137(33.5)	137(35.3)	88(36.4)**	21(27.3)	191(28.6)	213(30.9)**
肾病	46(11.7)	97(23.7)	143(36.9)	108(44.6)**	12(15.6)	165(24.7)	217(31.5)**
视网膜病变	51(12.9)	84(22.0)	90(23.2)	82(33.9)**	13(16.9)	155(23.2)	147(21.3)
高脂血症	64(16.2)	57(13.9)	44(11.3)	21(8.7)**	17(22.1)	99(14.8)	70(10.1)*
尿路感染	29(7.4)	28(6.8)	32(8.2)	17(7.0)	3(3.9)	46(6.9)	57(8.3)
酮症酸中毒	27(6.9)	19(4.6)	11(2.8)	3(1.2)*	10(13.0)	28(4.2)	22(3.2)**
肺部感染	7(1.8)	15(3.7)	22(5.7)	13(5.4)**	1(1.3)	19(2.8)	37(5.4)
脂肪肝	33(8.4)	13(3.2)	8(2.1)	3(1.2)**	5(6.5)	33(4.9)	19(2.8)**
糖尿病足	5(1.3)	7(1.7)	17(4.4)	21(8.7)**	2(2.6)	10(1.5)	38(5.5)**
胆囊炎	15(3.8)	11(2.7)	11(2.8)	13(5.4)**	2(2.6)	22(3.3)	26(3.8)
皮肤感染	9(2.3)	14(3.4)	18(4.6)	6(2.5)**	1(1.3)	16(2.4)	30(4.4)
脑血管病	5(1.3)	9(2.2)	19(4.9)	9(3.7)**	0(0.0)	11(1.6)	31(4.5)
自主神经病变	5(1.3)	15(3.7)	5(1.3)	3(1.2)**	1(1.3)	13(1.9)	14(2.0)

注：糖尿病并发症与年龄及病程分别比较，$x^2 \geqslant 71606$，**$P<0.01$，*$P<0.05$

从表 1-8 中可以看出，不同病程的糖尿病，其并发症的发生情况存在差异，各并发症的比重也不相同。其中高血压、冠心病、糖尿病肾病、糖尿病视网膜病变、糖尿病足、脑血管病变随着病程的延长，发病率也随之增加，其差异具有显著性（$P<0.01$）；各类感染在不同病程中的发病率是不同的，以

发病在 5～10 年最多见，其差异具有显著性（$P<0.05$）。同时从表 1－8 中可以看出，高血压、脑血管病变的发病率随着年龄的增长而明显增加（$P<0.01$），具有显著性；高脂血症的发病率在青年组最高，而在中年组和老年组逐渐下降（$P<0.01$），这是因为在轻症早期 2 型糖尿病患者中由于 NADPH 供应尚充沛，胆固醇合成旺盛，形成高脂血症，而在严重病例还原型辅酶Ⅱ供应减少时，胆固醇合成减少；糖尿病肾病的发生率随年龄的增长而明显增加（$P<0.01$），具有显著性；而在糖尿病视网膜病变中，老年组无明显差异，可能与老年人忽视视力下降或已合并白内障等其他眼病，忽视了糖尿病视网膜病变的诊治有关；各种感染的发病率在年龄组中无明显差异性。

3. 糖尿病各并发症在不同证型中的分布　在不同证型中，并发症的分布情况也不相同，但除糖尿病足以外，其他并发症的最高分布率均出现于气阴两虚型中，说明气阴两虚证是糖尿病并发症发生的主要证型；而糖尿病足主要分布于湿热内蕴型中，为 42.0%，其次分布于气阴两虚型中，为 32.0%，具有显著性（$P<0.01$）（表 1－9）。

表 1－9　　　　　　　　1433 例 2 型糖尿病并发症频率统计及在各证型中分布　　　　　　　　频次（频率%）

并发症	合计	热盛伤津	肝肾阴虚	气阴两虚	阴阳两虚	湿热内蕴
高血压	672(46.9)	129(19.2)	106(15.8)	335(49.9)	64(9.5)	38(5.7)**
冠心病	476(33.2)	87(18.3)	57(12.0)	251(52.7)	54(11.3)	27(5.7)**
末梢神经炎	425(29.7)	64(15.1)	47(11.1)	256(60.2)	32(7.5)	26(6.1)**
肾病	394(25.4)	43(10.9)	57(14.5)	188(47.7)	76(19.3)	30(7.5)**
视网膜病变	315(22.0)	70(22.2)	60(19.0)	138(43.8)	31(9.8)	16(5.1)**
高脂血症	186(13.0)	59(31.8)	21(11.3)	98(52.7)	5(2.7)	3(1.6)**
尿路感染	107(7.5)	11(10.3)	2(1.9)	58(54.2)	9(8.4)	27(25.2)**
酮症酸中毒	60(4.2)	19(31.7)	3(5.0)	32(53.3)	2(3.3)	4(6.7)**
肺部感染	57(4.0)	7(12.3)	3(5.3)	32(56.1)	11(19.3)	4(7.0)**
脂肪肝	57(4.0)	23(40.4)	5(8.8)	24(42.1)	2(3.5)	3(5.3)**
糖尿病足	50(3.5)	5(10.0)	4(8.0)	16(32.0)	4(8.0)	21(42.0)**
胆囊炎	50(3.5)	7(14.0)	9(18.0)	31(62.0)	0(0.0)	3(6.0)**
皮肤感染	47(3.3)	8(17.0)	5(10.6)	23(48.9)	1(2.1)	10(21.4)**
脑血管病	42(2.9)	2(4.8)	2(4.8)	32(76.2)	3(7.1)	3(7.1)**
自主神经病变	28(2.0)	1(3.6)	0(0.0)	24(85.7)	1(3.6)	2(7.1)**

注：并发症与不同证型比较，$x^2 \geq 514$，**$P<0.01$

4. 糖尿病证型与并发症关系分析　发生并发症频次较高的证型依次为阴阳两虚（98.10%），湿热内蕴（97.17%），气阴两虚（91.10%），肝肾阴虚（85.15%），热盛伤津（79.14%）。各证型之间无明显差异。本次统计了 10 余种糖尿病的并发症，各证型糖尿病患者的并发症累计之和达 3142 人次，即每例患者平均可同时兼有 2.148 种并发症（病），体现了糖尿病的多系统，多器官损害性，也是糖尿病临床表现复杂多样的所在。

（三）2 型糖尿病及其并发症流行病学调查研究结果的讨论

2 型糖尿病是一种临床常见病，早期多数无症状，一般当患者症状明显或者被明确诊断为 2 型糖尿病时，平均已有 7 年的高糖状态，部分因健康体检或直至出现并发症才被发现。在本次调查的 1433 例 2 型糖尿病患者中有并发症的人数为 1265 例，占总人数的 88.28%，提示就诊患者中有半数以上已经患有一种或一种以上并发症。并发症以高血压，冠心病，末梢神经炎，糖尿病肾病及视网膜病变为最多见，这与国内其他地区的流行病学统计报道大致相同，只是在排列顺序上稍有不同。心血管并发症是 2 型糖尿病最常见的并发症，也是 2 型糖尿病的主要死亡原因。本次调查显示，主要是并发高血压、冠心病、高脂血症，而这几种病之间也存在相互作用的关系，糖尿病可导致动脉硬化、微血管病变及脂代谢紊乱而促使高血压、冠心病的发生，而高血压、高脂血症又进一步加重胰岛功能的损害，最终形成恶性循环。长期慢性高血糖造成蛋白质非酶糖化，糖基化终末产物的积累是慢性并发症发生发展的基础。在本次调查中也显示，空腹血糖控制欠佳的患者，其甘油三酯值明显增高。糖尿病肾病与视网膜病变都是糖尿病微血管病变，两者有着极强的联系，临床上称为糖尿病-肾-视网膜病变综合征。在本次调查中，394 例糖尿病肾病的患者中有138 例并发视网膜病变，占 35%；而 315 例视网膜病变的患者中有 139 例并发糖尿病肾病，占 44.1%；提示糖尿病视网膜病变与肾脏病变具有一致性。感染也是糖尿病的重要并发症之一，本次调查中，有 261 例患者发生各种感染，其中以泌尿道、呼吸道、皮肤、胆道为多见，呼吸道感染在老年人中发生率较高，糖尿病并发感染常反复发作且不易愈合。从本次调查结果来看，在有并发症的患者中，每例患者平均可同时兼有 2.148 种并发症（病），由此说明了糖尿病的多器官，多系统损害。因此，在以后糖尿病的治疗中，要将糖尿病患者的血糖平稳地控制在正常值内，同时加强对糖尿病患者的卫生宣教，提高他们对糖尿病及其并发症的认识，以达到早期发现，减少、控制并发症（病）的发生。

四、流行病学调查Ⅲ——1718 例 2 型糖尿病患者糖尿病肾病发病率及其中医证型分布特点

目前，糖尿病已成为继肿瘤、心脑血管病之后第三位严重危害人类健康的慢性病。糖尿病肾病是糖尿病全身微血管病变的肾脏表现，为糖尿病常见的慢性并发症之一，寻找有效方法阻止糖尿病肾病的进展具有重要意义，而对本病的患病率及中医证型分布特点的详尽了解，是制定中医药有效防治策略的前提和基础。近年来，有关我国 2 型糖尿病肾病的临床流行病学资料尚不多见，我们 2002 年以 1718 例 2 型糖尿病患者住院资料为对象，调查糖尿病肾病的发病率、糖尿病肾病分期及其与中医证型分布情况，现将结果报告如下。

（一）糖尿病肾病诊断标准、研究对象及方法

1. 2 型糖尿病诊断标准 1999 年 12 月以前的病例采用 1985 年 WHO 标准，其他病例采用 1997 年7 月 *Diabetes Care* 杂志上刊登的、我国糖尿病学会 1999 年 10 月经过讨论决定采用的糖尿病病因学分型新标准。

2. 2 型糖尿病肾病诊断及分期标准 已确诊为 2 型糖尿病，排除其他原因的肾脏损害者，参照Mogensen 分期标准及王海燕肾脏病学的建议，分为早期糖尿病肾病（即微量白蛋白尿期）、临床糖尿病肾病（即临床白蛋白尿期）及终末期肾病。

3. 中医证候诊断标准 参照原卫生部药政司颁发的《中药新药治疗消渴病（糖尿病）的临床研究指导原则》及《中药新药治疗慢性肾炎的临床研究指导原则》辨证标准，分为本证三型（阴虚热盛、气阴两虚、阴阳两虚）及兼证五型（外感证、水湿证、湿热证、血瘀证、湿浊证）。

4. 研究对象 全部病例来自于 1994 年 1 月～2001 年 12 月在湖南中医药大学第一附属医院内分泌科、肾内科、眼科及外科住院患者，符合 WHO 标准诊断的 2 型糖尿病患者共 1718 例，其中男 814 例，女 904 例；年龄 33～79 岁，平均（57.3±21.3）岁；糖尿病病程 2～21 年，平均（7.9±4.3）年。

5. 研究方法 列表记录研究病例的一般资料、病程、中西医诊断，其中医证型诊断由 2 名以上的中医主治医师共同确定。

6. 统计学方法 采用 SAS 软件、精确 Fisher 分析方法进行统计，年龄及病程的用均数±标准差（$\bar{x}\pm s$）表示，各组的计数资料用频数（构成比%）表示，以 $P<0.05$ 为具有统计学差异。

（二）1718 例 2 型糖尿病患者糖尿病肾病发病率及其中医证型分布特点调研结果

1. 2 型糖尿病肾病发生率 本研究资料显示，在 1718 例 2 型糖尿病患者中，并发糖尿病肾病者共155 例，占 9.02%，低于糖尿病性眼病的 11.76%（202/1718），高于糖尿病性神经病变、糖尿病性皮肤病变及糖尿病足的发生率，其发生率在 2 型糖尿病慢性并发症中居第二位（表 1-10）。

表 1-10　　1718 例 2 型糖尿病慢性并发症资料分析　　例（%）

并发症	1994 年	1995 年	1996 年	1997 年	1998 年	1999 年	2000 年	2001 年	合计
2 型糖尿病	148	141	171	209	212	245	280	312	1718
糖尿病肾病	11	21	21	12	14	23	22	31	155(9.02)

续表

并发症	1994 年	1995 年	1996 年	1997 年	1998 年	1999 年	2000 年	2001 年	合计
糖尿病性眼病	10	15	21	13	20	26	41	57	202(11.76)
糖尿病性神经病变	20	13	16	14	13	15	20	23	134(7.80)
糖尿病性皮肤病变	6	7	7	5	5	6	7	11	54(3.14)
糖尿病足	2	4	3	1	1	4	3	3	21(1.22)

2. 155 例糖尿病肾病分期情况　对 155 例糖尿病肾病的分期统计显示：早期糖尿病肾病 79 例，临床糖尿病肾病 48 例，终末期肾病 28 例，在 1718 例 2 型糖尿病患者中的发生率分别为 4.60%（79/1718）、2.79%（48/1718）、1.28%（22/1718）。

3. 155 例糖尿病肾病中医本证分布特点　从本组资料分析，155 例糖尿病肾病中，气阴两虚证居首，共 79 例，发生率为 51%；其后依次为阴虚热盛证 53 例，占 34.2%；阴阳两虚证 23 例，占14.8%，经 SAS 软件精确 Fisher 分析方法进行统计，各证型的总体分布有统计学差异（$P<0.01$）。三证与糖尿病肾病分期的相关性分析，显示早期糖尿病肾病期出现率高的证型依次为气阴两虚证（53.2%）、阴虚热盛证（46.8%），而阴阳两虚证的出现率为零；临床糖尿病肾病期气阴两虚证发生率为 68.8%，阴虚热盛证为 29.2%，阴阳两虚证仅占 2.1%；终末期肾病时阴阳两虚证发生率为 78.6%，气阴两虚证和阴虚热盛证发生率明显降低，分别为 14.3%、7.1%，各证型分布具有统计学差异（$P<0.01$）（表 1-11）。

表 1-11　　　　　　　　　　　155 例糖尿病肾病中医本证分布表　　　　　　　　　　　　例（%）

糖尿病肾病分期	例数	阴虚热盛	气阴两虚	阴阳两虚
早期糖尿病肾病（Ⅰ～Ⅲ期）	79	37(46.8)	42(53.2)	0(0)
临床糖尿病肾病（Ⅳ期）	48	14(29.2)	33(68.8)	1(2.1)
终末期肾病（Ⅴ期）	28	2(7.1)	4(14.3)	22(78.6)
总发生率	155	53(34.2)	79(51.0)	23(14.8)

4. 155 例糖尿病肾病中医兼证分布特点　从兼证的总发生率看：血瘀证出现频次居首，共 90 例，发生率为 58.1%，其后依次为湿热证 73 例（发生率 47.1%）、湿浊证 39 例（发生率 25.2%）、水湿证 28 例（发生率 18.1%）、外感证 12 例（发生率 7.7%），经精确 Fisher 分析统计，各兼证的分布有统计学差异（$P<0.01$）。与糖尿病肾病分期的关系表明，早期糖尿病肾病时，其中医兼证出现率高的依次为血瘀证、湿热证、水湿证；临床糖尿病肾病时，其中医兼证出现率高的依次为血瘀证、湿热证、湿浊证；终末期肾病时，其中医兼证出现率高的依次为血瘀证、湿浊证、湿热证（表 1-12）。

表 1-12　　　　　　　　　　　155 例糖尿病肾病中医兼证分布表　　　　　　　　　　　　例（%）

糖尿病肾病分期	例数	外感证	水湿证	湿热证	血瘀证	湿浊证
早期糖尿病肾病（Ⅰ～Ⅲ期）	79	7(8.9)	10(12.7)	29(36.7)	30(38.0)	0(0)
临床糖尿病肾病（Ⅳ期）	48	3(6.3)	8(16.7)	26(54.2)	33(68.8)	12(25.0)
终末期肾病（Ⅴ期）	28	2(7.1)	10(35.7)	18(64.3)	27(96.4)	27(96.4)
总发生率	155	12(7.7)	28(18.1)	73(47.1)	90(58.1)	39(25.2)

（三）1718 例 2 型糖尿病患者糖尿病肾病发病率及其中医证型分布特点调研结果

1. 关于糖尿病肾病的发病率　糖尿病慢性并发症的积极防治，是糖尿病二级预防的重要内容，据有关文献报道，英国 2 型糖尿病肾病患者，已占终末期肾病患者的 30%，而在美国约占 45%，国内滕香宇报道上海地区 1000 余例 2 型糖尿病患者中，糖尿病肾病发病率为 22.57%，王竹兰报道为 47.66%。本组资料通过大宗临床病例调查，在 1718 例 2 型糖尿病患者中，糖尿病肾病的发病率为9.02%，显示长沙部分地区糖尿病肾病的发病率明显低于国内外的相关报道；在 155 例糖尿病肾病的资料中，早期糖尿病肾病（Ⅰ～Ⅲ期）为 79 例，临床糖尿病肾病占 48 例，终末期肾病 22 例，分别占 2 型糖尿病的 4.60%（79/1718）、2.79%（48/1718）、1.28%（22/1718），均低于滕香宇报道的上海地区的 12.84%、9.73%、5.47%，同时也明显低于国外的报道。分析其原因，提示糖尿病肾病的发病机制复杂，影响因素众多，患病率随地域、经济状况、生活方式及种族的不同，可能有很大差别，同时可能与糖尿病的三级预防在临床上未普遍开展有关，尿微量白蛋白检测未纳入糖尿病患者的常规检查，忽视了糖尿病肾病的早期诊断，从而部分掩盖了实际的患病率。

2. 155 例糖尿病肾病不同阶段中医证型分布特点　多数学者认为，糖尿病肾病的基本病机演变为阴虚燥热—气阴两虚—阴阳两虚，其中气阴两虚阶段的持续时间较长，为影响疾病转归之枢纽，而瘀血兼证是导致病情迁延进展的重要因素。如张延群报道对 2080 例糖尿病患者证候与并发症相关性调查，发现肾元虚损、气阴两虚是导致并发症的基本病机；林兰等认为糖尿病肾病的进展多由上焦燥热到下焦虚寒，由气阴两虚到阴阳两虚，最后导致浊毒、水湿内生，其病机发展与糖尿病肾病的现代分期呈一定相关；徐正正报道血瘀证在糖尿病患者病程 10 年以上时具有普遍性。本文研究揭示了在糖尿病肾病的不同阶段，其主要病机及证型分布具有差异性，155 例糖尿病肾病资料中，其中医本证以气阴两虚证发生率最高，达 51%，兼证的总发生率以血瘀证出现频次居首，为 58.1%；本证、兼证与糖尿病肾病分期的相关性分析，显示早、中期糖尿病肾病出现率高的本证为气阴两虚证，分别占 53.2%、68.8%，而阴阳两虚证的出现率为 0～2.1%；终末期肾病时中医本证以阴阳两虚证发生率最高，为 78.6%，血瘀兼证则贯穿于糖尿病肾病早、中、晚各病程始终，从而提示气阴两虚夹瘀证在糖尿病肾病早、中期的证型分布中具有广泛性，而晚期则以阴阳两虚、瘀浊互结为主要病机，正确把握其基本病机及不同时期的变化，在病证同辨、分期论治思路指导下，确定糖尿病肾病基本证型，创立有针对性的中药系列方药进行治疗，是提高中医药治疗糖尿病肾病临床疗效的前提和基础。

五、流行病学调查Ⅳ——672 例 2 型糖尿病并发高血压的中西医治疗临床流行病学调查分析

2 型糖尿病是一种临床常见病，为了了解 2 型糖尿病合并高血压的中西医诊治情况，我们 2004 年采取临床流行病学调查的形式，收集了湖南省几家中医院糖尿病患者的资料，兹报告如下。

（一）672 例 2 型糖尿病并发高血压的中西医治疗临床流行病学调查分析的资料与方法

1. 纳入及排除标准

（1）纳入标准：①以 2 型糖尿病［按 WHO 诊断标准（1999 年）确诊］或 2 型糖尿病的慢性并发症为诊断者；②中医药或中西医结合治疗者；③为原始住院病历，资料齐备者；④合并高血压病的诊断。

（2）排除标准：①1 型糖尿病或未能指明何种糖尿病为第一诊断者；②以 2 型糖尿病及并发症为原发病，但以其他诊断为第一诊断；③有糖尿病史，但入院时及入院中未使用中西降糖药物者；④病历涂改明显，无法判定原始病历者；⑤资料不齐全者。

2. 调查表的设计　根据文献调研和专家咨询结果，制定"2 型糖尿病及其并发症的流行病学调查表"，内容包括一般资料、病史资料、中医证候、实验室检查、中医治疗及西医治疗。

3. 调查方法　以回顾性调查为主，从被调查医院抽出原始病历，遵循实事求是的原则，真实反映被调查病历的内容，保持原貌，逐例逐项填写流行病学调查表，反映近 10 年来被调查医院 2 型糖尿病及其并发症的发生情况。

4. 调查的范围

（1）医院范围：为了保证调查质量、被调查资料的可利用度和可信用性，根据本病种的特殊性，本次调查以湖南省内三级甲等医院为主，拟总调查湖南中医药大学第一附属医院、第二附属医院，湖南株洲市中医院，湖南省中医药研究院附属医院及中南大学湘雅三医院中医科。

（2）病历范围：拟总调查 1500 份，每家医院最少 100 份，原则上为近 5 年病历，采取从近向远抽取，5 年病历不足者向 5 年以上顺抽。共入选 1500 例 2 型糖尿病患者的原始病历，经核对整理，最终

保留 1433 例有效病历用于数据分析，数据利用率为 95.5%，其中湖南中医药大学第一附属医院 448 份，湖南中医药大学第二附属医院 191 份，湖南省株洲市中医院 484 份，湖南省中医药研究院附属医院 218 份，中南大学湘雅三医院 92 份。

5. 辨证分型标准　　根据调查结果显示将临床相对多见的证候病例定为较常见证型，通过 SPSS 11.5 版统计软件，建立数据库，将每例的中医证候调查资料输入计算机进行数据处理，将各类证出现率均高于 60% 的证候指标选出作为 5 证基本证候，同时将低于 60% 的指标在 5 类证中比较，差别大的有意义，归入最大值那一类证型。热盛伤津证：烦渴多饮、咽干舌燥、多食易饥、尿频、消瘦、大便干结、舌红苔黄，脉细滑数或细弦数；肝肾阴虚证：烦渴多饮、咽干舌燥、尿频、腰膝酸软、头昏眼花、视物模糊、视力下降、耳鸣、五心烦热，舌红少苔，脉细；气阴两虚证：烦渴多饮、咽干舌燥、纳差、尿频、神疲乏力、自汗、气短、肢体麻木、肢体刺痛，舌红少津少苔，舌淡苔薄白，脉细数无力，或细弦、细弱；阴阳两虚证：烦渴多饮、咽干舌燥、夜尿频多、大便稀溏、浮肿、畏寒怕冷、四肢欠温、腰膝酸冷、胸闷、尿浊，舌体胖大有齿痕或舌红绛少苔，脉沉细无力或细数；湿热内蕴证：咽干舌燥、尿频、脘腹胀痛、头身困重、尿急尿痛、疖肿、坏疽，舌红苔黄腻，脉象滑数。

6. 统计学处理　　通过 SPSS 11.5 统计软件建立数据库，将每例的调查资料输入计算机进行数据处理，对 2 型糖尿病合并高血压病例的基本情况、中医治法方药及西药治疗情况进行频率分析、z 检验及配对样本 t 检验。

（二）672 例 2 型糖尿病并发高血压的中西医治疗临床流行病学调查分析结果

1. 基本情况　　1433 例病例中，并发高血压病例为 672 例，男性 295 例，占 43.9%，女性 377 例，占 56.1%，女性略多于男性；职业分布：干部 290 例，占 43.2%，工人 293 例，占 43.6%，农民 39 例，占 5.8%，无职业者 42 例，占 6.3%；年龄最大者 90 岁，最小者 32 岁，平均年龄（62.38±9.11）岁；病程最长者 30 年，最短者 1 个月，平均病程（6.94±5.68）年；证型分布：热盛伤津型 129 例（19.2%），肝肾阴虚型 106 例（15.8%），气阴两虚型 335 例（49.9%），阴阳两虚型 64 例（9.5%），湿热内蕴型 38 例（5.7%）。

2. 在不同证型中主要治法分布　　在合并高血压的治法中，常用治法（使用频次大于 100 次）按顺序依次为滋阴法（536 次），益气法（326 次），清热法（186 次），补肾法（171 次），活血法（170 次），生津法（157 次），润燥法（102 次）。热盛伤津型常用治法为滋阴法及清热法；肝肾阴虚型常用治法为滋阴法及补肾法；气阴两虚型常用治法为滋阴法及益气法；阴阳两虚型常用治法为滋阴法及补肾法，而温阳药的使用频率并不高，可能因为合并高血压病，减少温阳药的使用；湿热内蕴型常用治法为清热法。在不同证型中治法分布也不同，滋阴法、益气法、活血法、润燥法常见于气阴两虚型；清热法常见于热盛伤津型；补肾法常见于肝肾阴虚型；生津法常见于热盛伤津型及气阴两虚型；用 z 检验得出 $P<0.01$，可知其分布差异具有显著性。详见表 1-13。

表 1-13　　　　　　　　　　　　　2 型糖尿病合并高血压病的主要治法分布

治则	热盛伤津型 (n=129)		肝肾阴虚型 (n=106)		气阴两虚型 (n=335)		阴阳两虚型 (n=64)		湿热内蕴型 (n=38)	
	频次	频率(%)	频次	频率(%)	频次	频率(%)	频次	频率(%)	频次	频率(%)
滋阴	83	64.3	102	96.2	287	85.7	56	87.5	8	21.1
益气	19	14.7	13	12.3	280	83.6	8	12.5	6	15.8
清热	84	65.1	23	21.7	44	13.1	2	3.1	33	86.8
补肾	17	13.2	65	61.2	36	10.7	52	81.3	1	2.6
活血	18	14.0	23	21.7	121	36.1	7	10.9	1	2.6
生津	69	53.5	16	15.1	69	20.6	1	1.6	2	5.3
润燥	26	20.2	18	17.0	55	16.4	1	1.6	2	5.3

注：各治法在不同证型中分布 x^2 值如下：滋阴，$x^2=127.56$，$P<0.01$；益气，$x^2=329.18$，$P<0.01$；清热，$x^2=213.34$，$P<0.01$；补肾，$x^2=235.78$，$P<0.01$；活血，$x^2=47.59$，$P<0.01$；生津，$x^2=94.81$，$P<0.01$；润燥，$x^2=15.27$，$P<0.05$

3．方药及单味药的使用频次及分析

（1）方剂的分布：在 672 份病例中共选用不同方剂 768 份，90 余种，即有时同时合用 1 种或大于 1 种不同方剂。其中频次较多的为：株洲市中医院的降糖协定 2 号方（144 次），湖南中医药大学第一附属医院的福寿饮（68 次），六味地黄丸（61 次），消渴方（59 次），知柏地黄丸（44 次），生脉散（34 次），真武汤（30 次），玉女煎（23 次），自拟方（23 次），杞菊地黄汤（15 次），济生肾气丸（13 次）等。由此可见，在中药方剂的选择上以益气养阴、清热生津及滋补肝肾的治法居多。

（2）单味药的分布：在 672 份病例中使用中药总频次为 7541 次，平均每份用 11.22 味中药，其中使用频次较多的单味药（使用频次大于 100 次）依次为：山药（378），黄芪（366），山茱萸（339），茯苓（334），熟地黄（275），葛根（266），丹参（264），生地黄（238），枸杞子（236），牡丹皮（220），泽泻（212），天花粉（210），麦冬（204），知母（195），甘草（158），牛膝（140），玄参（135），沙参（113），苍术（115）。

（3）药物搭配的使用频次：在 672 份病例中，使用频次较多的药物搭配（大于 150 次）依次为：山药/山茱萸（308），山药/茯苓（265），山茱萸/熟地黄（256），茯苓/山茱萸（253），山药/熟地黄（251），黄芪/山药（216），黄芪/山茱萸（197），茯苓/熟地黄（192），茯苓/泽泻（190），山药/牡丹皮（186），茯苓/牡丹皮（184），山药/枸杞子（170），山药/泽泻（170），茯苓/黄芪（170），黄芪/熟地黄（169），黄芪/葛根（165），牡丹皮/泽泻（160），黄芪/丹参（153）。

4．中成药的使用　在 672 份病例中，共使用中成药近 40 余种，其中使用频次较多的依次为：血栓通针（95），参麦针（89），丹参注射液（69），黄芪注射液（58），糖脉康胶囊（55），生脉针（48），刺五加注射液（36），消渴丸（29），六味地黄丸（23），路路通针（21），葛根注射液（20）。

5．西药的使用　在 672 份病例中，使用降压药的病例为 443 例，占 65.9%；使用降血糖药为 578 例，占 86.0%，其中使用双胍类降血糖药 254 例次，磺脲类降血糖药 234 例次，葡萄糖苷酶抑制药 86 例次，胰岛素 334 例次，总使用频次为 908 次，平均每份病例使用 1.35 种不同的降血糖药，说明有的病例使用了 1 种或 1 种以上的降血糖药；使用降血脂药 128 次，占 19.0%；维生素类 246 次，占 36.6%。

6．治疗前后情况　在被调查的 672 例病例中，出院时自觉症状较入院时明显改善者 15 例，占 2.2%；有所好转 656 例，占 97.6%；无效 1 例，占 0.1%。可见，明显好转及无效的比例都相当小，大部分患者经中西医结合治疗后，自觉症状都有不同程度的改善。而治疗后的血糖值、血脂值也有不同程度的降低，用配对样本 t 检验 $P<0.01$，可得出结论：治疗后血糖、血脂值均有所降低，其差异具有显著性。详见表 1-14。

表 1-14　　　　　　　　　　672 例病例治疗前后血糖、血脂比较（mmol/L，$\bar{x}\pm s$）

	空腹血糖	餐后血糖	胆固醇	三酰甘油
治疗前	11.59±5.38	16.92±6.82	5.42±1.84	3.05±2.86
治疗后	7.72±2.97*	11.28±3.79*	4.37±1.12*	2.08±1.52*

注：①用配对样本 t 检验。②治疗前后，空腹血糖 $t=16.149$，* $P<0.01$；餐后血糖 $t=16.064$，* $P<0.01$；胆固醇 $t=10.481$，* $P<0.01$；三酰甘油 $t=5.131$，* $P<0.01$

（三）672 例 2 型糖尿病并发高血压的中西医治疗临床流行病学调查分析的讨论

2 型糖尿病是一种常见的慢性疾病，目前中国的糖尿病患者人数已居世界前列，其患病率由 1980 年的 0.67% 上升至 1996 年的 3.21%，15 年内上升了 4～5 倍，而糖尿病合并高血压的患病率为 31.9%，2 型糖尿病及高血压已经成为影响人们健康的重要因素。在本次调查中，2 型糖尿病合并高血压共 672 例，在不同证型中 2 型糖尿病合并高血压的治法分布不同（$P<0.01$），具有显著性。而常用的原发性高血压治法，如平肝潜阳法的使用频次只有 12 次，这可能与糖尿病患者三多一少症状突出，导致在辨证施治时以滋阴清热等治法为主有关。故在方剂的选择上益气养阴、清热生津及滋补肝肾的方

剂最多。而在单味药的选择上，常用的 19 味药中，山药、黄芪、山茱萸、熟地黄、枸杞子、麦冬、甘草、玄参、沙参、牛膝为补益药，其中补阴药麦冬、沙参可润肺养阴生津，枸杞子、山茱萸可滋补肝肾，玄参可滋阴降火，清热解毒；补血药熟地黄可补血益精，滋补肝肾；补气药山药可补中益肺固肾，黄芪可补气固表，利尿消肿，甘草补中益气，润肺祛痰，调和诸药；牡丹皮、天花粉、知母、生地黄为清热药；茯苓、泽泻、苍术为祛湿药；葛根为解表药，有清热生津止渴及降压的功用；丹参为活血药。由此可见，在合并高血压的 2 型糖尿病的单味药使用中，占最大比例的是补益药，尤以益气养阴、滋补肝肾在临床上最为多用，同时辅以清热祛湿活血药。而根据现代药理研究发现黄芪、山茱萸、枸杞子、玄参、茯苓、泽泻、苍术、葛根具有降低血糖的作用。其中黄芪具有加强心肌收缩力、降压、降血糖等多种药理作用，其中由内蒙黄芪根中分离出来的一种多糖组分（Aps-G），具有双向性调节血糖作用。在配对药的使用频次上，与山药配对的药对有 7 种，与黄芪配对的药对有 6 种，与茯苓配对的药对有 6 种，与山茱萸配对的药对有 4 种，与熟地黄配对的药对有 4 种，与牡丹皮配对的药对有 3 种，与泽泻配对的药对有 3 种。可见常用的配对药主要以益气养阴药、滋补肝肾药为主，辅以祛湿药及清热活血药。在中成药的使用上，具有活血、改善微循环作用的有血栓通针，刺五加注射液，丹参注射液，路路通针，葛根注射液；具有益气养阴生津作用的有参麦针，黄芪注射液，生脉针；具有滋阴补肾作用的有六味地黄丸；具有清热生津作用的有消渴丸。由此可见，在中成药治疗上以活血、改善微循环最为常用，其次为益气养阴，清热生津。糖尿病的中后期，常伴有血瘀症状，活血化瘀也是糖尿病合并高血压的一个重要治疗方法。例如葛根生津止渴，葛根素扩张冠脉，对抗血管痉挛，对 β_1 受体有阻滞作用，抑制血小板聚集，改善微循环对抗异丙肾上腺素引起的升压作用，降低儿茶酚胺，并能对抗肾上腺素的升糖作用。刺五加注射液主要成分为黄酮类物质，有扩张血管、疏通微循环、降低血黏度、增加红细胞变形能力、防止血栓栓塞作用，还能清除自由基和超氧离子，显著提高人体超氧歧化酶水平，能促进神经病变尽快恢复。在调查中我们可以看出，近年来临床治疗 2 型糖尿病合并高血压，无论是在方剂选用、单味药，常用药的使用频次及中成药的使用上都围绕益气养阴清热、滋补肝肾兼以活血通络来治疗，这说明近年临床上已将气虚证作为糖尿病的主要证型。目前，中医治疗糖尿病在益气养阴等基础治法中灵活运用活血化瘀法，一般认为是治疗消渴病的首选治疗方案，既可控制原发病，又可制约病变的进一步发展，减少并发症的发生。

六、诊疗方案——2 型糖尿病病证结合诊疗方案的制定与研究

（一）2 型糖尿病病证结合的基本认识

2 型糖尿病的发病与胰岛素抵抗和胰岛 β 细胞分泌功能减退有关，是多种遗传和环境因素（肥胖、高热量饮食、体力活动减少等）共同作用的结果。其病理改变可引起全身代谢紊乱及大、中、小、微血管病变与神经病变，因此其并发症较多。常见的并发症有高血压、冠心病、缺血性脑血管病、糖尿病肾病、糖尿病视网膜病变、糖尿病足、糖尿病周围神经病变等。

糖尿病因其典型的临床表现有"三多"（多食、多饮、多尿）"一少"（消瘦）的症状，因此可归属于中医消渴病的范畴。但临床也有不典型的表现，并非少见。2 型糖尿病不典型者相对较多见。根据课题组 502 篇文献中 23139 例调研分析，以及 1500 例临床流行病学调查报道。既有一致的地方，也有分歧。一致者，对 2 型糖尿病的最多见证型文献调研与临床流行病学调查的结果完全吻合，即气阴两虚证。文献调研排序居第一位，临床流行病学调查显示在有效病例 1429 例中气阴两虚证也是最多见证型，有 689 例，占 48.2%，接近一半。而差异较大者，是瘀血兼夹证，文献调研，气阴两虚夹瘀证排序居第二位，临床流行病学调查中，居前 5 位的较多见证型中，均没有标明夹瘀证。究其原因很可能是被调查医院对中医证型的诊断一般只注重主证，而对兼夹证未予纳入证名的诊断。另外，对 2 型糖尿病重视瘀血兼夹证。重视在益气养阴的基础上应用活血化瘀法，这也是近 10 年的临床研究成果的体现。在 20 世纪 90 年代前半期以前，应用活血化瘀法治疗本病，尚未引起广泛而足够的重视。虽然在临床流行病学调查中，夹瘀证未能体现出来，但在药物出现频率的调查中，常用药与次常用药中有不少活血化瘀药

物。如丹参、牡丹皮、牛膝、地龙、红花、当归、川芎、益母草、鸡血藤、赤芍、桃仁等，证实在实际治疗用药中，常常应用一些活血化瘀药，也反证了2型糖尿病常夹有瘀血证。

在临床上2型糖尿病已经形成了西医辨病与中医辨证相结合的诊疗模式。西医的诊断标准，中医也普遍接受。中医首先明确西医病的诊断后，再行辨证论治。虽然2型糖尿病中医辨证分型可有七八种甚至十余种之多。但可加以合并、归纳为最基本的4种证型，即阴虚热盛证、肝肾阴虚证、气阴两虚证、阴阳两虚证。其中又以气阴两虚证最多见，可占整个证型的50%。不难看出4个证型的共性是均有阴虚，基本贯穿于本病的始终。故阴虚或气阴两虚是本病"本虚"的主要方面，而"标实"主要表现在兼夹证：燥热、瘀血、湿热等。本诊疗方案是在本次临床流行病学调查和大量文献调研的基础上，尊重事实，得出了相对较多见的6个证型：依次为气阴两虚证（约占50%）、阴虚热盛证（约占23%）、肝肾阴虚证（约占10%）、阴阳两虚证（约占7%）、湿热内蕴证（约占6.9%）、血瘀脉络证（约占3.1%），前4个为基本证型，后2个为兼夹证型。

本方案的制定，也参考了某些公认的行业标准与中西医规划教材。主要包括诊断、治疗、调护、疗效评价等部分。

（二）2型糖尿病病证结合的诊断方案

1. 西医疾病诊断标准　符合糖尿病的诊断标准，又具2型糖尿病的基本特征者可确诊。糖尿病的诊断标准（据1999年WHO专家咨询报告）：空腹血糖(FPG)≥7.0 mmol/L(126 mg/dL)；或糖耐量试验(OGTT)服糖后2小时血糖(2hPG)≥11.1 mmol/L(200 mg/dL)；或随机血糖≥11.1 mmol/L(200 mg/dL)。注：以上为静脉血浆测值。如毛细血管全血测值，则空腹血糖≥6.1 mmol/L(110 mg/dL)，其他标准相同。如症状不典型者，临床诊断必须经另一日的重复试验所证实。

2. 中医证候诊断标准　本诊疗方案按文献调研与临床流行病学调查两者综合后，按常见证型频次出现的多少排序。排在第一位的证型，可视为2型糖尿病的主证型，但不一定是始发证型。

（1）基本证型：

1）气阴两虚证（含气阴两虚夹瘀证）：本证型为2型糖尿病的最常见证型，约占50%，甚或50%以上。本病的早、中、晚期均可见，以中期为多。因阴虚可生内热，并耗灼阴液致血瘀；气虚血行不畅亦可致瘀，故气阴两虚夹瘀证亦属常见，有时很难截然分开，归为同一证型为好。①主症：咽干口燥，神疲乏力（或下肢发软）。②次症：多食易饥，口渴喜饮，气短懒言，五心烦热，心悸失眠，尿频或溲赤，便溏或便秘，舌红少津少苔，或舌淡苔薄白，脉细数无力，或细弦，或细弱。③夹瘀症：肢体某一部位固定疼痛或刺痛，或肢体麻木，或肌肤甲错，或口唇紫暗，或面部瘀斑，或舌质紫暗有瘀点瘀斑，或脉象沉细涩。

本证诊断标准：同时具备2项主症者，或具备1项主症咽干口燥，必须同时具备1~2项次症气虚症状；或具备1项主症神疲乏力，必须同时具备1~2项次症阴虚症状。夹瘀者，只要具备1~2项瘀血症状即可。

2）阴虚热盛证（含热盛津伤证）：本证型也比较常见，约占23%，一般见于2型糖尿病早期。①主症：咽干口燥，烦渴多饮，舌红苔黄。②次症：心烦畏热，喜冷饮，溲赤便秘，脉细滑数，或细弦数。

本证诊断标准：同时具备主症2~3项，或具备主症1项，次症2项以上。

3）肝肾阴虚证：本证型所占比例文献调研属少见证型，而临床流行病学调查属较多见证型。取两者平均值，约占10%。一般多见于2型糖尿病早、中期。①主症：咽干口燥，腰膝酸软，眼花目糊。②次症：尿黄少或尿频，大便干结，头昏耳鸣，五心烦热，口渴多饮，舌质红少苔，脉象细数。

本证诊断标准：同时具备主症3项；或具备主症2项，并同时具备次症2项。

4）阴阳两虚证：本证型所占比例文献调研属较多见证型，而临床流行病学调查所占比例较少，约占7%。一般多见于2型糖尿病晚期。①主症：咽干口燥，神疲乏力，腰膝酸冷，手足畏寒，夜尿频多。②次症：头晕眼花，心悸失眠，自汗易感冒，气短懒言，颜面肢体浮肿，尿多浊沫或尿少，男子阳痿，女子性欲淡漠，大便溏结不调，舌体胖大有齿痕或舌质红绛少苔，脉沉细无力或细数。

本证诊断标准：同时具备主症 3 项以上者，或具备主症 2 项（其中后 3 项必须占 1 项）并同时具备次症 3 项者。

（2）兼夹证型：

1）湿热内蕴证：本证型比较少见，约占 2 型糖尿病 6％，一般多见于 2 型糖尿病并发感染，以及糖尿病足、糖尿病肾病等。①主症：舌红苔黄腻，脉象滑数，脘腹胀满，头身困重。②次症：形体肥胖，心胸烦闷，四肢倦怠，小便黄赤，大便不爽，口干口苦。

本证诊断标准：同时具备主症第 1 项加其他主症 1 项者；同时具备主症 3 项以上者；具备主症第 1 项加次症 3 项。

2）血瘀脉络证：2 型糖尿病夹瘀者极为普遍，但夹瘀的轻重程度相差很大，可见于以上各证型，也可见于该病的早、中、晚期及各种并发症，但以血瘀为主，单独成为一个证型者实不多见，约占 4％。因大都为虚实夹杂，以虚为主。①主症：身体某一部位固定疼痛或刺痛或夜晚疼痛明显。肢体麻木，舌质紫暗或瘀点瘀斑明显。②次症：肌肤甲错，口唇紫暗，面部瘀斑，健忘心悸，心烦失眠，舌下脉络青紫纤曲，脉弦或沉涩。

本证诊断标准：同时具备主症 2 项；或主症 1 项，次症 2 项以上者。

（三）2 型糖尿病病证结合的治疗方案

1. 基本证型治疗方案

（1）气阴两虚证治疗方案：

1）中药内服治疗：其配伍规律为多味滋阴药＋多味补气药＋1～2 味活血药＋1～2 味清热药。以上无论何种作用的中药，如能兼有降血糖作用者当为首选。常用的滋阴药如：生地黄、熟地黄、山茱萸、枸杞子、地骨皮、沙参、麦冬、玉竹、黄精、玄参、石斛、知母、天花粉、女贞子等。常用的补气药如：黄芪、白术、太子参、西洋参（兼养阴）、参须（兼养阴）、白参、山药等。常用的活血化瘀药如：丹参、蒲黄、赤芍、桃仁、红花、当归尾、三七、水蛭、川芎、牛膝、牡丹皮、益母草、鸡血藤、五灵脂等。常用的清热药有：黄连、大黄、栀子、黄芩、黄柏、生石膏等。①首选方：玉泉丸加味（原方出自《沈氏尊生方》），治宜益气养阴。主治 2 型糖尿病气阴两虚证。药用黄芪 30 g，西洋参 8 g，天花粉、葛根、熟地黄各 15 g，麦冬 12 g，乌梅 9 g，山茱萸 10 g。水煎服。每日 1 剂，煎服 2 次，或按比例制成丸剂服用。若食欲不振加砂仁 3 g，山药 12 g；若口渴较甚，加知母 12 g，五味子 10 g；若肾虚明显，加枸杞子 15 g，女贞子 12 g；若夹瘀明显，加生蒲黄 12 g，丹参 15 g；若热象明显，加黄连 6 g，生石膏 20 g；若病情减轻稳定，或因经济困难，西洋参改太子参 12 g。②备选方：左归丸（原方出自《景岳全书》）合圣愈汤（原方出自《兰室秘藏》）加减。治宜益气养阴，兼以活血。主治 2 型糖尿病气阴两虚夹瘀证。药用黄芪 30 g，菟丝子、参须各 8 g，熟地黄、丹参、枸杞子各 15 g，山茱萸 10 g，黄连 6 g，生蒲黄、牛膝、赤芍各 12 g。水煎服。每日 1 剂，煎服 2 次。若食欲不振，加山楂 12 g，鸡内金 10 g；若口渴较甚，加知母、天花粉各 12 g；若热象较显，加生石膏 20 g，地骨皮 15 g。

2）中成药治疗：①中汇糖脉康颗粒。具有益气养阴、活血化瘀功能，主治 2 型糖尿病气阴两虚夹瘀证。每包 5 g，每盒 10 包。口服，每次 1 包，每日 3 次。②玉泉胶囊（或玉泉丸）。具有益气养阴功能，主治 2 型糖尿病气阴两虚证。每粒 300 mg，口服，每次 4～6 粒，每日 3 次。浓缩丸每 10 粒约重 1.5 g，约 40 粒。每日 3 次。③糖尿乐胶囊。具有滋阴益气和胃之功效。用于 2 型糖尿病气阴两虚证。每粒 300 mg，每盒 30 粒。口服，1 次 3～4 粒，每日 3 次，1 个月为一疗程。④参芪降糖颗粒。具有益气养阴，滋补脾肾之功能，主治 2 型糖尿病气阴两虚证。每袋 3 g，口服，1 次 1.5～3 g，每日 3 次，1 个月为一疗程。⑤降糖宁胶囊：具有益气养阴之功效，主治 2 型糖尿病气阴两虚证。每粒 0.4 g，每板 12 粒。口服，每次 4～6 粒，每日 3 次。⑥消渴平片。具有益气养阴、清热化瘀功能，主治 2 型糖尿病气阴两虚兼血瘀证。每粒 0.3 g，每盒 45 粒。口服，1 次 3～5 粒，每日 3 次。⑦参芪消渴颗粒。益气养阴。主治 2 型糖尿病气阴两虚证。每袋 12 g，每次服 1 袋，每日 3 次。以上中成药选择一种即可。

（2）阴虚热盛证治疗方案：

1）中药内服治疗：其配伍规律为多味滋阴生津药＋多味清热降火药。其中具有降血糖作用者，当为首选。常用的滋阴生津药如：生地黄、枸杞子、地骨皮、沙参、麦冬、玉竹、黄精、石斛、知母、天花粉、葛根、白芍、五味子等。常用的清热降火药如：黄连、大黄、栀子、黄芩、黄柏、生石膏、玄参、金银花、连翘、苦参等。①首选方：三消汤（原方出自《医典验方》）治宜滋阴润燥清热。主治2型糖尿病阴虚热盛证。药用生地黄20 g，天花粉15 g，黄连6 g，黄芩、黄柏各10 g，西洋参8 g，白术10 g，茯苓、麦冬、当归、知母各12 g，甘草5 g。水煎服。每日1剂，煎服2次。若偏于气分热盛者，可加生石膏30 g；若偏于上消证，可加百合20 g，沙参15 g；若偏于下消证，可加枸杞子15 g，山茱萸10 g，牛膝12 g，去茯苓、白术、甘草；若病情减轻稳定，或因经济困难，西洋参改太子参12 g。②备选方：二冬汤（原方出自《医学心悟》）治宜滋阴润燥清热。主治2型糖尿病阴虚热盛证。药用天冬、天花粉各15 g，麦冬、知母各12 g，西洋参8 g，黄芩10 g。水煎服。每日1剂，煎服2次。若偏于气分热盛者，可加生石膏30 g，淡竹叶10 g；大便干结者，可加生大黄6 g；肾阴虚明显，可加地骨皮、熟地黄各15 g；若病情减轻稳定，或因经济困难，西洋参改太子参12 g。

2）中成药治疗：①知柏地黄丸。具有滋阴降火之功能。可用于2型糖尿病阴虚火旺证。口服，每次9 g，每日2～3次。②知柏地黄片。组成与功用同上。片剂，每片0.3 g，口服，1次6片，每日3～4次。③大补阴丸。滋肾阴，降虚火，可用于2型糖尿病阴虚火旺证。口服，每次9 g，每日2～3次。以上中成药选择1种即可。

（3）肝肾阴虚证治疗方案：

1）中药内服治疗：其配伍规律为由多味滋补肝肾之阴的药物组成，适当配伍少量佐、使药。常用的滋补肝肾之阴的药物如：生地黄、熟地黄、地骨皮、山茱萸、枸杞子、女贞子、何首乌、知母、墨旱莲等。①首选方：左归丸加减（原方出自《景岳全书》）治宜滋养肝肾。主治2型糖尿病肝肾阴虚证。药用生地黄、枸杞子各15 g，山茱萸10 g，菟丝子8 g，山药、牛膝、茯苓各12 g，炙甘草3 g。水煎服。每日1剂，煎服2次。若阴虚兼有虚热者，可加地骨皮12 g，黄连6 g；若夹瘀者，可加生蒲黄、丹参各12 g；纳差者，可加山楂12 g，鸡内金10 g。②备选方：杞菊地黄汤加减（原方出自《医级》）治宜滋养肝肾。主治2型糖尿病肝肾阴虚证。药用生地黄15 g，山茱萸10 g，山药、茯苓、牡丹皮、泽泻、枸杞子、女贞子、墨旱莲各12 g。水煎服。每日1剂，煎服2次。若夹瘀者，可加生蒲黄、丹参各12 g；有内热者，可加地骨皮、知母各12 g，黄柏10 g；纳食差者，可加山楂12 g，鸡内金10 g。

2）中成药治疗：①左归丸。滋阴补肾，填精补髓，可用于2型糖尿病肝肾阴虚证。蜜丸，每服9 g，每日2～3次。②六味地黄丸。滋补肝肾，可用于2型糖尿病肝肾阴虚证。蜜丸，每服9 g，每日2次。③甘露消渴胶囊。滋阴补肾，兼以健脾生津，可用于2型糖尿病肝肾阴虚证。每粒0.3 g，口服，每次4～5粒，每日3次。④杞菊地黄丸。滋阴补肾，清肝明目。可用于2型糖尿病肝肾阴虚证。蜜丸，每服9 g，每日2次。以上中成药选择1种即可。

（4）阴阳两虚证治疗方案：

1）中药内服治疗的配伍规律：多味滋阴药＋多味温阳药。另需配少量佐、使药。常用的滋阴药可参照以上3个证型。常用的温阳药如：熟附片、菟丝子、杜仲、沙苑子、肉桂、胡芦巴、鹿角胶、鹿角霜等。①首选方：右归丸加减（原方出自《景岳全书》）治宜温补肾阳，滋养肾阴。主治2型糖尿病阴阳两虚证。熟地黄15 g，肉桂2 g，药用熟附片、山药、枸杞子、杜仲各12 g，炙甘草5 g，山茱萸、生蒲黄各10 g，丹参、牛膝、鹿角胶各12 g。水煎服。每日1剂，煎服2次。夹湿者，可加薏苡仁15 g，茯苓12 g；兼有水肿者。可加茯苓皮、猪苓各15 g，泽兰叶12 g；纳食差者，可加山楂12 g，鸡内金10 g，陈皮6 g。②备用方：济生肾气丸（原方出自《济生方》）治宜温补肾阳，滋养肾阴，兼利水湿。主治2型糖尿病阴阳两虚证兼水湿者。熟地黄15 g，肉桂2 g，山茱萸10 g，药用熟附片、山药、牡丹皮、茯苓、泽泻、车前子、牛膝各12 g。水煎服。每日1剂，煎服2次。如夹湿较重者，茯苓改茯苓皮15 g，加猪苓、泽兰叶各12 g；夹瘀者，加生蒲黄、丹参各12 g；纳食差者，加山楂12 g，鸡内金

10 g。

2）中成药治疗：①愈三消胶囊。养阴温阳，兼以活血。可用于2型糖尿病阴阳两虚证。夹瘀者亦可用。每粒0.4 g，每次8粒，餐前服，每日3次，1个月为一疗程。②金匮肾气丸。温阳滋肾，可用于2型糖尿病阴阳两虚证。每次服6～9 g，每日2次。③桂附地黄胶囊（或桂附地黄丸）。温阳滋肾，可用于2型糖尿病阴阳两虚证。每粒0.3 g，口服，每次4粒，每日2次。丸剂每次9 g，每日2～3次。④右归丸。温肾阳，补肾精，可用于2型糖尿病阴阳两虚证。有大蜜丸、小蜜丸、水蜜丸之分，蜜丸每次服9 g，水蜜丸每次服6 g，每日2次。⑤济生肾气丸。温补肾阳，滋养肾阴，兼利水湿，可用于2型糖尿病阴阳两虚证兼水湿者。蜜丸每次服9 g，水丸每次服6 g，每日2～3次。以上中成药选择1种即可。

2．兼夹证型治疗方案

（1）湿热内蕴证治疗方案：

1）中药内服治疗：其配伍规律以清热药＋利湿（化湿）药为主，适当配伍养阴降血糖药组合成方。常用的清热药如黄连、黄芩、黄柏、大黄、生石膏、滑石、寒水石、栀子等。常用的利湿（化湿）药如：茵陈、茯苓、猪苓、泽泻、桑白皮、泽兰叶、薏苡仁、豆蔻、厚朴、苍术、车前子、灯心草、通草、藿梗、淡竹叶、川木通等。①首选方：三仁汤加味（原方出自《温病条辨》）治宜清利湿热，可用于2型糖尿病湿热内蕴证。药用薏苡仁、滑石各20 g，豆蔻、黄连、厚朴、通草各6 g，杏仁、法半夏各10 g，淡竹叶9 g，生地黄、天花粉各12 g。水煎服，豆蔻应后下。每日1剂，煎服2次。食欲不振者，可加山楂12 g、鸡内金10 g；夹瘀者，可加生蒲黄10 g，丹参12 g；热毒甚者，可加忍冬藤、蒲公英、紫花地丁各15 g；便秘者，可加大黄9 g。②备选方：三妙丸加味（原方出自《医学正传》）治宜清利湿热，可用于2型糖尿病湿热内蕴证。药用炒黄柏、茯苓、牛膝、生地黄、天花粉各12 g，制苍术9 g，薏苡仁、滑石各15 g，黄连、通草各6 g。水煎服。每日1剂，煎服2次。加减同上方。

2）中成药治疗：①四妙丸。清热祛湿，可用于2型糖尿病湿热内蕴证。水丸，每次服6 g，每日3次。②三妙丸。清热祛湿，可用于2型糖尿病湿热内蕴证。水丸，每次服9 g，每日3次。③甘露消毒丸。清热解毒、芳香化湿。可用于2型糖尿病湿热内蕴证。水丸，每次服6～9 g，每日2次。以上中成药选择1种即可。

（2）血瘀脉络证治疗方案：

1）中药内服治疗：其配伍规律以活血化瘀药为主。适当配伍降血糖药组合成方。常用的活血化瘀药如：生蒲黄、五灵脂、丹参、牡丹皮、牛膝、地龙、桃仁、红花、当归、川芎、益母草、赤芍、鸡血藤、泽兰叶、水蛭等。①首选方：桃红四物汤加减（原方出自《医垒元戎》）治宜活血化瘀、通脉降糖，可用于2型糖尿病血瘀脉络证。药用桃仁、当归尾、熟地黄、赤芍、生蒲黄、丹参、川牛膝、葛根各12 g，红花10 g，川芎、黄连各6 g。水煎服。每日1剂，煎服2次。兼气虚者，加黄芪15 g；兼阴虚者，加天花粉15 g；兼便秘者，加生大黄9 g；夹湿者，加薏苡仁15 g，茯苓12 g；纳食差者，加山楂12 g，鸡内金10 g。②备选方：桃核承气汤加减（原方出自《伤寒论》）治宜活血化瘀、通便降糖，可用于2型糖尿病血瘀脉络证。药用桃仁、丹参、生蒲黄各12 g，大黄、芒硝、桂枝各9 g，炙甘草、黄连各6 g。水煎服，芒硝不入煎，可兑入药液中溶解后服。每日1剂，煎服2次。兼气虚者，加黄芪15 g；兼阴虚者，加生地黄15 g；夹湿者，加薏苡仁15 g，茯苓12 g；纳食差者，加山楂12 g，鸡内金10 g。

2）中成药治疗：①山海丹胶囊。活血通络，可用于2型糖尿病血瘀脉络证。兼气阴两虚者亦可用。每粒0.5 g。每瓶60粒，口服，每次4～5粒，每日3次。②失笑散。活血化瘀，可用于2型糖尿病血瘀脉络证。每包9 g，每袋6包，布包煎服或沸水泡服均可，每日2次。③活血通脉片。活血通络，可用于2型糖尿病血瘀脉络证，每片0.4 g，口服，每次8片，每日3次。以上中成药选择1种即可。

（四）2型糖尿病并发证的治疗

2型糖尿病各种并发症的治疗，因病情特别复杂，牵涉到2个或2个以上疾病，各地各医院都处于积极探索阶段，一时难以总结出一整套疗效较为满意的诊疗方案。但总的治疗原则与方法是：①始终坚持治疗糖尿病本病，有效控制血糖；②根据不同的并发症有针对性地积极开展中西医结合治疗；③充分发挥中医辨证论治的优势，对改善并发症的临床症状、中医证候、控制并发症的发展，改善生活质量等方面均有一定的疗效。本诊疗方案虽然牵涉到并发症，但不作方案具体内容——列出，待到时机成熟后，再行考虑。

（五）2 型糖尿病病证结合的调护方案

2 型糖尿病除中西药物治疗外，其他综合治理措施及预防、调护也很有必要。可根据患者病情及个体差异进行临床护理或家庭护理。

1. 糖尿病教育　糖尿病的治疗一般来说是长期性的，甚至是终生性的。不能指望有什么灵丹妙药吃几付就会痊愈。因此，必须教育患者，树立长期治疗，甚至终生治疗的信心与决心，主动配合医护人员积极防治。糖尿病教育的内容包括对医护人员和患者及其家属进行宣传教育、提高医护人员综合防治水平，将科学的糖尿病知识、自我保健技能深入浅出地教给患者，使患者了解治不达标的危害，医患长期密切合作，完全可以达到正常的生活质量。

2. 饮食疗法　中医历来有"食养"、"食治"的传统，控制饮食对 2 型糖尿病患者很重要。饮食疗法可看作是糖尿病的基础治疗，应严格长期坚持执行。2 型糖尿病患者，尤其是超重或肥胖者，饮食疗法有利于减轻体重，改善高血糖、脂代谢紊乱和高血压，减少降血糖药物的应用剂量。一般可根据理想体重 ［理想体重（kg）＝身高（cm）－105］。主要营养素的热量分配比例、实际效果、病情变化等方面作动态的调整。有条件的（一般很难做到），医护人员或营养师根据患者的生活习惯、病情轻重、特殊需要等制定食谱。制定食谱主要依据总热量、营养素组成比例、各种食物的产热量来确定。

一般患者应注意以下几点：①使患者的体重通过饮食疗法逐渐达到理想体重±5％左右。②注意碳水化合物、脂肪、蛋白质的合理搭配。试图用严格控制碳水化合物的摄入，却同时增加脂肪和蛋白质摄取以达到控制血糖的目的是错误和无益的。低碳水化合物饮食可抑制内源胰岛素的释放，摄入过多的碳水化合物对胰岛 β 细胞功能也不利，且可导致碳水化合物性脂质异常血症。碳水化合物摄入量通常应占总热量的 50％～60％。提倡食用粗制米、面和一定量的杂粮，忌食蔗糖、葡萄糖、蜜糖及其制品。长期高脂肪饮食可导致胰岛素抵抗和促进动脉粥样硬化，脂肪的摄入量要严格控制在总热量的 20％～25％。尽量少食动物脂肪，用植物油代替。如已有高胆固醇血症、还应限制胆固醇的摄入量，每日少于300 mg，蛋黄、动物内脏、奶酪等均富含胆固醇。蛋白质的摄入量占总热量的 15％～20％，每日每千克理想体重摄入 1 g 左右，其中动物蛋白占 1/3，以保证必需氨基酸的供给。糖尿病肾病患者，早期即应减少蛋白质的摄入量。血尿素氮升高者，应限制摄入量。生长发育期、妊娠期、哺乳期、伴营养不良或消耗性疾病时，可适当增加摄入量。③注意每日三餐合理搭配。定时、定量、定餐，主副食均要控制。总热量及营养成分可按 1/3、1/3、1/3 搭配；或按 1/5、2/5、2/5 搭配。主食应控制在每餐 50～100 g；副食（蔬菜、水果等）应控制在每餐 100～150 g。④多吃含糖量低并能充饥的蔬菜、水果及富含食物纤维的食品，因食物纤维不会被小肠消化吸收，但能带来饱感，有助于减食减重，并能延缓糖和脂肪的吸收。可溶性食物纤维（谷物、豆类、麦片中含量较多）能吸附肠道内的胆固醇，有助于降低血糖和胆固醇水平。⑤忌烟酒，少吃辛辣、油腻、煎炸、腥发的食物。饮酒及辛辣食物，往往干扰正常的饮食计划，不利于血糖的控制，大量饮酒可诱发酮症酸中毒，长期饮酒可引起酒精性肝硬化、胰腺炎等，使糖尿病治疗复杂化。⑥宜常食具有降糖作用的食物，如苦瓜、西红柿、黄瓜、猪胰等。⑦宜常食养阴平补利湿类食品兼药品，如山药、枸杞子、黑豆、赤小豆、绿豆、薏苡仁、冬瓜（连皮）、玉米（连须）、莲子（连心）、百合、芡实、葛粉、藕粉、木耳等。⑧控制食盐摄入量，一般每日不应超过7 g，并发肾病者应＜6 g，并发高血压者应＜3 g。

3. 运动疗法　体育锻炼能改善血糖控制，提高胰岛素敏感性，视病情及身体状况，进行有规律的适当运动，如散步、做操、打太极拳等，切忌过量运动、过度疲劳。一般每日 1 次，每次 20～30 分钟，每周 4～5 次。活动强度可用运动中脉率进行估算（运动中脉率＝170－年龄）。可在医师指导下制定运动方案。一般指血糖在 16.7 mmol/L 以下者可参加运动。如有较严重的并发症，一般不适宜体育锻炼。如并发肾病者，并发较重的高血压者，并发较重的缺血性心脏病者，并发较重的眼底病变者，并发较重的糖尿病足者，并发脑动脉硬化者均应控制。有严重骨质疏松症或机体平衡功能障碍者也不宜进行体育锻炼。对不能主动进行体育活动者，应由他人协助进行必要的被动运动。

4. 其他调护要点

(1) 避免各种精神刺激。凡焦虑不安，烦躁易怒，忧愁悲思等不良情志因素，对病情不利。医护人员要开导患者，保持平和、开朗、乐观的心态。积极配合治疗，颇为有益。有条件者，可配合应用心理治疗、放松训练、音乐疗法等。

(2) 做好血糖与血压的定期监测。有条件者，教会患者自我监测血糖与血压。

(3) 可以配合 1～2 种辅助治疗方法。如针灸治疗、推拿按摩、穴位注射、贴压耳穴、耳针疗法、足浴疗法、熏洗外敷疗法等。

(4) 预防感冒，预防皮肤感染，养成良好的卫生习惯，养成有规律的作息制度，节制房事等。

(六) 2 型糖尿病病证结合疗效评价方案

参照 2002 年版《中药新药临床研究指导原则》糖尿病疗效评价判定标准包括疾病疗效判定标准、主要指标疗效（即降糖疗效）评价和证候疗效判定标准。

1. 疾病疗效判定标准

(1) 显效：中医临床症状，体征明显改善。证候积分减少≥70%；空腹血糖及餐后 2 小时血糖下降至正常范围，或空腹血糖及餐后 2 小时血糖值下降超过治疗前的 40%。糖化血红蛋白值下降至 6.2% 以下，或下降超过治疗前的 30%。

(2) 有效：中医临床症状、体征均有好转，证候积分减少≥30%；空腹血糖及餐后 2 小时血糖下降超过治疗前的 20%，但未达到显效标准，糖化血红蛋白值下降超过治疗前的 10%，但未达到显效标准。

(3) 无效：空腹血糖及餐后 2 小时血糖无下降，或下降未达到有效标准，糖化血红蛋白值无下降，或下降未达到有效标准。

2. 主要检测指标（血糖）疗效判定标准

(1) 显效：空腹血糖及餐后 2 小时血糖下降至正常范围；或空腹血糖及餐后 2 小时血糖下降超过治疗前的 40%，糖化血红蛋白值下降至正常，或下降超过治疗前的 30%。

(2) 有效：空腹血糖及餐后 2 小时血糖下降超过治疗前的 20%，但未达到显效标准，糖化血红蛋白值下降超过治疗前的 10%，但未达到显效标准。

(3) 无效：空腹血糖及餐后 2 小时血糖无下降，或下降未达到有效标准，糖化血红蛋白值无下降，或下降未达到有效标准。中医临床症状、体征均无明显改善，甚或加重。证候积分减少不足 30%。

3. 证候疗效判定标准

(1) 显效：中医临床症状、体征明显改善，证候积分减少≥70%。

(2) 有效：中医临床症状、体征均有好转，证候积分减少≥30%。

(3) 无效：中医临床症状、体征无明显改善，甚或加重，证候积分减少不足 30%。

注：计算公式（尼莫地平法）为：［（治疗前积分－治疗后积分）÷ 治疗前积分］×100%。

七、临床观察 I ——2 型糖尿病病证结合诊疗方案的临床观察与研究

中医治疗 2 型糖尿病历史悠久，疗效肯定。在 1490 例流行病学调查报道和 502 篇文献 23139 例调研分析的基础上，将 2 型糖尿病分为 5 个常见证型：气阴两虚证、阴虚热盛证、肝肾阴虚证、阴阳两虚证、湿热内蕴证，血瘀证贯穿糖尿病始终，故制定中西医病证结合治疗方案。我们旨在通过临床观察验证中医证候的诊断价值和中西医病证结合治疗的临床疗效，现将结果报道如下。

(一) 2 型糖尿病病证结合诊疗方案临床观察的资料与方法

1. 一般资料 60 例患者为 2004 年 9～12 月在湖南中医药大学第一附属医院住院及门诊随访的患

者，随机分为中西医结合组（治疗组）30 例，FPG（8.25±1.5）mmol/L，PPG（13.28±1.88）mmol/L，年龄（57.5±9.2）岁，病程（4.9±4.4）年；西医治疗组（对照组）30 例，FPG（8.52±1.06）mmol/L，PPG（12.88±1.65）mmol/L，年龄（57.8±8.2）岁，病程（5.3±4.1）岁。两组在血糖、年龄、病程上比较，差异无统计学意义（$P>0.05$），具有可比性。

2. 西医诊断标准　依据 1999 年 WHO 专家咨询委员会公布的糖尿病诊断标准。

3. 中医证候诊断标准　依据湖南省中医药管理局 2 型糖尿病中西结合诊疗方案课题研究组的文献调研和流行病学调查，将 2 型糖尿病分为 5 个常见的证型：气阴两虚证、阴虚热盛证、肝肾阴虚证、阴阳两虚证、湿热内蕴证，将血瘀证作为 2 型糖尿病重要意义的兼证贯穿各证型之中。

4. 病例选择

（1）纳入标准：凡符合西医诊断标准和中医证候诊断标准，血糖≤16 mmol/L，年龄范围在 40～75 岁者均可纳入。

（2）排除标准：妊娠、哺乳期妇女及有药物过敏史者；有严重并发症者；不愿合作者及精神病患者；近 1 个月内有糖尿病酮症酸中毒等急性代谢紊乱以及合并严重感染者；虽已确诊为 2 型糖尿病，但采用胰岛素治疗者，不纳入中西结合方案组。

5. 治疗方法

（1）对照组：首选双胍类和/或磺脲类降血糖药。双胍类如二甲双胍，500～1500 mg/d，分 2～3 次服。磺脲类如格列齐特 80～240 mg/d，分 1～2 次服；格列喹酮 30～180 mg/d，分 1～2 次服。

（2）治疗组：在西药治疗的基础上，予以中医辨证治疗。阴虚热盛证：方用三消汤加味（原方出自《医典验方》）。气分热盛，加生石膏 30 g；偏于上消者，加百合 20 g，沙参 15 g；偏于下消者，加枸杞子 15 g，山茱萸 10 g，牛膝 12 g，去白术、甘草；夹瘀者，加生蒲黄、丹参各 12 g；经济困难者，西洋参或太子参 12 g。气阴两虚证：方用玉泉丸加味（原方出自《沈氏尊生方》）。食欲不振者，加砂仁 3 g，山药 12 g；口渴者，加知母 12 g，五味子 10 g；肾虚者，加枸杞子 15 g，女贞子 12 g；夹瘀者，加生蒲黄 12 g，丹参 15 g；热象明显者，加黄连 6 g，生石膏 20 g；脾气亏虚者，西洋参改太子参 12 g。肝肾阴虚证：方用左归丸加减（原方出自《景岳全书》）。阴虚兼有虚热者，加地骨皮 12 g，黄连 6 g；夹瘀者，加生蒲黄、丹参各 12 g；纳差者，加山楂 12 g，鸡内金 10 g。阴阳两虚证：方用右归丸加减（原方出自《景岳全书》）。夹湿者，加薏苡仁 15 g，茯苓 12 g；兼水肿者，加茯苓皮 15 g，泽兰叶 12 g，猪苓 15 g；纳差者，加山楂 12 g，鸡内金 10 g，陈皮 6 g；瘀血明显者，生蒲黄重用 12～15 g，丹参重用 15～20 g。湿热内蕴证：方用三仁汤加减（原方出自《温病条辨》）。食欲不振者，加山楂 12 g，鸡内金 10 g；夹瘀者，加生蒲黄 10 g，丹参 12 g；热毒甚者，加忍冬藤、蒲公英、紫花地丁各 15 g；便秘者，加大黄 9 g；兼脾虚者，加党参、白术各 10 g，茯苓 12 g，减滑石、生地黄。4 周为 1 个疗程，连续观察 2 个疗程。

6. 观察指标　空腹血糖（FPG）、餐后血糖（PPG）、糖化血红蛋白（HbA$_{1c}$）、血脂及中医证候积分。积分评分根据不同证型中主、次症轻重的不同给分，如主症为 0、2、4、6 分，次症为 0、1、2、3 分（表 1-15）。表中未收集舌脉体征，舌脉亦按主、次症给分，其轻、中、重的区分，可按基本符合、比较典型、很典型 3 级。

表 1-15　　　　　　　　　　　　　　2 型糖尿病症状分级量化表

症状	轻	中	重
口渴多饮	饮水量稍增	饮水量较以往增加半倍以上	饮水量较以往增加 1 倍以上
多食易饥	饥饿感明显	餐前饥饿难以忍受	饥饿难忍，易伴低血糖反应
小便频多	尿量 2～2.5L/日	尿量 2.5～3L/日	尿量 1 日 3L 以上
夜尿频多	1～2 次/夜	3～4 次/夜	一夜小便 4 次以上
大便不爽	大便黏滞	大便黏滞，排之不净	大便黏滞，需连续两次排净

续表

症状	轻	中	重
大便干燥	排便硬而费力	大便黏结，2～3日一行	大便黏结，3日以上一行
大便频多	大便不成形	大便稀软，1日2～3次	大便稀软，1日3次以上
心烦	偶尔发生	烦躁不宁	烦躁不宁，难以入睡
手足心热	手足心热	手足心热，喜露衣被外	手足握凉物方舒
脘腹胀	进食后脘胀	进食后脘胀，腹胀	持续脘胀，腹胀，或伴胸闷
头身困重	头身欠清爽	头身沉重，懒活动	头身沉重，嗜卧
倦怠乏力	不耐劳力	可坚持轻体力劳动	勉强坚持日常活动
气短懒言	劳累后气短	一般活动即气促	懒言，不活动也气促
心悸	偶尔发生	常发生，持续时间短	常发生，持续时间长
失眠	少寐易醒	难入寐，易醒	彻夜难眠
健忘	偶可忆起	难以回忆	转瞬即忘
腰背痛	劳累后腰痛	持续性腰困痛	持续性腰背困痛
腰膝酸软	腿软难以久立	持续性腰膝酸软，可日常活动	腰膝酸软，喜卧
手足畏寒	肢端不温	肢端寒凉，身畏寒	肢冷畏寒，得温难减
多汗	活动后汗多	不活动也易出汗	平素汗湿衣被
浮肿	晨起颜面浮肿	下肢持续肿	四肢持续肿
胸胁痛	胁偶尔刺痛	胸胁阵发刺痛牵及肩胛	胸胁阵发刺痛牵及肩胛伴胸憋
肢体麻木	肢端发麻	持续麻木仅限于手足	膝以下或肘以下持续麻木
肢体疼痛	肢端偶尔刺痛	肢端持续刺痛	肢端持续刺痛，难以入寐

7. 疗效判定标准

（1）疾病疗效判定标准：参照 2002 年版原卫生部《中药新药临床研究指导原则》消渴病中疾病疗效判定标准。

（2）中医证候疗效判定标准：参照 2002 年版原卫生部《中药新药临床研究指导原则》消渴病中医证候疗效判定标准。

8. 统计学分析 多组计基资料采用单因素方差分析（两两比较用 LSD 检验）和两样本率比较的 x^2 检验。

（二）2 型糖尿病病证结合诊疗方案临床观察的结果分析

1. 疾病疗效评价 治疗组显效 21 例，有效 8 例，无效 1 例，显效率为 70%，总有效率为 96.7%；对照组显效 15 例，有效 7 例，无效 8 例，显效率为 50%，总有效率为 73.3%，两者比较有显著性差异（$P<0.05$）。说明治疗组在疾病疗效上优于对照组。

2. 两组治疗前后 FPG、PPG、HbA$_{1c}$ 比较 治疗 8 周后，两组 FPG、PPG、HbA$_{1c}$ 与治疗前相比，均有显著性差异（$P<0.01$）；两组治疗后比较有显著性差异（$P<0.05$），说明中西结合治疗能够显著降低糖尿病患者的 FPG、PPG、HbA$_{1c}$，并优于单纯西药治疗，见表 1-16。

表 1-16　　　　　　　两组治疗前后 FPG、PPG、HbA$_{1c}$ 的比较 （$\bar{x}\pm s$）

组别		FPG(mmol/L)	PPG(mmol/L)	GHbA$_{1c}$(%)
治疗组	治疗前	8.14±1.59	13.17±1.94	9.14±1.48
	治疗后	5.86±0.62**#	7.91±0.9**#	6.54±0.54***#
对照组	治疗前	8.52±1.06	12.88±1.65	9.03±1.24
	治疗后	6.49±0.69**	8.7±1.23**	7.19±0.78**

注：与本组治疗前比较，＊$P<0.05$，＊＊$P<0.01$；与对照组治疗后比较，＃$P<0.05$，＃＃$P<0.01$。下表同

3. 两组治疗前后血脂比较 治疗组治疗 8 周后，血脂比治疗前下降明显（$P<0.01$）；对照组治疗前后血脂变化不明显（$P>0.05$）；两组治疗后血脂比较有显著性差异（$P<0.05$）。说明中西结合治疗

能够明显改善 2 型糖尿病患者的血脂异常，见表 1-17。

表 1-17 　　　　　　　　　　**两组治疗前后血脂的比较（mmol/L，$\bar{x}\pm s$）**

组别	n		TC	TG	HDL	LDL
治疗组	30	治疗前	5.53±1.4	2.44±1.03	1.45±0.66	3.65±0.84
		治疗后	3.8±0.66** #	1.39±0.45** #	2.62±0.6** # #	2.17±0.51** # #
对照组	30	治疗前	5.04±1.1	2.48±1.37	1.26±0.41	3.17±0.86
		治疗后	4.4±0.68	1.88±0.61	1.48±0.47	2.87±0.55

4. 中医证候疗效评价　治疗组显效 23 例，有效 6 例，无效 1 例，显效率为 76.7%，总有效率为 96.7%；对照组显效 13 例，有效 8 例，无效 9 例，显效率为 43.3%，总有效率为 70%，两者比较有显著性差异（$P < 0.01$）。说明治疗组在中医证候疗效上优于对照组。

5. 两组治疗前后证候积分的比较　治疗 8 周后，治疗组证候积分下降明显（$P < 0.01$）；对照组治疗前后证候积分无明显改变（$P > 0.05$）；两组治疗后证候积分比较有显著性差异（$P < 0.01$）。说明中西结合治疗能够显著改善糖尿病患者的症状和体征，提高患者的生活质量，见表 1-18。

表 1-18 　　　　　　　　　　**两组治疗前后中医证候积分的比较（$\bar{x}\pm s$）**

组别	n		证候积分
治疗组	30	治疗前	22.73±7.52
		治疗后	12.63±3.8** # #
对照组	30	治疗前	24.53±7.16
		治疗后	21.80±6.52

（三）2 型糖尿病病证结合诊疗方案临床观察的结果的讨论

1. 2 型糖尿病中医证候的诊断意义　糖尿病在中医属于"消渴"的范畴。历代医家依据糖尿病的症状进行三消辨证论治，但糖尿病"三多"症状有时在临床上不典型，或三消证候交叉合并出现，且糖尿病病症多虚实兼夹，因此三消论治指导临床有局限性。现代医家突破三消辨证，提出辨病辨证相结合的新思路。目前对 2 型糖尿病的中医辨证分型研究和报道较多，但辨证分型复杂，尚无统一客观的分型标准，疗效评定不一致。本课题在流行病学调查和文献调研分析基础上，将 2 型糖尿病分为 5 个常见证型：气阴两虚证、阴虚热盛证、肝肾阴虚证、阴阳两虚证、湿热内蕴证，血瘀证贯穿糖尿病的始终，并通过临床验证，统一和规范了糖尿病的辨证分型，对指导 2 型糖尿病临床用药和中医药的研究开发有重要的意义。

2. 中西结合治疗方案的疗效评价　中医治疗 2 型糖尿病疗效肯定，能够明显改善其临床症状，控制微血管病变，提高生存质量，且毒副作用小，安全性高。本课题在现有研究的基础上，制定 2 型糖尿病中西结合治疗方案，并通过临床观察验证，结果表明中西结合治疗可以降低 2 型糖尿病患者的血糖、糖化血红蛋白，与对照组相比有显著性差异。更重要的是能够降低患者的血脂，改善血液黏滞度；改善患者的症状和体征，与对照组相比亦有显著性差异。因此，对防治 2 型糖尿病慢性并发症，提高患者的生活质量有明显作用，且与单纯西药治疗相比，疗效更显著。

八、临床观察 Ⅱ——2 型糖尿病中医辨病辨证论治方案的疗效评价研究

2 型糖尿病是由于遗传和环境因素共同作用而引起的糖、脂肪、蛋白质等代谢紊乱的常见疾病，其带来的危害性越发受到医务工作者的关注。本课题组根据 23139 例文献调研分析，以及 1490 例临床流行病学调查报告结果，将 2 型糖尿病辨证为 5 个证型：阴虚热盛证（约占 24%）、气阴两虚证（约占 50%）、肝肾阴虚（约占 13%）、湿热内蕴证（约占 6%）、阴阳两虚证（约占 7%），瘀血证为各证型的常见兼夹证，但以瘀血证为主要表现而单独存在者则很少见，故《2 型糖尿病中西医结合诊疗方案》中未列为独立证型。为了评价治疗方案的使用价值和安全性，我们开展了临床对照研究，现报道如下。

（一）2 型糖尿病中医辨病辨证论治方案的疗效评价研究的对象与方法

1. 研究对象　入选病例均来自湖南中医药大学附属第一院内分泌科 2004 年 5 月～2005 年 5 月期间住院患者，共 66 例，其中观察组 44 例，对照组 22 例，观察组包括中药组和中西医结合组各 22 例。三组性别、年龄、病程、BMI（体重指数）、是否有高脂血症和高血压及证型分布方面无明显差异，具有可比性（$P>0.05$）。

2. 对象选择标准

（1）2 型糖尿病的诊断标准：按照 1999 年 WHO 推荐的标准。

（2）2 型糖尿病的辨证标准：把入选患者按照各自的主症和次症特征，按照阴虚热盛、气阴两虚、肝肾阴虚、阴阳两虚、湿热内蕴 5 个证型进行辨证。①阴虚热盛证（含热盛津伤证）：主症为咽干口燥、烦渴多饮、舌红苔黄。次症为心烦畏热、喜冷饮、溲赤便秘等。同时具备主症 2～3 项，或主症 1 项＋次症 2 项以上者可诊断。②气阴两虚证：主症为咽干口燥、神疲乏力。次症为多食易饥、易渴喜饮气短懒言、五心烦热、心悸失眠、尿频或溲赤、便秘或便溏、舌红少津少苔或舌淡苔薄白、脉细数无力。同时具备 2 项主症或具备 1 项主症＋1～2 项次症者可诊断。③肝肾阴虚证：主症为咽干口燥、腰膝酸软、眼花目糊。次症为尿黄少或尿频、大便干结、头昏耳鸣、五心烦热、口渴多饮、舌红少苔脉细数。同时具备主症 3 项或主症 2 项＋次症 2 项者可诊断。④阴阳两虚证：咽干口燥、神疲乏力、腰膝酸软、手足畏寒、夜尿频多。次症为头晕眼花、心悸失眠、自汗易感冒、气短懒言、颜面肢体水肿、尿多浊沫或尿少、男子阳痿、女子性欲淡漠、大便溏结不调、舌体胖大有齿痕或舌质红绛少苔、脉沉细无力或细数。同时具备 3 项以上主症者，或 2 项主症＋3 项次症者可诊断。⑤湿热内蕴证：主症为舌红苔黄腻、脉滑数、脘腹胀满、头身困重。次症为形体肥胖、心烦胸闷、四肢倦怠、小便黄赤、大便不爽、咽干口苦。同时具备主症 3 项以上或主症第 1 项＋次症 3 项或主症第 1 项＋其他主症 1 项者可诊断。

（3）纳入病例标准：凡符合西医诊断标准和中医 5 个辨证分型的，住院时间≥4 周，年龄在 40～75 岁的 2 型糖尿病患者。

（4）排除标准：①妊娠、哺乳期妇女及有药物过敏史者。②有严重并发症者。③不愿意合作及精神病患者。④近 1 个月内有糖尿病酮症酸中毒等代谢紊乱及合并严重感染者。⑤未满 4 周，观察期间即出院者。

3. 治疗方法　将入选患者随机分为中药组、西药组、中西医结合组 3 组，每组患者各 22 例，按照 5 种证型分别给予针对性方药治疗。阴虚热盛证选用三消汤，方药包括生地黄、麦冬、天花粉、知母、黄连、黄柏、西洋参、白术、茯苓、当归、甘草等。气阴两虚证选玉泉丸加味，方药包括黄芪、西洋参、天花粉、葛根、麦冬、乌梅、熟地黄、山茱萸等。肝肾阴虚证选左归丸加减，方药包括生地黄、枸杞子、山茱萸、山药、菟丝子、牛膝、茯苓、炙甘草等。阴阳两虚证选方为右归丸加减，方药包括熟附片、熟地黄、肉桂、山茱萸、山药、枸杞子、杜仲、炙甘草、生蒲黄、丹参、牛膝、鹿角胶等。湿热内蕴证选方为三仁汤加味，方药包括薏苡仁、豆蔻、杏仁、厚朴、通草、滑石、法半夏、淡竹叶、生地黄、花粉、黄连等。中药组患者单独以中药汤剂，每日 1 剂；西药组患者口服格列喹酮或二甲双胍或者两药联用；中西医结合组采用中药汤剂＋西药口服治疗。4 周为一疗程，观察 1 个疗程。服药观察过程中同时进行糖尿病教育、饮食、运动治疗等。并对纳入患者治疗前后做血、尿、大便常规、肝肾功能及心电图检查。

4. 观察指标　口渴喜饮、多食易饥、小便频数、夜尿频多、大便不爽、大便干燥、大便频多、心烦、手足心热、脘腹胀、头身困重、倦怠乏力、气短懒言、心悸、失眠、健忘、腰背痛、腰膝酸软、手足畏寒、多汗、水肿、腰胁痛、肢体麻木、肢体疼痛、舌象、脉象共计 26 个症状或体征，均根据不同证型判断为主症和次症分别记分。其中上述症状或体征为主症时，分别根据重、中、轻、无设定分值为 6 分、4 分、2 分、0 分；上述症状或体征为次症时，分别根据重、中、轻、无设定分值为 3 分、2 分、1 分、0 分。舌象、脉象重、中、轻、无的记分，按照很典型、比较典型、基本符合、不符合给分。并对治疗前后的积分进行统计。治疗前后 FBG、PBG、HbA_{1c} 采用全自动生化分析仪检测。

5. 疗效评定标准　参照 2002 年版《中药新药临床研究指导原则》中糖尿病疗效评定标准。①显效：中医临床症状、体征明显改善，证候积分减少≥70%；②有效：中医临床症状、体征均有好转，证候积分减少≥30%；③无效：中医临床症状、体征无明显改善，甚或加重，证候积分减少<30%。计算公式：采用尼莫地平法：[（疗前积分－疗后积分）/疗前积分]×100%。

6. 统计学方法　采用 SPSS 12.0 软件包处理。计量资料以均数±标准差（$\bar{x}\pm s$）表示，组内、组间比较采用 t 检验，等级资料采用秩和检验。

（二）2 型糖尿病中医辨病辨证论治方案的疗效评价研究的结果

1. 三组治疗前后总积分情况比较　三组治疗前积分比较无统计学意义（$P>0.05$），三组治疗后与治疗前积分比较均有显著意义（$P<0.01$），三组治疗后积分比较，观察组优于对照组（$P<0.05$），中药组和中西医结合组积分比较无统计学意义（$P>0.05$）。具体见表 1-19。

表 1-19　　　　　　　　　　三组治疗前后总积分情况比较（$\bar{x}\pm s$）

组别		例数	积分
中药组	治疗前	22	24.05±14.18*
	治疗后	22	10.41±5.24△#*
西药组	治疗前	22	27.86±18.09
	治疗后	22	18.68±8.48△
中西组	治疗前	22	29.14±15.18*
	治疗后	22	11.50±4.93△#*

注：治疗前和治疗后观察组组间比较，＊$P>0.05$；三组组内治疗后与治疗前比较，△$P<0.001$；与西药组治疗后比较，#$P<0.005$

2. 三组各个症状治疗前后积分及总体疗效比较　三组对口渴喜饮、腰膝酸软、舌象、脉象改变治疗后比较无统计学意义（$P>0.05$），其他症状改善观察组均优于对照组。小便频数、头身困重症状改善中药组疗效占优势（$P<0.05$），多食易饥、心烦、倦怠乏力、气短懒言、肢体麻木、失眠症状改善中西组占优势（$P<0.05$），其他症状改善中药组和中西组疗效相当（$P>0.05$）。具体见表 1-20。

三组总体疗效比较，中药组、中西药组和西药组疗效相比，中药组和中西药组疗效均明显优于西药组（$Z=-3.943$，$P<0.01$；$Z=-3.725$，$P<0.01$）；而中药组和中西药组比较，则中西药组疗效占优（$z=-2.025$，$P<0.05$）。具体见表 1-21。

表 1-20　　　　　　　　　　三组各个症状治疗前后积分比较（$\bar{x}\pm s$）

症状	中药组		西药组		中西组	
	治疗前	治疗后	治疗前	治疗后	治疗前	治疗后
口渴喜饮	4.18±1.05	2.45±1.22*	4.36±1.00	3.09±1.01*	4.09±1.30	2.54±1.53*△
多食易饥	1.68±1.39	1.09±1.10*	1.54±1.92	1.13±1.28*	2.13±1.52	0.91±1.15*#
小便频数	1.95±1.64	0.45±0.91*#	1.91±1.63	1.36±1.13*	2.59±1.71	1.14±0.83*
夜尿频多	1.63±1.64	0.64±1.00*	1.45±1.29	1.22±1.30	1.68±1.55	0.68±0.83*△
大便干	1.09±1.37	0.41±0.73*	1.50±1.37	1.04±0.99	1.04±1.43	0.18±0.50*△
心烦	0.95±1.49	0.27±0.63*	1.36±1.39	0.86±0.77*	1.27±1.85	0.18±0.50*#
头身困重	0.77±1.10	0.31±0.64*#	0.63±1.00	0.63±0.84	0.59±0.91	0.31±0.47*
倦怠乏力	1.63±1.49	0.72±0.82*	1.54±1.53	1.00±0.81*	2.18±1.99	0.95±1.13*#
气短懒言	0.95±1.25	0.31±0.64*	1.00±1.19	0.54±0.73*	1.50±1.40	0.41±0.59*#
失眠	0.45±0.67	0.22±0.42*	1.45±1.65	1.00±1.07*	1.13±1.20	0.27±0.55*#
腰膝酸软	0.45±0.67	0.22±0.42*	0.86±0.88	0.36±0.65*	0.91±1.26	0.36±0.72*△
肢体麻木	0.81±1.22	0.31±0.56*	0.82±0.85	0.45±0.5*	1.09±1.57	0.22±0.53*#
舌象	2.00±1.44	0.86±0.83*	1.72±1.24	1.04±0.65*	2.22±1.30	1.00±0.78*△
脉象	1.91±1.23	0.81±0.79*	1.68±1.08	1.09±0.61*	2.13±1.24	0.91±0.75*△

注：由于尿黄、大便不爽、大便频多、手足心热、脘腹胀、心悸、腰背痛、健忘、手足畏寒、多汗、浮肿、肢体疼痛等症状患者例数太少，故未作统计。治疗后与治疗前比较，＊$P<0.01$；治疗后比较，#$P<0.05$；治疗后比较，△$P>0.05$

表 1－21　治疗后三组疗效比较　例

组别	例数	显效	有效	无效	有效率(%)
中药组	22	6	10	6	72.7
西药组	22	0	8	14	36.3
中西医结合组	22	7	11	4	81.8
合计	66	13	29	24	63.6

FBG、PBG、HbA$_{1c}$水平差异均无显著性（$P>0.05$）。三组治疗后 FBG、PBG、HbA$_{1c}$与治疗前相比差异均有显著性（$P<0.01$）；三组治疗后相比，中药组 FBG、PBG 水平与西药组及中西组相比差异有显著性（$P<0.05$）；而 HbA$_{1c}$水平中药组、中西医结合组和对照组相比差异有显著性，中药组和中西医结合组疗效占优（$P<0.01$、$P<0.05$）；中药组和中西结合组相比疗效差异无显著性（$P>0.05$）。具体见表 1－22。

表 1－22　三组治疗前后 FBG、PBG、HbA$_{1c}$比较（$\bar{x}\pm s$）

组别	例数		FBG(mmol/L)	PBG(mmol/L)	HbA$_{1c}$(%)
中药组	22	治疗前	10.59±4.26*	14.95±5.56*	9.93±1.69*
		治疗后	8.76±3.23△**	12.01±4.37△**	7.18±0.72△#*
西药组	22	治疗前	10.19±3.72*	15.63±4.90*	9.74±1.69*
		治疗后	7.42±2.36△	10.83±1.99△	8.60±1.26△
中西医结合组	22	治疗前	10.52±4.83*	15.81±6.47*	9.62±2.29*
		治疗后	7.24±2.16△	10.86±3.54△	7.56±0.95△#*

注：治疗前，* $P>0.05$；治疗后与治疗前比较，△$P<0.01$；治疗后三组 HbA$_{1c}$比较，# $P<0.05$；治疗后中药组和中西医结合组 HbA$_{1c}$比较，* $P>0.05$；治疗后 FBG、PBG 比较，** $P>0.05$

3. 不良反应　观察组服药期间未发现有不良反应，治疗前后肝肾功能均显示正常。

（三）2 型糖尿病中医辨病辨证论治方案的疗效评价研究的讨论

中医认为糖尿病属于"消渴病"的范畴。中医药对于消渴病的治疗由来已久，但是其传统的三消辨证论治已不能适应今天的临床需要，所以针对糖尿病进行辨病辨证规范化论治已经势在必行。目前对于糖尿病的中医治疗，国内学者进行了多方面的探讨，不仅有辨证分型论治的报道，也有从肝、从脾、从痰、从瘀论治糖尿病的报道。虽然出现了百家争鸣的局面，但是由于临床辨证分型不统一，也造成了一些临床报道疗效主观性强的情况，同时辨证论治在忽略辨病的前提下也有一定的局限性，如辨证依据不足或者无证可辨或者辨证不准、疗效不足等情况。所以我们通过对国内 10 年文献的调研，认为糖尿病的中医分型主要有气阴两虚、阴虚热盛、肝肾阴虚、湿热内蕴、阴阳两虚 5 种证型，而且从入选患者证型分布情况来看，与我们文献调研结果基本接近，从而也为糖尿病中医辨证分型提供了理论及实践依据。

为了判断中医辨病辨证论治在糖尿病中的治疗地位，我们针对每个证型提供针对性选方治疗，而且我们在确定治疗方案的时候，坚持辨病与辨证相结合、补虚与泻实相结合、治"已病"与治"未病"相结合、中医与西医相结合的原则。通过辨病辨证分型论治，结果显示中药组在控制血糖方面和西药组相比稍差（$P>0.05$），但是在控制糖化血红蛋白方面优于西药组（$P<0.01$）。由于 HbA$_{1c}$反映了糖尿病患者较长时间的糖代谢情况，而且 HbA$_{1c}$控制良好会明显降低糖尿病患者血管及神经并发症的危险性，所以对 HbA$_{1c}$的控制则更能体现对糖尿病的控制情况，这与目前关于糖尿病的控制不仅仅在于控制血糖，更重要的是在于控制糖化血红蛋白的观点一致。另外，在症状改善方面，三组治疗前后症状总积分进行比较，观察组明显优于对照组（$P<0.05$），虽然中药组和中西医结合组的积分比较无统计学意义（$P>0.05$），但是在对于某些症状方面如多食易饥、心烦、倦怠乏力、气短懒言、肢体麻木、失眠的改善上中西医结合组疗效占优（$P<0.05$），而其他症状改善基本和中药组相当，从而显示出中西医结合组的治疗优势。同时，我们的研究还发现整个观察组的疗效优于对照组（$P<0.01$），而中西医结合组

的疗效更为明显（$P<0.05$），这不仅体现了中医辨病辨证治疗糖尿病的优势，也更体现了中西医结合辨病辨证论治糖尿病的优势。

我们的临床研究虽然体现了中医辨病辨证论治的优势，但是由于在做临床流行病学调研时样本数偏少，且统计的是5种最多见的住院患者的证型，其他一些少见的证型已经排除，可能会影响到一些患者的纳入。另外，患者长时间服用中药汤剂，其顺从性稍差，这都是我们在以后的工作中需要完善的地方。

第三节　中医药治疗 2 型糖尿病的临床研究

一、中医传统方为主治疗 2 型糖尿病的临床研究

2型糖尿病是临床常见的慢性代谢性疾病。由于糖尿病的病理改变可引起全身代谢紊乱及大、中、小、微血管病变与神经病变，因而其并发症较多，且慢性并发症已成为糖尿病致残甚或死亡的主要原因。因此，2型糖尿病的早期诊断和治疗以及慢性并发症的防治已成为糖尿病治疗的核心。为探讨2型糖尿病中西医结合的诊疗方案，本研究组在文献调研和临床流行病学调查的基础上，设计了一套以传统方为主的治疗方案在临床试用，获得了较好的临床疗效。现将本组60例2型糖尿病患者治疗结果报告如下。

（一）中医传统方为主治疗 2 型糖尿病 60 例临床疗效观察的资料与方法

1. 一般资料　60例2型糖尿病患者选自2004年7月至2005年6月本院中西医结合科、内分泌科和老年医学科门诊和病房。按治疗组和对照组以2∶1比例随机分组。治疗组40例，男性24例，女性16例；年龄38～70岁，（平均56.13±9.13）岁；病程1个月至15年，平均（6.10±5.12）年。对照组20例，男性9例，女性11例；年龄34～70岁（平均55.18±11.10）岁；病程2个月至18年，平均（5.16±4.17）年。

2. 2型糖尿病西医诊断标准　依据1999年WHO专家咨询委员会公布的糖尿病诊断标准：空腹血糖（FPG）≥7.0 mmol/L；或糖耐量试验（OGTT）中服糖后2小时≥11.1 mmol/L；或随机血糖≥11.1 mmol/L。符合糖尿病的诊断标准，又具有2型糖尿病的基本特征者可确诊；如症状不典型者，临床诊断必须经另一日的重复实验所证实。

3. 中医证候分型诊断标准　根据临床流行病学调查结果，本课题组成员与部分湖南省专家共同拟定。

（1）气阴两虚证（含气阴两虚夹瘀证）：主症为咽干口燥，神疲乏力。次症为多食易饥，口渴喜饮，气短懒言，五心烦热，心悸失眠，尿频或溲赤，便秘或便溏，舌红少津无苔或舌淡苔薄白，脉细数无力或细弦、细弱。诊断标准：同时具备2项主症者；或具备1项主症咽干口燥，同时具备1～2项次症气虚症状；或具备1项主症神疲乏力，同时具备1～2项次症阴虚症状。夹瘀者，只要具备1～2项瘀血症状即可。

（2）阴虚热盛证（含热盛津伤证）：主症为咽干口燥，烦渴多饮，舌红苔黄。次症为心烦畏热，喜冷饮，溲赤便秘，脉细滑数，或弦细数。诊断标准：同时具备主症2～3项者；或具备主症1项，次症2项以上者。

（3）肝肾阴虚证：主症为咽干口燥，腰膝酸软，眼花目糊。次症为尿黄少或尿频，大便干结，头晕耳鸣，五心烦热，口渴多饮，舌红少苔，脉细数。诊断标准：同时具备主症3项者；或具备主症2项，并同时具备次症2项者。

（4）阴阳两虚证：主症为咽干口燥，神疲乏力，腰膝酸冷，手足畏寒，夜尿频多。次症为头晕眼花，自汗易感冒，气短懒言，肢体浮肿，男子勃起功能障碍，女子性欲淡漠，大便溏结不调，舌体胖大有齿痕或舌红绛少苔，脉细无力或细数。诊断标准：具备主症3项以上者；或具备主症2项（其中后3项必备1项），并具备次症3项者。

（5）湿热内蕴证：主症为舌红苔黄腻，脉象滑数，脘腹胀满，头身困重。次症为形体肥胖，心胸烦闷，四肢倦怠，小便黄赤，大便不爽，口干口苦。诊断标准：具备主症第 1 项加其他主症 1 项者；或具备主症 3 项以上者；或具备主症第 1 项加次症 3 项者。

4. 传统方为主的治疗组方案

（1）气阴两虚证：方用《沈氏尊生方》玉泉丸加味。药用：黄芪 30 g，西洋参 8 g，天花粉、葛根、熟地黄各 15 g，麦冬 12 g，乌梅 9 g，山茱萸 10 g。

（2）阴虚热盛证：方用《医典验方》三消汤加味。药用：生地黄 20 g，麦冬、茯苓、当归、知母各 12 g，黄连 6 g，黄芩、白术、黄柏各 10 g，西洋参 8 g，天花粉 15 g，甘草 5 g。

（3）肝肾阴虚证：方用《景岳全书》左归丸加味。药用：生地黄、枸杞子各 15 g，山茱萸 10 g，山药、牛膝、茯苓各 12 g，菟丝子 8 g，炙甘草 3 g。

（4）阴阳两虚证：方用《景岳全书》右归丸加味。药用：生蒲黄 10 g，熟地黄 15 g，肉桂 2 g，山茱萸 10 g，山药、枸杞子、杜仲、丹参、熟附片、牛膝、鹿角胶各 12 g，炙甘草 5 g。

（5）湿热内蕴证：方用《温病条辨》三仁汤加味。药用：薏苡仁、滑石各 20 g，白蔻仁、黄连、川朴、通草各 6 g，杏仁、法半夏各 10 g，淡竹叶 9 g，天花粉、生地黄各 12 g。

使用上述方药可随症加减 1~2 味。1 剂/d，水煎分 2 次服，4 周为一疗程。服用中药的同时根据血糖水平适当选用降血糖西药，有严重并发症或合并症者可加用胰岛素治疗。

5. 单纯西药对照组方案　格列齐特（格列齐特）40~320 mg/d，分 1~3 次服；或格列喹酮（糖适平）30~180 mg/d，分 1~3 次服；或二甲双胍（格华止、立克糖）0.15~1.15 g/d，分 2~3 次服。根据病情需要可选用 1 种或 2 种药物，有较严重并发症或合并症者使用胰岛素治疗。

6. 其他疗法　包括糖尿病饮食，糖尿病教育，并发症、合并症的处理和糖尿病护理等综合治疗措施。

7. 观察指标

（1）临床症状指标：采用分级记分法，根据不同证型，主、次症无、轻、中、重的不同分 4 级给分，其中主症记 0、2、4、6 分，次症记 0、1、2、3 分。证候疗效判断主要依据治疗前后积分值的比较，计算公式采用尼莫地平法，即［（治疗前积分－治疗后积分）÷治疗前积分］×100%。证候积分减少 ≥70% 为显效；积分减少 30%~69% 为有效；积分减少 <30% 为无效。

（2）主要检测指标：包括空腹血糖（FPG）、餐后 2 小时血糖（PPG）和糖化血红蛋白值（HbA_{1c}），进行治疗前后比较。

8. 统计学处理　治疗前后症状积分值、血糖、糖化血红蛋白水平的变化以均数±标准差（$\bar{x}\pm s$）表示，治疗前后与组间比较采用 t 检验。

（二）中医传统方为主治疗 2 型糖尿病 60 例临床疗效观察的结果

1. 两组病例证型分布情况　治疗组气阴两虚证 15 例，阴虚热盛证 8 例，肝肾阴虚证 8 例，阴阳两虚证 4 例，湿热内蕴证 5 例。对照组气阴两虚证 7 例，阴虚热盛证 4 例，肝肾阴虚证 4 例，阴阳两虚证 3 例，湿热内蕴证 2 例。说明气阴两虚证为 2 型糖尿病的主要证型，与文献调研和临床流行病学调查结果一致。

2. 两组病例治疗后疾病疗效比较　治疗组 40 例中显效 25 例（62.15%），有效 15 例（37.15%），对照组 20 例中显效 6 例（30%），有效 14 例（70%），两组间显效率差异有统计学意义（$x^2=5.640$，$P=0.018$）。

3. 两组病例治疗前后证候积分值比较　两组病例治疗后证候积分值均有非常显著性下降，但传统方药治疗组在改善患者临床证候方面明显优于单纯西药组（表 1-23）。

表 1-23　　　　　　　　　　　2 组患者治疗前后证候积分值比较（$\bar{x}\pm s$）

组别	例数	治前积分（分）	治后积分（分）	下降百分率（%）
治疗组	40	25.13±4.56	7.43±2.81 *△	70.84±8.95△
对照组	20	24.25±5.50	10.30±3.84*	57.98±10.14

注：与治疗前比，＊$P<0.01$；与对照组比，△$P<0.05$

4. 两组病例治疗前后血糖水平及糖化血红蛋白的比较 两组患者治疗后 FPG、PPG 和 HbA$_{1c}$均有非常显著性下降，但治疗组治疗后空腹血糖水平显著低于对照组（表 1-24）。

表 1-24   2 组患者治疗前后血糖水平及糖化血红蛋白值的比较 ($\bar{x}\pm s$)

组别	例数	FPG(mmol/L)		PPG(mmol/L)		HbA$_{1c}$(%)	
		治疗前	治疗后	治疗前	治疗后	治疗前	治疗后
治疗组	40	11.07 ±3.92	6.30± 1.17*△	16.63 ±6.02	9.36 ±1.85*	10.89 ±1.71	7.31 ±1.52*
对照组	20	11.98 ±5.08	7.32 ±2.09	16.73 ±3.86	9.94 ±2.16	10.14 ±2.20	7.62 ±1.54

注：与治疗前比，*$P<0.01$；与对照组比，△$P<0.05$

（三）中医传统方为主治疗 2 型糖尿病 60 例临床疗效观察的讨论

糖尿病因其典型的临床表现有多饮、多食、多尿和消瘦的症状，因而可归属于中医消渴病的范畴。中医对消渴病的认识有几千年的历史，在治疗上积累了丰富的经验。中医认为糖尿病的发生与先天禀赋不足、正气虚弱、脏腑功能衰退等密切相关，同时认为后天饮食不节，过食肥甘，容易积热伤津，导致消渴病。古代中医对糖尿病的分型，多分为上消、中消和下消，且按"三消"论治。随着现代科学技术的发展和中医对糖尿病认识的不断深入，临床上已经形成了西医辨病和中医辨证相结合的诊疗模式，尤其采取中西医结合的方法，使 2 型糖尿病的临床疗效不断提高。由于糖尿病并发症是导致糖尿病患者致残致死的主要原因，所以对于糖尿病并发症的中药复方不断出现，成为临床研究的热点，不少研究者还进行了有关机制的研究。如自拟降糖活血方对 2 型糖尿病患者生活质量的影响，左归双降方治疗 2 型糖尿病合并高血压时降糖降压作用的研究，糖末宁对糖尿病周围神经病变血浆 β$_2$ 内腓肽水平和神经电生理影响的研究。研究表明中药可增加患者体质，提高患者免疫力，对合并症的预防和协同治疗有积极意义，在改善自觉症状方面有显著疗效，中药极少有不良反应，中医药治疗糖尿病及其并发症的临床与实验研究取得了较快的进展。目前对糖尿病的中医临床分型标准和诊疗方案尚未统一，导致疗效评定标准不一致，影响了临床经验的推广和学术交流。因此，研究糖尿病的中医辨证分型标准和临床诊疗方案仍然是糖尿病研究者的重要课题之一。2 型糖尿病的中医辨证分型，多数学者以八纲辨证为基础将其分为阴虚热盛、气阴两虚和阴阳两虚 3 型。但也有从肝、从肾、从脾论治者。本组的临床辨证分型方案是在广泛查阅文献和临床流行病学调查后经有关专家讨论，综合了主要症状以及舌象和脉象特点拟定的，符合中医学理论和 2 型糖尿病的特点。结果表明气阴两虚证、阴虚热盛证、肝肾阴虚证、阴阳两虚证和湿热内蕴证是本病的常见证型，其中气阴两虚证是最常见证型。尽管随着糖尿病病程的延长，并发症和合并症的增加，但其证型分布特点仍然如此。本组所采用的基本方法为以传统方为主，在配伍上注重解决临床突出证候为重点，具有切合临床实际，操作性强的特点。气阴两虚证方剂由多味滋阴药加多味补气药加 1～2 味活血药和清热药组成；阴虚热盛证方剂由多味滋阴生津药加多味清热泻火药为主组成；肝肾阴虚证方剂由多味滋补肝肾之阴的药物组成，适当配伍少量佐、使药组成；阴阳两虚证方剂由多味滋阴药加多味温阳药，另配少量佐、使药组成；湿热内蕴证方剂由多味清热利湿药为主，适当配伍养阴降血糖药组成。阴虚贯穿 2 型糖尿病的始终，是本病的基本证候特征，所以尽管证型不同，但养阴清热药是各方组成的基础药物。

本组病例治疗结果表明，传统方药治疗和单纯西药治疗均能使 2 型糖尿病患者显著改善症状，降低血糖和糖化血红蛋白水平，但中医药治疗在改善临床症状和降低空腹血糖水平方面显著优于单纯西药治疗，说明中医传统方对于减轻 2 型糖尿病患者的临床症状有显著优势。

二、左归降糖方治疗 2 型糖尿病的临床疗效观察

糖尿病（中医消渴病）是一种常见、多发的内分泌代谢紊乱性疾病，其死亡率仅次于心血管疾病和肿瘤成为威胁人类生命的第三大疾病。因此，糖尿病及其慢性并发症的防治是当前世界各国医学界重点

研究的课题之一。鉴此，我们以张景岳阴阳互济法为指导，以左归饮、左归丸化裁组成的左归降糖方用于 2 型糖尿病的防治。

本研究组从 1994 年 10 月～1996 年 2 月，在湖南中医药大学专家门诊部用左归降糖方治疗糖尿病 33 例，取得满意效果，现总结报道如下。

（一）左归降糖方治疗糖尿病 33 例临床观察的资料与方法

1. 临床资料

（1）一般资料：本组 33 例中，男 13 例，女 20 例；年龄最大 71 岁，最小 42 岁，病程（从临床确诊为糖尿病算起）最长者 12 年，最短者 7 个月；非胰岛素依赖型（2 型糖尿病）29 例，胰岛素依赖型（1 型糖尿病）4 例。

（2）诊断依据：诊断依据是以世界卫生组织糖尿病专家委员会提议，1982 年全国糖尿病会议推荐采纳的诊断标准，凡符合以下条件之一者，即可诊断为糖尿病（真糖法测定血浆血糖）：①有明显糖尿病症状（多饮、多尿、多食、体重减轻），同时空腹血糖≥7.8 mmol/L(140 mg/dL)，或一天中任何时候血糖≥11.1 mmol/L(200 mg/dL)；②无明显糖尿病症状，两次空腹血浆血糖≥7.8 mmol/L (140 mg/dL)者；③有糖尿病症状，而血糖未达上述标准，则应做葡萄糖耐量试验（即 75 g 葡萄糖溶于 250～350 mL 水中，口服，2 小时后血糖≥11.1 mmol/L(200 mg/dL)者；④无糖尿病症状，两次葡萄糖耐量试验，2 小时后血糖均≥11.1 mmol/L(200 mg/dL)。或一次空腹血糖≥7.8 mmol/L(140 mg/dL)，或一次 2 小时后血糖≥11.1mmol/L(200 mg/dL)者；⑤馒头试验：用 100 g 精白面粉（相当于 75 g 葡萄糖）制成馒头，测定空腹血糖≥6.93 mmol/L（125 mg/dL)，馒头餐后 1 小时血糖≥11.1 mmol/L(200 mg/dL)，2 小时≥8.33 mmol/L(150 mg/dL)，3 小时≥6.93 mmol/L(125 mg/dL)，其中符合以上 3 个时相者。

（3）辨证依据：中医辨证分型依据中华人民共和国原卫生部药政局拟定的消渴病（糖尿病）临床研究的技术指导原则所分 3 型，即阴虚热盛型、气阴两虚型、阴阳两虚型。

2. 治疗方法　33 例均采用左归降糖方治疗。每日 1 剂，分 3 次口服。30 日为 1 个疗程，每 15 日查 1 次血糖。最长疗程 3 个月。

3. 疗效标准　疗效标准以中华人民共和国原卫生部药政局拟定的药后血糖及临床症状的改变作为评定标准，大致分为三级。

（1）显效：治疗后症状基本消失，空腹血糖降至＜7.15 mmol/L(130 mg/dL)；餐后 2 小时血糖＜8.25 mmol/L(150 mg/dL)；24 小时尿糖定量＜10 g，或 24 小时尿糖定量较疗前下降 30％以上。

（2）有效：治疗后症状明显改善，空腹血糖降至＜8.25 mmol/L(150 mg/L)；餐后 2 小时血糖＜10 mmol/L(180 mg/dL)；24 小时尿糖定量较治疗前下降 10～25 g，或血糖、24 小时尿糖定量较治疗前下降 10％～29％者。

（3）无效：经 3 个月以上治疗，而血糖、尿糖下降未达到有效标准者。

4. 统计分析方法　用配对 t 检验分析治疗前后血糖升降的变化，以秩和检验分析各中医证型之间的疗效差别。

（二）左归降糖方治疗糖尿病 33 例临床观察的结果分析

1. 辨证分型疗效比较　33 例患者经治疗后，显效 18 例，有效 12 例，无效 3 例，总有效率为90.9％。各证型之间疗效比较，经统计学处理，差异无显著性意义（$P>0.05$）。结果见表 1-25。

表 1-25　　　　　　　　　　　　　　　　辨证分型治疗结果

证型	例数	显效	有效	无效
阴虚热盛	13	8	4	1
气阴两虚	10	6	3	1
阴阳两虚	10	4	5	1
合计	33	18	12	3

2. 治疗前后血糖的比较 33例患者治疗后，除3例患者血糖无变化外，其余30例患者血糖明显下降，血糖平均数由治疗前的9.37 mmol/L下降到7.57 mmol/L，经统计学处理，与治疗前比较差异有显著性意义（治疗前后差值为1.79±0.84，$t=12.20$，$P<0.005$）。

（三）左归降糖方治疗糖尿病33例临床观察结果的讨论

糖尿病属中医消渴病范畴，自《内经》以降，研究者代不乏人。其发病之因，虽各家有异，但其要者约之有饮食不节、情志不调、房事不节、热病火燥；其病机颇为复杂，归纳有阴虚为本，燥热为标，导致本病；其病变部位虽有上、中、下三消之分，但久则累及三焦、五脏六腑、气血阴阳同病，往往是脏腑的寒热虚实互见。现代医学认为糖尿病是由胰岛素的相对与绝对不足引起糖、脂肪、蛋白质合成代谢降低而分解代谢增加。故中西医在病证描述、基本预后等方面的相似性，为中西医结合治疗该病奠定了基础。

左归降糖方由熟地黄、枸杞子、山茱萸、菟丝子等药组成。该方是陈大舜教授根据明代名医张景岳的左归丸结合其临床经验而创制的。张氏重视"阴阳互济"的法则。其在《类经·疾病类》有"善补阳者必于阴中求阳，则阳得阴助而生化无穷；善补阴者必于阳中求阴，则阴得阳升而泉源不竭。"这种"阴中求阳"，补精以化气；"阳中求阴"，益气以生精的治法，为后世治疗消渴病确立了"阴阳互济"的法则。陈大舜教授在张氏的学术基础上结合自己的临床经验，将左归丸加减化裁为左归降糖灵，以滋肾补精降糖为组方原则，故用熟地黄、枸杞子滋肾养阴补血为君药；取山茱萸、菟丝子既能补肾阳，又可益阴精之功为臣药；以达"阴阳互济"之功，佐以现代研究确有降血糖作用的药物，可谓于精气两虚之证，补阴补阳之理，颇有创获。

本课题组以左归降糖方治疗糖尿病33例，停用其他药物，总有效率为90.9%，能使血糖显著下降，经统计学处理，与治疗前比较，其差异有显著性意义（$P<0.05$）。提示该方可使糖尿病患者血糖恢复至正常水平，从辨证分型治疗结果分析，各型均可用左归降糖灵治疗，经统计学处理，各型之间疗效差别无显著性意义（$P>0.05$），提示左归降糖灵方可以作为糖尿病各证型治疗的基本方。

三、左归降糖胶囊治疗34例2型糖尿病的临床疗效观察

左归降糖胶囊是湖南中医药大学附属第一医院研制生产并试用于治疗糖尿病的一种纯中药制剂。为了进一步验证该制剂的临床疗效和可能的降糖机制，本研究组于1995年2月～1996年4月在湖南医科大学中西医结合所进行了一组临床观察。现将结果报道于下。

（一）左归降糖胶囊治疗2糖尿病的临床疗效观察的对象与方法

1. 病例选择 全部病例均为门诊就医的2型糖尿病患者，且符合1985年WHO糖尿病诊断标准；共选择34例，其中男性8例，女性26例，年龄43～73岁（平均59岁）；糖尿病病程1个月～10年（平均1.6年）。所有入选病例均无糖尿病急性并发症与严重慢性并发症，亦无严重心肝肾疾患。

2. 研究方法 采用随机双盲自身交叉设计，将入选病例随机分成A、B两组，A组10例，B组18例。全部病例首先均统一接受糖尿病知识教育，要求按照原则进行饮食和运动治疗。在饮食和运动治疗的基础上，A组先用安慰药治疗3个月，然后再用左归降糖胶囊治疗3个月，B组反之。左归降糖胶囊和安慰药均由湖南中医药大学附属第一医院药剂科制备，前者的主要成分为熟地黄、枸杞子、山茱萸、黄芪、黄连等的粉末胶囊剂，后者由淀粉及维生素B_2构成，两者的外观及包装无异，产品批号分别为980320和980202。服药前后分别采血检测GPT、BUN、Cr、TG、TC、HbA_{1c}、FBS、PBS、Fins和FCP、Pins和PCP，血、尿常规和血压及体重等。

3. 疗效判断标准 按照原卫生部颁标准制定，显效：FBS和/或PBS下降30%以上；有效：FBS和/或PBS下降10%～29%；无效：FBS和/或PBS下降<10%。由于血糖易受饮食、活动量和情绪等因素影响，而HbA_{1c}能较好地反映过去一段时间内的平均血糖水平，我们考虑另加HbA_{1c}作为疗效考核指标：显效：HbA_{1c}降低0.04%以上；有效：HbA_{1c}降低0.02～0.04%；无效：HbA_{1c}降低<0.02%。计算相对效率（相对有效率＝左归降糖胶囊治疗后有效率－安慰药治疗后有效率）。

4. 统计分析　数据用 $\bar{x}\pm s$ 或中位数（最小值～最大值）表示，部分数据用百分率表示。全部资料输入微机，应用 SPSS7.5 软件包对相关数据作配对 t 检验。

（二）左归降糖胶囊治疗 2 型糖尿病的临床疗效观察的结果

1. 临床疗效　服用安慰药和左归降糖胶囊后 FBS、PBS 及 HbA$_{1c}$ 变化情况见表 1 - 26。服用安慰药后上述三者的变化均无统计学差异；服用左归降糖胶囊后三者均有不同程度下降（$P<0.05$）。

表 1 - 26　　　　　　　　　　　服用安慰药和左归降糖胶囊前后主要指标

指标	安慰药（$n=34$）		左归降糖胶囊（$n=34$）	
	服药前	服药后	服药前	服药后
FBS(mmol/L)	8.62	9.74	10.76	8.17
	(3.85～19.44)	(4.95～15.97)	(4.97～19.33)	(3.85～16.96)
FBS(mmol/L)	14.39	16.42	17.32	13.26
	(6.81～27.37)	(7.97～25.48)	(8.67～27.69)	(6.81～24.02)
HbA$_{1c}$	0.099	0.108	0.119	0.092
	(0.057～0.172)	(0.123～0.200)	(0.123～0.200)	(0.057～0.153)

安慰药与左归降糖胶囊的疗效比较结果见表 1 - 27，两者对 FBS 的总有效率分别为 17.6% 和 70.5%（$P<0.001$），对 PBS 的总有效率分别为 38.2% 和 88.2%（$P<0.01$），对 HbA$_{1c}$ 的总有效率分别为 20.6% 和 50.0%（$P<0.01$）。与安慰药相比，左归降糖胶囊对 FBS、PBS 和 HbA$_{1c}$ 的相对有效率分别为 56.9%、50.0%、29.4%。

表 1 - 27　　　　　　　　　　安慰药（C）与左归降糖胶囊（Z）疗效比较

疗效	降低 FBS				降低 PBS				降低 HbA$_{1c}$			
	C		Z		C		Z		C		Z	
	n	%	n	%	n	%	n	%	n	%	n	%
显效	1	2.9	6	52.9	7	20.6	19	55.9	2	5.9	8	23.5
有效	5	14.7	18	17.6	6	17.6	11	32.4	5	14.7	9	26.5
合计	6	17.6	24	70.5	13	38.2	30	88.2	7	20.6	17	50.0

2. 降糖效能　用药前后 A、B 两组血糖均值变化曲线见图 1-1。服用安慰药后 FBS 和 PBS 略有上升（用中位数表示，括号内正值表示上升，负值表示下降），分别为 0.85 mmol/L（10.43～11.45）和 0.80 mmol/L（10.63～10.67），上升幅度分别为 9.9%（188.3%～-58.9%）和 16.4%（172.0%～-97.5%）。用左归降糖胶囊治疗后 FBS 和 PBS 分别下降 2.01 mmol/L（4.41～-10.75），和 3.28 mmol/L（4.16～-14.08），下降幅度分别为 19.0%（55.2%～-63.7%）和 37.1%（52.1%～-124.5%）。无论是 FBS 还是 PBS，左归降糖胶囊的降糖效能均优于安慰药（$P<0.01$）。用药前后 A、B 两组 HbA$_{1c}$ 均值变化曲线见图 1-2。用安慰药和左归降糖胶囊治疗后 HbA$_{1c}$ 的下降幅度分别为 -0.005（0.080～-0.087）和 0.021（0.079～-0.066），两者有高度统计学差异（$P<0.01$）。

3. 胰岛素、C 肽和体重的变化　见表 1-27。无论用安慰药还是用左归降糖胶囊，Fins、Pins、FCP 和 PCP 在用药前后均无统计学差异（$P>0.05$）。用安慰药或左归降

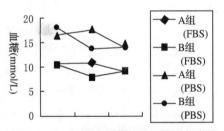

图 1 - 1　A、B 两组用药前后血糖变化曲线

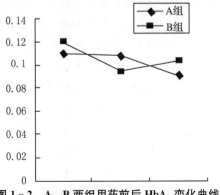

图 1 - 2　A、B 两组用药前后 HbA$_{1c}$ 变化曲线

糖胶囊后体重均有减轻（$P<0.01$）。

4. 其他观测指标的变化　结果见表1-28。服用安慰药或左归降糖胶囊前后SP、DP、Hb、WBC、Pt、GPT、BUN、Cr、TC及TG等均未见明显变化（$P>0.05$）；无血尿和尿蛋白增加等情况。

表1-28　　　　　　　　　　　　　　用药前后胰岛素、C肽和体重的变化

指标	安慰药		左归降糖胶囊	
	服药前	服药后	服药前	服药后
Fins(mmIU/L)	12(6～57)	11(2～32)	11(3～46)	11(5～28)
Pins(mmIU/L)	32(8～100)	29(9～108)	29(9～159)	29(8～100)
FCP(pmol/L)	215(259～1172)	475(237～902)	472(241～955)	500(259～1049)
PCP(pmol/l)	927(283～2449)	890(448～2449)	877(233～2449)	977(283～2449)
体重(kg)	(59.0±9.9)	(57.7±9.4)	(59.7±10.3)	(57.9±9.8)

注：与同组用药相比，$P<0.01$

表1-29　　　　　　　　　　　　　　用药前后几项观测指标的变化　($\bar{x}\pm s$)

指标	安慰药(n=34)		左归降糖胶囊(n=34)	
	服药前	服药后	服药前	服药后
Sp(mmHg)	131.7±18.3	132.5±18.4	134.3±18.6	131.7±16.5
Dp(mmHg)	79.0±10.7	78.1±9.9	78.7±8.2	78.3±8.7
Hb(g/l)	131.3±16.4	132.1±15.9	134.115.5	13.8±15.2
Wbc($x\times10^9$ L)	5.56±1.30	5.89±1.19	6.27±1.37	6.19±1.25
Pt($x\times10^9$ L)	154±36.4	164.3±45.1	166.6±40.3	160.8±35.1
GPT(TU/L)	27.3±13.9	25.0±14.1	28.9±18.2	22.6±35.1
BUN(mmol/L)	4.8±1.1	4.4±1.0	4.7±1.0	4.8±1.0
Cr(μmol/L)	98.2±11.1	94.7±12.0	99.5±15.6	97.9±11.4
TC(mmol/L)	4.83±1.07	4.86±0.98	5.06±0.95	4.87±0.85
TG(mmol/L)	1.74±0.72	1.99±1.19	2.09±0.99	1.98±1.27

5. 不良反应　少数病例在服药过程中有轻度头昏、恶心、腹胀和腹泻等不良反应，持续时间不长，可自行缓解。两组均未发生低血糖反应。左归降糖胶囊和安慰药比较，各种不良反应的发生率均无统计学差异。

（三）左归降糖胶囊治疗2型糖尿病的临床疗效观察的结果讨论

中医学对消渴病的认识经过了历代医家的补充、发展，日臻完善，形成了消渴病阴虚为本，燥热为标，病本于肾为主的病机观。而近十年对消渴病病因病机的认识中，有重视脾胃以气虚立论者；有重视心肝，从心肝火旺立论者，根据情志异常为糖尿病的主要原因而提出本病与肝密切相关，治疗则取逍遥散加味治之；然而多数医家则认为消渴病仍当重肾，以阴虚为本，且阴虚贯穿于疾病的始终。正是在这以阴虚为本，病本于肾为主要病机特点的基础上，我们结合张景岳对消渴病的认识，以阴阳互济法为指导，以左归丸、左归饮为基础进行化裁组成左归降糖胶囊。方中熟地黄为君以滋养肾阴；山茱萸、枸杞子为臣，合主药以加强滋补肾阴作用；佐以菟丝子、黄芪益气助阳、阳中求阴。黄连清胃泻火等，诸药合用，而发挥滋阳益气，阳中求阴，以达阴阳平衡之功。

本研究观察到，服用左归降糖胶囊后FBS和PBS分别平均下降（括号内正值表示上升，负值表示下降）2.01 mmol/L(4.41～-10.75)和3.28 mmol/L(4.16～-14.08)，显著优于服用安慰药组（$P<0.01$）。按照部颁标准判断，其对FBS和PBS的总有效率分别为70.5%和88.2%，明显优于安慰药的17.6%和38.2%。由此表明，左归降糖胶囊对降低空腹血糖和餐后血糖均有一定疗效。从HbA₁c的变化水平来看，服用左归降糖胶囊后HbA_{1c}较服药前降低了0.021(0.079～0.066)，亦明显优于服用安慰药组（$P<0.01$）。与安慰药相比，左归降糖胶囊对FBS、PBS和HbA_{1c}的相对有效率分别为56.9%、50.0%和29.4%，说明左归降糖胶囊确有一定的降血糖作用。

服用左归降糖胶囊后血浆 Fins、FCP、Pins 及 PCP 水平均无明显升高，说明左归降糖胶囊的降糖机制与刺激胰岛素分泌无关，可能是通过改善靶细胞对胰岛素的敏感性，促进机体对葡萄糖的利用所致。其确切的降糖机制尚待进一步研究。本研究还观察到，不论是服用安慰药后还是服用左归降糖胶囊后体重均有一定程度减轻，而两者间无统计学差异，推测与患者进行饮食和运动疗法有关。部分患者服用安慰药后，FBS 和 PBS 亦有不同程度下降，可能是受试者接受糖尿病教育后注重了饮食控制和运动疗法之故。

由表 1-28 得知，服用左归降糖胶囊后 SP、DP、Hb、Wbc、pt、GPT、BUN、Cr、TC 及 TG 等均无明显变化，表明其对血压、血细胞、血脂及肝肾功能均无明显影响。在服用左归降糖胶囊的过程中，少数患者出现短时期的轻度头昏、恶心、腹胀和腹泻等不良反应，可自行缓解。与安慰药比较无明显差异。所有病例均未发生明显低血糖反应。

综上所述，左归降糖胶囊可能通过增加机体对胰岛素的敏感性而具有一定的降血糖作用，无严重毒副作用。可初步认为是一种安全有效、作用温和的降血糖纯中药制剂。其作用机制和临床应用价值有待进一步研究探讨。

四、左归降糖胶囊治疗 53 例 2 型糖尿病的临床疗效观察

（一）观察对象与方法

1. 病例选择

（1）诊断标准：西医诊断标准采用 1982 年世界卫生组织（WHO）标准。中医诊断与辨证分型标准参照 1993 年中华人民共和国原卫生部药政局颁发的《中药新药治疗消渴病（糖尿病）的临床研究指导原则》。

辨证分型：可分为三型。①阴虚热盛型：症见口渴喜冷饮，易饥多食，急躁易怒，怕热心烦，溲赤便秘，舌红苔黄，脉弦数或滑数者。②气阴两虚型：症见倦怠乏力，自汗盗汗，气短懒言，口渴喜饮，五心烦热，心悸失眠，溲赤便秘，舌红少津，苔薄或花剥，脉弦细或细数无力者。③阴阳两虚型：症见形寒怕冷，面色苍白无华，耳鸣腰酸，时有潮热盗汗，四肢欠温，大便溏薄，小便清长，阳痿早泄，舌质淡红，舌体胖嫩，边有齿痕，苔薄白或白腻，脉沉细或细数无力者。

（2）纳入及排弃标准：西医诊断为 2 型糖尿病，中医诊断为消渴，辩证属阴虚热盛、气阴两虚、阴阳两虚三型为纳入对象。近 1 个月内有糖尿病酮症、感染者，心肝肾功能衰竭者均不列入观察对象。

（3）疗效评定标准：参照《中药新药临床研究指导原则》。

1）临床疗效判定标准：①显效。治疗后症状基本消失，空腹血糖降至 <7.2 mmol/L，餐后 2 小时血糖 <8.3 mmol/L，24 小时尿糖定量 <10.09，或血糖、24 小时尿糖定量较治疗前下降 30% 以上。②有效。治疗后症状明显改善，空腹血糖降至 <8.3 mmol/L，餐后 2 小时血糖 <10.0 mmol/L，24 小时尿糖定量 <10.0～25.0 g。或血糖、24 小时尿糖定量较治疗前下降 10%～29% 者。③无效。治疗后症状无明显改善，而血糖、尿糖下降未达有效标准者。

2）症状疗效标准：痊愈。治疗后积分减少 91% 以上。显效。治疗后积分减少 70%～90%。有效。治疗后积分减少 36%～69%。无效。治疗后积分减少 35% 以下。

为客观评价疗效，对临床症状均采用计分评价方法，即按轻（＋）、中（＋＋）、较重（＋＋＋）、重（＋＋＋＋）分别给予评分。其中主要症状口渴多饮、消谷易饥、尿频量多中，每个"＋"计 8 分；而其余次要症状中每个"＋"计 2 分。

（4）一般临床资料：病例来源于 1996 年 9 月至 1997 年 12 月湖南中医药大学附属第一医院内科住院和门诊病例，符合纳入标准者 53 例，其中门诊 23 例，随机分为治疗组和对照组。治疗组 33 例，其中男性 20 例，女性 13 例；年龄 43～72 岁，平均（56.30±9.02）岁；病程 4 个月至 19 年，平均（5.45±4.76）年；合并高血压者 8 例，肾病 6 例，冠心病 5 例，脑梗死 3 例，视网膜病变 3 例，病情轻重按空腹血糖划分（轻度 <11.1 mmol/L，中度 11.1～13.5 mmol/L，重度 >13.5 mmol/L），本组

属轻度 9 例，中度 18 例，重度 6 例。对照组 20 例，其中男 12 例，女性 8 例；年龄在 42～73 岁，平均 (57.63±8.15) 岁；病程 5 个月至 18 年，平均 (5.98±5.26) 年；合并高血压 6 例，肾病 5 例，冠心病 3 例，脑梗死 1 例，视网膜病变 1 例；病情属轻度 6 例，中度 11 例，重度 3 例。上述资料经统计学处理，组间各项参数均衡性良好，具有较好的可比性。

2. 治疗方法

(1) 给药方法：治疗组口服左归降糖胶囊，每次 1.5～2.5 g，每日 3 次，胶囊由湖南中医药大学附属第一医院中成药制剂室制备（批号分别为 960712、970103）。对照组口服消渴丸（批准文号：粤卫药准字（1985），广州中药一厂生产，批号 96070493），每次 1.25～2.5 g，口服，每日 3 次。

(2) 疗程：30 日为 1 个疗程，观察 1 个疗程，观察期间停用其他有关治疗糖尿病的药物，均采用糖尿病饮食。

3. 观察指标及方法　血糖采用葡萄糖氧化酶法，糖化血清蛋白采用果糖胺法测定，试剂盒由深圳月亮湾生物工程研究所提供。空腹胰岛素采用放免法，药盒由中国原子能科学研究院提供。

4. 统计学处理　两组一般临床资料比较用 t 检验和 x^2 检验。两组疗效比较用 Ridit 分析。

(二) 观察结果与分析

1. 两组降血糖疗效分析　对空腹血糖的影响方面：左归降糖胶囊治疗组 33 例中，显效 17 例、有效 11 例、无效 5 例，总有效率为 84.8%；而消渴丸对照组 20 例，显效 4 例、有效 9 例、无效 7 例，总有效率 65%。对餐后 2 小时血糖的影响：治疗组 32 例中，显效 15 例、有效 12 例、无效 5 例，总有效率 84.40%；对照组 20 例，显效 5 例、有效 9 例、无效 6 例，总有效率 70%。对 24 小时尿糖影响：治疗组 32 例中，显效 15 例、有效 13 例、无效 4 例，总有效率 87.5%；对照组 20 例，显效 5 例、有效 9 例、无效 6 例，总有效率 70%。Ridit 分析结果表明，在降低空腹血糖方面，治疗组明显优于对照组（$P<0.05$），而在降低餐后 2 小时血糖、24 小时尿糖方面两组比较无显著性差异（$P>0.05$），表明左归降糖胶囊在降低空腹血糖方面优于消渴丸。

2. 两组单项临床症状改善的比较见表 1-30。两组均能较明显改善临床症状，除消瘦、尿黄便干、尿清便溏外，治疗组改善率均高于对照组。对每项症状用 Ridit 分析，结果表明，治疗组在改善口渴多饮、尿频量多两介主症方面，明显优于对照组（$P<0.05$），次要症状如腰膝酸软的改善亦明显优于对照组（$P<0.05$），在其他症状改善方面，两组疗效相似（$P>0.05$）。

表 1-30　　　　　　　　　　　　　两组治疗后临床症状改善的比较

项目	例数	治疗组				改善率(%)	例数	对照组				改善率(%)
		痊愈	显效	有效	无效			痊愈	显效	有效	无效	
口渴多饮	28	8	1	17	2	92.8	19	1		14	4	78.9
消谷易饥	20	2	1	13	4	80	13	1	1	8	3	76.9
尿频量多	27	9	1	15	2	92.6	15	1		10	4	73.3
消瘦	11			7	4	63.6	8			6	2	75
疲乏无力	20	6	1	10	3	85	11	1		5	4	63.6
急躁易怒	9	1		5	3	66.6	5	1		2	2	60
五心烦热	24	4		15	5	79.2	10	1		6	3	70
自汗盗汗	18	3		12	3	83.3	12			9	3	75
形寒畏冷	4			3	31	75	7			4	3	57.1
腰膝酸软	22	6	1	12	3	86.4	11			7	4	63.6
尿黄便干	17	2		11	4	76.5	14	1		10	3	78.6
尿清便溏	5			3	2	60	5			3	2	60

3. 两组临床总体疗效比较　经 Ridit 检验，左归降糖胶囊治疗组的临床总体疗效明显优于消渴丸

对照组（$P<0.05$），结果见表 1-31。

表 1-31 　　　　　　　　两组临床总体疗效比较　　　　　　　　例（%）

组别	例数	显效(%)	有效(%)	无效(%)	总有效率(%)	U 值	P 值
治疗组	32	15(46.9)	12(37.5)	5(15.6)	84.4	2.00	$P<0.05$
对照组	20	4(20)	9(45)	7(35)	65		

4. 两组治疗用药后血糖含量的改变　结果表明，左归降糖胶囊与消渴丸均显著降低患者的空腹血糖、餐后 2 小时血糖。两组间治疗后比较，左归降糖胶囊降低空腹血糖的作用优于消渴丸，见表1-32。

表 1-32 　　　　　　两组治疗前后血糖含量的改变　（mmol/L，$\bar{x}\pm s$）

组别		n	空腹血糖	n	餐后 2 小时血糖
治疗组	治疗前	33	11.78±1.32	28	15.72±1.21
	治疗后	33	8.51±1.65**△△△	28	12.60±2.28***△
对照组	治疗前	20	11.86±1.37	15	15.83±1.48
	治疗后	20	10.03±1.50**	15	13.21±2.36***

注：与同组治疗前比较，* $P>0.05$；** $P<0.05$；*** $P<0.01$。与对照组比较，△ $P>0.05$；△△ $P<0.05$；△△△ $P<0.01$

5. 两组治疗用药后空腹血浆胰岛素、胰岛素敏感性指数及糖化血清蛋白的改变　结果表明，在空腹胰岛素含量的改变方面，左归降糖胶囊治疗后空腹胰岛素含量无显著性变化（$P>0.05$），而消渴丸治疗后能显著提高空腹胰岛素含量（与治疗前比较 $P<0.05$），但两组间治疗后空腹胰岛素含量无显著性差异（$P>0.05$）。在胰岛素敏感性指数的改变方面，左归降糖胶囊与消渴丸均能显著地提高胰岛素敏感性指数（$P<0.01$，$P<0.05$），且左归降糖胶囊的这种作用明显优于消渴丸（$P<0.01$）。在糖化血清蛋白含量的改变方面，左归降糖胶囊与消渴丸亦均有显著降低其含量的作用（$P<0.01$），且左归降糖胶囊的这种作用优于消渴丸（$P<0.05$）。结果见表 1-33。

表 1-33 　两组治疗前后胰岛素含量、胰岛素敏感性指数、糖化血清蛋白含量的改变　（$\bar{x}\pm s$）

组别		n	空腹胰岛素	胰岛素敏感性指数($\times 10^{-3}$)	糖化血清蛋白
治疗组	治疗前	18	13.10±2.60	6.85±1.09	5.11±0.93
	治疗后	18	13.58±2.40*△	9.64±2.00***△△△	2.73±0.59***△△
对照组	治疗前	10	13.51±2.42	6.46±0.74	5.27±0.97
	治疗后	10	14.89±2.79**	7.06±0.71**	3.39±0.67***

注：与同组治疗前比较，* $P>0.05$；** $P<0.05$；*** $P<0.01$。与对照组比较，△ $P>0.05$；△△ $P<0.05$；△△△ $P<0.01$

（三）左归降糖胶囊治疗 2 型糖尿病的临床疗效观察的结果讨论

1. 左归降糖胶囊对糖代谢的影响　糖尿病患者发生高血糖机制，主要是由于葡萄糖利用减少和肝糖输出增多。资料表明，2 型糖尿病患者的空腹高血糖主要是由于肝糖输出增加所致，而餐后高血糖主要是由于周围组织摄取葡萄糖减少所致，肝糖输出增多机制包括：①糖原分解增多。主要通过胰高糖素及肾上腺素经 CAMP-蛋白激酶系统，激活磷酸化酶，促进糖原分解。②糖原异生加强。主要由戊糖氨基酸、丙酮酸、乳酸和甘油等经糖酵解的逆向反应在肝内形成葡萄糖和糖原。糖异生过程中受胰高糖素、肾上腺素和糖皮质激素的促进，而受胰岛素所拮抗。葡萄糖在外周组织（肝、肌肉、脂肪组织）利用减少包括：①葡萄糖进入细胞在胞内的磷酸化减少。②糖酵解减弱。③磷酸戊糖通路减弱。④三羧酸循环减弱。⑤糖原合成减少。

现代药理研究表明：地黄中所含地黄醇、黄芪中的黄芪多糖，可抑制和预防肾上腺素所致的兔血糖升高，表明其通过抑制糖异生而降糖。而黄连中小檗碱亦可通过抑制糖异生和促进糖酵解产生降糖作用，我们的临床研究结果表明：左归降糖方显著地降低空腹血糖、餐后 2 小时血糖的水平，具有调节糖代谢紊乱的作用，可能与该方抑制糖异生、促进糖酵解作用有关。

2. 左归降糖胶囊对胰岛素敏感指数的影响　现有资料表明，单一胰岛素缺乏不能完全解释2型糖尿病，胰岛素抵抗是2型糖尿病的显著特征。我们的临床研究表明：左归降糖胶囊治疗前后空腹胰岛素水平无明显差异（$P>0.05$），提示其降糖作用机制，不是以改善胰岛素β细胞功能为主，而可能是使机体对胰岛素的敏感性增强从而改善胰岛素抵抗有关。"胰岛素钳夹技术"测定的葡萄糖利用率是目前评价胰岛素敏感性最好的指标。但测定技术烦琐，不能广泛用于临床。故近来有人用空腹血浆胰岛素（Fins）与空腹血糖（FBS）乘积的倒数作为胰岛素敏感性指数，研究结果表明该指数与胰岛素钳夹技术测定的葡萄糖利用率呈高度相关，并且显示在正常人、糖耐量减低和糖尿病患者中该指数呈依次递减。而本临床研究结果表明，左归降糖胶囊治疗用药后，患者的胰岛素敏感指数显著提高，与对照组消渴丸比较亦有显著性差异，表明左归降糖胶囊通过提高胰岛素的敏感性，从而减轻胰岛素抵抗。且这种作用优于消渴丸对照组。

3. 左归降糖胶囊对蛋白质非酶糖化的影响　现代研究表明，人体葡萄糖、果糖等可与多种蛋白质发生非酶催化的糖基化作用，而形成比较稳定的糖基化产物，如糖化血红蛋白、糖化血清蛋白等，而高血糖状态加速了这一反应过程使糖尿病患者体内发生广泛的糖基化作用，并成为糖尿病的慢性并发症的一个重要原因。因此测定糖化血红蛋白或糖化血清蛋白不仅可以稳定地反映糖尿病患者2～4周内的血糖平均水平，而且可以了解药物对蛋白质非酶糖基化的影响。本临床研究表明：左归降糖胶囊治疗用药后，能显著地降低糖化血清蛋白的水平，且这种作用优于对照药消渴丸。

4. 左归降糖胶囊对临床症状的改善　本临床研究结果表明左归降糖胶囊临床总有效率为84.4%，明显优于消渴丸。在临床单项症状的改善方面，左归降糖胶囊对口渴多饮，尿频量多以及腰膝酸软的改善明显优于消渴丸，此外在疲乏无力，自汗盗汗，五心烦热症状方面，该方亦具有改善的趋势，提示左归降糖胶囊滋阴益气补虚的作用优于消渴丸。由于病例样本数偏少，以上结果仍需今后进一步临床观察分析。

第四节　中医药治疗糖尿病的实验研究

一、2型糖尿病病证结合诊疗方案气阴两虚夹瘀证的实验研究

为了科学地探讨张景岳阴阳互济法的应用规律，本研究组从动物实验的角度探讨更为合理的降糖组方、研究左归降糖方对糖尿病大鼠模型及培养的血管内皮细胞的作用，结果显示，左归降糖方中主要药物熟地黄、枸杞子、菟丝子、黄芪、黄连、蒲黄6味药均有不同程度的降低血糖的作用；左归降糖方对实验大鼠的糖耐量异常具有显著的改善作用，而其主要作用机制是：增加胰岛素分泌、减少胰岛素拮抗物的同时，使靶细胞胰岛素受体数目增加而对胰岛素的敏感性增强，从而改善胰岛素抵抗。此外，左归降糖方对实验大鼠的肾脏功能及高糖刺激下的血管内皮细胞亦具有一定的保护作用。

（一）左归降糖方相关药物对小鼠实验性高血糖的影响

左归降糖方是在明代名医张景岳左归丸、左归饮的基础上结合临床经验而创制的。以往的实验研究和临床观察表明，该方对实验性高血糖鼠及2型糖尿病患者具有较理想的降糖作用。为了探讨更为合理的降糖组方，我们进一步对该方及降糖相关药物进行了研究。现将研究结果报告如下。

1. 材料与方法

（1）药物：熟地黄、山药、枸杞子、菟丝子、山茱萸、牛膝、茯苓、麦冬、血竭、生黄芪、黄连、蒲黄均购自本院杏林药号，经鉴定后，依正交设计方案取药组成各观察处方。按常规方法分别制成水煎液，并浓缩至相同体积。备用。

（2）设计方案：按照L20（219）正交设计方案。各药取"有（水平1）"和"无（水平2）"两个水平，并考虑熟地黄、山药、枸杞子、菟丝子4味药物的一级交互作用，其余药物只考虑主作用，组成20个处方进行实验。

（3）实验方法：昆明种小白鼠 126 只，由湖南省医药工业研究所动物室提供，体重 20 g±2 g，雌雄各半，按体重和性别随机分为 20 个处方组和一个正常对照组，每组鼠数 6 只。造模前，所有动物禁食不禁水 12 小时，腹腔注射 2% 四氧嘧啶（Sigma 公司产品），剂量为 200 mg/kg，正常对照组以等量生理盐水代替四氧嘧啶作腹腔注射。72 小时后，用经肝素处理过的毛细玻管自小鼠尾部采血。4 ℃下 3000 r/min 离心 10 分钟，迅速分离血浆，并取 5 μL 测定血糖值（采用葡萄糖氧化酶法测定）。采血后分别给予小鼠灌服不同组合的药物，容量为 0.22 mL/10 g。灌胃后 1 小时同前采血，分离血浆，测定血糖。

（4）统计学处理：采用正交实验方差分析法分析。

2. 结果　四氧嘧啶造模后，动物表现为蜷缩、活动量减少、饮水及小便排泄量增多等症状，血糖值 >10 mmol/L，表明四氧嘧啶造成的小鼠高血糖模型是成功的。血糖结果表明：熟地黄、枸杞子、菟丝子、生黄芪、黄连、蒲黄 6 味药物可使实验小鼠的血糖下降，且黄连能明显降低血糖（$P < 0.05$）；而山药、山茱萸、血竭、牛膝、茯苓、麦冬 6 味药具有升高血糖的作用，其中茯苓升高血糖作用具有显著性（$P < 0.05$）。从一级交互作用看，菟丝子与熟地黄或枸杞子配伍均能明显提高血糖值（$P < 0.05$），故尽管菟丝子单独能降低血糖，但与熟地黄、枸杞子配伍则作用方向转变。而熟地黄、枸杞子单独能降低血糖，虽差异无显著性（$P > 0.05$），但两者配伍则能明显降低血糖值（$P < 0.05$）。见表 1-34。

表 1-34

因子号	药物	血糖降低百分率（%）			F 值	P 值
		$\sum^1$	$\sum^1$	$\sum^1 - \sum^1$		
1	熟地黄	94.95	11.92	−83.03	127.61	>0.05
2	山药	12.34	94.53	82.19	125.04	>0.05
3	熟地黄×山药	23.22	83.65	60.43	67.60	>0.05
4	枸杞子	67.80	39.07	−28.73	15.28	>0.05
5	熟地黄×枸杞子	114.55	−7.68	−122.22	276.51	<0.05
6	山药×枸杞子	46.69	60.18	13.49	3.37	>0.05
7	空白	57.11	49.76	−7.35	—	—
8	菟丝子	68.58	38.29	−30.29	16.98	>0.05
9	熟地黄×菟丝子	−10.30	117.17	127.47	300.77	<0.05
10	山药×菟丝子	19.50	87.37	67.87	85.27	>0.05
11	山茱萸	37.75	69.12	31.37	18.21	>0.05
12	枸杞子×菟丝子	−5.15	112.02	117.17	254.13	<0.05
13	血竭	26.70	80.17	53.47	52.92	>0.05
14	生黄芪	78.12	28.75	−49.37	45.12	>0.05
15	黄连	201.70	−94.84	−296.54	1627.77	<0.05
16	牛膝	13.32	93.55	80.23	119.71	>0.05
17	茯苓	−16.19	123.06	139.25	358.93	<0.05
18	麦冬	23.65	83.31	59.75	66.08	>0.05
19	蒲黄	74.25	32.62	−41.63	32.08	>0.05

3. 讨论　现代研究表明，中医药治疗糖尿病有较好的降糖作用，在改善症状和防治并发症上有一定的优势。单味药物的研究发现：地黄的主要成分 β-谷甾醇、地黄素具有降血糖、抗感染及一定的强心、降压、保肝、利尿等作用。枸杞子中所含的甜菜碱亦可降低血糖、保肝及降压。黄芪对肾上腺素有对抗作用，并可防止肝糖原减少，增加毛细血管抵抗力，降低毛细血管脆性及通透性。给家兔口服黄芪，可使血糖明显下降。而黄连中的小檗碱对正常小鼠、自发性糖尿病小鼠及四氧嘧啶糖尿病小鼠都有降血糖作用，并且还具有调节血脂、抗氧化、抑制血小板聚集及抗感染的作用，对防治糖尿病的并发症亦有积极意义。此外山药、麦冬、茯苓、山茱萸等药物亦具有不同程度的降血糖作用。

本研究结果表明，熟地黄、枸杞子、菟丝子、黄芪、黄连、蒲黄 6 味药均有不同程度的降低血糖的作用，与上述文献报道一致，但菟丝子与熟地黄或枸杞子配伍后则可升高血糖，故菟丝子不可取或应降低剂量。研究结果与现代中医临床对消渴病辨证多属气阴两虚，用药多选用养阴、益气、清热之品基本吻合。但实验结果亦显示山药、山茱萸、血竭、牛膝、茯苓、麦冬能升高血糖，这与以往文献报道有所不同，尚待进一步探讨。

（二）左归降糖方对实验性糖尿病大鼠的作用

1. 材料与方法

（1）材料：

1）动物：健康 SD 大鼠，雌雄各半，3 月龄，体重 100～150 g，由湖南中医药大学实验动物中心提供。

2）药物：左归降糖方，药材购自湖南中医药大学杏林药号，经鉴定为正品后，经水煎两次，合并煎液，过滤浓缩至 1 g 生药/mL，冰箱贮存备用；愈三消，吉林省辉南生化药业有限公司产品（96 卫药准字 2-31 号，批号：970214），格列齐特，法国施维雅与天津华津药厂合作生产产品（批号：970106）。

3）试剂：链脲佐菌素（STZ），美国 Sigma 公司产品；一氧化氮（NO）、一氧化氮合成酶（NOS）、丙二醛（MDA）测试盒，南京建成生物工程研究所（批号：970615、970621）；血糖、肌酐测试盒，深圳月亮湾生物工程研究所提供；全血细胞胰岛素受体放免测试盒，成都华西糖尿病科研所提供（批号 970628）；内皮素放免测试盒，中国人民解放军北京东亚免疫研究所提供（批号 970701）。

（2）方法：

1）实验性链脲佐菌素糖尿病大鼠模型制备：参照文献并加以改进，以高热量饲料（10％花生油、10％猪油、15％炼乳、65％普通饲料）喂饲 4 周后，禁食不禁水 14 小时，然后每鼠腹腔注射 1％STZ（0.05 mol/L 柠檬酸缓冲液稀释，pH 4.4，4 ℃）剂量：每鼠 30 mg/kg，2 日后，同样方法及剂量再次注射 1 次。

2）实验方法：将 SD 大鼠 60 只，随机分为正常组（10 只）、糖尿病造模组（50 只），然后按上述模型制备方法造模，正常组饲以普通饲料。当造模组大鼠第二次腹腔注射 1％STZ48 小时后，分别测定空腹血糖及葡萄糖耐量试验，将糖负荷 1 小时后血糖＞11.1 mmol/L 的 48 只大鼠纳入实验，并按体重、性别及血糖值分层，随机分为模型组、左归降糖方、愈三消中药对照组、格列齐特对照组（每组 12 只）。然后左归降糖方按 6.03 g/kg 灌胃，愈三消组以 0.86 g/kg，格列齐特组以 7.2 mg/kg 灌胃，正常组与模型组则以等量 DW 灌胃，容量 10 mL/kg，每日 1 次，连续 30 日。除正常组大鼠每日饲以普通饲料外，其余各组均隔日饲以一次高热量饲料，一次普通饲料。灌胃第 15 日及第 30 日时，分别作空腹血糖及糖耐量测定，并以代谢笼留取 24 小时尿，末次给药半小时后，将各组大鼠颈动脉放血处死，按要求分别留取全血、血清、枸橼酸、肝素抗凝血浆，各组织脏器。

3）观察指标与测定方法：血糖采用葡萄糖氧化酶法测定；血尿 NO 含量采用硝酸还原酶反应法；肾脏 NOS 活性采用 L-精氨酸胍基氧化反应法测定，血尿肌酐采用苦味酸法测定。胰岛素受体、胰岛素、胰高血糖素、内皮素采用放射免疫法测试。MDA 含量测定采用丙二醛一硫代巴比妥酸反应法；以上操作方法参照试剂盒说明书，SOD 活性采用邻本三酚氧化法。肾小球滤过率＝尿肌酐÷血肌酐×每分钟尿量。

4）统计学处理：多组计量资料数据处理，方差齐性的采用方差分析，组间比较用 q 检验；方差不齐者采用秩和检验。

2. 结果

（1）模型动物的考查：造模组大鼠经喂饲高热量饲料及 STZ 腹腔注射后，表现出活动减少，饮水量及小便排泄量明显增多，体重增长略高于正常组大鼠的特点。经灌服葡萄糖（灌胃浓度：6.75 g/kg 体重）作糖耐量试验结果如下：造模组大鼠与正常组大鼠的空腹血糖值无显著性差异（$P＞0.05$）。而灌服葡萄糖 1 小时，造模组大鼠的血糖值明显增高，与正常组比较具有显著性差异（$P＜0.01$）；灌服葡萄糖 2 小时及 3 小时后，造模组大鼠的血糖值仍明显高于正常组大鼠（$P＜0.01$），表明造模组大鼠糖耐量试验是异常的。此外，随机抽取正常组与造模组大鼠作血清总胆固醇、三酰甘油测定，结果表明造模组大鼠的血清总胆固醇、三酰甘油含量明显高于正常组（$P<0.05$）。以上结果显示，该模型大鼠类似于人类 2 型糖尿病的发病特点，亦说明该模型成功，与文献报道一致。结果见表 1-35、图 1-3。

表 1-35　　　　　　　　造模组大鼠血清总明固醇、三酰甘油含量的变化（$\bar{x}\pm s$）

组别	例数	总胆固醇(μmol/L)	三酰甘油(mmol/L)
正常组	9	1.52 ± 0.22	0.57 ± 0.23
造模组	42	$1.98\pm0.39**$	$0.98\pm0.27**$

注：与正常组比较：$*P>0.05$；$**P<0.05$；$***P<0.01$

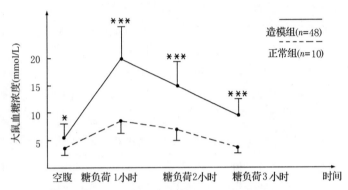

图 1-3　糖尿病造模组与正常组大鼠糖耐量试验血糖值的变化　与正常组比较：
$*P>0.05$；$**P<0.05$；$***P<0.01$

（2）左归降糖方对葡萄糖耐量的影响：治疗给药第 15 日时，空腹血糖各组之间无显著性差异（$P>0.05$），而糖负荷 1 小时的血糖值，模型组与正常组比较有非常显著性差异（$P<0.01$），提示模型是成功的。此外，左归降糖方与模型组、愈三消组、格列齐特组比较均有显著性差异（$P<0.01$，$P<0.05$），表明左归降糖方能明显抑制糖负荷后血糖值的升高，且这种作用强于愈三消及格列齐特。糖负荷 3 小时，左归降糖方又能显著降低血糖（与模型组比较 $P<0.05$）。治疗给药 30 日时，模型组大鼠的空腹血糖显著升高（与正常组比较，$P<0.01$）。而格列齐特显示出明显的抑制空腹血糖升高的作用（与模型组比较，$P<0.01$），左归方亦能显著抑制空腹血糖的升高（与模型组比较，$P<0.05$）。糖负荷 1 小时，格列齐特对糖负荷后血糖的升高没有明显的抑制作用。左归降糖方有抑制糖负荷 1 小后血糖升高的作用趋势。糖负荷 3 小时，则左归降糖方组的血糖值与模型组比较具有显著性差异（$P<0.05$），表明左归降糖方能明显的降低糖负荷 3 小时的血糖。

（3）左归降糖方对空腹血胰岛素、胰高血糖素的影响：治疗用药 30 日时，模型组大鼠空腹血中胰岛素含量降低，与正常组比较具有显著性差异（$P<0.05$），表明该模型存在着胰岛素分泌的不足。此外，左归降糖方虽与模型组比较无显著性差异，但左归降糖方有升高空腹血胰岛素含量的趋势。对胰高血糖素的影响方面，虽然模型组大鼠与正常组相比具有升高胰高血糖素的作用趋势，而左归降糖方、格列齐特组与模型组比较具有降低胰高血糖素的作用趋势，但经统计分析其总体差异无显著性意义（$P>0.05$）。见表 1-36。

表 1-36　　　左归降糖方治疗给药 30 日对大鼠空腹血胰岛素胰高血糖素含量的影响（$\bar{x}\pm s$）

组别	n	胰岛素含量(μIU/mL)	n	胰高血糖素含量(pg/mL)
正常组	8	$40.04\pm16.01**$	7	$165.01\pm61.52*$
模型组	10	18.39 ± 13.62	8	293.96 ± 99.26
格列齐特组	8	21.96 ± 9.06	7	$207.23\pm44.87*$
愈三消组	10	19.99 ± 13.84	7	$238.43\pm134.54*$
左归方组	7	34.42 ± 15.17	7	201.52 ± 79.55

注：与模型组比较，$*P>0.05$；$**P<0.05$；$***P<0.01$

（4）左归降糖方对全血细胞胰岛素受体的影响：治疗给药 30 日后，模型组大鼠全血细胞胰岛素高亲和力受体数与正常组比较虽有减少趋势，但各组之间总体差异无显著意义（$P>0.05$）。而模型组大鼠低亲和力受体数目则明显降低，与正常组比较差异具有非常显著性意义（$P<0.01$）。其中左归降糖方、格列齐特、愈三消均能显著地提高大鼠全血细胞低亲和力受体数，与模型组大鼠比较差异均具有显著性意义（$P<0.01$，$P<0.05$），其中左归降糖方与格列齐特在提高实验大鼠全血细胞胰岛素低亲和力受体方面优于愈三消。

（5）左归降糖方对实验大鼠血脂的影响：实验大鼠治疗给药 30 日后，左归降糖方与愈三消及格列齐特均能显著降低血清总胆固醇（TC）含量（与模型组比较，$P<0.05$）。此外，这三个药物组均有降低血清三酰甘油（TG）含量和升高高密度脂蛋白（HDL）含量的作用趋势，但总体差异无显著性意义。

（6）左归降糖方对血浆内皮素的影响：治疗给药 30 日后，模型组大鼠的血浆内皮素含量明显升高，与正常组比较差异有显著性意义（$P<0.05$）。而左归降糖方则明显抑制血浆内皮素含量的升高（与模型组比较 $P<0.05$）。此外，愈三消无明显抑制内皮素升高的作用（与模型组比较，$P>0.05$），且与左归降糖方比较差异具有非常显著性意义（$P<0.01$），从而表明左归降糖方能显著地抑制血浆内皮素含量的升高，且这种作用优于对照药愈三消。见表 1-37。

表 1-37　　　　　　　左归降糖灵治疗给药 30 日时大鼠血浆内皮素含量的变化　（$\bar{x}\pm s$）

组别	n	血浆内皮素含量(pg/mL)
正常组	6	25.94±74.81**
模型组	6	416.44±121.15
愈三消组	6	358.34±111.86*
左归方组	6	271.25±20.36**△△

注：与模型组比较，＊$P>0.05$；＊＊$P<0.05$；＊＊＊$P<0.01$。与愈三消组比较，A$P>0.05$；A△$P<0.05$；AAA$P<0.01$

（7）左归降糖方对肾小球滤过率、一氧化氮及一氧化氮合成酶的影响：实验大鼠治疗给药后，肾小球滤过率的改变表现为：治疗 15 日时，模型组肾小球滤过率显著升高，与正常组比较具有非常显著性差异（$P<0.01$），提示 STZ 造模后，大鼠肾小球滤过率显著升高。而左归降糖方、愈三消组与模型组比较具有抑制肾小球滤过率升高的作用趋势。治疗给药 30 日时，左归方、愈三消仍具有降低肾小球滤过率的作用趋势，但四组比较总体差异无显著性意义（$P>0.05$），提示 STZ 造模后，大鼠早期存在的高肾小球滤过率状态已不明显。见表 1-38。

表 1-38　　　　　　左归降糖方治疗给药对大鼠肾小球滤过率（mL/min）的影响　（$\bar{x}\pm s$）

组别	肾小球滤过率(mL/min)	
	治疗 15 日	治疗 30 日
正常组	0.21±0.07** （$n=7$）	0.36±0.11* （$n=7$）
模型组	0.43±0.12 （$n=7$）	0.51±0.12 （$n=7$）
愈三消组	0.39±0.12 （$n=7$）	0.39±03.13* （$n=6$）
左归方组	0.33±0.08 （$n=8$）	0.41±0.09* （$n=8$）

注：与模型组比较，＊$P>0.05$；＊$P<0.05$；＊＊$P<0.01$

实验大鼠治疗给药后血尿 NO，肾组织 NOS 活性的改变则表现为：治疗给药 15 日时，模型组大鼠的血 NO 含量显著高于正常组（$P<0.05$），而尿 NO 含量则显著小于正常组（$P<0.05$），此外，左归降糖方、愈三消组与模型组比较，无显著性差异（$P>0.05$）。治疗给药 30 日后，模型组、左归降糖方组、愈三消组大鼠的血 NO 含量与治疗 15 日时比较均有非常显著性差异（$P<0.01$），提示随着病程的延长，血中 NO 的含量逐渐减少。而尿 NO 含量，左归降糖方组较模型组明显升高，差异具有显著性意义（$P<0.05$）。见表 1-39。

表 1-39　　　　　左归降糖方治疗给药对大鼠血尿一氧化氮含量的影响 ($\bar{x}\pm s$)

组别	血一氧化氮含量($\mu mol/L$)		尿一氧化氮含量($\mu mol/L$)	
	治疗 15 日	治疗 30 日	治疗 15 日	治疗 30 日
正常组	48.53 ± 17.54** $n=6$	53.37 ± 28.60 $n=6$	87.57 ± 43.77** $n=5$	79.05 ± 43.86* $n=6$
模型组	104.17 ± 31.41 $n=6$	36.04 ± 26.44### $n=6$	24.32 ± 5.05 $n=5$	50.33 ± 28.74 $n=7$
愈三消组	73.54 ± 28.16 $n=6$	28.96 ± 21.97### $n=6$	38.38 ± 26.16* $n=5$	58.11 ± 37.40 $n=6$
左归方组	76.67 ± 29.73* $n=6$	36.67 ± 12.11### $n=6$	36.49 ± 23.25 $n=5$	115.13 ± 60.02 $n=7$

注：与模型组比较，* $P>0.05$；** $P<0.05$；*** $P<0.01$。同组前后比较，# $P>0.05$；## $P<0.05$；### $P<0.01$

　　另外，肾组织 NOS 活性改变方面，治疗给药 30 日模型组的肾组织 NOS 活性较正常组明显降低（$P<0.05$），而左归降糖方则明显提高 NOS 活性，与模型组比较差异有显著性意义（$P<0.05$）。结果见表 1-40。

表 1-40　　　　　左归降糖方治疗 30 日时对大鼠肾脏一氧化氮合成酶活的影响 ($\bar{x}\pm s$)

组别	n	肾脏 NOS 活性(μ/mg)
正常组	7	18.93 ± 2.94**
模型组	9	13.27 ± 2.69
格列齐特组	7	14.23 ± 3.50*
愈三消组	6	15.30 ± 3.28*
左归方组	9	18.29 ± 4.16**

注：与模型组比较，* $P>0.05$；** $P<0.05$；*** $P<0.01$

　　（8）左归降糖方对 STZ 糖尿病大鼠血及肾脏氧自由基的影响：实验大鼠治疗给药 30 日后，用左归降糖方能使大鼠血清丙二醛（MDA）含量明显下降（与模型组比较 $P<0.05$），格列齐特和愈三消也能明显降低血清 MDA 含量（与模型组比较 $P<0.01$，$P<0.05$），而肾组织 MDA 含量改变方面：虽各组总体差异无显著性意义（$P>0.05$），但左归降糖方与愈三消组均有抑制实验大鼠肾组织 MDA 含量升高的作用趋势。此外，治疗给药 30 日时，左归降糖方及愈三消及格列齐特均能使大鼠红细胞 SOD 活性明显增强（$P<0.05$），而肾组织超氧化物歧化酶（SOD）活性改变方面：左归降糖方与愈三消能显著抑制糖尿病大鼠肾组织 SOD 活性的降低（与模型组比较，$P<0.05$）。见表 1-41、表 1-42。

表 1-41　　　　　左归降糖方治疗 30 日时对大鼠肾脏 MDA 含量及 SOD 活性的影响 ($\bar{x}\pm s$)

组别	n	MDA(nm/mg)	肾脏 NOS 活性(μ/mg)
正常组	5	20.53 ± 11.87*	247.46 ± 82.43**
模型组	5	29.89 ± 13.41	97.23 ± 22.26
左归方组	5	20.88 ± 12.61*	233.47 ± 53.84**
愈三消组	6	19.66 ± 11.79*	233.16 ± 87.24**
格列齐特组	5	25.13 ± 14.12*	211.59 ± 65.88*

注：与模型组比较，* $P>0.05$；** $P<0.05$；*** $P<0.01$

表 1 - 42　　　　　　左归降糖方治疗 30 日时对大鼠血清 MDA、红细胞 SOD 活性的影响（$\bar{x} \pm s$）

组别	血清 MDA 含量(nmol/mL)	肾脏 NOS 活性(μ/mg)
正常组	6.48±1.71(5)***	3577.45±383.09(7)**
模型组	15.32±7.77(6)	2583.73±445.52(8)
左归方组	8.67±1.43(6)**	3501.16±702.34(7)**
愈三消组	9.13±3.41(6)**	3533.32±652.26(9)**
格列齐特组	7.41±1.51(6)***	3487.50±582.10(8)**

注：（　）内为动物数，与模型组比较，＊$P>0.05$；＊＊$P<0.05$；＊＊＊$P<0.01$

3. 讨论

（1）左归降糖方降糖作用的探讨：90 年代非胰岛素依赖型糖尿病（2 型糖尿病，NIDDM）的治疗药物主要有 4 类，即磺脲类（sulphonylureas）、双胍类（biguanides）、α-糖苷酶抑制药（a-glucasidaseinhibitors）和胰岛素（insulin）。但这些西药因有一定的不良反应、继发性失效而在临床上的运用受到一定限制。

中医药则由于其不良反应少，毒性低而在 2 型糖尿病的治疗中占有一定的优势。左归降糖方通过临床运用已证实其具有较好的降糖作用。在此基础上，我们将左归方用于实验性糖尿病大鼠的治疗。

前期实验研究中，我们将左归降糖方用于四氧嘧啶所致的糖尿病小鼠的治疗，结果表明该方降低血糖的作用比较明显，并对糖尿病既有预防作用，又有治疗作用。此外，我们又用正交试验法，观察左归降糖方相关药物对四氧嘧啶造成的高血糖小鼠的降糖作用，结果表明：该方中熟地黄、枸杞子、菟丝子、生黄芪、黄连、蒲黄等单味均可使实验小鼠的血糖下降，而熟地黄与枸杞子配伍运用更能明显降低血糖。单味药物的现代研究已发现，除了熟地黄、黄芪、黄连均能降血糖之外，枸杞子、山茱萸、菟丝子亦具有不同程度的降血糖作用。

本次实验中，我们以小剂量链脲佐菌素给大鼠腹腔注射并配合高热量饲料喂饲造成实验性 2 型糖尿病。同时给予药物进行治疗。结果表明：治疗给药 15 日后，左归降糖方即能明显抑制糖负荷后 1 小时血糖值的升高，且这种作用强于中药对照药愈三消及西药对照药格列齐特。而治疗给药 30 日后，左归降糖方与格列齐特均能显著抑制实验大鼠空腹血糖的升高，而糖负荷 1 小时，格列齐特对糖负荷血糖的升高没有明显抑制作用，左归降糖方则有抑制糖负荷后血糖升高的作用。由此说明，左归降糖方对高空腹血糖的降低作用与格列齐特相似，而且左归降糖方又能抑制糖负荷后血糖的升高，这种作用则优于格列齐特。

（2）左归降糖方降糖机制的探讨：现代研究表明，2 型糖尿病的发病机制主要为胰岛素分泌不正常和胰岛素抵抗。前者主要表现为胰岛素分泌的相对不足，其特征为 β 细胞分泌和释放胰岛素功能较相应体重为少而且迟缓。而胰岛素抵抗是 2 型糖尿病发病的显著特征。胰岛素抵抗（insulin resistance，IR）是指胰岛素在促进葡萄糖摄取与利用方面受损，即一定量的胰岛素产生的生物学作用低于预计的正常水平。2 型糖尿病胰岛素抵抗的发生机制主要有 3 个方面的原因：①胰岛 β 细胞分泌胰岛素不正常。②血循环中存在胰岛素拮抗物质。其中激素类如胰高血糖素、生长激素、皮质醇及儿茶酚胺等，均在周围组织有对抗胰岛素的作用。而非激素类拮抗物，如胰岛素抗体及胰岛素受体抗体，其中胰岛素抗体的出现不是 IR 的主要因素。而胰岛素受体抗体在体内能与胰岛素受体相结合，使非结合的受体减少，从而产生严重的 IR。③周围组织靶细胞对胰岛素反应性有缺陷，即胰岛素受体及受体后缺陷。胰岛素的主要靶组织细胞是红细胞、肌肉、脂肪以及肝脏，上述任何一个环节发生障碍都会导致 IR 的增加。其中胰岛素受体缺陷包括受体数目减少，结合活性降低及酪氨酸激酶活性低下等功能改变，导致胰岛素抵抗。

近数十年中医中药防治糖尿病的研究中，探讨中药降血糖的机制，绝大多数研究的着眼点比较单一，往往是研究能否增加胰岛素的分泌。然而根据近年的研究已表明血糖的调节机制很复杂。某些药物如果能减少葡萄糖在肠道的吸收，增加胰岛素的分泌，增加靶细胞上胰岛素受体数量，增加靶细胞的葡萄糖运转载体，减少胰岛素的拮抗激素，从而增加胰岛素的敏感性，减少对胰岛素的抵抗等，都可以达到降低血糖，防治糖尿病的目的，因而有些学者认为：中医中药治疗 2 型糖尿病的最终目的，就是使胰岛素抵抗逆转或减轻，仅改善胰岛素 β 细胞功能而不能使胰岛素抵抗减轻可谓治疗并非理想。

本次实验中，我们用左归降糖方对实验性 2 型糖尿病大鼠治疗用药 30 日后，结果表明，左归降糖方有增加空腹血胰岛素含量的作用，并具有抑制胰岛素拮抗物——胰高血糖素的作用趋势，从而从胰岛素受体前水平上反映了左归降糖方能改善 2 型糖尿病大鼠的胰岛素抵抗。而在胰岛素受体水平的研究中，我们发现，该模型大鼠的全血细胞高亲和力受体、低亲和力受体数目均较正常大鼠减少，其中低亲和力受体数目的减少与正常大鼠比较有显著性差异，由此表明该实验性 NIDDM 大鼠存在着胰岛素受体的缺陷，而左归降糖方则显著地增加大鼠低亲和力受体数目，从而达到改善胰岛素抵抗的目的；并且这种作用与西药对照药格列齐特疗效相当，而优于中药对照药愈三消。综上，左归降糖方防治 2 型糖尿病的主要机制是增加胰岛素分泌、减少胰岛素拮抗物的同时，使靶细胞胰岛素受体数目增加，而对胰岛素的敏感性增强，从而改善胰岛素抵抗。

此外，脂质过氧化水平的升高以及机体自由基的清除酶活性下降可促进糖尿病病情的发展及并发症的发生。而在机体存在自由基损伤的同时，高血脂状态在糖尿病患者中也普遍存在，并是导致糖尿病动脉粥样硬化和冠心病的重要原因。本实验糖尿病大鼠模型造模后血清 MDA 含量明显升高，红细胞 SOD 活性明显下降，用左归降糖方治疗后，血清 MDA 含量下降，红细胞 SOD 活性升高，其作用与格列齐特及愈三消相似，说明左归降糖方与格列齐特、愈三消均能有效地清除过氧化脂质及对抗其对机体的损伤。实验还表明，糖尿病大鼠血清总胆固醇增高，而左归降糖方与愈三消和格列齐特均能降低大鼠总胆固醇含量，同时三组药物对三酰甘油及高密度脂蛋白亦有一定的调节作用。

（3）左归降糖方对实验性 2 型糖尿病肾脏保护作用的探讨：国际糖尿病联盟在第十五届会议上提出"让糖尿病的预防成为 21 世纪的健康范例"，我国《1996 年～2000 年国家糖尿病防治规划纲要》亦提出糖尿病防治目标为提高糖尿病患者的生存率、改善生存质量，努力控制糖尿病患病率上升的趋势。而这一目标要求我们在糖尿病的防治上，不仅着眼于血糖的良好控制，还需着眼于糖尿病各种慢性并发症的防治上，为此，本实验研究还从左归降糖方对内皮素、肾小球滤过率、NO、NOS 以及肾脏氧自由基的影响，初步探讨该方对肾脏的保护作用。

内皮素（ET）和一氧化氮（NO）是近年发现的器官局部血液调节因子，是当前研究领域最热点的课题之一。而近年研究表明：NO 是影响肾血流动力学的一个重要因子，与糖尿病后期的肾小球硬化关系密切。如 Ohishi 等发现糖尿大鼠肾脏产生的 NO 较正常鼠高约 6 倍，肾动脉注射 NO 合成抑制药可使糖尿病大鼠升高的肾小球滤过率降低，提示 NO 在糖尿病早期肾脏高灌注、高滤过发生中占有重要地位。Bucaia 等学者则认为在糖尿病肾脏功能改变中：L-精氨酸/NO 通路可能以双向性的方式起作用，其特征为早期 NO 过剩而表现的肾小球高滤过，随着病程的发展则表现为 NO 功能上的不足。另外，Trachtman 等亦认为在糖尿病中如增加 NO 合成也可以减轻细胞外基质在肾小球内的沉积和纤维化，从而防止肾小球硬化的发生。而 ET 的研究中，有报道糖尿病及糖尿病肾病患者血浆内皮素-1 显著高于正常人，体外研究亦显示：高血糖可刺激动脉内皮细胞合成和释放 ET。目前对糖尿病患者血浆 ET 水平增高的机制尚未明示，可能与长期糖代谢紊乱有关。因为长期糖代谢紊乱可引起血小板功能异常、微循环障碍、组织缺氧以及血栓等损伤性物质增加，从而刺激 ET 基因表达，合成和释放，而 ET 释放出来后，即可使肾小球毛细血管收缩，尤其是出球小动脉收缩相对明显，致使肾小球毛细血管内压升高，肾血流量减少。而这一肾血流动力学的异常改变即成为加剧糖尿病肾脏并发症的一个主要因素。孙世澜等对 STZ 导致的糖尿病大鼠进行观察，结果显示糖尿病大鼠肾小球 ET-1mRNA 水平随时间的延长和肾功能的降低而增高，尿中 ET-1 含量亦显著增高。

本实验研究结果表明：STZ 造模后模型组大鼠早期（治疗用药 15 日）测定肾小球滤过率明显增高，NO 含量以血中增高为主。而随着病程的延长（治疗 30 日时），模型组大鼠的肾小球高滤过率状态较前缓解，此时血中 NO 含量明显下降，尿中 NO 含量虽有所升高，但仍低于正常组，而此时期的肾脏 NOS 活性则明显下降，表现为 NO 产生不足。这一结果似与 Bucala 等学者提出的 L-精氨酸/NO 通路以双向性方式起作用的观点一致。在治疗用药上，左归降糖方在糖尿病早期（治疗 15 日）能使肾小球高滤过率状态减轻，这可能与其降低血中 NO 含量有关。而随着病程的延长（治疗 30 日时），左归降糖方又能抑制 NO 含量的降低，可能与其提高肾脏自身 NOS 活性有关，从而表现出尿中 NO 含量测定结果明显增高。此外，左归降糖方治疗给药 30 日时，还具有抑制血浆内皮素含量升高以及抑制肾组织 SOD 活性降低的作用。由此，我们认为左归降糖方对糖尿病大鼠具有较好的改善血糖作用的同时，对其肾脏功能亦具有较好的保护作用，并且左归降糖方的这种作用优于对照药愈三消。

小结：左归降糖方治疗气阴两虚夹瘀证的实验研究结论

糖尿病（中医消渴病）是一种常见、多发的内分泌代谢紊乱性疾病，其死亡率仅次于心血管疾病和肿瘤成为威胁人类生命的第三大疾病。目前资料表明，发达国家糖尿病患病率约 3.5％，我国糖尿病患病率也已达到 1％～2％，而且还以 1‰的速度逐年增加。因此，糖尿病及其慢性并发症的防治是当前世界各国医学界重点研究的课题之一。西药治疗 2 型糖尿病的药物主要有 4 类，即磺脲类、双胍类、α-糖苷酶抑制药和胰岛素。但这些西药因有一定的不良反应、继发性失效而在临床上的运用受到一定限制。

中医学对消渴病的认识经过了历代医家的补充、发展，日臻完善，形成了消渴病阴虚为本，燥热为标，病本于肾为主的病机观。而近十年对消渴病病因病机的认识中，有重视脾胃以气虚立论者；有重视心肝，从心肝火旺立论者；然而多数医家则认为消渴病仍当重肾，以阴虚为本，且阴虚贯穿于疾病的始终。对消渴病的治疗用药研究中，近十年的资料表明多为经验方的加减运用，而经典方剂及名医名方研究仍属不足。本研究先从文献整理的角度对阴阳互济法的内涵进行剖析，并探讨了张景岳等历代医家对消渴病证治的认识，从而表明景岳阴阳互济法是以其重视阴阳一体、命门真阴为理论基础，并且这一学术思想亦贯穿于消渴病的证治中。而最能体现景岳阴阳互济的方剂当属左、右归丸饮。本课题正是在文献整理以及阴虚为本，病本于肾为主要病机特点的基础上，结合明代名医张景岳对消渴病的认识，以阴阳互济法为指导，以左归丸、左归饮为基础进行化裁组成左归降糖胶囊。该方具有滋阴益气活血，阳中求阴，以达阴阳平衡之功。经临床观察疗效满意。同时，我们又将这一组方运用于实验性 2 型糖尿病大鼠的防治，旨在阐明该组方防治 2 型糖尿病的作用及作用机制。以上工作为临床 2 型糖尿病的防治提供了有效的新药，并为阴阳互济法如何更好地指导临床治疗提供了新的思路，因而具有一定的理论意义和临床价值。

近数十年中医中药防治糖尿病的研究中，探讨中药降血糖的机制，绝大多数研究的着眼点比较单一，往往是研究能否增加胰岛素的分泌。然而根据近年的研究已表明血糖的调节机制很复杂。某些药物如果能减少葡萄糖在肠道的吸收，增加胰岛素的分泌，增加靶细胞上胰岛素受体数量，增加靶细胞的葡萄糖运转载体，减少胰岛素的拮抗激素，从而增加胰岛素的敏感性，减少对胰岛素的抵抗等，都可以达到降低血糖，防治糖尿病的目的，因而有些学者认为：中医中药治疗 2 型糖尿病的最终目的，就是使胰岛素抵抗逆转或减轻，仅改善胰岛 β 细胞功能而不能使胰岛素抵抗减轻可谓治疗并非理想。本课题研究结果表明，左归降糖方在增加胰岛素分泌，抑制胰岛素拮抗物的同时，使靶细胞胰岛素受体数目增加而对胰岛素的敏感性增强，从而改善胰岛素抵抗。此外，左归降糖方对实验性糖尿病大鼠的肾脏功能及血管内皮细胞功能亦具有一定的保护，从而对防治糖尿病血管并发症也具有一定的临床应用前景。由于目前工作条件所限，本研究在左归降糖方防治 2 型糖尿病的临床应用和实验机制研究方面所做工作尚属不足，有待今后更为深入的研究。

二、左归降糖方对高糖刺激下血管内皮细胞反应性变化的影响

（一）材料与方法

1. 药物　左归降糖方（ZGJTF）同前实验，经水煎、冷藏、高速冷冻离心及灭菌后备用。格列齐特（Diamicron）：同前实验。

2. 血管内皮细胞培养　参照 Jaffe 建立的方法略作改进。新鲜脐带在无菌条件下以 D－Hanks 液（NaCl 8.0 g，KCl 0.4 g，$Na_2HPO_4 \cdot H_2O$ 0.06 g，KH_2PO_4 0.06 g，$NaHCO_3$ 0.35 g 溶于 1000 mL 三

蒸水）洗净表面血迹并冲洗脐静脉直至冲出液无色澄明为止，然后用 0.25％胰蛋白酶溶液（sigma 公司产品）适量注入脐静脉，37 ℃消化 15 分钟，消化液中加入适量小牛血清（杭州四季青生物材料研究所生产）以中止胰蛋白酶反应，800 r/min 离心 10 分钟，弃上清，沉淀加入 RPMI 1640 完全培养基（1000 mL 含 RPMI 1640 干粉 10.49、NaHCO$_3$ 2.0 g，HEPES 2.975 g，青霉素 100 万 U，链霉素 100 万 U，并加入 200 mL 小牛血清）悬浮细胞，计数，调整细胞密度为 30 万个/mL，然后接种于 24 孔细胞培养板（GIECO 公司产品），每孔 0.5 mL，置 5％ CO$_2$、95％空气的 CO$_2$ 培养箱（Shelton 公司产）37 ℃培养，12 小时后换液 1 次，以后 48 小时换液 1 次，一般于培养第五日细胞融合成片，此时可用于后继试验。培养细胞经鉴定为血管内皮细胞。

3. 实验方法 融合生长的人脐静脉内皮细胞（HVEC）换成不含小牛血清的 RPMI1640 基础培养基，每孔 0.48 mL，然后随机分为六组，其中三组每孔加入 10 μL 15 mol/L 葡萄糖液，使加入葡萄糖的终浓度为 30 mmol/L，分别施加 D-Hanks 液（空白对照组）、格列齐特（阳性对照组）和左归降糖方（观察组）10 μL，使格列齐特、左归降糖方的终浓度分别为 33.33 μg/mL 和 1.40 mg/mL；另三组以等量 D-Hanks 液代替 15 mol/L 葡萄糖液，同上施加上述三种因素，37 ℃继续孵育 3 小时，然后收集条件培养液，离心（3000 r/min）10 分钟后，测定培养液中下列指标。

4. 观察指标 葡萄糖含量：采用葡萄糖氧化酶法；血管性假血友病因子（vWF）：采用夹心酶联免疫法，测试药盒由苏州医学院血栓室提供。

5. 统计学处理 多组计量资料比较采用方差分析，两组比较采用 t 检验。

（二）结果与分析

1. 左归降糖方对 HVEC 转化葡萄糖的影响 HVEC 经基础培养基培养 3 小时后，葡萄糖转化率为 3.02±2.5（％），格列齐特和左归降糖方使糖转化率显著增多（$P<0.01$）。但两组之间差异无显著性意义（$P>0.05$），而 HVEC 经高浓度葡萄糖（30mN）孵育 3 小时后，糖转化率显著性升高（$P<0.05$），在此基础上，格列齐特作用不明显（$P>0.05$），而左归降糖方可使转化率进一步升高（$P<0.05$）。

2. 左归降糖方对 HVEC 释放 vWF 的影响 如表 1-43 所示，用基础培养基孵育 3 小时后，左归降糖方和格列齐特使 vWF 释放均显著性增加（$P<0.01$，$P<0.05$）；高浓度葡萄糖刺激后 vWF 释放亦显著性增多（$P<0.01$），但左归降糖方和格列齐特对高糖诱导的 vWF 释放均具有明显的抑制作用（$P<0.01$，$P<0.05$）。

表 1-43 药物对 HVEC 释放 vWF（μ/mL）的影响（$\bar{x}±s$）

组别	n	基础培养基	高浓度(30 mmol/L)葡萄糖
空白对照组	8	19.32±15.16	52.83±18.32***
格列齐特对照组	8	42.63±25.68**	31.21±22.99△△
左归降糖组	8	64.20±26.57***	29.34±16.62△△△

注：与基础培养基空白对照组比较 $P>0.05$；**$P<0.05$；***$P<0.01$；与高糖空白对照组比较，△$P>0.05$；△△$P<0.05$；△△△$P<0.01$

（三）讨论

国内外大量研究表明，糖尿病患者的高糖血症与慢性血管并发症密切相关，但高糖血症诱导血管病变发生的机制目前尚不清楚。近年来随着前列环素、内皮源性舒张因子、内皮素及 vWF 等的发现，人们对血管内皮细胞的认识大大深化，它通过分泌一系列的生物活性物质参与炎症及免疫反应、血栓形成、血管壁病变等病理反应。Scharffetter 认为血管内皮细胞是血管病变的病理关键部位，糖尿病血管病变在很大程度上正是由于高糖血症引起内皮细胞损伤或功能改变而形成。本研究结果提示，高糖引起血管内皮细胞合成释放 vWF 增多，表明血管内皮细胞可能从以抗血栓功能为主状态转入到促血栓形成为主的激惹状态或损伤状态，这为认识糖尿病血管并发症的发生机制提供了重要依据。而左归降糖方除能进一步促进葡萄糖转化外，能显著性抑制高糖诱导内皮细胞释放 vWF，表明该方对血管内皮细胞抗血栓功能的恢复具有明显的促进作用，从而对糖尿病血管并发症的防治具有一定的临床意义。

第二章　葡萄糖耐量异常

第一节　葡萄糖耐量异常与 OGTT

糖耐量指人体对摄入的葡萄糖具有很大耐受能力的现象。口服葡萄糖耐量试验即口服一定量葡萄糖后，每间隔一定时间测定血糖水平。OGTT 是一种葡萄糖负荷试验，利用这一试验可了解胰岛 β 细胞功能和机体对糖的调节能力。WHO 标准化的 OGTT：WHO 推荐成人 75 g 葡萄糖，孕妇 100 g，儿童每千克体重 1.75 g，总量≤75 g 用 250 mL 水溶解，5 分钟内口服。服糖前抽空腹血，服糖后每隔 30 分钟取血，共 4 次。采血同时每隔 1 小时留尿测尿糖。根据各次血糖水平绘制糖耐量曲线。规定试验前 3 日每日食物中糖含量应不低于 150 g，维持正常活动，影响试验的药物应在 3 日前停用。整个试验期间不可吸烟、喝咖啡、喝茶或进食。

（一）OGTT 结果

1. 正常糖耐量　空腹血糖＜6.1 mmol/L(110 mg/dL)，口服葡萄糖 30～60 分钟达高峰，峰值＜11.1 mmol/L(200 mg/dL)；2 小时恢复到正常水平，即＜7.8 mmol/L(140 mg/dL)，尿糖均为（－）。此种糖耐量曲线说明机体糖负荷的能力好。

表 2-1	不同年龄段糖耐量结果的血糖值上限				mmol/L
时限(分)	年　龄				
	40 岁以下	40～49 岁	50～59 岁	60～69 岁	70 岁以上
空腹	6.9	6.9	6.9	6.9	6.9
30	11.1	11.1	11.4	11.55	11.9
60	10.54	10.54	11.1	11.55	12.2
120	8.33	8.33	8.6	8.88	9.16
180	6.9	6.9	6.9	6.9	6.9

2. 糖尿病性糖耐量　空腹血糖浓度≥7.0 mmol/L；服糖后血糖急剧升高，峰时后延峰值超过 11.1 mmol/L，2 小时后仍高于正常水平，尿糖常为阳性。其中服糖后 2 小时的血糖水平是最重要的判断指标。许多早期糖尿病患者，可只表现为 2 小时血糖水平的升高。糖尿患者如合并肥胖、妊娠、甲状腺功能亢进症，使用糖皮质醇激素治疗或甾体避孕药时，可使糖耐量减低加重。

3. 糖耐量受损（IGT）　空腹血糖 6.11～7.0 mmol/L（110～126 mg/dL），2 小时后血糖水平：7.8 mmol/L≤2 小时血糖＜11.1 mmol/L，IGT 患者长期随诊，最终约有 1/3 的人能恢复正常，1/3 的人仍为糖耐量受损，1/3 的人最终转为糖尿病。

4. 其他糖耐量异常

（1）平坦型耐量曲线：特征如下。①空腹血糖水平正常；②服糖后不见血糖以正常形式升高。不出现血糖高峰，曲线低平；③较短时间内（一般 1 小时内）血糖即可恢复原值。原因：可由于胃排空延迟，小肠吸收不良引起。或脑垂体、肾上腺皮质功能减退、甲状腺功能减退及胰岛素分泌过多等引起。此时由于糖异生作用降低，组织对糖的氧化利用加强而表现为糖耐量增加。

（2）储存延迟型耐糖曲线：特征如下。服糖后血糖水平急剧升高，峰值出现早，且超过

11.1 mmol/L，而 2 小时值又低于空腹水平。原因：胃切除患者于肠道迅速吸收葡萄糖或严重肝损害的患者肝脏不能迅速摄取和处理葡萄糖而使血糖升高，引起反应性胰岛素分泌增多，进一步致肝外组织利用葡萄糖加快，使 2 小时血糖明显降低。

（二）注意事项

1. OGTT 受多种因素影响　主要因素包括：①试前过分限制碳水化合物可使糖耐量减低，而呈现假阴性。②试前剧烈活动可加速葡萄糖的利用，引起交感神经兴奋，使儿茶酚胺等释放，致血糖升高，故试验前患者至少休息 30 分钟。③在试验期间应避免精神刺激。否则，情绪激动可使交感神经过度兴奋，血中儿茶酚胺分泌量增多，影响测定结果。④在试验的前一日禁止饮用咖啡、茶、酒，禁止吸烟。否则，影响本试验结果。⑤急性心肌梗死、脑血管意外、外科手术、烧伤等各种应激状态，均可使血糖暂时升高、葡萄糖耐量减低。因此，需病愈后恢复正常活动时再做此项试验。⑥甲状腺功能亢进症，肢端肥大症等内分泌疾病，可产生某些胰岛素拮抗激素的分泌，致使葡萄糖耐量异常。过度肥胖也可引起糖耐量减低，对 OGTT 结果分析时应注意此因素。⑦试验前应停用有关药物，如烟酸、噻嗪类利尿药、水杨酸钠等（至少 3～4 日），口服避孕药停 1 周，单胺氧化酶抑制药应停 1 个月以上。以免造成假阳性。

2. 对于胃肠道手术或胃肠功能紊乱影响糖吸收的患者，糖耐量试验不宜口服进行，而需采用静脉葡萄糖耐量试验（IGTT）。对 OGTT 正常但有糖尿病家族史者，可进行可的松 OGTT，但 50 岁以上者对葡萄糖的耐受力有下降的趋势，所以不宜做此类试验。

第二节　葡萄糖耐量异常早期症状

葡萄糖耐量减低（impaired glucose tolerance，IGT）是介于正常血糖和糖尿病之间的一种代谢状态。1997 年以前的诊断标准为口服 75 克葡萄糖耐量试验（OGTT）时，其空腹血浆葡萄糖＜7.8 mmol/L，在服糖后 2 小时血糖大于等于 7.8 mmol/L 并小于 11.1 mmol/L。早在 1979 年以前不少学者即已认识到，在正常与糖尿病之间还存在一种中间临床状态，于是从不同侧面冠以这种中间状态为"化学性糖尿病"、"无症状性糖尿病"、"边缘性糖尿病"、"隐性糖尿病"或"糖尿病前期"等诊断名称。1979 年，美国国家糖尿病数据组（NDDG）首先提出 IGT 这一诊断名词，当时诊断 IGT 空腹血浆葡萄糖要求＜7.8 mmol/L，OGTT 2 小时血糖为 7.8～11.1 mmol/L 之间。此概念后被 WHO（1980年、1985 年）糖尿病专家委员会在其有关糖尿病诊断标准与分型的报告中所采纳，由此，IGT 定为糖尿病的一种分型，并列于糖尿病、继发性糖尿病、妊娠糖尿病的临床分类之中。经过十余年的实践及大量流行病学资料分析，于 1997 年美国糖尿病学会（ADA）和 1999 年 WHO 糖尿病专家委员会在有关糖尿病诊断标准与分型的评论中，提出 IGT 是一种血糖异常状态，是介于正常和糖尿病之间的一种糖代谢异常，是糖尿病自然病程中一种重要阶段，不仅 2 型糖尿病存在 IGT 阶段，1 型糖尿病也可能有这个阶段。目前一般认为，葡萄糖耐量异常（IGT）是糖尿病的前期表现，尤其是 2 型糖尿病。有报道，IGT 患者在 5～10 年内，有 1/3 可转变为糖尿病患者，1/3 可恢复正常，1/3 仍维持不变。但不同地区不同种族之间 IGT 的转归也存在差异。

一、早期症状

慢性疾病或许是人类最无法有效察觉和根治的疾病，糖尿病就是其中之一，糖尿病的典型症状是"三多一少"（多饮、多食、多尿、体重减少）。但临床发现，许多患者特别是中老年患者，上述典型症状并不明显，而并发症症状常常为最早出现的症状。因此，对糖尿病应该尽早防范，而下面情况尤其应警惕糖尿病，定期去医院检查。

1. 阳痿　男性糖尿病患者并发阳痿率可高达 40％～60％。所以平常性功能正常的男性，如果一旦出现了阳痿，有可能是患上了糖尿病。

2. 排尿困难或者原因不明的浮肿　男女糖尿病患者早期常有排尿困难症状，除男性因前列腺肥大引起外，应考虑糖尿病的可能。或者原因不明的浮肿也应考虑糖尿病的可能。

3. 周围神经炎　表现为肩部、手足麻木，身体有灼热感或蚁走感，跟腱反射减弱或消失。

4. 间歇性跛行　走路常感下肢疼痛难忍，不能继续行走，有时有手掌挛缩现象。

5. 女性上体肥胖　医学测试证明：女性腰围与臀围之比大于 0.7～0.8，上体明显肥胖，是患糖尿病的特征之一。

6. 分娩巨婴　孕妇分娩出体重 4000 克以上的巨大婴儿，并有多次自然流产或死胎的病史。

7. 皮肤病　全身皮肤瘙痒，特别是女性的阴部瘙痒更明显。皮肤易生疖、疱，并且易出现化脓性感染，伤口和皮肤感染愈合慢。或者有下肢溃烂或坏疽。

8. 眼疾　患者年龄较轻即有视力减退，视觉模糊，或突然出现视力障碍，眼前有黑影飞舞，或出现白内障、青光眼，视力明显下降。

9. 呼吸异味　患者呼出烂苹果似的气味，重者连汗液、泪水都有类似气味。

10. 菱形舌炎　舌体中央的舌乳头萎缩，表现为局部无舌苔覆盖的菱形缺损区。

11. 低血糖　有过自发性低血糖病史，出现多汗尤其是局部出汗多，饥饿、头昏、心慌、易激动并反复发作。

12. 嗜糖　患者常有空腹嗜吃甜食的习惯。

13. 疲劳感明显　40 岁以上，患者倦怠、乏力，即使处于休息状态，身体也感到十分疲劳。

14. 糖尿　排出的尿液有大量的泡沫，且长时间难以消失。如将尿液洒于地面，干后发白，并可引来蚁蝇。检查示尿糖阳性而空腹血糖正常者。

15. 无痛性心肌梗死　糖尿病可影响心脏的神经、心肌、血管，导致冠状动脉硬化，引起心肌梗死。心肌梗死时由于痛觉神经变性而不敏感，有 24%～42% 的人无疼痛反应。对发生无痛性心肌梗死者，或出现原因不明的心律失常、心力衰竭者，应考虑可能是糖尿病所致。

16. 顽固或间歇性腹泻　糖尿病患者易发生胰源性腹泻，特点是：日排便 2～10 次不等，常于餐后、夜间或清晨发生；大便呈糊状或水样，或表现为脂肪泻；腹泻可与便秘交替出现。有上述特征的腹泻，特别是脂肪泻，应做有关糖尿病的检查。

17. 发展迅速的肺结核　资料显示，约 10%～15% 的糖尿病患者并发肺结核。由于患者抵抗力降低，高糖环境又有利于结核菌的生长繁殖，所以肺结核病灶容易蔓延、恶化。因此，结核患者，尤其是中老年患者，如病情重、发展快、疗效差，应进一步检查血糖。

18. 遗传因素　凡有糖尿病家族史，特别是孪生姐妹或兄弟中有糖尿病。女性有过期妊娠、胎儿过大或死胎病史者。尤其是肥胖者。

上述情况具有两条以上者，即有可能为隐性糖尿病，应及早去医院作进一步检查。

二、糖尿病的筛查

糖尿病的筛查指标主要有空腹血糖和口服葡萄糖耐量试验。筛查的步骤为：

1. 在正常人群（尤其年龄大于 45 岁者）进行空腹血糖或随机血糖测定。如果空腹血糖低于 5.6 mmol/L 或随机血糖低于 6.5 mmol/L，则每隔 2～3 年重复检测一次。

2. 如果空腹血糖高于或等于 5.6 mmol/L 或随机血糖高于或等于 6.5 mmol/L，还需进一步做葡萄糖耐量试验（如餐后 2 小时血糖）。

3. 如果经进一步检测确诊为糖尿病前期者或糖尿病者，应该积极治疗，并且每 6 个月定期到医院复查 1 次。

此外，1 型糖尿病的直系亲属，如兄弟、姐妹、子女等，除了检测空腹血糖或餐后 2 小时血糖外，还应进行糖尿病免疫学指标筛查，如胰岛细胞抗体、胰岛素抗体、谷氨酸脱羧酶抗体等，每年需到医院检查 1 次。因为这些人患糖尿病的危险性较一般人群高 10 倍。经研究证实，在 1 型糖尿病发病前 10 年这些抗体就已存在于患者体内，因此，联合检测这 3 种抗体对于预测糖尿病更有价值。

第三节　葡萄糖耐量异常的辨证论治

葡萄糖耐量异常（IGT）是指葡萄糖耐量曲线异常，但不够糖尿病的诊断标准，尚不足以诊断为糖尿病。葡萄糖耐量异常有以下 3 个特点：①糖耐量曲线异常，有一点或一点以上血糖值高于正常，但未达到糖尿病的诊断标准；②长期随访，大多数患者可转变为正常 OGTT，只有少数转变为真正糖尿病；③糖耐量异常患者比正常人有更多肥胖或超重现象，容易发生血管并发症，伴有冠心病危险因子者也明显增多，如动脉硬化、高血压、高血脂等。发病率因种族、地区不同而差异很大，为 0.3%～32%。糖耐量异常是发展成 2 型糖尿病的一个阶段。糖耐量异常患者每年有 1%～5%转变成糖尿病，从总体上说约 1/3 转变成糖尿病。其发病机制主要有两个方面：一是肥胖。由于脂肪增多，脂肪细胞膜上的胰岛素受体数目减少及亲合力降低，导致胰岛素的相对分泌不足而发生本病。一是应激反应。在应激状态下，由于肾上腺髓质及皮质激素分泌过多，交感神经受刺激而诱发糖代谢紊乱而发生本病。

糖耐量异常相当于中医的消渴病前期，又称"脾瘅"。本病多见于肥胖者和老年人，一般无临床症状。中医认为其发病乃因嗜食肥甘、喜卧少动导致肥胖，久则致脾气虚弱，或年老肾气渐亏，脏腑功能减退，久则产生痰瘀等病理产物，而导致本病的发生。该期的主要病机特点是"阴虚"。主要表现为阴精亏损，燥热偏盛，病位在肺、胃、肾，涉及肝、脾二脏。临床常见为肺燥阴伤证、胃热炽盛证和阴虚阳亢证等。本病为本虚标实证，本为阴精亏损，标为燥热。

一、诊断要点

依据 1999 年 WHO 推荐的糖尿病葡萄糖耐量异常诊断标准。

1. 临床症状　无明显的自觉症状。

2. 实验室检查　①空腹血糖小于 7.0 mmol/L；②餐后 2 小时血糖大于或等于 7.8 mmol/L，小于 11.1 mmol/L。

两者均符合者。

二、辨证论治

葡萄糖耐量异常的辨证，重在辨别本虚与标实，即阴精亏损与燥热的偏盛，以口燥咽干、烦渴、多食、尿短黄等为主症者，为燥热偏盛，为热证；以腰膝酸软，口干欲饮，头晕目眩或气短乏力，舌质红，少苔、脉细等为主症者，多为阴虚或气阴两虚为主，为虚证。其治疗宜根据燥热与阴虚偏盛的不同，选择针对性的治疗方法。由于阴虚为本病的根本，各证治疗时均应加以养阴的药物。

1. 肺燥阴伤证

主症：口燥咽干，形体消瘦，失眠多梦，盗汗，五心烦热，大便干结，舌红少津，脉细略数。

治法：养阴清肺。

方药：养阴清肺汤（《重楼玉钥》）。

组成与用法：生地黄、玄参各 15 g，麦冬 12 g，赤芍、牡丹皮各 9 g，甘草、薄荷各 6 g，川贝母 10 g（杵碎）。水煎服。

加减应用：若口燥咽干等阴虚症状明显者，重用玄参、生地黄、麦冬，加沙参、天花粉；气短乏力者，加黄芪、白术；热甚者，加黄芩、桑白皮。

2. 胃热炽盛证

主症：烦渴喜饮，食欲极佳，口干或口渴，便秘，舌红苔黄，脉数。

治法：清胃泄热，佐以养阴。

方药：清胃汤（《医宗金鉴》）。

组成与用法：生地黄 15 g，生石膏 50 g，黄连、黄芩、牡丹皮各 9 g，升麻 12 g。水煎服。

加减应用：若烦渴喜饮者，加石斛、天花粉；食欲极佳者，用黄连、生石膏；大便干结者，加大黄。

3. 阴虚阳亢证

主症：急躁易怒，头晕目眩，形体消瘦，口干咽燥，大便干燥，舌红少津，脉细弦数。

治法：滋阴潜阳。

方药：一贯煎（《柳州医话》）。

组成与用法：沙参、枸杞子各 20 g，麦冬 15 g，当归 10 g，川楝子 5 g，生地黄 12 g。水煎服。

加减应用：若急躁易怒者，加黄芩、栀子；口干咽燥者，加天花粉、石斛；便秘者，加玄参、生大黄；头晕目眩者，加天麻、钩藤、龙骨、牡蛎；兼气短乏力者，加生黄芪、党参。

三、辨病论治

葡萄糖耐量异常的辨病治疗，要重视 2 个环节，即重视祛邪，尽早消除可能引起糖耐量异常的有害因素，如清热、化痰、平肝潜阳等；重视扶正，如养阴、益气等，促使异常的糖耐量恢复正常。

1. 清热保津法附方（《时病论》）

组成与用法：鲜石斛 18 g，鲜生地黄 25 g，麦冬 12 g，天花粉 15 g，连翘 12 g，参叶 6 g。水煎服。若烦渴明显者，加黄连、生石膏、知母；气虚明显者，加黄芪、山药；失眠者，加首乌藤、浮小麦、生牡蛎。

2. 清燥救肺汤（《医门法律》）

组成与用法：麦冬 15 g，生石膏 60 g，桑叶 12 g，阿胶（烊化、冲）、杏仁、枇杷叶、胡麻仁各 10 g，甘草、人参各 3 g。水煎服。主治葡萄糖耐量异常之症见口干咽燥、烦渴或伴有干咳、大便干结者。如烦渴者，加黄芩、知母；口干咽燥者，加天花粉、石斛。

3. 百合知母汤（《金匮要略》）

组成与用法：百合 15 g，知母 18 g。水煎服。主治葡萄糖耐量异常之症见口干咽燥、烦渴者。如烦渴明显者，加黄芩、石斛；口干咽燥者，加天花粉、沙参。

四、对症论治

葡萄糖耐量异常的对症用方，要根据患者的主要症状进行选择，尤适宜于证候不典型而主症又突出者。

（一）葡萄糖耐量异常所致烦渴、失眠方

1. 酸枣仁汤（《金匮要略》）

组成与用法：酸枣仁 18 g，川芎 5 g，知母、白茯苓各 10 g，甘草 3 g。水煎服。主治葡萄糖耐量异常之以烦渴、失眠为主症者。若急躁易怒者，加栀子、郁金；烦渴明显者，加黄芩、石斛。

2. 朱砂安神丸（《医学发明》）

组成与用法：朱砂 15 g，甘草 16 g，当归 10 g，黄连、生地黄各 18 g。共研细末，汤浸蒸饼为丸。口服，每次 6~9 g，每日 1 次，睡前温开水送下。主治葡萄糖耐量异常之见烦渴、失眠者。口干咽燥者，加麦冬、熟地黄、石斛。

3. 柏子养心丸（《体仁汇编》）

组成与用法：柏子仁 120 g，枸杞子 90 g，麦冬、当归、茯神、石菖蒲各 30 g，玄参、熟地黄各 60 g，甘草 15 g。蜜丸，梧桐子大，每次口服 50 丸，每日 3 次。主治葡萄糖耐量异常之以烦渴、失眠为主症者。若烦渴明显者，加石斛、沙参；口苦者，加栀子、黄芩。

（二）葡萄糖耐量异常所致食欲旺盛方

1. 猪肚黄连丸（《圣济总录》）

组成与用法：猪肚 1 副，黄连 120 g。猪肚内纳黄连，煮烂后捣之，和为丸如梧桐子大，每日 2 次，每次 30 丸，温开水送下。主治葡萄糖耐量异常之以食欲佳为主症者。若烦渴明显者，加桑白皮、石斛；大便干燥者，加瓜蒌子。

2. 朱砂黄连丸（《世医得效方》）

组成与用法：朱砂 30 g，生地黄 60 g，黄连 90 g。上为末，炼蜜为丸如梧桐子大，每日 1 次，每次 50 丸，空腹枣汤送下。主治葡萄糖耐量异常之以食欲极佳为主症者。若口干明显者，加天花粉、玉竹；大便干结者，加生大黄。

五、专病成药

1. 六味地黄丸（《中华人民共和国药典》）

处方组成：熟地黄、山茱萸、山药、茯苓、泽泻、牡丹皮。

功能主治：养阴益气，清热。主治葡萄糖耐量异常之无明显症状者。

用法用量：口服，每次 3 g，每日 2 次。

临床研究：糖耐量异常（IGT）患者 163 例被随机分为中药综合治疗组（A 组，56 例）、生活方式干预组（B 组，55 例）及对照组（C 组，55 例）。生活方式干预组采用严格的饮食处方、中等强度的有氧运动、反复糖尿病基本知识讲座、定期的血糖监测；中药综合治疗组除了上述治疗外，另外加入六味地黄丸治疗。对照组仅发放宣传手册及定期复查。结果：经过 1 年半治疗，对照组 9 例恶化为糖尿病（16.4%），生活方式干预组 2 例恶化为糖尿病（3.37%），中药综合治疗组未发现恶化为糖尿病者（$P<0.05$）。与对照组比较，中药综合治疗组、生活方式干预组降低血糖、血脂、血压和体重指数显著（$P<0.01$），而中药综合治疗组又优于生活方式干预组（$P<0.05$ 或 $P<0.01$）。结果表明，生活方式干预和中药综合治疗均可预防糖尿病，中药六味地黄丸有预防糖尿病的作用。

2. 二至丸（《医方集解》）

处方组成：女贞子、墨旱莲。水煎服。

功能主治：补肾养肝。主治葡萄糖耐量异常之见无明显症状者。

用法用量：口服，每次 3 g，每日 2 次。

3. 知柏地黄丸（《中华人民共和国药典》）

处方组成：知母、黄柏、熟地黄、山药、山茱萸、茯苓、泽泻、牡丹皮。

功能主治：清热养阴。主治葡萄糖耐量异常之见五心烦热、口干咽燥等阴虚火旺症状明显者。

用法用量：口服，每日 3～5 g，每日 2 次。

4. 黄连丸（《中华人民共和国药典》）

处方组成：黄连、生地黄。

功能主治：清热养阴。主治葡萄糖耐量异常之见烦热、口干咽燥等为主症者。

用法用量：口服，每日 5 g，每日 2 次。

六、单方用药

1. 黄连粉　用法：每次 2 g，每日 2 次，用温开水冲服。功用：清热泻火。主治葡萄糖耐量异常之以口干、口渴为主症者。

2. 桑白皮　用法：每次 5 g，每日 2 次，水煎服。功用：清热泻肺。主治葡萄糖耐量异常之以口干、口渴为主症者。

3. 知母　用法：每次 15 g，每日 2 剂，水煎服。功用：清热养阴。主治葡萄糖耐量异常之以口干、口渴为主症者。

4. 天花粉　用法：每次 12 g，每日 2 次，水煎服。功用：清热生津。主治葡萄糖耐量异常之以口干、口渴为主症者。

5. 枸杞子　用法：每次 30 g，每日 2 剂，水煎服。功用：养阴柔肝。主治葡萄糖耐量异常以阴虚阳亢症状明显者。

6. 桑叶　用法：每次 10 g，每日 2 次，开水泡服。功用：清热凉血。主治葡萄糖耐量异常症状不明显者。

第三章　糖尿病酮症酸中毒

糖尿病酮症酸中毒（DKA）是临床常见的糖尿病急性并发症，也是内科常见急症之一。发生率占糖尿病患者的 16% 左右，并随年龄增大而增高。有些糖尿病患者以 DKA 为首发表现首诊于急诊科，1 型糖尿病患者，如儿童或青少年，DKA 可作为首发症就诊。本病是由于胰岛素活性重度缺乏及升糖激素不适当升高，引起糖、脂肪和蛋白质代谢紊乱，以致水、电解质和酸碱平衡失调，并以高血糖（$>13.9\ mmol/L$）、高酮血症（$>5\ mmol/L$）和代谢性酸中毒（$pH<7.3$）为主要表现，严重时可导致昏迷，重要脏器损伤，甚至死亡。

第一节　糖尿病酮症酸中毒的发病与诊断

一、发病原因

1. 急性感染　是 DKA 的重要诱因，包括呼吸系统、泌尿系统及皮肤感染常见，且以冬春季发病率较高。急性感染又可是 DKA 的合并症，与 DKA 互为因果，形成恶性循环，更增加诊治的复杂性。

2. 饮食失控和/或胃肠道疾病　如饮食过量、过甜（含糖过多）或不足，酗酒，或呕吐、腹泻等，均可加重代谢紊乱而诱发 DKA。

3. 治疗不当　中断药胰岛素治疗、药量不足，尤其是 1 型糖尿病患者停用或减少胰岛素治疗剂量，常可引起 DKA。2 型糖尿病患者长期大量服用苯乙双胍，尤其肝、肾功能不佳时易诱发 DKA；也有报道大剂量噻嗪类利尿药诱发者。

4. 其他应激　诸如严重外伤、麻醉、手术、妊娠、分娩、精神刺激以及心肌梗死或脑血管意外等情况。由于应激造成的升糖激素水平的升高，交感神经系统兴奋性的增加，加之饮食失调，均易诱发酮症酸中毒。

二、发病机制

DKA 发病的基本环节是由于胰岛素缺乏而升糖激素增加导致糖代谢障碍，血糖不能正常利用，导致血糖增高，脂肪分解增加，血酮增多和继发代谢性酸中毒与水、电解质代谢紊乱等一系列改变。升糖激素包括胰高血糖素、肾上腺素、糖皮质激素和生长激素，其中，胰高血糖素的升高导致糖原合成与糖的利用率下降，糖原分解及糖异生加强，血糖显著增高。胰高血糖素分泌过多是引起 DKA 发病的主要因素。同时，由于脂肪代谢紊乱，游离脂肪酸水平增加，给酮体的产生提供了大量前体，最终形成了酮症酸中毒。

三、病理生理

1. 高血糖　高血糖一方面导致细胞外液高渗的形成，引起细胞内液向细胞外移动，细胞脱水，而细胞脱水将导致相应器官的功能障碍。另一方面引起渗透性利尿，带走水分和电解质，进一步导致水盐代谢紊乱。

2. 酮症酸中毒　酸血症和酮症酸中毒：酮体中的 β-羟丁酸和乙酰乙酸都是强酸，血酮增高使血中有机酸浓度增高（正常值 6 mmol/L），同时大量有机酸从肾脏排出时，除很少量呈游离状态或被肾小

管泌 H^+ 和排除外，大部分与体内碱基结合成盐而排除，造成体内碱储备大量丢失而致酸中毒，当血 pH 值降至 7.2 时可出现典型的酸中毒呼吸（Kussmaul 呼吸），pH 值＜7.0 时可致中枢麻痹或严重的肌无力甚至死亡，另外酸血症影响氧自血红蛋白解离导致组织缺氧，加重全身状态的恶化。

3. 脱水　DKA 时血糖明显升高，同时大量酸根产生，渗透性利尿及排酸失水，加上呼吸深快失水和可能伴有的呕吐、腹泻引起的消化道失水等因素，均可导致脱水的发生。脱水的原因有：①高血糖引起的渗透性利尿；②蛋白质和脂肪分解增加，大量酸性代谢物排出时带走水分；③患者入水量不足，特别是老年患者。脱水引起血容量不足，血压下降甚至循环衰竭等严重后果。

4. 电解质紊乱　DKA 时，由于渗透性利尿，摄入减少及呕吐，细胞内外水分转移入血、血液浓缩等均可导致电解质紊乱，临床上所测血中电解质水平可高、可低，也可正常。DKA 时血 Na^+ 无固定改变，一般正常或减低，早期由于细胞内液外移可引起稀释性低 Na^+，一般血糖每升高 5.6 mmol/L，血 Na^+ 可下降 2.7 mmol/L，进而可因利尿和酮体排出而致血 Na^+ 丢失增加，但如失水超过失 Na^+ 时也可致血 Na^+ 增高。血 K^+ 多降低，尽管由 DKA 时组织分解增加和大量细胞内 K^+ 外移以致测血 K^+ 值并不低，但其总体钾仍低，因为：①渗透性利尿引起大量 K 丢失；②DKA 时肾小管的泌 H^+ 和制 NH_4^+ 功能受损，肾小管内 Na^+-K^+ 交换增加；③呕吐和摄入量不足。因此，DKA 患者只要肾功能无损害，治疗时均需补钾。

5. 组织缺氧　DKA 携氧系统失常。高血糖致红细胞内糖化血红蛋白（GHb）含量增多，增强血红蛋白与氧的亲和力；缺磷时细胞内 2,3-二磷酸甘油酸（2,3-DPG）降低，使血氧解离曲线左移。两者均导致氧释放减少，造成组织缺氧。但酸中毒时 pH 值下降，使血红蛋白与氧亲和力下降，而又可使组织缺氧在某种程度得到改善。

四、诊断要点

糖尿病酮症酸中毒及昏迷目前尚无统一的诊断标准，依据《中华内科学》及中华医学会《中国 2 型糖尿病防治指南（2013 版)》，目前通用的关于糖尿病酮症酸中毒及昏迷的诊断标准如下：

1. 临床症状　有关诱因所引起的临床表现；原糖尿病症状加重，如烦渴、多尿、消瘦、无力等，有时食欲减退，并出现恶心、呕吐、腹痛、头痛、嗜睡、最终昏迷。

2. 体格检查　呼吸加深、加快（酸中毒大呼吸），有酮味（烂苹果味）。有明显脱水征，皮肤干燥，弹性差，舌红干，眼球下陷，眼压低。循环不足，如脉快而弱，四肢凉，血压低、休克。体温低于正常，有感染者可升高，腹部可有压痛，各种反应迟钝或消失，神志不清，甚至昏迷。

3. 实验室检查　血糖 16.7～33.3 mmol/L 或更高，尿糖强阳性；血丙酮增高，多在 3.0 mmol/L 以上，尿酮体阳性；血 pH 值低于 7.35 和/或二氧化碳结合力降低；血钠、氯降低；白细胞升高。

第二节　糖尿病酮症酸中毒的西医治疗

糖尿病酮症酸中毒的西医治疗措施主要有：

1. 补液　DKA 患者常有严重脱水及低血容量，液体损失通常可达 4000～8000 mL。补液不仅能补充血容量、增加组织微循环灌注，而且有利于胰岛素进入组织间液发挥生物学效应。最初血糖水平下降主要是由于血容量扩张、高渗缓解以及肾小球滤过增加致尿糖丢失的结果。因此，输液是抢救 DKA 的关键措施。

关于补液所用的液体，目前主张，一般病例可先输等渗液（0.9％氯化钠溶液）。如血钠＞150 mmol/L，血浆渗透压＞330 mOsm/L，则先输低渗溶液（0.6％氧化钠溶液），并适当增加胰岛素用量，以避免因血糖下降缓慢致输注氯化钠时间过长，增加钠和氯的入量，同时避免血浆渗透压下降过快，血管内水分进入使仍处于高渗状态的细胞水肿，故输注低渗液时尤应注意速度不宜过快。对于治疗前已有低血压或休克而快速输液不能纠正者，应输入胶体溶液，并积极进行抗休克治疗。当血糖浓度降至

13.9 mmol/L 时，宜改输 5%葡萄糖或 5%葡萄糖氯化钠并加入短效胰岛素（按每 3～4 g 葡萄糖加入 1 U 胰岛素）。因为酮症酸中毒的纠正比纠正高血糖需要的时间更长，当血糖下降至 13.9 mmol/L 时，酮症及酸中毒仍存在，故需继续静脉滴注胰岛素逆转酮症及酸中毒。为防止血糖继续下降而发生低血糖，此时须补充葡萄糖溶液，使血糖维持在 13.9 mmol/L 左右。如患者清醒，应鼓励其多饮水。关于补液的量及速度，依心血管及肾脏功能状态而定。补液总量按原体重的 10%估计，速度先快后慢。如无心功能不全，最初 1～2 小时内快速静脉滴注 1000～2000 mL，第 3、4 小时 500 mL/1～2h，以后 500 mL/3h，第一个 24 小时输液总量可达 4000～5000 mL，严重失水者可补液 6000～8000 mL。对于老年伴有心血管病者，注意补液不宜过多、过快，以免发生肺水肿。必要时可在中心静脉压监护下调节输液速度及输液量。

2. 胰岛素治疗　采用小剂量、短效胰岛素疗法，即每小时、每千克体重 0.1 U 持续静脉滴注，可加用首次负荷量，静脉注射短效胰岛素 10～20 U。当血糖降至 13.9 mmol/L，改用等渗糖和糖盐液，按葡萄糖与胰岛素比例 2∶1～4∶1 持续静脉滴注至尿酮阴性后，改为皮下注射短效胰岛素以预防血糖回升。小剂量持续静脉滴注可保持恒定有效的血清胰岛素水平，使血糖、血酮稳定下降，避免引起脑水肿、低血糖、低钾血症等。

3. 纠正电解质紊乱　DKA 患者钠、钾、镁、钙及磷等均有不同程度的缺失，应注意补充。钠和氯的补充可行 0.9%氯化钠注射液静脉滴注，而钾的补充尤为重要。酸中毒和高血糖的纠正可使 K^+ 进入细胞内，而血容量扩充、肾灌注改善、利尿排钾等又可加重钾的缺乏。如治疗前血钾水平低于 3.3 mmol/L，首先应补液、补钾，暂缓胰岛素应用；若治疗前血钾＞3.3 mmol/L，且每小时尿量＞40 mL，应补液、补钾与胰岛素同时应用，若每小时尿量＜30 mL 且血钾＞5.5 mmol/L，则暂缓补钾，密切监测血钾水平，结合尿量调整补钾的量及速度。24 小时补氯化钾 3～6 g，能口服者口服补钾，以减少静脉补钾量。由于钾随糖、镁、磷等进入细胞较慢，补钾须持续 5～7 日才能纠正钾代谢异常。

4. 纠正酸中毒　酮症酸中毒为继发代谢性酸中毒，其基本环节是酮酸生成过多。胰岛素治疗糖代谢紊乱的同时，能促进酮体氧化，酸中毒亦可随之纠正，不必急于补碱。当有下列情况方考虑补碱：①pH 值＜7.1 时，严重酸中毒使外周血管扩张，心肌收缩力减弱，胰岛素敏感性降低，并有抑制呼吸中枢和诱发心律失常的危险时，应予以补碱，而对伴休克经大量补液后仍不能纠正更应考虑补碱。②出现危及生命的高钾血症时应考虑补碱以降低血钾。补碱时，不宜使用乳酸钠，免加重可能存在的乳酸性酸中毒，可用 1.25%碳酸氢钠静脉滴注，且避免与胰岛素使用同一通路，以防胰岛素生物效价的下降。

5. 抗感染　开始根据临床上常见的感染部位选择有效的抗生素，细菌培养结果报告出来后选择敏感的抗生素。但要注意糖尿病患者可能存在肾损害，加上脱水肾灌注不足，促进肾损害的进一步加重，因此尽量选用无肾毒性的抗生素。

6. 糖尿病合并症如脑水肿、急性肾衰竭、急性左心衰竭、休克等是导致患者死亡的直接原因，必须及早防治。总之，救治 DKA 患者是一个综合性治疗的过程，治疗中严密监测患者神志、血糖、血酮、尿糖、尿量、血压、心电图、血浆渗透压、尿素氮、电解质及出入量，采取个体化原则，密切观察病情变化，动态了解各项生化指标，随时调整治疗方案，从而提高 DKA 患者的救治成功率，降低病死率。

第三节　糖尿病酮症酸中毒的辨证论治

糖尿病酮症酸中毒属中医学"消渴"、"呕吐"、"嗜睡"等范畴。中医学认为，本病主要病因病机是气阴亏虚，血脉瘀阻，湿热蕴结，属本虚标实之证，是在消渴病基础上所发。消渴病的病机主要为气阴两虚，气虚以脾气虚为主，阴虚以肾阴虚为要。《医学衷中参西录》指出"消渴之症多由元气不升"；《类证治裁·三消论治》谓"小水不臭而甜者，此脾气下脱症最重"；《丹台玉案·三消》云"阳盛阴衰构成此症，而三消之患始剧矣"。素体气阴两虚加之饮食不节、外邪侵袭、生活劳逸失衡，诱发本病。

一、辨证论治

本病起病急、来势猛、病情危重，其治疗以西医治疗为主，如迅速补液、小剂量胰岛素持续静脉滴注、防治脑水肿等，但同时辅以中医辨证治疗效果更好。本病的辨证，重在辨别实证与虚证，闭证与脱证。以烦渴引饮、渴饮无度、随饮随消、舌红、苔黄、脉速等为主症者，多为实证；以神倦欲寐、耳聋、眼花、手足蠕动、舌红少苔、脉虚细数为主症者，多为虚证；以嗜睡，甚至昏迷不醒，呼吸深快，小便短赤，舌质暗红，苔黄腻而燥或黑，脉数为主症者，多为闭证；以口干舌焦、肌肤干瘪、面色苍白、自汗、四肢厥逆、呼吸低微等为主症者，多为闭证。其治疗宜根据实证与虚证，闭证与脱证的不同，选择针对性的治疗方法。由于阴虚为本病的根本，各证型治疗中应加以养阴的药物。

（一）燥火亢盛证

1. 主症　烦渴引饮，渴饮无度，随饮随消，四肢倦怠，纳食泛恶，舌黯红，苔薄黄或黄腻，脉细速或滑速。

2. 治法　清泻肺胃，生津止渴。

（1）白虎汤（《伤寒论》）：

［组成与用法］生石膏（先煎）50 g，知母、粳米各 15 g，生甘草 6 g。水煎服。

［功能主治］清热生津。

［加减应用］若汗多脉大无力者，加人参；消谷善饥者，加玉竹、黄精、天花粉；便秘者，加玄参、生大黄。

（2）玉女煎（《景岳全书》）：

［组成与用法］生石膏 50 g，熟地黄 30 g，知母 20 g，麦冬 15 g，牛膝 4.5 g。水煎服。

［功能主治］清胃滋阴。

［加减应用］若烦渴引饮、汗出不止者，加五味子、乌梅；食少、呕恶者，加藿香、竹茹。

（3）黄连解毒汤（《外台秘要》）：

［组成与用法］黄连、黄芩、栀子各 10 g，黄柏 15 g。水煎服。

［功能主治］清热泻火。

［加减应用］若大便干结者，加大黄、芒硝；烦渴引饮、汗出不止者，加天花粉、石斛、五味子。

（4）知柏地黄汤（《医宗金鉴》）：

［组成与用法］黄柏、知母、茯苓、泽泻各 10 g，熟地黄 24 g，山茱萸 12 g，山药 20 g，牡丹皮 9 g。水煎服。

［功能主治］滋阴降火。

［加减应用］若热甚者，加黄芩、黄柏；若口燥咽干明显者，加沙参、天花粉、麦冬。

（5）清骨散（《证治准绳》）：

［组成与用法］银柴胡 12 g，胡黄连、秦艽、鳖甲、地骨皮、青蒿、知母各 9 g，甘草 4 g。水煎服。

［功能主治］清热滋阴。

［加减应用］若口燥咽干明显者，加生地黄、石斛、天花粉；大便干结者，加玄参、大黄；兼气短懒言者，加黄芪、太子参。

（二）浊毒中阻证

1. 主症　口燥唇焦，烦渴引饮，皮肤干瘪皱折，精神委靡，嗜饮，胸闷，纳果，呕恶，口有秽嗅，便秘，舌质红，苔垢而燥，脉沉细或滑数。

2. 治法　清热导滞，芳香化浊。

（1）增液承气汤（《温病条辨》）：

［组成与用法］玄参 30 g，麦冬、生地黄各 25 g，大黄 9，芒硝 5 g。水煎服。

［功能主治］清热导滞、芳香化浊。

[加减应用] 若大便干结、大汗出者，重用生石膏 60～100 g 加知母；少腹绞痛者、舌质紫暗有瘀斑，加桃仁、赤芍、木香、甘草；嗜睡、不语者，加佩兰、石菖蒲；小便赤痛者，加车前子、黄柏。

（2）新加黄龙汤（《温病条辨》）：

[组成与用法] 玄参、麦冬、生地黄各 15 g，大黄 9 g，芒硝（冲服）、人参、当归各 5 g，海参 2 条，姜汁 10 g。水煎服。

[功能主治] 滋阴益气、泻结泄热。

[加减应用] 若热象明显者，加生石膏、黄连、知母；嗜睡、不语者，加藿香、石菖蒲；小便短赤者，加滑石、黄柏。

（三）浊毒闭窍证

1. 主症　口干微渴，心烦不寐，烦躁不安，或嗜睡，甚至昏迷不醒，呼吸深快，食欲不振，呕吐，小便短赤，舌质暗红，苔黄腻而燥或黑，脉细数。

2. 治法　芳香开窍，清营解毒。

（1）安宫牛黄丸（《温病条辨》）：

[组成与用法] 牛黄、郁金、犀角、朱砂、栀子、黄连、黄芩、雄黄各 30 g，冰片、麝香各 7.5 g，珍珠母 15 g，共极细末，炼老蜜为丸，每一丸 3 g，金箔为衣。每次 1 丸，口服，日 1～3 次。

[功能主治] 清热开窍，豁痰解毒。

[加减应用] 若嗜睡者，加石菖蒲、远志煎汤送服；若小便短赤者，加车前子、知母、黄柏煎汤送服。

（2）紫雪丹（《外台秘要》）：

[组成与用法] 生石膏、寒水石、磁石、滑石各 3000 g，犀角、青木香、羚羊角、沉香各 150 g，升麻、玄参各 500 g，甘草（炙）240 g，丁香 30 g，朴硝 5000 g，硝石 100 g，麝香 1.5 g，朱砂 90 g，黄金 3100 g（具体制法略），1.5～3 g，口服，每日 2 次。

[功能主治] 清热开窍，镇痉安神。

[加减应用] 若呕吐者，加姜半夏、竹茹煎汤送服；烦躁不安者，加黄连、黄芩煎汤送服；小便短赤者，加车前子、淡竹叶、木通煎汤送服。

（四）阴虚风动证

1. 主症　神倦欲寐，耳聋失聪，眼花目暗，手足蠕动，甚至抽搐，舌质红降少苔，脉虚细数。

2. 治法　滋阴清热，柔肝息风。

（1）大定风珠（《温病条辨》）：

[组成与用法] 生白芍 18 g，阿胶 9 g，五味子 6 g，干地黄 18 g，麻仁 6 g，生鳖甲、生牡蛎、甘草（炙）、生龟甲各 12 g，麦冬 18 g，生鸡子黄（冲服）2 枚。水煎服。

[功能主治] 滋阴息风。

[加减应用] 若神倦欲寐、脉虚者，重用白芍、生地黄、鳖甲；烦躁不安者，加黄连、黄柏；手足蠕动，甚至抽搐者，加全蝎、蜈蚣。

（2）加减复脉汤（《温病条辨》）：

[组成与用法] 生白芍、干地黄、麦冬各 18 g，阿胶 9 g，麻仁 6 g，甘草（炙）12 g。水煎服。

[功能主治] 滋阴息风。

[加减应用] 若神倦欲寐、脉虚者，重用白芍、生地黄，加鳖甲、龟甲；烦躁不安者，加知母、黄柏；手足蠕动，甚至抽搐者，加全蝎、蜈蚣、牡蛎。

（五）阴脱阳亡证

1. 主症　口干舌焦，肌肤干瘪，面色苍白，自汗不止，四肢厥逆，呼吸低微。舌暗淡无津，脉细微，细欲绝。

2. 治法　益气养阴，回阳固脱。

（1）生脉散（《内外伤辨惑论》）：

［组成与用法］人参 10 g（另炖），五味子 6 g，麦冬 15 g。水煎服。

［功能主治］益气养阴。

［加减应用］若恶寒蜷卧、神疲欲寐者，加制附子、肉桂、干姜；自汗不止者，加黄芪、煅龙骨、煅牡蛎；气喘痰鸣甚者，合用黑锡丹。

（2）参附汤（《正体类要》）：

［组成与用法］人参 10 g（另炖），制附子 12 g。水煎服。

［功能主治］益气养阴，回阳固脱。

［加减应用］若恶寒蜷卧、神疲欲寐者，重用附子、人参，加肉桂、干姜；自汗不止者，加黄芪、五味子；口干舌焦，肌肤干瘪者，加麦冬、熟地黄；气喘痰鸣甚者，合用黑锡丹。

（3）四逆汤（《伤寒论》）：

［组成与用法］制附子 10 g，干姜 9 g，甘草 6 g。水煎，分 2 次服。

［功能主治］回阳救逆。

［加减应用］若恶寒蜷卧重者，加肉桂；自汗不止者，重用黄芪，加五味子、生牡蛎；气喘痰鸣甚者，合用黑锡丹。

（4）回阳救急汤（《伤寒六书》）：

［组成与用法］制附子、茯苓各 10 g，肉桂、五味子各 3 g，人参 6 g（另炖），白术 15 g，陈皮、炙甘草、干姜各 5 g，半夏 9 g，麝香 0.1 g（冲服）。水煎服。

［功能主治］回阳救逆，益气生脉。

［加减应用］若阴虚明显者，加麦冬；自汗不止者，重用生龙骨、生牡蛎。

二、辨病论治

糖尿病酮症酸中毒及昏迷的辨病治疗，要重视 3 个环节，即重视祛邪，尽早消除可能造成血糖和血酮体升高以及造成代谢性酸中毒、昏迷的有害因素，如清热解毒、化痰、开窍等；重视扶正，促进血糖和血酮体下降至正常，如益气、养阴清热等；重视固脱，促进休克尽早恢复，如益气养阴固脱、温阳固脱等。

1. 降酮汤（《新中医》，1989 年第 2 期）

［组成与用法］生黄芪 40 g，山药、生大黄各 30 g，玄参 35 g，苍术、栀子、当归、茯苓各 20 g，黄芩、黄连、黄柏、川芎、赤芍各 15 g，牡蛎 50 g。水煎服。

［功能主治］苦寒清热，辛香化浊，益气养阴。主治糖尿病酮症酸中毒血酮增高明显者。

［加减应用］若头晕头痛者，加夏枯草、钩藤、菊花、龙骨；若视物模糊者，加枸杞子、决明子；若渴饮无度者，加生石膏、知母、天花粉。

［临床报道］李育才等用降酮汤治疗糖尿病酮症 33 例。总有效率 84.7%。

2. 健脾益肾解毒汤（《北京中医杂志》，1992 年第 5 期）

［组成与用法］太子参、黄精、玉竹各 30 g，天花粉 35 g，葛根 10 g，生地黄 20 g，荷叶、连翘各 15 g，地骨皮 20 g，生甘草 3 g。水煎服。

［功能主治］益肾健脾，解毒降浊。主治糖尿病酮症酸中毒血酮增高明显者。

［加减应用］若便秘者，加炒大黄；脾虚胃热者，去生地黄、地骨皮，加生石膏、知母。

［临床报道］周志成等用健脾益肾解毒汤治疗糖尿病（消渴病）酮症 60 例。总有效率 93.3%。

3. 黄连温胆汤加减（《山东中医学院学报》，1995 年第 4 期）

［组成与用法］黄连、半夏、陈皮各 9 g，竹茹、枳实、炒大黄各 12 g，黄芪 30 g，生甘草、生姜各 3 g。水煎服。

［功能主治］清热解毒降浊。

［加减应用］若乏力者，加西洋参、白术；头晕头痛者，加钩藤、菊花、夏枯草、天麻；烦渴引饮者，加天花粉、生地黄、麦冬；视物模糊者，加枸杞子、决明子；尿频者，加金樱子、桑螵蛸。

［临床报道］张娟等用黄连温胆汤加减治疗糖尿病酮症40例，总有效率90%。

三、对症论治

糖尿病酮症酸中毒及昏迷的对症用方，主要根据患者的主要症状选择应用，证候不典型而主症又突出者尤适宜。

（一）糖尿病酮症酸中毒及昏迷所致烦渴引饮方

1. 增液汤（《温病条辨》）

［组成与用法］玄参30 g，生地黄、麦冬各50 g。水煎服。

［功能主治］养阴清热。主治糖尿病酮症酸中毒之以烦渴引饮、皮肤干瘪为主症者。

［加减应用］若皮肤干瘪明显者，加熟地黄、天花粉、玉竹。

2. 玉液汤（《医学衷中参西录》）

［组成与用法］山药30 g，生黄芪、知母、天花粉各15 g，葛根、生鸡内金各6 g，五味子10 g。水煎服。

［功能主治］益气生津、润燥止渴。主治糖尿病酮症酸中毒之以烦渴引饮、皮肤干瘪为主症者。

［加减应用］若烦渴明显者，加玉竹、石斛、麦冬。

（二）糖尿病酮症酸中毒所致呕吐方

芦根饮（《千金方》）：

［组成与用法］生芦根30 g，生姜5 g，竹茹20 g，粳米50 g。水煎服。

［功能主治］清热生津，降逆止呕。主治糖尿病酮症酸中毒以呕吐为主症者。

［加减应用］若呕吐剧烈者，加半夏、黄连。

四、专病成药

1. 五加参降糖片（《中华人民共和国卫生部药品标准》）：

［处方组成］刺五加、泽泻、葛根、氢氧化铝。

［功能主治］健脾补神，益气养阴。主治糖尿病酮症酸中毒昏迷之见疲乏无力、口干、口渴、多尿等气阴两虚表现者。

［用法用量］口服，每次5～7片，每日3次。

2. 玉泉丸（《沈氏尊生方》）：

［处方组成］天花粉、人参、葛根、麦冬、乌梅、黄芪、茯苓、甘草。

［功能主治］益气养阴，生津止渴。主治糖尿病酮症酸中毒。

［用法用量］口服，每次10 g，每日3次。

五、单方用药

1. 黄芩 用法：每次10 g，每日2次，沸水冲泡，代茶口服。功用：清热解毒。主治糖尿病酮症酸中毒之以烦渴引饮，渴饮无度，随饮随消，舌黯红，苔薄黄或黄腻，脉细速或滑速为主症者。

2. 知母 用法：每次15 g，每日2剂，沸水冲泡，代茶口服。功用：清热养阴。主治糖尿病酮症酸中毒之以烦渴多饮为主症者。

3. 黄连粉 用法：每次10 g，每日1剂，沸水冲泡，代茶口服。功用：清热解毒。主治糖尿病酮症酸中毒之以烦渴引饮，舌红，苔黄，脉速为主症者。

4. 西洋参 用法：每次10 g，水煎服。功用：益气固脱。主治糖尿病酮症酸中毒之以面色苍白、自汗不止、四肢厥逆、舌暗淡、脉微欲绝等阳气暴脱的表现为主症者。

5. 生地黄 用法：每次 30 g，每日 2 剂，水煎，代茶口服。功用：养阴清热。主治糖尿病酮症酸中毒之以烦渴多饮为主症者。

6. 黄芪 用法：每次 15 g，每日 2 剂，沸水冲泡，代茶口服。功用：益气。主治糖尿病酮症酸中毒之以神疲乏力、气短懒言为主症者。

7. 麦冬 用法：每次 15 g，每日 2 剂，沸水冲泡，代茶口服。功用：养阴清热。主治糖尿病酮症酸中毒之以烦渴多饮为主症者。

第四章　　非酮症性高渗性昏迷

高渗性非酮症糖尿病昏迷（HONK），简称高渗性昏迷，是好发于老年人的、后果极其严重的糖尿病急性并发症之一，又称高血糖性脱水综合征（HDS）、高血糖高渗综合征（HHS）。此病常见于糖尿病初期或 50 岁以上的 2 型糖尿病患者，其死亡率高达 50%。在高渗性非酮症糖尿病昏迷患者中，有50% 的患者原来是不知道自己患有糖尿病的。临床表现：病情发展缓慢，先以烦渴多饮、多尿、恶心、厌食、倦怠乏力、头痛嗜睡为主要表现，持续数日或数周后，出现以神经系统症状为突出表现的临床过程，表现为：定向障碍、幻觉、抽搐、失语、局限性癫痫或全身性癫痫、单瘫或偏瘫，最后发展为昏迷。其临床特征为严重的高血糖、脱水、血浆渗透压升高而无明显的酮症酸中毒，患者常有意识障碍或昏迷。与糖尿病酮症酸中毒患者不同的是，高渗性非酮症糖尿病昏迷患者其酮症酸中毒的程度一般不重，但血糖和血浆渗透压很高，因而很容易发生昏迷，而且患者的死亡率也远比糖尿病酮症酸中毒的患者高。通常，高渗性非酮症糖尿病昏迷患者的血糖常在 33.3～50 mmol/L 以上，血钠多升高，可达到155.6 mmol/L；其血浆渗透压都在 350 mOsm/L 以上（正常应在 300 mOsm/L 以下）。患者的血浆渗透压升高是诊断其患有该病的主要依据。高渗性非酮症糖尿病昏迷的临床症状是："三多一少"（多饮、多食、多尿、体重下降）的症状严重、脱水严重（皮肤干燥等）、精神委靡不振、昏睡甚至昏迷，常伴有抽搐、偏瘫、失语等中枢神经系统功能障碍的表现。在临床上此病患者很容易被误诊为脑血管意外。

第一节　非酮症性高渗性昏迷的发病与诊断

一、发病机制

首先是应激，如泌尿道感染、呼吸道感染、外伤、手术、脑血管意外、心肌梗死、急性胰腺炎、消化道出血、中暑或低温等出现了应激反应，而促使其机体大量分泌与胰岛素作用相反的激素如皮质醇、肾上腺素、去甲肾上腺素和多巴胺等使糖原异生和脂肪分解亢进，从而导致血糖升高。其次摄水不足或失水过多，见于口渴中枢敏感下降的老年患者，不能主动进水的幼儿或卧床患者，精神失常或昏迷者及严重呕吐、腹泻、大面积烧伤等，容易出现血液浓缩引发 HONK 昏迷。再者，高糖的摄入见于大量服用含糖饮料，诊断不明时大量静注葡萄糖液，完全性静脉高营养，以及含糖溶液的血液透析或腹膜透析等。还有许多药物的使用均可成为糖尿病非酮症高渗性昏迷的诱因，如利尿药、糖皮质激素、氯丙嗪、普萘洛尔等，这些诱因可使机体对胰岛素产生抵抗、血糖升高、脱水加重，最终昏迷。脱水一方面能引起皮质醇，儿茶酚胺和胰高血糖素等升糖激素分泌增多，另一方面又能进一步抑制胰岛素的分泌，继而造成高血糖状态的继续加重，形成恶性循环。

HONK 与酮症酸中毒都是由于胰岛素不足而引起的糖尿病急性并发症，两者均有高血糖、脱水和不同程度的电解质丢失，但典型的 HONK 与典型的酮症酸中毒之间在临床表现上是有所不同的。一般而言，前者多见于中、老年人，高血糖、脱水和高血浆渗透压情况较酮症酸中毒严重，但常无或仅有轻度酮症酸中毒；后者高血糖和脱水程度较轻，但常有中度或严重的酮症酸中毒。在临床上，HONK 发生的同时有显著酮症酸中毒，而典型的酮症酸中毒中同时也存在着高渗状态，可见，HONK 和酮症酸中毒之间可有很大的重叠，在临床工作中应予以注意。

二、诊断要点

对本病的诊断目前尚无统一标准。依据《中华内科学》及中华医学会《中国 2 型糖尿病防治指南（2013 版）》，诊断标准如下：

1. 症状和体征　出现下列症状和体征者，无论有无糖尿病史，均应考虑本病的可能。

（1）出现舌干唇裂、皮肤弹性差、血压下降等严重脱水表现；

（2）进行性意识障碍，表现为定向障碍、幻觉、反应迟钝，甚至嗜睡、昏迷；

（3）出现中枢神经系统症状和体征，如不同程度的偏瘫、癫痫样发作、四肢瘫痪、前庭功能障碍和病理征阳性等；

（4）在感染、心肌梗死、手术等应激情况下出现多尿者。

2. 实验室检查　①血糖明显升高，大于 33.6 mmol/L；②血浆渗透压大于 320 mOsm/L；③血钠高于 150 mmol/L；④血清碳酸氢根≥18 mmol/L 或动脉血 pH≥7.30；⑤尿糖强阳性，尿酮体为阴性或弱阳性；⑥白细胞明显增高，核左移，但无明显感染病灶。

第二节　非酮症性高渗性昏迷的救治措施

非酮症性高渗性昏迷的救治措施如下：

1. 大量输液　尽快补液恢复血容量，开辟一条以上的静脉通路，并尽可能通过口服或胃管进行胃肠道补充温开水，纠正脱水、电解质代谢紊乱。第一日总补液量 4000 mL 至 8000 mL，并视脱水程度、血压、尿量、心脏功能状态、年龄等具体情况而定，但最初 2 小时先输注 90%氯化钠 2 L。在 12 小时内输入补液总量的 1/2，其余液体在 24 小时内给予。对血压低、血钠低于 150 mmol/L 者首先用 0.9%氯化钠以补充血容量和维持血压；若血容量恢复、血压上升而渗透压仍不降时再改用 0.45%的氯化钠。对血压正常、血钠高于 150 mmol/L 者在密切观察下适量使用半渗溶液。对有休克或低血压（收缩压低于 10.7 kPa）者，除补等渗液外，可间断补血浆或血浆白蛋白等胶体溶液。

2. 小剂量胰岛素　每小时约静脉注射 6 单位短效胰岛素，使血糖以每小时 3.3～56 mmol/L 的速度下降。当血糖下降至 14～17 mmol/L 时，改用 5%的葡萄糖液，葡萄糖与胰岛素按(3～4)∶1 给药，使血糖稳定在 10 mmol/L 左右的安全范围内。个别年龄大、肾功能不全、进食少、高血糖不显著者，注意防止低血糖。

3. 补钾　根据血钾和尿量决定是否补钾及补钾量。对于治疗初血钾偏高者，应于补液和胰岛素治疗开始后，复查血钾降至正常再补钾。最初血钾正常或降低者，则应在治疗开始时即补钾，HNKDC 纠正后继续口服补钾 1 周。

4. 抗感染　给予广谱抗生素，避免使用影响肾功能的药物。

第三节　非酮症性高渗性昏迷的辨证论治

高渗性非酮症糖尿病昏迷属中医学"消渴"、"痉证"、"中风"、"厥证"等范畴。《临证指南医案·三消》谓"三消一证，虽有上、中、下之分，其实不越阴虚阳亢，津涸热淫而已"。病因病机可概括为感受外邪，肺燥津枯；饮食不节，脾胃失运；过劳津亏，痰火扰心；情志过极，肝风内动四端。其发病乃因阴津亏耗，筋脉失养，肝风内动，或燥热伤阴，炼液成痰，痰热互结，引动肝风所致。其病理基础为本虚标实，本为阴阳两虚，标为热极生风，两者互为因果，致病情发展，最终出现亡阴亡阳，阴竭阳衰之危象。

一、辨证论治

本病治疗以西医大量补液、适量胰岛素静脉滴注为主，中医治疗上应以治其标实，以清热、开窍、平肝息风等为治疗大法，同时标本兼顾，佐以养阴益气。

（一）热盛动风证

1. 主症 烦渴多饮，心烦躁动，失眠不寐，胸闷纳差，倦怠乏力，腹胀便秘，四肢时有抽搐，甚或角弓反张，痰涎壅盛，严重者神志不清，舌红，苔黄腻或燥，脉弦滑。

2. 治法 清肝泻火，凉肝息风。

（1）羚羊钩藤汤（《通俗伤寒论》）：

［组成与用法］羚羊角粉3 g（冲），钩藤、生地黄各15 g，川贝、菊花、白芍各10 g，甘草9 g。水煎服。

［功能主治］凉肝息风。

［加减应用］若抽搐甚者，加全蝎、蜈蚣；壮热口渴者，加生石膏、知母、天花粉；神志不清者，加石菖蒲、远志；烦躁不安者，加龙胆泻肝汤。

（2）白虎汤（《伤寒论》）：

［组成与用法］生石膏30 g（先煎），知母15 g，生甘草9 g。水煎服。

［功能主治］清热泻火。

［加减应用］若热盛动风，加羚羊角、钩藤；痰涎壅盛者，加涤痰汤；高热神昏严重者，加安宫牛黄丸1丸；血液瘀滞者，加丹参、赤芍。

（3）清营汤（《温病条辨》）：

［组成与用法］生地黄、丹参各15 g，玄参、麦冬、连翘、金银花各10 g，竹叶心、川黄连各6 g，水牛角30 g（先煎）。水煎服。

［功能主治］清热凉营，豁痰开窍。

［加减应用］若手足抽搐者，加羚羊角、钩藤；痰涎壅盛，神志不清者，加石菖蒲、远志，重者加服安宫牛黄丸或紫雪丹。

（二）气阴两伤证

1. 主症 烦渴多饮，尿频量多，倦怠乏力，眩晕耳鸣，腰膝酸软，时有抽搐，舌红少苔，或舌淡苔白，脉沉细。

2. 治法 益气复脉，滋阴息风。

（1）三甲复脉汤（《温病条辨》）：

［组成与用法］生地黄、麦冬各15 g，白芍10 g，生牡蛎、生龟甲各30 g，生鳖甲20 g，甘草9 g。水煎服。

［功能主治］滋阴息风。

［加减应用］若倦怠乏力者，加太子参、黄芪、白术；壮热口渴者，加生石膏、知母、天花粉；眩晕耳鸣者，加天麻、菊花；抽搐者，加钩藤、蜈蚣。

（2）黄连阿胶汤（《伤寒论》）：

［组成与用法］黄连6 g，黄芩、白芍各10 g，阿胶15 g（烊化，冲入），鸡子黄1枚。水煎服。

［功能主治］清热养阴，柔肝息风。

［加减应用］若壮热口渴者，加羚羊角、生石膏；抽搐者，加生牡蛎、生鳖甲、生龟甲；眩晕耳鸣者，加天麻、菊花；大便秘结者，加当归、瓜蒌。

（三）阴脱阳亡证

1. 主症 面色苍白，目闭口开，大汗不止，四肢厥冷，甚至二便自遗，脉微欲绝。

2. 治法 益气养阴，回阳固脱。

（1）参附汤（《校注妇人良方》）：

［组成与用法］人参 15 g（另炖），制附子 10 g。水煎服。

［功能主治］益气回阳。

［加减应用］若大汗不止者，加生牡蛎、生龙骨；四肢厥冷，加干姜，甘草。

（2）生脉散（《内外伤辨惑论》）：

［组成与用法］人参（另炖）、五味子各 10 g，麦冬 20 g。水煎服。

［功能主治］益气养阴固脱。

［加减应用］若大汗不止者，加黄芪、生牡蛎、生龙骨、山茱萸。

（3）四逆汤（《伤寒论》）：

［组成与用法］制附子、干姜各 10 g，甘草 6 g。水煎服。

［功能主治］回阳救逆。

［加减应用］若大汗不止者，加人参、煅牡蛎、煅龙骨；四肢厥冷者，加肉桂、仙茅、巴戟天；阴虚明显者，加麦冬、五味子、玄参、生地黄。

（4）四逆加人参汤（《伤寒论》）：

［组成与用法］制附子、干姜、人参（另炖）各 10 g，甘草 6 g。水煎服。

［功能主治］益气回阳救逆。

［加减应用］若四肢厥冷严重者，加肉桂、龙骨、牡蛎；大汗不止者，加黄芪；阴虚明显者，加麦冬、生地黄。

二、辨病论治

高渗性昏迷的辨病治疗，要重视两个方面，即重视祛邪，如清热、豁痰、开窍等，尽早消除造成高渗的有害因素；重视扶正，促进血糖、血钠和血渗透压的下降至正常。

1. 安宫牛黄丸（《温病条辨》）

［组成与用法］牛黄、郁金、犀角、朱砂、栀子、黄连、黄芩、雄黄各 30 g，冰片、麝香各 7.5 g，珍珠 15 g，共极细末，炼老蜜为丸，每一丸 3 g，金箔为衣，1 丸，口服，每日 1～3 次。

［功能主治］清热开窍，豁痰解毒。主治糖尿病高渗性昏迷表现为神志不清，甚至昏迷者。

［加减应用］若嗜睡者，加石菖蒲、远志煎汤送服；小便短赤者，加车前子、知母、黄柏煎汤送服。

2. 紫雪丹（《外台秘要》）

［组成与用法］生石膏、寒水石、磁石、滑石各 3000 g，犀角、青木香、羚羊角、沉香各 150 g，升麻、玄参各 500 g，甘草（炙）240 g，丁香 30 g，朴硝 5000 g，硝石 100 g，麝香 1.5 g，朱砂 90 g，黄金 3100 g（具体制法略），1.5～3 g，口服，每日 2 次。

［功能主治］清热开窍，镇痉安神。主治糖尿病高渗性昏迷表现为神志不清、四肢抽搐，甚或角弓反张者。

［加减应用］若呕吐者，加姜半夏、竹茹煎汤送服；若小便短赤者，加滑石、车前子、淡竹叶煎汤送服；若烦躁不安者，加黄连、栀子煎汤送服。

3. 增液汤（《温病条辨》）

［组成与用法］生地黄 30 g，玄参 25 g，麦冬 20 g。水煎服。

［功能主治］滋阴增液。主治糖尿病高渗性昏迷表现为皮肤干瘪、形体消瘦等阴津亏虚症状突出者。

［加减应用］若阴津亏虚明显者，加沙参、天花粉、葛根、天冬；若大便干结者，加大黄、瓜蒌仁；若倦怠乏力者，加太子参、黄芪；若烦躁不安者，加生石膏、知母、黄柏。

三、对症论治

糖尿病非酮症性高渗性昏迷的对症用方，要根据患者的主要症状进行选择，尤适宜于证候不典型而主症又突出者。

（一）糖尿病非酮症性高渗性昏迷出现高热神昏等热闭清窍证专方

1. 犀角地黄汤（《千金方》）

［组成与用法］犀角 1.5～3 g（可用水牛角 30～50 g 代替），生地黄 30 g，芍药 12 g，牡丹皮 9 g。水煎服。

［功能主治］清热凉血，醒神开窍。主治糖尿病非酮症性高渗性昏迷以高热神昏、烦躁谵语等为主症者。

［加减应用］若高热、烦躁明显者，加黄连、生石膏、知母；若抽搐，甚至角弓反张者，加羚羊角、钩藤；若大便干结者，加大黄、芒硝；若昏迷者，加服安宫牛黄丸。

2. 至宝丹（《太平惠民和剂局方》）

［组成与用法］犀角、朱砂、雄黄、玳瑁、琥珀各 30 g，麝香、龙脑各 7.5 g，金箔、银箔各 50 片，牛黄 15 g，安息香 45 g。研为细末，制成蜜丸，每丸 3 克。每次 1 丸，每日 2～3 次，温开水送服。

［功能主治］清热开窍，化浊解毒。主治糖尿病非酮症性高渗性昏迷以高热神昏、烦躁谵语、痰盛气粗等为主症者。

［加减应用］若脉虚者，加人参煎汤送服。

3. 清宫汤（《温病条辨》）

［组成与用法］犀角 3 g，玄参、麦冬各 20 g，淡竹叶、连翘各 15 g，莲子心 6 g。水送服。

［功能主治］清热养阴、开窍。主治糖尿病非酮症性高渗性昏迷以高热、神昏谵语等为主症者。

［加减应用］若高热、烦躁、抽搐者，加羚羊角、钩藤；大便干结者，加大黄、芒硝；昏迷者，加服安宫牛黄丸。

（二）糖尿病非酮症性高渗性昏迷所致烦渴多饮、皮肤干瘪专方

1. 青蒿鳖甲汤（《温病条辨》）

［组成与用法］生地黄、青蒿、生鳖甲、知母各 15 g，牡丹皮 9 g。水煎服。

［功能主治］滋阴清热。主治糖尿病非酮症性高渗性昏迷之见烦渴多饮、皮肤干瘪等阴虚表现明显者。

［加减应用］若阴虚明显者，加麦冬、玄参、天冬；乏力、气短者，加太子参、黄芪。

2. 人参固本丸（《古方八阵》）

［组成与用法］生地黄、天冬、麦冬、熟地黄各 120 g，人参 60 g。蜜丸。每日服 15 g，空腹服。

［功能主治］甘寒滋阴。主治糖尿病非酮症性高渗性昏迷之见烦渴多饮、皮肤干瘪等阴虚表现明显者。

［加减应用］若阴虚明显者，加天花粉、知母煎汤送服；乏力明显者，加黄芪煎汤送服；热象明显者，加黄连、知母煎汤送服。

四、专病成药

1. 生脉注射液（《中华人民共和国卫生部药品标准》）

［处方组成］人参、麦冬、五味子。

［功能主治］益气养阴固脱。主治糖尿病非酮症性高渗性昏迷之见亡阴脱证。

［用法用量］20～40 mL，溶入生理盐水中静脉推注，每 15 分钟 1 次，或 40～80 mL 加入生理盐水 300～500 mL 中静脉滴注，每日 1～2 次。

2. 参附注射液（《中华人民共和国卫生部药品标准》）

［处方组成］人参、附子。

［功能主治］益气温阳固脱。主治糖尿病非酮症性高渗性昏迷之见亡阳脱证。

［用法用量］20～40 mL 加入生理盐水 300～500 mL 中静脉滴注，每日 1～2 次。

3. 醒脑静注射液（《中华人民共和国卫生部药品标准》）

［处方组成］麝香、栀子、郁金、冰片。

［功能主治］清热醒脑。主治糖尿病非酮症性高渗性昏迷之见阳闭证。

［用法用量］10～20 mL 加入生理盐水 200～500 mL 中静脉滴注，每日 1～2 次。

4. 石菖蒲注射液（《中华人民共和国卫生部药品标准》）

［处方组成］石菖蒲 0.5％总挥发油溶液。

［功能主治］化痰开窍。主治糖尿病非酮症性高渗性昏迷之见阴闭证。

［用法用量］20～40 mL 加入生理盐水 300～500 mL 中静脉滴注，每日 1 次。

五、单方用药

1. 犀角粉　用法：每次 3 g，用温开水送服。功用：清热凉血。主治糖尿病非酮症性高渗性昏迷之以高热神昏为主症者。

2. 羚羊角粉　用法：每次 5 g，每日 2 次，用温开水送服。功用：凉肝息风。主治糖尿病非酮症性高渗性昏迷之以高热神昏、抽搐等为主症者。

3. 黄连　用法：每次 10 g，每日 1 剂，沸水冲泡，代茶频咽。功用：清热解毒。主治糖尿病非酮症性高渗性昏迷之以高热烦渴为主症者。

第五章　糖尿病乳酸性酸中毒

乳酸性酸中毒是高阴离子间隙性酸中毒，由大量乳酸在体内堆积所致。血浆乳酸浓度取决于糖酵解及乳酸被利用速度，因各种原因致组织缺氧，乳酸生成过多，或因肝脏疾病使乳酸利用减少和清除障碍，则血乳酸浓度升高。乳酸性酸中毒起病较急，有深大呼吸（不伴酮臭味）、神志模糊、嗜睡、木僵、昏迷等症状，可伴恶心、呕吐、腹痛。缺氧引起者有发绀、休克及原发病表现。药物引起者常有服药史及相应中毒表现。但本病症状与体征可无特异性，轻症临床表现可不明显，可能仅表现为呼吸稍深快，常被原发或诱发疾病的症状所掩盖，应注意避免误诊或漏诊。正常人休息状态下静脉血乳酸含量为0.5～1.6 mmol/L。当血乳酸浓度＞2 mmol/L（有人认为 5 mmol/L）时可产生乳酸性酸中毒。若血乳酸浓度升高，但动脉血 pH 仍在正常范围，称为高乳酸血症；若血乳酸浓度升高，动脉血 pH 值低于 7.35，称为乳酸性酸中毒。在糖尿病基础上发生的乳酸性酸中毒称为糖尿病乳酸性酸中毒，它是糖尿病的三大急性并发症之一。

第一节　糖尿病乳酸性酸中毒的发病与诊断

一、发病原因

1. 大量服用双胍类降血糖药物　双胍类药物，尤其是苯乙双胍能增加无氧糖酵解，使乳酸生成增多；能抑制肝脏和肌肉等组织摄取乳酸；能抑制糖原异生，使肝细胞内丙酮酸不能转化为葡萄糖，因此丙酮酸与乳酸均增多。特别是有肾功能减退者，苯乙双胍从肾脏排出减慢，可致血药浓度增加和乳酸性酸中毒。此外高龄合并心、肺、肝等内脏疾病的糖尿病患者大剂量使用苯乙双胍时，有诱发乳酸性酸中毒的可能。

2. 糖尿病慢性并发症　糖尿病患者并发脑血管意外、心肌梗死、糖尿病肾病，造成组织器官血液灌注不良或低氧血症。糖化血红蛋白水平升高，血红蛋白携氧能力下降，造成局部缺氧，导致乳酸生成增加。肝肾功能障碍影响乳酸的代谢、转化及排出，导致乳酸性酸中毒。

3. 其他糖尿病急性并发症　感染、酮症酸中毒和高渗性非酮症糖尿病昏迷等急性并发症，可造成乳酸堆积，诱发乳酸性酸中毒。

二、发病机制

乳酸是葡萄糖无氧酵解的终产物，由丙酮酸还原而成。葡萄糖在无氧条件下在胞液中进行酵解，其中间产物丙酮酸在乳酸脱氢酶（LDH）的作用下，经还原型辅酶 1（NADH）加氢转化成乳酸，NADH 则转变为氧化型辅酶 1（NAD+）。乳酸也能在 LDH 作用下，当 NAD+ 又转化为 NADH 时氧化而成为丙酮酸，这是由 LDH 催化的可逆反应。而丙酮酸在有氧条件下可进入线粒体进一步氧化，在丙酮酸羧化酶的催化下，生成乙酰辅酶 A，再经三羧酸循环氧化产能分解为 H_2O 和 CO_2。另外丙酮酸还可经丙酮酸羧化支路异生为葡萄糖。当线粒体因为组织缺氧而功能障碍时，丙酮酸容易积聚在胞质中而转变为乳酸，从而发生乳酸性酸中毒。机体内乳酸的产生部位主要为骨骼肌、脑、红细胞和皮肤；代谢清除的主要部位是肝脏和肾脏。

三、诊断要点

糖尿病乳酸性酸中毒目前尚无统一的诊断标准，依据《中华内科学》，目前通用的关于糖尿病乳酸性酸中毒的诊断标准如下：

1. 病史　有糖尿病史，有曾大量服用降糖灵或其他影响乳酸代谢的药物史，或伴有感染、休克、缺氧、肝病、肾病、心血管疾病以及酗酒等诱因。

2. 临床症状

（1）有关诱因所引起的临床表现；

（2）轻者出现乏力，嗜睡，神志模糊，严重者陷于昏迷。

3. 体格检查

（1）呼吸加深、加快（酸中毒大呼吸），无酮味（烂苹果味）；

（2）循环不足，如脉快而弱，四肢凉，血压下降甚至休克；

（3）各种反应迟钝或消失，神志不清，甚至昏迷。

4. 实验室检查

（1）血 pH 小于 7.35，CO_2CP 小于 20 容积％；

（2）乳酸大于 5 mmol/L，乳酸/丙酮酸大于 30/1；

（3）阴离子间隙大于 18 mmol/L，除外酮症、尿毒症等。

第二节　糖尿病乳酸性酸中毒的救治措施

糖尿病乳酸性酸中毒的救治措施主要有：

1. 预防为主　双胍类药物如苯乙双胍可诱发乳酸性酸中毒。肝、肾、心功能不全者，药物在体内的代谢、降解及通过肾脏的排泄均降低，可导致双胍类药物在体内蓄积，因而在应用双胍类药物前应查明肝、肾、心功能，肝、肾、心功能不全者忌用双胍类药物。对于其他能诱发本病的药物，也应尽量避免应用。休克、缺氧、肝肾衰竭状态下的重危患者，若伴有酸中毒，须警惕发生本病的可能性，积极防治。

2. 救治措施　①积极治疗原发病，停用双胍类降糖药物。②迅速纠正缺氧，促进乳酸氧化：必要时用呼吸机辅助呼吸以改善组织缺氧，促进乳酸氧化，减少乳酸生成。③充分补液：补液扩容可改善组织灌注，减少乳酸的产生，促进利尿排酸，改善循环衰竭，纠正休克。在心功能允许情况下尽量补液扩容，提升血压及改善微循环，有利于乳酸清除。因肾上腺素和去甲肾上腺素强烈收缩血管，减少肌肉、肝脏血流量，应予禁用。④纠正酸中毒：小剂量 $NaHCO_3$，采用持续静脉滴注的方式，使 $[HCO_3^-]$ 上升 4～6 mmol/L，维持在 14～16 mmol/L，动脉血 pH 上升至 7.2。酸中毒严重者（血 pH＜7.0）纠正不宜太快，尤其肺功能及循环功能减退者，CO_2 容易蓄积而进一步加重缺氧。⑤胰岛素的治疗：胰岛素不足是导致糖尿病乳酸性酸中毒的诱因之一。胰岛素不足使丙酮酸脱氢酶活性降低，丙酮酸进入三羧酸循环减少，小剂量胰岛素有利于解除丙酮酸代谢障碍，降低游离脂肪酸和酮体，同时减少周围组织产生乳酸。此类患者宜用胰岛素治疗，与葡萄糖合用，有利于减少糖类的无氧酵解，有利于血乳酸的消除。⑥透析治疗：用不含乳酸钠的透析液进行血液或腹膜透析治疗，可加速乳酸排泄，并可清除苯乙双胍等引起乳酸性酸中毒的药物，多用于不能耐受钠过多的老年患者和肾功能不全患者。

第三节　糖尿病乳酸性酸中毒的辨证论治

乳酸性酸中毒属于中医"秽浊"、"神昏"、"脱症"等范畴，为消渴病的危重变症之一。本病起病急，变化快，易出现神昏和阴脱阳亡。中医认为其发病乃因气阴两亏，痰浊内生，阻滞中焦，蒙蔽清窍所致。其病理基础为本虚标实，本为气阴两虚，标为痰浊，两者互为因果，致病情发展，最终出现亡阴阳亡。

一、辨证论治

宜抓住治疗时机，在西医治疗的基础上，如用小剂量胰岛素静脉滴注等综合治疗的基础上，中西医结合以提高疗效，降低死亡率。糖尿病乳酸性酸中毒的中医辨证治疗，重在辨别闭证与脱证、实证与虚证。以神昏、肢体乏力、苔厚腻、脉濡或滑为主症者，多为闭证、实证；以面色苍白、大汗淋沥、目合口开、气短息微、四肢厥冷、舌淡脉微欲绝为主症者，多为脱证、虚证。其病位在脾和脑。其治疗宜根据闭证与脱证、实证与虚证的不同，选择针对性的治疗方法。

（一）痰浊中阻证

1. 主症　倦怠乏力，腹胀纳呆，恶心呕吐，神昏，嗜睡，舌苔白腻，脉濡或滑。

2. 治法　芳香化浊，和胃降逆。

（1）藿香正气散（《太平惠民和剂局方》）：

［组成与用法］藿香（后下）、白芷、制半夏各 10 g，陈皮（醋炒）6 g，白茯苓 30 g，厚朴 12 g，大腹皮 15 g。水煎服。

［功能主治］芳香化浊，和胃降逆。

［加减应用］若恶心、呕吐剧烈者，加砂仁、旋覆花、代赭石；便溏腹胀者，加白术、厚朴；神昏、嗜睡者，加石菖蒲。

（2）温胆汤（《三因极一病证方论》）：

［组成与用法］枳实、半夏、竹茹、茯苓各 12 g，陈皮 9 g，甘草 3 g。水煎服。

［功能主治］理气化痰，清胆和胃。

［加减应用］若头痛、呕吐明显者，加吴茱萸；若有热象者，加黄连；若神昏，嗜睡者，加石菖蒲。

（3）藿朴夏苓汤（《医原》）：

［组成与用法］藿香（后下）、制半夏各 10 g，厚朴 12 g，白茯苓 9 g，猪苓、杏仁、泽泻各 6 g，生薏苡仁 18 g，白豆蔻 3 g。水煎服。

［功能主治］芳香化浊，化痰降逆。

［加减应用］若恶心、呕吐剧烈者，加旋覆花、代赭石；若便溏腹胀者，加白术、木香、大腹皮；若热象明显者，加黄连、生石膏；若嗜睡者，加石菖蒲、远志。

（4）平胃散（《太平惠民和剂局方》）：

［组成与用法］苍术 10 g，陈皮 9 g，甘草 3 g，厚朴 12 g。水煎服。

［功能主治］理气化痰，和胃运脾。

［加减应用］若胸闷、腹胀纳呆明显者，加藿香、白芷、枳实、大腹皮；呕吐剧烈者，加半夏、旋覆花、代赭石；神昏，嗜睡者，加石菖蒲、半夏。

（二）痰浊蒙蔽证

1. 主症　神识昏蒙，时清时重，肢体困乏，重者昏迷，舌苔厚腻，脉濡或滑。

2. 治法　豁痰开窍，化浊醒脾。

（1）菖蒲郁金汤（《温病全书》）：

［组成与用法］鲜石菖蒲 30 g，郁金、炒栀子、牡丹皮各 10 g，淡竹叶 9 g，金银花、连翘各 15 g。水煎服。

［功能主治］疏肝泄热，理气和胃。

［加减应用］若偏热闭心窍者，加至宝丹；偏秽浊闭窍者，加苏合香丸；偏热盛者，重加胆星、川贝母。

（2）涤痰汤（《济生方》）：

［组成与用法］半夏、胆南星、橘红、枳实、茯苓各 9 g，人参（另炖）、石菖蒲各 6 g，竹茹 5 g，

甘草 2 g。水煎服。

［功能主治］涤痰开窍。

［加减应用］若舌苔厚腻者，加苍术、厚朴；神识昏蒙者，加石菖蒲、远志；昏迷者，送服苏合香丸。

（3）半夏白术天麻汤（《医学新悟》）：

［组成与用法］半夏 9 g，白术、白茯苓各 15 g，天麻、橘红各 10 g，甘草 4 g。水煎服。

［功能主治］燥湿化痰，醒脾和胃。

［加减应用］若胸闷、腹胀、苔厚腻者，加藿香、苍术、厚朴；神识昏蒙者，加石菖蒲、远志；昏迷者，送服苏合香丸。

（4）滚痰丸（《王隐君方》）：

［组成与用法］大黄、黄芩各 12 g，沉香 3 g，礞石 15 g。水泛为丸，每次 9 g，开水送下。

［功能主治］清热涤痰开窍。

［加减应用］若阴虚明显者，加石斛、麦冬；神识昏蒙者，加石菖蒲、远志。

（三）阴脱阳亡证

1. 主症　面色苍白，大汗淋沥，目闭口开，撒手遗尿，神识昏蒙，气短息微，四肢厥逆，呼吸低微。舌淡苔腻，脉微欲绝。

2. 治法　益气养阴，回阳固脱。

（1）生脉散（《医学正传》）：

［组成与用法］人参 10 g（另炖），五味子 6 g，麦冬 15 g。水煎服。

［功能主治］益气养阴。

［加减应用］如四肢厥冷、神疲欲寐者，加制附子、肉桂、干姜；自汗不止者，加黄芪、龙骨、牡蛎；气喘痰鸣甚者，合用黑锡丹。

（2）参附汤（《济生方》）：

［组成与用法］人参 10 g（另炖），制附子 12 g。水煎服。

［功能主治］益气养阴，回阳固脱。

［加减应用］如四肢厥冷严重、神疲欲寐者，加肉桂、干姜；自汗不止者，加黄芪、五味子、龙骨、牡蛎；气喘痰鸣甚者，合用黑锡丹。

（3）四逆加人参汤（《伤寒论》）：

［组成与用法］制附子、干姜、人参各 10 g，甘草 6 g。水煎服。

［功能主治］益气回阳救逆。

［加减应用］若四肢厥冷严重者，加肉桂、龙骨、牡蛎；大汗不止者，加黄芪；阴虚明显者，加麦冬、生地黄。

二、辨病论治

糖尿病乳酸性酸中毒的辨病治疗，要重视两个方面，一是重视祛邪，尽早消除可能升高乳酸浓度的有害因素，如祛湿化痰、清热、芳香开窍等；二是重视扶正，如益气、养阴等，提高机体抵抗力，降低乳酸对机体的伤害，促使患者早日恢复。

1. 导痰汤（《济生方》）

［组成与用法］半夏 10 g，胆南星、陈皮各 9 g，枳实 12 g，生姜 3 片，甘草 3 g。水煎服。

［功能主治］涤痰开窍。主治糖尿病乳酸性酸中毒，症见腹胀纳呆，恶心呕吐，神昏嗜睡。

［加减应用］若热象明显者，加黄芩、黄连、栀子；胸闷、呕吐、舌苔厚腻者，加苍术、藿香；神识昏蒙者，加石菖蒲、远志。

2. 醒脾散（《古今医统》）

［组成与用法］天麻、僵蚕各10 g，全蝎6 g，木香、白附子、白术各12 g，人参5 g，茯苓15 g，大枣3枚，生姜、甘草各3 g。水煎服。

［功能主治］祛痰止痉，健脾化浊。主治糖尿病乳酸性酸中毒，症见神昏嗜睡、乏力纳差等症者。

［加减应用］若嗜睡明显者，加石菖蒲、远志；热象明显者加黄芩、栀子；舌苔厚腻者，加半夏、藿香。

三、对症论治

糖尿病乳酸性酸中毒的对症用方，主要根据患者的突出症状进行选择。

（一）糖尿病乳酸性酸中毒所致恶心呕吐、腹胀纳呆方

1. 六和汤（《医方考》）

［组成与用法］砂仁、厚朴各3 g，半夏、杏仁、人参、白术、藿香、白扁豆、赤茯苓各6 g，木瓜5 g，甘草2 g。水煎服。

［功能主治］化湿健脾，升清降浊。主治糖尿病乳酸性酸中毒之以恶心呕吐、腹胀纳呆为主症者。

［加减应用］若脾虚不明显者，去人参、白术；呕吐剧烈者，重用半夏，加黄连。

2. 不换金正气散（《太平惠民和剂局方》）

［组成与用法］厚朴、藿香、甘草、半夏、苍术、陈皮各等份，为散，每次3～6 g，每日3次。

［功能主治］行气化湿，和胃止呕。主治糖尿病乳酸性酸中毒之以恶心呕吐、腹胀纳呆为主症者。

［加减应用］若腹胀明显者，加大腹皮、枳实煎汤送服；纳呆者，加砂仁、藿香、佩兰；热象明显者，加黄连、黄芩煎汤送服。

（二）糖尿病乳酸性酸中毒所致神识昏蒙、昏迷方

1. 苏合香丸（《太平惠民和剂局方》）

［组成与用法］白术、青木香、犀角、香附、朱砂、檀香、安息香、沉香、麝香、丁香、荜茇各60 g，龙脑、乳香、苏合香油各30 g。前14味共研成极细末，再将苏合香油炖化，加适量炼蜜制成蜜丸如梧桐大。每次1丸，口服每日1～2次。

［功能主治］芳香开窍，行气止痛。主治糖尿病乳酸性酸中毒之见神识昏蒙，昏睡，甚至昏迷者。

［加减应用］若神识昏蒙或昏睡者，加石菖蒲、远志。

2. 至宝丹（《太平惠民和剂局方》）

［组成与用法］犀角、朱砂、雄黄、玳瑁、琥珀各30 g，麝香、龙脑各7.5 g，金箔、银箔各50片，牛黄15 g，安息香45 g。研为细末，制成蜜丸，每丸3 g。每次1丸，每日2～3次，温开水送服。

［功能主治］清热开窍，化浊解毒。主治糖尿病乳酸性酸中毒以高热神昏、烦躁谵语、痰盛气粗等为主症者。

［加减应用］若脉虚者，加人参煎汤送服。

3. 抱龙丸（《小儿药证直诀》）

［组成与用法］胆南星120 g，天竺黄30 g，雄黄3 g，朱砂（另研）、麝香各15 g（另研）。共研成细末，煮甘草和丸如梧子大，温开水送下，每次3～5丸，口服，每日1～2次。

［功能主治］清热化痰，开窍醒神。主治糖尿病乳酸性酸中毒之见神识昏蒙、昏睡，甚至昏迷者。

［加减应用］神识昏蒙者，加石菖蒲、远志煎汤送下。

四、专病成方

1. 安宫牛黄丸（《温病条辨》）

［组成与用法］牛黄、郁金、犀角、朱砂、栀子、黄连、黄芩、雄黄、冰片、麝香、珍珠。每次1丸，口服，每日1～3次。

［功能主治］清热开窍，豁痰解毒。主治糖尿病乳酸性酸中毒表现为神志不清，甚至昏迷者。

［加减应用］若抽搐，甚至角弓反张者，加羚羊角、钩藤煎汤送服；嗜睡者，加石菖蒲、远志煎汤送服；大便干结者，加大黄、芒硝煎汤送服；小便短赤者，加车前子、滑石、黄柏煎汤送服。

2. 紫雪丹（《外台秘要》）

［组成与用法］生石膏、寒水石、磁石、滑石、犀角、青木香、羚羊角、沉香、升麻、玄参、甘草（炙）、丁香、朴硝、硝石、麝香、朱砂、黄金。每次 1.5～3 g，口服，每日 2 次。

［功能主治］清热开窍，镇痉安神。主治糖尿病乳酸性酸中毒表现为神志不清、四肢抽搐，甚或角弓反张者。

［加减应用］若呕吐者，加姜半夏、竹茹煎汤送服；烦躁不安者，加黄连、栀子煎汤送服；痰多者，加半夏、瓜蒌煎汤送服

3. 参附注射液（《中华人民共和国卫生部药品标准》）

［处方组成］人参、附子。

［功能主治］益气温阳固脱。主治糖尿病乳酸性酸中毒之见亡阳脱证。

［用法用量］每次 20～40 mL 加入生理盐水 300～500 mL 中静脉滴注，每日 1～2 次。

4. 醒脑静注射液（《中华人民共和国卫生部药品标准》）

［处方组成］牛黄、郁金、犀角、朱砂、栀子、黄连、黄芩、雄黄、冰片、麝香、珍珠等。

［功能主治］清热醒脑。主治糖尿病乳酸性酸中毒之见阳闭证。

［用法用量］每次 10～20 mL 加入生理盐水 200～500 mL 中静脉滴注，每日 1～2 次。

5. 石菖蒲注射液（《中华人民共和国卫生部药品标准》）

［处方组成］石菖蒲。

［功能主治］化痰开窍。主治糖尿病乳酸性酸中毒之见阴闭证。

［用法用量］每次 20～40 mL 加入生理盐水 300～500 mL 中静脉滴注，每日 1 次。

6. 定痫丸（《医学新悟》）

［处方组成］天麻、贝母、半夏、茯苓、胆南星、石菖蒲、全蝎、甘草、僵蚕、琥珀、陈皮、灯草、远志、丹参、麦冬、朱砂。

［功能主治］涤痰开窍。主治糖尿病乳酸性酸中毒之见阴闭证。

［用法用量］每次 6 g，口服，每日 2 次，温开水送下。

7. 指迷茯苓丸（《指迷方》）

［处方组成］半夏 12 g，白茯苓 15 g，枳壳 9 g，风化硝 12 g，姜汁 50 g。

［功能主治］涤痰开窍。主治糖尿病乳酸性酸中毒之见阴闭证。

［用法用量］每次 3 g，口服，每日 2 次，饭后姜汤送下。

五、单方用药

1. 犀角粉　用法：每次 3 g，用温开水送服。功用：清热凉血。主治糖尿病乳酸性酸中毒之以高热神昏为主症者。

2. 羚羊角粉　用法：每次 5 g，每日 2 次，用温开水送服。功用：凉肝息风。主治糖尿病乳酸性酸中毒之以高热神昏、抽搐等为主症者。

第六章　糖尿病低血糖症及昏迷

　　低血糖是糖尿病患者在治疗过程中并发的危重症之一。老年糖尿病患者多并发肝、肾功能减退，且多种慢性疾病共存，更易并发低血糖，由于老年人对低血糖反应不敏感，相对于年轻人更容易导致低血糖昏迷。老年糖尿病患者的低血糖昏迷可诱发心肌梗死或导致不可逆的中枢神经损害，甚至危及生命。因此，老年糖尿病在治疗过程中，预防低血糖昏迷的发生，加强医务人员及患者对低血糖的认识，积极采取预防措施，降低发生率至关重要。

第一节　糖尿病低血糖的发病与诊断

一、发病原因

　　1. **药源性低血糖**　目前已有 50 余种药物引起低血糖的报道，除胰岛素药物及口服降血糖药外，非降糖药中的肾上腺素能拮抗药、水杨酸类药物、血管紧张素转换酶抑制药也可引起低血糖。且老年人常兼有隐性心、肾功能不全，发生低血糖时，其临床症状可不明显。

　　2. **饮食不当**　患者对饮食认识不足，出现胃纳差、进食明显减少，或在不按时进食的同时也常规服用降血糖药，可致糖摄入与吸收严重不足，饮食量与用药量不能保持平衡。由于乙醇能抑制糖原异生，如过量饮酒可导致低血糖；剧烈运动亦可致低血糖，因而活动量增加时应增加饮食量或减少药量。

　　3. **夜间低血糖**　由于夜间生长激素、胰高血糖素及皮质类固醇激素等拮抗胰岛素的内分泌激素分泌水平处于低谷，且夜间胰岛素抑制肝葡萄糖输出作用增强，同时患者夜间入睡，不易察觉低血糖症状等，易发生严重低血糖以至昏迷、死亡。

　　4. **未察觉的低血糖**　对低血糖早期做出反应的交感神经兴奋症状，常随着 1 型糖尿病患者的病程发生改变，1 型糖尿病病程长短与低血糖症状丧失呈正相关，病程的增长可使这种低血糖的警戒反应不明显乃至丧失。当血糖降低至 2.5 mmol/L 以下时，仍无早期低血糖症状，以至不能采取即刻进食的保护性措施，而使低血糖持续，并可发展至严重的神经性低血糖。

　　5. **对糖尿病的认识不足**　DM 病程长，患者需反复就诊调节降血糖药物剂量，给患者带来诸多不便，特别是老年患者，因而患者的遵医性降低，自行增加胰岛素及降血糖药剂量；饮食不规则，在使用胰岛素或口服降血糖药后不进食或进食过少，不按时进餐或参加剧烈活动；未检测血糖；对已经发生的低血糖症状（如出现头晕、胸闷、出汗等）认识不足等，以至不能及时采取措施，导致低血糖昏迷发生。

　　6. **年龄因素**　年龄是糖尿病低血糖发生的重要因素。由于老年患者维持血糖浓度的调节功能低下，胰岛素拮抗激素（肾上腺素、胰高血糖素、糖皮质激素等）分泌不足，不能及时升高血糖；而老年人生理功能减退，肾小球滤过率下降，特别是合并肾功能不全时，药物的排泄速度慢，易造成降血糖药物的积蓄而发生低血糖。同时因其病程长，常合并有肝、肾功能损害，药物半衰期延长，肝糖原合成、储存、分解作用减弱，胰岛素清除延缓，均是造成糖尿病患者低血糖昏迷的因素。

二、诊断标准

　　1. 有糖尿病病史。

2. 临床表现　冷汗，皮肤苍白，心悸，有饥饿感，四肢发凉，腿软，手颤动，意识朦胧，定向力及识别力明显减退，嗜睡，多汗，震颤，神志不清及语言障碍或躁动不安，痛觉过敏，阵挛性舞蹈动作，瞳孔散大，强直性抽搐及锥体束征阳性，甚至昏迷；或表现肌张力下降，癫痫样发作。

3. 血糖　接受药物治疗的糖尿病患者血糖≤3.9 mmol/L。

第二节　糖尿病低血糖的救治措施

糖尿病低血糖的救治措施主要有：

1. 指导服用降血糖药　告知患者必须坚持服药，定期门诊复查，不能擅自停药、减药、改药或盲目用药。胰岛素、优降糖因降糖作用比较强需慎用，尤其是老年患者。磺脲类药由于进入人体后需要一定的时间来刺激胰岛细胞分泌胰岛素，服药时间宜选在餐前30分钟；双胍类药对胃肠道有刺激作用，指导患者在餐后服用；α-葡萄糖苷酶抑制药，适用于餐后高血糖的患者，应在进餐吃第一口食物的同时咀嚼服用。患者在服用降糖药时，首先应掌握低血糖反应的表现及处理方法，不宜过量使用半衰期较长的药物。老年患者由于肝肾功能减退，对药物的清除能力降低，同时多伴有其他疾病，而需服用其他药物，药物间的相互作用可影响降血糖药物的排泄，因而老年糖尿病患者宜选用半衰期较短的降血糖药物。

2. 诱因干预　应重视诱发因素，如合并感染、进食减少、过量用药等。针对诱因，在糖尿病健康宣教工作中，要教会患者家属如何应对，由于老年患者由于记忆力减退，可能会忘记是否已服药，此时最好的处理是不要补服。

3. 加强夜间低血糖检测　老年糖尿病患者夜间低血糖发生频率较高，为避免夜间低血糖可以睡前适量加餐，并加强半夜2:00～3:00时段的血糖检测非常重要。

4. 及时诊断　老年糖尿病患者发生昏迷时，应考虑到低血糖的可能。应教会家属在送往医院前，能在家中用血糖仪测即时血糖，以便自救，也为医生提供重要线索。及时诊断，及时治疗，可避免低血糖给患者造成更大的损害。

5. 糖尿病宣教　低血糖昏迷对老年糖尿病患者的危害非常大，在糖尿病宣教中，要告知患者低血糖的危害性，避免患者盲目追求血糖达标。

第三节　糖尿病低血糖的辨证论治

中医学将其归于"虚证"、"脱证"、"厥证"、"昏迷"等，国家标准中医临床诊疗术语规范病名为"消渴厥"。乃饮食过少，脾胃虚弱，运化失常，气血不能上荣，心神失养，轻者心悸、动风，重者厥脱、昏迷。

一、辨证论治

(一) 肝郁脾虚证

1. 主症　心情抑郁，顾虑多端，急躁易怒，乏力自汗，头晕头痛，面色苍白，四肢震颤，心悸失眠，善饥多食，得食后诸症缓解，舌淡苔薄白，脉弦或弦数。

2. 治法　疏肝解郁，益气健脾。

3. 方药　逍遥散《太平惠民和剂局方》加减

[组成与用法] 柴胡、当归、白芍、白术、茯苓各10 g，薄荷、甘草各6 g。水煎服。

[功能主治] 疏肝解郁，益气健脾。

[加减应用] 若乏力自汗，四肢震颤者，加黄芪、党参各20 g；心悸、失眠者，加浮小麦、生牡蛎各30 g，酸枣仁10 g。

（二）心脾两虚证

1. 主症　乏力自汗，或食后脘腹灼热，饱胀嗳气，恶心呕吐，头晕心悸，面色苍白，四肢颤抖，腹胀肠鸣，排便急迫或腹泻，舌淡边有齿痕，苔薄白或白腻，脉弱或细弱而数。

2. 治法　益气健脾，养心安神。

3. 方药　归脾汤（《济生方》）加减

［组成与用法］白术 9 g，黄芪 15 g，当归、远志、茯苓、龙眼肉、酸枣仁各 10 g，人参、木香各 12 g，甘草 5 g，生姜 6 g，大枣 3 枚。水煎服。

［功能主治］益气健脾，养心安神。

（三）湿热闭窍证

1. 主症　洒僻暴饮之后，多汗，嗜睡，神昏，木僵，苔黄腻，脉滑。

2. 治法　清利湿热，化浊开窍。

3. 方药　菖蒲郁金汤合玉枢丹加减（《中医内科查房手册》）

［组成与用法］石菖蒲、栀子、淡竹叶、牡丹皮、郁金各 10 g，连翘 6 g，灯心草 5 g，木通 4 g，玉枢丹 1.5 g（冲服），竹沥水 10～20 mL（冲服）。水煎服。

［功能主治］清利湿热，化浊开窍。

（四）暴脱亡阳证

1. 主症　大汗淋沥或汗出如油，面色苍白，手足厥逆，精神疲惫，声短息微，或神志不清，呼吸减弱，舌卷少津，脉微欲绝。

2. 治法　回阳救逆，益气固脱。

3. 方药　参附汤（《正体类要》）

［组成与用法］人参 12 g，炮附子 9 g。水煎服。

［功能主治］回阳救逆，益气固脱。

二、辨病论治

1. 五味子膏（《药膳食谱》）

［组成与用法］五味子 250 g，蜂蜜适量。五味子洗净，加水适量煮沸 30 分钟，过滤药液，在小火上浓缩至稀流膏状，加蜂蜜适量，过 40～60 目铜丝细罗筛，制成五味子膏。每次 10～15 g，每日 2 次，温开水冲服。

［功能主治］敛肺滋肾，生津涩精。用于糖尿病低血糖症。

2. 来复汤（《医学衷中参西录》）

［组成与用法］山茱萸 60 g（去核），生龙骨 30 g，生牡蛎 30 g，生杭芍 18 g，野台参 12 g，炙甘草 6 g。水煎服。

［功能主治］敛汗固脱，益气回阳。用于糖尿病低血糖症，忽热忽汗，心悸怔忡，气虚不足以息，目睛上窜，势危欲脱为主症者。

三、对症论治

糖尿病低血糖症所致心悸汗出专方

1. 一味薯蓣饮（《糖尿病饮食治疗学》）

［组成与用法］生山药 120 g，蜂蜜 15 g。将山药洗净去皮，切成厚 0.2cm 的片，放锅内，加水，武火烧沸，文火上熬煮 40～50 分钟，捞起山药，留汁，稍凉，放入蜂蜜，搅匀，装罐内。有心悸汗出时，一次性服用 30 g 即可。

［功能主治］润肺补脾，益肾固阴。

2. 山药桂圆粥（《中华食物疗法大全》）

〔组成与用法〕山药 30 g，龙胆 15 g，粳米 100 g，荔枝、五味子各 10 g。如常法加水煮粥食。

〔功能主治〕健脾滋肾，养血安神。

四、专病成方

1. 参附注射液 （《中华人民共和国药典》）

〔处方组成〕附片，红参。

〔功能主治〕回阳救逆，益气固脱。主治阳气暴脱的厥脱证。

〔用法用量〕每次 2～4 mL，肌内注射，每日 1～2 次；或每次 20～100 mL，加入盐水中静脉滴注。每日 1 次。

2. 生脉注射液 （《中华人民共和国药典》）

〔处方组成〕红参、麦冬、五味子。

〔功能主治〕益气养阴，复脉固脱。主治气阴两亏，脉虚欲脱的心悸、气短、四肢厥冷，及心肌梗死。

〔用法用量〕每次 2～4 mL，肌内注射，每日 1～2 次或每次 20～60 mL 加入盐水中静脉滴注。每日 1 次。

五、单方用药

1. 蜂蜜　用法：蜂蜜 10 g，兑水服。功用：健脾益气。主治糖尿病低血糖症。
2. 玄参　用法：玄参 30 g，煎水服。功用：滋养阴液。主治糖尿病低血糖症。
3. 白茅根　用法：白茅根 50 g，煎水服。功用：滋阴生津。主治糖尿病低血糖症。
4. 牛乳　用法：适量饮。功用：健脾止渴。主治糖尿病低血糖症。
5. 山茱萸　用法：山茱萸 30 g，煎水服。功用：收敛元气，振作精神，固涩滑脱。主治糖尿病低血糖症。

第七章　糖尿病并发肾病

糖尿病肾病（diabetic nephropathy，DN）是因糖尿病微血管病变引起的以肾小球硬化症为特征的严重的糖尿病慢性并发症之一，是糖尿病患者死亡的主要原因，也是成人慢性肾功能不全病因中重要的单一因素。流行病学资料表明，糖尿病患者中 DN 的发生率约 47.66%，其中早期 DN 发生率约 34.11%。随着近年来糖尿病的发病率增高，以及糖尿病治疗手段和技术的不断进步，死于糖尿病急性并发症如酮症酸中毒的患者越来越少，而 DN 的发病率则呈上升趋势。糖尿病肾病是糖尿病全身微血管病变的肾脏表现，因糖代谢持久异常引起肾小球毛细血管基膜增厚，系膜细胞及基质增生，导致弥漫性或结节性肾小球硬化，临床表现为蛋白尿、水肿、高血压和氮质血症，而一旦出现持续蛋白尿，病情即呈不可逆性进展，并最终发展为终末期肾病。如何有效防治糖尿病肾病，延缓肾功能减退的进程，是目前临床上必须面对且亟待解决的问题。

第一节　糖尿病并发肾病的辨证论治

糖尿病肾病其临床特征首先表现为微量蛋白尿，随着病情的发展进入糖尿病临床期，表现为持续性蛋白尿，之后病情进行性恶化，出现氮质血症，最终导致慢性肾功能不全，而需替代透析维持生命。糖尿病肾病归属于"消渴"、"水肿"、"虚劳"、"关格"等范畴。本病的形成，多由禀赋不足、过食肥甘、情志所伤、房劳过度而致阴虚燥热、肾虚水泛。本病病位在肺、脾、肾，以肾为主。

一、西医发病机制与临床诊断

【发病机制】

目前认为糖尿病肾病的发病机制与血流动力学异常、糖基化终末产物的形成、氧自由基的损伤、醛糖还原酶（AR）活性的增加、蛋白激酶 C 的活性增加、转化生长因子 β_1 以及内皮素等有关。近年来国外学者对胰岛素依赖型糖尿病患者进行了长期的研究和随访观察，对胰岛素依赖型糖尿病的整个发生发展过程有了全面的了解，根据糖尿病患者的病理生理特征，糖尿病肾病可分为以下 5 期：

Ⅰ期：为胰岛素依赖型糖尿病确诊时肾小球高滤过肥厚增大。肾小球和肾脏体积增大是突出的表现。可以有微量白蛋白尿，用胰岛素治疗后可以消失。

Ⅱ期：有肾脏损害但无临床征象。肾小球基底膜通常增厚，系膜区常常增生。糖尿病控制不佳和运动时可出现微量蛋白尿，此期系可逆性。

Ⅲ期：是糖尿病肾病的"高危期"，典型患者是在糖尿病 10～15 年以后，微量白蛋白尿不断加重，肾小球滤过率仍然是高的，血压开始增高。抗高血压治疗可以明显改善微量白蛋白尿。

Ⅳ期：病程在 15～25 年以上，病理上呈典型改变，诊断上主要尿蛋白排出量增多（＞0.5 g/24h），大多数患者出现高血压，肾小球滤过率开始下降。有效的抗高血压治疗可以减慢肾小球滤过率下降的速率。

Ⅴ期：为终末期肾衰竭，特点是普遍的肾小球毛细血管闭塞，伴有肾小球玻璃样改变，肾小球滤过率已很低，氮质潴留，高血压明显。

中华医学会糖尿病学分会（CDS）《中国 2 型糖尿病防治指南（2013 版）》对糖尿病肾病的分期诊断认为：1 型糖尿病所致肾损害分为 5 期，2 型糖尿病导致的肾脏损害也参考该分期。Ⅰ期：肾小球高滤过，肾脏体积增大。Ⅱ期：间断微量白蛋白尿，患者休息时晨尿或随机尿中白蛋白排泄（尿白蛋白/肌酐比值，UACR）正常，病理检查可发现肾小球基底膜（GBM）轻度增厚及系膜基质轻度增宽。Ⅲ期：早期糖尿病肾病期，以持续性 UACR<30 mg/24h 为标志，病理检查 GBM 增厚及系膜基质增宽明显，小动脉壁出现玻璃样变。Ⅳ期：临床糖尿病肾病期，显性白蛋白尿，UACR>30 mg/24h，部分可表现为肾病综合征，病理检查肾小球病变更重，部分肾小球硬化，灶状肾小管萎缩及间质纤维化。Ⅴ期：肾衰竭期。

2010 年 2 月国际权威的美国肾脏病杂志发表了由世界各国肾脏病理学家共同完成的 DN 的病理诊断标准（包括病理分型标准及肾小管间质血管评分标准）。以期为临床对 DN 的诊断及鉴别诊断提供更为可靠的依据。

（1）DN 病理分型共分Ⅳ型：Ⅰ型轻度或非特异性光镜改变，电镜显示基底膜（GBM）增厚，GBM>395 nm（女性），GBM>430 nm（男性）；Ⅱa 型轻度系膜增生，镜下系膜增生>25%，系膜增生面积<毛细血管袢腔面积；Ⅱb 型重度系膜增生活检镜下系膜增生>25%，系膜增生面积>毛细血管袢腔面积；Ⅲ型结节性硬化（KW 结节）至少有一个确定的 KW 结节；Ⅳ型晚期糖尿病肾小球硬化肾小球硬化>50%。

（2）糖尿病肾病间质小管及血管评分标准评分标准总分为 9 分，间质小管病变：无间质纤维化与小管病变为 0 分，间质小管萎缩（IFTA）<25% 为 1 分，间质小管萎缩（IFTA）25%～50% 为 2 分，间质小管萎缩（IFTA）>50% 为 3 分，无间质炎症为 0 分，间质炎症是与 IFTA 相关的炎性浸润为 1 分，无 IFTA 区域也有炎性浸润为 2 分；血管病变：无血管玻璃样变为 0 分，一个部位玻璃样变为 1 分，超过一个部位玻璃样变为 2 分，大血管只评定，不参与评分，血管硬化但无内膜增厚为 0 分，血管硬化且内膜增厚未超过中膜厚度为 1 分，血管硬化且内膜增厚超过中膜厚度为 2 分。

以上的分期对临床上正确评估 DN 有重要意义。随着近年来肾活检开展的普及，研究发现肾活检 DN 特征性的病理变化为肾小球毛细血管壁进行性增厚、玻璃样变、血栓形成和管腔闭塞，最终肾小球基底膜增厚，系膜区扩张，肾小球硬化。值得注意的是，糖尿病患者一旦进入临床期，病情便进行性发展，治疗颇为棘手。目前西医治疗措施主要是严格控制血糖，降压，使用血管紧张素转换酶抑制药（ACEI）或血管紧张素Ⅱ受体矫正肾小球内血流动力学改变，延缓肾衰竭的进程，以及使用抗血小板药物如双嘧达莫等，但治疗颇为困难，进展迅速，因此，探讨中西结合治疗 DN 具有重要的临床实用意义。

【诊断要点】

1. 临床糖尿病肾病

（1）有按 1999 年 WHO 糖尿病诊断标准诊断的糖尿病病史，一般 1 型糖尿病 10 年以上，2 型糖尿病在 5 年以上者。

（2）尿常规检查发现尿蛋白。

（3）排除急慢性肾小球肾炎、尿路感染、酮症酸中毒、心力衰竭及近期使用肾毒性药物史，以及其他肾脏疾病。

2. 早期糖尿病肾病的诊断

（1）尿微量白蛋白测定：正常人尿白蛋白量极微<20 μg/min，而微量白蛋白尿（20～200 μg/min）为早期糖尿病肾病得特征性实验室异常。若糖尿病患者 6 个月内连续两次尿白蛋白>20 μg/min 并能排除其他诸如糖尿病酮症酸中毒、泌尿系统感染、运动、原发性高血压、心力衰竭等病症，即可诊断糖尿病肾病。

（2）激发试验：无蛋白尿的糖尿病患者运动后可出现蛋白尿，原休息状态下已有蛋白尿者，运动后蛋白明显增多。然而正常人也可出现蛋白尿，故应选择某一适当运动量，使早期糖尿病肾病患者尿蛋白排泄增多，但正常人不出现蛋白尿。目前认为这是诊断早期糖尿病肾病的敏感方法。

（3）功能测定：运用同位素方法（ECT）等检测肾小球滤过率及肾血流量，以反映早期糖尿病肾病患者的早期诊断率。

（4）肾脏影像学检查：运用 B 超、CT 等非创伤性检查，检测肾脏有无增大，可提高早期糖尿病肾病的诊断率。

（5）肾脏病理活检：可提供特异性的诊断和鉴别诊断依据，对微量白蛋白尿的糖尿病患者进行肾活检有助于糖尿病肾病的早期诊断。

二、中医病因病机与辨证论治

古代中医文献中无"糖尿病肾病"之名，目前尚无完整对应的病名，历代医家所论述的"下消"、"肾消"、"水肿"、"胀满"、"尿浊"、"虚劳"、"关格"等均反映了本病不同时期的相关病证。几十年来，有关糖尿病肾病的中医证治研究十分活跃，积累了丰富经验。病名研究方面，多数学者认为本病既属肾病，又属消渴病，定名为"消渴病肾病"较为合理；病机研究认为，本病多在消渴病燥热伤津耗气基础上发展而来，早期以气阴两虚为基本病机，日久则阴损及阳，阴阳两虚，瘀血、湿浊既是病程过程中的病理产物，又是导致病情进展的重要因素，病机虚实夹杂，互为因果，其病程不同阶段证型分布具有差异，而滋阴益气活血法是本病早、中期的有效治法。总体看来，中医药治疗糖尿病肾病，在改善临床症状、降糖调脂、减少尿蛋白、延缓肾功能恶化等方面，均显示出一定优势。然糖尿病肾病的不同阶段，其病机发展有何规律，气阴两虚、阴阳两虚、瘀血湿浊与本病的现代分期（Ⅰ～Ⅴ期）有何内在联系，气阴两虚夹瘀病证实质及物质基础为何，均值得做进一步探讨，详尽了解本病的患病率及中医证型分布特点，是制定中医药有效防治策略的前提和基础。

中医学认为本病总属虚实错杂、本虚标实。本虚以气阴两虚、精气亏耗、阴阳两虚为主，标实以燥热内生、水湿停滞、湿浊内蕴为主。其辨证，首当明辨脏腑、阴阳、气血及标本主次。初期多饮、多食、多尿、尿浊，当辨肺燥、胃热的偏盛及阴津亏耗之不足；病至后期，脏腑虚损，以正虚为主，或兼有邪实，须辨气虚、阳虚和阴虚、精亏及湿、瘀、浊之各异；若病程久延，出现面黄乏力、呕恶肤痒、腹胀肿满、心悸喘促、尿少尿闭者，多属正气衰败、浊邪壅盛、预后险恶。中医治疗以扶正祛邪、攻补兼施为原则，可根据本虚标实的具体情况，灵活立法，调和脏腑阴阳。攻邪以甘寒清热、苦寒清热、活血化瘀、渗湿利水为主；补虚以滋阴生津、益气养阴、滋补肝肾、益精补血、温肾固精为要。

【辨证用方】

1. 肺胃燥热证

（1）主症：烦渴引饮，消谷善饥，小便频数量多，尿色混黄，身体渐瘦，舌红苔少，脉滑数。

（2）治法：清热生津止渴。

1）白虎加人参汤（《伤寒论》）：

［组成与用法］生石膏 50 g，知母 10 g，甘草 6 g，粳米 20 g，人参 9 g。水煎服。

［功能主治］滋阴清热，生津止渴。

［加减应用］若热甚者，重用生石膏，可加黄连、生大黄；口渴甚者，加生地黄、麦冬、玄参、石斛、天花粉；消谷甚者，可增加重甘草用量，还可加黄连、玉竹、熟地黄；食欲不振，胃纳差，苔腻者，加苍术、藿香、薏苡仁；大便干结者，可加大黄。

2）玉女煎（《景岳全书》）：

［组成与用法］生石膏 50 g，知母 10 g，熟地黄、玄参、麦冬、牛膝各 15 g。水煎服。

［功能主治］滋阴清热，生津止渴。

［加减应用］若口渴甚者，加生地黄、天花粉、石斛；消谷甚者，可增加甘草用量，还可加黄连、玉竹；大便干结者，可加大黄；食欲不振，胃纳差，苔腻者，加藿香、薏苡仁、佩兰。

3）麦门冬汤（《金匮要略》）：

［组成与用法］麦冬 15 g，半夏 9 g，人参 10 g，甘草 6 g，粳米 20 g，大枣 10 g。水煎服。

［功能主治］滋阴生津止渴。

［加减应用］若口渴甚者，加生地黄、天花粉、黄连、葛根；消谷甚者，可加玉竹、黄连、石斛；大便干结者，可加大黄；食欲不振，胃纳差，苔腻者，加藿香、薏苡仁、佩兰。

4）沙参麦冬汤（《温病条辨》）：

［组成与用法］麦冬、沙参、天花粉各 15 g，甘草 6 g，扁豆、桑叶各 10 g。水煎服。

［功能主治］滋阴生津止渴。

［加减应用］若口渴甚者，加石膏、知母、玄参；消谷甚者，可加黄连、石斛；大便干结者，可加生地黄、玄参、火麻仁；食欲不振，胃纳差，苔腻者，加藿香、佩兰。

5）清热养阴汤（《中国当代名医验方大全》）：

［组成与用法］石膏 20 g，知母 10 g，甘草 5 g，地黄、北沙参、山药各 15 g，茯苓、泽泻、天花粉、麦冬、石斛各 12 g，牡丹皮、鸡内金各 6 g。水煎服。

［功能主治］清热养阴。

［加减应用］若阴虚甚者，可加龟甲、生地黄、玉竹；胃纳差者，可加重鸡内金的用量；中焦热甚者，可加黄连；便秘加大黄。

6）消渴汤（《中医内科学》）：

［组成与用法］天花粉 15 g，黄连 10 g，生地黄 12 g，藕汁（适量）。水煎服。

［功能主治］滋阴生津清热。

［加减应用］若多饮为主者，加麦冬、五味子；多食为主者，加生石膏、石斛；多尿为主者，加地骨皮、知母、黄柏。

7）加减复脉汤（《温病条辨》）：

［组成与用法］炙甘草、干地黄、生白芍各 18 g，麦冬 15 g，阿胶、火麻仁各 9 g。水煎服。

［功能主治］滋阴养血，生津润燥。

［加减应用］若口渴甚者，加黄连、天花粉、知母、玄参；消谷甚者，可加黄连、石斛；大便干结者，可加生地黄、玄参、火麻仁；头晕耳鸣明显者，可加龟甲、鳖甲、菊花、生牡蛎、牛膝。

8）补肺汤合益胃汤加减（《温病条辨》）：

［组成与用法］太子参 30 g，生黄芪、桑白皮各 15 g，生地黄、五味子、北沙参、麦冬、玉竹各 10 g。水煎服。

［功能主治］益气养阴，补益肺气。

［加减应用］若气短自汗，倦怠乏力明显者，可加西洋参；纳少腹胀，舌淡胖大，边有齿痕，苔白腻者，可加厚朴、苍术、砂仁、薏苡仁。

2. 气阴两虚证

（1）主症：形体消瘦，面色黄黑无华，神疲乏力多汗，口渴多饮，心悸气短，头晕眼花，腰膝酸软，小便频数，大便秘结，舌尖红，舌苔薄白，脉细数无力，需沉取可得。

（2）治法：益气养阴。

1）生脉散（《内外伤辩惑论》）：

［组成与用法］人参（另煎）、麦冬、五味子各 10 g。水煎服。

［功能主治］益气养阴。

［加减应用］若面色无华，神疲乏力者，加黄芪、太子参、当归；五心烦热较重者，加地骨皮、玄参、麦冬；多食善饥明显者，可加玉竹、熟地黄；心悸气短，口渴欲引者，加山茱萸、生山药、天花粉；若大便干结者，加火麻仁、芦荟、大黄。

2）玉女煎（《景岳全书》）合生脉散（《内外伤辩惑论》）：

［组成与用法］人参（另煎）、麦冬、五味子、知母各 10 g，生石膏 30 g，熟地黄、牛膝各 15 g。水煎服。

［功能主治］益气养阴。

［加减应用］若气短，自汗重者，可加黄芪，牡蛎，麻黄根；阴虚明显出现潮热盗汗者，可加地骨皮、鳖甲、秦艽。

3）气阴固本汤（《中国当代名医验方大全》）：

［组成与用法］黄芪、山药、生牡蛎各20 g，熟地黄、生地黄、天花粉各15 g，五味子、五倍子各8 g，茯苓、葛根、苍术、麦冬、山茱萸各10 g。水煎服。

［功能主治］益气养阴。

［加减应用］若口渴甚者，加石斛、乌梅；小便多者，加桑螵蛸。

4）益气养阴活血汤（《龚旭红经验方》）：

［组成与用法］黄芪30 g，生地黄、山药、山茱萸、泽泻、牡丹皮、麦冬、五味子、枸杞子各15 g，苍术10 g，元参9 g。水煎服。

［功能主治］益气养阴，兼以活血。

［加减应用］若兼瘀血者，加丹参、益母草、泽兰、桃仁、红花、川芎；兼水湿者，酌加牛膝、车前子、玉米须、冬瓜皮、赤小豆；水湿重者，酌加厚朴、陈皮、槟榔、木香；兼湿热者，酌加黄柏、萹蓄、瞿麦、土茯苓；阳虚浮肿者，加附子、肉桂、炒牵牛子；蛋白尿重者，加金樱子、芡实。

［临床报道］龚旭红以此方加减，每日1剂，共服8周，治疗68例，总有效率86.47％。（《浙江中西结合杂志》，2004年第7期）

5）资肾益气汤（《盛国荣经验方》）：

［组成与用法］生晒参10 g（药汤炖），黄芪、茯苓皮各30 g，车前子、杜仲各20 g，地骨皮、泽泻各15 g。水煎服。

［功能主治］益气养阴，扶正祛邪。

［加减应用］若食欲不振者，加山药、麦芽、鸡内金；睡眠欠佳者，加炒枣仁、合欢皮；腰膝酸软者，加牛膝、续断；血压高者，加地龙、夏枯草；冠心病者，加丹参、瓜蒌皮、三七（吞服）；肾阳虚者，加附子、肉桂。

6）益气滋肾化瘀汤（《时振声教授经验方》）：

［组成与用法］党参、黄芪、赤芍、桑寄生各15 g，当归、川芎、生地黄、女贞子、墨旱莲各10 g，石韦、白花蛇舌草、白茅根各30 g。水煎服。

［功能主治］益气滋肾，活血化瘀。

［加减应用］若心悸怔忡者，加麦冬、五味子、酸枣仁、柏子仁；夜尿频多，小便清长者，加菟丝子、覆盆子；轻度水肿者，加牛膝、车前子；瘀血明显者，加丹参、泽兰；纳差腹胀者，加砂仁、白蔻仁；气虚明显者，加大党参、黄芪的用量；阴虚内热者，加牡丹皮、地骨皮；兼肝阳上亢者，加龟甲、鳖甲或生石决明、草决明；兼下焦湿热者，去女贞子、墨旱莲，加知母、黄柏、滑石、通草。

7）玉液汤（《医学衷中参西录》）：

［组成与用法］生山药30 g，生黄芪15 g，知母18 g，生鸡内金6 g，葛根5 g，五味子、天花粉各9 g。水煎服。

［功能主治］益气滋阴，固肾止渴。

［加减应用］若气虚甚者，加人参以补气；小便频数者，加山茱萸以固肾。

8）降糖益肾汤（《四川中医》，2004年，第5期）：

［组成与用法］黄芪50 g，生地黄、牡丹皮、淫羊藿、丹参、川芎、泽泻各15 g，黄精10 g，女贞子、枸杞子、山茱萸、茯苓各20 g。水煎服。

［功能主治］益气养阴活血。

［加减应用］若浮肿者，加大腹皮、益母草；肢麻者，加鸡血藤、三七粉；瘀血者，酌加丹参、益母草、泽兰、桃仁、红花、川芎等；水湿者，酌加牛膝、车前子、玉米须、冬瓜皮、赤小豆等，甚者再加行气药；湿热者，酌加黄柏、萹蓄、瞿麦、土茯苓等。

［临床报道］陈培智用此方治疗糖尿病肾病 36 例，用药 8 周，有效率为 88.5％。

9）生脉散（《内外伤辩惑论》）合六味地黄汤（《小儿药证直决》）：

［组成与用法］太子参 30 g，丹参 20 g，桃仁、五味子各 12 g，麦冬、生地黄、山茱萸、山药、黄精、泽兰各 15 g。水煎服。

［功能主治］益气生津，敛阴止汗，滋阴补肾。

［加减应用］若倦怠乏力明显者，加大黄芪用量，茯苓；水肿明显者，加泽泻、猪苓、桂枝；湿热重者，加用鱼腥草、蒲公英。

［临床报道］杨霓芝用此方加减治疗糖尿病肾病早期疗效显著。（《中医药学刊》，2001 年，第 9 期）

3. 阳虚水泛证

（1）主症：面浮身肿，以腰以下为甚，按之凹陷不起，甚至腹部也肿大，头晕乏力，胸闷气促，腰膝酸软，神疲畏寒，四肢不温，口淡不渴，腹胀纳差，尿少或无尿，舌质淡胖，舌苔薄白或白腻，脉沉细无力。

（2）治法：温肾散寒，温阳利水。

1）真武汤（《伤寒论》）：

［组成与用法］茯苓、白芍各 12 g，白术 15 g，附子 10 g，生姜 9 g，甘草 6 g。水煎服。

［功能主治］温阳利水。

［加减应用］若水肿甚者，可加用桑白皮、大腹皮、陈皮；若胃纳差者，加砂仁、山药、鸡内金；若脘腹胀满，食后更甚者，可加乌药、枳实；若口腻泛恶，大便溏薄，可应用胃苓汤加减；尿少不利，四肢不温者，可加肉桂、牛膝、车前子；腰膝冷痛者，可加枸杞子、盐杜仲；胸闷喘咳者，加葶苈子、大枣；恶心欲吐者，可加竹茹、法半夏。

［临床报道］周寒军等以真武汤合防己茯苓汤加减，若脘腹肿胀者，加大腹皮、生大黄；大便溏薄者，加生薏苡仁、白扁豆；肌肤瘙痒，加茯苓皮、白鲜皮；妇女外阴瘙痒者，白带色黄，有异味者，加黄柏、知母。每日 1 剂，连续服用 8 周，治疗糖尿病肾病 65 例，取得满意效果。（《光明中医》，2002 年第 1 期）

唐晓君等认为糖尿病肾病之瘀血是在肾阳虚基础上发展而来，以治肾为主，重视活血化瘀，拟加味真武汤方用炮附子、白术、红花、丹参、生地黄等治疗 30 例（均为肾虚血瘀型），结果显效 8 例，有效 17 例，无效 5 例，尿蛋白转阴 18 例，治疗前后比较，疗效满意（《四川中医》，2004 年，第 5 期）。

2）实脾饮（《重订严氏济生方》）：

［组成与用法］茯苓、白芍、干姜各 12 g，白术 15 g，生姜、木香、草果、槟榔各 9 g，甘草 6 g，附子、大腹皮、厚朴、木瓜、大枣各 10 g。水煎服。

［功能主治］温阳健脾利水。

［加减应用］若水肿甚者，可加用桑白皮、大腹皮、陈皮、猪苓、泽泻；胃纳差者，加砂仁、山药、鸡内金；脘腹胀满，食后更甚者，可加砂仁、枳实、陈皮；尿少不利，四肢不温者，可加肉桂、牛膝、车前子；腰膝冷痛者，可加枸杞子、盐杜仲；胸闷喘咳者，加葶苈子、大枣；口腻泛恶，大便溏薄，可应用胃苓汤加减；恶心欲吐者，可加竹茹、法半夏；若兼瘀血者，加丹参、益母草、桃仁、红花、泽兰、川芎。

3）温肾通利汤（《中国当代名医验方大全》）：

［组成与用法］党参 12 g，附片、茯苓、猪苓、生地黄、牡丹皮、炒白术、淫羊藿各 9 g，荠菜花 30 g，生大黄 5 g，泽泻 20 g，肉桂 2 g，先将上药用适量清水浸泡 20 分钟，附片需先煎 40 分钟，纳诸药再煎 20 分钟，每剂煎 2 次。

［功能主治］温补脾肾，行气利水。

［加减应用］若四肢不温、腰膝酸软、小便不利者，可加重附子的用量；呕恶者加吴茱萸、半夏。

4）济生肾气汤（《济生方》）：

〔组成与用法〕附片 9 g，川牛膝、白茯苓、山茱萸、泽泻、车前子各 12 g，牡丹皮 10 g，肉桂 3 g，山药 15 g，熟地黄 18 g。水煎服。

〔功能主治〕温补肾阳，利水消肿。

〔加减应用〕若腰膝酸痛明显者，可加补骨脂、杜仲；水肿甚者，加大腹皮、桑白皮、猪苓；畏寒肢冷甚者，加仙茅、淫羊藿；恶心欲吐者，可加竹茹、法半夏；胸闷气促甚者，加葶苈子、大枣。

5）苓桂术甘汤（《金匮要略》）：

〔组成与用法〕桂枝 10 g，茯苓 15 g，白术 12 g。水煎服。

〔功能主治〕温阳健脾利水。

〔加减应用〕若气虚明显者，加党参、黄芪；水肿明显者，加猪苓、泽泻、大腹皮、车前子、牵牛子；胸闷气促者，加葶苈子、大枣、桑白皮；阳虚明显者，加大桂枝用量并加干姜、菟丝子、淫羊藿；恶心欲吐者，可加竹茹、法半夏；腰膝冷痛者，可加枸杞子、盐杜仲。

〔临床报道〕于保别用此方按上法加减治疗糖尿病肾病取得良好效果。（《中国乡村医药》，2007 年）

6）温脾汤（《千金方》）：

〔组成与用法〕大黄、附子、干姜、泽泻各 10 g，党参 15 g，甘草 6 g。水煎服。

〔功能主治〕温阳利水，化浊降逆。

〔加减应用〕若有恶心呕吐者，加旋覆花、代赭石、清半夏；若有鼻衄齿衄者，加牡丹皮、白茅根、三七粉（吞服）。

7）参苓白术散（《和剂局方》）合五苓散（《伤寒论》）：

〔组成与用法〕潞党参、黄芪各 15 g，白术、猪苓各 10 g，白扁豆、山药、薏苡仁各 30 g，桔梗、泽泻、茯苓各 12 g。水煎服。

〔功能主治〕健脾固肾，益气行水。

〔加减应用〕若有口唇紫黯者，加丹参、三七、川芎；若气血亏虚明显者，加紫河车、当归；若有尿蛋白者，加芡实、莲子、金樱子。

4. 肝肾阴虚证

（1）主症：头晕耳鸣，腰膝酸软，多梦遗精，尿量频多，尿色浊黄，五心烦热，两目干涩，视物昏蒙，舌红苔薄少，脉细弦数。

（2）治法：滋补肝肾，养血润燥。

1）六味地黄汤（《小儿药证直决》）：

〔组成与用法〕熟地黄 20 g，山药、山茱萸各 12 g，茯苓 15 g，泽泻、牡丹皮各 10 g。水煎服。

〔功能主治〕滋阴补肾。

〔加减应用〕若腰膝酸软头晕目眩重者，可加菊花、枸杞子；若阴虚火盛者，可加知母、黄柏；若兼有脾虚气滞者，加焦白术、陈皮、砂仁；四肢麻木者，加当归、川芎、白芍、鸡血藤、牛膝；骨蒸潮热遗精盗汗者，可加鳖甲、阿胶、知母、桑螵蛸；视物模糊者，可加枸杞子、白蒺藜、杭菊花、决明子；下肢水肿者，可加车前子、牛膝。

2）固肾方（徐嵩年经验方）：

〔组成与用法〕黄精、覆盆子、大蓟、小叶石韦、益母草各 30 g，细辛 3 g，杜仲、补骨脂、熟地黄各 15 g，核桃 15 枚。水煎服。

〔功能主治〕滋阴补肾固涩。

〔加减应用〕若肺脾气虚少腹胀坠小腹不畅者，加升麻、党参；体虚怕冷常易感冒者，加黄芪、白术、防风；关节酸痛者，加徐长卿、威灵仙、金雀根；皮肤感染者，加金银花、蒲公英、野菊花、紫花地丁；小便短赤或涩痛者，加滋肾通关丸。

3）大补阴丸（《丹溪心法》）：

〔组成与用法〕熟地黄、龟甲各 18 g，黄柏、知母各 12 g。水煎服。

［功能主治］滋阴降火。

［加减应用］若阴虚甚者，可加山茱萸、枸杞子、女贞子、墨旱莲；口渴甚者，加石斛、乌梅、天花粉、麦冬；尿量频数者，可加覆盆子、金樱子、芡实；头晕明显者，可加天麻、钩藤、白蒺藜；大便干结者，可加火麻仁、肉苁蓉、玄参、麦冬；有瘀血者，可加桃仁、丹参、赤芍。

4）一贯煎（《续名医类案》）合六味地黄丸（《小儿药证直决》）：

［组成与用法］生地黄、沙参、山药、熟地黄、茯苓、麦冬、枸杞子各 15 g，川楝子、山茱萸各 6 g，泽泻 10 g，当归、牡丹皮各 12 g。水煎服。

［功能主治］滋补肝肾。

［加减应用］若有虚火内升者，加知母、黄柏；瘀血内阻者，加泽兰、益母草。

5）归芍地黄汤（《症因脉治》）：

［组成与用法］当归、白芍、熟地黄、牡丹皮各 12 g，山茱萸 9 g，山药 15 g，泽泻 10 g。水煎服。

［功能主治］滋养肝肾。

［加减应用］若有瘀血者，加丹参、益母草；尿血者，加小蓟、白茅根；肝阴虚者，加菊花、枸杞子。

6）麦味地黄丸（《医级》）：

［组成与用法］麦冬、丹参、熟地黄各 15 g，山药 30 g，五味子 9 g，山茱萸、泽泻、牡丹皮、黄柏各 10 g，茯苓 12 g。水煎服。

［功能主治］滋补肝肾，益气养阴兼活血化瘀。

［加减应用］若有高血压伴头痛头晕者，可合天麻钩藤饮运用；目赤胁痛口干口苦者，加山栀子、黄连、决明子；健忘者，加枣仁、柏子仁；大便秘结者，加生大黄。

5. 阴阳两虚证

（1）主症：面色黧黑无华，口干舌燥，耳轮焦枯，头发干枯无光泽，腰膝酸软，甚或阳痿，神疲乏力，畏寒肢冷，或有五心烦热，或有水肿，小便频数，或尿量短少，浑浊如膏，舌质暗淡，舌苔白，脉沉细无力。

（2）治法：温补肾阳，滋阴固精。

1）金匮肾气丸（《金匮要略》）：

［组成与用法］附子片、泽泻各 10 g，肉桂 5 g，熟地黄 20 g，山药 15 g，山茱萸、茯苓、牡丹皮各 12 g。水煎服。

［功能主治］温补肾阳，滋阴填精。

［加减应用］若水肿甚，小便不利者，可加大腹皮、陈皮、车前子、防己、冬瓜皮；腰膝酸软者，可加杜仲、续断、桑寄生；五心烦热、咽干口燥者，加生地黄、麦冬、石斛、玄参、知母，去附子、肉桂；有阳痿早泄者，可加金樱子、锁阳、淫羊藿；有皮肤瘙痒者，可加生地、白鲜皮。

2）大补元煎（《景岳全书》）：

［组成与用法］炒山药、枸杞子各 15 g，熟地黄 18 g，人参、杜仲、当归各 10 g，山茱萸 12 g，炙甘草 6 g。水煎服。

［功能主治］益气滋阴，温肾填精。

［加减应用］若阴阳两虚甚者，可加龟甲胶、鹿甲胶、仙茅、淫羊藿；夹瘀血者，加丹参、鸡血藤、泽兰、桃仁等；胸脘痞闷者，可加入广木香、槟榔、陈皮；夹水湿有水肿者，可加牛膝、车前子、赤小豆、冬瓜皮；水肿重者，可先服用实脾饮或济生肾气丸，待水肿消退后，再服用该方；湿浊上逆而恶心、呕吐舌苔黄腻者，可加黄连、竹茹，甚则先用黄连温胆汤；湿浊上逆，而口中尿臭明显可加者，用大黄或合并使用大黄灌肠。

3）温肾活血汤（《河北中医药学报》，2002 年）：

［组成与用法］仙茅、淫羊藿、补骨脂、生地黄、熟地黄、黄芪、山茱萸各 10 g，山药、猪苓、茯

苓、益母草、当归、丹参、葛根各 15 g。水煎服。

[功能主治] 补脾益肾，养血活血。

[加减应用] 若有血瘀者，加全蝎、蜈蚣、地龙；虚寒甚者，加巴戟天、龟甲、鳖甲。

[临床报道] 方琦用此方治疗糖尿病肾病 30 例，疗程 3 个月，总有效率 88.34%。

4）柴苓汤（《丹溪心法》）：

[组成与用法] 柴胡、茯苓各 15 g，人参 9 g，甘草 6 g，生姜 5 片，大枣 7 枚，黄芩、猪苓、泽泻各 10 g，白术、半夏、桂枝各 12 g。水煎服。

[功能主治] 健脾滋肾，理气养血，化瘀利湿。

[加减应用] 若气短乏力，头晕目眩者，可加西洋参；若大便溏薄、纳差者，可加焦山楂、砂仁、薏苡仁、炒白术；若两目干涩、视物昏花者，可加枸杞子、熟地黄、白芍、丹参；若瘀血明显者，可加三七、鸡血藤、地龙、桃仁。

[临床报道] 罗仁用此方合四物汤，治疗糖尿病肾病，尿蛋白减少且肾功能得到改善，疗效明显，国内及日本多家报道用柴苓汤治疗肾病疗效肯定。（《上海中医药杂志》，2001 年，第 5 期）

5）益寿膏（《中国当代名医验方大全》）：

[组成与用法] 丹参 120 g，当归、赤芍、白芍、枸杞子、鱼鳅串、白茅根、酸枣仁、山茱萸、制何首乌、制黄精、巴戟天、杜仲、黄芪、核桃仁、山药各 60 g，砂仁、黄连、广木香、川续断、黑芝麻、党参、三七粉（后下）、龟甲胶（后下）、鹿角胶（后下）各 30 g，除三七粉、龟甲胶、鹿角胶外余药用水浸泡 30 分钟，再放在火上煎 40 分钟，煎 2 次，去渣合液再煎浓缩加蜂蜜 2kg 收膏，趁热时加三七粉、龟甲胶、鹿角胶拌匀即可，每服一汤勺，每日早、中、晚服 3 次。

[功能主治] 补脾健肾，气血双补。

[加减应用] 若瘀血明显者，可加鸡血藤、路路通。

6. 血瘀气滞证

（1）主症：口渴引饮，或口渴不欲饮，消谷善饥，小便频数量多，身体消瘦，或胸中刺痛，或胸肋满闷，胸肋胀满，或半身不遂，或头昏耳鸣，心悸健忘多梦，舌质紫暗，舌上有瘀点或瘀斑，或舌下静脉粗大而长。

（2）治法：活血化瘀，兼以理气行滞

1）降糖活血方（《中西结合内科学》）：

[组成与用法] 丹参、益母草各 18 g，川芎、当归、木香各 10 g，白芍 12 g，葛根 30 g。水煎服。

[功能主治] 活血化瘀，兼以理气。

[加减应用] 若见气阴两虚甚者，可加党参、麦冬、五味子；阴虚阳亢者，可加麦冬、天冬、牡蛎、石决明、天麻；胸闷甚者，可加用瓜蒌、郁金、三七；心悸健忘多梦者，可加用酸枣仁、柏子仁、合欢皮；小便量多或夜尿多者，可加用金樱子、芡实；半身不遂者，可与补阳还五汤合用。

2）血府逐瘀汤（《医林改错》）：

[组成与用法] 桃仁 12 g，红花、当归、生地黄、牛膝各 9 g，川芎、桔梗各 5 g，赤芍、枳壳各 6 g，柴胡、甘草各 3 g。水煎服。

[功能主治] 活血化瘀，理气止痛。

[加减应用] 若瘀热内结，表现心烦易怒，口干口苦，大便秘结者，加茵陈、栀子、大黄；气机郁滞、胸闷气粗、脘腹胀满者，加郁金、厚朴、陈皮、莱菔子；瘀血重者加乳香、没药；若见气阴两虚甚者，可加党参、麦冬、五味子；若小便量多或夜尿多者，可加用金樱子、芡实、覆盆子。

3）补阳还五汤（《医林改错》）：

[组成与用法] 黄芪 120 g，赤芍 5 g，当归尾、地龙、川芎、红花、桃仁各 3 g。水煎服。

[功能主治] 补气活血通络。

[加减应用] 若语言謇涩者，加石菖蒲、郁金；便溏者，去桃仁加白术；便秘者，可加火麻仁；手

足肿胀者，可加桑枝、茯苓、桂枝。

　　［临床报道］白清用此方加减，若蛋白尿者，可加山药、白茅根、白花蛇舌草；尿少、水肿者，可加车前草、墨旱莲、猪苓；夜尿多者，可加山茱萸、菟丝子；镜下血尿者，可加生荷叶、生地榆；血压高者，可加夏枯草、牛膝，治疗糖尿病肾病38例，总有效率为76.32％。（《上海中医药杂志》，2002年第2期）

　　4）膈下逐瘀汤（《医林改错》）：

　　［组成与用法］五灵脂、川芎、牡丹皮、赤芍、乌药各6g，桃仁、当归、甘草、红花各9g，香附、枳壳各5g，延胡索3g。水煎服。

　　［功能主治］活血祛瘀，行气止痛。

　　［加减应用］若瘀久化热者，可加夏枯草、玄参、牡丹皮；胸闷气短者，可加郁金、丹参、瓜蒌；纳差泛恶者，可加竹茹、姜半夏、大黄、紫苏叶；正气不足、神疲乏力者，可加党参、黄芪、山药。

　　［临床报道］姚沛雨用此方加减，若食欲不振者，加鸡内金、炒神曲；脘腹胀满者，加大腹皮、五加皮、泽泻；尿少伴水肿者，加甘草、益母草；尿蛋白不退者，加川续断、金樱子、芡实；合并视网膜病变者，加枸杞子、青葙子配服云南白药；若合并周围神经病变者，加白芍、全蝎、地龙；若肾功能不全出现恶心、呕吐者，加黄连、紫苏叶、大黄；并配以中药保留灌肠，治疗糖尿病肾病30例，总有效率为80％。（《时珍国医国药》，2000年第9期）

　　5）桂枝茯苓丸（《金匮要略》）：

　　［组成与用法］桂枝10g，茯苓、牡丹皮、桃仁各12g，赤芍、丹参各15g。水煎服。

　　［功能主治］活血化瘀。

　　［加减应用］若畏寒肢冷、面足浮肿、大便溏薄者，可加淡附片、肉桂；腰腿酸痛，神疲乏力，手足心热而畏风寒者，可加党参、黄芪、生地黄、女贞子、墨旱莲、玄参。

　　6）补肾化瘀祛痰汤（《长春中医学院学报》，2000年第4期）：

　　［组成与用法］山茱萸、牵牛子、水蛭各10g，泽兰、生地黄、生白芍各15g，全瓜蒌、益母草、黄芪各30g。水煎服。

　　［功能主治］补肾益气，化瘀祛痰。

　　［加减应用］若肾气虚衰、阳不化气、水湿停聚、四肢肿甚、按之凹陷不起、心悸头晕者，加白术、生姜；若浊阴不降，而见神倦、头昏、嗜睡、恶心，甚至口中有尿味者，加枳实、石菖蒲；血瘀较甚，肌肤甲错、面色黧黑者，加大黄、地龙、红花、丹参；喘促汗出，脉虚浮而散，上盛下虚，水邪射肺之证者，可加人参（另煎兑入）、蛤蚧6对、五味子；少尿者，可加车前子、茯苓、益母草、大腹皮；呕恶不能食者，加鲜生姜汁、鸡内金、砂仁、法半夏；皮肤瘙痒者，可加地肤子、蝉蜕。

　　［临床报道］王爽珊、林振川用此方加减，治疗老年糖尿病肾病疗效满意。

　　7）五苓散（《伤寒论》）合血府逐瘀汤［《医林改错》加减（《光明中医》，2003年第6期）］：

　　［组成与用法］猪苓、红花、泽泻、茯苓、牛膝、赤芍、玉米须各15g，黄芪、丹参、桃仁各20g，白术、桂枝、当归、熟地黄、川芎、桔梗、柴胡、枳壳、甘草各10g。水煎服。

　　［功能主治］益气养阴润燥，活血、利水、消肿。

　　［加减应用］若气虚明显者，加重黄芪的用量，另加西洋参；阴虚明显者，加知母、玉竹、地骨皮；水肿明显者，加车前子、大腹皮；血瘀明显者，加三七、鸡血藤；阳虚明显者，加熟附子、巴戟天、肉桂。

　　［临床报道］毛振营等用此方加减，治疗糖尿病肾病160例总有效率93.1％。

　　7. 阳虚水泛，浊阴上逆证

　　（1）主症：恶心、呕吐，小便不利，或短少色清，面色晦暗，畏寒怕冷，下肢欠温，腹泻或大便溏，舌苔白滑，脉沉细或濡细。

　　（2）治法：温阳化湿，降浊止逆。

1）温脾汤（《备急千金要方》）：

［组成与用法］人参、大黄各 10 g，附子、甘草、干姜各 6 g。水煎服。

［功能主治］温补脾肾，化湿降浊。

［加减应用］若呕吐甚者可，加吴茱萸汤；嗜睡、神识昏昧者，可加石菖蒲、远志、郁金，甚则用苏合香丸；阳虚甚者，可加淫羊藿、仙茅。

2）大黄附子汤（湘雅医院肾内科经验方）：

［组成与用法］大黄 15～30 g，附子、陈皮、厚朴、法夏、茯苓各 10 g，生牡蛎 30 g，党参（与大黄等量）15～30 g，生姜 3 片，甘草 5 g。水煎服。

［功能主治］温补脾肾，化湿降浊。

［加减运用］若蛋白尿多者，加鱼腥草 15～30 g；肾衰者，加白花蛇舌草 15 g；尿路感染者，加金钱草、车前子；恶心呕吐甚者，加黄连、紫苏叶。

【辨病治疗】

糖尿病肾病在临床上是一常见病，病情复杂多变，且一旦出现临床症状，即进展迅速，所以早期诊断、早期采取综合治疗措施对预后具有重要的临床意义。糖尿病肾病的病机是一个动态演变的过程，多数医家认为：本病初期阴虚为本，涉及肝肾，肝肾阴虚，精血不能上承于目，而致两目干涩、视物模糊，阴虚阳亢则眩晕耳鸣；消渴日久，津亏无以载气，以致肾气虚损，固摄无权，出现尿频、尿多、尿浊而甜；病变后期，阴损及阳，伤及心脾，脾肾阳虚，水湿潴留，泛溢皮肤，而见面足水肿，畏寒肢冷；病至晚期，肾阳衰败，浊毒内停；水湿泛滥，上凌心肺，则见心悸气短，喘息不能平卧，少尿，全身浮肿等危候。气虚无力推动血行，津亏液涸，热灼血脉成血瘀，阴损及阳，终至阴阳俱虚。而气虚无力运血，阳虚血行涩滞，久病入络，均可形成瘀血，气虚血瘀贯穿本病始终。瘀血既是病理产物，又是致病因素，瘀血贯穿糖尿病肾病始终。因此，对于糖尿病肾病的辨病治疗，既要重视益气养阴治其本，更要重视积极治疗其兼证，如清热解毒、利湿化浊、减少蛋白尿等，更重要的是，要将活血化瘀列为治疗糖尿病肾病的基本大法，并贯穿其始终，从而尽可能地延缓糖尿病肾病的进展，推迟患者进入透析替代治疗的时间。

1. 消益肾饮（吕仁和经验方）

［组成与用法］生黄芪、生地黄、牛膝各 15 g，丹参 20 g，芡实、金樱子、狗脊、山茱萸各 10 g，黄连 5 g。水煎服。

［功能主治］益气活血，健脾补肾。

［加减应用］若口干口渴明显者，加葛根、天花粉以生津止渴；大便干结者，加元参助生地益水行舟；舌红苔黄，口舌干燥，饮不解渴者，可加生石膏清上焦，黄连清中焦，生大黄通便泻火；口苦、尿黄、尿少、苔黄、脉数者加茵陈、栀子清热；四肢沉重、尿少浮肿者，加猪苓、泽泻、泽兰以泽肌肤、泄湿热、消浮肿。

2. 调肾汤（《辽宁中医杂志》，2002 年第 12 期）

［组成与用法］丹参、黄芪、生地黄、山药、山茱萸茯苓小蓟各 12 g，益母草、赤小豆各 20 g。水煎服。

［功能主治］健脾益肾，活血化瘀。

［加减应用］若烦渴引饮，消谷善饥者，加生石膏、知母、天花粉；心烦易怒者，加栀子、牡丹皮；失眠多梦者，加炒枣仁、丹参；遗尿遗精者，加金樱子、菟丝子；皮肤疮疖者，加黄连、连翘；恶心、呕吐舌苔黄腻者，加黄连、大黄、竹茹、紫苏叶。

3. 益气补肾方（《中国医药临床杂志》，2003 年第 4 期）

［组成与用法］薏苡仁、龟甲、鳖甲、茯苓、黄芪各 20 g，太子参、牛大力各 15 g，陈皮 8 g，山药、黄精、麦冬、丹参各 10 g。水煎服。

［功能主治］益气养阴，补益肝肾。

〔加减应用〕若双下肢浮肿者，加猪苓、泽泻、大腹皮；腰酸者，加杜仲、菟丝子、桑寄生；口渴较甚者，加石斛、玉竹。

〔临床报道〕刘晓玲以此方，加减治疗糖尿病肾病 24 例，有效率达到 89.5%。

4. 益肾汤（蒋文照经验方）

〔组成与用法〕生牡蛎 15 g，丹参、益母草、黄芪、白茅根各 18 g，党参、白术、山茱萸、杜仲、桑寄生、萆薢、大蓟、小蓟、茯苓各 12 g，金樱子 9 g，生甘草 6 g。水煎服。

〔功能主治〕益气涩精，调补脾肾，活血通利。

〔加减应用〕若湿热邪毒内盛者，加金银花、蒲公英、黄芩、重楼；水肿不退、小便短少者，加大腹皮、广木香、车前子、泽泻；肾阳不足者，加仙茅、淫羊藿、菟丝子、巴戟天以资助元阳；恶心呕吐、脘腹不舒者，加姜半夏、制厚朴、陈皮、香附、砂仁；反复感冒者，加防风固表卫外；尿蛋白多者，可重用黄芪；蛋白流失过多，真阴亏损者，加麦冬、沙参、生地黄、石斛、肥玉竹。

5. 消蛋白汤（邓铁涛经验方）

〔组成与用法〕黄芪、茯苓皮各 15 g，玉米须、山药、薏苡仁各 30 g。水煎服。

〔功能主治〕健脾利水。

〔加减应用〕若兼外感者，加紫苏叶、蝉蜕；气虚甚者，加重黄芪用量；水肿重者，加桑白皮、牛膝、泽泻；血压高者，加天麻、钩藤、石决明。

6. 肾复康（李丹初经验方）

〔组成与用法〕黄芪 30 g，党参、山药各 15 g，白术、白芍、黄精、玉竹、紫河车、桑椹、首乌、枸杞子各 12 g，当归 9 g。水煎服。

〔功能主治〕益气养阴。

〔加减应用〕若阳虚水泛者，去黄精、玉竹、桑椹，加补骨脂、巴戟天、菟丝子、茯苓皮、泽泻；水湿困脾者，加茯苓、薏苡仁；阴虚阳亢者，加生地黄、石决明、女贞子；瘀血留滞者，加丹参、益母草、泽兰；热毒内犯者，加玄参、板蓝根、连翘、忍冬藤；浊邪上泛者，加姜半夏、竹茹、大黄。

7. 滋肾消渴汤（《河北中医》，2001 年第 1 期）

〔组成与用法〕黄芪、丹参各 30 g，山药、天花粉各 15 g，黄柏 12 g，白术、玄参、苍术、槐花、小蓟、杜仲、川续断各 10 g，生大黄 8 g，生甘草各 8 g。水煎服。

〔功能主治〕滋阴补肾，活血化瘀。

〔加减应用〕若口渴引饮者，加知母、玉竹；肝阳上亢者，加钩藤、葛根；胃气上逆者，加姜半夏、陈皮；水湿盛者，加大腹皮、茯苓皮；阳虚者，去黄柏、生大黄，加制附子、肉苁蓉；外感风热者，加金银花、连翘；外感风寒者，加桂枝、防风；湿盛，皮肤瘙痒者，加紫花地丁、白鲜皮、蝉蜕；伴肾功能衰竭者，以附子、大黄、赤芍药、败酱草、牡蛎之煎剂保留灌肠。

〔临床报道〕吴凡以此方加减，治疗糖尿病肾病 40 例，6 周为一疗程，总有效率为 92.5%。

8. 糖肾方（《中国临床医药研究杂志》，2004 年第 11 期）

〔组成与用法〕金雀根、生黄芪、紫丹参各 30 g，生大黄 6 g，天花粉、熟黄精、葛根、鬼箭羽各 15 g。水煎服。

〔功能主治〕益气活血，健脾固本。

〔加减应用〕若气虚明显者，可加西洋参、党参；阴虚明显者，可加生地黄、知母、地骨皮；血瘀明显者，可加益母草、鸡血藤。

〔临床报道〕陈咏、周锦明用此方，治疗糖尿病肾病，3 个月为一疗程，连续观察，治疗 2 个疗程，总有效率 86.7%，尤其是糖肾方能降低血糖及尿中微量白蛋白，并能有效改善临床症状，疗效明显。

9. 用加减黄芪地黄汤（《河北中医药学报》，2000 年第 2 期）

〔组成与用法〕生地黄 20 g，山药、益母草各 15 g，山茱萸、茯苓各 12 g，泽泻、红花、牡丹皮各 10 g，生黄芪、太子参、白茅根、丹参各 30 g。水煎服。

[功能主治] 益气生津，补脾健肾。

[加减应用] 若脾虚湿困者，加苍术、白术、砂仁；燥热者，加生石膏、知母、地骨皮；水肿者，加大泽泻、车前子、茯苓用量；失眠者，加首乌藤、枣仁、百合；眼底出血者，去红花、丹参、益母草，并加三七粉，生地黄加量。

[临床报道] 陈艳用此方治疗加减，治疗糖尿病肾病 80 例，1～2 个月为一疗程，总有效率 88.1%。

10. 滋肾化瘀汤（《河北中医药学报》，2000 年，第 2 期）

[组成与用法] 生黄芪、太子参、黄精、丹参、益母草、白茅各 30 g，熟地黄、山茱萸、泽泻、云苓、五味子各 15 g，山药、川芎、泽兰各 10 g。水煎服。

[功能主治] 滋阴补肾，活血化瘀。

[加减应用] 若燥热者，加石膏、知母、地骨皮；腰痛固定，舌紫暗有明显瘀血、斑点者，可加三七粉、大黄、加重丹参用量。

[临床报道] 马茂芝用此方加减，应用治疗糖尿病肾病 22 例，1～2 月为一疗程，总有效率为 88.26%。

11. 温肾降浊汤（《中医药研究》，2000 年，第 2 期）

[组成与用法] 人参 6 g，黄连、甘草各 9 g，红花、大黄、紫苏各 15 g，半夏、刘寄奴各 12 g，益母草、丹参各 50 g，当归、黄柏各 20 g。上述药物每剂煎 2 次，药水合并后浓缩至 300 mL，早晚各服 150 mL，2 个月为一疗程。

[功能主治] 温补脾肾，降火解毒，通腑降浊。

[加减应用] 若舌苔白腻湿重者，可加苍术、藿香；四肢不温，小便清长者，可加巴戟天、肉桂、附子。

[临床报道] 武晓春用此方治疗糖尿病肾病尿毒症后期疗效显著。

12. 益肾活血方（《中国中西医结合杂志》，2003 年，第 11 期）

[组成与用法] 生黄芪、桑枝、太子参、山药、葛根各 30 g，生地黄 12～20 g，玄参 12 g，丝瓜络、赤芍各 10 g，桃仁 6～12 g，川芎 20 g，川牛膝 15 g。水煎服，每日 1 剂，分两次服，15 日为一疗程，观察 4～6 个疗程。

[功能主治] 益气养阴、活血和络。

[加减应用] 若阳虚浮肿明显者，加淡附子、淫羊藿、猪苓、茯苓、泽泻；视物模糊者，加女贞子、决明子、白菊花。

[临床报道] 林爱武用此方治疗糖尿病肾病 40 例，显效 15 例（37.5%），有效 20 例（50%），无效 5 例（12.5%），总有效率为 87.5%。

13. 自拟降糖理肾方（《四川中医》，2000 年，第 10 期）

[组成与用法] 山茱萸、山药、仙鹤草各 15 g，生黄芪 30 g，熟地黄、五倍子、连皮茯苓、制首乌、大黄（后下）、淫羊藿、丹参各 10 g。水煎服，每日 1 剂，10 剂为一疗程。

[功能主治] 健脾益肾，降糖活血。

[加减应用] 并发冠心病者，加川芎 10 g，降香 5 g；并发眼病者，加枸杞子、菊花各 15 g；并发高脂血症者，加葛根、炒苍术、生山楂各 10 g；并发高血压者，加天麻，川牛膝、钩藤各 10 g。

[临床报道] 郝明强用此方治疗糖尿病肾病，治疗组 40 例，临床痊愈 20 例，显效 17 例，无效 3 例，总有效率为 92.5%。

14. 通络益肾合剂（《上海中医药杂志》，2000 年，第 8 期）

[组成与用法] 制大黄、牛膝各 10 g，丹参 30 g，川芎、益母草、菟丝子各 15 g，党参、何首乌各 12 g。取水 1000 mL，浸泡 3 小时后，采用蒸气浓缩煎煮法取药汁 200 mL，按等量分早、晚 2 次服用，每日 1 剂。

[功能主治] 活血化瘀，通络益肾。

［加减应用］若瘀血明显者，可加三七、桃仁、红花；气虚明显者，可加黄芪、生晒参；阴虚明显者，可加知母、玉竹、黄柏、龟甲等。

［临床报道］何立群、侯卫国、高建来等用中药通络益肾合剂结合常规基础治疗糖尿病肾病，在改善血糖、尿蛋白、肾功能恢复等方面有良好疗效。

15. 二地苦青汤（中国民间中医医药研究开发协会糖尿病独特秘方绝招，1996 年）

［组成与用法］青黛 6 g，黄芪 30 g，地骨皮、白术、茯苓、山药各 15 g，僵蚕、泽泻各 12 g，地锦草、淫羊藿、苦参、仙茅、芡实、金樱子各 10 g。水煎服。

［功能主治］养阴清热，健脾温肾。

［加减应用］若四肢不温者，可减少苦参、青黛的用量；若阳虚明显者，可加熟附子、肉桂。

16. 止消通脉宁（吕仁和经验方）

［组成与用法］生地黄、南沙参各 15 g，人参、卫矛、莪术、生大黄、三七各 10 g。水煎服。

［功能主治］益气养阴祛瘀。

［加减应用］若两目干涩，五心烦热，口干喜饮者，加枸杞子、菊花、生石膏、麦冬；腰膝痠痛者，加川续断、盐杜仲、狗脊。

17. 参芪地黄汤（《上海中医药大学学报》，1998 年，第 2 期）

［组成与用法］党参、黄芪各 30 g，熟地黄、山药、车前子（包煎）、牡丹皮各 15 g，泽泻 10 g，天花粉、茯苓、丹参各 12 g，泽兰、山茱萸、王不留行各 10 g。水煎服。

［功能主治］益气养阴，清利活血。

［加减应用］若有神疲乏力、畏寒肢冷者，加熟附块、巴戟天、肉桂；腰膝酸软，头晕昏蒙者，加枸杞子、蔓荆子、菊花。

【对症用药】

1. 糖尿病肾病所导致的肢端感觉障碍表现为麻木、蚁行、触电感以致出现"手套"和"袜样"感专方

补肾益气活血汤（《湖南中医杂志》，2004 年，第 2 期）：

［组成与用法］黄芪、鸡血藤各 30 g，淫羊藿、山药、牛膝、威灵仙、鬼箭羽、玄参各 15 g，苍术 10 g，生地黄、熟地黄、当归、川芎各 12 g。水煎服，每日 1 剂，分两次服。

［功能主治］补肾益气活血。

［加减应用］若气虚明显者，可加党参、太子参；阴虚明显者，可加麦冬、知母、黄精、玉竹；血瘀明显者，可加丹参、三七。

2. 糖尿病肾病所导致的骨蒸潮热虚烦盗汗用方

知柏地黄汤（《医宗金鉴》）：

［组成与用法］熟地黄 20 g，山茱萸、牡丹皮各 12 g，山药、茯苓各 15 g，泽泻、知母、黄柏各 10 g。水煎服。

［功能主治］滋阴降火。

［加减应用］若盗汗、耳鸣、耳聋、遗精明显者，可加知母、黄柏、玄参、龟甲、鳖甲；腰背酸痛，足跟痛明显者，可加川续断、狗脊、枸杞子。

3. 糖尿病肾病导致的夜尿增多专方

缩泉益肾汤（《上海中医药杂志》，2001 年，第 5 期）：

［组成与用法］黄芪、金樱子、芡实各 30 g，紫河车、熟地黄、生大黄各 15 g，山茱萸、桃仁、水蛭、五倍子、白果各 9 g，桑螵蛸 3 g，五味子 6 g。水煎服。

［功能主治］温肾祛寒缩尿。

［加减应用］若四肢不温疲乏无力甚者，可加红参、肉桂；若有遗精者可加乌药、益智。

4. 肾病导致的水肿专方

（1）参芪丹鸡地黄汤（《上海中医药杂志》，2001年，第5期）：

［组成与用法］西洋参3~6 g，生黄芪、丹参、鸡血藤、云茯苓、泽兰、泽泻、桑白皮、桑螵蛸、金樱子各30 g，熟地黄、山茱萸、水蛭各9 g，益母草15 g，生大黄3~6 g。水煎服。

［功能主治］温阳健脾，补益气血，活血利尿。

［加减应用］若小便不利者，可加车前子、萹蓄、瞿麦；舌苔紫暗，舌下静脉曲张，瘀血明显者，可加桃仁、红花、三棱、莪术。

（2）猪脬汤（《中国当代名医大全》）：

［组成与用法］猪脬（即猪膀胱）1个，杜仲10 g，冬虫夏草7 g，地骨皮10 g，茯苓、芡实、山药各20 g，先将6味中药以清水3碗，煎30分钟后，去渣再以药液炖猪脬，每日1剂或隔日1剂顿服，连服12剂。

［功能主治］健脾渗湿，益气补肾。

［加减应用］若少气困倦，头晕乏力、舌淡脉细者，加黄芪、党参或太子参；手足心热、口干不渴、心烦少寐、舌红脉细数者，加生地黄、女贞子、龟甲、牡丹皮、泽泻；阳虚明显者，加熟附块。

（3）离明肾气汤（《中医杂志》，1990年，第6期）：

［组成与用法］熟地黄、山药、茯苓各15 g，牡丹皮、白术各12 g，山茱萸、泽泻、桂枝、巴戟天、车前子各10 g，附子6 g，生黄芪30 g。水煎服。

［功能主治］益气温阳利水。

［加减应用］若气虚明显者，加西洋参、当归；血瘀明显者，加三七、桃仁、红花；阴虚明显者，加知母地骨皮玉竹。

5. 糖尿病肾病导致的口干咽燥、神疲乏力专方

益气滋肾汤（《上海中医药杂志》，2001年，第5期）：

［组成与用法］生晒参5 g，生地黄、山茱萸、山药、粉葛根、枸杞子、制女贞子、菟丝子、金樱子、玉米须各15 g，生黄芪、米仁根各30 g。水煎服。

［功能主治］益气生津滋肾。

［加减应用］若出现阳虚症状者，本方可加附子、肉桂等药温助肾中阳气；若咽喉疼痛，而干涩无津者，可加乌梅肉、木蝴蝶、沙参、玉竹。

6. 糖尿病肾病所致的尿蛋白长期不止，并伴有腰酸疲乏、遗精等肾气虚衰专方

黄米饮（《中国当代名医验方大全》）：

［组成与用法］黄芪30~50 g，薏苡仁根50 g，生薏苡仁、芡实各30 g，红枣6枚，白果15枚，先将白果打碎分离仁、壳，再将黄芪、薏苡仁根、白果壳用纱布包后，与他药共同加适量清水浸泡，待诸药泡透后，文火煎，煮沸5分钟后，过滤取汁加水再煎一遍，然后将纱布袋内之药物去掉，余药如米仁、芡实、红枣、白果肉、药汁等可作点心吃。

［功能主治］健脾利湿益肾。

［加减应用］若腰膝酸痛甚者，可加狗脊、盐杜仲、川续断；气虚甚者，加人参、当归；四肢不温、阳虚甚者，可加熟附子、干姜、肉桂等。

【专病成药】

1. 消渴丸（广州中药一厂生产）

［处方组成］葛根、天花粉、黄芪、生地黄、玉米须、南五味子、山药、格列本脲（优降糖）

［功能主治］益气养阴，滋肾生津，降血糖。用于糖尿病肾病的脾瘅期和消渴期血糖高者。临床表现为口渴喜饮，多尿、多食、易饥、消瘦、疲乏无力等气阴两虚证者，适用此药。

［用法用量］每日服1~3次，每次服2~10粒，饭前用温开水送服。

2. 渴乐宁胶囊（山东威海昆仑山制药厂生产）

［处方组成］黄芪、黄精、生地黄、太子参、天花粉。

［功能主治］益气养阴，滋肾生津。用于糖尿病肾病，临床表现为疲乏无力，心悸气短，口渴汗多，多食易饥，血糖偏高者，适用此药。

［用法用量］每日 3 次，每次 4 粒，3 个月为一疗程。

3. 金芪降糖（天津市中药制药厂生产）

［处方组成］主要由淫羊藿、续断、丹参、知母组成。

［功能主治］滋补肝肾，活血通络，强筋壮骨，用于肝肾不足，血瘀阻络所致的骨质疏松症。用本药治疗老年糖尿病肾病患者因骨质疏松引起的腰腿酸痛，有良好效果。

［用法用量］口服预防量：每日 2 次，每次 1～2 粒。治疗量：每日 2 次，每次 3 粒，4～6 周为一疗程。

4. 金芪降糖片（广东省汕头制药厂生产）

［处方组成］黄芪、金银花。

［功能主治］益气清热有较小的降血糖作用。用于糖尿病肾病气虚有热，临床表现为口渴多饮、多食易饥、气短乏力的患者，用此药可起辅助治疗作用。

［用法用量］每次饭前服 7～10 粒，2 个月为一疗程。

5. 济生肾气丸（《济生方》）

［处方组成］附片、茯苓、泽泻、山茱萸、山药、牡丹皮、肉桂、川牛膝、熟地黄。

［功能主治］温补肾阳，利水消肿。

［用法用量］每次 6～9 克，每日 2～3 次，温开水送服。

6. 人参养荣丸（三因极一病证方论）

［处方组成］黄芪、当归、肉桂、陈皮、人参、白术、白芍、熟地黄、茯苓、远志、甘草。

［功能主治］益气补血，养心安神。

［用法用量］每次 9 g，每日 2 次，温开水送服。

7. 糖肾康冲剂（安徽中医学院附属医院制剂）

［处方组成］生黄芪、生地黄、生大黄、丹参、赤白芍、全蝎。

［功能主治］益气养阴，祛瘀通络。

［用法用量］上药制成颗粒剂，每次 1 袋，每日 3 次，4 周为一疗程。

8. 糖糖肾灵口服液（《中医杂志》，1997 年，第 2 期）

［处方组成］生黄芪、太子参、生地黄、芡实、金樱子、山茱萸、川芎、丹参、水蛭、泽泻、大黄等依法制成浓缩液，每毫升含生药 2 g。

［功能主治］滋补肝肾，益气养阴，活血通络。

［用法用量］每次 20 mL，每日 2～4 次，4 周为一疗程，连用 1～2 个疗程。

9. 肾炎阳虚片（《卫生部药品标准》，1990 年）

［处方组成］黄芪、生晒参、党参、茯苓、附子、肉桂、木香、南五加皮、葶苈子、大黄等。

［功能主治］温肾健脾，化气行水。

［用法用量］每次 5 片每日 3 次。

【单方用药】

1. 大黄　用法：对糖尿病肾病患者在饮食控制、降血糖、降血压及对症治疗的基础上，给予制大黄 10～15 g 代茶饮，每日 300～500 mL，疗程 4 周。功用：活血化瘀、泻浊利水。主治：糖尿病肾病血瘀气滞为主证者。或者在西药控制血糖的基础上加用生大黄粉口服，每次 5 g，每日 2 次，可使尿蛋白排泄率、血清总胆固醇、血尿素氮、血肌酐、全血比黏度及纤维蛋白原均显著降低。

2. 牛蒡子粉　用法：在辨证论治的治疗基础上送服单味生牛蒡子粉 3 克，其疗效显著。功用：益气清热生津润肠。主治糖尿病肾病肺胃阴虚者。

3. 黄连膏　用法：黄连 500 g，生地黄自然汁、白莲花藕汁、牛乳汁各 500 g，将汁熬成膏剂，黄连末为丸，桐子大，每服 20 丸，少量温水送下，日进十服。功用：滋阴清热生津润肠。主治糖尿病肾病肺胃阴虚者。（《拔粹方》）

4. 黄芪注射液　用法：黄芪注射液 20 mL 静脉滴每日 1 次，总疗程 30 日。功用：益气生血，消除蛋白尿。主治糖尿病肾病性水肿蛋白尿明显者，用后可使尿量增多而水肿减轻或消失。

5. 黄连素片　用法：在控制饮食的条件下口服黄连素每次 0.4 g，每日 3 次。功用：清热燥湿，泻火解毒。主治糖尿病肾病肺胃燥热为主症者。

6. 蚕蛹　用法：每日食 10～15 个，油炸、煮食均可。或用蚕蛹 50 g 水煎澄清去蚕蛹，早晚服之。功用：治消渴。主治消渴热。

7. 小叶石韦　用法：小叶石韦 30～60 g，水煎，分 2 次服，每日 1 剂。每次服药时加吃鸡蛋黄 1 枚。功用：清热利水。主治糖尿病肾病有蛋白尿、并尿黄、轻度水肿、舌苔薄黄者。

8. 蜈蚣鸡蛋　用法：鸡蛋 1 个开个小孔，蜈蚣 1 条，去头足焙干黄，研极细粉，装入鸡蛋内，用纸把孔糊好，蒸熟吃蛋，每日早上 1 个。功用：活血通络兼顾补虚。主治糖尿病肾病引起的蛋白尿。

9. 三红粥　用法：赤小豆、红花生、红糖、粳米，各等量煮粥服，功用：补中益气。主治适宜糖尿病肾病早期气虚明显者。

10. 生黄芪　用法：用生黄芪 120 g 煎汤代茶饮。功用：补气升阳，利水消肿。主治糖尿病肾病早期气虚无瘀、无滞、无邪实症状者。

11. 黄芪炖鸡　生黄芪 100 g，童子鸡 1 只加水炖，鸡肉烂熟，去黄芪吃鸡肉，喝鸡汤，每 2～3 日一料，汤必须全喝，肉可量力而食，不必强食而伤胃。功用：补气生血健脾。主治糖尿病肾病气虚无滞而有蛋白尿水肿的症状。

12. 猪苓茯苓　用法：猪苓、茯苓各 30 g，水煎，分两次服，每日 1 剂。功用：健脾利水。主治糖尿病肾病有蛋白尿，浮肿饮食不佳、疲乏无力者。

13. 菟丝子　用法：菟丝子 30 g，水煎服每日 1 剂，分 2 次服。功用：温肾补脾。主治糖尿病肾病伴有畏寒怕冷、腰酸腿软、水肿、蛋白尿呈肾阳亏虚者。

14. 刺五加注射液用法：在常规治疗的基础上加用刺五加注射液 80 mL、加生理盐水 500 mL 静脉滴注，每日 1 次，14 日为一疗程。功用：活血利尿。主治糖尿病肾病有水肿气虚表现者。

15. 参芪猪腰汤　用法：党参、黄芪、芡实各 20 g，猪肾 1 个。先将猪肾部开去筋膜，洗净，与诸药共煮汤食用，可以加入少许食盐调味。功用：补气健肾。主治糖尿病肾病有面色㿠白，神疲乏力，动则心慌，纳少便溏，腰膝酸软，形体消瘦者。

16. 黄连丸　用法：黄连 250 g，洗净（用无灰好酒浸一宿），取出晒干，研为细末，制成水丸或蜜丸。每次服 6 g，每日 2 次，温水送服。功用：清热降糖。主治糖尿病肾病消渴饮水无度及小便频数。

17. 三消丸　用法：用上好黄连洗净，干燥研为细末，切冬瓜肉研取自然汁，调成膏子，阴干为末，再用冬瓜汁浸合成饼。如此 7 遍，最后冬瓜汁做成丸子，如梧桐子大，每服 30～40 丸，分次服下，用冬瓜汁煎大麦汤服下。功用：清热降糖退蒸。主治糖尿病肾病饮水不止、骨蒸潮热者。

18. 人参鸡子饮　用法：人参粉 3 g，1 个鸡子清（鸡蛋清）调服，每日分 1～2 次服。功用：补气生血。主治糖尿病肾病乏力明显者。

19. 人参饮　用法：人参 10 g，加水 1000 mL，煎 40 分钟至 500 mL，2～3 日内多次代茶饮，最后晚上睡觉前连渣吃下。功用：生津止渴。主治糖尿病肾病见疲乏无力、口干口渴者。

20. 芡实煮老鸭　用法：芡实 200 g，鸭子 1 只（约 1000 g），食盐 5 g。将鸭子宰杀好，煺毛洗净，将芡实填于鸭腹内，放沙锅中加清水煮，煮沸后加入黄酒改文火煮 2 小时至肉烂，加食盐可食用，可分顿服食。功用：滋阴养胃，固肾涩精。主治糖尿病肾病水肿尿频量多。（《糖尿病的饮食治疗》）

21. 消渴葱头方　用法：鲜葱头 100 g，将葱头洗净用开水泡后，加适量酱油调味当菜下饭。功用：通阳消肿。主治：糖尿病肾病肾阳亏虚之症候者。（《家用葱姜蒜醋治病小窍门》）

22. 山药莲子粥（《饮食疗法》）　用法：山药、莲子、粳米，将山药切碎加适量清水煎汁去渣，取汁与莲子粳米同煮成稀粥，熟后服用。功用：滋阴补肾。主治糖尿病肾病之脾肾两虚证。

23. 大蒜炖鸭　用法：3年以上绿头鸭1只，重约1500 g，独头紫皮大蒜3枚，将蒜填入鸭腹用线缚好，不放盐煮到烂，熟吃鸭肉、大蒜，喝汤可分3～4次服用。功用：滋阴补血，利尿消肿。主治糖尿病肾病所导致的水肿不退者。（《时氏中医肾脏病学》）

第二节　糖尿病肾病的中医病证研究

本部分通过文献和大宗临床病例调查，尝试从理论上探讨糖尿病肾病的病证分布特点，并通过现代微观指标检测及相关表达基因的筛选，部分了解其物质基础及病证实质。在此基础上通过临床观察，证实滋阴益气活血法（滋阴益气活血通肾络）及组方降糖益肾方治疗糖尿病肾病的有效性。

一、糖尿病肾病中医病证的文献研究

《灵枢·五变》中"五脏皆柔弱者，善病消瘅"，《灵枢·本藏》中"五脏脆者，皆善病消瘅易伤"，此两条皆道出发病与本虚的关系，也说明了消渴为病，与五脏关系都非常密切。五脏之所以柔弱，其发展由来有二，一者为先天之不足，一者为后天之戕伐。先天之不足以现代医学可解释为遗传因素，亦即遗传病学研究的与硫酸肝素蛋白多糖代谢有关的酶（N-脱乙酰酶）的遗传多态性、胰岛素基因突变、葡萄糖激酶基因突变、血管紧张素Ⅰ转换酶基因插入/缺失多态现象等。后天之戕伐与饮食、情志等多种内伤因素有关。《素问·奇病论》"……此肥美人所发也，肥者令人内热，甘者令人中满，故其气上溢，转为消渴"，此为饮食所致，与现代医学肥胖、饮食失控可诱发糖尿病的理论是一致的；《灵枢·五变》"怒则气上逆，胸中蓄积，血气逆流，宽皮充肌，血脉不行，转而为热，热则消肌肤，故为消瘅"，此为情志所致，是对消渴病机的补充，反映出消渴病理的多因素特点。

后世医家对消渴的论述，根据对基本病机的认识可大致分为两大体系，一者是以金元四大家为代表的"主火主燥"理论，如刘完素把消渴的病机归为"燥热"，在《宣明论方·三消论》中强调"三消者燥热一也"，治疗上提倡宣津布液，此后张从正提出的"三消之说当从火断"，李杲、朱丹溪等在病机治法等方面也无出其右，用药多以寒凉为主；一者以张景岳为代表的肾命理论，谓"故患有消渴者，皆是肾经为病"（《景岳全书·三消论》），此实渊源于仲景立肾气丸为消渴病的主治方。其他医家如陈士铎、叶天士等亦强调肾虚的重要性，认为"消渴之证，虽分上、中、下，而肾虚以致渴，则无不同。故治消渴之法，以治肾为主，不必问其上、中、下……"（《临证指南医案·三消》）。可见"肾"在发病中的重要性。其实两家之说并无矛盾，只是在病情发展中标本相移而已，前者重在消渴初起，以燥热标实为主，而后者重在消渴后期，以本虚为主，相合则构成了消渴辨证的统一。

纵观历代医家对消渴的论述，虽然对消渴之人尿变甘味有记载，但对于何以味甘的论述却未能明详。《素问·经脉别论》曰："食气入胃，浊气归心，淫精于脉，脉气流经，经气归于肺，肺朝百脉，输精于皮毛"，此处"浊气"张景岳《类经》注云："浊，言食气之厚者也。"由此可见，精微营养物质由脾胃运化，所至的地点应为心，再由心至脉，再至肺，输精于皮毛而加以利用。消渴之人之所以尿味甘甜，皆以精微未能输送至皮毛，饮食不为肌肤，而"饮入于胃，……上归于肺，通调水道，下输膀胱"，精微既不能由肺输送至皮毛，自然随水液下输于膀胱而尿味甘甜。可见上焦心肺输精于皮毛的功能失调是消渴发病的重要环节。对于上焦心肺功能失调的原因，《金匮要略·消渴小便不利淋病脉证并治》："寸口脉浮而迟，浮即为虚，迟即为劳；虚则卫气不足，劳则营气竭。"即说明了心肺上焦之虚为消渴的重要因素。而上焦心肺何以致虚？论其根本还在于肾。肾水之亏在先，肾水一亏，最直接者为无以上济心火，则火灼肺金，另外"金水相生"，肾水不能上滋于肺而致肺亦受损。其次中焦燥热之火消灼营阴，精微不能上输而上焦失养也是造成上焦营卫亏虚的重要原因。对于消渴之病机，如图7-1所示。

《金匮要略·消渴小便不利淋病脉证并治》有三条原文对消渴病机作了概括性的提示："寸口脉浮而迟，浮即为虚，迟即为劳；虚则卫气不足，劳则营气竭"；"趺阳脉浮而数，浮即为气，数即消谷而大

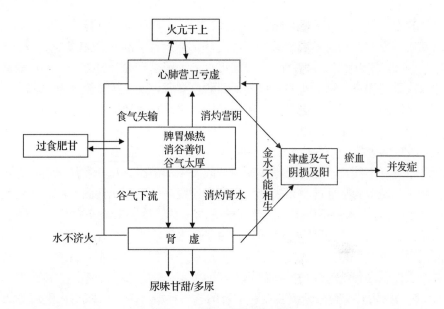

图7-1　消渴病病机示意图

坚；气盛则溲数，溲数即坚，坚数相搏，即为消渴"；"男子消渴，小便反多，以饮一斗，小便一斗，肾气丸主之"。三条文从上、中、下三焦论述了消渴的病机，上下二焦为虚，中焦为实。趺阳脉浮而数，表明胃热气盛，故而消谷善饥。第三条原文中，"肾气丸主之"尤能说明肾在消渴发病中的重要性，治肾之法，始则滋阴润燥，若病久阴损及阳，则宜阴阳平补，仲景肾气丸即从病重立法。如前所述，肾水亏虚，心火亢盛，火不归原，是导致内生燥热的根本原因。而上焦之虚成因有三：一者肾本虚，金水不生而致上焦营卫亏虚；二者火盛于上，消灼营血；三者虽消谷善饥，摄入过多水谷精微，却因脾不能上输于心肺而流于膀胱，上输之精微少则致全身营卫亏虚。故而在治疗上根据标本缓急的治疗原则，如果燥热太盛，大可清肺胃之热，如有大便秘结则可通下软坚，故而可用白虎、承气之属。但在疾病的标实得到控制之后，清凉消导之药物的长期运用则不宜，此时应当治本，治本则当治肾。而消渴的迁延不愈更损肾水，肾水更损则阴损及阳，造成恶性循环，使虚者更虚，全身各脏腑功能进一步紊乱。在消渴的初期，多食、多饮为其常见的症状，而此时患者燥热的症状也表现得比较突出，此时治疗上当以清为主，在症状控制之后当补肾之本，用六味、八味之属。至消渴的中后期，随着病情的进一步加重，其"多食"虽逐渐不再为主要症状，但并不说明燥热已清，反而是脏腑功能因长期过用而大幅度减弱，盖阴液伤甚，阴损及阳所致，此时不宜再运用清凉消导之药，以免虚虚实实，徒伤正气，当补肾而兼顾全身之虚。

按"三消"分类，根据症状糖尿病肾病应属于"下消"之范畴，亦有称之为"肾消"等。小便白浊，渴而复利为下消的典型症状。如《景岳全书·三消干渴》中指出："下消者下焦之病也，小便黄赤为淋为浊，如膏如脂，面黑耳焦，日渐消瘦，其病在肾，故又名肾消。"对其发病历代医家之阐述有因房事不节、过劳或过服石药有关，致使津液耗竭，耗伤肾元在先，病发则为下消，如《普济方·一百七十六卷·消渴门》曰："夫肾消者，是肾脏虚惫，膀胱冷损，脾胃气衰，……凡人平生放恣者，壮时不自慎惜，极意房中，至年长肾气虚弱，百病即生"；"夫消肾小便白浊如脂者，此由劳伤于肾，肾气虚冷故也，肾主水而开窍在阴，阴为小便之道。消令肾损，故小便白而如脂。"此外，上中二消的病情迁延也是下消的发病的由来，《类证治裁·三消》曰："三消之症，上轻中重下危，然中上不甚，则不传下矣，故肾消乃上中消之传变，肺胃之热入肾，消烁肾脂，饮一溲二"。张子和也指出"能食而渴者白虎加人参汤，不能食而渴者钱氏白术散倍干葛治之，上中既平，不复传下消矣。"由此可见，下消之病是在肾虚的基础上由上中二消传变而来，与现代糖尿病患者后期并发肾病的关系是相符合的，体现了古人未病先防的治未病思想。对于下消的治疗，应宗仲景"饮一斗，小便一斗，肾气丸主之"，此间虽未明确指出肾气丸主治下消，但其对后世消渴的治法有着深远的影响。后世尤以明清医家对下消的治疗多以治肾为主，或宗仲景之肾气丸，或运用六味、八味、左归、右归之类，此皆为下消之病已成之治法。未病先防是后世医家所注重的，除前述之钱氏白术散之外，还有沈金鳌运用茯苓丸治疗"消中后腿渐细，将成肾消者"（《杂病源流犀烛·三消源流》）。由此可见，下消治疗除补肾之外，还应兼顾其他脏腑的盛衰，尤其中消之人应重视脾胃。综上所述，可知下消病位在肾，病机为气阴两虚，水火失济。治疗以滋阴补肾益气为主。又因病程迁延，久病多瘀，阴损及阳，故治疗时还应酌加温阳、活血之品。

消渴之人始病即为下消少见。赵献可云："三消之症，总由煎熬，既久五脏燥烈，能食者必发胸疽背痈，不能食者必发中满鼓胀……"（《医贯·卷五·消渴论》），"能食"与"不能食"道出了消渴可因人之体质不同而预后发展不同，不能食者虚多实少，故发中满鼓胀，从其发病来看，肾虚与脾虚当为重要环节。下消之人，小便多为临证的重要表现（至于后期肾衰气不化水而致水肿，小便反少之症则另当别论，此乃肾气极虚），肾主水，小便多者，肾气虚故也。谷气精微来源于食物，应输送全身以发挥滋养的作用，现不循常道反而下流膀胱随小便而出，由于消渴发病肾亏在先，长期的谷气精微下流就更进一步加重肾水的耗损。由此可见，谷气精微下流的多少在一定程度上决定了肾水受损的程度，这也可以解释糖尿病患者血糖控制的程度与其糖尿病肾病发病的关系，1型糖尿病患者空腹血糖高，其下流的谷气精微比较多，2型糖尿病其空腹血糖值要低，下流的谷气精微要少，所以临床上可见1型糖尿病患者比2型糖尿病患者并发肾病的概率要高。同理，临床上血糖控制效果良好的患者较血糖控制不理想的患者并发肾病的概率低。

由此可见下消为病，一曰肾本虚极，始发则为下消，二曰上、中消日久伤肾传为下消。此两者虽异，但肾虚之意同。对于后者而言，积极治疗原发病极具重要性，大量临床实践也证明了在糖尿病发病初期如良好控制血糖，能降低微血管并发症的发生率，古人"上中既平，不复传下消矣"即是此意。

人之阴阳调和，全赖上下水火的交通，心火下交于肾水，肾水上济心火，两者互为制约而使阴阳平和。《杂病源流犀烛·三消源流》有云："夫三消之成，总皆以水火不交，偏胜用事，燥热伤阴之所致。"《太平圣惠方·三消论》："阴阳阻隔，气不相荣，故阳无阴而不降，阴无阳而不升，上下不交，故成病矣。"前者道出了阴阳水火不交，后者则更是补充了其上下为不交之水火阴阳的位置。命门为水火之宅，火性炎上，而水性趋下，令上焦之心火下济于肾水，全靠命门之引火归元。按现代理论来讲，这也是一个主动的过程，是一个做功耗能的过程，即以肾水不亏才能作为心火下济的前提，如肾水受损，下济之心火亦随之而少，火不归元而销铄阴精。《景岳全书·三消干渴》有云："有火燥阴精而为下消者，是皆真阴不足，水亏于下之消证也。"此处销铄之阴精当为肝肾之阴为主。

如肾水大亏，津液枯竭，无以上济以制心火，水亏火旺，蒸灼肺金，肺金受灼，其输送谷气精微入全身脏腑皮毛的功能进一步失常，谷气精微下流，使受伤之肾水更加亏损，终至其所藏之精外泄，致使小便白浊，如膏如脂。肾水愈损，上济之肾水愈少，上位之心火愈亢而发展为恶性循环。久之阴损而及阳，水少火亦少，肾阳虚惫，不能气化水液，水湿泛滥而成水肿。

糖尿病肾病是由糖尿病迁延发展而来，血糖的控制好坏在一定程度上对并发症的发生具有重要的意义。对于糖尿病患者来说，早期燥热伤津耗气是其特点，发展则气阴两虚为其基本病机，气为血帅，气虚则血脉推动无力从而导致气滞血瘀，此即《医林改错·膈下逐瘀汤所治之条目》中所谓"元气即虚，必不能达于血管，血管无气，必停留而瘀"也；阴虚火旺煎熬津液，营血耗灼，则血少黏滞，同样亦可致瘀，故《医学入门·消渴》中载："三消……熏蒸日久，气血凝滞。"瘀血阻滞于肾，更致气血运行不畅，气机受阻，升降失常，进一步发展阴损及阳，阴阳两虚，水湿浊毒内生，水液停滞而成水肿。早在《内经》就有消渴血瘀的记载，《内经·五变》"血气逆流，宽皮充肌，血脉不行，转而为热，热则消肌肤，故为消瘅"，即指出了瘀血在发病中的重要性。

近年来为深入探讨瘀血因素在发病中的作用，在血液流变学、血流动力学、血小板功能等方面进行了一系列的研究。糖尿病肾病并发血管病变与血栓形成有密切关系，其血管病变的血栓形成机制主要与血管内皮损伤、血小板功能增强、凝血机能亢进和血黏度增高等因素相关。近几年众多专家学者的研究提示糖尿病肾病中的微血管病变与有血瘀症者均呈明显的血液高凝倾向。朱氏通过研究认为，大多数血管并发症的患者，血小板聚集功能均增高，而血小板在二磷酸腺甙（ADP）的作用下，能分解为前列腺素，其结果使瘀血形成。虽然这些变化不能完全等同于中医的"瘀血"，但就其病理本质来说，也应属于中医"瘀血"的范畴，结合临床上长期糖尿病患者舌质紫暗、舌底络脉暗红、紫红甚至迂曲，脉涩等特点可进一步说明瘀血在病情发展的作用。患者的血液也常处于高凝、高黏状态，常可发现全血黏度增高。邸阜生等利用肾脏叶间动脉彩色多普勒超声分析了 35 例糖尿病肾病患者，结果发现患者肾脏叶间动脉搏动指数与阻力指数明显升高，小动脉血管阻力增加，微血管内血流不畅。

糖尿病肾病属于肾小球微血管病变，瘀血乃其发病的重要病理因素，而活血化瘀药物的应用是对于糖尿病肾病的预防与治疗有着积极的意义。其本属虚，但因虚所致的脉络瘀阻贯穿了整个病理过程，治疗上则应标本兼顾，不可过偏。

二、糖尿病肾病的病证研究现状

（一）关于糖尿病肾病的中医病名研究

中医文献中无"糖尿病肾病"之名，古代医家由于对本病的发生发展过程缺乏系统了解，根据其不同阶段的症状和体征，多以证立病，或以证候群立名，将其归属于"消渴"、"水肿"、"尿浊"、"虚劳"、"溺毒"、"关格"等范围，均难以反映本病全过程的病理本质。不同的疾病有其不同的变化规律及特殊本质，病名应是对其本质及自身规律的高度概括，正确界定病名才能按中医"病"的概念进行思维和诊疗，正如朱肱《南阳活人书·序》中指出的："因名识病，因病识证，如暗得明，胸中晓然，无复疑虑，而处病不差矣。"曾有不少医家将糖尿病肾病归属于"下消"、"肾消"范畴，近年倪青等认为，本病的中医病名，宜结合西医的五期具体认识，正确界定，如糖尿病肾病早期无水肿和高血压，尿检微量的白蛋白异常，患者常表现为疲乏无力，腰膝酸软，此时当属中医"虚劳"范畴；中期表现为临床蛋白尿，出现水肿、高血压等症状，可归入中医"水肿"等范畴；晚期肾衰竭，恶心、呕吐、少尿或无尿，当属于中医"关格"、"水肿"等范畴。吕仁和认为中医病名应定为"消渴病肾病"比较合理，其理由为：①该病名提示糖尿病肾病病位在肾，病程中始终贯穿着肾元受损的病机；②该病名提示临床治疗中，除应针对消渴病外，始终应重视护肾培元；③该病名可概括糖尿病肾病发生发展的全过程，经分期辨证可较好地阐明进展过程中出现的纷繁复杂的证候，便于指导临床防治。

（二）糖尿病肾病基本病机治法的现代研究

大量的文献报道显示，对于糖尿病肾病的基本病机，多数学者认为是在糖尿病燥热伤津耗气基础上发展而来，其病机演变为阴虚—气阴两虚—阴阳两虚，其中气阴两虚阶段的持续时间较长，为影响疾病转归之枢纽。张延群等报道，对糖尿病患者证候与并发症相关性调查发现，2080 例患者并发症频次较高的证候依次为肾虚证（53.6%）、气虚证（50.43%）、阴虚证（43.73%），显示消渴病日久，肾元虚损、气阴两虚是导致并发症的基本病机。林兰等认为糖尿病肾病的进展多由上焦燥热到下焦虚寒，由气阴两虚到阴阳两虚，最后导致浊毒、水湿内生，其病机发展与糖尿病肾病的现代分期呈一定相关：早期即Ⅰ～Ⅱ期多属肺胃气阴两虚，Ⅱ～Ⅲ期表现为心脾气阴两虚，症见心悸气短、疲乏无力，糖尿病肾病的Ⅲ～Ⅳ期则属脾肾气虚或肝肾阴虚，肾失封藏、湿浊内生而呈蛋白尿、水肿、高血压等表现，晚期即Ⅴ期则为脾肾阳虚或阴阳两虚、浊毒瘀阻而呈一系列的尿毒症表现。此期药物治疗已为时过晚，需采用肾脏替代性治疗。故糖尿病肾病的治疗关键在于早期气阴两虚阶段，此为该病进一步发展的关键时期。徐正正报道：血瘀证在糖尿病患者病程 10 年以上时具有普遍性。现代众多研究也佐证了糖尿病肾病中的微血管病变与糖尿病肾病有血瘀证者均呈明显的血液高凝倾向，而活血中药可提高纤维蛋白酶活性，改善血液黏滞性和高凝状态，改善微循环。目前，多数学者一致认为瘀血是导致糖尿病肾病发生的重要因素，且贯穿于其病程始终。治疗上学者们侧重于益气养阴为先，益肾活血是其重要治法，并主张在病证同辨、分期论治思路指导下，确定糖尿病肾病基本证型，创立有针对性的中药系列方药进行治疗，以提高疗效的可信度和可比性，进而推广应用于临床。

三、长沙部分地区 2 型糖尿病 1718 例资料分析

（一）糖尿病肾病发病率的调查

目前，糖尿病已成为继肿瘤、心脑血管病之后第三位严重危害人类健康的慢性病，全球约有 1.35 亿名糖尿病患者，我国估算为 3000 万～4000 万人，且发病率有不断增高趋势，据估计，至 2010 年，全球糖尿病患者将增至 2.2 亿，糖尿病慢性并发症的积极防治，是糖尿病二级预防的重要内容。有关文献报道，英国 2 型糖尿病肾病患者，已占终末期肾病患者的 30％，而在美国约占 45％。湖南中医药大学第一附属医院血透中心 1000 余例透析患者中，糖尿病肾病占 17％。寻找有效方法，阻止糖尿病肾病的发展具有重要意义，而对疾病的患病率及中医证型分布特点的详尽了解，是制定中医药有效防治策略的前提和基础。

近年来，有关我国 2 型糖尿病肾病的流行病学资料尚不多见，湖南中医药大学第一附属医院以本院 1994 年 1 月～2001 年 12 月底 2 型糖尿病患者住院资料为对象，调查糖尿病肾病的发病率及分期情况。结果显示：在 1718 例 2 型糖尿病中，并发糖尿病肾病者共 155 例，占 9.02％，低于糖尿病性眼病并发症的 11.76％（202/1718），在所有慢性并发症中居第二位，见表 7 - 1。此发病率低于滕香宇报道的上海地区 1000 余例 2 型糖尿病患者中糖尿病肾病发病率的 22.57％，远低于王竹兰报道的 47.66％的发病率，同时较国外文献报道的发病率也明显偏低。155 例糖尿病肾病中，早期糖尿病肾病（Ⅰ～Ⅲ期）为 79 例，临床糖尿病肾病占 48 例，终末期肾病为 22 例，分别占 2 型糖尿病的 4.60％（79/1718）、2.78％（48/1718）、1.28％（22/1718），均低于上海地区报道的 12.84％、9.73％、5.47％，也远低于国外发达地区的发生率，提示糖尿病肾病的发病机制复杂，影响因素众多，患病率常随地域、经济状况、生活方式及种族的不同，而有很大差别，同时可能与长沙部分地区对糖尿病的三级预防未普遍开展有关，忽视了糖尿病肾病的早期诊断而部分掩盖了实际的患病率，如临床上未普及开展尿微量白蛋白检测，难以发现早期（Ⅰ～Ⅲ期）糖尿病肾病，患者就诊时往往已发展至糖尿病肾病Ⅳ期，出现临床蛋白尿。因此，我们认为，应将尿微量白蛋白排泄率的测定作为糖尿病患者的常规检测项目，以期尽早发现而给予综合性干预治疗，防止发展成终末期肾衰。

表 7 - 1 　　　　　　　　长沙地区 1718 例 2 型糖尿病及慢性并发症资料分析　　　　　　　例（％）

并发症 ＼ 年份	1994	1995	1996	1997	1998	1999	2000	2001	合计
2 型糖尿病	148	141	171	209	212	245	280	312	1718
糖尿病肾病	11	21	21	12	14	23	22	31	155(9.02)
糖尿病性眼病	10	15	21	13	20	26	41	57	202(11.76)
糖尿病性神经病变	20	13	16	14	13	15	20	23	134(7.80)
糖尿病性皮肤病变	6	7	7	5	5	6	7	11	54(3.14)
糖尿病足	2	4	3	1	1	4	3	3	21(1.22)

（二）155 例糖尿病肾病不同阶段中医证型分布特点

为了解长沙部分地区该病中医证型分布特点及与糖尿病肾病不同阶段的关系，我们收集了长沙地区 2 型糖尿病 1718 例住院患者的资料，参照原卫生部 1993 年颁发的《中药新药治疗消渴病（糖尿病）的临床研究指导原则》及《中药新药治疗慢性肾炎的临床研究指导原则》的中医辨证标准，对其中 155 例糖尿病肾病的本证（阴虚热盛、气阴两虚、阴阳两虚）及兼证（外感证、水湿证、湿热证、血瘀血、湿浊证）在不同阶段的分布特点进行分析，结果显示在本证各型中，气阴两虚证占 51％（79/155），阴虚热盛证占 34.2％（53/155），阴阳两虚占 14.8％（23/155），各证型间差异显著（$P < 0.01$），其中气阴两虚证发生率居各证之首，显著高于其他二型（$P < 0.01$）；同时气阴两虚证在糖尿病肾病早期及大量蛋白尿期发生率高，而终末期肾病时则以阴阳两虚证为主，见表 7 - 2。

表 7-2　　　　　　　　　　　　　　　不同阶段糖尿病肾病中医本证分布比较

糖尿病肾病分期	例数	阴虚热盛	气阴两虚	阴阳两虚
微量蛋白尿（Ⅰ～Ⅲ期）	79	46.8%（37/79）	53.2%（42/79）	0%（0/79）
大量蛋白尿（Ⅳ期）	48	29.2%（14/48）	68.8%（33/48）	2.1%（1/48）
终末期肾病（Ⅴ期）	28	7.1%（2/28）	14.3%（4/28）	78.6%（22/28）
总发生率（%）	155	34.2%（53/155）*	51.0%（79/155）*△	14.8%（23/155）

注：与阴阳两虚证比较，＊P＜0.01；与阴虚热盛证比较，△P＜0.01

　　对兼证分布的分析表明：血瘀兼证发生率为 58.1%（90/155），湿热兼证发生率为 47.1%（73/155），两者明显高于外感兼证、水湿兼证及湿浊兼证（P＜0.01），同时血瘀兼证在糖尿病肾病的Ⅳ、Ⅴ期出现率尤为增高，分别为 68.8%（33/48）、96.4%（27/28），显示了本病"久病必瘀"的病理特征，见表 7-3。

表 7-3　　　　　　　　　　　　　　　不同阶段糖尿病肾病中医兼证分布比较

糖尿病肾病分期	例数	外感证	水湿证	湿热证	血瘀证	浊毒证
微量蛋白尿（Ⅰ～Ⅲ期）	79	8.9%（7/79）	12.7%（10/79）	36.7%（29/79）	38%（30/79）	0（0/79）
大量蛋白尿（Ⅳ期）	48	6.3%（3/48）	16.7%（8/48）	54.2%（26/48）	68.8%（33/48）	25%（12/48）
终末期肾病（Ⅴ期）	28	7.1%（2/28）	35.7%（10/28）	64.3%（18/28）	96.4%（27/28）	96.4%（27/28）
总发生率（%）	155	7.7%（12/155）	18.1%（28/155）	47.1%（73/155）*	58.1%（90/155）*	25.2%（39/155）

注：与外感证、水湿证、浊毒证分别比较：＊P＜0.01

　　总之，本组资料通过大宗临床病例调查，显示长沙部分地区糖尿病肾病的发病率较低，一方面表明不同地域、不同生活方式可导致发生率较大差异，另一方面提示将尿微量白蛋白检测纳入糖尿病患者的常规检查极有必要。同时本研究揭示了在糖尿病肾病的不同阶段，其主要病机及证型分布具有差异性，基本病机是气阴两虚，在糖尿病肾病早期即可出现，且持续时间长，而晚期以阴阳两虚为主，瘀血、湿热是其主要标实兼证，尤以瘀血占标证之首，且随病情进展而日趋严重，这与多数学者观点一致，从而提示气阴两虚夹瘀证在糖尿病肾病的证型分布中具有广泛性，正确把握其基本病机及不同时期的变化，是提高临床疗效的前提和基础。

四、中医药防治糖尿病肾病的组方构想及方药分析

　　以上研究结果显示，糖尿病肾病当属"消渴"之"下消"范畴，为虚实夹杂的糖尿病常见并发症。其虚的根源在于肾虚，气阴两虚、阴损及阳、血脉不通产生瘀血是其基本病机。治疗上当补虚祛实，当补者以滋肾阴为主，兼顾全身衰的表现，应补气以扶持脏腑衰弱之功能，同时结合活血化瘀，标本同治。根据糖尿病肾病气阴两虚夹瘀的病理本质，本研究拟滋阴益气活血通肾络的降糖益肾方用于治疗糖尿病肾病的实验与临床研究。

　　降糖益肾方药物组成：熟地黄、黄芪、山茱萸、菟丝子、黄连、蒲黄、丹参、牛膝 8 味药物组成。方中以熟地黄滋肾水为君药，山茱萸滋补肝肾为臣药，黄芪、菟丝子益气助阳，阳中求阴亦为臣药，佐以黄连清除燥热，蒲黄、丹参、牛膝活血化瘀，更以牛膝既能滋补肝肾，又因其性善下走，可引诸药下行直达病所为使药。诸药合用，共奏滋阴补肾，益气活血之功。

第三节　降糖益肾方治疗糖尿病肾病的临床研究

　　上述研究表明，气阴两虚夹瘀是糖尿病肾病的基本病机，而滋阴益气活血法是本病的有效治法，基于此，本文对滋阴益气活血法（滋阴益气活血通肾络）指导下的组方降糖益肾方做进一步的临床研究，观察其治疗气阴两虚夹瘀证的糖尿病肾病的疗效，并从前瞻性临床的角度佐证气阴两虚挟瘀证是糖尿病肾病的基本病机。

一、临床研究的资料与方法

（一）临床资料

1. 病例来源及分组　全部病例来自于 2000 年 2 月至 2002 年 2 月在湖南中医药大学第一附属医院、湖南中医药大学第二附属医院、湖南省中医药研究院附属医院的内分泌科及肾内科住院患者，90 例观察患者按应诊顺序，随机分为 3 组，即观察组（A 组）、中药对照组（B 组）和西药对照组（C 组），A 组 30 例中男 14 例，女 16 例，平均年龄（51.3±8.3）岁，B 组 30 例中男 13 例，女 17 例，平均年龄（53.4±8.7）岁，C 组 30 例中男 11 例，女 19 例，平均年龄（51.7±9.1）岁。入选时 3 组的一般资料、病程、体重指数[BMI＝体重（kg）/身高（m）^{2}]、血压、糖尿病肾病的分期构成等资料均差异无显著性，见表 7-4。

表 7-4　　　　　　　　　　　　　　　三组初诊时一般资料比较

项目＼组别	A 组	B 组	C 组
例数（n）	30	30	30
性别（男/女）	14/16	13/17	11/19
年龄（岁）	51.2±8.3	53.4±8.7	51.7±9.1
糖尿病病程（年）	9.7±5.3	11.1±4.2	8.9±3.6
糖尿病肾病　Ⅲ期	21	23	25
（例数）　Ⅳ期	9	7	5
BMI（kg/m^2）	22.1±0.4	25.3±0.2	24.6±0.7
SBP（mmHg）	148±16.2	142±11.8	151±18.6
DBP（mmHg）	89.1±12.6	91.2±14.8	94.6±13.6
合并症　高血压	17	21	18
合并症　高脂血症	11	14	12
合并症　视网膜眼病	2	1	1
合并症　冠心病	9	7	11
合并症　周围神经病变	3	1	2

2. 诊断标准

（1）西医诊断标准：

1）糖尿病的诊断：采用 1997 年 Diabetes Care 杂志上刊登的、我国糖尿病学会 1999 年 10 月经过讨论决定采用的新诊断标准：凡具有糖尿病症状（多尿、烦渴及无法用其他理由解释的体重减轻），并符合下述条件之一者，可诊断为糖尿病：①随机血糖≥11.1 mmol/L。②空腹血糖≥7.0 mmol/L，"空腹"指至少 8 小时无热量摄入。③口服葡萄糖耐量试验（OGTT）中 2 小时血糖＞11.1 mmol/L（75 g 葡萄糖）。

2）2 型糖尿病诊断标准：采用 1997 年 7 月 Diabetes Care 杂志上刊登的糖尿病病因学分型标准，凡符合糖尿病的诊断标准，胰岛素释放试验结果符合下述条件之一者即可诊断为 2 型糖尿病。①以胰岛素抵抗为主伴相对胰岛素分泌不足。②胰岛素明显缺乏伴胰岛素抵抗。③已根据病史、年龄、C-肽释放试验等确诊者，可不做①、②。

3）糖尿病肾病诊断标准：参照 Mogensen 分期标准，选择Ⅲ、Ⅳ期糖尿病肾病：已确诊为 2 型糖尿病，排除其他原因的肾脏损害，并符合下列情况者。①Ⅲ期：有持续性微量的蛋白尿，即 1～6 个月内 2 次 24 小时尿微量白蛋白排泄率为 20～200 μg/min（30～300 mg/24h），又称早期糖尿病肾病。②Ⅳ期：常规方法测定尿蛋白持续阳性，24 小时尿微量白蛋白排泄率＞200 μg/min，尿蛋白定量

>0.5 g/24 h。又称临床糖尿病肾病或显性糖尿病肾病。

（2）中医诊断标准：参照原卫生部药政司颁发的《中药新药治疗消渴病（糖尿病）的临床研究指导原则》及《中药新药治疗慢性肾炎的临床研究指导原则》辨证标准如下。

1）气阴两虚证：①主症为口渴喜饮，多食易饥，尿频量多，形体消瘦，神疲乏力。②次症为肢体浮肿，五心烦热，气短懒言，自汗盗汗，便秘或便溏，舌红少津，舌体胖大，苔薄或花剥，脉弦细或细数。

2）血瘀证（兼证）：面色黧黑或晦暗，肌肤甲错或肢体麻木，腰部刺痛、痛处固定、口唇发暗、眼睑发黑、舌淡暗或紫暗，或有瘀斑、瘀点、脉细涩。

3. 试验病例标准

（1）纳入标准：凡符合上述 2 型糖尿病肾病Ⅲ～Ⅳ期诊断及中医属气阴两虚夹瘀证，且不在排除病例之列者，均可纳入试验病例。

（2）排除标准：①凡不符合上述诊断标准者。②年龄在 18 岁以下、65 岁以上者。③妊娠或哺乳期妇女，对本药过敏者。④有严重心、肝等并发症，或合并有其他严重原发性疾病、精神病患者。⑤近一个月内有糖尿病酮症、高渗性昏迷及严重感染者。

（3）病例的剔除和脱落：①纳入后发现不符合纳入标准的病例予以剔除。②纳入病例受试者依从性差，发生严重不良事件、发生并发症或特殊生理变化不宜继续接受试验，自行退出者等，均为脱落病例。统计分析时结合实际情况处理：发生不良反应者则计入不良反应的统计；因无效而自行脱落者，则计入疗效分析；试验未坚持 1/2 疗程者，视为自行脱落，超过 1/2 疗程者，则计入疗效分析。

（4）中止试验标准：符合纳入标准的病例，在试验过程中出现过敏反应或严重不良反应时，则中止试验，其中已超过 1/2 疗程者，计入疗效统计。

（二）治疗方法

1. 观察用药

（1）降糖益肾方：由湖南中医药大学院第一附属医院病室煎药房统一制备，主要药物有熟地黄、山茱萸、黄芪、菟丝子、蒲黄、丹参、黄连、玉米须、牛膝等。

（2）中汇糖脉康颗粒：5 g×10 袋/盒，由中国中医研究院中汇制药公司提供，主要功效为养阴清热，活血化瘀，益气固肾，用于气阴两虚血瘀的 2 型糖尿病及并发症。

（3）培哚普利：商品名雅施达，4 mg×30 片/盒，由法国施维雅制药公司生产。

（4）格列喹酮：30 mg×24 片/盒，由北京第六制药厂生产。

2. 用药方法：3 组均给予糖适平 30 mg 口服，每日 2 次，血糖控制不理想时可加大至最大剂量 180 mg/d，血糖仍未达标则酌情加用二甲双胍或胰岛素，在此基础上，A 组给予降糖益肾方每日 1 剂，分 2 次服（统一由本院高压浓缩煎药机煎煮为 200 mL 药液，分装 2 袋）；B 组予中汇糖脉康颗粒每日 3 次，每次 5 g 冲服；C 组给予培哚普利 4 mg，每日 1 次。

3 组在观察期间均给予同样的糖尿病现代综合治疗措施，包括糖尿病知识教育，合理饮食，适当运动，控制血压、血脂，每日自测 4 段尿糖等，有轻、中度感染者配合西药酌情对症处理。

3. 疗程　4 周为一疗程，连续治疗两个疗程作为近期疗效评估点，连续治疗 6 月为肾功能及蛋白尿的追踪观察终点，所有病例均于治疗前后按要求详细填写临床观察表。

4. 观测指标

（1）安全性观察：所有病例均于治疗前后进行一般体检项目、三大常规、肝肾功能及心电图检查，并随时记录不良反应发生情况、采取的措施及转归。

（2）疗效性观测：

1）中医证候：对口渴喜饮、多食易饥、尿频量多、形体消瘦、神疲乏力 5 个主症，肢体浮肿、五心烦热、气短懒言、自汗盗汗、便秘或便溏 6 个次症及血瘀兼证和舌脉，采用计分法，分别于治疗前、治疗后 1 周、2 周、4 周、8 周进行计分登记，观察积分变化，中医症状评分标准如表 7-5。

表 7 - 5 中医症状评分标准

中医证候	评分标准
口渴喜饮	0 分:正常
	2 分:口干思饮,饮水量 1360.8 mL/d
	4 分:口干渴,饮水较多,饮水量超过 2268 mL/d
	6 分:口渴严重,饮水甚多,饮水超过 4536 mL/d
多食易饥	0 分:正常
	2 分:易饥食量较前多,超过主食量的 10%
	4 分:善饥食量多,超过主食量的 20%
	6 分:善饥食量甚多,超过主食量的 40%
尿频量多	0 分:正常
	2 分:尿量稍多,每日尿量 2~2.5 升
	4 分:尿量较多,每日尿量 2.5~3 升
	6 分:尿量甚多,每日尿量超过 3 升
形体消瘦	0 分:正常　BMI=18.5~22.9
	2 分:稍消瘦 18≤BMI<18.5
	4 分:较前消瘦 16≤BMI<18
	6 分:明显消瘦 BMI<16
神疲乏力	0 分:正常
	2 分:稍倦,不耐劳力
	4 分:倦怠较甚,可坚持轻体力劳动
	6 分:四肢无力,勉强支持日常活动
肢体浮肿	0 分:正常
	1 分:踝以下轻肿
	2 分:踝以上肿
	3 分:膝以上浮肿
五心烦热	0 分:正常
	1 分:偶感手足心热
	2 分:手足欲露衣被外,时而心烦
	3 分:手足近冷物则舒,心烦不宁
气短懒言	0 分:正常
	1 分:偶见气短,不欲言语
	2 分:气短懒言
	3 分:经常感到气息不能续持,不欲言语
自汗或盗汗	0 分:正常
	1 分:活动后有时见汗出或偶睡中汗出
	2 分:动则自汗出或睡中汗出,不湿衣被
	3 分:动则自汗,且汗出较多或睡中汗出,湿衣被
面色黧黑或晦暗	0 分:面色如常人
	1 分:面色稍暗
	2 分:面色晦暗欠光泽
	3 分:面色黧黑,晦暗无光、口唇紫暗、眼睑发黑
便秘或便溏	0 分:正常
	1 分:偏硬或偏溏,每日 1 次
	2 分:硬结,便难,2~3 日大便 1 次,或便溏每日 2~3 次
	3 分:硬结伴腹胀,难解异常,3 日以上大便 1 次或大便稀溏,每日 3 次以上

续表

中医证候	评分标准
舌质舌苔	0分：正常 1分：舌红少津，舌体胖大或舌淡暗，有瘀斑、瘀点 其他：（填写具体脉象）
脉象	0分：正常 1分：脉细数或细涩 其他：（填写具体脉象）

2）实验室检查：①空腹血糖（FBG）、餐后2小时血糖（2HBG）、血尿素氮（BUN）、血肌酐（BCr）、肌酐清除率（SCr）：采用日本产日立7170A全自动生化分析仪，由本院检验科统一检测。②24小时尿微量白蛋白排泄率（UAER）：放免法测定，药盒由天津备普公司提供。③糖化血红蛋白（HbA$_{1c}$）、血浆内皮素（ET）、血浆降钙素基因相关肽（CGRP）：放免法测定，药盒购自北京东亚生物技术研究所。

3）降糖西药记录：详细记录降糖西药剂量、品种及停减情况。

5. 疗效评定标准　参照1993年原卫生部药政司颁发的《中药新药治疗消渴病（糖尿病）的临床研究指导原则》、《中药新药治疗慢性肾炎的临床研究指导原则》，拟定标准如下：

（1）糖尿病肾病疗效标准：

1）显效：治疗后症状基本消失，空腹血糖<7.0 mmol/L，餐后2小时血糖<8.3 mmol/L，24小时尿微量白蛋白较治疗前减少30%以上，肾功能检查明显改善。

2）有效：治疗后症状明显改善，空腹血糖<8.3 mmol/L，餐后2小时血糖<10 mmol/L，24小时尿微量白蛋白较治疗前减少10%～30%，肾功能检查有所改善。

3）无效：治疗后症状无改善，空腹及餐后2小时血糖、24小时尿微量白蛋白未达上述标准者。

（2）中医证候疗效标准：

1）按积分比法：积分比＝（治疗前总积分－治疗后总积分）÷治疗前总积分×100%。

2）临床控制：积分比≥95%。

3）显效：60%≤积分比<95%。

4）有效：30%≤积分比<60%。

5）无效：中医症状积分比达不到有效标准者。

（3）中医症状单项疗效标准：同上述积分比法评价显效、有效、无效，将"临床控制"项合并于显效中。

6. 统计学方法

（1）统计分析采用SPSS统计分析软件进行计算。

（2）所有统计检验均采用双侧检验，P值小于或等于0.05，即认为所检验的差别有统计学意义。

（3）各组的计数资料采用频数（构成比）表示，采用χ^2检验或非参数检验。

（4）各组的计量资料以均数±标准差（$\bar{x}\pm s$）表示，组内治疗前后比较采用配对t检验，组间差别采用方差分析或秩和检验进行比较。

（5）各组总脱落率比较采用χ^2检验。

二、降糖益肾方治疗糖尿病肾病临床研究的结果与分析

（一）各组糖尿病肾病疗效比较

经非参数统计的Ridit分析，各组间治疗糖尿病肾病的疗效差异有显著性意义（$P<0.05$）。其中观察组的总有效率、显效率分别与中药对照组比较，差异有显著性及非常显著性意义（$P<0.05$，

$P<0.01$）；而上述指标分别与西药对照组比较，差异无显著性意义（$P>0.05$）；西药对照组与中药对照组的总有效率比较，差异无显著性意义，但两组显效率比较，差异显著（$P<0.05$）。以上结果提示，降糖益肾方组疗效优于中汇糖脉康组，而与培哚普利组疗效相当；后者在显效率方面优于中汇糖脉康组，见表7-6。

表7-6 各组糖尿病肾病疗效比较

组别	例数	显效(%)	有效(%)	无效(%)	总有效率
观察组	29	18(62.1)**	7(24.1)	4(13.8)	86.2%*
中药对照组	28	8(28.6)	9(32.1)	11(39.3)	60.7%
西药对照组	29	15(51.7)*	9(31)	5(17.2)	82.8%

注：与中药对照组比较，*$P<0.05$；**$P<0.01$

（二）各组气阴两虚夹瘀中医证候疗效分析

经 Ridit 分析，观察组的总有效率、临床控制率分别与西药对照组比较，差异有显著性和非常显著性意义（$P<0.05$，$P<0.01$）；其余各指标间比较差异无显著性意义（$P>0.05$）。结果表明：在改善气阴两虚夹瘀的症状方面，降糖益肾方组优于培哚普利组。见表7-7。

表7-7 各组中医证候疗效的比较

组别	例数	临床控制(%)	显效(%)	有效(%)	无效(%)	总有效率
观察组	29	14(48.3)△△	13(44.8)	2(6.9)	1(3.4)	96.6%△
中药对照组	28	9(32.1)	11(39.3)	5(17.9)	5(17.9)	82.1%
西药对照组	29	7(24.1)	8(27.6)	8(27.6)	7(24.1)	75.9%

注：与西药对照组比较，△$P<0.05$；△△$P<0.01$

（三）观察组与中药对照组单项症状改善的比较

由表7-8可见，治疗前两组各症状出现率无差异（$P>0.05$），经治疗后，在口渴喜饮、多食易饥、尿量频多、形体消瘦等主症方面，两组均有明显改善，其改善率差异无显著性意义（$P>0.05$），但在神疲乏力、五心烦热等气阴两虚次症中，观察组优于中药对照组（$P<0.05$），尤其在肢体浮肿、面色黧黑晦暗的水湿瘀血兼证中，观察组明显优于对照组，差异有非常著性意义（$P<0.01$）。

表7-8 两中药组单项症状改善的比较

症状	例数	观察组 显效	有效	无效	总改善率(%)	例数	中药对照组 显效	有效	无效	总改善率(%)
口渴喜饮	27	14	12	1	96.3	26	14	9	3	88.5
多食易饥	27	17	9	1	96.3	27	21	4	2	92.6
尿频量多	28	15	11	2	92.9	26	11	12	3	88.5
形体消瘦	19	9	7	3	84.2	17	9	6	2	88.2
神疲乏力	21	10	9	2	90.5△	23	7	10	6	73.9
肢体浮肿	15	4	7	4	73.3△△	13	3	2	8	38.5
五心烦热	11	5	5	1	90.9△	17	6	5	6	64.7
气短懒言	20	11	7	2	90	24	11	10	3	87.5
自汗盗汗	7	4	1	2	71.4	5	2	2	1	80
面色晦暗	19	14	4	1	94.7△△	23	7	5	11	52.2
便溏便秘	12	4	3	5	58.3	12	6	3	3	75

注：与中药对照组比较，△$P<0.05$；△△$P<0.01$

（四）各组治疗前后空腹血糖、餐后2小时血糖及糖化血红蛋白的比较

由表7-9显示：3组在治疗8周后其空腹血糖、餐后2小时血糖均控制在可接受水平，分别与自身治疗前比较，除中药对照组 2HBG 外；其余各项差异均具有非常显著性意义（$P<0.01$）；从 HbA_{1c} 分析，观察组和西药对照组治疗后优于治疗前（$P<0.01$），中药对照组治疗前后差异无显著性意义（$P>0.05$）；组间比较显示，与中药对照组比较，观察组治疗后 FBG 的降低差异有显著性意义（$P<0.05$）；其余各指标组间同期比较差异无显著性意义（$P>0.05$）。

表 7-9　各组治疗前后 FBG、LHBG、HbA_{1c} 比较（$\bar{x}\pm s$）

组　别	例数		FBG(mmol/L)	LHBG(mmol/L)	HbA_{1c}（%）
观察组	29	治前	9.21 ± 1.43	16.42 ± 4.14	9.23 ± 1.10
		治后	$6.82\pm1.52^{*\triangle\triangle}$	$8.60\pm1.72^{\triangle\triangle}$	$8.31\pm1.32^{\triangle\triangle}$
中药对照组	28	治前	9.35 ± 2.21	10.21 ± 3.47	8.92 ± 1.24
		治后	$7.74\pm1.32^{\triangle\triangle}$	$9.31\pm1.26^{\triangle\triangle}$	8.61 ± 1.47
西药对照组	29	治前	8.90 ± 1.72	14.74 ± 3.83	9.38 ± 1.47
		治后	$6.98\pm1.18^{\triangle\triangle}$	$8.82\pm1.46^{\triangle\triangle}$	$8.26\pm1.65^{\triangle\triangle}$

注：组内比较，$\triangle\triangle P<0.01$；与中药对照组治疗后比较，$* P<0.05$

（五）各组不同时段糖适平日平均用量分析

表 7-10 可见，观察组随疗程延长，糖适平用量逐渐减少，治疗第 4 周、第 8 周与第 1 周比较，差异有非常显著性意义（$P<0.01$），观察组治疗后第 4 周、第 8 周分别与中药对照组、西药对照组的同期比较，差异有非常显著性意义（$P<0.01$），而两对照组在治疗各阶段，糖适平用量的差异无显著性意义（$P>0.05$）。

表 7-10　各组糖适平日平均用量比较（$\bar{x}\pm s$，mg/d）

组　别	例数	第 1 周	第 4 周	第 8 周
观察组	29	89.5 ± 24.7	$72.5\pm17.6^{\triangle\triangle**}$	$62.3\pm11.8^{\triangle\triangle**}$
中药对照组	28	91.6 ± 41.5	113.6 ± 31.5	97.5 ± 26.1
西药对照组	29	102.6 ± 37.2	98.5 ± 28.1	89.3 ± 16.9

注：与组内治疗第 1 周比较，$\triangle\triangle P<0.01$；与中药对照组、西药对照组同期比较，$** P<0.01$

（六）各组治疗不同阶段尿微量白蛋白排泄率及血肌酐、血尿素氮的比较

由表 7-11 可见，观察组尿微量白蛋白排泄率自身前后对照，其治疗后 8 周、6 个月均明显低于治疗前（$P<0.01$），且治疗后 6 个月优于治疗后 8 周（$P<0.01$）；观察组与中药对照组治疗后 8 周、6 个月的同期比较，UAER 明显降低，差异有非常显著性意义（$P<0.01$）；西药对照组的 C1 组（DNⅢ期）与观察组有同等的疗效，即自身对照治疗后 8 周、6 个月与治疗前比较均有明显的 UAER 减少（$P<0.01$），但治疗后 6 个月与治疗后 8 周比较，差异无显著性意义（$P>0.05$）。其 C2 组（DNⅣ期）治疗后 6 个月 UAER 的减少与治疗前比较有显著性意义（$P<0.05$），而治疗后 8 周与治疗前的 UAER 差异无显著性意义；中药对照组不同治疗阶段其 UAER 变化无显著性意义（$P>0.05$）；从血肌酐、血尿素氮二项指标分析，各组治疗不同阶段均无明显变化。

表 7-11　各组不同阶段 UAER、Bcr、BUN 比较

组别		例数	UAER(μg/min)	BCr(μmol/L)	BUN(mmol/L)
观察组 （A组）	A1组 （18例）	治疗前	53.74 ± 12.61	82.93 ± 13.95	6.67 ± 0.64
		治疗后 8 周	$32.16\pm9.53^{**\triangle\triangle}$	80.10 ± 11.12	6.27 ± 0.43
		治疗后 6 个月	$20.23\pm4.72^{**\triangle\triangle}$	81.02 ± 9.27	5.72 ± 0.26
	A2组 （7例）	治疗前	478.63 ± 175.85	134.28 ± 12.24	7.81 ± 1.52
		治疗后 8 周	$267.23\pm86.16^{**}$	126.46 ± 21.02	6.92 ± 0.84
		治疗后 6 个月	$198.71\pm66.20^{**\triangle}$	118.46 ± 27.29	5.67 ± 0.64

续表

组别		例数	UAER(μg/min)	BCr(μmol/L)	BUN(mmol/L)
中药对照组 （B组）	B1 组 （20）	治疗前	61.21±18.76	87.82±21.77	6.32±0.45
		治疗后 8 周	58.96±16.28	85.72±19.74	6.18±0.72
		治疗后 6 个月	55.76±15.17	83.12±17.62	5.96±0.83
	B2 组 （6 例）	治疗前	469.52±210.10	127.27±29.14	7.21±1.57
		治疗后 8 周	396.72±168.22	121.75±42.56	6.84±0.98
		治疗后 6 个月	388.13±147.67	126.43±20.82	6.61±1.21
西药对照组 （C组）	C1 组 （21）	治疗前	60.36±19.02	90.26±17.56	6.46±0.82
		治疗后 8 周	22.81±8.17**△△	91.10±13.42	5.87±0.93
		治疗后 6 个月	20.38±5.76**△△	87.96±12.54	6.12±0.71
	C2 组 （5 例）	治疗前	486.41±196.16	128.72±20.79	6.95±0.89
		治疗后 8 周	293.52±157.58*	124.21±32.14	6.47±1.01
		治疗后 6 个月	247.12±86.50**△	118.72±20.79	6.23±0.75

注：与自身治疗前比较，*$P<0.05$，**$P<0.01$；与中药对照组同期比较，△$P<0.05$，△△$P<0.01$

（七）各组治疗前后血浆内皮素、降钙素基因相关肽的比较

由表 7-12 可知，与正常值比较，各组治疗前血浆 ET 明显升高（$P<0.01$），CGRP 显著降低（$P<0.01$），经治疗后，观察组血浆 ET 降低，CGRP 升高，ET/CGRP 比值降低，与自身治疗前及中药对照组同期比较，差异均具非常显著性意义（$P<0.01$）；西药对照组治疗前后比较，CGRP 升高，ET/CGRP 降低，差异具非常显著性意义（$P<0.01$）；血浆 ET 在治疗前后的变化无显著性意义（$P>0.05$）；中药对照组各指标治疗前后变化无显著性意义（$P>0.05$）。

表 7-12　　　　　　　　　　　　各组治疗前后血浆 ET、CGRP 的比较

组别	例数		血浆 ET(pg/mL)	血浆 CGRP(pg/mL)	ET/CGRP
正常值			50.8±7.58	50.6±24.5	
观察组	29	治前	109.4±42.1**	21.5±4.6**	4.73±1.39
		治后	71.6±36.9△△##	52.4±12.5##△△	2.66±1.24##△△
中药对照组	28	治前	111.2±41.6**	24.6±11.2**	4.35±2.03
		治后	93.4±31.0	28.4±9.2	3.87±1.24
西药对照组	29	治前	112.1±56.3**	24.7±8.6**	4.58±1.53
		治后	89.9±47.6	36.1±7.4△△	2.94±1.09△△

注：与正常值比较，**$P<0.01$；与组内比较，△△$P<0.01$；与中药对照组同期比较，##$P<0.01$

三、降糖益肾方治疗糖尿病肾病临床研究结果的讨论

（一）糖尿病肾病治疗现状分析

糖尿病肾病的现代治疗模式，学者们众说纷纭，各有偏颇，概而言之，其总的防治方案可归纳为以下"五字"全景图：一是"早"，早期诊断，极早介入干预性防治；二是"管"，主要指糖尿病饮食的自控管理；三是"控"，控制血糖、血脂、血压及各种危险因素；四是"保"，保护肾功能，阻止或延缓其恶化进程；五是"治"，治疗早期 DN、临床 DN 和晚期 DN 的肾功能衰竭及各种并发症。实施糖尿病肾病防治措施的时机和水平直接影响其预后，而一旦出现蛋白尿，单靠控制血糖是难以阻止糖尿病肾病的发展恶化的，采用综合方法治疗是目前共认趋势，包括中医辨证论治、中西医结合等综合治疗措施，其中尤以血管紧张素转换酶抑制药（ACEI）和血管紧张素Ⅱ受体拮抗药的使用受到广泛重视，众多研究表明，ACEI 能有效降低血压、扩张肾小球出球小动脉，缓解肾小球囊内压，并可降低尿微量白蛋白排泄率，缓解早期糖尿病肾病的高滤过状态，阻止或延缓临床糖尿病肾病及肾衰竭的到来。目前认为尿中出现微量白蛋白是开始 ACEI 治疗，延缓肾功能进展的最佳时机，有学者甚至认为，一旦糖尿病诊断成

立,即开始用 ACEI 治疗,以保护肾功能。

（二）降糖益肾方的组方来源及主要功效

依据文献资料研究及临床调查结果,气阴两虚夹瘀病机在糖尿病肾病中具有广泛性,且此阶段持续时间较长,为影响疾病转归的一个关键点,如何针对该阶段病机特点处方用药,对阻止或延缓糖尿病肾病的发生发展具有重要意义。

降糖益肾方是本课题组多年研制糖尿病血管并发症的系列组方之一,在研究中医药治疗糖尿病基础上,我们以明代医家张景岳倡导的阴阳互济法为依据,以其创立的名方左归饮、左归丸为基础,针对糖尿病肾病气阴两虚、瘀血阻滞的基本病机而设。方中熟地黄滋阴益肾为君药,山茱萸滋补肝肾,黄芪、菟丝子益气助阳,取"善补阴者,必于阳中求阴,则阴得阳升而泉源不竭"之意,同为臣药,蒲黄、丹参活血化瘀,疏通肾络,黄连清除燥热,玉米须利湿除浊共为佐药,另配牛膝既能益肾活血,又引诸药下行直达病所为使药,全方共奏滋阴补肾、益气活血之功。

（三）降糖益肾方治疗糖尿病肾病的疗效分析

本研究在给予同等糖尿病健康教育及降糖治疗条件下,分别给予降糖益肾方、中汇糖脉康及培哚普利治疗糖尿病肾病 90 例,除失访 4 例外（均为疗程未坚持 1/2 的自行脱落）,86 例疗效分析显示,降糖益肾方的总有效率、显效率分别为 86.2%（25/29）、62.1%（18/29）,明显优于中汇糖脉康的 60.7%（17/28）、28.6%（8/28）,而与 ACEI 类长效制剂培哚普利的总有效率 82.8%（24/29）的疗效相近。虽然 ACEI 类药物在糖尿病肾病治疗中的作用已被广泛认可,但也有学者认为,ACEI 的治疗虽可延缓 DN 的发展,却无法阻止糖尿病肾病的发生,在 DN 的综合防治措施中,单靠某一种药物可能是不够的。在中医药治疗方面,目前尚无以糖尿病肾病为主治病种的理想药物,临床治疗仍以辨证施治为主流,治疗过程各有章法,用药离散度大,中汇糖脉康颗粒剂因其可用于气阴两虚血瘀的 2 型糖尿病及并发症得到一定范围的应用,被列为湖南省医疗保险甲类用药。本研究通过上述观察,显示了降糖益肾方治疗糖尿病肾病的疗效优于中汇糖脉康,而与 ACEI 类药物疗效无明显差异,是否可为糖尿病肾病的综合治疗提供更多的选择用药,尚需扩大样本量做进一步研究,并追踪观察远期疗效。

（四）降糖益肾方中医证候疗效分析

通过治疗前后积分比法,分析各组中医证候及症状疗效,结果显示:降糖益肾方治疗糖尿病肾病气阴两虚夹瘀证的总有效率为 96.6%（28/29）,临床控制率为 48.3%（14/29）,明显优于培哚普利的总有效率 75.9%（22/29）、临床控制率 24.1%（7/29）（$P<0.05$,$P<0.01$）;中汇糖脉康在改善气阴两虚的口渴喜饮、多食易饥、尿频量多、形体消瘦等糖尿病共有症状方面,与降糖益肾方无明显差异（$P>0.05$）,但对糖尿病并发肾脏病变后才出现更多的肢体浮肿、面色黧黑或晦暗等水湿、瘀血标实症状,降糖益肾方明显优于中汇糖脉康（$P<0.01$）,对神疲乏力、五心烦热症状的改善,也具一定优势（$P<0.05$）。上述结果表明:降糖益肾方针对糖尿病肾病的基本病机而设,采用病证同辨指导临床治疗,确能获得满意疗效。

（五）降糖益肾方对糖代谢的影响

大量研究证实,高血糖本身及其所致的内环境紊乱与代谢异常是导致糖尿病肾病的主要原因之一。长期高血糖状态可直接损伤血管内皮细胞;破坏 DNA 结构;高血糖产生的高渗透作用增加肾小球滤过率,引起肾小球肥大;激活 TGFβ、PDGF、IGF、白介素、血栓素等细胞因子,增加细胞基质,导致肾小球纤维化硬化。然而,究竟是高血糖本身,抑或系糖化产物所致的肾损害,目前尚在研究之中。尤其糖代谢紊乱中的非酶化因素是目前引起广泛注意的重要研究内容之一。

葡萄糖与蛋白质在无酶辅助条件下发生的一系列化学反应称为非酶化糖化过程,此过程中早期产生的糖化蛋白（Amadori 产物）称为早期糖化产物,包括糖化血红蛋白、果糖胺等,该产物再经过分子重排与交联形成大量的糖化终末产物 AGEs,在正常条件下,糖化蛋白优先从肾脏排泄,大量 AGEs 经肾排泄,导致肾脏受累。有实验证明,给动物注射外源性的 AGEs 可引起动脉组织中 AGEs 积累,提高血管的通透性和内皮下小动脉周围的单核细胞趋化性,血管的改变类似糖尿病的变化。法国学者报道用氨基胍能抑制 AGEs 形成交叉连续蛋白，减少基质的沉积，可阻断这一病理过程，口服 AminGuanidine 也可减少 AGEs 及减少蛋白尿。但目前一般认为，AGEs 在化学上是不可逆的，一旦生成则不断累积于组织中，影响组织的结构与功能。生成 AGEs 主要由 3 个因素所控制：一是血糖的浓度；二是高血糖与蛋白质接触的时间；三是蛋白质的半衰期。其中高血糖浓度是其首要因素，同时也是能人为干预的可控因素。

我们在研究糖尿病肾病治疗的过程中，充分注意到了血糖的控制问题，本课题组前期研究表明：降糖益肾方能有效控制血糖，单纯服用降糖益肾方 30 日，治疗前后的空腹血糖、餐后 2 小时血糖差异显著（$P<0.05$），与服用格列喹酮的对照组作同期比较差异无显著性意义（$P<0.05$），表明该方与格列喹酮有同等降血糖作用。本研究基于患者的依从性及临床治疗的安全性考虑，未设单纯中药组，而是 3 组均给予同等的降血糖治疗，以糖适平 60 mg/d 为基本治疗量，若血糖不能达到理想控制标准，可加大用量至最大剂量 180 mg/d，血糖仍未达标则可加用格列齐特、二甲双胍或胰岛素，其联合用药标准采用有关文献标准，即 FBG≥10 mmol/L 则加用二甲双胍，FBG≥11.1 mmol/L 则加用胰岛素治疗。

本研究观察结果表明，各组治疗后的空腹血糖、餐后 2 小时血糖均控制在可接受水平，且降糖益肾方降低空腹血糖、糖化血红蛋白的作用优于中汇糖脉康（$P<0.05$）。对各组降糖药物的种类及用量分析显示，虽然单个患者对糖适平以外降糖用药存在一定变数，但组间无显著性差异（$P>0.05$），我们认为糖适平用量各组间具有可比性。统计结果显示，随着降糖益肾方治疗时间延长，糖适平用量逐渐减少，疗程第 8 周用量明显低于第 1 周（$P<0.01$），且较中汇糖脉康及培哚普利组同期用量减少（$P<0.01$），表明降糖益肾方与糖适平有协同降糖作用。

（六）降糖益肾方对糖尿病肾病尿蛋白及肾功能的影响

由于绝大多数糖尿病肾病患者均有一个"五步曲"的发展规律，即：高血糖致肾小球肥大呈高滤过状态→微量蛋白尿→临床蛋白尿→肾病综合征→肾功能衰竭，故临床上将糖尿病肾病分为 5 期，其中的微量白蛋白尿阶段（UAER 30～300 mg/24h，即 DN Ⅲ期），此期不仅反映了糖尿病的早期肾损害，而且预报临床糖尿病肾病的发生，若给予良好的血糖控制并给予 ACEI 治疗，其肾小球滤过率及微量白蛋白尿有可能恢复正常，可防止或推迟临床 DN 的到来，Ravid 等进行了长达 7 年的研究，结果显示 ACEI 对肾脏有长期保护作用。另有学者认为，尽管 ACEI 的治疗可延缓 DN 的发展，但无法阻止 DN 的发生，在糖尿病慢性并发症的长期进程中，DN 的发生与否，存在一定的内在规律，仅靠某一种药物阻止其发生，可能是不够的。而一旦进入临床蛋白尿阶段（UAER>300 mg/24h，DN Ⅳ期），药物治疗往往是无效的，其肾小球滤过率以年平均下降 5～10 mL/min 的速度呈进行性发展，亦即 5～8 年就可能进入终末期肾衰。因而，DN Ⅲ期是临床治疗上的一个关键点，而 DN Ⅳ期的治疗成为一个棘手的难题，中医药对此二期的治疗是否可能有所突破，是一个值得深入研究的课题。

本研究选择气阴两虚夹瘀证的Ⅲ、Ⅳ期 DN 共 90 例，至 2002 年 3 月 31 日止，追踪观察 6 个月者共 77 例。结果显示：降糖益肾方可明显降低Ⅲ、Ⅳ期 DN 的尿白蛋白排泄率，与治疗前比较，治疗后 8 周、6 个月的 UAER 显著减少（$P<0.01$），其作用明显优于中汇糖脉康，而与培哚普利疗效相当。上述结果表明，在服用降糖益肾方并追踪观察 6 个月的过程中，尿微量白蛋白能维持在较低水平，血肌酐、血尿素氮则未见恶化，提示降糖益肾方不仅可减少早期及临床 DN 的蛋白尿，以缓解肾小球高滤过状态，且对肾功能具有明显的保护作用，扩大样本量，值得做进一步长期随访观察。

（七）降糖益肾方对糖尿病肾病血管内皮功能的保护作用

糖尿病肾病早期以肾小球肥大、系膜扩张、基膜增厚、高滤过为特征，后期出现毛细血管腔闭塞，导致肾小球硬化。研究表明：微血管内皮功能的完整性依赖于血管收缩和舒张的平衡。近年来发现，许多血管活性物质与糖尿病肾病有密切关系，其中内皮素（ET）和降钙素基因相关肽（CGRP）这一对互为拮抗效应的血管活性物质，是协调血管张力的关键。有学者认为，ET、CGRP 的异常既是血管内皮细胞损伤的标志，又是糖尿病微血管病变的主要原因，对糖尿病肾病的发生发展具有重要的作用。

ET 是一个由 21 种氨基酸组成的血管活性物质肠肽，是 ET 基因的表达产物。肾组织中肾小球内皮细胞、系膜细胞和肾小管上皮细胞均具有合成 ET 的能力，肾脏不仅是 ET 合成和分泌的重要场所，也是 ET 的靶器官，ET 借助各种细胞内信号传递通路，实现对肾脏广泛的生物学作用，可收缩肾血管，促进肾小球的血管平滑肌细胞及纤维细胞的增殖，刺激细胞外基质的聚集等，ET 参与了许多肾脏疾病的发病机制。国外 Lee，Orisio 发现 2 型糖尿病伴微量白蛋白尿患者，尿 ET 水平较无蛋白尿的 DM 患者高，国内也有类似报道，认为 ET 排泄增加反映了肾脏受损，同时又可加速 DN 的发生发展，如 ET 相对收缩肾小球出球小动脉，加重肾小球毛细血管内高压，导致基膜增厚和系膜区扩大，加速糖尿病肾小球的硬化，从而形成恶性循环。

CGRP 是一种由 37 个氨基酸组成的生物活性多肽，在体内分布广泛，在血管系统中几乎所有的血管床均有 CGRP 能神经纤维分布，另在循环血液中也有一定浓度的 CGRP。CGRP 可通过 ATP 敏感性钾通道来舒张血管，是目前已知的作用最强的血管扩张药，它具有显著的拮抗 ET 的作用，Benigi 等研究也发现 CGRP 可明显增加肾功能不全患者的肾小球滤过率，并有效地改善肾功能。

我们的研究结果表明：糖尿病肾病患者的血 ET 高于正常值，而 CGRP 低于正常值，3 组治疗前血浆 ET、CGRP 水平及 ET/CGRP 比值均无显著差异（$P>0.05$）。由于 CGRP 可有效拮抗 ET 的作用，故认为在本病中 ET 的增高与 CGRP 的降低有着同样重要的作用，是 DN 血管内皮损伤的重要标志。经降糖益肾方治疗后，ET 水平明显下降（$P<0.05$），CGRP 水平明显升高（$P<0.05$），ET/CGRP 比值也显著降低（$P<0.05$）；作用明显优于中汇糖脉糖，同时降低 ET 的作用优于培哚普利，将治疗前后 ET/CGRP 与 UAER 数值进行直线相关分析，ET/CGRP 比值下降与 UAER 之间呈正相关（$r=0.8304$，$P<0.01$）。以上结果提示，降糖益肾方可减少糖尿病肾病时缩血管物质 ET 的释放，提高舒血管物质 CGRP 的含量，对改善本病肾血管舒缩失衡状态，保护血管内皮功能有一定作用，其机制有待做进一步研究。

第四节　降糖益肾方防治 2 型糖尿病并发肾病的实验研究

一、糖尿病肾病模型大鼠的建立及中医证候研究

（一）材料与方法

1. 实验动物　采用健康雄性 Wistar 大鼠，体重 $180\sim230$ g，由湖南中医药大学实验动物中心提供。

2. 造模所需药品及器材　链脲佐菌素（STZ，Sigms 公司产品，上海华美生物制品有限公司分装）、手术器械一套、器械消毒液、戊巴比妥钠（分析纯，上海化学试剂采购供应站试剂厂进口分装）、络合碘、75％乙醇、0.9％生理盐水、青霉素钠（80 万单位/瓶）、50％葡萄糖、高脂饲料（基础饲料加蔗糖、炼猪油、鲜鸡蛋等混合而成，比例为 6：0.5：2.5：1）、血糖仪及血糖测试条（均购自北京怡成电子有限公司）。

3. 方法　从所有动物中随机抽取一半再随机分为假手术组（A 组）、STZ 加高脂饲料组（E 组）与正常组（F 组），每组 8 只。余下一半行单侧肾切除手术，假手术组处理方法除肾脏不摘除外，其余同手术动物。具体手术操作方法：将大鼠用 2.5％戊巴比妥钠麻醉，剂量 40 mg/kg 体重，待充分麻醉后将大鼠仰位缚定于固定板上，消毒后打开腹腔取出左肾，沿肾蒂部位结扎并摘除肾脏，5 万单位青霉素腹腔注射后缝合，手术后肌注 2 万单位青霉素，每日 2 次，共 1 周。E 组动物不作手术处理，但饲以高脂饲料。

手术后 2 周从手术过的大鼠中随机抽取 8 只作为单纯手术组（B 组），其余动物并 E 组进行糖尿病造模，STZ 临用前以 pH4.5 的 0.1 mmol/L 柠檬酸缓冲液新鲜配制为 0.1％浓度，剂量 40 mg/kg 体重腹腔注射 1 次。于注射 1 周后测空腹血糖及 OGTT 2 小时后血糖（根据 OGTT 成人 75 g/次的国际标准以大鼠体表系数换算得出 50％葡萄糖灌服剂量为 13.5 mL/kg 体重），凡空腹血糖≥7.0 mmol/L 或

OGTT 2 小时后血糖≥11.1 mmol/L 则纳入下一步实验。

将符合纳入标准的实验动物随机分为手术加 STZ 及高脂饲料组（C 组）、STZ 加手术组（D 组），其中 C 组饲以高脂饲料。造模时间共 5 周。

4. 观察指标

（1）取材方法：代谢笼收集 24 小时尿液，记录尿量，离心后取 1 mL 于−20 ℃保存待测。尾静脉取血测空腹及 OGTT 2 小时后血糖。处死前禁食 12 小时，各组大鼠经 2.5 ％戊巴比妥钠麻醉后称重，断头处死取血待测，记录肾脏重量，细心剥离肾包膜，以 10％福尔马林固定待测光镜。

（2）光镜检查：固定后肾组织常规石蜡包埋，制成 4 μm 石蜡切片，PAS 染色，光镜下观察肾脏形态学改变。

（3）生化指标：

血：肌酐（Cr）、三酰甘油（TG）、总胆固醇（TC），全自动生化检测仪检测。

尿：尿微量白蛋白（放射免疫法）；肌酐（Cr），全自动生化检测仪检测。

GFR 计算方法：尿肌酐×每分钟尿量/血肌酐，结果用大鼠体重进行矫正。

5. 模型评价指标

（1）血糖（空腹血糖≥7.0 mmol/L 或 OGTT 2 小时后血糖≥11.1 mmol/L）。

（2）GFR 增高，尿微量白蛋白显著增高。

（3）光镜检查（PAS 染色）：出现肾小球系膜基质增生，系膜区出现结节状甚至弥漫性无细胞增宽，基底膜（GBM）增厚，血管腔变狭窄。

6. 统计方法　实验结果采用（$\bar{x}\pm s$）表示，差值采用（$d\pm s$）表示。采用方差分析比较，组间差异采用 q 检验，以 $P<0.05$ 作为差异具有显著性的标准。采用 SPSS 软件分析。

（二）实验结果与分析

1. 造模期间大鼠体重变化　各组大鼠体重造模前后差值经统计有显著性差异。正常组（F 组）、假手术组（A 组）及饲以高脂饲料的各组（C 组、E 组），其体重增加与单纯手术组（B 组）、STZ＋手术组（D 组）相比较有显著性差异（$P<0.05$）。见表 7-13 及 7-2 图。

表 7-13　造模期间大鼠体重变化情况（$\bar{x}\pm s$，$d\pm s$）

组别	第一周	第二周	第三周	第四周	第五周	造模前后差值
A	225.0 ±7.2	252.6 ±17.2	275.4 ±22.4	295.4 ±22.9	317.6 ±21.5	92.5±11.7▲#
B	224.6 ±46.2	240.6 ±49.3	265.8 ±56.4	271.0 ±63.5	275.8 ±58.2	51.3±46.3*△
C	214.8 ±45.4	246.2 ±28.2	273.0 ±46.9	287.0 ±54.8	314.6 ±60.1	99.9±58.6▲#
D	211.7 ±39.0	230.7 ±50.9	258.2 ±57.3	263.4 ±29.6	269.3 ±75.6	58.0±55.1*△
E	215.1 ±15.1	235.9 ±10.7	253.4 ±15.1	276.1 ±12.7	312.7 ±11.5	97.4±12.8▲#
F	219.3 ±13.2	260.8 ±14.4	282.8 ±19.5	305.5 ±28.4	321.4 ±27.8	102.2±15.1▲#

注：与假手术组比较，＊$P<0.05$；与 STZ＋手术组比较，▲$P<0.05$；与正常组比较，△$P<0.05$；与单纯手术组比较，#$P<0.05$

2. 对血糖的影响　运用不同的方法造模后，结果发现：对于空腹血糖各组之间无显著性差异（$P>0.05$），对于 OGTT 2 小时后血糖变化有差异性，STZ＋手术＋高脂饲料组（C 组）、STZ＋高脂饲料组

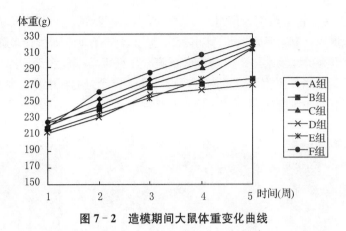

图 7-2　造模期间大鼠体重变化曲线

（E组）与正常组（F组）、假手术组（A组）、STZ＋手术组（D组）比较有显著性差异（$P<0.01$）。STZ＋手术组、假手术组、正常组之间比较无显著性差异（$P>0.05$）。见表 7-14。

表 7-14　　　　　　　　　　　　各组空腹及 2 小时血糖的变化（$\bar{x}\pm s$）

组　别	空腹血糖（mmol/L）	2 小时后血糖（mmol/L）
A	5.04±0.51	8.36±0.71
B	4.89±0.71	8.94±2.70
C	5.68±0.77	19.80±10.43** ▲▲△△##
D	5.33±0.33	10.01±2.41
E	5.47±0.78	17.09±7.81** ▲▲△△##
F	5.12±0.63	7.94±0.51

注：与假手术组比较，**$P<0.01$；与 STZ＋手术组比较：▲▲$P<0.01$；与正常组比较：△△$P<0.01$；与单纯手术组比较，##$P<0.01$

3. 对肾功能、血脂的影响　从表 7-15 中可以看出，注射了 STZ 后的大鼠皆出现尿微量白蛋白增高，单侧摘除肾脏的各组均出现肾脏体积增大。正常组（F组）与假手术组（A组）比较无显著性差异（$P>0.05$）。单纯切除单侧肾脏组（B组）虽然出现肾脏增大，但尿微量白蛋白的排泄与假手术组、正常组比较并无显著性差异。在注射了 STZ 的各组中，未摘除单侧肾脏的 STZ＋高脂饲料组（E组）肾脏增大程度明显要低于其他两组（$P<0.05$）。对于 GFR 的影响，注射 STZ 的各组皆有升高，但以 STZ＋手术＋高脂饲料组（C组）变化最为明显，与其他组相比较明显增高（$P<0.05$）。STZ＋手术＋高脂饲料组与 STZ＋高脂饲料组对 TG、TC 变化影响最大，与其他组比较结果差异有显著性（$P<0.05$）。

表 7-15　　　　　　　　　　　　各组肾功能及血脂指标测定（$\bar{x}\pm s$）

组别	尿微量白蛋白（mg/24h）	GFR（mL/min×kg⁻¹）	血 TG（mmol/L）	血 TC（mmol/L）	体重/肾重
A	0.21±0.05**△	0.64±0.44**	0.50±0.22*	1.75±0.50*	319.5±13.7**△##
B	0.33±0.24**△	0.91±0.56**	0.49±0.12*	1.68±0.46*	229.5±28.5▲▲&&
C	2.3±1.55▲▲△##&&	2.14±1.32▲▲△##&&	0.98±0.66▲△##&	2.58±0.30▲△##&	187.5±51.7▲▲&&
D	1.06±1.34**▲##&	1.11±1.07**▲##&	0.39±0.08*	1.73±0.41*	208.4±30.4▲▲&&
E	0.82±0.56**▲##	0.99±1.28***##	0.97±0.38▲△##&	2.40±0.61▲△##&	281.4±33.8*△#
F	0.22±0.08**△	0.61±0.29**	0.42±0.18*	1.63±0.82*	326.1±18.8**△△##

注：与 STX＋手术＋高脂饲料组比较（C组），*$P<0.05$，**$P<0.01$；与假手术组（A组）比较：▲$P<0.05$，▲▲$P<0.01$；与 STZ＋手术组（D组）比较：△$P<0.05$，△△$P<0.01$；与 STZ＋高脂饲料组（B组）比较：#$P<0.05$，##$P<0.01$，与正常组（F组）比较：&$P<0.05$，&&$P<0.01$

4. 病理切片结果　在光镜下观察，C组（STZ＋手术＋高脂饲料）肾小球系膜基质增生，系膜区增宽，呈弥漫性无细胞增生，基底膜增厚，肾小管上皮细胞内有糖原沉积；A组（假手术组）肾小球结构形态基本正常；B组（单纯手术组）出现轻微系膜基质增生，基底膜无增厚表现，血管腔无受压表现；而D组（STZ＋手术）出现系膜基质增生，系膜区呈结节状无细胞增宽，基底膜无明显增厚（见附图4）；E组（STZ＋高脂）出现轻微系膜基质增生，无明显系膜区增宽表现。F组（正常组）示正常肾小球结构，如图7－3～图7－8所示。

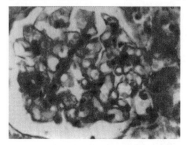

图7－3　假手术组 肾小球结构正常，系膜区均匀分布（PAS染色　40×10）

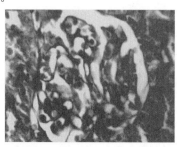

图7－4　单纯手术组 肾小球系膜基质呈轻度增生（PAS染色40×10）

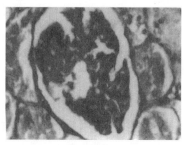

图7－5　STZ＋手术＋高脂组肾小球系膜基质增生，系膜区呈弥漫性无细胞增生，毛细血管腔受压管腔变窄或消失（PAS染色　40×10）

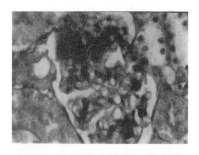

图7－6　STZ＋手术组 肾小球系膜基质增生，系膜区呈结节状无细胞性增生，毛细血管腔轻度受压（PAS染色　40×10）

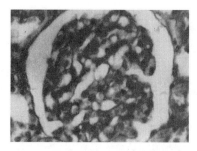

图7－7　STZ＋高脂组 肾小球系膜基质轻度增生（PAS染色40×10）

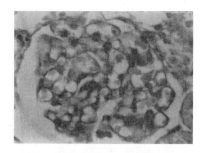

图7－8　正常组　示正常肾小球结构（PAS染色　40×10）

（三）讨论

对于糖尿病的动物实验研究，尤其是动物模型的复制方法，有手术方法造模、化学药物如四氧嘧啶、链脲佐菌素（STZ）损伤胰岛β细胞造模，培育自发性糖尿病动物等方法，公认的也是较为稳定的造模方法为利用STZ诱导造模的方法。对于早期糖尿病肾病的诊断，肾小球高滤过率是Ⅰ期诊断的唯一依据，对于Ⅱ、Ⅲ期（微量白蛋白尿期）的早期糖尿病肾病，检验尿中微量白蛋白是目前优选的早期诊断指标，而尿白蛋白的持续阳性多发生在Ⅳ、Ⅴ期的糖尿病肾病。在糖尿病肾病早期，通过敏感的放射免疫法测定尿中白蛋白，能在常规方法测定出尿白蛋白之前，早期发现肾损害。一般在出现微量白蛋白尿时，约80％微量白蛋白尿患者在随后的10年内进展为临床糖尿病肾病。因此，在结合病理检查的前提下，尿微量白蛋白的显著增多与肾小球滤过率（GFR）增高可作为判定早期糖尿病肾病动物模型成功与否的有效指标。

鉴于糖尿病大鼠造模后尚需一段时间才能出现肾脏损害，目前糖尿病肾病实验研究的动物模型多采用大剂量STZ腹腔注射的方法制备模型，所造成的糖尿病状态类似于人类1型糖尿病。此类模型应用于糖尿病并发症研究的局限性在于大剂量STZ能够大面积甚至完全破坏胰岛β细胞，从而引起血糖急剧升高，大鼠体重急剧下降，前期研究发现，对于此类糖尿病模型，中药的降血糖效果并不理想，虽然可在短期内造成肾脏的病理损害，但与 2 型糖尿病并发肾病的病理变化存在着一定的差距，以此为受试对象进行 2 型糖尿病的并发症研究相应也受到制约。

传统类似于 2 型糖尿病的造模方法多采用小剂量注射 STZ 配合高脂饲料的方法进行造模，应用高脂饲料的目的就是抑制葡萄糖向 6-磷酸葡萄糖的分解转化而加重糖代谢的紊乱，大量文献资料报道也证实了这种造模方法的可行性，空腹血糖稍升高和糖耐量异常、高血脂状态是此类模型的特征，跟临床 2 型糖尿病比较符合。但这种造模出现肾功能变化的时间较长，有时根本不出现，所以此类模型作为糖尿病肾病的研究对象还有些欠缺。

为了缩短肾功能损害出现的时间，并且使肾脏的增生变化更加明显，所以尝试采用切除单侧肾脏相结合的方法。在健康状态下，切除单侧肾脏以后，留存肾将发生代偿性增生，Olivetti 观察到幼年大白鼠肾切除 35 日后留存肾肾小球体积增加 7.7 倍，而对照组仅增加了 4.5 倍，表明肾小球代偿性增大，剩下的肾代偿功能足以弥补切除肾脏所丧失的功能，但在病理状态下，如在高血糖环境下，肾脏代偿状态很容易被打破。本研究即利用此原理，在单侧肾切除后再进行 2 型糖尿病造模，结果显示切除了单侧肾脏的各组 GFR 均出现不同程度的增高，这与 Malt 报道的一侧肾切除后 2~4 周内留存肾单位 GFR 增高的报道是一致的，STZ＋手术＋高脂饲料组 GFR 升高最为明显，且出现明显微量白蛋白尿。在本实验中采用了几种方法进行对比，注射 STZ 诱导后，其中以 STZ＋高脂饲料组 2 小时血糖比单纯利用 STZ 诱导组要高，而采用 STZ＋高脂饲料的方法虽然在血糖、血脂的升高方面能取得比较满意的结果，但在对肾功能的影响方面，仍然要低于 STZ＋手术＋高热量高脂饲料。采用 STZ＋手术的方法虽能使肾功能受损，但其血糖在造模后期 2 小时后血糖不能稳定在 11.1 mmol/L 以上，而且体重较 STZ＋手术＋高脂饲料组增加缓慢。本研究结果提示：采用 STZ＋手术＋高脂饲料的方法能制作出比较符合 2 型糖尿病并发肾病的模型。

在本实验中应该注意几个问题，一者是手术后的抗感染问题，除了手术后应用抗感染药物，在注射 STZ 造糖尿病模型后也应注意这个问题，由于易感染是糖尿病的特征，所以注射了 STZ 的比没有注射的动物其易感染程度要高，如果没有作好抗感染工作的话，很容易发生大鼠腹腔内或手术伤口的感染，这是造模过程中应首要注意的问题。

二、降糖益肾方对 2 型糖尿病并发肾病大鼠作用的研究

（一）材料与方法

1. 动物及分组　采用健康雄性 Wistar 大鼠，体重 180~230 g，由湖南中医药大学院动物实验中心提供。随机抽取 10 只作为假手术组（A 组），该组除肾脏不摘除外，手术处理方法同其他手术动物。余下大鼠经单侧肾脏摘除手术后随机分为降糖益肾方组（B 组）、西药对照组（C 组）、模型组（D 组）、活血药物组（E 组）、滋阴益气药物组（F 组）5 组。造模后饲以高脂饲料（基础饲料加蔗糖、炼猪油、鲜鸡蛋等混合而成，比例为 6∶0.5∶2.5∶1）。假手术组饲以正常普通饲料。

2. 造模方法　将大鼠用 2.5%戊巴比妥钠麻醉，剂量 40 mg/kg 体重，待充分麻醉后将大鼠仰位缚定于固定板上，消毒后打开腹腔取出左肾，沿肾蒂部位结扎后摘除肾脏，5 万单位青霉素腹腔注射后缝合，手术后肌注 2 万单位青霉素，每日 2 次，共 1 周。1 周后腹腔注射 STZ（假手术组不注射），临用前以 pH4.5 的 0.1 mmol/L 柠檬酸缓冲液溶解稀释，新鲜配置为 0.1%浓度，40 mg/kg 体重剂量腹腔注射 1 次。注射 1 周后测空腹及 OGTT 2 小时后血糖（根据 OGTT 成人 75 g/次的国际标准以大鼠体表系数换算得出 50%葡萄糖灌服剂量为 13.5 mL/kg 体重），凡空腹血糖≥7.0 mmol/L 或 2 小时后血糖≥11.1 mmol/L 者纳入下一步实验。

3. 给药途径、剂量、方法　降糖益肾方由熟地黄、黄芪、山茱萸、菟丝子、黄连、蒲黄、丹参、牛膝 8 味药物组成（均购自湖南中医药大学附属一医院），药物经高压浓缩煎药机煎煮后过滤浓缩，剂量为 1.22 g/mL 生药量，按 1 mL/100 g 剂量灌胃。活血药物组由丹参、牛膝、蒲黄 3 味药物组成，煎煮后过滤浓缩，剂量为 0.42 g/mL 生药量，按 1 mL/100 g 体重剂量灌胃。滋阴益气药物组由熟地黄、

黄芪、山茱萸 3 味药物组成，煎煮后过滤浓缩，剂量为 0.47 g/mL 生药量，按 1 mL/100 g 体重剂量灌胃。西药对照组给药依那普利（佛山康宝顺药业有限公司出品，批号：AM1356），剂量参照说明书；糖适平片（北京第六制药厂生产，批号：990630），剂量参照说明书，临用时将药捣碎，以生理盐水溶解稀释后按 1 mL/100 g 体重剂量灌胃。模型组及假手术组用生理盐水灌胃。各组同时给药 6 周后处死。

4. 观察指标

（1）样本取材：用代谢笼收集 24 小时尿液，记录尿量后，离心后取 1 mL，于 −20 ℃保存待测。处死前 12 小时禁食，测空腹及 OGTT 2 小时后血糖（根据成人 75 g/次的国际标准以大鼠体表系数换算得出 50％葡萄糖灌服剂量为 13.5 mL/kg），记录体重。各组大鼠经 2.5 ％戊巴比妥钠麻醉后动脉插管取血，1 mL 用 2％EDTA 抗凝制备血浆，混匀，4 ℃3000 r/min 离心 5 分钟，取上清，−20 ℃保存待测；其余制备血清，4 ℃ 3000 r/min 离心 5 分钟，取上清−20 ℃保存待测。处死后测肾重，取肾皮质 0.5 g，剪碎后以预冷的生理盐水稀释，以玻璃匀浆器在冰水中手工匀浆，制成 10％的匀浆液，然后 4 ℃ 4000 r/min 离心 15 分钟，取上清，−20 ℃保存待测。细心剥离肾包膜，取肾皮质部位肾组织，修剪成 $1 \times 3 \times 3$ mm^3 的组织块，以 4％戊二醛固定待测电镜，其余肾组织以 10％福尔马林固定待测光镜。

（2）检测指标：

1）病理切片：

电镜检查：肾组织以 4％戊二醛置于青霉素小瓶中固定后，磷酸缓冲液漂洗，1％锇酸固定，再经漂洗、酒精与丙酮脱水后，Epon812 包埋剂包埋，固化切片，醋酸铀、枸橼酸铅双重染色，透射电镜下观察。主要观察内容为肾小球基底膜的完整性与厚度，足突是否融合，毛细血管的管径大小，上皮细胞与内皮细胞是否出现病理变化。

光镜检查：取肾组织，用 10％中性福尔马林液固定后，常规石蜡包埋，制成 4 μm 石蜡切片，PAS 染色，光镜下观察肾脏形态学改变。每个样本分别在皮质与近髓质区随机取 5 个肾小球，观察肾入球小动脉的管腔变化以及肾系膜细胞的增生情况。分级标准参照郑旭等分级方法，将肾小球系膜增生分为 0～Ⅲ级，分记 0、2、4、6 分。0 级：正常肾小球系膜细胞；Ⅰ级：系膜增生宽度小于毛细血管直径，呈节段性分布；Ⅱ级：系膜增生宽度大于毛细血管直径，呈弥漫性分布；Ⅲ级：系膜增生宽度呈团块状聚集，弥漫指状分布，挤压血管腔。动脉病变分为 0（正常）、Ⅰ（管壁轻度增厚、腔不窄）、Ⅱ（管壁中度增厚，管腔＞1/2 管径 0）、Ⅲ（管壁重度增厚，管腔＜1/2 管径）级，分记 0、2、4、6 分，玻璃样变记 2 分。

2）生化指标：空腹血糖、OGTT（血糖仪及血糖试条均购自北京怡成电子有限公司）

血清：肌酐（Cr）、三酰甘油（TG）、总胆固醇（TC），用全自动生化检测仪检测。

血浆：TXB_2、$6-keto-PGF_{1\alpha}$（药盒购自苏州医学院血栓研究室）

尿：尿微量白蛋白（放射免疫法）；肌酐（Cr），全自动生化检测仪检测；β_2 微球蛋白（β_2-MG）（放射免疫法，药盒购自中国原子能科学院研究所）。

组织匀浆：Na^+-K^+-ATP 酶、一氧化氮合酶（NOS）（药盒均购自南京建成生物制品公司）。

GFR 计算方法：尿肌酐×每分钟尿量/血肌酐，结果用大鼠体重进行矫正。

5. 统计方法 实验结果均采用（$\bar{x} \pm s$）表示。采用方差分析比较，组间两两比较采用 q 检验，以 $P < 0.05$ 作为差异具有显著性的标准，采用 SPSS 软件进行统计分析。

（二）实验结果

1. 透射电镜观察结果 形态学透射电镜检查结果发现：电镜下模型组表现为肾单位广泛的微灶性病变，肾脏滤过屏障遭到一定程度的损害。肾小球毛细血管内皮细胞肿胀，呈现泡沫状改变，足突部分断裂、融合，基底膜呈明显不规则性增厚，偶有局部断裂，裂孔膜消失；未见明显出入球小动脉病变；部分近曲小管上皮细胞存在较为明显的胞浆空泡化，系膜区出现基膜样物质，血管腔明显狭窄。经电镜检查发现，其他各组较假手术组出现明显的基底膜不规则增厚，足突部分短裂、融合，其中降糖益肾方组损伤程度要低于活血组、滋阴益气组、西药组，仅少量足突出现融合，基本保持结构完整，如图 7-

9～7-14 所示。

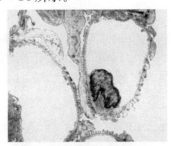

图7-9　示假手术组肾小球超微结构（6000×）

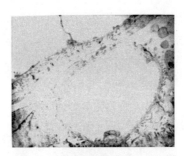

图7-10　降糖益肾方组 肾小球毛细血管结构基本正常，仅有少数上皮细胞足突融合（6000×）

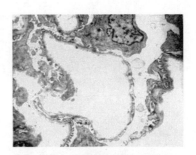

图7-11　西药组 肾小球毛细血管上皮细胞及内皮细胞轻微肿胀，出现空泡呈泡沫样改变，足突部分融合，血管腔轻微狭窄。（6000×）

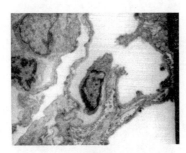

图7-12　模型组 基底膜明显不规则增厚，足突融合消失，血管腔明显狭窄，内皮细胞、上皮细胞肿胀，内皮细胞出现空泡呈泡沫样改变。（6000×）

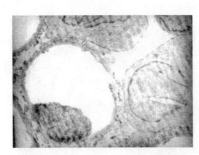

图7-13　活血组 基底膜增厚，不完整甚至短裂，足突广泛融合甚至消失，血管腔轻微狭窄。（6000×）

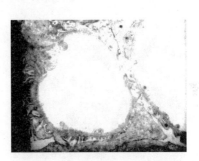

图7-14　滋阴益气组 基底膜轻度增厚，足突部分融合，血管腔轻度狭窄。（6000×）

2. 光镜观察结果　在光镜下观察，模型组大鼠肾小球系膜细胞、基质增生，系膜区增宽，基底膜弥漫性增厚，肾小管上皮细胞内有糖原沉积，部分肾小球毛细血管襻周缘部分出现嗜伊红的蛋白物质沉积；西药组、降糖益肾方组皆出现类似的病理变化，但其病变较轻。见图7-15～图7-20。统计结果表明，对于系膜细胞的增生情况，各组与假手术组相比较，均有显著性差异（$P<0.01$）；与模型组相比，中药、西药组、滋阴益气组有显著性差异（$P<0.05$），活血组无显著性差异（$P>0.05$）。降糖益肾方组、西药组、滋阴益气组之间无显著性差异（$P>0.05$）。对于动脉病变的情况，与假手术组比较，降糖益肾方组、滋阴益气组、活血组、西药组、模型组均有显著性差异（$P<0.01$），与模型组比较，滋阴益气活血组、滋阴益气组、西药组有显著性差异（$P<0.05$），活血组无显著性差异（$P>0.05$），与活血组比较，入球小动脉病变降糖益肾方组有显著性差异（$P<0.05$），小叶间动脉病变降糖益肾方组、滋阴益气组、西药组均有显著性差异（$P<0.05$）。见表7-16。

表7-16　　　　　　　　　各组病理光镜检查结果（半定量积分，$\bar{x}\pm s$）

组别	n	肾小球系膜	入球小动脉	小叶间小动脉
A	10	0.31 ± 0.20▲▲##	0.24 ± 0.13▲▲##	0.26 ± 0.17▲▲##
B	10	1.76 ± 0.99**▲	1.31 ± 0.52**▲#	1.58 ± 0.99**▲#
C	10	1.78 ± 0.84**▲	1.78 ± 0.74**▲	1.43 ± 0.61**▲#
D	10	2.56 ± 0.77**	2.86 ± 0.44**	2.65 ± 0.88**
E	10	2.03 ± 0.50**	2.25 ± 1.22**	2.31 ± 0.81**
F	10	1.77 ± 0.97**▲	1.86 ± 0.62**	1.49 ± 0.74**▲#

注：与假手术组（A组）比较，＊P＜0.05，＊＊P＜0.01；与模型组（D组）比较：▲P＜0.05，▲▲P＜0.01；与活血组（E组）比较，＃P＜0.05，＃＃P＜0.01

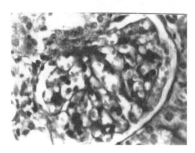

图 7-15　假手术组　肾小球系膜区分布均匀（PAS 染色 40×10）

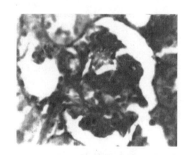

图 7-16　模型组 肾小球系膜呈弥漫性增生，毛细血管腔受挤压而变狭窄，甚至消失（PAS 染色 40×10）

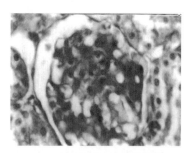

图 7-17　西药组 肾小球系膜呈节段性增生，部分毛细血管腔受压管腔变窄（PAS 染色 40×10）

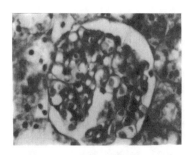

图 7-18　降糖益肾方组　肾小球系膜呈节段性增生，毛细血管腔形态基本正常（PAS 染色 40×10）

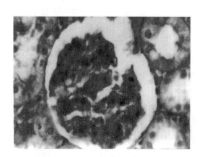

图 7-19　活血组　肾小球系膜呈弥漫性增生，毛细血管腔受压管腔变窄（PAS 染色 40×10）

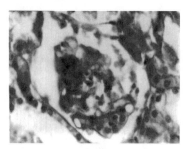

图 7-20　滋阴益气组 肾小球系膜呈节段性增生，部分毛细血管腔受压变窄（PAS 染色 40×10）

3. 各组一般情况、血糖及肾功能变化　经造模后模型大鼠葡萄糖餐后 2 小时血糖升高，并出现 GFR 升高，尿中微量白蛋白、β_2 微球蛋白排泄增加。降糖益肾方组（B 组）、滋阴益气组（F 组）、西药组（C 组）均能有效控制餐后 2 小时血糖，与模型组（D 组）比较有显著性差异（$P<0.05$），活血组（E 组）血糖控制不理想，与模型组比较无显著性差异（$P>0.05$），与假手术组（A 组）比较结果有显著性差异（$P<0.05$）。与模型组比较，降糖益肾方组、西药组、活血组降低 GFR 有显著性差异（$P<0.01$，$P<0.05$），滋阴益气组作用则稍弱，虽与模型组比较有显著性差异（$P<0.05$），但与假手术组（A 组）比较亦有显著性差异（$P>0.05$）。同时降糖益肾方组、西药组、滋阴益气组均能使尿微量白蛋白、β_2-MG 排泄降低（$P<0.05$），但滋阴益气组与假手术组比较有显著性差异（$P<0.05$）。造模后各组均出现肾脏增生增大的表现，出现体重/肾重比值降低，与假手术组比较结果有显著性差异（$P<0.01$），经治疗后，仅降糖益肾方组改善明显，与模型组比较结果有显著性差异（$P<0.05$）。结果见表 7-17。

表 7-17　　　　　　　　　　　　　各组体重/肾重、血糖、肾功能变化结果（$\bar{x}\pm s$）

组别	n	体重/肾重	血糖（mmol/L）		GFR（mL/min·kg^{-1}）	尿微量白蛋白（mg/24h）	β_2-MG（mg/24h）
			空腹	2 小时			
A	10	374.5±42.0▲▲	4.86±1.19	6.01±0.84▲▲	0.49±0.19▲▲	0.26±0.06▲▲	0.13±0.06▲▲
B	10	233.1±31.0＊＊▲	4.30±0.90	8.71±2.34▲	1.49±0.46▲	0.97±0.62▲	0.82±0.57▲
C	10	188.2±41.7＊＊	4.34±2.08	8.33±2.93▲	1.38±0.48▲▲	0.89±0.76＊▲	1.01±0.89▲
D	10	176.1±46.1＊＊	3.92±0.80	12.43±4.42＊＊	2.23±0.78＊＊	2.39±1.23＊＊	2.50±2.04＊＊

续表

| 组别 | n | 体重/肾重 | 血糖 (mmol/L) | | GFR (mL/min·kg^{-1}) | 尿微量白蛋白 (mg/24h) | β_2-MG (mg/24h) |
			空腹	2小时			
E	10	178.0±35.8**	3.46±0.52	10.24±3.13*	1.22±1.34▲▲	1.38±0.53*	1.42±0.81*
F	10	195.8±29.8**	3.51±0.99	8.88±2.36▲	1.57±0.65▲*	1.23±0.69▲*	1.24±0.83▲*

注：假手术组（A组）比较，＊$P<0.05$ ＊＊$P<0.01$；与模型组（D组）比较，▲$P<0.05$，▲▲$P<0.01$

4. 各组血脂变化情况 从表7-18中可看出，造模后动物出现TG、TC增高的表现，与假手术组（A组）有显著性差异（$P<0.05$）。降糖益肾方组、活血药物组均能降低血TG、TC含量，与模型组比较有显著性差异（$P<0.05$），而西药组、滋阴益气药物组则变化不明显，与模型组比较无显著性差异（$P>0.05$）。

表7-18　　　　　　　　各组血TG、TC检测结果（$\bar{x}\pm s$）

组别	n	TG (mmol/L)	TC (mmol/L)
A	10	0.51±0.21▲	1.34±0.15▲
B	10	0.54±0.19▲	1.13±0.45▲
C	10	0.76±0.25*	1.40±0.24
D	10	0.80±0.16*	1.82±0.36*
E	10	0.54±0.05▲	1.19±0.04▲
F	10	0.63±0.07	1.42±0.20

注：假手术组（A组）比较，＊$P<0.05$；与模型组（D组）比较：▲$P<0.05$

5. 各组血流动力学及Na$^+$-K$^+$-ATP酶的改变

造模后出现TXB$_2$增高的表现，与假手术比较$P<0.05$，各组6-keto-PGF$_{1\alpha}$基本上无变化，与假手术组无显著性差异（$P>0.05$）。降糖益肾方组、滋阴益气组、活血组、西药组均能有效降低TXB$_2$含量，显著低于模型组（$P<0.05$），T/K比值与模型组差异有显著性（$P<0.05$）。西药组、活血组降低NOS作用最强，与模型组比较有显著性差异（$P<0.01$），降糖益肾方组与模型组比较$P<0.05$，滋阴益气组与模型组比较无显著性差异（$P>0.05$）。各组Na$^+$-K$^+$-ATP酶活性均降低，与假手术组比较，降糖益肾方组、西药组、滋阴益气组有显著性差异（$P<0.05$），活血组、模型组则差异性更显著（$P<0.01$）。但与模型组比较，降糖益肾方组、西药组、滋阴益气组均能使Na$^+$-K$^+$-ATP酶活性增高（$P<0.05$），活血组作用不明显（$P>0.05$）。见表7-19。

表7-19　　血浆TXB2、6-keto-PGF$_{1\alpha}$、肾组织匀浆NOS、Na$^+$-K$^+$-ATP酶的检测结果

组别	n	TXB$_2$ (pg/mL)	6-keto-PGF$_{1\alpha}$ (pg/mL)	T/K	NOS (U/mg·pro)	Na$^+$-K$^+$-ATP酶 (μmolPi/mg·pro/h)
A	10	13.10±5.96▲	9.79±3.52	1.50±0.87▲▲	0.37±0.06▲	4.25±2.37▲▲
B	10	16.79±11.36▲	8.44±2.06	2.34±1.81▲	0.38±0.07▲	2.61±1.14▲*
C	10	31.03±28.14▲	10.05±2.08	2.90±2.19▲	0.39±0.14▲▲	2.74±0.99▲*
D	10	112.14±148.36*	10.41±3.94	8.13±9.23**	0.64±0.17**	1.17±0.82**
E	10	16.83±6.97▲	9.20±0.84	1.97±0.79▲	0.25±0.15▲▲	1.64±0.54**
F	10	28.00±8.40▲	8.39±1.73	3.73±1.67▲	0.41±0.07	2.86±1.06▲*

注：与假手术组（A组）比较，＊＊$P<0.01$，与模型组（D组）比较：▲$P<0.05$，▲▲$P<0.01$

（三）讨论

糖尿病肾病（DN）在早期为肾脏体积过大，肾小球容积过多，以及肾小球滤过率增高，之后肾小球系膜细胞增生，肾小球基质积聚，尿白蛋白排泄增加；最后肾小球硬化，临床上表现为肾衰竭。肾小球高滤过、高灌注是导致肾小球硬化的重要机制。

1. 糖代谢紊乱与 DN 的发展　糖尿病肾病的发生发展是多因素综合作用的结果,其中糖代谢紊乱在糖尿病肾病发病机制的研究中一直是非常重要的领域。英国公布的对 3867 例 2 型糖尿病患者进行胰岛素强化治疗的前瞻性研究(UKPDS)结果显示,经过胰岛素强化治疗能明显降低 2 型糖尿病肾病的发生,说明高糖在糖尿病肾病发生与发展中的作用。多元醇代谢通路的激活、蛋白激酶(PKC)激活与高血糖的刺激有着密切的联系。在高血糖状态下,醛糖还原酶活性增强,山梨醇通道活跃,山梨醇在细胞内聚积,引起渗透压增高,导致细胞退变、减少,使毛细血管张力降低,管径扩张。高血糖还可影响肌醇代谢,通过与肌醇竞争肌醇受体而引起细胞内肌醇缺乏。Mandarino 在实验动物中观察到在视网膜山梨醇上升的同时伴有肌醇含量下降。由于肌醇直接参与磷脂酰肌醇的合成,从而使细胞膜 Na^+-K^+-ATP 酶活性降低。而 PKC 是广泛存在于人体的各种组织细胞中,可使细胞内多种蛋白质磷酸化的蛋白激酶,高血糖状态下,由于葡萄糖引起二酯酰甘油(DAG)合成增加,导致细胞内 DAG 含量升高,从而激活 PKC。而 PKC 进而启动和增强细胞外基质 mRNA 的转录水平,使细胞外基质的合成增加,促进血管病变的高凝、低纤溶和高血液黏度的形成。PKC 也是造成细胞膜 Na^+-K^+-ATP 酶活性降低的重要原因之一。本研究显示经降糖益肾方治疗后,其肾组织中 Na^+-K^+-ATP 酶的活性升高,提示参与多元醇代谢通路及 PKC 酶激活的调节是本方治疗 DN 的可能机制之一。此外,高糖条件下蛋白质的非酶糖化反应也是 DN 发生发展的重要原因。糖基化产物(AGEs)以共价方式附着在肾组织上,是引起肾脏损害的基础。大鼠静脉注射体外制备的糖基化血清蛋白造成肾小球体积明显增大,肾小球系膜区扩大伴有细胞外基质增加,PAS 阳性物质沉着增多和肾小球基底膜节段性增厚。这与本研究中模型组出现的肾脏结构变化是基本相符合的。经降糖益肾方治疗后,2 小时血糖显著下降($P<0.05$),因为高血糖是造成 DN 发生发展的重要因素,所以控制血糖含量对治疗糖尿病肾病具有重要的意义。至于本方是通过控制血糖而抑制多元醇代谢通路与 PKC 酶的激活,还是通过其他作用途径直接抑制多元醇代谢通路与 PKC 酶的激活,将在以后的研究中进一步探讨。

2. 血管活性因子的调节作用与 DN 的关系　近来发现 NO 作为细胞间信息传递和细胞功能调节的信号载体,是调节血管基础张力,维持血管稳定的生理性缓冲剂。NO 可使血管平滑肌及肾小球系膜细胞舒张。本实验研究中,发现模型组肾皮质内 NOS 含量明显高于正常($P<0.05$),提示 NO 可能是糖尿病早期肾小球高滤过主要的介质。肾组织内一氧化氮主要通过激活可溶性鸟苷酸环化酶,使细胞内环鸟苷酸升高,从而介导肾组织舒血管反应,调节肾小球毛细血管内压及拮抗缩血管物质对肾小球系膜细胞的收缩作用。Bank 等发现糖尿病大鼠高滤过状态下 NO 合成增加,并认为 NO 的合成增加与高滤过状态形成有关。Choi 等也应用 Western Blot 技术发现糖尿病大鼠肾皮质、内外髓质 NOS3 种异构体(bNOS、ecNOS、iNOS)的蛋白含量较正常组明显增高。因此在糖尿病早期,可能存在肾组织 NO 合成增多或作用增强,从而参与肾小球高滤过状态的形成及血管功能紊乱。

另外本研究还发现模型组血栓素(TXA_2)含量显著增高($P<0.01$),TXA_2 和前列腺素(PGI_2)是体内前列腺素的代谢产物。TXA_2 是由血小板微粒体产生,具有强烈的血小板聚集诱导作用,PGI_2 则是由血管内皮合成,具有抑制血小板活化的功能,两者的平衡对于维持血小板功能,保护血管,防治血栓形成具有重要的意义。血栓素及 T/K 比值的增高,可导致血小板活化增强,释放血小板衍生生长因子增多,可诱导内膜平滑肌细胞增生,毛细血管壁增厚,导致微血管病变的形成,从而促进血栓形成和血管损伤。此外,作为一种促血小板聚集剂和血管收缩因子,被认为有可能直接作用于肾小球系膜细胞的相应受体,激活 PKC,而 PKC 的激活首先刺激 TGF-β 的活性增高,后者再刺激纤维连接素的合成。应用降糖益肾方及依那普利治疗后,随 NOS 的降低其 TXA_2 及 T/K 比值随之降低,提示 TXA_2 的增高与 NOS 的增高存在相关性,高 NO 状态可能是诱发 TXA_2 增高的应激性因素,而 TXA_2 的增高又促进了肾脏微血管病变的进一步加重,可见血浆前列腺素代谢亦可能是导致早期 DN 发生的重要因素之一。这与王殿彬等报道老年人 DN 患者血浆 TXA_2 显著降低的结果是相一致的。

本实验的结果也更进一步证实了瘀血因素在糖尿病肾病发病中的重要性,血流动力学的改变,肾小球微循环障碍是造成血瘀的直接原因,而作为病理产物的瘀血又是造成病情进一步发展恶化的重要因素，形成血瘀，进而瘀血产物影响脏腑机能，病情加重更进一步加重血瘀和更多的瘀血产物的恶性循环，瘀血贯穿了整个病理变化过程。因此，活血化瘀对于治疗糖尿病肾病就显得尤为重要，应用滋阴益气药物进行治疗对降低大鼠 GFR、尿微量白蛋白排泄率的效果不及同时运用活血药物的降糖益肾方组，活血药物的运用可直接降低 GFR 以及调节相关血管活性因子，从而促进降糖益肾方的功效。但同时应看到不利的一面，即活血药物运用的"度"的问题，实验结果也表明了单纯活血药物运用并不能有效阻止病情的发展，这也从另一侧面提示了糖尿病肾病发病的多因素特性，临床上如仅因为瘀血因素的重要性而忽略其他致病因素的作用，希冀单纯运用活血药物来达到治疗的目的，只能顾此失彼，并不能起到确实的治疗作用。

3. 肾小球滤过屏障的变化与肾小球硬化 肾小球的滤过屏障主要由内皮细胞、基底膜（GBM）和上皮细胞所构成。原尿的形成必须通过肾小球的滤过膜的孔径屏障才能正常完成。内皮细胞的窗孔、基底膜、上皮细胞足突间的裂孔保证了肾小球滤过膜对物质分子大小具有选择性。而电荷屏障则由内皮细胞和上皮细胞表面被覆的唾液酸蛋白，肾小球基底膜内、外疏松层富含的硫酸类肝素所组成，其所携带的负电荷状态对滤过物质的选择性也有重要的作用。研究证明了实验性糖尿病大鼠的 GBM 和其他组织的硫酸糖胺聚糖（GAG）的浓度减低。糖尿病 GBM 的通透性增加，至少部分可归因于 GBM 阴电荷减少。蛋白聚糖通过与其他糖蛋白如层粘连蛋白、纤连蛋白的相互作用，维持细胞外基质的整合性，糖尿病高血糖干扰了硫酸类肝素与细胞表面和细胞外基质在其结合位点处的相互作用，相应减少了其浓度，这些变化在破坏 GBM 的结构和功能的完整性上起了重要的作用。

在各种慢性进行性肾小球疾病中，系膜基质的改变是导致肾小球硬化的共同途径，过量聚积的系膜基质可以导致毛细血管被挤压、闭塞、滤过面积减少，导致肾功能减退和肾小球硬化的发生，系膜基质的聚积还可导致系膜消除功能障碍，使进入系膜区的致病因子不能及时消除，而导致肾损害进一步加重。研究证实细胞增殖可导致 ECM 的增多，肾小球系膜细胞、上皮细胞，尤其是系膜细胞在肾小球内 ECM 聚积中可能起重要的作用。培养的系膜细胞能够合成多种 ECM 成份，包括 I、III 和 IV 型胶原、层粘连蛋白（LN）及各种糖蛋白等。

糖尿病肾病的基本病理变化为肾小球基底膜增厚和系膜基质的增生。本实验模型组大鼠超微结构的变化显示造模后基底膜明显不规则增厚，足突融合消失，血管腔明显狭窄，内皮细胞、上皮细胞肿胀，内皮细胞出现空泡，呈泡沫样改变，光镜结果也显示了 PAS 阳性产物的增多，提示系膜细胞增生。这些改变使肾小球滤过屏障严重受损。而通过降糖益肾方治疗后以上病理变化受到抑制，提示了降糖益肾方防治糖尿病肾病的有效性。

4. 降糖益肾方内滋阴益气药物与活血药物的分别作用机制 本实验结果表明：从电镜的超微结构的观察结果来看，单纯活血药物的运用肾小球基底膜仍增厚，结构不完整，而上皮细胞足突的变化也很明显，出现大量足突融合的表现。其降低血糖的作用不明显，对于肾 GFR 以及蛋白排泄率的影响亦不明显。活血药物的作用主要表现在降低血脂以及对血管调节因子的影响，可使降低血 TG、TC，降低 TXB_2 与 T/K 比值，提示可改善肾脏微循环障碍的状态。但应用活血药物同时使 NOS 亦降低，可能活血化瘀药物具有扩张微血管的功能，从而反射性引起内皮细胞分泌 NOS 的作用下降所致使。滋阴益气药物的药理作用则主要在降低血糖、TXB_2 及相对升高 $Na^+ - K^+ - ATP$ 酶活性等方面，但对 NOS 的影响并不明显。实验结果提示两者的作用途径不同，滋阴益气药物主要通过降血糖及参与和糖代谢相关的一系列调节过程来发挥其调节作用，并可影响到由高糖引起的血流动力学的变化。而活血药物则通过对微血管与血脂的调节而发挥作用。活血药物虽然能够直接参与血管血流动力学的调节作用，但由于不能从根本上解决高糖的刺激因素，所以不能阻止高糖引起的一系列致病机制的进展，相反，由于其扩血管作用而引起内皮细胞分泌功能的下调，使 NOS 过度降低，有可能加快 DN 的病情发展。滋阴益气药物虽然对 TXB_2 也有类似的调节作用，但 NOS 的结果并未有明显降低。但合方的检测结果显示 TXB_2、NOS 两者都降低，提示滋阴益气药物具有对抗活血药物扩张微血管引起的内皮细胞功能降低的作用，这也与本研究相关课题中所发现的左归降糖灵对 NO 的双向调节作用的结果是相符合的。虽然滋阴益气药物能在一定程度上发挥作用，但从整体上与降糖益肾方的治疗结果来看，与模型组对比，其疗效不及降糖益肾方，尤其在改善病理结构的变化上有一定的差距。纯粹滋阴益气药物由于不能控制高 NO 的状态，所以其虽能降低 GFR，但与假手术组比较仍有显著性差异。结果提示降糖益肾方内滋阴益气药物与活血药物之间存在着一定的协同作用。

三、降糖益肾方对 2 型糖尿病并发肾病大鼠模型肾小球转化生长因子（TGF-β₁）及Ⅳ型胶原的影响

（一）材料与方法

1. 动物及分组　采用健康雄性 Wistar 大鼠，体重 180～230 g，由湖南中医药大学动物实验中心提供。随机抽取 10 只作为假手术组，处理方法除肾脏不摘除外，其余方法同其他手术动物。其余大鼠经手术造模后随机分为降糖益肾方组、西药对照组、模型组。造模后饲以高脂饲料（基础饲料加蔗糖、炼猪油、鲜鸡蛋等混合而成，比例为 6∶0.5∶2.5∶1），假手术组饲以普通正常饲料。

2. 造模方法同前实验。

3. 给药途径、剂量、方法　降糖益肾方由熟地黄、黄芪、山茱萸、菟丝子、黄连、蒲黄、丹参、牛膝 8 味药物组成（均购自湖南中医药大学第一附属医院），经高压浓缩煎药机煎煮后过滤浓缩，剂量为 1.02 g/mL 生药量，按 1 mL/100 g 剂量灌胃。西药对照组给药依那普利（佛山康宝顺药业有限公司出品，批号：AM1356），剂量参照说明书；糖适平片（北京第六制药厂生产，批号：990630），剂量参照说明书，临用前将药捣碎，以生理盐水溶解稀释后按 1 mL/100 g 剂量灌胃。模型组及假手术组用生理盐水灌胃。各组同时给药 6 周后处死。

4. 指标测定　TGF-β₁、CoⅣ胶原表达免疫组化免疫阳性产物检测

（1）材料：一抗为 Monoclonal mouse anti human TGF-β₁ anitbody（IgG1 kappa 美国 chemicon 公司）、Monoclonal mouse anti human CoⅣ antibody（IgG1 kappa 美国 DAKO 公司）。Vectastain ABC Kit（美国 Vector 公司）：内含二抗（horse anti mouse antibody）、三抗（reagent A：Avidin DH；reagent B：biotinylated horseradish proxidase H）以及 Block serum（为马血清）。DAB（购自华美生物工程有限公司）。

（2）步骤：

1）大鼠体外心脏灌流：戊巴比妥麻醉，固定后打开胸腔，迅速分离心脏，将灌流针从心尖部位插入左心室至主动脉，再剪开右心耳，快速灌注 100 mL 0.9% NS 后以新鲜配制的多聚甲醛固定液继续灌注约 400 mL（1 小时），灌注完成后分离左肾肾组织，放入固定液中后固定 5 小时以上。然后再放入 20% 蔗糖 PBS 液中修复过夜。

2）冰冻切片：将材料在 −15 ℃ 温度下切 10 μm 厚切片，放入 0.01 mmol/LPBS 缓冲液中漂洗后，小心贴片，室温下晾干。

3）0.01 mmol/LPBS 漂洗 5 分钟，加入 block serum 封闭 30 分钟，吸去多余血清后，入一抗孵化 120 分钟，0.01 mmol/LPBS 漂洗 5 分钟后，入二抗孵化 30 分钟，PBS 漂洗 5 分钟，入 H_2O_2 灭活过氧化物酶，PBS 漂洗 5 分钟，入三抗孵化 30 分钟，PBS 漂洗 5 分钟，在暗光条件下用 DAB 显色 10 分钟。

4）自来水冲洗后将玻片过夜晾干后，逐级乙醇脱水，再入二甲苯 30 分钟后，盖片封固。

（二）实验结果

1. 大鼠肾小球 TGF-β₁ 阳性产物检测　结果显示：模型组大鼠肾小球棕色阳性产物明显增多。经治疗后，降糖益肾方组阳性产物生成明显减少，西药组阳性产物亦减少，但与降糖益肾方组比较，其阳性产物的密度与区域分布要多于降糖益肾方组。如图 7-21～图 7-24 所示。

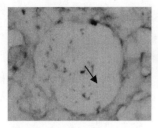
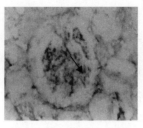
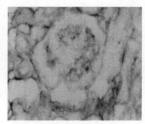
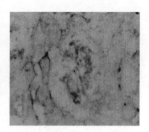

图 7 - 21　假手术组　可见
少量阳性产物(DAB 染色
40×10) ↘处为 TGF - β₁ 阳
性产物

图 7 - 22　模型组　阳性
产物呈弥漫性分布于整
个肾小球(DAB 染色40×
10)

图 7 - 23　降糖益肾方组
可见少数阳性产物沉
积 (DAB 染色 40×10)

图 7 - 24　西药组　可见
少数阳性产物沉积
(DAB 染色 40×10)

2. 大鼠肾小球 CoIV 的影响　结果显示：模型组大鼠肾小球棕黄色阳性产物呈弥漫性带状分布，与肾小球系膜增生程度呈正相关。降糖益肾方组与西药组阳性产物明显减少。如图 7 - 25～图 7 - 28 所示。

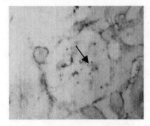
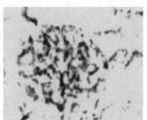
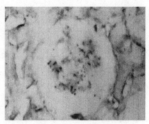
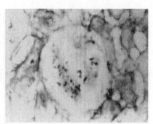

图 7 - 25　假手术组
可见少量阳性产物
(DAB 染色 40×10) ↘
处为 CoIV 阳性产物

图 7 - 26　模型组　阳性
产物呈条索状分布于整
个肾小球 (DAB 染色 40
×10)

图 7 - 27　西药组　部分
阳性产物分布于肾小球
(DAB 染色 40×10)

图 7 - 28　降糖益肾方组
部分阳性产物分布于肾
小球 (DAB 染色 40×10)

（三）讨论

TGF - β 是由两条 12.5 kD、以二硫键结合的多肽链组成的二聚体。人类 TGF - β 分为 TGF - β₁、TGF - β₂、TGF - β₃ 3 种同功异构体，每种异构体有不同的靶细胞的作用位点。细胞膜上至少有 3 种 TGF - β 受体（R）：Ⅰ、Ⅱ、Ⅲ型。Ⅰ型受体不能直接与配体结合，其作用类似于一种换能器；Ⅱ型受体是主要的信号转导受体，可与游离配体直接结合；Ⅲ型受体是一种膜固定蛋白，吸引 TGF - β 滞留于细胞周围环境并将其呈递于其他受体，增加 TGF - β 与受体的结合力而本身没有信号转导作用。TGF - β₁ 对于维持肾脏结构及功能的自身稳定起重要作用。

在高血糖的刺激因素作用下，蛋白激酶 C（PKC）的激活、蛋白非酶糖化作用、氧化应激、肾素-血管紧张素系统活性增加等多种因素参与了肾病的发生发展。它们可通过各种途径参与 TGF - β 的调节，导致细胞外基质（ECM）积聚及肾小球硬化。其中与 PKC 的活性密切相关。PKC 诱导 TGF - β mRNA 的过度表达或者活性增加的机制可能与其增加 TGF - β 的合成与分泌、促进隐性 TGF - β 的激活有关。PKC 被激活后首先刺激 TGF - β 的活性增高，后者再以自分泌而非 PKC 依赖性方式刺激纤维连接素的合成。NO、血管紧张素Ⅱ等因子的参与亦与 TGF - β 密切相关。Kagami 等证实，血管紧张素Ⅱ的活性是由 TGF - β₁ 介导的。血管紧张素Ⅱ能够以时间及剂量依赖性方式刺激皮质 TGF - β₁ mRNA 的表达和蛋白质的合成。Patricia 等发现，NO 能够显著抑制高糖所诱导的 TGF - β₁ mRNA 的表达及其生物活性，从而抑制胶原的合成。血管紧张素Ⅱ诱导 TGF - β 生成的水平恰好是它刺激基质蛋白合成的水平，而且基质 mRNA 的增加较 TGF - β mRNA 的增加有所延迟，血管紧张素Ⅱ的竞争性抑制药均可阻断这种反应。血管紧张素Ⅱ能够激活隐性 TGF - β。在此反应中，TGF - β 是通过 PKC 第二信使通道的激活起作用的。此外，非酶糖化产物也是通过 TGF - β 的调节作用参与 DN 的发病过程。在正常血糖条件下，糖化白蛋白（GA）能够增加Ⅱ型 TGF - β 受体 mRNA 的表达。由于 TGF - β 主要是通过自分泌的正反馈形式起作用，所以认为 GA 刺激 Ⅱ 型 TGF－β 受体的表达是通过直接作用的方式。应用抗 GA 抗体或抗 TGF－β 抗体均可改善 DN 的病理变化。在体外或体内实验中，终末期糖化产物（AGEs）均可刺激 TGF－β mRNA 的表达，应用 AGEs 抑制药氨胍可部分阻断这种反应。近年的研究发现，TGF－β mRNA 的水平升高似乎与高血糖的程度呈正相关。在动物实验中，肾脏转染 TGF－β$_1$ 的 cDNA 可导致肾小球硬化。DN 的主要病理特征为肾小球基底膜的增厚、肾小球膜基质的扩张和细胞外基质（ECM）的重构。TGF－β 可以刺激 ECM 成分 mRNA 表达增加，硫酸乙酰肝素（HSPG）的 mRNA 表达减少，破坏肾小球滤过膜的电荷屏障及分子屏障。TGF－β 还能提高 ECM 细胞受体，如细胞黏附蛋白受体的表达，增加 ECM 的集聚性。肾脏肥大可能与 TGF－β$_1$ 表达增强和 TGF－β Ⅱ 型受体有关。

本实验表明，降糖益肾方组阳性产物生成明显减少，提示降低 TGF－β 因子的表达是该方的中药作用机制之一。由于 TGF－β 因子在 DN 的发病中具有枢纽的作用地位，所以调节该因子对于该方发挥作用具有重要的意义。ECM 是肾小球系膜区围绕系膜细胞的非弥散的固相介质，调节系膜细胞的增生和分泌各种活性物质。肾小球系膜细胞不仅是 ECM 合成和降解的主要场所，也是生成多种细胞因子的主要细胞，包括 TGF－β$_1$、IL－1、IL－6、IL－8、肿瘤坏死因子（TNF）、血小板衍生因子（PDGF）、胰岛素样生长因子（IGF）等。促进系膜细胞合成和分泌 ECM，抑制系膜细胞的降解，加速其在肾小球系膜区的聚集可能是 TGF－β$_1$ 加速糖尿病肾病的形成机制之一。正常情况下 ECM 含有 Ⅳ、Ⅴ、Ⅵ 型胶原和层粘连蛋白（LAM）、纤粘连蛋白（FN）等成分。在糖尿病动物肾小球硬化阶段，系膜基质中 LAM、FN、Ⅳ 胶原等成分增多，有研究者将原代培养的所谓"山丘"制成冰冻切片，经免疫组织化学分析，发现基质胶原中以 Ⅳ 型胶原为主，在高糖条件下 GMC 分泌的 FN、LAM、Ⅳ 型胶原成分增多。对 Ⅳ 型胶原的良好控制可阻止基质变化的过程。模型组 Ⅳ 型胶原的生成量要远远大于其他组别，提示了 TGF－β 因子表达程度与 Ⅳ 型胶原的生成呈正相关，这也与 TGF－β 因子参与调控基质的生成的研究是相符合的。正常情况下 ECM 的生成与分解处于动态平衡中，而 Ⅳ 胶原增多时本身可作为一种负反馈信号作用参与系膜细胞抑制 Ⅳ 胶原的生成，这种反馈机制对于维护系膜细胞的正常形态与功能具有重要的意义。在糖尿病长期高糖的条件下，这种反馈机制常常被打破，导致 ECM 的合成增加或降解减少，从而导致肾小球系膜细胞 ECM 的积聚。TGF－β 因子在打破这种平衡中有着重要的作用，高糖刺激 TGF－β 因子的产生增加，TGF－β 因子则可直接促进系膜细胞合成和分泌 ECM 并抑制其降解。因而抑制 TGF－β 因子的上述作用对于防止和延缓 DN 的发生、发展具有不可低估的作用。

四、糖尿病肾病模型大鼠不同时段肾脏相关调控基因筛选

中医证候是一个多因素参与和调控的具有时空性、系统性及层次性的临床症状群，且为超出了人体正常网络调控能力，处于"络病"状态的症状群。为探索"证"的实质，中医学界进行了从宏观到微观广泛深入的研究，目前仍处于应证性阶段。基因芯片和基因工程技术为中医证候组学的研究提供了新的技术平台。王永炎等认为，不同证候的基因表达谱应有差异，不同基因表达的调控有其个性，也有其共性，因此，对相关的基因表达全景图的研究必将为确定证候相关基因提供可能。本文于 2003～2004 年尝试在建立糖尿病肾病模型大鼠的气阴两虚夹瘀证候基础上，对不同时段的模型肾组织进行相关调控基因筛选，以期找到病证结合研究新的突破口。

（一）材料与方法

1. 实验材料

（1）实验动物：健康雄性 Wistar 大鼠 15 只，体重 180～220 g，购自湖南中医药大学实验动物中心。

（2）实验试剂：链脲佐菌素（STZ）：为 Sigma 公司产品。

（3）芯片材料及设备：8192 点表达谱芯片、芯片杂交试剂盒均由上海博星基因芯片有限责任公司提供。

2. 实验方法

（1）分组及造模：15 只大鼠适应性喂养 1 周后，测血糖正常，尿糖、尿蛋白阴性者作为实验对象，随机分为正常对照组、模型组各 10 只。模型组经 STZ 诱导糖尿病及糖尿病肾病（气阴两虚夹瘀）模型，方法同前实验。正常对照组不做任何处理，均给予普通饲料，自由饮水。观察周期为造模成功后 2 周和 6 周。

（2）组织样本取材：于成模 2 周末，随机取正常组、模型组大鼠各 5 只，剩余大鼠继续喂养至 6 周末，分别采血 2 mL 后处死，取右肾吸去血迹，冰浴去髓质，分离肾皮质，铝箔纸包裹后迅速液氮冻存送检。取肾过程于 3 分钟内完成，以减少样本 mRNA 的降解。

（3）总 RNA 抽提：采用改良酚氯仿一步法抽提，分别抽提正常组、模型组大鼠肾脏总 RNA：将肾皮质组织迅速转移至盛有液氮的研钵中，碾磨至粉状。称取 1.5g 粉状样品，放入盛有液氮的碾钵中，并加入 50 mL 溶液 D，碾磨至细粉状，将碾好的细粉末倒入匀浆管中，在组织匀浆粉碎机上匀浆。将匀浆液分装在离心管中，冰浴 20 分钟，11000 rpm 离心 5 分钟，取上清。加入 NaAc（pH＝4.5）和等体积酸性酚氯仿溶液，冰浴 20 分钟，4 ℃，11000 rpm，离心 20 分钟。再取上清，加入等体积异丙醇，混匀后－20 ℃放 1 小时。4 ℃ 11000 rpm，离心 20 分钟，弃上清，加入溶液 D 溶解沉淀，再用等体积的酚氯仿各抽提一次。加等体积的异丙醇，－20 ℃沉淀 2 小时。4 ℃，1000 rpm 离心 20 分钟，弃上清，加入 10 mL 冰预冷的 75％乙醇，洗涤沉淀 2 次，晾干沉淀。按照 0.5 mL/g 组织的比例加入 Milli-Q 水 200 mL，彻底溶解沉淀后，取适量的样品用 10 mol/mL 的 Tris 稀释一定倍数，测分光光度值，取 500 ng 样品走电泳。

（4）mRNA 的纯化：称取一定量的 oligo（dT）-纤维素，悬浮于上样缓冲液中。将悬浮液装入填有经 DEPC 处理并高压灭菌的玻璃棉的 1 mL 玻璃注射器中，柱床体积 0.5～1 mL，用 10 mL DEPC 处理的水冲洗。柱床体积为 1 mL 的 oligo（dT）-纤维最大载样量为 10 mL 总 RNA。用 5 倍体积的 0.1 mol/L 的 NaOH 洗柱，然后再用 5 倍体积的 ddH2O 冲洗柱子。用 10 倍床体积的洗脱缓冲液平衡柱子。用 10 倍床体积的上样缓冲液平衡柱子，备用。用 ddH2O 溶解 RNA 样品，将流出液置于 68 ℃水浴 3 分钟后，迅速冷至室温后重新上样，并收集流出液。用大量的上样缓冲液洗柱，直至 OD260 值很低或为零。待上样缓冲液快流干时，加洗脱缓冲液洗柱，用 1.5 mL 离心管分管收集，共收集 6 管。用分光光度计测 OD260 值，合并 mRNA 的洗脱组分。加入 3 mol/L NaAc（pH5.2）和 3 倍体积无水乙醇，混合后－80 ℃保存备用。用时取出，4 ℃，12000 rpm 离心 20 分钟，充上清，70％醇洗涤 2 次，沉淀中温烘干，备用。

（5）探针的标记与标记产物的纯化：参照 Schena 等方法逆转录标记，Cy3-duTP 标记正常组大鼠肾皮质 mRNA，Cy5-duTP 标记模型组肾皮质 mRNA，将 2 μg 待标记的样品 DNA 加入到 PCR 反应管中，在冰上加反应液（反应缓冲液 5 μL，25 mmol/L MgCl2 4 μL，10 mmol/L dATP-dGTP-dTTp 1 μL，1 mmol/L dTTp 1 μL，10 μmol/L 引物混合物 1 μL，双蒸水 36.5 μL，0.1 mmol/L Cy5-dUTP 1 μL，Taq DNA 聚合酶 0.5 μL），混匀后，将 PCR 反应管置于 PCR 仪中，进行 PCR 反应，反应后取出 PCR 反应管，－20 ℃避光保存待杂交。标记探针纯化采用直接沉淀法，加入 6 μL 10 μg/μL tRNA、6 μL 13 mmol/L NaAC、150 μL 100％乙醇，－20 ℃，13000 rpm 离心 20 分钟，75％乙醇洗涤 3 次，干燥备用。

（6）芯片杂交：将纯化的标记探针直接加入 4×SSC＋0.2％SDS 溶液，将杂交混合物先于 95 ℃变性 1.5 分钟，将探针置于芯片上，用 20×40 的盖玻片覆盖，置于杂交盒中，放入 60 ℃杂交箱内杂交 15～20 小时，用洗涤 2×SSC＋0.2％SDS 冲洗玻片，去除盖玻片，准备两个染色缸，分别装有 2×SSC＋0.2％SDS，0.1×SSC＋0.2％SDS 放入 60 ℃水浴锅中，将玻片依次浸入以上两个染色缸中洗涤 10 分钟，再将玻片浸入装有 0.1×SSC 的烧杯中洗涤 5 分钟，室温晾干，每组杂交重复 3 次实验。

（7）信息统计分析：Microarray 的生物信息分析方法分析。Microarray 高密度杂交点阵图像处理并从中提取杂交点的荧光强度信号进行定量分析，通过有效数据的筛选和相关基因表达谱的聚类，最终整合杂交点的生物学信息，发现基因的表达谱与功能可能存在的联系。荧光扫描仪扫描得到的 Cy3/Cy5 图像文件通过划格（Griding），确定杂交点范围，进行 Ratio 值分析、基因聚类分析。对比分析各组具有差异表达的基因。

（8）荧光扫描和结果分析：用 Scan Array 3000 扫描芯片，观察扫描结果。以 40 个管家基因对原始数据进行标化处理，ImaGene 3.0 软件分析 Cy3、Cy5 荧光信号强度，计算 Cy5/Cy3 值。阳性结果判断：Cy5/Cy3>4 或<0.3。

（二）结果

1. 总 RNA/mRNA 纯化结果　　取肾皮质 RNA、mRNA 各 500 μg，吸光度（A）260/280 均为 1.8～2.0 之间，热稳定试验 70 ℃ 1 小时与－20 ℃ 1 小时电泳条带比较，显示 28s 条带无明显降解。

2. 基因表达增强和减弱　　见表 7 - 20、表 7 - 21。

（三）讨论

1. 后基因组时代为中医"证"的研究提供新的切入点　　基因组是中医药现代化的一个切入点，尤其现在以功能基因组学和蛋白质组学为核心的后基因组时代，更为中医药学现代化缔造了新的绝好契机。例如：阴阳学说是中医理论核心，大量功能基因组学材料支持这一论点；辨证论治是个体化诊治的中医精华，有学者认为应建立"证"的基因表达谱，以揭示证的实质，提高证的可测性；另有学者认为基因表达谱也许将是把西医的"病"与中医的"证"统一起来的连结点。我们认为，从遗传学角度看，"证"和"病"都是通过患者不同性状特征反映出来的表型，"证"都是中医在临床中辨识的整体层次的表型，相当于近年文献报道的西医"临床表型"，但中医因时、因地、因人制宜，加上反映病因、性状、部位、范围、动态等要素，其"证"的临床表型要比西医"病"的临床表型内容丰富许多。目前已完成的含有 142 万个单核苷酸多态性（SNPs）的人类基因组序列差异的图谱，可供中医"证"研究的使用，这必将为中医"证"的理论概念、疗效及其机制赋予新的科学内涵。

2. 关于基因芯片技术　　基因芯片（Gene Chips）又称 DNA 阵列（DNA Array），是一块带涂层的特殊玻璃晶片，具有高度集成化的特点，芯片上集成着数以万计的网状密集排列的基因探针（是一段已知序列的寡核苷核，可以结合与其碱基序列相互配对的核苷酸，由此推断出被结合的未知 DNA 碱基序列），构成储藏着大量生命信息的芯片，可以在同一时间内分析大量的基因，并能够迅速、高效、准确、低耗地获得大量 mRNA 水平的表达信息，从而能够进行整个基因组范围的基因表达并行分析，适应于复杂性疾病的多基因缺陷和突变研究。糖尿病肾病的发生发展属复杂性多基因变异，中医气阴两虚证候又受病位、病性、病因及个人体质等多因素影响，利用基因芯片技术，研究其病证实质，必将丰富中医病证研究的内涵。

3. 糖尿病肾病的发病与遗传基因缺陷及变异密切相关　　基因缺陷与变异是糖尿病肾病发病的基础，DN 的遗传理论目前倾向于"多因子-多基因"学说。如人类白细胞相关抗原（HLA）基因区是 DN 发病的候选基因，发展为明显 DN 的患者比无蛋白尿的患者有更高的 HLA - A2 频率（47%：10%）。有研究显示，明显蛋白尿患者有显著增多的胰岛素Ⅰ类等位基因纯合子，纯合子者出现临床蛋白尿的危险性增加 2.6 倍，证明胰岛素基因区的多态性与 DN 发病相关，此外高血压易感性与 DN 易感性有很大重叠性，因而提出高血压易感基因可能就是 DN 易感基因的假说。编码肾小球组成成分的某些基因的变异也与 DN 的进展有关。但是，到目前为止，尚无公认的与 DN 发病相关的基因，可能因为种族差异，研究方法的不同导致结果各异，因此最终确定某个基因在 DN 发病中的作用，尚需采取高信息量的研究方法，进行合作研究。

4. 气阴两虚夹瘀证糖尿病肾病模型大鼠肾脏基因谱表达特点　　我们利用基因芯片技术对气阴两虚夹瘀证糖尿病肾病模型大鼠及正常大鼠肾组织的基因表达进行检测，通过分析不同时段的模型鼠与正常鼠之间基因表达的差异信息，寻找糖尿病肾脏相关基因以及气阴两虚夹瘀证的基因表达谱。在 8192 个基因中筛选出表达异常基因 586 项，占 7.2%，从中发现这些与正常组织表达有差异的基因往往涉及细胞信号传导、细胞周期、凋亡等生物过程。若将基因显性差异表达的判断标准提高到 Ralin>4 或者

<0.3，则有 252 条（3.08%）基因存在差异表达，高于有关研究报道的 1.5%。在糖尿病肾病大鼠肾组织中表达增加的基因有 148 条，其中 32 条（21.6%）为细胞外基质代谢/细胞骨架/肿瘤相关基因，这些上调表达的基因主要有 3 类：细胞外基质代谢/细胞骨架相关基因、炎症相关基因、肿瘤相关基因，这 3 类基因占上调基因总数的 56.7%，这一结果与相关研究相符；在肾组织中表达下调的基因有 104 条，其中 29 条为能量代谢相关基因，22 条为蛋白质合成/代谢相关基因，12 条为细胞周期/有丝分裂相关基因。上述结果表明，上调基因的过度表达常反映机体持续的细胞外基质累积，大分子损伤状态，而下调表达提示细胞周期相关基因在糖尿病肾组织中的转录水平显著下降，反映了气阴两虚夹瘀证糖尿病肾病模型大鼠在发生发展过程中存在复杂的调控网络，而上述基因在表达或 mRNA 稳定性方面可能显示了气阴两虚夹瘀证的相关变化。这一结果为深入研究证的本质，寻找病证同辨途径提供了理论基础，值得指出的是：我们的认识还很肤浅，对于有关调控网络的全景式了解，还有待更进一步的研究。

表 7-20　　部分表达显著增加的基因

行号	列号	Unigene克隆号	Cy5/Cy3（比率）	基因描述
27	41	m0170b03	4.110	Mus musculus microsomal expoxide hydrolase（Eph1）mRNA, allele b, complete cds
2	45	m0008g02	4.114	Mus musculus protein synthesis elongation factorTu（eEF-Tu, eEf-1-alpha）mRNA, complete cds
98	60	m0330g04	4.172	MC453 Mus musculus cDNA, 3′end
75	53	m0638h09	4.280	Cytochrome P450, 4a12
95	62	m0924g12	4.373	ma60h01. y1 Mus musculus cDNA, 5′end
78	44	m0776d07	4.394	Solute carrier family 2（facilitatedglucose transporter），member 2
9	38	m0110h05	4.491	um25g09. y1 Mus musculus cDNA, 5′end
127	19	m0918e01	4.585	Mus musculus small EDRK-rich factor 1（Serf1），mRNA
126	22	m0846d04	4.623	Mus musculus renal sodium sulfate cotransporter（Nas1），isoform 2 mRNA, complete cds
93	37	m0732c10	4.699	Mus musculus heat-responsive protein（HRP12）mRNA, complete cds
108	15	m0686c11	4.872	Immunoglobulin heavy chain 8（heavy chain of IgG3）
70	54	m0477f05	4.943	Mus musculus mRNA for liver fructose-1, 6- bisphosphatase
89	35	m0569g10	4.967	Serum amyloid P-component
2	58	m0011h04	5.021	mb43c10. r1 Mus musculus cDNA, 5′end
123	34	m0653c10	5.119	Mus musculus mRNA encoding lysine-ketoglutaratereductase/saccharopine dehydrogenase
97	53	m0301d12	5.337	Cytochrome P450, 4a14
100	14	m0402c07	5.496	Phenylalanine hydroxylase
83	45	m0380b10	5.608	L0291H10-3 Mus musculus cDNA, 3′end
97	53	m0301d12	5.337	Cytochrome P450, 4a14
100	14	m0402c07	5.496	Phenylalanine hydroxylase
83	45	m0380b10	5.608	L0291H10-3 Mus musculus cDNA, 3′end
15	23	m0270f12	6.287	Cytochrome P450, 2e1, ethanol inducible
91	40	m0655c01	6.177	BB016110 Mus musculus cDNA, 3′end
12	41	m0155f12	6.250	vb15c11. r1 Mus musculus cDNA, 5′end
17	35	m0971e04	6.293	L0296G05-3 Mus musculus cDNA, 3′end
27	41	m0170b03	6.507	Mus musculus microsomal expoxide hydrolase（Eph1）mRNA, allele b, complete cds

续表

行号	列号	Unigene 克隆号	Cy5/Cy3 （比率）	基因描述
32	32	m0315f10	6.626	Aconitase 1
29	32	m0246f07	6.749	Part of thegerm line murinegene for kappa-immunoglobulin (last exon)
12	39	m0155b01	7.004	Peptidase 4
10	47	m0123h02	7.364	Mus musculus UDP-Gal：betaGlcNAc beta 1，3-galactosyl-tranferase-Ⅲ（b3GT3）gene, complete cds
62	64	m0278h05	7.615	Mus musculus secreted phosphoprotein 1（Spp1），mRNA
88	17	m0309d07	9.196	Mouse DNA for Iggamma-chains, partial cds
106	60	m0626a05	11.837	Mouse DNA for Iggamma-chains, partial cds
108	15	m0686c11	13.242	Immunoglobulin heavy chain 8（heavy chain of IgG3）

表 7-21　　　　　　　　　　　　　　　部分表达显著降低的基因

行号	列号	Unigene 克隆号	Cy5/Cy3 （比率）	基因描述
74	5	m0560d01	0.052	mu22e02．r1 Mus musculus cDNA，5′end
128	4	m0914c03	0.160	BB014043 Mus musculus cDNA，3′end
5	7	m0025a07	0.180	uj54c04．x1 Mus musculus cDNA，3′end
27	1	m0139e08	0.210	AV340935 Mus musculus cDNA，3′end
3	31	m0013g02	0.230	un01e04．x1 Mus musculus cDNA，3′end
17	37	m0976c02	0.236	vj78b03．r1 Mus musculus cDNA，5′end
66	6	m0318g05	0.238	vw33f04．r1 Mus musculus cDNA，5′end
58	9	m0132e11	0.243	UI-M-BH0-ajc-d-05-0-UI．s1 Mus musculus cDNA，3′end
121	1	m0570h10	0.246	G0100C12-3 Mus musculus cDNA，3′end
11	14	m0150d07	0.254	Mus musculus phosphomannomutase Sec53p homolog mRNA, complete cds
127	5	m0901g07	0.254	mt74c05．r1 Mus musculus cDNA，5′end
10	3	m0102d02	0.255	mi22b04．r1 Mus musculus cDNA，5′end
76	9	m0678f05	0.255	Mus musculus procollagen-lysine, 2-oxoglutarate5-dioxygenase 3（Plod3），mRNA
49	5	m0982e06	0.257	L0263G04-3 Mus musculus cDNA，3′end
11	2	m0124a04	0.258	vi29a11．r1 Mus musculus cDNA，5′end
101	10	m0410d03	0.258	AV276323 Mus musculus cDNA，3′end
61	6	m0228h05	0.259	mm66g05．x1 Mus musculus cDNA，3′end
37	48	m0044a02	0.260	EST01184 Mus musculus cDNA
26	3	m0130c01	0.261	Mus musculus prodynorphin mRNA, complete cds
78	60	m0805c09	0.275	Mus musculus Ras negative regulator Rabex-5/Rin2mRNA, complete cds
48	6	m0290a12	0.277	Mus musculus calcitoningene-related peptide-receptor component protein（Crcp），mRNA
9	7	m0110h06	0.280	Mus musculus cationic amino acid transporter（CAT3）mRNA, complete cds
124	1	m0700g02	0.281	AV076698 Mus musculus cDNA
95	5	m0900d05	0.282	AV040960 Mus musculus cDNA

续表

行号	列号	Unigene 克隆号	Cy5/Cy3 （比率）	基因描述
10	14	m0123g02	0.282	AU024348 Mus musculus cDNA，3′end
35	23	m0013d01	0.284	ul08b08. y1 Mus musculus cDNA，5′end
128	6	m0915b04	0.285	vt90h08. r1 Mus musculus cDNA，5′end
45	30	m0213d04	0.287	vc58f01. s1 Mus musculus cDNA，5′end
6	6	m0044d04	0.294	Mouse mRNA for carboxypeptidase H

第八章　糖尿病并发冠心病

　　冠心病是糖尿病心血管并发症最主要的表现。糖尿病性心脏病是 20 世纪 90 年代提出的与糖尿病（diabetes mellitus，DM）这一疾病本身有关的心脏病变。其主要表现有 4 种形式：①冠状动脉粥样硬化性心脏病；②糖尿病性心肌病；③糖尿病性微血管病变；④糖尿病性心脏自主神经病变。其中以冠心病发生率最高。随着降血糖药的发展和医疗条件的改善，DM 患者的寿命已显著延长。然而疾病本身对心脏及其他系统的影响，却常因糖、脂肪、蛋白质等代谢紊乱而逐渐加重。有文献报道 DM 患者冠心病的发生率比非 DM 者高 2 倍以上，其死亡率男性高达 2.5 倍，女性高达 7 倍，且有越来越多的研究显示 DM 患者因心脏病死亡的人数还在继续增加。

　　当今在对于 DM 并发 CHD 防治方面尚无特殊措施，口服降血糖药在降低血糖方面有较好的疗效，但有些药物又有促进心血管病死率的危险。因此，寻找高效的既可降低血糖，又可防治 CHD 等血管并发症的药物是 DM 治疗学上亟待突破的课题。

第一节　糖尿病合并冠心病的辨证论治

　　糖尿病并发冠心病是指因糖尿病并发或伴发的冠状动脉粥样硬化性心脏病。它是糖尿病心血管病变主要并发症及致死原因，早期可无任何症状，随着病情的发展，临床表现除糖尿病症状外，同时有胸闷、气短、心前区疼痛（相当一部分患者为无痛性）等症状，心律失常和进行性的心功能不全。心电图有心肌缺血等异常改变。糖尿病患者冠心病发病率明显高非糖尿病患者，冠状动脉呈多支及弥漫性病变较多见，并发心肌梗死的患者病情重，病死率高。男性糖尿病患者发生冠状动脉粥样硬化性心脏病的危险是正常人的 2 倍，而女性患者则高出正常人 4～5 倍。近年研究表明，因糖尿病心脏病导致死亡者约占糖尿病患者病死率的 80%，其中大约 70% 是死于冠心病。

一、西医发病机制与临床诊断

【发病机制】

　　冠状动脉粥样硬化性心脏病是指冠状动脉硬化致使血管腔阻塞导致心肌缺血缺氧而引起的心脏病，它和冠状动脉功能性改变（痉挛）一起，统称为冠状动脉性心脏病，简称冠心病（coronary heart disease，CHD），又称缺血性心脏病。现代研究表明 DM 并发 CHD 是多因素、多环节作用的结果。尽管其发病的一些特殊机制还不十分清楚，一种公认的致病因素是高血糖。DM 患者由于长期慢性暴露于高血糖状态下，高血糖因素通过多种机制加速动脉粥样硬化（atherosclerosis，AS）形成，增加心血管事件，包括血管壁蛋白、胶原及脂蛋白的非酶糖化；加速氧化产物的产生和增加非酶糖基化终末产物（advancedglycation endproducts，AGEs）、低密度脂蛋白胆固醇（Low density lipoprotein cholesterol，LDL‐C）及血管内皮细胞（Vascular endothelia cell，VEC）的氧化；改变激素的生理特征或改变血管反应性。

　　高血糖虽可以增加心血管病的发病率，但血糖增高的幅度与 CHD 发展程度并不一致。DM 患者的高血糖即使得到良好控制，但 CHD 仍可能进行性发展。这表明高血糖症不是 DM 发生 CHD 的必要因素而是另有他因。大样本流行病学调查和临床研究显示 DM 患者尤其是 2 型糖尿病患者（Type 2 DM，T2DM）常伴有脂质代谢紊乱，主要表现为血三酰甘油（triglyceride，TG）增高、高密度脂蛋白胆固醇

（high density lipoprotein cholestrol，HDL－C）降低。有研究表明 LDL－C 及脂蛋白（α）［Lipoprotein（α），LP（α）］增高与 CHD 明显相关，是 CHD 的独立危险因素。

【诊断要点】

1. 糖尿病病史或可诊为糖尿病（1999 年 WHO 专家咨询报告）。

2. 临床表现　心绞痛与心肌梗死是冠心病的最常见类型。

（1）心绞痛：指短暂胸骨后压窄感、闭塞感或紧缩感、疼痛，并向左肩臂内侧放射，休息 3～5 分钟或口含硝酸甘油后缓解，心电图可有缺血性改变。包括稳定型心绞痛与不稳定型心绞痛。

（2）急性心肌梗死：指突发胸骨后或心前区剧痛，有窒息感、恐惧感或濒死感，患者烦躁不安。疼痛向左肩臂或其他多处放射，持续半小时以上，甚则 1～2 日，含硝酸甘油片无效，常伴有出汗，肢冷，全身软弱，恶心呕吐，头昏眩晕，面色苍白，心音低弱或有收缩期杂音。

3. 血清酶学　肌钙蛋自（TNT 及 TNI）、肌酸磷酸激酶（CPK）及其同功酶（cPK－MB）、天冬氨酸氨基转移酶（AST）、乳酸脱氢酶（LDH）及其同功酶（LDH2）、α-羟丁酸脱氢酶（α－HBDH）、肌红蛋白（Mb）等的含量在急性心肌梗死发病升高。

4. 心电图与 24 小时动态心电图　心绞痛发作时缺血性 ST 段压低，T 波平坦、双向或倒置；变异型心绞痛发作时 ST 段抬高。急性心肌梗死表现为 ST 弓背状段抬高，T 波异常。继之出现病理性 Q 波，以后 ST 段抬高回到基线水平；亦可有各种心律失常。

5. 超声心动图　超声心动图可显示左心室功能失常，表现为舒张期延长和二尖瓣开放延迟，心室射血分数、早期充盈体积或射血前间期/左室射血时间比值等减低，室间隔增厚，心室顺应性降低，每搏量减少等。

6. 放射性核素检查　^{99m}Tc-焦磷酸盐、^{113m}In-抗肌凝蛋白单克隆抗体核素示踪检测可发现早期左室功能减低。某些心肌梗死后缺血情况即使恢复，但由于心肌细胞功能紊乱持续存在，导致收缩期心肌收缩异常，在 ^{9m}Tc 扫描时仍有同位素存留。

7. 选择性冠状动脉和左心室造影　判断冠状动脉病变并确定其部位和程度。同时进行左心室造影时显示左心室室壁运动功能。

二、中医病因病机与辨证论治

中医学本无"糖尿病"、"冠心病"之名，现代医学根据其临床症状、体征，分别归属于"消渴"、"胸痹"的范畴，两者均多发于中、老年人。冠心病的病位在心，与肝、脾、肾诸脏关系密切。其病机主要是本虚标实。本虚者，是阳气虚与阴血不足，而阳气虚是指心、脾、肾之阳气不足；阴血虚则为肝肾阴亏，心脾血虚；而标实者，则以气滞、痰浊、瘀血阻滞心脉为多见。其中尤以心脉瘀滞为病机之关健。

目前有大量的临床实践表明，中医药治疗 DM 并发 CHD 有较好的疗效，但大都局限于临床报道。近些年来，虽有少数学者在作动物模型实验研究的尝试，然而缺乏系统、深入的研究。其发病、病机可概括为饮食不节、情志失调、劳欲过度等因素导致的阴虚内热、消灼津液，病程日久，阴损及阳、气阴两虚、瘀血阻滞、痰湿内生、变生百症。瘀血、痰湿作为消渴发生、发展过程中的病理产物，阻于心脉而发为胸痹。

【辨证用方】

糖尿病性冠心病辨证首先当掌握虚实，分清标本，标实区别阴寒、痰浊、血瘀、气滞之不同，本虚当区别阴阳气血亏虚的不同。

1. 痰浊闭阻证

（1）主症：胸闷如窒，心前区痛，痛引肩背，气短乏力，劳则喘促，形体肥胖，痰多欲眠，口中黏腻，恶心纳呆，倦怠身重，舌淡苔腻，脉滑弦紧。

（2）治法：豁痰开胸，宣痹通阳。

1）瓜蒌薤白半夏汤加减（《金匮要略》）：

［组成与用法］瓜蒌 15 g，石菖蒲 12 g，陈皮、甘草各 6 g，薤白、半夏、茯苓、枳实、桂枝、厚朴各 10 g。水煎服。

［功能主治］通阳豁痰，宣痹止痛。

［加减应用］若胸闷痛甚者，加郁金、延胡索、香附；高脂血症者，加决明子、泽泻、山楂；高血压者，去桂枝，加天麻、夏枯草、白蒺藜；若口腻发苦者，加黄连、胆南星、竹茹；汗多，口干者，加太子参、麦冬、五味子；大便干结者，加生大黄、桃仁；心痛剧烈，舌暗有瘀斑、瘀点者，加丹参、红花、参三七。

2）生脉理凉汤（《中医杂志》，1991 年，第 5 期）：

［组成与用法］太子参、麦冬各 15 g，五味子 3 g，丹参、牡丹皮各 9 g，赤芍、佛手各 12 g，黄连 6 g。水煎服。

［功能主治］益气养心，凉血活血。主治糖尿病并发心脏病心气不足，痰瘀化热者。

［加减应用］若胸闷不舒者，加瓜蒌、郁金；烦躁失眠者，加栀子、合欢皮；恶心嘈杂者，加天竺黄、生牡蛎。

2. 气滞血瘀证

（1）主症：胸闷憋气，郁闷善叹息，头晕目眩，心烦易怒，两胁刺痛，痛引肩背，发无定时，每于情志不遂而加重，舌质淡红或暗红，苔薄白或薄黄，脉弦或弦数。

（2）治法：宽胸理气，活血通络止痛。

1）四逆散（《伤寒论》）合丹参饮（《时方歌括》）加减：

［组成与用法］柴胡、白芍、枳实、郁金各 10 g，甘草、砂仁、黄连 6 g，檀香 4 g，丹参 15 g，瓜蒌 12 g。水煎服。

［功能主治］疏肝理气，宣痹止痛。

［加减应用］若性情急躁易怒者，加佛手、合欢皮；失眠多梦者，加炒酸枣仁、柏子仁、首乌藤；头痛发胀者，去柴胡，加天麻、菊花、钩藤；口舌咽干，急躁易怒，头晕目眩，加牡丹皮、生地黄、焦栀子以清泻肝火；头晕目赤者，加石决明、菊花以平肝潜阳；胸闷憋气甚者，加半夏、桔梗以化痰和中，通利百脉；失眠多梦者，加柏子仁、炒酸枣仁以养心安神；胸痛甚者，加川楝子以理气止痛。

2）生脉理通汤（《中医杂志》，1991 年，第 5 期）：

［组成与用法］太子参、麦冬各 15 g，五味子 3 g，佛手、香橼、香附 9，丹参、川芎各 9 g。水煎服。

［功能主治］益气养阴，理气通脉。主治糖尿病并发心脏病心气不足，气郁血滞者。

［加减应用］若胸胁疼痛者，加瓜蒌、川楝子、蒲公英；胸痛连背者，加延胡索、枳壳。

3）疏化活血汤（《中医杂志》，1991 年，第 5 期）：

［组成与用法］山楂、柴苏梗、香附、乌药、陈皮、半夏、川芎各 9 g，太子参 15 g。水煎服。

［功能主治］理气化痰，活血化瘀。主治糖尿病并发心脏病心气不足，痰气瘀阻者。

［加减应用］若心痛甚者，加三七；水肿者，加车前子；心悸失眠者，加酸枣仁；心阳虚者，加附片、红参。

3. 气虚血瘀证

（1）主症：心悸怔忡，胸闷，心前区痛，甚则难忍，牵引肩臂，发作有时，过劳则重，动则喘息，气短乏力，面色苍白，神疲自汗，舌淡紫暗，苔薄白，脉细或结代。

（2）治法：益气活血，化瘀通络。

1）补阳还五汤（《医林改错》）合冠心病Ⅱ号方（《实用中医效验方大全》）加减：

［组成与用法］黄芪 30 g，丹参 15 g，红花 6 g，炙甘草、桂枝、赤芍、川芎、降香各 10 g。水煎服。

［功能主治］益气活血，化瘀通络。

［加减应用］若心痛甚者，加延胡索、郁金；汗多肢冷者，加麦冬、五味子、龙骨、牡蛎；肥胖或高脂血症者，加决明子、泽泻、山楂；高血压者，去桂枝、炙甘草，加天麻、钩藤；口干欲饮或糖尿病者，去桂枝、炙甘草，加天花粉、玄参、知母。

2）气虚血瘀方（《北京中医》，1983年，第4期）：

［组成与用法］人参、丹参各30 g，玉竹、元参、麦冬、赤芍、延胡索、五味子各10 g，生地黄20 g。水煎服。

［功能主治］益气养阴，活血降糖。主治糖尿病合并急性心肌梗死。

［加减应用］若兼阴虚者，加天花粉、知母、黄芪、五味子、葛根、山药；夹痰热者，加瓜蒌、黄连、半夏；夹寒痰者，去生地黄、玉竹、元参，加瓜蒌、薤白、半夏。

3）香棠参术汤（《中医杂志》，1988年，第8期）：

［组成与用法］白术、茯苓各12 g，党参、白扁豆、山药、薏苡仁各15 g，桔梗、砂仁、陈皮、丹参各9 g，甘草、降香、山楂各6 g。水煎服。

［功能主治］健脾益气，活血化瘀。主治糖尿病并发心血管病、心脾气虚、心脉瘀阻者。

［加减应用］若胸部刺痛者，加苏木、川芎、苏合香；胸部闷痛者，加薤白、枳壳、郁金；胸痛如绞，有濒死感者，选用冠心苏合丸、活心丹、速效救心丸等以济其急。

4）益气活血方（《实用中西医结合杂志》，1994年，第1期）：

［组成与用法］生黄芪30 g，云苓、泽兰各15 g，山药、天花粉、丹参各20 g，葛根、川芎各10 g。水煎服。

［功能主治］益气活血。主治糖尿病无症状心肌缺血表现为气虚及血瘀者。

［加减应用］若气虚重者，加人参；有阴虚症状者，加生地黄、麦冬、太子参；瘀血明显者，加丹参注射液10～12 mL静脉滴注，每日1次。

［临床报道］陈晓雯用此方共治疗18例，无效2例，总有效率88.69％。

4. 寒凝血瘀证

(1) 主症：心胸疼痛，痛甚彻背，背痛彻心，痛有定处，痛剧伴四肢厥逆，面色苍白，或紫暗灰滞，爪甲青紫，遇寒尤甚，伴气短喘促，唇舌紫暗，苔薄白，脉沉迟或结代。

(2) 治法：温阳通痹，散寒止痛。

1）乌头赤石脂丸加味（《金匮要略》）：

［组成与用法］干姜3 g，赤石脂、薤白、枳实、半夏各10 g，丹参15 g，制附子、桂枝各6 g。水煎服。

［功能主治］温阳通痹、散寒止痛。

［加减应用］若阴寒内盛，胸闷憋气，四肢逆冷较重，脉来迟缓，心电图提示T波改变，ST段压低，伴Ⅱ～Ⅲ房室传导阻滞，可合用麻黄附子细辛汤以温阳散寒；寒邪郁久，化热伤阴，症见心悸怔忡，气短喘促，舌嫩红而脉弱，加用太子参、麦冬、五味子以益心气，并心阴而生脉。

2）回阳饮（《杂病证治新义》）：

［组成与用法］人参10 g，制附子10～15 g，川芎、赤芍、降香各9 g，炮干姜、甘草各3 g。水煎服。

［功能主治］扶阳通脉，峻逐阴寒。

［加减应用］若寒盛者，加肉桂6 g，高良姜9 g；血瘀者，红花6 g，加桃仁、苏木各12 g。

5. 心脉瘀阻证

(1) 主症：心痛剧烈，如锥针刺，痛有定处，甚则心痛彻背，心慌胸闷，气短乏力，动则多汗，面色灰暗，怔忡失眠，舌质紫暗，苔白，脉弦涩或结代。

(2) 治法：活血化瘀，通脉止痛。

1）血府逐瘀汤加味（《医林改错》）：

［组成与用法］牛膝 15 g，参三七 5 g，红花 6 g，当归 12 g，生地黄 20 g，赤芍、川芎、柴胡、桔梗、枳壳、甘草、蝎子、桃仁、蜈蚣各 10 g。水煎服。

［功能主治］活血化瘀，宣通心脉。

［加减应用］若冬季或遇寒时心痛易作并加剧者，加制附子、桂枝、细辛、延胡索，伴有痰热咳嗽便秘者，加全瓜蒌、鱼腥草、生大黄；经常出汗口干者，加人参、黄芪、麦冬、五味子；喘息浮肿畏寒者，去生地黄，加淫羊藿、葶苈子、桂枝、茯苓。

2）丹参饮（《时方歌括》）合抗心梗合剂（《中国中医急症》，2002 年，第 1 期）：

［组成与用法］丹参 20 g，桂心、檀香、砂仁各 6 g，郁金、红花、赤芍各 10 g，生黄芪 15 g。水煎服。

［功能主治］活血化瘀，宣通心脉。

［加减应用］若大汗淋漓，四肢厥逆，气短息微者，加人参大补元气，加附子温通胸阳，二药相合，相得益彰，以防胸阳虚脱之候；疼痛剧烈者，加蒲黄、五灵脂以活血化瘀止痛。

6．阴虚血瘀证

（1）主症：心悸心烦，失眠多梦，胸闷胸痛，口干思饮，盗汗，大便秘结，舌红少苔，脉细数。

（2）治法：养阴活血。

1）一贯煎（《柳州医话》）合桃红四物汤（《医宗金鉴》）：

［组成与用法］沙参、枸杞子、麦冬、当归、桃仁、红花、川楝子各 10 g，川芎 20 g，赤芍 15 g，生地黄、葛根各 30 g。水煎服。

［功能主治］养肝补肾，活血化瘀。

［加减应用］若心前区疼痛发作频繁者，加用延胡索、降香各 10g 以理气止痛；心悸心慌明显者，亦可合用生脉散治疗。

2）酸枣一贯汤（《云南中医杂志》，1994 年，第 3 期）：

［组成与用法］玄参、山药、麦冬、生地黄、枸杞子、天花粉各 15 g，川楝子、当归、玉竹、川芎各 9 g，酸枣仁、茯苓、知母、地骨皮各 12 g，黄连 6 g。水煎服。

［功能主治］滋养肝肾，宁心安神。主治糖尿病并发冠心病，肝肾阴虚，心神不宁，症见形体消瘦，心悸失眠，五心烦热，头晕耳鸣，腰膝酸软，或急躁易怒，口干苦思饮，舌质红或暗红，脉弦细或细数者。

7．肾阳虚衰证

（1）主症：心胸作痛，胸闷憋气，心悸怔忡，气喘不得卧，动则喘甚，心下痞满，大汗淋漓，四肢厥冷，头晕目眩，甚则晕厥，尿少身肿，舌体胖大，唇舌紫暗，或有瘀斑，舌苔薄白或白腻，脉细微或结代。

（2）治法：温阳利水。

1）真武汤加味（《伤寒论》）：

［组成与用法］附子、红花、白术、白芍各 10 g，生姜、人参、肉桂各 6 g，茯苓、丹参各 15 g。水煎服。

［功能主治］温阳利水。

［加减应用］若心悸怔忡，大汗不止，加黄芪、炮牡蛎以益气敛汗；心肺阴阳俱虚，胸闷气短，喘息甚者，加五味、蛤蚧以敛肺定喘；喘甚不得平卧者，酌加黑锡丹以纳肾平喘；咳喘不能平卧者，加葶苈子以泻肺平喘；待病情缓解后，缓则治其本，以大补元煎益气补肾。

2）生脉散加减（《医学启源》）：

［组成与用法］人参、附子、麦冬、五味子、桂枝各 10 g，益母草、茯苓各 30 g，车前子 15 g。水煎服。

[功能主治] 益气温经，回阳救逆。

[加减应用] 若水肿明显者，加用牵牛子15 g，赤小豆10 g；四肢厥冷者，加川肉桂10 g以助命门之火。

3）参附龙牡汤（《伤寒论》）合四逆汤（《伤寒论》）加减：

[组成与用法] 人参、制附子、丹参、当归、法半夏各9 g，黄芪30 g，肉桂、炙甘草各6 g，干姜3 g，龙骨、牡蛎、玉竹、山茱萸、熟地黄各15 g。水煎服。

[功能主治] 益气温阳。

[加减应用] 若心痛剧者，加失笑散、沉香、檀香；肢体麻木者，加天麻、钩藤；咳喘浮肿者，加桑白皮、葶苈子、车前子。

4）补气肃肺利水汤（《中医杂志》，1991年，第5期）：

[组成与用法] 生黄芪30 g，太子参、麦冬、桑白皮各15 g，五味子3 g，葶苈子6 g，丹参、泽泻各9 g。水煎服。

[功能主治] 益气养阴，肃肺利水。主治糖尿病并发心脏病心气虚衰，水饮射肺者。

[加减应用] 若全身浮肿，腹胀尿少者，加汉防已、槟榔、人参、大黄；恶心呕吐者，加吴茱萸、代赭石、黄连。

5）参附汤（《正体类要》）：

[组成与用法] 人参15 g，附子10 g。水煎服。

[功能主治] 回阳救逆。

[加减应用] 若脉绝不可寻者，加干姜、肉桂、炙甘草以回阳复脉；不得卧者，加黑锡丹可以定喘；大汗不止，加黄芪、煅牡蛎、煅龙骨以益气收敛而固脱；神识昏蒙者，加苏合香丸以芳香开窍；病情缓解后可用生脉饮以补心阴，敛心阳。

【辨病用方】

1. 灵脂地黄汤（《辽宁中医杂志》，1986年，第5期）：

[组成与用法] 熟地黄18 g，茯苓、牡丹皮、泽泻、丹参各9 g，山药、山茱萸、天竺黄、五灵脂各15 g，瓜蒌、蒲黄各12 g。水煎服。

[功能主治] 滋肾养阴，活血化痰，通痹止痛。主治糖尿病并发冠心病。

[加减应用] 若口干咽燥者，加入花粉、麦冬、五味子、太子参；胸闷者，加郁金、檀香；早搏者，加茶树根、苦参；心悸者，加磁石、龙骨；失眠者，加琥珀、首乌藤。

2. 降糖益心饮（《山东中医杂志》，1994年，第2期）：

[组成与用法] 黄芪30 g，五味子3 g，茯苓12 g，黄精、麦冬、葛根、石菖蒲各15 g，人参、当归、川芎、丹参、酸枣仁各9 g。水煎服。

[功能主治] 益气活血，养心安神。主治糖尿病并发冠心病。

[加减应用] 若兼气滞者，加香附、郁金、檀香；血瘀明显者，加赤芍、桃仁、红花；痰湿者，加半夏、陈皮、白术；兼寒凝者，加桂枝、薤白、瓜蒌等，可配合服山海丹、复方丹参片、地奥心血康等。

3. 益气通脉汤（《河北中医》，1990年，第3期）：

[组成与用法] 黄芪30 g，西洋参、麦冬各15 g，五味子3 g，降香6 g，丹参、郁金各9 g。水煎服。

[功能主治] 益气养阴，理气活血，通脉降糖。主治糖尿病并发冠心病。

[加减应用] 若体形肥胖者，加川贝母、胆南星、天竺黄；体形消瘦者，加生大黄、山茱萸、鸡血藤。

4. 糖冠Ⅱ号方（《新中医》，1986年，第12期）：

[组成与用法] 降糖基本方：丹参9 g，黄芪30 g，五味子3 g，苍术12 g，玄参、牡蛎、山药、党

参、麦冬、茯苓、生地黄、熟地黄、葛根各 15 g。冠心Ⅱ号方：丹参 30 g，川芎、赤芍、红花、菊花各 15 g，羌活 10 g。水煎服。

［功能主治］益气通脉，活血降糖。主治糖尿病并发冠心病。

5. 苍玄山黄汤（《中医药研究》，1994 年，第 4 期）：

［组成与用法］苍术、玄参各 10 g，山药 20 g，黄芪 30 g，丹参 15 g，葛根 9 g。水煎服。

［功能主治］益气养阴，活血化瘀。主治糖尿病合并冠心病。

［加减应用］若心绞痛者，酌加檀香、乳香、川芎、红花、丹参、菊花、羌活；并发心肌梗死者，合用四逆加人参汤。

6. 止消通脉清热饮（《中国医药学报》，1996 年，第 3 期）：

［组成与用法］太子参、玄参、黄精、葛根、皂角刺各 15 g，桃仁 12 g，大黄、红花各 6 g，丹参、枳实、延胡索各 9 g。水煎服，或制成口服液，每日 3 次，每次 1 支。

［功能主治］益气养阴，活血清热，理气降糖。主治糖尿病合并冠心病。

7. 瓜蒌薤白丹参汤（《云南中医杂志》，1991 年，第 3 期）：

［组成与用法］黄芪、山药、玄参、益母草、丹参、葛根各 30 g，生地黄、熟地黄、杜仲、肉苁蓉、瓜蒌皮、薤白、枸杞子各 20 g，鸡内金、当归、苍术各 15 g，广木香、赤芍、川芎各 10 g。水煎服。

［功能主治］益气养阴，活血降糖。主治糖尿病合并冠心病症见三多症，胸闷胸痛，心慌气短，上肢麻木，神疲乏力，舌暗紫有瘀斑。

8. 三黄梅花汤（《浙江中医杂志》，1993 年，第 2 期）：

［组成与用法］乌梅 10 g，天花粉 12 g，黄芪 30 g，黄精 15 g，黄连 3 g。水煎服。

［功能主治］益气养阴，清热生津。主治糖尿病病情反复，并发冠心病、高血压、皮肤瘙痒、白内障等症。

［加减应用］若头晕者，加石决明、天麻；心悸者，加麦冬、五味子；胸闷者，加瓜蒌皮、枳壳；高血压者，加山楂、丹参；皮肤感染者，加蒲公英、金银花；瘙痒者，加白鲜皮、紫草；视力减退者，加菊花、蚕砂；性功能减退者，加杜仲、桑螵蛸；便秘者，加麦冬、生大黄；恶心呕吐者，加苍术、半夏；尿黄浊有热臭味者，加车前草。

9. 黄芪生脉汤（《云南中医杂志》，1994 年，第 3 期）：

［组成与用法］黄芪 30 g，五味子 3 g，太子参、麦冬、牡蛎、葛根、生地黄、山药各 15 g，丹参、川芎各 9 g，熟地黄 18 g，浮小麦 12 g，大枣 6 枚。水煎服。

［功能主治］益气养阴，活血通脉，安神降糖。主治糖尿病并发冠心病，气阴两虚，心脉瘀阻型。症见糖尿病并发心悸、心烦不眠，口干思饮，五心烦热，盗汗，心前区憋闷疼痛，气短乏力，神倦，舌质暗红，少苔，脉细涩者。

［加减应用］配合用参麦针 100 mL，加入生理盐水 200 mL 中稀释静脉滴注。

10. 三消散（《浙江中医杂志》，1993 年，第 9 期）：

［组成与用法］丹参、炒黑豆、蚕蛹各 200 g，何首乌、枸杞子、炒核桃仁各 100 g，茯苓 50 g，川芎、鸡内金各 30 g。上药共为细末，每日 3 次，饭前服 20 g。

［功能主治］活血化瘀，滋养肝肾。主治糖尿病合并心血管病。

［加减应用］服上药同时，配服三消饮（蚕壳 20 枚，黄芪 30 g，生地黄、益母草、赤芍各 15 g，干番石榴叶 10 g，煎汤代茶）；肢体麻木者，加毛冬青、红花；心悸失眠者，加酸枣仁、石菖蒲、生龙骨、牡蛎；大便溏薄者，加芡实、白术、山药、砂仁；疖肿频生者，合温清饮或五味消毒饮；视物模糊者，加菊花、谷精草、女贞子、夜明砂。

11. 高级糖尿丹（《四川中医》，1991 年，第 12 期）：

［组成与用法］当归、川芎、赤芍、丹参、山楂、鸡内金、麦芽、神曲、何首乌、生地黄、麦冬、白术、茯苓、西洋参、人参、黄芪、党参、蒲公英、败酱草、大青叶、枸杞子、玉竹、杜仲、淫羊藿、

菟丝子等组成。

［功能主治］益气养阴，清热解毒，消除胰腺炎症，促使胰岛β细胞再生。主治糖尿病以及合并的各种心脑血管病。

［加减应用］若肝阳上亢者，加柴胡、龙胆、珍珠粉；阴虚内热血压增高者，加野菊花、石决明；肾衰退者，加益母草；肾虚阳痿者恢复期者，加鹿茸；有过敏性皮炎者，加蝉衣；内热口干者，用西洋参；怕冷阳虚者，用人参。

【对症用方】

1. 糖尿病合并冠心病心绞痛专方

(1) 糖冠方（《中国医药学报》，1990 年，第 2 期）：

［组成与用法］黄芪 30 g，太子参、生地黄、麦冬、玄参、葛根、天花粉各 15 g，丹参、泽泻、川芎各 9 g，红花 6 g。水煎服。

［功能主治］益气养阴，活血化瘀，通脉止痛。主治糖尿病合并冠心病心绞痛。

(2) 枳实薤白丹参汤（《辽宁中医杂志》，1993 年，第 8 期）：

［组成与用法］枳实、薤白、山茱萸、玉竹、知母各 10 g，何首乌、麦冬、玄参、丹参、泽兰各 15 g，川楝子 5 g，生地黄、熟地黄、天花粉各 30 g。水煎服。

［功能主治］滋补肝肾，温阳通脉。主治糖尿病合并冠心病心绞痛。

(3) 参玉桃红汤（《北京中医》，1996 年，第 5 期）：

［组成与用法］三七 8 g，党参、黄芪、丹参、沙参各 15 g，桃仁、红花各 5 g，玉米须、山药、枳壳、麦冬、浙贝母、天花粉各、杏仁各 10 g。水煎服。

［功能主治］益气养阴，化痰祛瘀。主治糖尿病性冠心病、心绞痛。左前胸区疼痛，或心前区缩窄感，心悸气短，喉有痰阻，汗出，甚或四肢冰凉，舌质红，边有瘀斑，瘀点，脉弦或数、结、代。

［加减应用］若汗出脉微，阳欲脱之象，去沙参、天花粉，加高丽参、焙附子、桂枝；痰热壅盛者，加安宫牛黄丸；胸闷阻塞者，加瓜蒌、天竺黄；胸痛者，倍三七，加蒲黄、五灵脂；口渴者，加西洋参，重用麦冬；口舌干燥者，加黄连、羚羊角。

［临床报道］胡曼华等用此方共治疗 80 例，有效率 95％。

2. 糖尿病合并冠心病心律失常专方

(1) 黄连洋参汤（《辽宁中医杂志》，1993 年，第 8 期）：

［组成与用法］西洋参、珍珠各 15 g，陈皮、当归各 9 g，黄连、甘草各 6 g。水煎服。

［功能主治］益气养血，清心安神。主治糖尿病合并冠心病心律失常。

(2) 黄连清心汤（《河南中医》，1992 年，第 2 期）：

［组成与用法］黄连 15 g，西洋参、陈皮、当归各 12 g，珍珠 1 g，甘草 6 g。水煎服，珍珠研冲。

［功能主治］益气养血，清心安神。主治糖尿病合并冠心病心律失常。

［加减应用］若气阴两虚者，加黄芪、麦冬；血瘀痰阻者，加丹参、石菖蒲；脾胃虚寒者，加吴茱萸、党参。

【专病成药】

1. 山海丹胶囊（《中华人民共和国卫生部药品标准》）

［处方组成］三七，人参，黄芪，红花，山半血粉，决明子，葛粉，佛手，海藻，何首乌，丹参，川芎。

［功能主治］活血通络。主治心脉瘀阻胸痹。

［用法用量］口服，每次 5 粒，每日 3 次。

2. 保心片（《中华人民共和国卫生部药品标准》）

［处方组成］三七，丹参，山楂，制何首乌，何首乌。

［功能主治］滋补肝肾，活血化瘀。主治肝肾不足，瘀血阻络冠心病，心绞痛。

［用法用量］口服，每次 4～6 片，每日 3 次。

3. 心痛宁滴丸（《中华人民共和国卫生部药品标准》）

［处方组成］肉桂，香附（醋炙），川芎。

［功能主治］温经活血，理气止痛。主治寒凝气滞，血瘀阻络胸痹心痛，遇寒发作，舌苔色白，有瘀斑。

［用法用量］舌下含服，每次 3～6 丸，每日 3 次，急性发作 12～18 丸。

4. 舒心口服液（《中华人民共和国卫生部药品标准》）

［处方组成］党参，黄芪，红花，当归，川芎，三棱。

［功能主治］补益心气，活血化瘀通络。主治气虚血瘀，冠心病、胸闷、胸痛、气短、乏力等心绞痛之等症。

［用法用量］口服，每次 10～20 mL，每日 2 次。

5. 心舒静吸入剂（《中华人民共和国卫生部药品标准》）

［处方组成］石菖蒲，川芎，丁香，砂仁，零陵香，冰片，檀香，广藿香油，麝香。

［功能主治］芳香通窍，理气止痛。主治心绞痛，心肌梗死。

［用法用量］旋出外套，将内管上孔放在鼻孔处，吸入，三数次，或呼吸不畅、心绞痛时吸入。

6. 金泽冠心胶囊（《中华人民共和国卫生部药品标准》）

［处方组成］泽泻，雪胆。

［功能主治］降血脂，改善心肌营养性血流量，降低心肌耗氧量。主治冠心病，心绞痛，高脂血症。

［用法用量］口服，每次 3～4 粒，每日 3 次。

7. 养心氏片（《中华人民共和国卫生部药品标准》）

［处方组成］黄芪，党参，丹参，葛根，淫羊藿，山楂，生（熟）地黄，当归，黄连，人参，灵芝，延胡索，甘草（炙）。

［功能主治］扶正固本，益气活血，行脉止痛。主治气虚血瘀型冠心病，心绞痛，高脂血症，高血糖。

［用法用量］口服，每次 4～6 片，每日 2～3 次。

8. 冠心苏合胶囊（《中华人民共和国卫生部药品标准》）

［处方组成］苏合香，冰片，乳香（炒），檀香，青木香。

［功能主治］理气宽胸，止痛。主治心绞痛，胸闷憋气。

［用法用量］含服或吞服，每次 2 粒，每日 1～3 次，睡前或发病时服用。

9. 心通口服液（《中华人民共和国卫生部药品标准》）

［处方组成］黄芪，党参，何首乌，淫羊藿，葛根，当归，丹参，皂角刺，海藻，昆布，牡蛎，枳实。

［功能主治］益气养阴，软坚化痰。主治气阴两虚，痰瘀交阻型胸痹，症见心痛，心悸，胸闷，气短，心烦乏力，脉沉细，弦滑，结代及冠心病，心绞痛。

［用法用量］口服，每次 10～20 mL，每日 2～3 次。

10. 冠心生脉口服液（《中华人民共和国卫生部药品标准》）

［处方组成］人参，麦冬，五味子（醋炙），丹参，赤芍，郁金，三七，淫羊藿。

［功能主治］活血化瘀，温中理气。主治心血瘀阻或心阳不足，胸部刺痛，绞痛，胸闷气短，心悸汗出，畏寒肢冷，腰膝酸软，冠心病。

［用法用量］口服，每次 1～2 粒，每日 3 次。

11. 银杏叶口服液（《中华人民共和国卫生部药品标准》）

［处方组成］银杏叶。

［功能主治］活血化瘀，通脉舒络。主治血瘀证引起的胸痹、中风，症见胸闷，心悸，舌强语謇，

半身不遂等。

　　［用法用量］口服，每次 10 mL，每日 3 次。

　　12. 麝香保心丸（《中华人民共和国药典》）

　　［处方组成］麝香、人参、苏合香、蟾酥等药。

　　［功能主治］芳香温通，益气强心。主治心肌缺血引起的心绞痛，胸闷及心肌梗死。

　　［用法用量］口服，每次 1～2 丸，每日 3 次，或症状发作时服用。

　　13. 精制冠心片（《中华人民共和国药典》）

　　［处方组成］丹参，赤芍，川芎，红花，降香。

　　［功能主治］活血化瘀。用于心血瘀阻之冠心病，心绞痛。

　　［用法用量］口服，每次 6～8 片，每日 3 次。

　　14. 舒胸片（《中华人民共和国药典》）

　　［处方组成］三七，红花，川芎。

　　［功能主治］活血，祛瘀，止痛。主治瘀血阻滞，胸痹心痛；跌打损伤，瘀血肿痛；冠心病、心绞痛、心律失常、软组织挫伤。

　　［用法用量］口服，每次 5 片，每日 3 次。

　　15. 冠心丹参片（《中华人民共和国药典》）

　　［处方组成］丹参，三七，降香油。

　　［功能主治］活血化瘀．理气止痛。主治气滞血瘀、冠心病所致的胸闷、胸痹、心悸气短。

　　［用法用量］口服，每次 3 片，每日 3 次。

　　16. 复方丹参片（《中华人民共和国药典》）

　　［处方组成］丹参，三七，冰片。

　　［功能主治］活血化瘀，理气止痛。用于胸中憋闷，心绞痛。

　　［用法用量］口服，每次 3 片，每日 3 次。

　　17. 生脉饮（《中华人民共和国药典》）

　　［处方组成］人参，麦冬，五味子。

　　［功能主治］益气复脉，养阴生津。用于气阴两亏，心悸气短，脉微自汗。

　　［用法用量］口服，每次 10 mL，每日 3 次。

　　【单方用药】

　　1. 红景天　用法：研末，制成胶囊，每次 2 次，每日 3 次。功用：益气活血，通脉止痛。主治糖尿病并发冠心病以胸闷刺痛或隐痛，心悸气短，少气懒言，神疲乏力，头晕目眩为主症者。（诺迪康胶囊新药说明书）

　　2. 熊胆　用法：干燥研末，每次 1～2 g，疼痛时温开水冲服。功用：清热止痛。主治糖尿病心绞痛发作期，心前区疼痛为主症者。

　　3. 首乌茶　用法：何首乌 6～10 g 切成薄片，沸水冲泡代茶饮，以味淡为止，每日 1～2 次。功用：补肝益肾，养血降糖。主治冠心病、高血糖、高脂血症、腰膝酸软为主症者。

第二节　糖尿病合并冠心病病机分析及治则探讨

　　消渴之名首见于《黄帝内经》，如《灵枢·五变》"五脏柔弱者，善病消瘅。"此后历代医家据其病因、病机、临床症状、预后等分为"消瘅"、"肺消"、"鬲消"、"消中"等。目前临床上因症状、体征不同又有"上消"、"中消"、"肾消"之别，冠心病属于中医"胸痹"的范畴，病变部位主要在心，病机首为心脉不通，如《素问·痹论篇》云："心痹者脉不通"，"痹……在于脉则血凝而不流"。消渴和胸痹两者虽然属于不同类型的疾病，但两者关系密切，然而限于历史条件，古代医药家对消渴转化、合并胸痹的认识较为肤浅，未有专门论述，亦很少论及治法。

我们在流行病学调查文献研究的基础上，综合历史有关消渴及胸痹的文献研究发现，消渴病机有转化为胸痹的规律，两病之间存在共同的病机特点。其基本病机是：气阴两虚为本，瘀血阻滞、痰湿内停为标，其中阴虚与气虚互为因果，瘀血、痰湿既是气阴两虚的病理产物，又是消渴导致胸痹的中心环节。

一、流行病学调查文献研究

徐正正在对不同病程 DM 患者的证候特征研究中发现，阴虚证在临床早期明显，具有普遍性；血瘀证在病程 10 年以上控制欠佳时才具有普遍性；而痰湿（内滞）证在各 DM 患者中都具有普遍性，提示 DM 的迁延难愈可能与痰湿黏腻濡滞的湿毒之邪深蕴于内有关。郎江明等在对地区性成年人 DM 流行病学调查显示，DM 患者以气阴两虚血瘀证最为常见，符合中医久病"多虚"、"多瘀"的观点，同时对传统的"阴虚燥热"观点提出质疑。唐采平等在探讨 DM 慢性并发病证候病变规律时，也证实了这点。张延群等在对 DM 患者证候与并发病相关性大样本流行病学调查证实，DM 发生并发病频次较高的证候依次为肾虚证（53.62％），气虚证（50.43％），阴虚证（43.73％），DM 并发 CHD 的发生率在近年来明显增多，上升为第一位，达 33.85％。

二、消渴与胸痹的关系

历代医家对消渴论述颇多，如《素问·气厥论》"肺消者，饮一溲二，死不治"。阐述了消渴多饮多尿的症状；孙文胤《丹台玉案》："消者，易消之谓也。邪火内烁，真阴枯竭，善渴善饥，不能滋养肌肤，饮食入胃，顷刻消尽，故名消证"形象地说明消渴多食易饥的特点。"余闻百病始期也，必生于风雨寒，外循毫毛而入腠理，……或为消瘅。"《灵枢·五变》"五脏皆柔弱者，善病消瘅"。《素问·通评虚实论》："凡治消瘅……偏枯……甘肥贵人，则膏粱之疾也。"论述了外感六淫、先天不足、五脏亏虚、饮食不节均可致燥热而生消渴。《素问·经脉别论》："食气入胃，浊气归心，淫精于脉，脉气流经，经气归于肺，肺朝百脉，输精于皮毛。"此处"浊气"是指水谷精微（张景岳《类经》注云："浊，言食气之厚者也"）"饮入于胃，……上归于肺，通调水道，下输膀胱。"精微营养物质由脾胃运化至心，再由心至脉，再至肺，输精于皮毛而加以利用。

消渴之人，皆以精微未能输送至皮毛，饮食不为肌肤。上焦心肺输精于皮毛的功能失调是消渴发病的重要环节。首先道出了心与消渴的关系。对消渴的认识至唐宋金元时期得到较大发展，从孙思邈的清热泻火，到刘完素提出的上消、中消、肾消的三消学说，直到朱丹溪的清热养阴，日益完备。然而历代医家尤重肾命之说，如《金匮要略·消渴小便不利淋病脉证并治》："寸口脉浮而迟，浮即为虚，迟即为劳；虚则卫气不足，劳则营竭。"孙文胤《丹台玉案·三消》："唯肾水一虚，则无以制余火，火旺不能扑灭，煎考脏腑，火因水竭而益烈，水因火烈而益干，……而三消之患始剧矣。"

上焦心肺之虚论其根本还在于肾，肾水之亏在火，无以上济心火，则火灼肺金；另外"金水相生"，肾水不能上滋于肺金而致肺亦受损；中焦燥热之火消灼营阴，精微不能上输而上焦失养亦是造成上焦营卫亏虚重要原因。在众医家之中尤以明代温补学派的代表医家张景岳最为突出。如《景岳全书·三消论》："三消证，古人以上焦属肺，中焦属胃，下焦属肾，而多从火治，是固然矣，然以余论之，而三焦之火多病本亏肾，而无不由乎命门者。"正如《圣济总录·消渴门》指出："原其本则一，推其标有三。"说明消渴发病之本在于肾。

胸痹的临床表现最早见于《内经》。如《灵枢·五邪》："邪在心，则病心痛。"至汉代张仲景正式提出胸痹名称，如《金匮要略·胸痹心痛短气病》篇："胸痹之病，喘息咳唾，胸背痛，短气，寸口脉沉而迟……"。到了明代对胸痹的认识有了进一步提高，如《症因脉治·胸痛论》指出："内伤胸痹之因，七情六欲，动其心火，刑及肺金，或肺郁气逆，伤其肺道，则痰凝气结，或过饮辛热，伤其上焦，则血积于内，而闷闷胸痛矣。"而肾与胸痹的发生亦有内在联系。如《灵枢·经脉》篇："肾足少阴之脉，起于小指之下，……其支者，从肺出入心，注胸中。"并指出足少阴之脉发生病变，可出现"心如悬，若饥状，气不足则善恐，心惕惕如人将捕之"，"烦心心痛"等。

消渴之病，多由饮食不节，情志失调、劳欲过度等因素致阴虚内热，耗津灼液而成。《灵枢·五变》"怒则气上逆，胸中蓄积，血气逆流，皮充肌，血脉不行，转而为热，热则消肌肤，故为消瘅。"此为情志失调导致消渴之因。消渴之症，阴虚燥热易变生百症。消渴迁延日久，阴损及阳，可见气阴两伤或阴阳俱虚，甚则表现肾阳式微之候。阴虚燥热内炽，炼液成痰，痰阻经络，津少血瘀，瘀阻心营发为胸痹；或肾阳式微、寒湿内生、心阳不振，心脉阻滞而为胸痹。消渴合并胸痹的病机转归，可概括为如下示意图（图 8-1）。

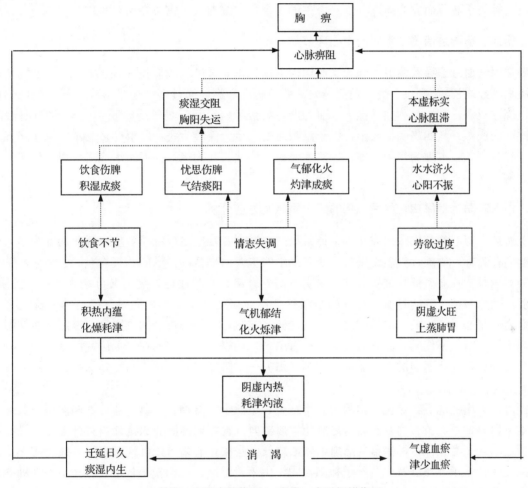

实线：表示直接作用　　虚线：表示间接作用

图 8-1　消渴合并胸痹的病机转归

三、消渴合并胸痹的基本病机

胸痹与消渴合病，两者在病机上存在以消渴病机为基础的转化规律。消渴本有肾虚之候，如《景岳全书·三消论》："故患有消渴者，皆是肾经为病。"初期以燥热为主，燥热伤阴，渐使阴虚，后期则又损及肾阴，以阴虚为主，兼有气虚。气阴两虚又是胸痹的基本病机之一。阴虚，虚火煎熬阴血成瘀，灼津成痰而为瘀，瘀阻心脉发为胸痹；或气虚无以行血，胸阳不运，血停为瘀，阻滞心脉发为胸痹；阴虚与气虚同时存在共同导瘀、痰痹阻心脉而发病。瘀血、痰浊是消渴最常见的病理产物，同时又是发为胸痹最直接的原因。罗小镜等在对 344 例 2 型糖尿病患者无症状性心肌缺血（SMI）中医辨证分型研究发现，单纯糖尿病患者以气阴两虚为主型；糖尿病合并 SMI 患者则以心阳不振和痰浊闭塞多见。这便是很好的说明。因此，我们认为气阴两虚、瘀血阻滞、痰湿内存是消渴合并胸痹的基本病机。

消渴并胸痹为本虚标实之证，以阴虚、气虚为本，瘀血、痰湿为标。其本虚之根仍在于肾。肾虚在消渴发病中的重要性历代医家多有重视，如《景岳全书·三消》："命门为水火之腑，……水不济火，则火不归原，故有水游于肺而为上消者，有火游于胃而为中消者，有烁阴精而为下消者，是皆真阴不足，水亏于下之三消证也。又有阳不化气则水精不布，水不得火则有降不升，以直入膀胱而饮一溲二，以泉源不滋，无壤枯涸者，是皆真阳不足，火亏于下之消证也"。然而肾虚而胸痹的关系往往易为人忽视。其重要性可概括为："肾为先天之本，内寄真阴真阳，为五脏阴阳之根本，若肾阳亏虚，不能温煦心阳，致心阳不足，血脉失于温运，痹阻不畅皆可致胸痹心痛。肾阴不足，不能上济于心，致心火旺盛，而阴血暗耗，心脉失于濡养而发心痛"。（王永炎主编《今日中医内科·胸痹心痛》）

四、瘀血、痰湿是消渴致胸痹的中心环节

消渴常因气血亏虚导致营卫不和，气血运行不畅。正如《诸病源候论·消渴》云："小便利则津液竭，津液竭则经络涩。"瘀血、痰湿是消渴最常见的病理产物，通过多种途径形成：其一是燥热煎熬阴血成瘀，炼津成痰；其二是阴虚，虚火炼血为瘀，灼液为痰；其三是气随津脱，气不行血而停滞为瘀，气不行津停为痰湿；其四是阴损及阳，失于温煦血凝为瘀、液凝为痰。胸痹亦多为本虚标实之证，病位在心，与脾肾有关，本虚为气阴亏虚，标实为血瘀、痰浊交互为患。消渴所形成之瘀血、痰湿易交阻心脉而发为胸痹。

五、中医药防治糖尿病合并冠心病的组方构想及方药分析

综上所述，冠心病是糖尿病虚实夹杂最常见的并发症。其虚之根源于肾虚，气阴两虚为本，瘀血阻滞、痰湿内存为标。阴虚、气虚是瘀血、痰湿产生的主要病理基础，滋阴益气均有利于活血、祛痰。有学者认为养阴是治疗血瘀证的重要法则，滋阴可濡养脉道，有利血行，滋阴又可增水行血；滋阴扶正，泻实祛邪，消除瘀结。气能行血，益气则是治疗气虚血瘀的基本法则，同时气能行津，益气有利于滋阴。活血之品多燥易伤阴液，加重阴虚；滋阴之药多滋腻，易阻气机，加重血瘀，滋阴活血祛湿之剂合用，补而不腻，行气不伤阴，滋阴益气活血三者结合，相得益彰。我们在以上研究的基础上，确立滋阴益气，活血祛瘀，化痰通痹的标本兼治的法则，组方——降糖舒心方用于治疗糖尿病合并冠心病的临床与实验研究。

降糖舒心方由熟地黄、黄芪、山茱萸、枸杞子、菟丝子、丹参、川芎、蒲黄、胆南星、黄连、藿香组成。本方以熟地黄、黄芪为君补益肾之气阴，以冀肾气复则司温煦心火之能，肾阴充则上滋心阴而司濡养心营之功，两者相伍，滋阴益气活血，使心之气营平秘，心络得以煦濡则自无心痛之虑。臣以菟丝子、山茱萸、枸杞子补益肝肾，菟丝子补阳益阴，山茱萸温涩，与枸杞子甘平养阴相伍，并助熟地黄以阴中求阳，阳中求阴，共济肾脏水火之功，且能兼以治肝，使"肝气通则心气和"（《明医杂著·医论》）；丹参、川芎、蒲黄行气、活血、化瘀通络，使心络通畅，"通则不痛"，心痛常能蠲除。胆南星、黄连为佐药，苦寒、清热、化痰，以祛久蕴心络之痰热脂浊，使络脉通而心痛止。藿香为使药，芳香行散，化湿浊而"祛心痛"（《别录》）。全方滋阴益气活血，寒温并调，补通兼施，补而不碍邪，攻而不伤正，共奏益气养阴、活血祛瘀、化痰通脉之功，适用于消渴并胸痹，气阴两虚，瘀痰阻络之证。以期达到阴阳平、瘀血祛、痰湿除、心脉通而疼痛止之功效。

根据现代药理研究表明：熟地黄有抗脂质过氧化和对抗凝血酶及内毒素 DIC 的作用；黄芪对血糖有双向调节作用，同时有增强心肌收缩力，扩张外周血管降低血压及抗缺氧的作用；山茱萸有抑制血小板聚集和降低血液黏滞度，增强心肌收缩力，扩张外周血管以及降血糖的作用；菟丝子有增强心肌收缩力，减慢心率和抗脂质过氧化的作用；蒲黄有扩张冠脉、改善心肌微循环，抑制血小板聚集和保护血管内皮细胞、降血脂等作用；黄连有降血糖作用，对心血管系统具有降压、抗心律失常、正性肌力及保护心肌缺血的作用；丹参、川芎有抗心肌缺血和血栓形成的作用；藿香有解痉、镇痛和拮抗钙离子的作

用；胆南星有化痰、抗氧化和对抗室性心律失常的作用。以上诸药的药理活性对糖尿病合并冠心病具有较强的针对性。

第三节　降糖舒心方治疗糖尿病合并冠心病的临床研究

根据现代流行病学调查结果和结合当前的文献及临床研究，我们认为气阴两虚、瘀血阻滞、痰湿内停导致心脉不通是消渴合并胸痹的基本病机。因而滋阴益气、活血祛瘀、燥湿化痰便是消渴合并胸痹的基本治则。降糖舒心方正是根据这一基本治则，在左归降糖灵基础上加丹参、川芎、藿香、胆南星组成的纯中药复方。左归降糖灵是陈大舜教授根据我国明代中医名家张景岳所倡导的以阴阳互济法为根据，以其创立的名方左归饮、左归丸为基础研制的一个治疗糖尿病的方药。早期临床研究证实左归降糖灵是治疗糖尿病的有效验方，对 2 型糖尿病合并心血管并发症疗效显著。实验研究显示该方药能有效降低实验性高血糖小鼠的血糖；对抗实验性糖尿病大鼠脂质过氧化损伤；对高糖刺激下的血管内皮细胞具有保护作用。为了探讨降糖舒心方治疗 DM 并发 CHD 作用机制，我们将该方药制成颗粒剂；从导致 AS 的两个关键环节——VEC 损伤及 VSMC 增生入手，采用临床研究和实验研究相结合的途径以及常规生化、病理观察、血清药理学和分子生物学等研究手段，较为系统、深入地对该方药作用机制加以研究，为中医药防治糖尿病合并冠心病提供理论依据。

本课题组在古代文献研究的基础上，结合大样本多中心流行病学调查结果，确立了滋阴益气、活血祛瘀、化痰通脉（滋阴益气、活血通心络）作为临床治疗糖尿病合并冠心病的基本治则，并拟降糖舒心方进行临床研究，结果如下。

一、临床研究对象与方法

（一）病例选择

1. 病例来源　全部 67 例 2 型糖尿病合并冠心病患者均为 2001 年 3 月～2002 年 2 月期间第三军医大学新桥医院内分泌科住院患者，所有患者随机分为治疗组和对照组。

2. 一般资料　患者一般资料如表 8-1 所示。组间资料在年龄、性别、病程、病情轻重等方面均具有可比性。

表 8-1　　　　　　　　　　　　　　　　两组患者一般临床资料比较

项　目		观察组	对照组
例数（例）		35	32
性别（例）	男	13	11
	女	22	21
年龄（年）		61.75±12.35	62.48±9.55
身高（厘米）		161±9.2	162±8.4
体重（千克）		66.3±10.1	67.1±9.6
体重指数（MI）		25.7±2.8	26.3±3.2
病程（年）		14.2±9.6	13.9±10.1
高血压（例）		25	22
周围神经病变（例）		21	20
视网膜病变（例）		27	24
肾病（例）		11	9

（二）诊断标准

1. 西医诊断标准　凡在冠心病发生前即有糖尿病，同时符合糖尿病及冠心病的诊断标准即为糖尿病合并冠心病。糖尿病按照 WHO 于 1999 年公布的诊断标准：①具有糖尿病症状，两次以上 FBG≥

7.0 mmol/L；②具有糖尿病症状，任何时候血糖≥11.1 mmol/L 或 OGTT 2 小时血糖≥11.1 mmol/L；③无糖尿病症状，除需要每次 FBG≥7.0 mmol/L 和 OGTT 2 小时血糖≥11.1 mmol/L（或任何时候血糖≥11.1 mmol/L）外，还需每次 FBG≥7.0 mmol/L 或 OGTT 2 小时血糖≥11.1 mmol/L。

冠心病的诊断标准根据 1980 年第一届全国内科学术会议的建议，参考 WHO 制定的缺血性心脏的命名及诊断标准。

2. 中医诊断标准　参照原卫生部制定的《中药新药临床研究指导原则》第二辑中的《中医新药治疗糖尿病的临床研究与指导原则》及《中药新药治疗冠心病的临床研究与指导原则》的有关标准。

（1）口渴多饮，消谷善饥，尿多而甜，形态渐见消瘦。

（2）胸部闷痛，甚则胸痛彻背；轻者仅感胸闷憋气，呼吸欠畅。

（3）心电图检查有缺血性改变或运动试验阳性。

3. 辨证分型标准　采用积分法，每一主症记 2 分，次症记 1 分，总分＞5 分即辨证为气虚、阴虚、血瘀证。

气虚证：主症为疲乏无力，气短懒言，舌胖或有齿痕，脉虚无力；次症为倦怠，心悸，自汗，易感冒，便溏。

阴虚证：主症为咽干口燥，五心烦热，舌红、少苔，脉细数或强数。

血瘀证：面唇青紫，皮肤瘀斑，胸闷刺痛，月经色暗多块，舌暗各记 2 分；肢麻，半身不遂各记 1 分；舌青紫或紫暗有瘀斑或舌下静脉紫暗怒张各记 3 分。

（三）纳入病例标准

符合西医诊断标准和中医诊断标准，中医辨证属气阴两虚血瘀者；全部病例均为 T2DM 合并 CHD 者，能配合治疗，工作、生活基本稳定者。

（四）排除病例标准

急性心肌梗死，其他心脏疾病、重度神经症，围绝经期症候群、颈椎病所致胸痛者；合并中度以上高血压，血压在 24/14.67kPa 以上；重度心肺功能不全；重度心律失常；肝、肾、造血系统等严重原发性疾病；精神病患者或未满规定观察期而中断治疗者。

（五）疗效评价标准

1. 临床疗效评定标准　参照《中药新药治疗消渴病的临床研究指导原则》、《中药新药治疗胸痹的临床研究指导原则》及临床经验拟定显效、有效、无效标准。

（1）显效：主症消失或基本消失，次症明显减轻。

（2）有效：主症好转，次症明显减轻。

（3）无效：主症无变化，次症有/无改善。

2. 症状疗效评定标准　为客观评价疗效，对临床症状采用计分评价方法，轻（＋）、中（＋＋）、较重（＋＋＋）、重（＋＋＋＋）给予评分，每个"＋"计 2 分，同时参照《中药新药治疗消渴病的临床研究指导原则》和《中药新药治疗胸痹的临床研究指导原则》进行。

3. 心电图或无创心功能检查疗效评定标准　参照 1997 年中西医结合治疗冠心病心绞痛及心律失常座谈会《冠心病心绞痛及心电图疗效评定标准》。

（1）显效：心电图恢复至"大致正常"或达到"正常心电图"。

（2）有效：ST 段的降低，治疗后回升 0.05 mV 以上，但未达到正常水平，在主要导联倒置 T 波变浅（达 25％以上）或 T 波由平坦变为直立者，或房室或室内传导阻滞改善者。

（3）无效：心电图基本与治疗前相同。

（4）加重：ST 段较前降低 0.05 mV 以上，在主要导联倒置 T 波加深达 25％以上者，或直立 T 波平坦，平坦 T 波变倒置，以及出现异位心律，房室或室内传导阻滞。

（六）分组及治疗方法

降糖舒心方由熟地黄、山茱萸、枸杞子、黄连、黄芪、菟丝子、蒲黄、丹参、川芎、藿香、胆南星等药物组成，具有滋阴益气、活血祛瘀、化痰通脉的功效。按药典方法制成无糖型颗粒剂备用。

基础治疗包括糖尿病患者的教育，心理调整、饮食控制及适当地锻炼。两组在经1周基础治疗后进入药物治疗观察，观察过程中基础治疗相同。

观察组：原治疗用药（口服降糖西药立克糖）基础上加用降糖舒心方，口服1袋/次，饭前半小时开水冲服，3次/日，2个月为一疗程。

对照组：原治疗用药（口服降糖西药立克糖）基础上加用心痛定，口服10 mg/次，3次/日，2个月为一疗程。

要求患者自观察之日起，长期坚持糖尿病饮食，按不同劳动强度和体型每日主食大致规定如下：休息超标250～300 g，一般劳动300～350 g，重体力劳动400～500 g，主食以外热量酌情由副食补充，适当限制蛋白质、脂肪的摄入量。自观察之日起原治疗用降血糖药用量不变，原治疗心脏病用药原则上停用，如心绞痛急性发作或心肌梗死发生时，可临时给服速效救心丸、硝酸甘油。

（七）观察指标

1. 安全性观察 一般体格检查项目，血、尿、便常规，心、肝、肾功能检查。

2. 疗效观察

（1）临床症状积分评定。

（2）实验室检查：

1）空腹血糖（FBG）、餐后2小时血糖（PBG）、糖化血红蛋白（$HbA_{1c}\%$）。

2）血脂包括：胆固醇（TC）、三酰甘油（TG）、高密度脂蛋白胆固醇（HDL-C）、低密度脂蛋白胆固醇（LDL-C）、氧化型低密度脂蛋白（OX-LDL）。

3）血清胰岛素（INS）、血管紧张素Ⅱ（AngⅡ）。

4）心电图。

（八）统计学处理

计量资料结果采用（$\bar{x}\pm s$）表示，计量资料差值采用（$d\pm s$）表示，计量资料采用 t 检验，计数资料采用 χ^2 检验，$P<0.05$ 为有显著性差异。

二、研究结果与分析

（一）临床总体疗效比较

两组总体疗效比较如表8-2，经 Ridit 分析，降糖舒心方剂组临床显效率及总有效率优于对照组（$P<0.01$）。

表8-2 两组临床总体疗效比较 例（%）

组别	例数	显效（%）	有效（%）	无效（%）	总有效率	P 值
观察组	35	12（34.3）	19（54.3）	4（11.4）	88.6%	$P<0.01$
对照组	32	4（12.5）	13（40.6）	15（46.9）	53.1%	

（二）两组治疗前后临床症状积分比较

如表8-3所示，治疗前组间各症状表现经统计无显著性差异（$P>0.05$）。经治疗2个月后，观察组临床症状积分除形体消瘦外（$P>0.05$），其余均有不同程度下降（$P<0.05$，$P<0.01$）；对照组治疗后与治疗前比较，形体消瘦、尿频量多、肢体麻木、大便干结的临床积分值无显著性差别（$P>0.05$），其余都有不同程度降低（$P<0.05$，$P<0.01$）。说明观察组与对照组在不同程度上都能改善患者的临床症状。相比较而言，观察组治疗后在口渴多次、消谷善饥、倦怠乏力、心悸气短、肢体麻木、大便干结临床积分值明显低于对照组治疗后各项的值（$P<0.05$）。进一步说明观察组在患者这些临床症状改善方面，优于对照组（$P<0.05$）。

表8-3　　　　　　　　　　　　　两组治疗前后糖尿病临床症状积分比较（$\bar{a}\pm s$）

症　状	例数	观察组（35 例）		例数	对照组（32 例）	
		治疗前	治疗后		治疗前	治疗后
口渴多饮	11	4.52±1.33	1.85±1.21**△	10	4.49±1.26	2.37±1.43**
消谷善饥	21	4.76±2.49	2.33±1.36**△	18	4.68±2.51	3.29±2.10*
尿频量多	18	3.24±1.25	1.67±1.24*	16	3.17±1.32	2.65±1.72
形体消瘦	9	3.13±1.19	2.88±1.07	10	3.21±1.23	2.96±1.16
倦怠乏力	28	3.51±1.42	1.73±0.85**△	29	3.67±1.54	2.78±1.39*
胸闷隐痛	19	4.68±1.39	2.27±1.12**	19	4.71±1.41	2.69±1.48**
心悸气短	24	3.97±1.54	2.13±1.05**△	22	3.85±1.49	2.83±1.52*
肢体麻木	21	3.46±1.48	2.21±1.15**△	20	3.52±1.50	3.23±1.36
五心烦热	18	2.86±1.46	1.38±0.62**	17	2.78±1.52	2.19±1.75
自汗盗汗	25	2.64±1.27	1.52±0.73*	22	2.72±1.34	1.86±1.17
失眠多梦	13	3.31±1.43	2.45±1.27	11	3.46±1.37	2.74±1.34
大便干结	9	2.46±1.73	1.39±1.03**△	8	2.39±1.78	2.67±1.45

注：组内治疗前后分项积分比较，$*P<0.05$，$**P<0.01$；组间治疗后分项积分比较，$\triangle P<0.05$

（三）两组治疗前后空腹和餐后血糖、糖化血红蛋白及胰岛素敏感指数比较

两组治疗前各项数值比较无显著性差（$P>0.05$），经治疗后，两组各项数值均较治疗前有不同程度的差异（$P<0.05$，$P<0.01$）。相比较而言观察组各项治疗前后差值大于对照组的相应值（$P<0.05$），说明降糖舒心方在降低空腹和餐后血糖、糖化血红蛋白及改善胰岛素敏感指数方面优于对照组。（表8-4）

表8-4　　　　两组治疗前后空腹和餐后2小时血糖、糖化血红蛋白及胰岛素敏感指数的比较

项　目	观察组（35 例）			对照组（32 例）		
	治疗前	治疗后	前后差值	治疗前	治疗后	前后差值
FBG（mmol/L）	12.19±3.48	8.26±2.21**	4.13±1.37△	11.82±3.62	9.36±3.54*	2.46±1.02
PBG（mmol/L）	16.42±4.21	11.23±4.16**	5.19±1.72△	15.76±4.45	12.63±4.82**	3.13±2.11
HbA$_{1c}$（%）	11.27±2.36	7.63±1.27**	3.64±1.45△	10.63±2.47	8.52±2.03*	2.11±1.56
ISI	−6.28±0.75	−4.67±0.46*	1.61±0.53△	−6.13±0.82	−5.24±0.41*	0.89±0.61

注：组内治疗前后比较，$*P<0.05$，$**P<0.01$；组间治疗前后差值比较：$\triangle P<0.05$

（四）两组治疗前后血脂成分的比较

如表8-5所示，两组治疗前，各血脂成分无显著性差别（$P>0.05$），经治疗后，观察组各血脂成分均有不同程度的改变（$P<0.05$ 或 $P<0.01$），其中 TC、LDL-C 下降的程度有非常显著性差异（$P<0.01$），而对照组，除了 TG 有下降后（$P<0.05$），其余成分变化不明显。与对照组相比，观察组治疗前后各血脂成分的差值均有显著（$P<0.05$）或非常显著的差异（$P<0.01$）。

表8-5　　　　　　　　　　　　　　两组治疗前后血脂成分的比较

项　目	观察组（35 例）			对照组（32 例）		
	治疗前	治疗后	前后差值	治疗前	治疗后	前后差值
TC(mmol/L)	5.22±1.28	3.93±1.41**	1.29±0.83△△	5.18±1.34	4.86±1.73	0.32±0.45
TG(mmol/L)	2.46±0.67	1.58±0.82*	0.88±0.75△	2.37±0.72	1.89±0.87*	0.48±0.44
HDL-C(mmol/L)	0.79±0.27	1.46±0.32*	0.67±0.54△	0.82±0.31	0.93±0.36	0.11±0.23
LDL-C(mmol/L)	3.94±0.64	2.15±0.71**	1.79±1.26△△	3.89±0.78	3.55±0.82	0.34±0.25
ox-LDL	2.13±0.35	1.02±0.21*	1.11±0.27△△	2.06±0.42	1.89±0.37	0.12±0.16

注：组内治疗前比较，$*P<0.05$，$**P<0.01$；组间治疗前后差值比较，$\triangle P<0.05$，$\triangle\triangle P<0.01$

（五）不同治疗组对心电图的影响

从表 8-6 可以看出，两组治疗前血压、AngⅡ及心电图比较均无显著性差异（$P>0.05$）。但治疗后观察组在改善心律失常方面明显优于对照组（$P<0.01$）；降低 AngⅡ、抑制心动迅速方面优于对照组（$P<0.05$），在改善心肌缺血及降压方面与对照组相当。

表 8-6 不同治疗组对心电图的影响

项　目	观察组（$n=35$）		对照组（$n=32$）	
	治疗前	治疗后（有效%）	治疗前	治疗后（有效%）
心律失常	26	8（69.2）**	24	15（37.5）
ST 段改变	29	9（69.0）	26	8（69.2）
T 波改变	22	9（59.1）	23	7（69.6）
收缩压（mmHg）	139.2±15.8	128.8±9.6△△	136.7±16.3	121.5±11.4△△
舒张压（mmHg）	86.5±9.7	80.2±9.1△	84.6±9.4	75.2±8.8△
静息心率（次/分）	87.9±18.8	81.6±11.4*	86.4±19.6	92.7±20.3
血管紧张素Ⅱ（Pg/mL）	96.7±72.8	74.6±26.9*△△	94.9±69.5	85.7±28.6△

注：组间治疗后比较，* $P<0.05$，** $P<0.01$；两组治疗前后比较，△$P<0.05$，△△$P<0.01$

三、讨论

糖尿病（DM）属消渴病范畴，气阴两虚为其主要证型，血瘀为其主要病理产物，又为导致消渴兼变证发生的主要致病因素。2 型糖尿病（T2DM）患者多数肥胖，存在以高胰岛素血症和高脂血症为特点的胰岛素抵抗（IR）。高胰岛素可促进血管并发症的发生。高血脂可进一步加重血管损伤。有研究表明高血糖、高血脂与中医痰浊、血瘀有明显的相关性。血瘀证的主要成因是血流凝滞，相当于现代医学中凝血与纤溶系统平衡的紊乱。经研究发现冠心病（CHD）慢性血瘀证患者血浆组织型纤溶激活酶原（t-PAC）活性降低，组织型纤溶酶原激活抑制因子（PAI）活性升高，说明该类患者纤溶系统活性普遍降低，抗纤溶系统活性升高，使血流趋向凝滞。临床上 DM 合并 CHD 常表现为气阴两虚、心脉瘀阻型，气虚血瘀为其主要病变机制，总以气阴两虚为本，瘀血为标，常兼气滞、痰浊等证候，治则常以益气养阴，活血通脉为主，还必须兼顾行气化痰。有研究显示：益气养阴方药具有正性肌力作用，能改善心肌的收缩舒张性能，改善心肌能量代谢，抑制心肌细胞内磷酸二酯酶的活性；增加心肌细胞内的cAMP 含量，激活钙通道，增强心肌细胞的兴奋-收缩耦联过程，对糖尿病心脏病有防治作用。活血化瘀方药有防止血栓形成，改善微循环功能障碍；对抗肾上腺素引起的毛细血管闭合作用而使血管扩张，血流速度加快，抑制血小板聚集，降低血液黏度，改善心肌缺血；抗自由基，抑制脂质过氧化，保护细胞膜等作用。在对单味中药活血祛瘀作用的研究发现各种活血祛瘀药均可抑制血栓的形成，抑制结缔组织增生，软化血管，增加内皮细胞合成前列腺环素，增加血栓调节蛋白在膜上的表达。中医治疗 CHD在辨证基础上配合活血化瘀药物，能显著改善心肌缺氧，增强心肌收缩力，增大心排血量，缩短射血时间，延长快速充盈期。单用益气养阴中药，具有改善高胰岛素血症、降低胰高血糖素水平的作用，加用活血化瘀去浊之品，能显改善异常血液流变学，抑制血小板聚集功能，同时也能改善心功能。

临床上 T2DM 合并 CHD 患者多见体型肥胖、倦怠乏力、胸闷、隐痛、头晕、舌暗有瘀斑瘀点、苔腻等症，此与瘀浊有关，目前活血祛瘀法治疗糖尿病及其并发症已得到广泛应用，化痰降浊法虽有应用，但很少，还未能引起人们的重视。经研究表明祛湿化痰药物有降脂、镇痛、拮抗钙离子、抗氧化和抗心律失常的作用，对心功能也有改善作用。以益气养阴，活血祛瘀、化痰通脉为主要治疗原则，组方降糖舒心方，既补不足之本虚，又祛有余之标实，对 DM 合并 CHD 有防治作用。

高血糖容易引发血管病变可能是因为 VEC、VSMC、周细胞等对葡萄糖的摄取不受胰岛素的调控，导致细胞内血糖水平增高，从而造成细胞的病理性改变。最近研究表明：高血糖与氧化能力增加有关，增加了 WBC-VEC 的相互作用，使全身各种蛋白质糖基化，包括脂蛋白、载脂蛋白和凝血因子，形成晚期糖基化终末产物（AGEs），AGEs 能引起胶原和其他细胞外基质蛋白的过度交连，经 AGEs 修饰的 LDL 半衰期延长，导致 LDL 颗粒氧化，从而促进 AS 血栓形成。控制血糖则可有效减缓糖尿病血糖并发症的发生。美国的糖尿病控制与并发症试验（DCCT）和瑞典的 Jensen-Urstad 及其同事对 T2DM 的研究表明，如通过强化治疗将 HbA$_{1c}$控制 7.1％以内，可显著降低微血管病变的发病率或延缓其发展进程。英国糖尿病前瞻性研究（UKPDS）也显示强化治疗，可使 T2DM 患者发生微血管病变的危险性减少 25％（$P=0.0099$），心肌梗死的危险性减少 10％（$P=0.052$）。我们的临床观察结果表明：降糖舒心方能有效降低 FBG、PBG 和 HbA$_{1c}$水平。这对减缓糖尿病血管并发症的发生有积极作用。其作用的发挥与方中诸药调节糖代谢活性有关。经药理研究表明：地黄、黄芪、山茱萸均有抑制肾上腺素所使的动物血糖升高，通过抑制糖原异生而降低血糖；山茱萸、黄连还能降低四氧嘧啶或 STZ 所致的高血糖。我们前期研究也表明：熟地黄、枸杞子、黄芪等单用即可抑制四氧嘧啶所致小鼠高血糖，而熟地黄与枸杞子合伍则作用更显著。

近些年来，DM 的治疗虽得到改善，但心脑血管并发症的病死率仍较高。同一年龄段的急性心肌梗死发病率，在男性 DM 患者较非 DM 患者高 6 倍，女性高 4 倍。高血糖虽可增高心血管病的发生率，但血糖增高的幅度与 AS 发展程度并不一致，如 T2DM 患者的高血糖即使得到良好控制，但 AS 仍可能进行性发展。其中胰岛素抵抗（Insulin resistance，IR）是重要的因素之一，在 IR 状态下 INS 调节物质代谢的效能降低，机体代偿性地分泌更多的 INS 来维持物质代谢的平衡形成内源性高胰岛素血症。INS 对 AS 的进展具有重要作用，T2DM 患者血浆免疫反应性胰岛素增高，同时还伴有胰岛素原和它的裂解产物增多，有资料表明，高浓度 INS 可以促进培养的颈动脉内皮细胞形成管型模型，提示它能够促进新生血管形成。胰岛素原可直接刺激纤溶酶活化抑制因子-1（PAI-1）分泌而损害内源性纤溶系统，纤溶降低可诱发血栓形成和发展，并在血管腔表面形成粥样斑块，最终导致血管闭塞。IR（或组织的胰岛素敏感性）是研究糖代谢病因及其并发症联系的重要指标，高胰岛素、正常血糖钳技术（Hyperinsulinemic Euglycemic Clamp Technique）是国际公认的研究人体胰岛素敏感性的指数方法。但因其价格昂贵和测定费时而大大限制了该技术的推广和应用。胰岛素敏感性指数（Insulin-sensitivity index，ISI）为患者 FBG 及空腹 INS 两者乘积倒数的自然对数，该指数已被研究证实，与胰岛素钳技术测定的 ISI 高度相关，适合于测定中国不同糖代谢状态人群的 ISI。目前大部分降糖药物在改善胰岛素敏感性作用不明显，有些药物还有促胰岛素分泌样作用，如磺脲类降糖药可刺激胰岛 β 细胞分泌胰岛素，或使用外源性 INS 治疗造成高胰岛素血症，产生 IR，磺脲类药物和 INS 治疗还可导致体重增加，这也是当今大部分 DM 患者在血糖得已控制的情况下，血管并发症仍在发生与发展的重要原因之一。我们的临床观察显示 DM 合并 CHD 患者存在 IBI 降低为特征的 IR，降糖舒心方能改善患者 IR 状况，对减缓 CHD 的发展有积极作用，这可能与该方药抗氧化、调整异常糖代谢的作用有关，其详细机制有待今后进一步研究。

英国糖尿病前瞻性研究（UKPDS）证明对 T2DM 强化治疗，在平均长达 9 年的随访期间，严格控制血糖（平均 HbA$_{1c}$控制在 7％）、控制血压（平均血压 19.2/10.9kPa）可显著减少卒中和心力衰竭事件的发生，但仍不足以使 DM 患者完全消除 CHD 的危险。对这些 DM 患者进行 CHD 危险因素分析表明有 5 个可调整的危险因素，它们是高 LDL-C、低 HDL-C、高血压、高血糖和吸烟。因此血脂异常在 DM 并发 CHD 的作用不容忽视。

目前已经明确高 LDL-C 和低 HDL-C 对 AS 的形成具有重要作用。沉积于动脉壁的 CH 主要来自于 LDL-C，在 DM，糖基化 LDL-C 水平增高，减弱了与肝脏 LDL 受体的结合，延缓了从血浆的清除，使之易于氧化修饰，这些修饰的 LDL-C 被巨噬细胞的清道夫受体摄取，形成泡沫细胞。氧化的 LDL 可刺激产生大量的黏附分子、化学趋化分子、细胞因子、生长因子和细胞毒素等，进一步加速了 AS 的形成和发展。HDL-C 对 AS 具有保护作用，其保护机制与其 TC 的逆运转作用有关，HDL-C 通过与富含 TC 的细胞密切接触，按浓度梯度或通过结合在细胞表面的特殊蛋白（HDL-C 受体）上，将游离 CH 转移至 HDL-C 上，然后以胆固醇酯的形式转移给 VLDL，使其成为 LDL，后者经肝脏摄取降解，结果使体内过多的 TC 被清除。在糖尿病，HDL－C 的降低，无疑增加了 AS 的危险性。

T2DM 最常见的血脂异常是高 TG，曾有学者认为高 TG 是 CHD 的危险因子。目前研究显示尽管 TG 不像 LDL－C 和 HDL－C 与 CHD 有很强的明确的联系，在 AS 斑块上也很少存在。但越来越多的证据表明高 TG 是 CHD 一个独立的危险因素，不依赖低 HDL－C 和高 LDL－C。TG 主要存在于三酰甘油脂蛋白（TGRL）中，TGRL 是一组异质性很强的脂蛋白，在大小、密度和成分上是不同的，乳糜微粒和大的 VLDL 不易透过血管内皮，不是 AS 的危险因素，而小的 VLDL 颗粒，特别是 VLDL 残体和乳糜微粒残体，含有大量的 CH，具有很强的致 AS 作用。TGRL 除了有直接的致 AS 作用外，它还与许多 AS 危险因素有联系或作为其标记，如低 HDL－C、增高的小而密的 LDL、氧化 LDL、IR、高胰岛素血症、餐后高脂血症、中心性肥胖和高 PAI－1 等。高胆固醇血症对 AS 的发生发展也有积极的促进作用，其对动脉内皮的损伤是通过氧化损作机制产生的。一方面增加动脉壁细胞内自由基释放系统的活性，使氧自由基及其他活性氧成分释放增多，活性氧与 NO 结合使其活性迅速丧失，并导致 LDL 被氧化；另一方面，又能直接损伤动脉壁的抗氧化机能，使动脉壁内的 SOD 活性降低，导致自由基清除障碍，加重局部血管的病理损伤和血管调节失常。

现代研究表明，高脂血症与中医痰浊有明显的相关性，祛湿化痰药物有降脂、抗氧化等作用。我们的临床观察显示益气养阴，祛瘀化痰之降糖舒心方能有效降低 DM 合并 CHD 患者 TC、TG 和 LDL－C、OX－LDL，提高 HDL－C，从调整脂质代谢角度对 DM 并发 CHD 有积极防治作用。

糖尿病血管病变（diabetic angiopathy，DA）是糖尿病慢性并性并发症的主要表现，直接关系到糖尿病患者的预后和生活质量，AS 是 DA 主要表现之一。有研究表明，无论 T1DM 和 T2DM，传导动脉和阻力动脉的内皮细胞依赖性舒张功能（endothelium-dependent vasodilation，EDVD）受损，且这种损害在糖耐量低减期间就已经出现。血管紧张素是调节血管紧张度的一种重要因子，它还可刺激心肌细胞生长，增加心肌收缩力，促进儿茶酚胺的释放和心肌的代谢；它与心肌缺血，心肌肥厚和心脏再灌注损伤有密切关系，局部的血管紧张素还可促进 VSMC 的增殖，增加 VSMC 的蛋白质合成，使血管壁增厚、血管助力增加，血管紧张素在心功能不全、高血压、DM 等疾病中有着重要作用。我们临床观察显示气阴两虚夹瘀型糖 DM 合并 CHD 患者，均存在着不同程度的血管紧张素水平升高，同时出现 ST－T 等心肌缺血改变，经治疗后，降糖舒心方组 AⅡ下降，心电图改善，效果优于对照组（$P<0.05$），自身前后对照，也有显著差异（$P<0.01$），证实了益气养阴，化痰祛瘀法确有疗效。推测血管紧张素水平的变化与糖尿病心血管并发症的中医辨证分型之间有一定的关联。

第四节　降糖舒心方防治糖尿病合并心血管并发症的实验研究

一、实验性 2 型糖尿病合并动脉粥样硬化大鼠模型的建立

迄今为止，糖尿病病因和发病机制尚未完全阐明，糖尿病及其并发症的预防和治疗措施仍不完善，建立较理想的动物模型对深入研究糖尿病及其并发症具有十分重要的意义。自 20 世纪 70 年代以来，国内外学者使用四氧嘧啶或链脲佐菌素诱导的药物性糖尿病以及人工培养繁殖具有遗传特征的自发性糖尿病模型已用于糖尿病研究的多个领域。自发性糖尿病模型当然是科研工作者的理想选择，然而由于其高昂的价格及苛刻的饲养条件未能得以推广。因此，大多数研究者仍采用化学试剂诱发的糖尿病模型。现今，四氧嘧啶诱导的糖尿病模型由于稳定性差已逐步被 STZ 诱导的糖尿病模型所取代。目前在国内外尚无成熟的冠心病动物模型，在进行药物对冠心病作用的实验研究时，国内外学者多以复制动脉粥样硬化的动物模型为主。因此，我们在原有的 STZ 加高热量饲料诱导成功复制了实验性 2 型糖尿病大鼠模型的基础上，探讨建立了 T2DM 型糖尿病并发 AS 的大鼠模型。为观察降糖舒心方对糖尿病合并冠心病的实验研究提供依据。

（一）材料与方法

1. 材料

（1）实验动物：健康成年 Wistar 大鼠（清洁级），12 周龄，雌性，体重 200±20 g，由第三军医大学实验动物中心提供。

（2）高热量饲料：常规饲料 60 kg、白糖 7.5 kg、猪油 10 kg、鸡蛋 5 kg、胆固醇 0.85 kg，充分搅拌均匀后，用脱粒机制成大鼠颗粒料，控温烘干。

（3）主要试剂：链脲佐菌素（streptozotocin，STZ），Sigma 公司；速眠新注射液，长春农牧大学兽医研究所；胆固醇粉（AR），广州南方化玻公司进口分装；血清总胆固醇（TC）检测试剂盒，上海科华-东菱诊断用品有限公司；血清三酰甘油（TG）检测试剂盒，上海科华-东菱诊断用品有限公司；血清高密度脂蛋白胆固醇（HDL－C）检测试剂盒，豪迈公司；胰岛素放免试剂盒，华西糖尿病研究所；结晶紫、橙黄，上海远航试剂厂；丁香油，上海化学试剂站分装厂；日光型彩色胶卷（ISO 100），日本富士公司；其余试剂为国产分析纯。

（4）主要仪器：7150 型全自动生化分析仪，日立公司；H300 型透射电镜，日立公司；BH－2 型 Olympus 光学显微镜，日本 Olympus；HM500 型冰冻切片机，德国 MICROM 公司；One Touch Ⅱ 血糖仪及试纸，超纯水制造系统（Milli－Q）；Sartroius 电子天平（MCZ10S），美国 Lifescan 公司。

2. 造模方法　取出生 3 日的 Wistar 大鼠 20 窝，10 只/窝，随机取 2 窝作为正常对照组。余下的按 75 mg/kg 体重剂量腹腔注射 STZ（临用前用 pH7.4，0.1 mmol/L 柠檬酸-柠檬酸钠溶液配制成 2% 的溶液），正常对照组腹腔注射等体积的柠檬酸-柠檬酸钠溶液。1 个月后断乳，挑选血糖值在 11.1～20 mmol/L 雄性大鼠，随机选出 10 只作为模型对照组，喂以普通饲料，其余作为糖尿病合并动脉粥样硬化造模组喂以高胆固醇高脂高糖饲料，全部动物于喂饲料后第 0、第 2、第 5 个月测体重及尾静脉采用测血糖、血脂、胰岛素，各阶段处死部分动物作病理观察。

3. 动物分组　正常组（Normal，N）给予常规饲料，高热量饲料组（Hypertrophic diet，HD），给予高热量饲料，链脲佐菌素组，给予常规饲料，造模组（STZ＋HD）：给予高热量饲料。

4. 模型评价指标

（1）血糖（空腹血糖，FBG≥7.0 mmol/L 或 OGTT 2 小时后血糖≥11.1 mmol/L）。

（2）血脂［三酰甘油、胆固醇、血清胰岛素水平显著升高（$P<0.05$）］。

（3）胰岛光镜（Bensley 氏中性结晶紫染色）：胰岛 α 细胞肿胀，颗粒消失，胞浆呈空泡状，胰岛 β 细胞呈水样改变，细胞边缘皱褶不规整。

（4）主动脉光镜（苏木素-伊红染色）：内膜明显增厚隆起，VEC 部分脱落，内皮下间隙增宽，有大量泡沫细胞，中膜 VSMC 明显增生。电镜示：VEC 脱落，代之粥样脂质和胞质内含有大量脂滴的泡沫细胞。

5. 观察指标

（1）生化指标：于给饲料喂养的第 0、第 2、第 5 个月末空腹（不禁水）12 小时后，各组随机选择 10 只大鼠采血待测。血糖采用血糖仪法，胰岛素测定采用放免分析法，血脂测定按血脂测定技术及标准化建设进行，每批标本随机选两份重复测定以观察重复性。

（2）病理检测：实验于第 3、第 6 个月末随机处死正常对照组、模型对照组、模型组各 10 只，速眠新肌内注射 0.2 mL/只麻醉，常规消毒，心脏取血后立即取组织进行标本制备。

1）主动脉光镜观察：切取主动脉顶端 5 mm，10% 甲醛溶液固定 24 小时，常规石蜡切片 4 μm，HE 染色。

2）透射电镜观察：取出整个主动脉，在其顶端或有粥样斑块处取一块全层主动脉壁，再将标本用锋利刀片切成 1 mm² 的小块，放入 4 ℃装有 2% 戊二醛的青霉素小瓶中固定过夜，行常规电镜包埋和超薄切片，用 H－300 型透射电镜观察病理变化，每组随机取 3 份主动脉标本。

3）胰岛 Bensley 氏中性结晶紫染色：取胰腺组织去脂肪，用 Zenker 氏溶液固定 24 小时后取出，流水冲洗 24 小时，依次经 85％、90％、95％、100％乙醇各 12 小时脱水，石蜡包埋切片 3～5 μm，脱蜡水洗后于中性结晶紫溶液中染色 24 小时后，取出用吸水纸吸干，丙酮洗脱，丁香油分化 60 秒，二甲苯洗脱，香胶封固。

6. 统计学处理　所有数据以 $(\bar{x} \pm s)$ 表示，采用 SPSS 8.0 专用统计分析程序对各组数据进行 t 检验或单因素方差分析，以 $P < 0.05$ 为具有统计学意义。

（二）结果与分析

1. 体重变化　与 N 组比较，注射 STZ 后 1 个月，大鼠体重减轻（$P < 0.05$）（表 8-7），食多，尿多，毛色少光泽，活动减少，断乳加用饲料喂养第 2 个月即 STZ 注射后第 3 个月后，HD 组体重比 N 组重（$P < 0.05$，$P < 0.01$），STZ 组轻于 N 组（$P < 0.05$），STZ＋HD 组大鼠体重明显重于各组（$P < 0.01$），到第 6 个月末相差非常显著（$P < 0.001$）。

表 8-7　　各组动物同期体重变化（$\bar{x} \pm s$，下同；单位：g）

组别	1 个月	3 个月	6 个月
N	46.7±9.2	167.3±17.1	253.9±22.1
HD	45.5±9.6	212.8±23.5**	329.6±30.4**
STZ	30.6±12.4*	143.2±27.3*	96.2±32.3**
STZ＋HD	31.4±11.7*	278.1±31.6**	451.9±37.8***

注：与 N 组比较，＊$P < 0.05$，＊＊$P < 0.01$，＊＊＊$P < 0.001$

2. 各组动物同期血糖水平比较

表 8-8 为各组动物血糖水平，第 1 个月末各组动物 FBG 值无明显差异，PBG 值 STZ 组和 STZ＋HD 组明显高于 N 组和 HD 组（$P < 0.01$），第 3、第 6 个月末与 N 组比较其余各组 FBG 值均有升高（$P < 0.05$），而 PBG 值相差非常显著（$P < 0.01$），以 STZ＋HD 组最高。

表 8-8　　各组动物同期血糖变化（mmol/L）

组别	1 个月		3 个月		6 个月	
	0	2 小时	0	2 小时	0	2 小时
N	5.3±1.4	6.2±2.1	5.6±1.7	6.5±2.3	5.1±1.6	6.7±2.0
HD	5.4±1.5	6.7±2.6	5.8±2.1	7.3±3.6	6.1±2.2	7.6±3.2
STZ	5.9±2.1	12.7±3.8**	6.3±2.6*	14.6±4.3**	6.6±2.7*	16.2±5.1**
STZ＋HD	5.8±2.3	12.2±4.1**	6.7±1.9*	16.7±5.3**	7.1±1.8*	19.6±7.3**

注：与 N 组比较，＊$P < 0.05$，＊＊$P < 0.01$

3. 各组动物同期血清胰岛素水平　如表 8-9 所示，与 N 组相比，H 组在第 3 个月末血清 INS 水平各有增加，但差别不大（$P > 0.05$），第 6 个月末增加较显著（$P < 0.05$），说明长期的高胆固醇高脂高糖饮食能诱发 IR。第 1、第 3、第 6 个月末 STZ 组，STZ＋HD 组血清胰岛素均明显高于 HF 组，N 组（$P < 0.01$）。第 6 个月末 STZ＋HD 组的值明显高于 STZ 组的（$P < 0.01$）。

表 8-9　　各组动物同期血清胰岛素水平比较（mU/L）

组别	1 个月	3 个月	6 个月
N	13.8±2.7	14.6±3.3	15.8±3.9
HD	12.6±3.1	15.2±4.1	17.3±5.7*
STZ	20.7±5.2**	25.5±6.2**	29.1±8.4**
STZ＋HD	19.3±4.6**	29.5±7.6**△	35.8±11.9**△△

注：与 N 组比较，＊$P < 0.05$，＊＊$P < 0.01$；与 STZ 组比较，△$P < 0.05$，△△$P < 0.01$

4. 各组动物同期血脂水平　如表 8-10 所示，与 N 组相比，第 3、第 6 个月末，HD 组 TC、TG 都略有增加，但差别不大（$P > 0.05$），STZ 组、STZP＋HD 组 TC、TC 值，在 1～6 个月期间均高于 N 组、

HD 组的（$P<0.05$），其中以 STZ＋HD 组在第 6 个月末时高于同期 STZ 组血脂各组分值（$P<0.05$）。

表 8-10　　　　　　　　　　　　　　　各组动物同期血脂变化（mmol/L，$n=10$）

组别	1 个月		3 个月		6 个月	
	TG	TC	TG	TC	TG	TC
N	0.5±0.3	1.4±0.4	0.5±0.2	1.4±0.3	0.6±0.3	1.5±0.2
HD	0.6±0.4	1.5±0.4	0.7±0.3	1.7±0.3	0.8±0.4	1.8±0.4
STZ	1.1±0.4*	1.9±0.5*	1.3±0.3*	2.4±0.4*	1.6±0.4*	2.8±0.5*
STZ＋HD	1.2±0.3*	1.9±0.4*	1.6±0.4*	2.8±0.5*	2.2±0.5*△	3.6±0.6*

注：与 N 组比较，* $P<0.05$；与 STZ 组比较，△$P<0.05$

5. 胰岛及主动脉的形态学改变

（1）胰岛光镜观察：N 组大鼠胰岛在褐色背景中 α 细胞颗粒呈橙红色，β 细胞颗粒显示紫色，酶原颗粒也呈紫色（图 8-2），细胞的分泌颗粒丰富，着色深（图 8-3），HD 组胰岛 β 细胞内分泌颗粒减少外，其余与 N 组的基本相似（图 8-4、图 8-5）；STZ 组大鼠，胰岛 α 细胞肿胀，颗粒减少，胰岛 β 细胞呈水样改变（图 8-6、图 8-7）；STZ＋HD 组胰岛 α 细胞肿胀，颗粒消失，胞浆呈空泡状，胰岛 β 细胞呈水样改变，细胞边缘皱褶不规整（图 8-8、图 8-9）。

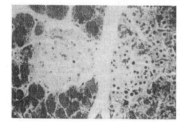
图 8-2　正常大鼠胰岛×400，Bensley

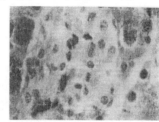
图 8-3　正常大鼠胰岛×1000，Bensley

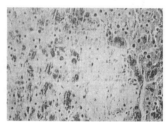
图 8-4　高热量饲料组大鼠胰岛（→胰岛 β 细胞）×400，Bensley

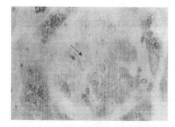
图 8-5　高热量饲料组大鼠胰岛（→胰岛 β 细胞）×1000，Bensley

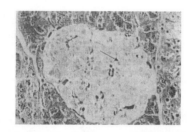
图 8-6　注射 STZ 组大鼠胰岛（→胰岛 β 细胞）×400，Bensley

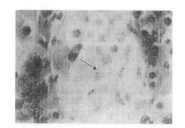
图 8-7　注射 STZ 组大鼠胰岛（→胰岛 β 细胞）×1000，Bensley

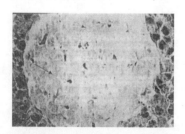
图 8-8　注射 STZ 加喂高热量饲料组大鼠胰岛（→胰岛 β 细胞）×400，Bensley

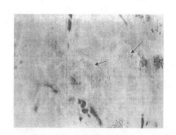
图 8-9　注射 STZ 加喂高热量饲料组大鼠胰岛（→胰岛 β 细胞）×1000，Bensley

（2）主动脉光镜观察：N 组内膜光滑，有光泽，染色均匀，内膜下细胞排列整齐（图 8-10）；HD 组内膜轻度增厚，无隆起，VEC 基本完好，未见脱落，内皮间隙未见明显增宽，未见迁移其中的

VSMC，中膜 VSMC 增生不明显；细胞数目接近正常，排列规则（图 8－11）；STZ 组内膜变厚，无隆起，VEC 部分可见，可见迁移内皮下间隙的 VSMC，中膜变薄，VSMC 增生，排列紊乱，并垂直于内膜生长者，但仍可见部分排列规则的细胞（图 8－12）；STZ＋HD 组可见主动脉内膜增厚、隆起，形成明显粥样斑块（图 8－13、图 8－14），VEC 大部分脱落，内皮下间隙增宽，可见 VSMC 穿过内弹力板迁移入内皮下（图 8－15），中膜明显增厚，VSMC 增生，细胞数目明显增多，排列紊乱，并垂直于内膜生长，向内膜迁移，弹力纤维厚薄不匀，断裂分层现象（图 8－16），VSMC 明显增大，多呈肥胖样，似纤维母细胞（图 8－17）。

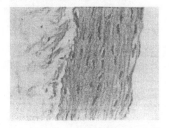

图 8－10　正常大鼠主动脉×400，HE

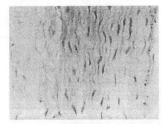

图 8－11　高热量饲料组大鼠主动脉×400，HE

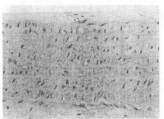

图 8－12　注射 STZ 组大鼠主动脉×400，HE

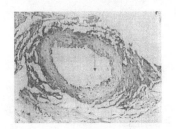

图 8－13　注射 STZ 加喂高热量饲料组大鼠主动脉×400，HE

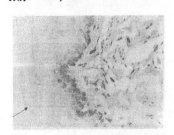

图 8－14　注射 STZ 加喂高热量饲料组大鼠主动脉（→示动脉粥样斑块)×400，HE

图 8－15　注射 STZ 加喂高热量饲料组大鼠主动脉（→示内膜缺损)×400，HE

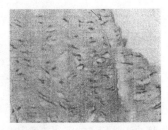

图 8－16　注射 STZ 加喂高热量饲料组大鼠主动脉（→示 VSMC 垂直内膜增生）×400，HE

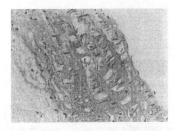

图 8－17　注射 STZ 加喂高热量饲料组大鼠主动脉（→示泡沫细胞)×400，HE

　　（3）主动脉电镜观察：N 组可见 VEC 连续，其下少量疏松组织（即中层 VSMC 和弹力层），中层平滑肌和弹力层完整（图 8－18）；HD 组 VEC 基本完整，内膜下增生不明显，未见泡沫细胞和脂质斑块，但有巨噬细胞吞饮、贴壁现象（图 8－19）；STZ 组 VEC 部分脱膜落，内膜下轻度增生，除有巨噬细胞吞饮、贴壁现象外，VSMC 内有吞饮脂滴，但未见泡沫细胞（图 8－20）；STZ＋HD 组 VEC 脱落，代之粥样脂质，巨噬细胞吞饮、贴壁，血小板聚集、黏附，内弹力层溶解，基质无结构，有广泛脂质沉着（图 8－21），可见 VEC 基底部发生不少细胞突起伸入内皮下间隙，胞质内线粒体高度增生，并可见大量脂滴（图 8－23、图 8－24），巨噬细胞只有细胞突起（图 8－22），胞质内含不等量脂滴和高密度物质，可见胞质内含有大量脂滴的泡沫细胞（图 8－25）。

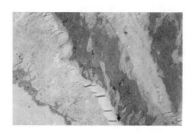

图 8-18 正常组大鼠主动脉×2000

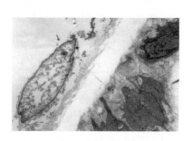

图 8-19 高热量饲料组大鼠主动脉（→示吞噬细胞黏附）×5000

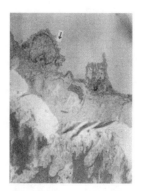

图 8-20 注射 STZ 加喂高热量饲料组大鼠主动脉（→示泡沫细胞）×6000

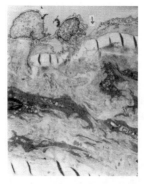

图 8-21 注射 STZ 加喂高热量饲料组大鼠主动脉（→示吞噬细胞吞饮脂滴）×1000

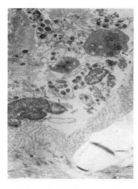

图 8-22 注射 STZ 加喂高热量饲料组大鼠主动脉（→示吞噬细胞）×4000

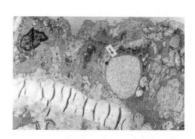

图 8-23 注射 STZ 组大鼠主动脉（→示吞噬细胞黏附）×4000

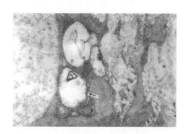

图 8-24 注射 STZ 组大鼠主动脉（→示内膜缺损、吞噬细胞黏附）×4000

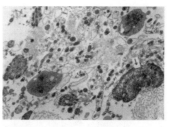

图 8-25 注射 STZ 加喂高热量饲料组大鼠主动脉（→示吞噬细胞）×5000

（三）讨论

随着现代社会的发展，DM 发病率上升很快，对 DM 及其并发症的防治已成为医学科学工作的一个重要课题。而理想的 DM 模型是研究的关键。一般来说，复制 DM 动物模型有以下几类：①注射化学药物（四氧嘧啶或 STZ）导致动物胰岛 β 细胞不可逆损伤而诱发 DM，其中四氧嘧啶同时也造成肝、肾组织中毒性损害，所产生的高血糖不稳定，因此现在使用很少。STZ 组织毒性相对较小，动物存活率高，是目前国内外使用较多的一种制备 DM 动物模型的方法。②催肥：选择性破坏下丘脑腹内侧核的饱食中枢，使动物产生贪食，或用特殊的实验饮食催肥使动物肥胖，激发高血糖，高胰岛素血症和 IR，近似人的 T2DM。但多数动物无高血糖，形成率仅为 30％。③自发性糖尿病动物，如 BB 鼠，db 鼠、NOD 鼠、NSY 鼠、GK 大鼠、Obese Zucker 大鼠和中国地鼠等，这些动物表现肥胖，高血糖及 IR 等，基本符合 T2DM 症状。目前可供应这些模型动物的地方主要是国外。但价格昂贵，此外对饲养与繁殖这类实验动物的条件要求较高，在近交系中又常易变异，繁殖后代的个体差异大，需要专用及专人管理。④转基因动物：研究者根据研究的需要借助于实验手段来控制实验动物的特定基因组及其表达等，而使动物表现特有的遗传性状，此称之为转基因技术。运用此技术干预的动物称转基因动物。迄今已运用转移技术证实动物发生 T1DM 与 MHC 基因异常、病毒感染、T 细胞介导胰岛 β 细胞损伤等有关。现在有关 T1DM 的转基因动物模型报道甚多。T2DM 是多基因调控与环境相互作用的结果，参与发病的许多机制还不十分清楚，运用转基因动物研究胰岛素分泌调节、肝葡萄糖产生、胰岛素分子结构、胰岛素受体敏感性及受体后水平缺陷等 T2DM 发生中的作用已有文献报道，但转基因 T2DM 动物模型还处在研究之中。

目前国内外科研工作者的研究 DM 动物模型时大多仍采用 STZ 诱导的方法复制。运用 STZ 诱导加高热量饲料喂养建立 T2DM 模型已有研究报道。我们在前期研究中已复制成功。对于 DM 并发症模型，国外有 Simionescu 等报道给雄性 Syrian 金黄地鼠注射 STZ，同时予高脂饮食诱发糖尿病合并高脂血症模型，用于糖尿病慢性血管并发症研究。以此为基础，我们想在建立 T2DM 动物模型的基础上再来复制 AS 病变模型。众所周知，大鼠对 STZ 损伤敏感，但具有天然抗 AS 作用，这也是科研工作者们常用大鼠来复制糖尿病动物模型，而复制 AS 模型时不用大鼠的原因。大白兔常是实验工作者们复制 AS 模型的首选，但大白兔对 STZ 损伤不敏感，这也是复制糖尿病动物模型不选择大白兔的原因。是否可在 STZ 诱导大鼠建立糖尿病基础上，利用高脂高糖高胆固醇饲料喂养且延长喂养时间来建立其并发的 AS 动物模型？理论上是可行的，T2DM 动物模型具有以高血糖、高脂血症、高胰岛素为特征的 IR。大量研究表明，高血糖通过多种机制加速 AS 形成，高胰岛素及脂质代谢紊乱是导致 AS 的直接诱因。

事实证明这种方案是可行的。Mordes 等报道选用雄性大鼠制备 DM 模型成模率明显高于雌性大鼠。另 STZ 诱发大鼠 DM 的给药途径很多，如静脉注射、腹腔内注射、皮下注射等，由于 STZ 溶液的稳定性差，配制后需立即使用才能产生良好的效果。因注射的是新生大鼠，从简便、有效考虑，我们选择腹腔内注射。用小剂量 STZ 引起大鼠糖耐量异常，如继续喂正常饲料，则 STZ 大鼠体重增长比正常大鼠慢，如大鼠只喂高胆固醇高脂高糖饲料，不注射 STZ，3 个月后大鼠体重及体内脂肪明显增加，而糖耐量仍正常。又据报道大鼠对 STZ 的敏感性具有年龄依赖性，成鼠或大体重鼠较幼鼠或小体重鼠更易成模。因此我们认为大剂量 STZ 及高胆固醇高脂高糖饲料是形成本实验大鼠模型的必要条件。我们经 3～5 个月的高热量饲料饲养后，STZ 大鼠出现明显肥胖，血脂高、血胰岛素水平高，主动脉经历内膜水肿期、脂纹脂斑期、纤维斑块期，最终发展为粥样斑期的病理改变。该模型稳定，重现性好，成功率高（达 70% 以上），符合 T2DM 及 AS 的病变特征，可用该类疾病的实验研究，但唯一缺点的是建模时间较长。

二、降糖舒心方对 2 型糖尿病合并动脉粥样硬化大鼠的作用及机制研究

（一）材料与方法

1. 材料

（1）实验动物：同第四节第一部分。

（2）实验药物：降糖舒心颗粒同临床研究；立克糖（用蒸馏水配制成 12% 悬浮液）；心痛灵（用蒸馏水配制成 36% 悬浮液），广州侨光制药厂；降糖宁胶囊（用蒸馏水配制成 50% 悬浮液），华西制药厂国药准字 20010080 号。

（3）主要试剂：D-葡萄糖（Glu）、牛血清蛋白（BSA）、人血清白蛋白（HSA）、明胶（Gelatin）、叠氮钠（NaN3）、邻单二胺（OPD）、弗氏完全佐剂、弗氏不完全佐剂均为 Sigma 公司产品；免疫组化 S-P 试剂盒由中山生物技术有限公司提供；RNA 提取试剂盒 Tripure，Boehringer Mannheim 公司；RNase inhibitor，Promega 公司；M-mLV 及 5×buffer，Promega 公司；Agarose，Sigma 公司；Pfu DNA Dolymerase 及 10×buffer，上海生物工程技术服务有限公司；［r-32P］ATP，北京亚辉生物医学工程公司；T4 多核苷酸激酶（PNK）及 10×buffer，Promega 公司；Zeta-Probe 尼龙杂交膜，Bio-Rad 公司；DEPC（焦碳酸二乙酯），Roche 公司；自显影胶片，Kodak 公司；小分子量 DNA marker，

上海复华公司；Taq DNA Polymerase 及 10×buffer，Promega 公司；其他用于杂交的试剂均为分析纯；其余试剂同前。

（4）主要仪器：Model 550 酶标仪，美国 Bio-Rad 公司；SN-682 B 型 γ 计数仪，上海核福光仪器有限公司；Hitachi M850 荧光分光光度计，日立公司；超纯水制造系统（Milli-Q），德国；Sartroius 电子天平（MCZ10S），美国；计算机图像处理分析系统（200MMXPC 机，3FGX 彩色显示器，BH-2 生物显微镜，WV-P410 型摄像机、CA6300 彩色图像卡、通用颗粒图像处理系统软件）；高速低温离心机，Sigma 公司；PCR，Sigma 公司；凝胶成像系统，Bio-Rad 公司；电泳装置，Bio-Rad 公司等。

2. 方法

（1）牛血清白蛋白 AGEs 和人血清血白蛋白 AGEs 的孵育：按照 Horiuchi 等的方法，反应体系为 1.6 g BSA 或 0.5 g HAS，3.0 g D-葡萄糖，溶于 10 mL，0.2 mol/L PBS（pH7.4）中，经 0.22 μm 微孔膜过滤除菌后，装入经 250 ℃烘烤 2 小时的无热原容器中，充氮、密封、避光。无菌条件下恒温 37 ℃孵育 3 个月。以孔经为分子量分的透析袋对 PBS 溶液充丰透析，以去除未结合物，不加葡萄糖的 BSA、HAS 同上操作用于对照。样品调定至 1 mg/mL，按常规方法测定 AGEs 荧光值及荧光光谱扫描，-20 ℃冻存备用。

（2）多克隆抗 AGEs 抗体的制备：用纯化 AGEs-BSA 与等体积弗氏完全佐剂磨研乳化后，分 6 个点（背上皮下 4 个点，200μg/点，臂部皮下 2 个点，100 μg/点）皮下注射免疫新西兰白兔（1.0 mL/次），此后 1 次/周，同样剂量加强 5 次，最后以一次 AGE-BSA 2.0 mg 与弗氏不完全佐剂乳化加强免疫，每次强化前兔耳缘静脉采血 1.5%琼脂糖双向扩散测定抗体滴度。10 日后速眠新肌内注射麻醉无菌条件下心脏放血收集血清。

（3）亲和层析纯化 AGEs 抗体：辛酸沉淀法纯化抗血清后，制备亲和层析用 Sepharose 4B，辛酸沉淀法纯化抗血清与 BSA-Sepharose 4B 混合，搅拌 30 分钟，抽滤，并用 PBS 抽滤洗涤 3 次。抽滤洗涤与 AGEs-Sepharose 4B 混合，搅拌 30 分钟，抽滤，并用 PBS 抽滤洗涤 3 次。BAGEs-Sepharose 4B 与等体积 0.05 mol/L 甘氨酸-盐酸缓冲液（pH，2.5）混合，搅拌 30 分钟，抽滤，重复 3 次，分别收集洗脱液。再以等体积 3 mol/L KSCN 混匀后搅拌 30 分钟，抽滤，并用 PBS 抽滤洗涤 3 次再生 BAGEs-Sepharose 4B，各次洗涤液及洗脱液均为 0.01 mol/L PBS（pH 7.2）4 ℃透析过夜，直到 PH7.2 及 FeCl3 不能测出 KSCN。

（4）动物分组：将注射 STZ1 个月后，血糖符合要求的雄性大鼠随机分为模型对照组、降糖舒心组、西药组、降糖宁组在给予高热量饲料的同时给予药物，正常组：光给予普通饲料。

（5）给药途径、剂量及时间：

正常组	蒸馏水	4.0 mL/kg. d. i. g
模型组	蒸馏水	4.0 mL/kg. d. i. g
降糖舒心组	降糖舒心方	2.0 g/kg. d. i. g
西药组	立克糖	2.0 mg/kg. d. i. g
	硝苯地平片	6.0 mg/kg. d. i. g
降糖宁组	降糖宁胶囊	2.0 g/kg. d. i. g（给药时间均为 5 个月）

（6）标本采集：各组大鼠于给药后第 5 个月末，禁食 12 小时（不禁水），末次给药 1 小时后，速眠新肌内注射麻醉动物，常规消毒，心脏采血检测生化指标，取主动脉作病理检查。组织收集：大鼠经速眠新肌注麻醉，常规消毒，打开胸腔心脏取血后，立即取主动脉部分，剪开血管腔，用无菌生理盐水漂洗血迹后，投入液氮中，冻存备用。

3. 观察指标

（1）FBG 及 PBG：血糖仪法。

（2）TC、TG：用生化仪检测。

（3）INS：用放免分析法。

（4）主动脉光镜及电镜观察：同第四节第一部分实验。

（5）主动脉壁 AGEs 的免疫组化：

1）各组大鼠肌内注射麻醉心脏取血后，由颈总动脉插管行压力灌注固定，取主动脉弓，常规石蜡包埋，连续切片，片厚 4 μm。按 S-P 试剂盒说明进行操作，DAB 显色，一抗稀释度为 1∶100，设空白对照、组织对照。

2）计算机图像分析处理：在每一个血管壁横截面的中膜取相互垂直，面积相同的 4 个测量区，分别测量计算各个测量区中 AGEs 阳性反应的相对面积（Aa%），取平均值代表血管壁 AGEs 密度。

（6）主动脉氧化型低密度脂蛋白受体基因（LOX-1）：

1）RT-PCR 引物根据文献报道，由上海生物工程技术服务有限公司合成。

LOX-1 上游引物 P1：5'-CTGGMT CTGGCA TGR AGA AA-3'（20bp）。

LOX-1 下游引物 P2：5'-YGC CTT CTT YTG ACA TAT ACTG-3'（22 bp）。

RT-PCR 扩增产物长度 361bp。

RT-PCR 内对照 β-actin 引物：①上游引物 P3 为 5'-AGG AGC ACC CCG TGC TGC TGA-3'（21bp）。②下游引物 P4 为 5'-CTAGAAGCA TITGCGGTGGAC-3'（21bp）。③β-actin PCR 扩增产物长度 120bp。

用于大鼠 LOX-1 RT-PCR Northen 杂交的探针序列（probe sequences），采用软件 DNAstar 设计，P5：5'-CTGGAGGGG CAG ATG TCAGCC CAG AAG-3'（27bp）。

用于 β-actin　RT-PCR Northen 杂交的探针序列，P6：5'-GGG CTG CGG CCA CCC TCC AGG CTC CGG-3'（27bp）。

2）总 RNA 提取及鉴定：根据 RNA 提取试剂盒 Tripure 操作指南一步法提取样品总 RNA。取 100 mg 组织放在经高温高压消毒的研钵中，加入液氮研碎后，转入 Ep 管中，加入 1 mL Tripure，振荡 30 秒，再加氯仿（0.2 mL/1 mL Tripure）混匀，4 ℃ 12,000 g 离心，取上清加等体积异丙醇混匀，4 ℃ 12,000 g 离心，沉淀以 75% 乙醇洗涤，50 μL 无菌 TE 重溶，紫外分光光度仪测定 260 nm/280 nm 比值（检测 RNA 样本的纯度），根据公式计算样本浓度：

$$\text{RNA（mg/mL）} = \frac{OD_{260} \times 40 \times 稀释倍数}{RNA 溶液总体积（mL）}$$

加样前使各样品中总 RNA 含量一致，1% 甲醛变性琼脂糖凝胶电泳鉴定 RNA 的完整性。样品保存于 -75 ℃ 以备分析。

3）RT-PCR：①反转录（RT）。取总 RNA 2ng，加随机引物 1 μL（浓度为 1 pmol/L），混匀，70 ℃ 变性 5 分钟后，立即置冰浴，加 5×buffer 5 μL，10 mM dNTPs 1.25 μL，RNasin 0.5 μL、M-mLVR 1 μL（200 μ/μL），加 DEPC 水充分混匀，总体积 25 μL。经 40 ℃ 60 分钟逆转录后，95 ℃ 5 分钟的破坏 RT 中残余酶，将 RT 产物置于 -75 ℃ 保存备用。②多聚酶链反应（PCR）。每一样本取 RT 产物各 1 μL，分别进行 LOX-1、β-actin 的 PCR 反应，LOX-1 引物（10 pmol/L）各 1 μL，β-actin 引物各 1 μL，10×buffer 5 μL，pfu DNA polymerase 1 μL，加 DEPC 水至 50 μL，混匀后进入 PCR 循环：首次变性 95 ℃ 2 分钟，变性 95 ℃ 1 分钟，退火 43 ℃ 1 分钟，延伸 75 ℃ 3 分钟，循环 35 次，结束前 75 ℃ 延伸 10 分钟。

4）PCR 产物电泳：取 LOX-1 PCR 产物 15 μL，进行 1.2% 琼脂糖凝胶电泳，电泳缓冲液为 5× TBE，电压 5 V/cm，时间 35 分钟，经 0.5 μg/mL EB 染色 35 分钟，紫外照相仪摄片，PCR 照片经照相机翻拍后，再经激光光密度扫描，与内参照 β-actin 表达进行对比（LOX-1/β-actin）。因 β-actin 在各组织中均匀表达，故可用 β-actin 的光密度值进行标准校正，分析大鼠主动脉 LOX-1mRNA 的相对表达量。

5）Southern 印迹：各样品和相应的内对照 β-actin 的 RT-PCR 产物进行琼脂糖凝胶电泳分离，按 Zeta-Probe 膜（Bio-Rad）操作指南，用毛细管转移法将产物转膜。主要步骤为：凝胶置 0.5 mol/L

NaOH+1 mol/L NaCl 溶液变性 30 分钟；1.5 mol/L Tris－HCl（pH7.4）＋3 mol/L NaCl 溶液中和 30 分钟；Zeta－Probe 膜在蒸馏水中浸泡 5 分钟后，覆盖在转移平台的胶上，用 10×SSC 转移过夜。

6）探针标记：采用寡核苷酸末端标记法标记各探针，[r－32p] ATP 用量为 100uCi，T4 多核苷酸激酶为 10 U。探针纯化采用乙醇沉淀法。

7）杂交：将印迹完的 Zeta－Probe 膜封于杂交袋中，加入预杂交液，50 ℃预杂交 5 小时。弃去预杂交液，加入新的预杂液和标记好的探针，50 ℃杂交过夜。取出印迹膜，洗脱后，放射自显影 36 小时。

（7）血小板源性生长因子基因表达（PDGF）

1）RT－RCR 引物根据文献。由上海生物工程技术服务有限公司合成。用于大鼠 PDGF－A RT－PCR 的引物：

上游引物 P_7：5－CCTGCC CAT TCGGAGGAAGAG－3（21bp）

下游引物 P_8：5－TTGgCC ACC TTG ACC CTG CG－3（20bp）

PDGF－A RT－PCR 扩增产物长度 220bp。

PT－PCR 内对照 β－actin 的引物：同前。

β－actin RT－PCR 扩增产物长度为 310bp。

2）总 RNA 提取及鉴定：同上。

3）RT－PCR：①反转录（RT）。取总 RNA 2 ng，加随机引物 0.3 μg（浓度 1 pmol/L），先加 DEPC 水 10 μL，70 ℃变性 5 分钟，置冰上后按顺序加入：5×buffer 5 μL、10 mM DNTP 1 μL、RNasin 5^{μ}、M－mLVR 1 μL（200^{μ}/μL），加 DEPC 水至 25 μL，混匀后置 37 ℃反转录 60 分钟后，95 ℃灭活反转录酶 10 分钟，将 RT 产物置于－75 ℃保存备用。②多聚酶链反应（PCR）。每一标本取 RT 产物（cDNA）2.5 μL、10 mmol/L dNTP 1 μL、10×buffer 5 μL、$MgCL_2$ 5 μL、PDGF－A 引物各 2 μL（10 pmol/L）、β－actin 引物各 2 μL（10 pmol/l）、TaqDNA Polymerase 0.5 μL（$5×10^{6U}$/L），加去菌去离子水至 50 μL，混匀后短暂离心 15 秒，PCR 扩增，首轮循环：94 ℃ 5 分钟，58 ℃ 35 秒，72 ℃ 1 分钟；后续循环：94 ℃ 1 分钟，58 ℃ 35 秒，72 ℃ 1 分钟；末轮循环：94 ℃ 1 分钟，58 ℃ 35 秒，72 ℃ 10 分钟。共 35 个循环。

4）PCR 产物电泳：取 PDGF－A PCR 产物 15 μL，进行 1.2％琼脂糖凝胶电泳，电泳缓冲液为 5×TBE，电压 5 V/cm，时间 30 分钟，经 0.5 ng/mL EB 染色 35 分钟，紫外照相仪摄片，PCR 像片经照相机翻拍后，再经激光光密度扫描，与内参照 β－action，表达进行对比（PDGF－A/β－action），分析大鼠主动脉 PDGF－A mRNA 相对表达量。

5）Southern 印迹：各样品和相应的内对照 β－actin 的 RT－PCR 产物进行琼脂糖凝胶电泳分离，按 Zeta－Probe 膜（Bio－Rad）操作指南，用毛细管转移法将产物转膜。主要步骤有：凝胶置 0.5 N NaOH ＋ 1 M NaCl 溶液变性 30 分钟；1.5 M Tris－HCl（PH7.4）＋3 M NaCl 溶液中和 30 分钟；Zeta－Probe 膜在蒸馏水中浸泡 5 分钟后，覆盖在转移平台的凝胶上，用 10×SSC 转移过夜。

6）探针标记：采用寡核苷酸末端标记法标记各探针，[r^{-32}P] ATP 用量为 100 uCi，T4 多核苷酸激酶为 10^U，探针纯化采用乙醇沉淀法。

7）杂交：将印迹好的 Zeta－Probe 膜封于杂交袋中，加入预杂交液，50 ℃预杂交 5 小时，弃去预杂交液，加入新的预杂交液和标记好的探针，50 ℃杂交过夜。取出印迹膜，洗脱后，放射自显影 36 小时。

4. 统计学处理 实验结果以（$\bar{x}\pm s$），表示组间比较用 t 检验，$P<0.05$ 为有显著性差别。

（二）结果

1. 对大鼠空腹及餐后血糖的影响 如表 8－11 所示，治疗前各组 FBG 和 PBG 没有显著性差异（$P>0.05$）。治疗后与模型组相比，FBG 稍有下降，但相差不显著，PBG 则有显著性差异。

表 8-11　　　　　　　各组大鼠血糖值比较 ($\bar{x} \pm s$，下同；单位 mmol/L，$n=10$)

组　别	用药前		用药后	
	0	2 小时	0	2 小时
正常组	5.6±1.7	6.5±2.3	5.1±1.6	6.7±2.0
模型组	6.7±1.9*	16.7±5.3**	7.1±2.8*	19.6±7.3**
降糖舒心组	6.4±2.0*	15.9±6.1**	6.6±2.7*	14.7±5.2**△△
西药组	6.5±2.1*	17.2±6.5**	6.5±2.3*	15.1±4.5**△△
降糖宁组	6.5±1.9*	16.4±5.8**	6.9±1.6*	16.2±6.1**△△

注：与正常组比，＊$P<0.05$；＊＊$P<0.01$；与模型组比，△$P<0.05$，△△$P<0.01$

2. 对大鼠血脂的影响　各组大鼠血脂如表 8-12 所示，治疗前模型组与各药物治疗组 TC、TG 无明显差异（$P>0.05$），但显著高于正常组的（$P<0.05$）。治疗后与模型组比较，各治疗组 TC、TG 均有不同程度下降，以降糖舒心组下降幅度最大（$P<0.01$），西药组 TC 下降无显著性差异。

表 8-12　　　　　　　各组大鼠血脂的比较 (mmol/L，$n=10$)

组　别	治疗前		治疗后	
	TC	TG	TC	TG
正常组	1.4±0.3	0.5±0.2	1.5±0.2	0.6±0.1
模型组	1.9±0.4*	2.8±0.5**	2.4±0.5**	3.6±0.6
降糖舒心组	1.8±0.5*	2.6±0.6**	1.7±0.4*△△	2.2±0.5△△
西药组	1.8±0.4*	2.7±0.6**	2.3±0.6**	3.1±0.7△
降糖宁组	1.9±0.4*	2.7±0.5**	2.0±0.7*△	2.8±0.6△

注：与正常组比，＊$P<0.05$，＊＊$P<0.01$；与模型组比，△$P<0.05$，△△$P<0.01$

3. 对大鼠胰岛素水平的影响　如表 8-13 所示，治疗前各药物组与模型组 INS 水平无显著性差别（$P>0.05$）但非常显著高于正常组的（$P<0.01$），治疗后与模型组比，各药物治疗组血清 INS 水平均有下降，以降糖舒心组下降幅度最大（$P<0.01$），西药组下降不明显。

表 8-13　　　　　各组大鼠胰岛素水平的比较 (mU/L，$n=10$)

组　别	治 疗 前	治 疗 后
正常组	14.6±3.3	15.8±1.9
模型组	29.5±7.6**	35.8±11.9**
降糖舒心组	28.7±8.1**	21.6±5.7**△△
西药组	29.7±7.8**	34.4±12.5**△
降糖宁组	31.2±8.6**	28.3±10.2**△△

注：与正常组比，＊$P<0.05$，＊＊$P<0.01$；与模型组比，△$P<0.05$，△△$P<0.01$

4. 病理形态学观察　光镜所见，正常组内膜光滑，有光泽，内膜下胶原未见增生，中膜 VSMC 排列整齐，染色均匀（图 8-10）；模型组可见主动脉内膜明显增厚、隆起形成粥样斑块（图 8-13、图 8-14），VEC 大部分脱落，内皮下间隙增宽（图 8-17），可见 VSMC 穿过内弹力板迁移入内皮下，有泡沫细胞生成（图 8-15），中膜明显增厚，VSMC 大量增生，排列紊乱，可见肥大 VSMC，并垂直于内膜生长（图 8-17），弹力纤维增生，厚薄不匀，有断裂分层现象（图 8-16）；降糖舒心组主动脉内膜轻度增厚，无隆起，VEC 基本完好，内皮下间隙轻度增宽，其内未见迁移其中的 VSMC，未见泡沫细胞（图 8-26），中膜轻度增厚，VSMC 增生不明显，细胞数目接近正常，排列规则，但形态有的正常，有的似成纤维细胞（图 8-27）；西药组内膜轻度增厚，有隆起，VEC 有脱落，可见迁移入内皮下间隙的 VSMC，泡沫细胞增多（图 8-28），中膜增厚，VSMC 增生，数目多于正常，排列紊乱，有垂直于内膜生长者（图 8-29）；降糖宁组内膜轻度增厚，有隆起，VEC 有缺损，内膜下弹力轻度增生（图 8-30），中膜增厚，VSMC 增生，有的垂直于内膜生长，但可见部分排列规则的细胞（图 8-31）。

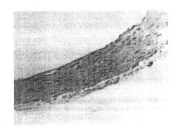

图 8‑26　降糖舒心颗粒组大鼠
主动脉×200 HE

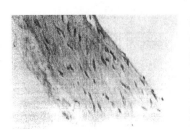

图 8‑27　降糖舒心颗粒组大鼠
主动脉×400 HE

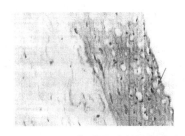

图 8‑28　西药对照组大鼠主动脉
(→示泡沫细胞)×200 HE

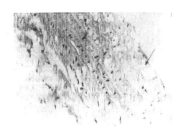

图 8‑29　西药对照组大鼠主动脉
(→示泡沫细胞)×400 HE

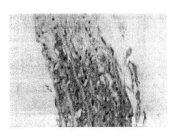

图 8‑30　降糖宁组大鼠主动脉×
200 HE

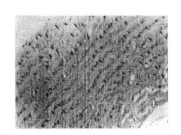

图 8‑31　降糖宁组大鼠主动脉
×400 HE

电镜所见，正常组 VEC 连续，其下有少量疏松组织（即中层 VSMC 和弹力层），中层 VSMC 和弹力层完整（图 8‑18）；模型组 VEC 脱落，可见粥样脂质，内弹力层溶解，基质无结构，有广泛脂质沉着（图 8‑21），可见巨噬细胞具有细胞突起，脂质内含大量脂滴和高密度物质（图 8‑23、图 8‑24），内皮下间隙出现大量的 VSMC，部分成为泡沫细胞（图 8‑22、图 8‑32）；降糖舒心组 VEC 基本完整，内膜下增生不明显（图 8‑34）。未见泡沫细胞和脂质斑块（图 8‑35）；西药组 VEC 有破损，内膜下增生（图 8‑36），VSMC 有吞饮脂滴，可见泡沫细胞（图 8‑37）；降糖宁组 VEC 有轻度破损，内膜下轻度增生（图 8‑38），VSMC 有吞饮脂滴，未见泡沫细胞（图 8‑39）。

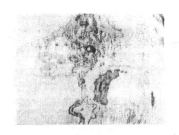

图 8‑32　降糖舒心颗粒组大鼠主
动脉×3000

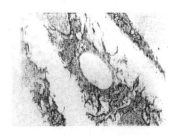

图 8‑33　降糖舒心颗粒组大鼠
主动脉×5000

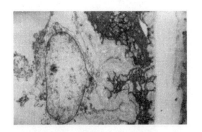

图 8‑34　降糖舒心颗粒组大鼠
主动脉×6000

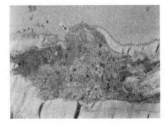

图 8‑35　西药组大鼠主动脉（→示内膜破
损，泡沫细胞）×4000

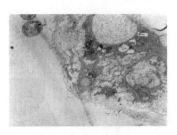

图 8‑36　西药组大鼠主动脉（→示泡沫细
胞）×6000

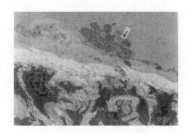

图 8-37 降糖宁组大鼠主动脉（→示血小板黏附）×4000

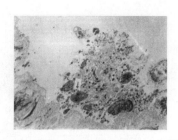

图 8-38 降糖宁组大鼠主动脉（→示吞噬细胞）×4000

5. 主动脉壁 AGEs 的免疫组化

（1）AGEs 荧光检测：AGEs-BSA 和 AGEs-HSA 荧光值分别为 5.26±0.21 和 5.47±0.18，而 BSA 和 HAS 分别为 0.16±0.01 和 0.21±0.02。荧光光谱扫描显示 AGEs-BSA 和 AGEs-HSA 激发高峰位于 365 nm，发射高峰位于 446 nm。

（2）抗体滴度：经 1.5% 琼脂糖双向扩散测定，亲和层析纯化前、后抗体滴度见表 8-14。

表 8-14 亲和层析前、后抗体滴度

	BAGEs	BSA
抗-BAGEs 抗体亲和层析前	1∶128	1∶16
抗-BAGEs 抗体亲和层析前	1∶2	0

（3）降糖舒心方对实验性 2 型糖尿病合并动脉粥样硬化大鼠主动脉壁非酶糖化的影响：光镜所见，在主动脉横截面的组织切片上，内膜及内膜下层呈强阳性反应，而中膜 AGEs 的阳性反应和分布比较均匀，呈条索状。计算计图像分析处理结果如表 8-15 所示：模型组及各用药组主动脉 AGEs 阳性反应面积均非常显著高于正常组的（$P<0.01$），与模型组相比，各用药组主动脉 AGEs 阳性反应相对面积均有显著减少，其中降糖舒心组的减少最多（$P<0.01$），西药组的减少最少（$P<0.05$）。

表 8-15 主动脉壁 AGEs 的相对面积（单位：Aa%）

组别	n	相对面积
N	7	3.36±0.47
Control	7	9.27±1.21**
JTSX	7	5.58±0.46**△△
XY	7	7.91±0.35**△
JTN	7	6.72±0.68**△△

注：$P<0.05$，与 N 组比较，*$P<0.01$；与 Control 组比较，△ $P<0.05$，△△$P<0.01$

6. 大鼠主动脉氧化型低密度脂蛋白受体基因（LOX-1 mRNA）表达

（1）总 RNA 质量鉴定：所测定 RNA 的 260 nm/280 nm 比值在 1.6~1.8 之间，符合 Tripure 试剂要求。1.0% 琼脂糖凝胶电泳显示 28S 和 18S 两条电泳带清晰，前者约为后者的 2 倍，表明所提 LOX-1 RNA 无降解，可用于 RT-PCR 和核酸杂交实验。

（2）对大鼠主动脉 LOX-1 mRNA 表达的影响：以大鼠 LOX-1 特异引物进行 RT-PCR 扩增，实际扩增结果显示，各组大鼠样品中内对照 β-actin 的量基本一致，表明各组大鼠样品中的 RNA 模板浓度是一致的，具有可比性，模型组大鼠 LOX-1mRNA 相对表达量为 0.22±0.12，较正常组的 0.46±0.11 明显下降，后者约为前者的 2.1 倍，降糖舒心组、西药组、降糖宁组的值分别为 0.39±0.15、0.28±0.14、0.36±0.13，其中以降糖舒心组的最高，约为模型组的 1.8 倍（图 8-39）。

7. 对大鼠主动脉血小板源性生长因子基因（PDGF-A mRNA）表达的影响 以大鼠 PDGF-A 特异引物进行 RT-PCR 扩增：从扩增结果显示，各组大鼠样品中内对照 β-actin 的量基本一致，表明各组大鼠样品中的 RNA 模板浓度是一致的，具有可比性。模型组大鼠 PDGF-A mRNA 相对表达量为

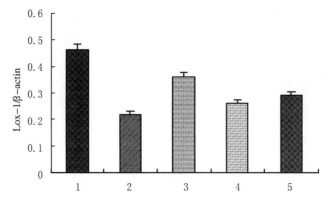

图 8-39　各组大鼠主动脉 LOX-1 mRNA 相对表达量比较
(Southern blotting)
1. N；2. Control；3. JTSX；4. XY；5. JTN

0.74±0.25，较正常组的 0.28±0.12 明显增加，前者约为后者的 2.6 倍。降糖舒心组、西药组、降糖宁组的值分别为 0.39±0.27、0.57±0.21、0.43±0.23，其中以降糖舒心组的最低，约为模型组的 0.5 倍。（图 8-40）

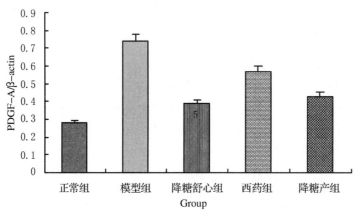

图 8-40　各组大鼠主动脉 PDGF-A　mRNA 相对表达量比较
(Southern blotting)
1：N；2：Control；3：JTSX；4：XY；5：JTN

（三）讨论

前已述及，糖尿病心脏病是指 DM 并发或伴发的心脏病，包括 CHD、心肌病、心脏植物神经病变，其中主要是指 CHD。由于 DM 与心血管病高度相关，具有发病率高、发病早、病变重、症状不典型、进展快、易发生心肌梗死等特点，已成为近年研究的热点。目前，西医没有有效的药物和防治措施，西药组是现在临床常用的降血糖药物加心血管治疗药物，结果显示仍有内皮的破损和 AS 的出现，这进一步证实了单纯降血糖并不能抑制 DM 血管并发症的发生。辨证论治是中医的特色和优势。我们在流行病学调查文献研究及古代文献研究的基础上，结合我们前期的研究成果，确定滋阴益气、活血祛瘀、化痰通脉作为 DM 合并 CHD 的主要治则，临床观察该复方制剂有调整糖脂代谢、改善 IR 的作用，动物实验结果表明能改善实验性 2 型糖尿病合并动脉粥样硬化大鼠糖脂代谢异常，在防治 AS 病变方面优于西药组和降糖宁胶囊。我们分析这是该复方制剂综合治疗作用的结果。有研究报道，益气养阴法、活血化瘀单一治法对糖尿病大鼠心脏病变形成具有一定阻断作用，若两者合用，且重视活血的效果则疗效更佳，其机制可能与其降血糖、降脂、改善 IR、抗氧自由基损伤等效应密切相关。薛军等研究表明具有益气活血、祛湿化痰的开心胶囊能调节血脂代谢，拮抗和阻断 ET 的释放、降低血浆 ET，对糖尿病大鼠垂体后叶素引起的心肌缺血有明显的改善作用。李赛美等还发现具有活血祛瘀滋阴的调胃承气汤加用水蛭能明显减少糖尿病大鼠冠状动脉结扎后心肌缺血面积，降低 ECG 异律率。以上报道说明可能是具有滋阴益气的降糖宁胶囊防治糖尿病大鼠 AS 病变作用不如滋阴益气、活血祛瘀、化痰通脉的降糖舒心方的主要原因。而降糖舒心方防治实验性 2 型糖尿病大鼠 AS 可能是降血糖、降脂、改善 IR，抗脂质过氧化综合作用的结果。

　　DCCT 和 UKPDS 研究均证实长期持续高血糖与糖尿病慢性血管病变的发生密切相关。高血糖导致血管病变发生发展的机制尚不完全清楚，蛋白质非酶糖化形成的 AGEs 可能发挥重要作用。有研究表明，DM 时组织中非酶糖化普遍存在，过度的非酶糖化和 AGEs 的堆积对机体组织结构，尤其是大血管，有广泛的损害。降糖舒心方经临床研究有降血糖、血脂作用，对 T2DM 型糖尿病合并 CHD 有效的疗效，可能对 DM 蛋白质非酶糖化具有抑制作用。AGEs 是还原糖（如葡萄糖）与蛋白质、氨基酸等的游离氨基端通过一系列复杂的非酶促反应形式的结构多样的不可逆聚合物。尽管高血糖导致血管病变发生发展的机制尚不完全清楚，但 AGEs 作用越来越引起广泛关注。目前已有大量的实验研究表明，AGEs 具有诱发和促进 AS 的作用。所以 AGEs 的检测在 DM 及其心血管并发症的科研与临床上有着重要的意义。但由于 AGEs 结构复杂多样，决定了抗 AGEs 抗体制作过程繁锁，免疫成功率低，而且尚缺乏统一的 AGEs 标准品和 ELISA 反应体系，所以至今尚无商品化的测定盒问世，使其应用受限。为了对 AGEs 进行组织定量实验研究，我们协作攻关，经过多次尝试，终于制备了 AGEs 和抗 AGEs 多克隆抗体。有研究证实，小剂量抗原免疫动物产生的抗体滴度高，亲和力大。我们运用小剂量 AGEs 多点皮内注射法制备 AGEs 抗体，并证明其与多种 AGEs 存在特异性结合，而与蛋白质非酶糖化的早期产物不结合。在制备时应注意以下几个方面：① AGEs 孵育时间不能太长（一般不超过 6 个月），否则 AGEs 交联后出现胶冻状产物，即无法透析，不能与佐剂完全乳化。② 动物年龄不能太大，不能妊娠，不要选择同种蛋白质免疫动物，否则易产生免疫耐受或影响抗体滴度。③ 弗氏完全佐剂必须澄清，不能有沉淀，长久静置后佐剂的水相和油相不应分离。④ 必须多点皮内注射多个淋巴结区。包括淋巴管丰富的背部和臀部。⑤ 最好在用双抗法证明抗体滴度确已下降后再强化，否则可引起动物的免疫耐受或抗体特异性的丧失。⑥ 须经双抗证实后才能确认每次强化产生的抗体与每一次免疫动物产生的抗体是一致的。抗 AGEs 抗体的制备与应用，是 AGEs 研究的重要手段。目前有许多成功制备抗 AGEs 抗体（包括单克隆抗体）的报道。尽管其制作过程繁锁，免疫成功率低，但我们认为只要严格操作过程及注意事项，就能成功。有研究表明主动脉的胶原纤维含量丰富，胶原纤维的肽链中含有大量的羟脯氨酸、赖氨酸和羟赖氨酸残基，DM 时高血糖作用于这些残基上的游离氨基，发生非酶糖化形成 AGEs。动脉壁血管壁 AGEs 密度随着 DM 病程进行性增加，反映了 DM 时非酶糖化在主动脉壁的存在和进展。AGEs 参与 CHD 发病的主要机制有：①AGEs 能够与胶原及其他结构蛋白交联反应，增加胶原的刚性，使动脉壁的顺应性降低。②糖基化的胶原可在血管壁上形成网样结构，通过共价捕获 LDL，被捕获的 LDL 就较易被自由基攻击发生氧化。③人类单核细胞表面具有 AGEs 特异性受体，AGEs 与其受体结合可促使单核细胞释放多种细胞因子，其中有生长因子，如白介素-1（IL-1）、肿瘤坏死因子 β（TNFβ）、胰岛素样生长因子-1（IGF-1）、血小板源性生长因子（PDGF）等，使血管组织增殖。④AGEs 还能消耗 NO，使依赖 NO 的血管扩张机制受损，造成血管张力改变引起血压升高。

　　目前认为通过阻断或减轻非酶糖化，预防 DM 血管并发症的可能途径有两条：一是有效地控制血糖浓度，二是特异性地阻断 AGEs 的形成。氨基胍本无降血糖作用，但作为非酶糖化抑制药能有效地减少 AGEs 的形成，可能的机制是：①氨基胍分子上的-NH₂ 竞争性地抑制蛋白上-NH₂ 发生非酶糖化。②与早期糖化产物 Amadori 结合，阻断其进一步反应生成 AGEs。有动物试验证明。氨基胍能降低血管壁胶原纤维 AGEs 含量，显著提高动脉壁的弹性，改善血管功能。但药理学实验证实氨基胍会降低胰岛的血供，高浓度时会抑制 β 细胞分泌胰岛素，因而限制其临床应用。我们的实验结果表明降糖舒心方能明显减少糖尿病大鼠主动脉壁 AGEs 的量，其作用大于常规降血糖西药组及降糖灵对照组。我们分析一方面这可能主要与该方药里含有槲皮素有关。槲皮素是一种非酶糖化抑制药和抗氧化剂。已有研究显示槲皮素有抑制 DM 大鼠主动脉胶原非酶糖化作用，对 VEC 损伤有保护作用。另一方面与该方药调整糖脂代谢紊乱，提高胰岛素敏感性有关。

已有研究证实，氧化型低密度脂蛋白受体（oxidized Low-density lipoprotein receptor，LOX-1）基因功能异常引起高脂血症及 AS 的主要原因。近年来，有研究表明，糖尿病患者存在 LOX-1 基因表达异常或功能缺陷者，易导致血浆中 LDL-C 升高，形成 AS。已有研究表明不同的动物和不同组织低密度脂蛋白受体（LDLR）转录水平不尽相同。大、小鼠常作为研究脂类代谢的模型，大、小鼠喂饲胆固醇后 LDLR 转录水平均有下降。但大鼠在脂质代谢方面比小鼠更接近于人，比小鼠更适合于作人类高脂血症模型。这也是我们在选择模型动物时用大鼠而不用小鼠的主要原因之一。同一动物不同组织LDLR 表达水平差别很大。LeCras 等用 RNase Protection 定量测定技术发现肝脏 LDLR 转录水平明显高于成纤维细胞。我们在实验中也证实大鼠 LOX-1 在各组织中以肺的表达量最高（结果文中未显示）与 Nagase 等报道一致。高胆固醇血症是 AS 和 CHD 的主要危险因素之一。有研究表明，不仅家族性高胆固醇血症（FH）患者存在低密度脂蛋白受体（LDLR）功能缺陷，一些非 FH 的高胆固醇血症患者也有 LDLR 缺陷，并且 LDLR 活性有随增龄下降的趋势。近年来，国内外学者对 LDL-R 的功能从生化、免疫、遗传学等方面作了大量研究，认为血浆中 2/3 以上的 LDL 是通过 LDL-R 途径降解的，其基因 LOX-1 表达异常可影响 LDL 的清除，使血中 LDL 水平升高，导致高脂血症、AS。LDL-R 基因功能缺陷是引起高脂血症及 AS 的主要原因之一。有研究证实，高胆固醇血症患者存在 LDL-R 功能缺陷和不同程度的损伤，导致血浆中 LDL 水平升高，形成 AS。同时大量临床研究资料表明，TC、TG水平升高，尤其是 LDL 水平升高，可增加 CHD 危险性；反之，减少 CHD 危险性，减缓 AS 的进程，甚至消退部分脂质斑块。而对颈动脉和冠状动脉组织中 LDLR mRNA 含量的 RT-PCR 测量结果表明，AS 斑块 LOX-1 转录水平明显低于正常动脉组织，提示 AS 的形成与 LOX-1 的低表达有直接关系。我们的实验结果显示实验性 2 型糖尿病合并 AS 模型组大鼠主动脉 LOX-1 表达量明显低于正常组的，与以上报道相符，说明该模型大鼠主动脉 LOX-1 基因存在异常表达和功能缺陷。另有学者也发现CHD 患者外周血单个核细胞 LOX-1 mRNA 的 RT-PCR 转录水平远远低于正常对照组，同时与 CHD患得血清中 LDL 和 LPO 水平呈负相关（r=-76 和-71），提示 CHD 患者 LOX-1 转录水平下降的主要原因为 LDL 和 LPO 等氧化产物对 LOX-1 mRNA 的抑制作用。我们在前面的实验中已证实，实验性 2 型糖尿病合并 AS 大鼠存在脂质代谢紊乱。LDL 和 LPO 等氧化产物增多的情况，降糖舒心方有抑制脂质过氧化，改善脂质代谢异常的作用，其结果优于西药组和降糖宁组。本实验结果表明，LOX-1 mRNA的低转录水平与异常的糖、脂代谢相关。降糖舒心方能够抑制模型大鼠主动脉 LOX-1 的低表达。由此我们推测降糖舒心方调整异常脂质代谢防治糖尿病合并 AS 的发生发展可能与其调控 LOX-1基因表达，避免功能缺陷有关。

血小板源性生长因子（Platelet-derivedgronth factor，PDGF）是 1974 年才被认识的一种刺激结缔组织细胞增长的常见肽素调节因子，也是机体最重要的促细胞分裂因子。糖尿病大血管病变晚期主要是AS 和动脉硬化，其病理变化以 VSMC 的增生和迁移较为突出。PDGF 在血管病变中发挥了重要的调节作用。PDGF 是机体普遍存在的促分裂剂，有研究表明，血小板中释放的物质是整个血清中存在的促分裂剂的主要来源。通过对神经胶质细胞等的进一步研究发现，PDGF 的促分裂活性近似地占人类血清的血小板促分裂活性的 50%。PDGF 在正常生理情况下存在于血小板的 α 颗粒内，当血小板与凝血酶、胶原、ADP 等接触时便聚集脱颗粒将 PDGF 释放入血。由于血小板不具备合成蛋白质的能力，所以它可能只是 PDGF 的储存场所，其储存的 PDGF 来自骨髓的巨核细胞。此外巨噬细胞、VEC、VSMC 等也能合成释放 PDGF。

已有研究表明 PDGF 是由两条不同的多肽链组成，分别称为 A 链和 B 链，通过二硫键连接形成，可有 AA、BB、AB 3 种结合形式，它通过与靶细胞上的受体结合而发挥其生物学效应。A 链和 B 链氨基酸序列约有 60% 同源性。PDGF 具有广泛的生物学活性，对成纤维细胞、VSMC 和中性粒细胞具有趋化作用，PDGF 诱导 VSMC 和成纤维细胞的趋化性在损伤修复过程中极为重要，它能刺激多种细胞如 VSMC、成纤维细胞、胶质细胞的分裂增殖，通过刺激胶原合成和胶原酶的活化作用，调节细胞外基质的更新，最终促使 DNA 合成和细胞裂解、增殖。PDGF 还可诱导诸如 C-myc 和 C-fos 等原癌基因的表达。

目前已发现有多种因素都可刺激 VSMC 的 PDGF 基因表达，如 Bydlowski 等研究发现凝血酶以剂量依赖的方式诱导促进了 VSMC 的 DNA 合成和细胞增殖，部分是由于增加了 VSMC 内源性 PDGF-A 的表达。AGES 可以引起 VEC 通透性增加而不破坏其完整性，VECF 的单核细胞一旦被激活，即能产生一系列介质，吸引并激活其他细胞，引起血管壁结构改变。其中以 PDGF 的表达最为重要。它能够促 VSMC 有分丝裂活性，被认为在增殖性 AS 的发展过程中起中心作用。而 AS 的特征性病变是内层 SMC 的增生反应。当血管内皮受损时，引起巨噬细胞和 T 细胞聚集，最终导致 SMC 的增生。激活的巨噬细胞是早期 PDGF 释放的重要来源。当 VSMC 加速增生时，受损处的 VSMC 可能表达 PDGF-A 链。已有研究表明 AS 病变部位巨噬细胞的存在与 PDGF-B 的 mRNA 水平增加相关。而 VSMC 则与翻译 PDGF-A 的 mRNA 增加有关。因此，一旦某种原因促使粥样硬化病变开始，PDGF 便成为促使病变扩展的重要因素。

我们的实验结果表明，实验性 2 型糖尿病合并 AS 大鼠主动脉 PDGF-A 表达明显上调，提示主动脉产生 AS 病变与 PDGF-A 高表达促使 VSMC 明显相关，与以上报告一致。而降糖舒心方有抑制 PDGF-A 表达上调的作用，这可能是该复方制剂防治糖尿病发生发展 AS 的主要作用机制之一。

三、降糖舒心方对晚期糖化代谢终产物致离体血管平滑肌细胞增殖的影响

本实验在严格控制实验条件的基础上，采用血清药理学方法，利用体外培养的 VSMC 来观察降糖舒心方对 AGEs 诱导 VSMC 增生的直接作用及相关基因表达的影响，揭示该复方制剂抗 AS 作用机制。

（一）材料与方法

1. 材料

（1）实验动物：健康 Wistar 大鼠，雄性 3 月龄，200±20 g 体重，清洁级，由第三军医大学实验动物中心提供。

（2）实验药物：降糖舒心颗粒，同上；氨基胍，Sigma 公司；槲皮素，Sigma 公司。

（3）主要试剂：胎牛血清（FCS），Sigma 公司；DMEM 培养基，HyClone；D-Hanks 液，HyClone 公司；MTT，Sigma 公司；氚-胸腺嘧啶核苷（3H-TdR），比度 20Ci/mmd，放射性浓度 1 mCi/mL，中国原子能科学研究院；α-actin 单克隆抗体，博士德公司；S-P 试剂盒，中山生物技术有限公司；三羟甲基氨基甲烷（Tris），Sigma 公司；硝基四氮唑蓝（NBT），德国 BM 公司；胰蛋白酶，Sigma 公司；二甲基亚砜，Sigma 公司；三氯醋酸（TCA），北京化工四厂；EDTA，Sigma 公司；PPO、POPOP，Fluke 公司。

（4）主要仪器：SW-CJ-1F 型净化工作台，苏州净化设备厂；双筒倒置显微镜，重庆光学仪器厂；1815C 型 CO_2 培养箱（SHEL-LAB），美国谢尔顿公司；ZM-2 型紫外线灭菌素，重庆长江试压模具厂；LKB-（21）型液体闪烁计数器，芬兰 LKB 公司；Aitachi M850 型黄光分光光度计，日本日立公司；可见紫外分光光度计（UV2200），日本岛津；DG-3022A 型酶联免疫仪，国产；超纯水制造系统（Milli-Q），德国。

2. 方法

（1）大鼠主动脉 VSMC 培养：

1）原代培养 VSMC：采用组织块培养法，选用体重为 200 g 的健康雄性 Wistar 大鼠，左后腿股四头肌的 0.15 mL 速眠新麻醉大鼠后，固定于解剖台上，碘仿、75％乙醇消毒，剪开胸部皮肤、皮下组织，暴露腹腔，剪掉一侧肺脏，剪破心包膜，将心脏推向一侧，暴露胸主动脉，游离并剪下胸主动脉（取主动脉降部动脉起始部，）迅速投入 D-Hanks 液中漂洗 3 次以去掉表面血迹，再将其移入盛有数滴无血清 DMEM 培养液（含有毒霉素 100 μ/mL 及硫酸链霉素 100 mg/mL）的培养皿内仔细清洗。纵行剪开血管腔，无血清 DMEM 培养液漂洗 1 次，吸净液体，移入另一平皿中，使内膜面朝上展开血管，

用锋利双面刀片轻刮内膜面 2 次。手术镊撕除血管外膜。将余下的血管中膜转入盛有适量无血清 DMEM 青霉素小瓶内，用眼科剪将血管条剪成 $1 \times 1 \ mm^2$ 大小的组织块。吸弃大部分培养液，仅留少许供吸取组织块用。用弯头吸管将之移入 25 mL 玻璃培养瓶内，以 5 mm 间隔摆放于瓶底并吸净瓶内培养液，盖好瓶盖，轻轻翻转培养瓶，令瓶底向上，置 37 ℃，5% CO_2 培养箱内 3 小时，待组织块微干涸并与瓶底黏附时，从培养箱中取出培养瓶，开塞。斜持培养瓶（瓶底仍向上），向瓶底角部轻轻注入含 20% FCS 的 DMEM 少许，然后缓缓再把培养瓶翻转过来，让培养液慢慢覆盖附于瓶底上的组织小块（组织小块附着尚不牢固，注意不要把组织块冲走）；置培养箱中静止培养，待细胞从组织块游出数量增多后，再补加培养液。在上述条件下静置培养 4 日再换液。以后 2 日换液 1 次，至 VSMC 长满瓶底（约 80% 表面）时传代。大鼠胸主动脉中膜组织块经贴壁静置培养后第 3～4 日，有部分细胞从组织块中迁出，第 4～8 日逐渐有大量细胞从组织块周围迁出，细胞呈纤维样生长。10 日左右细胞可传代培养。

2）培养 VSMC 鉴定：显微镜观察和用抗 SMC 中特异表达蛋白 α－actin 的抗体检测培养细胞中的 α－actin 的表达。

3）传代培养：将接近融合的原代培养 VSMC 的培养液吸弃，以 D－Hanks 液洗 2 次，加入 0.25% 胰蛋白酶（用 D－Hanks 液配制 pH7.2）溶液使细胞层刚好被液体覆盖，并轻轻转动培养瓶使消化液在瓶底均匀分布，消化 30～60 秒。在倒置显微镜下观察见细胞收缩、间隙变大、细胞变圆时迅速翻转培养瓶，弃去消化液，加入含 10% FCS 培养液 3 mL 终止消化。用弯头吸管吸取培养液轻轻吹打瓶底使细胞脱落及分散。将细胞悬液以 1：2 比例种植于新的培养瓶内，未消失的组织块可移入培养瓶中继续培养。实验用生长稳定的第 2～8 代 VSMC。

（2）含药血清的制备：选择健康成活 Wistar 大鼠，200±20 g，随机分为 6 个组，降糖舒心低剂量组、降糖舒心中剂量组、降糖舒心高剂量组、槲皮素组、氨基胍组及正常血清组，每组 6 只，分别给予降糖舒心方 1 g/kg、3 g/kg、6 g/kg、槲皮素 10 mg/kg、氨基胍 10 mg/kg（临用前用纯净水配制成 1 mL/100 g 体重浓度），正常血清组作为对照仅给予纯净水，给药组均在实验鼠相对饥渴时给药，之后方给予正常饲养加水，连续给药 10 日，于最后每次给药后 1 小时，断颈昏迷（仍有心跳），迅速开胸心脏采血，混合同组大鼠血，无菌分离血清，每一浓度含药血清取少量用于测定血糖，其余血清经 56 ℃ 30 分钟水浴灭活，0.22 μm 微孔滤膜过滤除菌，置－20 ℃保存备用。

（3）实验分组及处理：

正常血清组（N）：含正常血清 35 μL/孔＋AGEs（终浓度 100 μg/mL，下同）。

AGEs 增殖组（M）：含 FCS　35 μL/孔＋AGEs。

AGEs 对照组（C）：含 FCS　35 μL/孔。

降糖舒心低剂量组（J1）：含降糖舒心低剂量血清 35 μL/孔＋AGEs。

降糖舒心中剂量组（J2）：含降糖舒心中剂量血清 35 μL/孔＋AGEs。

降糖舒心高剂量组（J3）：含降糖舒心高剂量血清 35 μL/孔＋AGEs。

槲皮素低剂量组（Q1）：含槲皮素低剂量血清 35 μL/孔＋AGEs。

槲皮素中剂量组（Q2）：含槲皮素中剂量血清 35 μL/孔＋AGEs。

槲皮素高剂量组（Q3）：含槲皮素高剂量血清 35 μL/孔＋AGEs。

氨基胍低剂量组（A1）：含氨基胍低剂量血清 35 μL/孔＋AGEs。

氨基胍中剂量组（A2）：含氨基胍中剂量血清 35 μL/孔＋AGEs。

氨基胍高剂量组（A3）：含氨基胍高剂量血清 35 μL/孔＋AGEs。

（4）检测含药血清对 AGEs 致平滑肌细胞增殖的影响：

1）四甲基偶氮唑蓝比色法（MTT）：参照文献建立 AGEs 刺激 VSMC 增生模型，取培养的第 3～6 代 VSMC（台盼蓝着色试验活细胞＞95%），弃去原培养液，D－Hanks 液洗涤 2 次，用 0.25% 胰蛋白酶消化收集细胞（方法同 VSMC 传代培养）。用血球计数板计数，用含 10% FCS 无酚红培养液将

VSMC 密度调节为 $1 \times 105/mL$，以 $200~\mu L$/孔加入 96 孔培养板中，置 5% CO_2 孵箱中 37 ℃ 条件下培养 24 小时使细胞贴壁生长后，换为不含血清无酚红 DMEM 培养液培养 24 小时使细胞处于增殖的相对静止期。实验时再换为含 2% FCS 的无酚红培养液（$165~\mu L$/孔），同时按分组要求加入干预因素（AGEs 对照组为 $10~\mu L$/孔 DMEM 培养液，各实验组均加入 $100~\mu L$/孔的 AGEs，使终浓度为 $0.1~\mu mol/L$），常规条件下培养 48 小时，再加入 1% MTT $20~\mu L$/孔，培养 6 小时，吸掉原培养液，以 D－Hanks 液洗 3 次，每孔加入二甲基亚砜 $200~\mu L$，振荡培养板使结晶完全溶解。用 DG－3022A 型酶联免疫仪于 490nm 波长处检测各孔吸光度（OD 值），每组设 8 个平行孔，实验时取均值。

2）^3H－TdR 掺入试验：细胞准备同 MTT 法检测，培养液为 DMEM。将调整好密度（$1 \times 10^5/mL$）的 VSMC 按 $200~\mu L$/孔接种至 96 孔板贴壁培养 24 小时后，换为不含 FCS 的 DMEM 培养液培养 24 小时，弃去原培养液，每孔加入含 2% FCS 的 DMEM 培养液 $165~\mu L$，同时加入干预因素继续培养 30 小时（除 AGEs 对照组外，各实验组每孔加入终浓度为 $0.1~\mu mol/L$ 的 AGEs）于收集细胞前 6 小时加入终浓度为 $1~\mu Ci/mL$ 的 ^3H－TdR，弃去原培养液，用 4 ℃ PBS 洗 3 次，以适量 0.04% EDTA，0.25% 胰蛋白酶消化细胞使之分散，加入 10% FCS 的 DMEM 液中和，采用负压多头细胞收集器将细胞吸引至 $\varphi 25$ mm 孔径 $0.45~\mu m$ 的微孔滤膜上，抽滤分离 ^3H－TdR 未掺入的细胞，PBS（PH7.4）冲洗 3 遍，取下滤纸，然而以 10% TCA 固定，放入小搪瓷盘中，置烤箱 70 ℃～80 ℃经 30 分钟烘干，将烘干的滤纸按顺序号放入盛有 5 mL 闪烁液的闪烁瓶内（完全浸入并排除气泡），暗适应 3 小时后在 LKB－1217 型液体闪烁计数器上测 ^3H－TdR 掺入量（CPM 值）。每组设 8 个平行孔，实验取其均值。

$$药物抵制率 = \frac{AGEs~增殖组~CPM - 药物组~CPM}{AGEs~增殖组} \times 100\%$$

（5）统计学处理：实验数据以（$\bar{x} \pm s$）表示，组间比较用 t 检验，$P < 0.05$ 为有显著性差异。

（二）结果

1. 原代培养大鼠主动脉 VSMC 鉴定　原代培养时，由于细胞来源于组织块，在生长时可能含有一些其他成分的细胞如成纤维细胞、VEC 的生长，因而对原代培养的细胞进行鉴定很有必要。本研究原代培养的 VSMC 在像差显微镜观察呈梭形或长梭形可重叠生长达多层，高低起伏，部分区域呈典型的"峰"与"谷"样生长。由于 α－actin 为 VSMC 特异 actin，只在 VSMC 中表达。本研究采用特异的抗 VSMC 的 α－actin 的抗体用免疫组代方法检验原代培养细胞中 α－actin 的表达，结果显示培养的细胞染色均匀为阳性，证明本研究原代培养的细胞为 VSMC。

2. MTT 法检测　MTT 法检测结果如表 8－16 所示，AGEs 增殖组和正常血清组非常显著高于 AGEs 对照组（$P < 0.01$），5 个含药血清组均显著，非常显著低于 AGEs 增殖组和正常血清组（$P < 0.05 - 0.01$）；降糖舒心高剂量组显著低于降糖舒心中、低剂量组、槲皮素组（$P < 0.05$），而与氨基胍组相当（$P > 0.05$）。

表 8－16　　　　　　　　　　　　　　MTT 法检测结果（OD 值，$n = 8$）

组　别	剂　量	OD 值
正常血清组	—	1.472 ± 0.201^{a2c1}
AGEs 增殖组	—	1.629 ± 0.167^{a2b1}
AGEs 对照组	—	0.814 ± 0.115
降糖舒心方组	1 g/kg	1.133 ± 0.175^{a2b2c2}
	3 g/kg	0.961 ± 0.102^{a2b2c2}
	6 g/kg	0.886 ± 0.089^{a1b2c2}
槲皮素组	1 mg/kg	1.269 ± 0.211^{a2b1c2}
	3 mg/kg	1.227 ± 0.198^{a2b1c2}
	6 mg/kg	1.116 ± 0.174^{a2b2c2}
氨基胍组	1 mg/kg	1.057 ± 0.132^{a2b2c2}
	3 mg/kg	0.976 ± 0.126^{a2b2c2}
	6 mg/kg	0.928 ± 0.143^{a1b2c2}

注：1：$P < 0.05$，2：$P < 0.01$；a：与 AGEs 对照组比；b：与正常血清组比；c：与 AGEs 增殖组比

3. ^3H - TdR 检测　各组检测结果差异无显著性, 如表 8 - 17 所示。

表 8 - 17　^3H - TdR 掺入试验结果 (cpm/well, $n=8$)

组　别	剂　量	VSMC　DNA　(CPM)
正常血清组		8462.5 ± 213.7^{a2}
AGEs 增殖组		8619.2 ± 204.5^{a2b2}
AGEs 对照组		6127.4 ± 181.5
降糖舒心方组	1 g/kg	$7059.6 \pm 112.7^{a2b2c2}$
	3 g/kg	$6792.4 \pm 132.1^{a2b2c2}$
	6 g/kg	$6316.2 \pm 110.4^{a2c2c2}$
槲皮素组	1 mg/kg	$8068.6 \pm 176.4^{a2b2c2}$
	3 mg/kg	$7624.5 \pm 125.7^{a2b2c2}$
	6 mg/kg	$7143.3 \pm 186.2^{a2b2c2}$
氨基胍组	1 mg/kg	$7126.3 \pm 147.9^{a2b2c2}$
	3 mg/kg	$6874.2 \pm 134.8^{a2b2c2}$
	6 mg/kg	$6750.7 \pm 116.3^{a2b2c2}$

注: 1: $P>0.05$; 2: $P<0.01$; a: 与 AGEs 对照组比; b: 与正常血清组比; c: 与 AGEs 增殖组比

（三）讨论

VSMC 增殖是 AS 的主要特征之一, 也是引起动脉管腔狭窄的关键性因素。DM 大血管病变晚期主要是 AS 和动脉硬化, 其病理变化以 VSMC 的增生和迁移较为突出。AGEs 与 DM 大血管病变密切相关。VSMC 的表面有 AGEs 受体分布, 且这种受体在糖尿病各时期有动态变化。Aigashi 等报道 AGEs 可通过这种受体介导增强 VSMC 的迁移活性。前面实验已提示了降糖舒心方可能有抑制 VSMC 的增殖和迁移的作用, 暗示该复方制剂有抗 AS 作用。在现代医学研究中, 离体实验有利于排除干扰常被用来揭示药物的直接作用及机制。中药复方 (降糖舒心方) 粗制品含有大量杂质, 如直接加入离体反应系统, 其渗透压法、pH 值、鞣质、无机盐离子等许多非特异性理化因素, 可严重影响实验结果。于 20 世纪 80 年代开展的中药血清药理学实验方法则可以排除这些干扰。它将受试药物经动物口服后, 取其血清作为药源加入离体反应系统中, 来观察其药理作用。目前这种研究方法已在中药药理研究中有广泛应用。

血清在浓度为 22.6% (体积/体积) 时分别培养 24 小时、48 小时均不影响体外原代培养大鼠 VSMC 的活度, 即加入含药血清分别培养 24 小时、48 小时细胞活度始终大于 95% 以上。在制备含药血清时有学者报道连续 7 次以上给药, 最后一次给药 1 小时后采血, 可获得较高而且相似的药理作用强度。结合我们预实验的结果我们拟采用连续给药 10 日, 最后一次给药后 1 小时采血制备含药血清。含药血清的预处理是将给药血清经过 56 ℃ 30 分钟水浴灭活血清中相关因子。目前对于含药血清的预处理尚有争议, 实践中多数学者主张在含药血清干预前进行预处理。本研究在预实验中发现, 采用灭活后含药血清的作用与正常血清有明显差异。这支持预处理符合减少微生物感染的常规细胞培养要求, 同时也有助于减少血清的非药理性干扰, 由于空白血清本身是具有活性, 可能使实验结果出现假阳性或假阴性, 为了避免此干扰, 本研究设立同体积正常血清作为空白血清对照 (正常血清组)。本研究预实验表明, 采用这种方法获得的含药血清较正常血清对体外培养的 VSMC 作用明显。

^3H - TdR 掺入法是目前最常用的研究细胞增殖方法之一。^3H - TdR 是细胞 DNA 合成的底物, 在细胞进入增殖期后 DNA 开始复制, ^3H - TdR 便掺入到复制的 DNA 中, 其掺入量与细胞增殖水平呈正相关, 本研究 AGEs 增殖组、正常血清组 ^3H - TdR 掺入量显著大于 AGEs 对照组, 表明建立 AGEs 刺激 VSMC 细胞增殖模型成功。与正常血清组相比, 降糖舒心方含药血清诸组呈浓度依赖性表现为 3H - TdR 掺入量显著减少, 并且降糖舒心方与氨基胍含药血清的降低作用相近, 大于槲皮素含药血清降低作用。由于降糖舒心方和氨基胍、槲皮素含药血清并不影响细胞活度, 结合前述降糖舒心方和氨基胍、槲皮素含药血清在相同浓度 (含药血清体积/体积浓度分别为 22.6%、13.8%、16.2%) 及作用时间

（分别培养 24 小时、48 小时）处理并不影响细胞活度，提示诸药含药血清降低 ^{3}H-TdR 掺入量是抑制 VSMC 增殖，而非其毒性作用。

AGEs 是蛋白质的游离氨基与还原糖通过非酶促反应产生的不可逆产物。Vlassara 等指出，AGEs 既可通过受体介导产生细胞效应，也可以先刺激细胞分泌细胞因子，再以分泌方式对其他细胞产生进一步的影响。VSMC 的表面有 PDGF 受体，并含有 POGF-AmRNA，在 PDGF 或其他因素的作用下能合成自身的 PDGF，并以自分泌方式抑制 α-SM-肌动蛋白的合成，促进 VSMC 的增殖。VSMC 位于血管中膜，影响糖尿病大血管病变的 VEC、巨噬细胞和 T 淋巴细胞的表面都有 AGEs 受体分布，AGEs 可能作用这些细胞再间接作用于 VSMC，目前有研究显示 AGEs 能刺激 VSMC 生长，细胞的超微结构和 PDGF-A 也发生相应改变，说明 AGEs 对 VSMC 有直接的细胞效应，其中氧化应激可能参与了 AGEs 的细胞效应。槲皮素是一种较好的非酶糖化抑制药和抗氧化剂，有抑制 DM 大鼠非酶糖化、抑制脂质过氧化，减少 VSMC 胞内钙浓度，保护 VEC 损伤的作用，防治 DM 血管并发症发生，其抑制 AGEs 诱导 VSMC 的增殖作用是广泛的，其中非酶糖化抑制和抗氧化作用可能是主要的。氨基胍虽无降血糖作用，但作为非酶糖化抑制药能有效地减少 AGEs 的形成，其机制可能是氨基胍分子上的-NH$_2$ 竞争性地抑制蛋白质上-NH$_2$ 发生非酶糖化。氨基胍抑制 AGEs 刺激 VSMC 增生可能是其非酶糖化抑制作用的结果。前面我们的研究显示降糖舒心方能改善糖尿病、糖脂代谢紊乱，抑制主动脉蛋白非酶糖化，上调 LOX-1 基因表达，下调 PDGF-A 基因表达，本实验结果显示该复方制剂能明显抑制 AGEs 诱导的 VSMC 增殖，其抑制作用大于槲皮素、氨基胍组。我们分析该颗粒剂中蒲黄含槲皮素，具有非酶糖化抑制和抗氧化作用；丹参具有抑制血小板、抗凝、钙拮抗、抑制成纤维细胞增殖和分泌颗粒等多种药理作用；丹参注射液呈剂量性地抑制 SMC 对 ^{3}H-TdR 的摄取，减少 DNA 合成，抑制 SMC 增殖，抑制内膜增厚。降糖舒心方抑制 AGEs 诱导 VSMC 增殖，是这些作用综合作用的结果，其具体机制仍有待进一步研究。

第九章　糖尿病并发心肌病

糖尿病性心肌病（DCM）是糖尿病并发心脏微血管病变和心肌代谢紊乱所致的心脏损害，属于一种继发性心肌病，是一组独立于糖尿病的其他心血管并发症如高血压、冠状动脉粥样硬化之外的心肌病变，它是心肌细胞原发性损伤引起广泛的结构异常，以心肌肥大、心肌纤维化等为特征。通常表现为左心室顺应性降低、舒张期充盈受损和进行性收缩功能不全，可诱发心力衰竭、心律失常、心源性休克和猝死，与原发性心肌病不同，亦不同于糖尿病合并高血压性心脏病。临床表现症状隐匿，开始多以气短，上楼或活动后加重，休息后减轻为主要表现，呈渐进性加重，继之出现下肢水肿，后期表现为胸闷气短加重，不能平卧，下肢甚至全身水肿，反复或顽固性心力衰竭，不易纠正。由于该病开始无显著的症状或体征，诊断困难，临床上容易造成漏诊或误诊。

第一节　糖尿病性心肌病的发病与诊断

一、发病机制

由于糖尿病患者长期存在血糖高，红细胞带氧能力减弱，组织缺氧；心肌细胞内糖、蛋白质的代谢异常、能量供应障碍；供应三酰甘油和游离脂肪酸等脂滴颗粒与代谢产物在细胞内积聚；糖基化蛋白在心肌间质中积聚，心肌间质纤维化；心肌毛细血管和微动脉的不规则扩张，毛细血管和微动脉瘤、微动脉和微静脉屈曲等改变；血液动力学、血液流变学、凝血与纤溶活性、血小板功能异常，微血栓形成，血管壁损伤；血管活性物质及血管运动反应的改变，组织缺氧，心肌的微血管病变导致的心肌缺血、缺氧、代谢和营养障碍，心肌顺应性降低，心肌收缩无力。

1. 心肌细胞代谢障碍　胰岛素缺乏时，高血糖、高血脂促进血管重塑、纤维化和血栓的形成，使心肌发生缺血、缺氧，心肌细胞发生变性、退行性变；同时胰岛素缺乏时，心肌细胞葡萄糖氧化减少，糖代谢低下，在高糖环境中，血管平滑肌细胞增生，诱导细胞外基质产生，Ⅳ型胶原增加，TGF-β₁增加，TGF-β₁可刺激心脏成纤维细胞中Ⅰ、Ⅲ型胶原基因的表达，下调胶原酶活性，减少胶原降解，引起血管基底膜增厚，导致血管功能紊乱；高血糖也同时能引起氧自由基的产生，导致超氧化物歧化酶（SOD）在糖尿病心肌组织中代偿性增加，可引起细胞膜上的电位变化，并使肌膜通透性增高。影响细胞内外的物质交流和离子的正常流动，使心肌细胞功能下降。同时改变细胞间信号传递，诱导基因的变异，诱发心肌细胞凋亡。高血糖促使了葡萄糖氧化的增加以及线粒体过氧化物的产生。胰岛素缺乏时，脂肪组织脂解明显增加，出现游离脂肪酸（FFA）的增加，由于FFA摄取和氧化存在高的氧需求及细胞内FFA潜在有毒物的聚积，从而减弱了心脏的功能。长链饱和脂肪酸也可通过活性中间代谢产物机制诱导细胞凋亡。在胰岛素缺乏时，可引起胰岛素介导的依赖内皮一氧化氮的血管舒张功能受损。

2. 蛋白激酶C（PKC）亚型功能紊乱　糖尿病患者中血糖浓度的增高，血脂代谢异常会诱导二酰甘油（DAG）的合成，DAG依次激活特定的PKC亚型，即DAG-PKC途径。尤其是PKC亚型，进而影响心血管细胞周期，以及多种细胞因子的表达，如内皮素1（ET-1），结缔组织生长因子（CTGT），血管内皮生长因子（VEGF），转化生长因子β（TGF-β），从而引起微血管渗透性增加、心肌细胞死亡、心肌纤维化和心肌血管生成减少，最终导致心室功能下降。PKC-δ的活化还能诱导肌钙蛋白Ⅰ和T的磷酸化，抑制肌原纤维ATP酶的活性和内质网中钙的蓄积，降低心肌收缩性。

3. 心肌细胞膜完整性受损 引起心肌细胞膜完整性损伤的因素主要有：①心肌组织自由基的生成和脂质过氧化反应增强，引起细胞膜损伤，通透性增高。自由基导致细胞膜 Na^+、K^+ - ATP 酶活性降低，使膜离子通道转运功能异常。②肌膜成分含量改变。肌膜完整性对于维持其结构和功能十分重要，由于肌膜完整性损伤，影响其选择性通透功能及肌细胞内外的物质交换和离子的正常流动，特别是引起细胞外 Ca^{2+} 进入细胞内，造成细胞内 Ca^{2+} 超负荷，导致肌细胞功能和结构异常甚至死亡。

4. 钙超载 导致钙超载的机制有：①心肌组织氧化应激时，产生的自由基增多，自由基导致细胞膜酶的活性降低，使膜离子通道转运功能异常。②高血糖时，通过蛋白激酶 C 增加，下降肌浆网中钙 ATP 酶的表达，从而引起心脏舒张功能的减退；高糖环境下，心肌细胞的交换活性下降 33%。③脂质过氧化物反应增强时，细胞膜通透性增加，钙扩散入细胞内。钙的转运失常引起细胞内钙超载，导致心肌舒缩功能的异常，细胞损伤、坏死和凋亡。

5. 神经内分泌功能异常 由于心肌内微血管病变，使营养神经血管发生病变而闭塞，神经血管进行性硬化，导致神经营养循环的障碍；同时神经细胞中山梨醇积聚，使细胞内渗透压上升，影响轴浆的流动和兴奋的传导而致心脏自主神经功能的改变；另外高血糖使神经组织蛋白糖化，使肌醇的含量降低，而肌醇则有利于维持正常神经传导的速度。

6. 心肌肾素-血管紧张素系统（RAS）的激活 糖尿病心肌组织肾素活性和血管紧张素转化酶（angiotensin converting enzyme，ACE）活性均明显升高，心肌局部 RAS 的激活，以自分泌/旁分泌的方式发挥多效应性作用，可以促进心肌细胞、平滑肌细胞生长同时诱导具有生长刺激性的原癌基因，RAS 系统的过度表达，AT II 与心肌细胞膜 AT II 受体亲和力明显升高，Ang II 介导了成纤维细胞 CTGF - 1 mRNA 和蛋白表达的快速升高，进而共同促进成纤维细胞的增殖，导致心肌的肥厚、纤维化，引起心脏舒缩功能障碍。

二、诊断要点

糖尿病性心肌病目前尚无统一诊断标准，临床上主要根据有明确的糖尿病病史，有心律失常、心绞痛、心脏扩大或有心力衰竭表现，心脏彩色多普勒检查可见左心室轻度扩大，室壁运动异常，晚期左心室明显增大、室壁运动减弱，左心室射血分数<50%。心电图可有 ST - T 改变，病理性 Q 波（排除心肌梗死），心律失常及传导阻滞等，排除高血压性心脏病及冠心病引起，冠状动脉造影显示无冠状动脉病变，可确立诊断。

1. 糖尿病病史。

2. 临床表现

（1）早期：无明显症状，劳累后可有胸闷憋气、乏力气短；心尖区可闻及第四心音。

（2）中期：疲劳乏力、胸闷气短、心悸等症状较明显。75%的患者有不同程度的左心室功能不全。

（3）后期：患者症状加剧，左心衰进一步加剧，表现呼吸困难，或有端坐呼吸，有 30%的患者伴有右心衰和体循环瘀血征；心脏普遍扩大. 但仍以本室扩大为主，心尖搏动向左下移位，第一心音低钝；P_2亢进；左心室扩大可有相对性二尖瓣关闭不全，同时可伴发乳头肌功能不全，在心尖区可闻及收缩期杂音，双肺底部有湿性啰音，提示有肺瘀血。常因充血性心力衰竭、心源性休克、严重心律失常等而致死。

3. 心电图 几乎所有具临床症状的心肌病患者心电图都有异常改变，但其异常程度各不相同，左心室增大、左心房异常、房室阻滞及室内阻滞最常见。有时，只有 S - T 改变是唯一的异常变化。室性期前收缩和心房颤动也常见。

4. 胸部 X 线 早期可见心脏轻度增大，晚期心脏明显增大，心有肺淤血表现。

5. 超声心动图 早期左心室轻度扩大，室壁运动异常。晚期心室腔明显增大，室壁运动减弱，左心室射血分数<50%，EF 斜率降低。

6. 放射性核素检查 对发现早期心肌病有帮助，运动试验时左心室射血分数降低。

7. 心导管检查　对心肌病鉴别诊断帮助不大，主要在于排除冠心病的存在。

三、西医治疗措施

目前尚无特效的防治方法，有效地控制血糖、血脂及血压是防治糖尿病性心肌病的基本措施。酌情选用钙拮抗药、血管紧张素转化酶抑制药，并发心力衰竭时则区分收缩功能不全还是舒张功能不全，分别给予不同的治疗。

第二节　糖尿病性心肌病的辨证论治

糖尿病性心肌病属中医学"消渴"合并"心力衰竭"、"心悸"、"怔忡"、"胸痹"、"惊悸"等范畴，在《伤寒论》中有"消渴，气上撞心，心中疼热"描述。本病主要临床表现为消渴病并发胸闷、气短、心悸、怔忡、胸痹、心痛等症。消渴病经久不愈，耗气伤阴，阴阳两损，"久病必虚，久病必瘀"，临床表现以心气虚、心阴虚为主，兼夹血瘀。其病因病机一般认为属虚实夹杂，主要以气阴亏虚为本，病位主要在心，连及络脉，与肝脾肾关系密切，以痰浊、瘀血等为标实之证。

在控制患者血糖的基础上采用中西结合辨证治疗能明显改善 DC 患者的临床症状，减少心律失常发生，使异常 ST－T 改变有所改善，效果明显优于单纯西药常规治疗，且毒副作用少，安全可靠，疗效确切，值得临床推广应用。

一、辨证论治

糖尿病心肌病临床表现以心气虚、心阴虚为主，兼夹血瘀。中医治疗以益气补心为本，活血通络、泻肺利水为标。按其不同症状可分为以下证型：

1. 心气不足，心阳虚亏证

(1) 主症：胸闷气短，心悸怔忡，面色㿠白，乏力倦怠，精神委靡，语音低微，自汗纳呆，形寒怕冷，苔薄白，舌体胖大，舌质暗淡，脉沉细无力或结代。

(2) 治法：补益心气，宣通心阳。

1) 保元汤（《博爱心鉴》）：

［组成与用法］黄芪 20 g，桂枝、甘草各 6 g，丹参 15 g，人参、太子参、五味子、麦冬各 10 g。水煎服。

［功能主治］益气温阳。

［加减应用］若精神委靡，心气虚怯甚者，重用黄芪；胸闷憋气者，加以枳壳；呼吸气促者，加蛤蚧；心悸失眠重者，加柏子仁、炒枣仁、远志等以安心宁神；舌暗唇紫者，加红花、桃仁以助丹参活血化瘀，宣通心脉。

2) 圣愈汤（《兰室秘藏》）合小陷胸汤（《伤寒论》）：

［组成与用法］当归、川芎、白芍、半夏各 12 g，黄连 6 g，干地黄、瓜蒌、黄芪、党参、丹参各 15 g。水煎服。

［功能主治］补益心肺，通瘀化痰。

［加减应用］若形寒肢冷，尿少脚肿者，加附子、人参、茯苓、泽泻；胸闷胸痛者，加薤白、乳香、没药。

2. 心阴不足，虚火偏旺证

(1) 主症：心悸怔忡，五心烦热，潮热盗汗，口渴咽干，失眠多梦，或有咳嗽喘息，气短乏力，苔薄黄，舌质红或紫暗，脉细数或结代。

(2) 治法：滋养心阴，清热宁神。

1) 天王补心丹（《摄生秘剖》）：

［组成与用法］生地黄、丹参15 g，元参、当归、党参、远志、天冬、麦冬、五味子、桔梗各10 g，茯苓、柏子仁、酸枣仁各12 g。水煎服。

［功能主治］滋阴养血，补心安神。

［加减应用］若心悸怔忡、失眠多梦者，加龙骨、牡蛎、首乌藤以养心安神；口干咽燥者，加石斛，以养阴生津止渴；咳喘者，加桑白皮、杏仁以止咳平喘。

［临床应用］将入选70例气阴两虚型糖尿病性心肌病患者随机分为治疗组与对照组各35例。2组同时给予静脉滴注能量合剂及脉络宁注射液并口服消渴丸治疗，对照组加用依那普利，治疗组加用天王补心丹加味。2组均以10日为1个疗程，3个疗程后观察临床症状变化，并检测心肌酶谱变化。结果表明，治疗组与对照组总有效率分别为92.43%、80.0%，两组有显著性差异。治疗组天冬氨酸氨基转移酶、乳酸脱氢酶、肌酸激酶、肌酸激酶同工酶水平均显著下降，优于对照组。表明天王补心丹加味能显著增强气阴两虚型糖尿病性心肌病患者的临床疗效。

2）滋泉冲剂（《中医杂志》，1999年，第6期）：

［组成与用法］黄芪、太子参、山药、鲜生地黄、熟地黄各15 g，五味子、五倍子各10 g，生龙骨、生牡蛎各30 g，制成冲剂，每次20 g，每日2次冲服，3个月为1个疗程。或按上述剂量改为水煎服。

［功能主治］益气养阴敛精，镇惊安神定心。

［加减应用］若烦渴多者，加石膏30 g，知母、天花粉各10 g；多食善饥者，加黄连6 g，牡丹皮10 g，沙参15 g；多饮多尿者，加菟丝子、覆盆子各10 g，五味子6 g。兼肾阴不足者，合知柏地黄丸；兼肺阴不足者，合生脉饮；兼脾胃阴虚者，合沙参麦冬汤。

3. 心肾阳虚，水气凌心证

（1）主症：头晕心悸，胸闷憋气，气喘气急，动则喘甚，神倦乏力、面色㿠白，形寒怕冷，四肢厥逆，食纳不佳，渴不欲饮，肢体浮肿，小便不利，舌苔白，舌体胖，舌质淡，脉沉细无力或脉微欲绝。

（2）治法：温阳利水。

1）苓桂术甘汤（《金匮要略》）：

［组成与用法］茯苓12 g，泽泻、白芍、白术、桂枝、牛膝各10 g，甘草、附子各6 g，车前子20 g（包）。水煎服。

［功能主治］温阳化饮，健脾利湿。

［加减应用］若倦怠乏力者，加黄芪；脐下悸满者，加吴茱萸；呕恶者，加半夏、生姜以降逆行水；待病情稳定后可用济生肾气丸加减，以补益肾阴、肾阳。

2）参附汤（《正体类要》）合葶苈大枣汤（《金匮要略》）：

［组成与用法］葶苈子、桑白皮各12 g，大枣4枚，茯苓15 g，泽泻、人参、附片、桂枝各10 g。水煎服。

［功能主治］温补心肾，泻肺逐饮。

［加减应用］若喘气无尿者，加汉防己、炙麻黄，配合西药利尿；胸腹腔积液者，配合西药穿刺引流术。

3）真武汤（《伤寒论》）合五苓散（《伤寒论》）：

［组成与用法］人参、附片、泽泻、猪苓、白术、桂枝各10 g，茯苓、车前子各15 g。水煎服。

［功能主治］温补心肾，通阳利水。

［加减应用］若恶心呕吐者，加代赭石、吴茱萸、炮干姜；尿少腹胀者，加汉防己、大腹皮、蝼蛄。

4. 心肾阳虚，虚阳外越证

（1）主症：喘促日久，呼多吸少，动则更，身肿尿少，形寒神疲，渐至喘憋持续不解，抬肩撷肚，面赤躁扰，汗出如油，四肢厥冷，舌质淡紫，苔少或无，脉浮大无根。

（2）治法：回阳救逆。

参附龙牡汤（《伤寒论》）合四逆汤（《伤寒论》）：

［组成与用法］生附子 6 g，干姜、葱白、炙甘草、人参各 10 g，龙骨、牡蛎各 30 g。水煎服。

［功能主治］回阳救逆，益气固脱。

［加减应用］若气阴两脱者，加山茱萸 30 g，五味子 10 g。

二、辨病论治

1. 护心降糖方（《中医药学报》，1997 年，第 5 期）

［组成与用法］红参、远志各 12 g，黄芪 30 g，苦参 9 g，葛根、麦冬、炒酸枣仁各 15 g。水煎服。

［功能主治］益气养血，滋阴清热安神。主治糖尿病性心功能异常，但无临床心脏病表现者。

［临床报道］周福东运用此方治疗 50 例，获效满意。

2. 通脉理气汤（《糖尿病中医诊治荟萃》）

［组成与用法］太子参 15 g，丹参 20 g，麦冬、生地黄、天花粉、白芍各 12 g，香附、香橼、佛手、五味子、川芎各 10 g，三七粉（冲服）0.3 g。水煎服。

［功能主治］益气养心，理气通脉。用于糖尿病心肌病，证属心气阴虚，郁瘀阻脉者。

3. 圣愈汤合桃红四物汤加减（王行宽经验方）

［组成与用法］生地黄、熟地黄、黄芪各 15 g，川芎、人参、当归各 9 g，赤芍、桃仁各 12 g，红花 6 g。水煎服。

［功能主治］补益心气，活血化瘀。

［加减应用］若兼阳虚者，加附子、桂枝；兼阴虚者，人参改西洋参，加麦冬、五味子；咳嗽吐黏痰者，加瓜蒌仁、川贝母、法夏、紫菀；胸闷气喘，夜间阵发性呼吸困难者，加葶苈子、炙麻黄、杏仁、射干；尿少，下肢浮肿者，去生地黄，加桂枝、白术、泽泻、猪苓、泽兰；脉象参伍不调，加桂枝、炙甘草、苦参、水蛭、冬虫夏草。

三、对症论治

1. 糖尿病心肌病心力衰竭专方

（1）心衰合剂（许心茹经验方）：

［组成与用法］葶苈子、桑白皮、车前子各 30 g（包），麦冬、泽泻各 15 g，紫丹参、生黄芪、太子参各 30 g，五味子、全当归各 10 g。每剂浓煎成 200 mL。病重时，每日服 2 剂，分 4 次服；病情转轻后，改为每日 1 剂，分 2 次服；病症缓解后，仍可继续服用，以巩固疗效。

［功能主治］扶正强心，利水消肿。

（2）心力衰竭方（赵冠英经验方）：

［组成与用法］黄芪 30 g，人参、桑白皮、熟附片、茯苓各 15 g，白术、陈皮、葶苈子各 10 g。水煎服。

［功能主治］温阳化气，利水消肿。

2. 糖尿病心肌病心动过速专方

（1）天竺黄散（《太平圣惠方》）：

［组成与用法］黄连（去须）、栀子仁、川大黄（锉碎，微炒）、马牙消各 15 g，天竺黄（细研）、甘草（炙微赤，锉）各 30 g。上为细散。每服 6 g，食后煎竹叶水调下。以邪去为度，不可过量。

［功能主治］清热泻火，护津除烦。用于糖尿病上消之热扰心神证，症见心神烦躁，口干舌涩，舌尖红苔薄黄，脉数。

（2）酸枣仁汤（《金匮要略》）：

［组成与用法］酸枣仁 15～18 g，甘草 3 g，知母 8～10 g，茯苓 10 g，川芎 3～5 g。水煎服。

［功能主治］养血安神，清热除烦。

四、专病成药

1．生脉冲剂（《中国基本中成药》）

［处方组成］党参，麦冬，五味子。

［功能主治］益气养阴，生津止渴，复脉固脱。主治消渴气阴两虚，心悸气短，胸闷乏力，口干口渴，自汗脉虚，头晕目眩。

［用法用量］开水冲服，每次1包，每日3次。

2．参麦注射液（《中国基本中成药》）

［处方组成］人参，麦冬。

［功能主治］补气生津，止渴固脱。主治消渴气虚津亏，眩晕或晕厥，汗出心悸，口渴脉微。

［用法用量］肌内或静脉注射。肌内注射，每次2～4 mL，每日2次；静脉注射，每次10～20 mL加入500 mL 5％葡萄糖水中静脉滴注。

3．丹七片（《中国基本中成药》）

［处方组成］丹参、三七。

［功能主治］活血祛瘀，通脉止痛。主治糖尿病心肌病证属瘀血痹阻心脉之胸闷憋气，心前区刺痛。

［用法用量］口服，每次服3片，每日3次。

五、单方用药

1．酸枣仁　用法：生酸枣仁、熟酸枣仁各10 g，水煎服。每日1剂。功用：养血安神。主治糖尿病心动过速性扩张型心肌病，以心悸、怔忡、胸闷，头晕乏力为主症者。（王行宽经验方）

2．朱砂琥珀粉　用法：朱砂1 g，琥珀3 g，分2次冲服，勿煎煮。功用：镇惊安神。主治心悸、怔忡、多梦易惊，头晕目眩，记忆下降为主症者。（王行宽经验方）

第十章　糖尿病继发血脂异常

糖尿病高脂血症是指由于糖尿病脂肪代谢障碍导致血脂增高的病症。高脂血症是指由于脂肪代谢或转运异常使血浆中一种或几种脂质高于正常，可表现为高胆固醇血症，高三酰甘油血症，或两者兼有（混合型高脂血症）。几乎所有的糖尿病患者皆并发一项或多项脂质代谢紊乱，以 TG 升高和 HDL - C 下降为多见，而 2 型糖尿病又常伴高乳糜微粒血症，HDL - C 可升高或正常。大量研究资料表明，高脂血症是脑卒中、心脏猝死、心肌梗死、冠心病等重要而独立的危险因素，因而使用调脂药物纠正血脂异常是心脑血管疾病一级预防和二级预防的有力措施。

一、西医临床表现与诊断要点

1. 有糖尿病病史。

2. 可确诊为糖尿病：有糖尿病症状，随机血糖≥11.1 mmol/L；或空腹血糖≥7.0 mmol/L；或 2 小时血糖≥11.1 mmol/L。（1999 年 WHO 的诊断标准）

3. 伴有一些心血管系统疾病的症状，如头晕、心悸、胸闷、纳呆、失眠健忘、神疲乏力、肢体麻木等。

4. 在正常饮食情况下，2 周内如 2 次测血清总胆固醇（TC）均≥6.0 mmol/L 或三酰甘油（TG）≥1.54 mmol/L 或高密度脂蛋白（HDL）男性≤1.04 mmol/L，女性≤1.17 mmol/L。

二、西医治疗

1. 他汀类　HMG - CoA 还原酶抑制药，亦即他汀类药物，是目前应用最广，也最具前途的调脂药物。它通过竞争性抑制 HMG - C 以还原酶而抑制胆固醇的合成，主要用于降低 TC 和低密度脂蛋白胆固醇（LDL - C）。

2. 贝特类　贝特类调脂药物的作用部分通过激活过氧化体增殖物激活受体 a（PPARa）进而调控脂蛋白脂酶（LPL）及载脂蛋白（Apo）等目标基因的表达来实现。主要用于治疗高三酰甘油血症或以 TG 增高为主的混合型 HLP。

3. 烟酸类药物　烟酸类对脂质的作用机制虽不十分清楚，但有一点可以肯定，即除乳糜微粒外，对各种血脂成分都会产生有益的作用。在诸多的调脂药物中，其特点是能增高 HDL - C 20％且降低 TG 25％，对胆固醇亦有降低作用。

三、中医治疗

【辨证论治】

糖尿病高脂血症属继发性高脂血症，隶属于中医学"痰证"、"湿证"、"血瘀"的范畴，散见于胸痹、眩晕、心悸之中。它的发生与饮食、内伤、外感、体质诸因素相关。痰与湿是导致痰湿之体的主要致病因素。痰与湿是导致高脂血症的病理基础，湿浊内停，蕴久成痰。主要病位在脾肾，脾肾两虚为本，痰瘀、湿浊为标。糖尿病高脂血症辨证以脾、肾、肝、心为主，有虚有实。虚证或本虚标实多见，实证少见。久病尤其有合并症者以本虚标实为主。其治疗标实有活血化瘀法、化痰祛浊法、疏肝利湿法；固本法有健脾化湿、益肾泻浊、益气活血法。但以健脾化湿为主要原则，有热者清热，有火者能通泻退火。本病虽有虚证但不宜大补久补，而以补通为主。

1. 痰浊阻遏证

主症：形体肥胖，眩晕，头重，心悸，胸闷气短，乏力，腹胀，纳呆口黏，间有恶心呕吐，肢麻沉重，舌淡胖，苔腻。

(1) 涤痰汤（《证治准绳》）：

[组成与用法] 半夏、胆南星、枳实、石菖蒲、苍术、竹茹、党参各 10 g，陈皮、茯苓各 12 g，薏苡仁、生山楂各 20 g，炙甘草 6 g。水煎服。

[功能主治] 化浊祛痰，健脾益气。

[加减应用] 若胸痛、胸闷者，加郁金、丹参、薤白各 10 g；腹胀，纳呆者，加厚朴、莱菔子各 20 g，鸡内金、炒二芽各 12 g。

(2) 瓜蒌薤白白酒汤（《金匮要略》）：

[组成与用法] 全瓜蒌 12 g，薤白、半夏、陈皮、枳壳、厚朴各 10 g，丹参 30 g，远志 6 g，石菖蒲 15 g。水煎服。

[功能主治] 通阳泄浊。

[加减应用] 若痰浊较重，血脂较高者，可加入昆布、海藻、海带、白矾、郁金等化痰降血脂药物，尤其白矾化痰降脂更为明显；伴血瘀而胸痛者，可加入蒲黄、五灵脂、川芎、赤芍、三七等活血降脂之品；肝阳偏旺，痰浊转向阳化，而见急躁易怒，头胀痛，失眠，口苦，心烦，胸闷，便干，面红目赤，苔黄腻者，加入清肝平肝降脂之品如珍珠母、决明子、蚕砂、黄芩、菊花、罗布麻等。

(3) 枳实薤白桂枝汤（《金匮要略》）和温胆汤（《三因极-病证方论》）加减：

[组成与用法] 百合、瓜蒌、茯苓各 12 g，薤白、桂枝、半夏、枳实、竹茹各 10 g，陈皮 6 g，丹参 15 g。水煎服。

[功能主治] 化痰通络，宽胸宣痹。

[加减应用] 若伴有瘀血，舌质紫暗或有瘀斑，心悸作痛甚者，加桃仁、红花、郁金、延胡索以活血化瘀，理气止痛；心悸失眠甚者，加太子参、五味子、麦冬以益气养阴，安心宁神。

(4) 健脾祛湿降浊汤（《云南中医杂志》，1994 年，第 3 期）：

[组成与用法] 黄芪 30 g，山药、薏苡仁各 15 g，苍术、茯苓各 12 g，半夏、陈皮、竹茹、枳壳、芸香草、泽泻、山楂各 9 g。水煎服。

[功能主治] 健脾祛湿，化痰降浊。

[加减应用] 若眩晕者，加菊花、钩藤；头痛者，加延胡索、川芎；失眠者，加酸枣仁、远志；耳鸣者，加灵磁石、蝉蜕；肢体麻木者，加桑枝、牛膝；水肿尿少者，加车前子、葶苈子、牵牛子等。

(5) 化痰消脂汤（《中国医药学报》，1994 年，第 6 期）：

[组成与用法] 白术 9～12 g，茯苓 15～20 g，陈皮、半夏各 9 g，苍术 9～12 g，泽泻 9～15 g。水煎服。

[功能主治] 燥湿化痰，降浊消脂。

[加减应用] 若脾虚明显者，加黄芪、山药；合并冠心病者，加瓜蒌、枳实、石菖蒲、丹参；血压高者，加天麻、牛膝；末梢神经炎者，加木瓜、鸡血藤、土鳖虫；中风后遗症者，加黄芪、川芎、赤芍、胆南星；口干口渴者，加天花粉、玄参；胆囊炎者，加茵陈、鸡内金；白内障者，加菊花、茺蔚子；视网膜出血者，加三七、墨旱莲；多食易饥者，加黄连、生地黄；尿频者，加覆盆子、益智仁。

(6) 参麦花连汤（《河北医学》，2002 年，第 8 期）：

[组成与用法] 人参、黄连各 6 g，麦冬、天花粉各 15 g，山药、品茯苓、薏苡仁各 20 g，郁金、泽泻各 12 g。水煎服。

［功能主治］益气健脾，祛湿化痰。

［加减应用］若腹胀苔腻者，加苍术、藿香各 12 g；头痛眩晕者，加天麻、钩藤各 15 g；胸闷胸痛者，加瓜蒌 15 g，薤白 12 g；便秘者，加大黄 6 g，莱菔子 15 g。

（7）降脂中药煎剂（《中国中医药信息》，1998 年，第 7 期）：

［组成与用法］苍术、鸡内金各 12 g，荷叶、决明子、莱菔子 15 g，枳实 9 g，生大黄 6 g。水煎服。

［功能主治］利湿泄浊。

［加减应用］若脾胃气虚者，去大黄、决明子，加人参、白术。

（8）降脂汤（《陕西中医》，1999 年，第 8 期）：

［组成与用法］胆南星 3 g，郁金、桃仁、菖蒲、茯苓、白术各 12 g，红花 6 g，生山楂、半夏、陈皮、泽泻、丹参各 9 g。水煎服。

［功能主治］理脾，化痰，祛瘀。

（9）七味白术散（《证治准绳》）：

［组成与用法］葛根、薏苡仁各 20 g，砂仁 6 g，建莲、太子参各 15 g，苍术、白术、川朴、木香、泽泻各 10 g，藿香、炒麦芽各 12 g。水煎服。

［功能主治］醒脾利湿。

［加减应用］若脾病及肾，肾阳不足而见五更泻、形寒肢冷、阳痿等症，加入熟附片、菟丝子、巴戟天、淫羊藿、补骨脂、骨碎补等药以温肾健脾；如肝胆疏泄失调，木郁抑土，常见胁肋胀病、口苦、腹胀、脉弦缓者，可加入青皮、陈皮、苏罗子、玫瑰花、铁树针，以扶脾调肝；脾虚湿胜，痰湿阻滞心络，而见胸闷胸痛、气短者，可加入薤白、瓜蒌、半夏、白芥子、远志、菖蒲、丹参、川芎、生蒲黄等振胸阳通心络；脾虚湿胜，湿郁化热，湿热壅滞中焦而见脘满腹胀，口苦口黏，恶心，大便不畅，苔黄腻或白黄而腻者，可加入茵陈、虎杖、黄连、大黄、枳实等药，以清利湿热。

（10）祛脂化痰丸（《实用中医内科》，2003 年，第 2 期）：

［组成与用法］山楂、柴胡、丹参、灵芝各 9 g，水蛭 6 g，胆南星 12 g，黄精、葛根各 15 g。

［功能主治］祛痰化浊，活瘀消脂。

［加减应用］若习惯性便秘者，加生大黄。

（11）苓桂术甘汤（《金匮要略》）合二陈汤（《太平惠民和剂局方》）加减：

［组成与用法］半夏、茯苓、山楂、泽泻各 15 g，陈皮、白术、党参各 12 g，桂枝 10 g。水煎服。

［功能主治］健脾逐饮。主治四肢倦怠，头昏目眩，胸闷气短，腹胀纳呆，大便时溏，舌体胖嫩，舌质红，苔白腻，脉缓。

［加减应用］若口干少饮者，加葛根、天花粉、竹叶清热生津；头昏目眩者，加钩藤、仙鹤草平肝祛风止眩；腹胀纳呆甚者，可加大腹皮、木香理气除胀；大便溏薄者，加薏苡仁利湿止泻；口苦味黏者，加茵陈、龙胆清肝脾湿热。

（12）四君子汤合温胆汤（《中医药信息》，2002 年，第 4 期）：

［组成与用法］党参、大腹皮各 12 g，茯苓 15 g，甘草、枳实各 6 g，陈皮 8 g，半夏、白术、香附、竹茹各 10 g。水煎服。

［功能主治］补脾益气，化痰和中。主治糖尿病合并高脂血症。

［加减应用］若脾虚、自汗者，加黄芪；脾虚湿重、大便泄泻者，加炒薏苡仁、白扁豆、苍术；脾肾阳虚者，加干姜、补骨脂、益智仁。

［临床报道］孙光用此方治 26 例，有效率 92.3%。

2. 脾肾两虚证

（1）主症：头晕目眩，口干不欲多饮，手足麻木，腰酸，腹胀便溏，尿少，全身浮肿，阳痿或月经不调，齿痕苔薄白滑苔，脉沉细弱。

（2）治法：健脾助运，补肾固本。

1）右归饮加减（《景岳全书》）：

[组成与用法] 熟地黄、山药、茯苓各 15 g，山茱萸、枸杞子、肉苁蓉、杜仲、远志、石菖蒲、党参、白术各 10 g，生山楂、黄芪各 20 g。水煎服。

[功能主治] 健脾补肾。

[加减应用] 若形寒肢冷者，加附片、肉桂各 8 g；尿少肢肿者，加泽泻、桑椹子、猪苓各 15 g，腰膝酸软疼痛者，加川续断、桑寄生各 12 g；腹胀、纳呆、便溏者，加赤芍、当归、红花各 10 g，三七粉 5 g（冲）。

2）金匮肾气丸加减（《金匮要略》）：

[组成与用法] 熟附片、骨碎补、金樱子、熟地黄、泽泻各 10 g，肉桂 3 g，枸杞子 20 g，补骨脂、茯苓各 12 g，山茱萸、山药各 15 g，冬虫夏草 1 g。水煎服。

[功能主治] 健脾补肾，佐以化浊降脂。

[加减应用] 若浮肿明显者，可重用茯苓、泽泻利湿消肿降脂；性功能早衰阳痿早泄者，可加入菟丝子、巴戟天、淫羊藿等以壮阳固精；见脾虚便溏严重者，可加入人参、甘草、陈皮、芡实益气健脾止泻降脂。

3）糖脂平汤（第六次全国中西医结合糖尿病学术会议，2002 年）：

[组成与用法] 葛根、何首乌、淫羊藿、石菖蒲各 15 g，桂枝、红花各 6 g，桃仁、赤芍、苍术各 12 g，当归 9、生山楂、豨莶草各 9 g，细辛 3 g。水煎服。

[功能主治] 滋补脾肾，化痰降浊，活血化瘀。

[加减应用] 若气虚者，加黄芪；阳虚甚者，加炙附片、干姜、巴戟天；阴虚甚者，加玉竹、麦冬、熟地黄；血虚者，加熟地黄、黄芪，加大当归用量；餐前血糖高者，加天花粉；餐后血糖高者，加荔枝核、乌梅。

4）益肾健脾降脂汤（《浙江临床医学》，2003 年，第 12 期）：

[组成与用法] 生黄芪、山药、茯苓、苍白术、生山楂各 15 g，淫羊藿、制何首乌、枸杞子、泽泻各 10 g，山茱萸 6 g。水煎服。

[功能主治] 调整脾肾，培元固本。

[加减应用] 尿少肢肿者，加汉防己、生大黄；习惯性便秘者，加草决明、瓜蒌仁；泄泻者，加赤石脂、诃子；阳痿或月经不调者，加阳起石、紫石英。

[临床报道] 高雅文用此方治 38 例，有效率 92.11%。

5）降糖调脂汤（《山西中医》，1998 年，第 1 期）：

[组成与用法] 黄精、黄芪、山药各 30 g，苍术、山茱萸、大黄、淫羊藿、桃仁各 10 g，三七粉 3 g（冲），泽泻 15 g，草决明、元参各 20 g。水煎服。

[功能主治] 健脾化湿、补肾活血。

[加减应用] 若泄泻者，去草决明、大黄。

[临床报道] 乔艾用此方治疗 30 例，有效率 90%。

6）降糖克脂饮（《中草药》，2000 年，第 5 期）：

[组成与用法] 黄芪 30 g，白术 12 g，太子参、山药、黄精、生地黄、枸杞子、葛根各 15 g，丹参、山楂各 9 g。每日 1 剂，水煎取汁 500 mL，每毫升相当于 4 g 生药。

[功能主治] 健脾补肾固本，祛痰化浊。

[加减应用] 若口渴者，加天花粉、元参；头晕者，加天麻、钩藤；湿热者，加苍术、黄柏；痰瘀阻胸阳者，加瓜蒌、薤白；手足麻木者，加川芎、鸡血藤。

[临床报道] 卢秀鸾等用此方治 68 例，有效率 82.35%。

3. 肝肾亏虚证

（1）主症：头晕目眩，耳鸣健忘，失眠多梦，咽干口燥，腰膝酸软，胁痛，五心烦热，舌红少苔，脉细弱。

（2）治法：滋肾养肝。

1）一贯煎加减（《柳州医话》）：

［组成与用法］沙参、麦冬、当归、枸杞子、生地黄各 12 g，制何首乌、黄精、山药、生山楂各 12 g，牡丹皮、赤芍、山茱萸、川楝子各 10 g。水煎服。

［功能主治］滋补肝肾，清热化浊。

［加减应用］若睡眠差者，加酸枣仁 15 g，柏子仁 10 g；手足心热甚者，加地骨皮、青蒿各 9 g。

2）杞菊地黄丸（《医级》）：

［组成与用法］枸杞子、菊花、山药、山茱萸各 12 g，生地黄 24 g，牡丹皮、茯苓、泽泻各 9 g，何首乌、桑寄生各 15 g，决明子 18 g。水煎服。

［功能主治］滋肾养肝明目。

［加减应用］若视物模糊者，加青葙子、白僵蚕；眩晕耳鸣者，加牛膝、龙骨、牡蛎。

3）芝乌丸加减（《新医药学》，1978 年，第 4 期）：

［组成与用法］枸杞子 20 g，葛根、生地黄、生山楂、何首乌各 15 g，熟地黄、桑寄生、黑芝麻、茵陈、女贞子各 10 g。水煎服。

［功能主治］滋补肝肾，清热化湿。

［加减应用］若咽干口燥，颧红潮热，五心烦热，舌红少津，脉细数等阴虚内热者，可加入鳖甲、青蒿、白薇、地骨皮以退虚热；头疼头晕、心悸失眠，肝阳偏亢，心神不宁者，可加入珍珠母、罗布麻、决明子、天麻、钩藤、石决明等药；肝肾阴虚兼有头痛如裹，体困乏力，腹胀，便溏等脾虚湿盛，痰湿内生者，可加入陈皮、半夏、茯苓、泽泻、白术、砂仁、荷叶等；胁肋胀满，胸闷胸痛；舌质暗，加入降香、檀香、川芎、蒲黄、三七、丹参等。

4）九味降脂汤（《上海中医药》，1999 年，第 12 期）：

［组成与用法］制何首乌、泽泻、葛根各 30 g，女贞子、枸杞子、海藻各 15 g，茵陈、桃仁各 12 g，水蛭（研粉吞）3 g。水煎服。

［功能主治］益肾阴，豁痰浊，祛瘀滞。

［加减应用］若头晕头痛者，加天麻、钩藤各 15 g；胸闷心悸者，加丹参 30 g，郁金 15 g；视物模糊者，加密蒙花 10 g，谷精草 12 g。

［临床报道］徐竺婷用此方治 76 例，有效率 81.58%。

5）降脂饮（《中医药研究》，2000 年，第 3 期）：

［组成与用法］生何首乌 40 g，生山楂、草决明、泽泻、丹参各 30 g，山西老陈醋 50 mL。水煎服。

［功能主治］补肝肾，化瘀血，降痰浊。

［加减应用］若肝肾阴虚，头晕明显者，加枸杞子 15 g，生龙骨、生牡蛎各 30 g；乏力、倦怠、脾失健运者，加黄芪 30 g，茯苓 15 g；经脉瘀阻、肢体麻木者，加桑枝 30 g，桃仁、路路通各 12 g。

［临床报道］刘云、董卫用此方治 42 例，有效率 90.5%。

6）仙贞片（《中医杂志》，1995 年，第 5 期）：

［组成与用法］黄芪 30 g，淫羊藿、女贞子、何首乌、菟丝子、枸杞子各 15 g，黄芩、丹参、山楂各 9 g。上药制成药片，每片含生药 1 g，每日 3 次，每次服 10 片。

［功能主治］益气活血，滋补肝肾，降脂降糖。

7）首乌合剂（《新医学》，1974 年，第 7 期）：

［组成与用法］生何首乌、熟地黄、麦冬、首乌藤、北沙参、黑玄参、合欢花各 15 g，杭菊花、杭白芍、鸡冠花各 10 g。水煎服。

［功能主治］补肝肾为主，佐以化浊降脂。

［加减应用］若尿少水肿者，加茯苓、汉防己；尿频夜尿多者，加附片、鹿角霜。

8) 消渴宁（《陕西中医》，1994 年，第 7 期）：

[组成与用法] 玉竹、葛根、益母草各 20 g，麦冬、炒麦芽各 15 g，枸杞子、桑叶、牡丹皮各 12 g，桔梗、泽泻各 9 g，丹参 18 g。水煎服。

[功能主治] 益阴活血，降脂降糖。

[加减应用] 若口渴者，加天花粉、玄参；湿热者，加苍术、黄柏；眩晕者，加天麻、钩藤；手足麻木者，加鸡血藤、川芎。

9) 糖脂宁丸（《皖南医学院学报》，1999 年，第 1 期）：

[组成与用法] 生黄芪、生地黄、丹参、何首乌、山楂各 15 份，黄精、玄参、山药、葛根、苍术、枸杞子各 1 份。上药按此比例研细末，水泛为丸，如绿豆大，每次餐前口服 10 g，每日 3 次。

[功能主治] 益气养阴，活血化浊。

[临床报道] 肖昌庆、茆红梅用此方治 38 例，有效率 86.85％。

4. 肝肾阴虚，瘀血阻滞证

(1) 主症：头晕目眩，面色晦暗，口干不欲多饮，腰痛，尿频，夜尿多，肢体麻木，全身瘙痒，失眠，舌红有瘀点或瘀斑，脉沉涩。

(2) 治法：补益肝肾，活血化瘀。

1) 镇潜活血方（《国际中医药现代研究》）：

[组成与用法] 丹参、石决明各 25 g，桑寄生 30 g，杜仲、川芎各 6 g，地龙、何首乌、决明子、女贞子、谷精各 15 g，柏子仁 12 g，酸枣仁 12 g。水煎服。

[功能主治] 滋补肝肾，活血潜阳，安神。

[加减应用] 若血压高者，加天麻、钩藤、川牛膝各 15 g；烦躁口苦者，加栀子、牡丹皮、荔枝核。

2) 女贞山楂丹参汤（《中医临床》，1995 年，第 2 期）：

[组成与用法] 生山楂 24 g，女贞子、丹参各 20 g。水煎服。

[功能主治] 补益肝肾，活血化瘀。

[加减应用] 若眩晕者，加牛膝、生龙骨各 15 g，生牡蛎 30 g；腰痛者，加盐杜仲、桑寄生、骨碎补各 15 g；肢体麻木者，加地龙 10 g，白花蛇 1 条，黄芪 30 g。

5. 瘀血阻滞证

(1) 主症：头晕头痛，胸胁疼痛，肢体麻木，舌暗红有瘀斑，苔白腻或黄腻，脉弦涩沉紧。

(2) 治法：活血化瘀。

1) 桃红四物汤加减（《医宗金鉴》）：

[组成与用法] 桃仁、赤芍、当归、丹参各 12 g，生地黄、山楂、延胡索各 15 g，红花、川芎、蒲黄、柴胡各 10 g，大黄、三七（冲）各 6 g。水煎服。

[功能主治] 活血化瘀，通便泻浊。

[加减应用] 若血压偏高者，加天麻、钩藤各 15 g，夏枯草 12 g；肢体麻木者，加牛膝、白芷各 15 g，地龙 12 g；苔腻者，加泽泻 10 g，茯苓、天竺黄各 15 g。

2) 冠心 2 号方（《新医药学》，1978 年，第 7 期）：

[组成与用法] 红花、川芎、赤芍、丹参、降香。

[功能主治] 活血化瘀降脂。

[加减应用] 若瘀血明显，胸痛较重者，可加入生三七、生蒲黄、五灵脂、没药等；兼气滞者，可加入姜黄、檀香等以行气活血降脂；兼气虚者，可加入灵芝、人参、甘草等以益气降脂；肢麻、手颤、眩晕者，可加入决明子、茺蔚子、鸡血藤等；痰瘀同病者，可加入白芥子、远志、海藻、白矾、瓜蒌等；阴血不足者，可加入何首乌、当归等。

6. 气虚血瘀证

(1) 主症：神疲乏力，心悸气短，动则益甚，食欲不振，或心胸刺痛，或头痛健忘，或半身不遂，舌淡紫或瘀斑点，脉缓无力或涩。

（2）治法：益气活血化瘀。

1）补阳还五汤加减（《医林改错》）：

［组成与用法］生黄芪 30～120 g，当归 12 g，川芎 6 g，桃仁、赤芍、红花、蒲黄、没药、姜黄各9 g，丹参 15 g。水煎服。

［功能主治］益气活血，化瘀降浊。

［加减应用］若兼阳气虚者，加巴戟天 12 g，淫羊藿 15 g；偏气滞络瘀者，加香附 15 g，三七 6 g；有偏瘫者，加地龙 12 g，鸡血藤 30 g，白花蛇 1 条。

2）益气活血方（《中医杂志》，1989 年，第 6 期）

［组成与用法］黄芪、红藤、茵陈、泽泻各 15 g，制大黄 4.5 g，虎杖 7.5 g，炙甘草 3 g。水煎服。

［功能主治］益气活血，降脂降糖。

［加减应用］若脾气虚者，加黄精 15 g，人参 10 g；脾肾两虚者，加熟地黄、山药各 15 g。

3）自拟方（《新中医》，1996 年，第 2 期）：

［组成与用法］黄芪 30 g，草决明、当归各 20 g，赤芍、山楂、川芎、栀子各 15 g，大黄 9 g，泽泻12 g，炙甘草 6 g。水煎服。

［功能主治］益气活血，降脂降糖。

［加减应用］若大便溏泻者，去大黄、草决明；肢体麻木者，加白僵蚕、白芷。

［临床报道］肢麻或肢痛，头晕胸闷，乏力，便秘等都有不同程度的改善。

4）补肾通脉汤（丸）（《辽宁中医》，2003 年，第 8 期）：

［组成与用法］秦皮、川芎、丹参、当归各 9 g，红花 6 g，黄芪 18 g，葛根、玉竹、石斛、谷精草、菊花各 15 g，楮实子 12 g。水煎服。

［功能主治］益气活血，健脾生津，清热疏肝。

［加减应用］若眼底血管病变者，加桃仁、细辛、鸡冠花；视网膜脱落者，加黄芪、山药、防风；目赤眵多者，加青葙子、栀子、青黛；迎风流泪者，加防风、黄芪、白术。

7. 气阴两虚证

（1）主症：倦怠乏力，少气懒言，心悸气短，口干咽燥，自汗或盗汗，尿量频多，五心烦热，舌胖有齿痕或舌红，脉细数或脉细无力。

（2）主治：益气养阴。

1）海蛤糖复宁（《中医杂志》，1996 年，第 12 期）：

［组成与用法］海蛤壳粉 3 g，黄精、何首乌各 30 g，地骨皮 15 g，淡海藻、葛根各 10 g。将海蛤壳经现代提纯制粉，余药水煎。

［功能主治］益气养阴，清解郁热，消散痰瘀。

［加减应用］若阴虚热盛，郁热困脾加枸杞子、黄柏、茵陈；阴阳两虚，脾虚肝郁证者，酌加金樱子、女贞子、鸡内金、合欢皮。

2）降糖活血调脂汤（第六次全国中西医结合糖尿病学术会议论文集，2002 年）：

［组成与用法］西洋参 6 g，白术 12 g，黄精 15 g，何首乌 30 g，山楂 20 g，泽泻、银杏叶各 15 g，水蛭粉 3 g（冲服）。水煎服。

［功能主治］益气养阴，活血化瘀，祛痰降浊。

3）调脂舒脉方（《新中医》，2003 年，第 8 期）：

［组成与用法］黄芪 20 g，山茱萸、沙参各 12 g，白术、当归、郁金、地龙、荷叶各 10 g，川芎8 g，生地黄 15 g，红花 5 g。水煎服。

［功能主治］调补脾肝肾，补气养阴，活血祛瘀化浊。

［临床报道］杨小清用此方治 30 例，有效率为 93.3%。

4）三芪丹加减（《广东医学》，2002年，第2期）：

［组成与用法］黄芪、桑椹、丹参、山楂各15 g，三七6 g，决明子10 g。水煎服。

［功能主治］益气养阴，活血化瘀降脂。

5）扶正通脉饮（《天津中医》，1995年，第6期）：

［组成与用法］太子参25 g，生地黄20 g，丹参12 g，郁金10 g，生山药、葛根、赤芍各15 g。水煎服。

［功能主治］滋阴，活血，补气。

6）降糖脂方（《北京中医药大学学报》，1997年，第2期）：

［组成与用法］山药、赤芍、丹参、薏苡仁各15 g，茯苓、泽泻、天花粉各12 g，黄芪18 g，陈皮、生地黄、黄连各10 g，水蛭粉2 g（冲服）。水煎服。

［功能主治］补气养阴，活血化瘀，涤痰祛浊。

［临床报道］庞新国、潘建国用此方治35例，有效率82.8％。

7）降糖脂汤（《广西医学》，2002年，第5期）：

［组成与用法］黄芪30 g，生地黄、丹参、知母、牡丹皮、天花粉、鸡内金各15 g，白术、淫羊藿各10 g，茯苓12 g。水煎服。

［功能主治］益气养阴，活血化瘀，健脾补肾。

［临床报道］黄耀强用此方治30例，有效率86.70％。

8）降脂汤（《广西中医药》，2001年，第3期）：

［组成与用法］柴胡9 g，红花7 g，生地黄、赤芍、山楂、丹参各15 g，牛膝、苍术、桃仁、党参、黄芪、当归、蒲黄、川芎、牡丹皮各10 g。水煎服。

［功能主治］益气养阴，活血化瘀。

［临床报道］朱永苹，林寿宁，刘鹏用此方治32例，有效率90.6％。

9）清宁汤（姜淑兰经验方）：

［组成与用法］黄芪25 g，玄参、生地黄、麦冬各12 g，丹参15 g，人参、大黄、红花各10 g。煎服。

［功能主治］益气养阴，祛瘀化浊。

［临床报道］姜淑兰等用此方治50例，有效率90％。

10）消糖灵（周洵如经验方）：

［组成与用法］黄芪30 g，生地黄20 g，桃仁、赤芍各12 g，红花9 g，水蛭（研末装入胶囊，分3次吞服）3 g。

［功能主治］益气养阴、活血化瘀。

［加减应用］若眩晕，乏力，肢软，气血虚弱者，加党参、何首乌各15 g，山萸黄10 g；口干，善食易饥，胃热偏重者，加知母10 g，石膏30 g；胸闷胸痛，有瘀血者，加乳香9 g，生蒲黄15 g；苔黄腻，湿热甚者，加黄芩、厚朴各9 g，黄连6 g。

［临床报道］周洵如用此方治24例，有效率87.5％。

11）三参二根汤（《山东医药工业》，2003年，第4期）：

［组成与用法］人参、丹参、葛根、广郁金各15 g，玄参、瓜蒌根各20 g，川芎10 g。水煎服。

［功能主治］活血化瘀，益气养阴。

［临床报道］王红、申凤菊用此方治疗92例，有效92.39％。

12）三参饮（《贵州医药》，1998年，第4期）：

［组成与用法］党参、山药、玄参、葛根、黄精、山萸黄各15 g，苍术12 g，丹参9 g，水蛭3 g，黄芪18 g。水煎服。

［功能主治］活血化瘀，益气养阴。

［临床报道］邢玫用此方治疗，总有效率为 96.15％。

13）复方调脂康胶囊（《湖南中医杂志》，1999 年，第 4 期）：

［组成与用法］西洋参、葛根、茯苓、决明子、山楂、泽泻、何首乌、熟大黄组成。制成胶囊，每粒 0.5 g（含生药 3.82 g），每次 5 粒，每日 3 次，饭前半小时服。

［功能主治］养阴益气，降脂化浊。

［临床报道］奚彩昆等用此方治疗 86 例，有效率 93.03％。

14）降糖活血调脂汤（《山东中医药大学学报》，2001 年，第 6 期）：

［组成与用法］西洋参 6 g，白术 12 g，何首乌 30 g，山楂 20 g，黄精、泽泻、银杏叶各 15 g，水蛭粉 3 g（冲服）。水煎服。

［功能主治］益气养阴，活血化瘀，祛痰降浊。

［临床报道］郭宝荣等用此方治疗 52 例，总有效率为 92.31％。

15）降糖胶囊（《中国中西医结合杂志》，2000 年，第 8 期）：

［组成与用法］黄芪、生地黄、丹参、淫羊藿各 30 g，知母、白术各 15 g。煎煮、浓缩、烘干、压粉制成胶囊，每粒胶囊含药粉 0.5 g，相当于生药 1.6 g，每次 5 粒，每日 3 次。

［功能主治］益气养阴，活血化瘀，健脾补肾。

［临床报道］尹晓强等用此方治 30 例，有效率 86.7％。

【辨病治疗】

糖尿病高脂血症的辨病治疗，要从两个方面入手：①清源，清除体内过多的脂浊，保持代谢产物及时运转。②固本，脏腑功能正常，脾主运化，水液气化输布正常，痰湿不生，脂膏痰浊不能瘀阻脉络或沉积于血脉。

（1）七味失笑饮（《山东中医杂志》，2003 年，第 11 期）：

［组成与用法］生蒲黄、五灵脂、没药各 10 g，虎杖、泽泻各 15 g，决明子、山楂各 30 g。水煎服。

［功能主治］化瘀滞，降痰浊。

［临床报道］瞿立武用止方治 30 例，有效率 86.7％。

（2）糖脂饮（《中药新药与临床药理》，2002 年，第 4 期）：

［组成与用法］黄芪、水蛭、菟丝子各 15 g，桃仁 10 g，山药 30 g。水煎服。

［功能主治］健脾益气，补肾养阴，活血祛瘀。

［加减应用］若气阴两虚者，加太子参、女贞子；阴虚血瘀者，加龟甲、葛根。

［临床报道］唐奇志用此方治 33 例，有效率 90.9％。

（3）降脂三消汤（《湖南中医药导报》，2003 年，第 9 期）：

［组成与用法］黄芪 30 g，人参、葛根、何首乌各 10 g，山楂、丹参、生地黄、熟地黄、玄参各 15 g，虎杖、天花粉 20 g。水煎服。

［功能主治］清热益气，滋阴养血，活血化瘀。

［加减应用］若燥热盛者，加知母 10 g，黄连 5 g，石膏 15 g；阳虚者，加附片 10 g，肉桂 8 g；瘀血偏重者，加桃仁 6 g，川芎、益母草、红花、郁金各 10 g；血压偏高者，加钩藤 15 g，夏枯草、牛膝、决明子各 10 g。

［临床报道］肖正卿、杨文铭用此方治疗 38 例，有效率 94.74％。

（4）运脾调脂汤（《湖南中医杂志》，2003 年，第 4 期）：

［组成与用法］黄芪 20 g，泽泻、青蒿、山楂、白术、黄芩、虎杖各 10 g，党参、马齿苋、生何首乌各 15 g，酒制大黄 5 g，丹参 8 g。水煎服。

［功能主治］活血祛瘀，清热化痰。

［临床报道］周晓等用此方治疗 36 例，总有效率 97.2％。

（5）降脂饮（《吉林中医药》，2002 年，第 5 期）：

[组成与用法] 丹参、草决明各 25 g，川芎、麦芽、木香、郁金、茵陈、泽泻各 15 g，山楂、何首乌各 20 g。水煎服。

[功能主治] 若头晕头痛者，加龙骨、牡蛎各 25 g，天麻、龙胆草各 15 g；胸闷心悸者，加瓜蒌 15 g，薤白 20 g；四肢麻木、疼痛者，加钩藤、青藤、海风藤、络石藤各 25 g。

[加减应用] 活血化瘀，清热祛湿，化痰降浊。

[临床报道] 唐铁梅等用此方治疗 68 例，有效率 82.36%。

(6) 降脂抗凝冲剂（《天津中医药大学报》，2003 年，第 2 期）：

[组成与用法] 何首乌、枸杞子、丹参、水蛭、郁金、桃红、三七、鸡血藤等。

[功能主治] 益肾除痰，消瘀，抗凝。

[临床报道] 温学红等用此方治疗 55 例，总有效率 74.5%。

(7) 清化降脂汤（《浙江中医杂志》，1992 年，第 6 期）：

[组成与用法] 蒲公英、荷叶、连翘、槐米、山楂、决明子、何首乌、僵蚕。僵蚕研粉装胶囊。水煎服。

[功能主治] 清热化瘀，化浊降脂。

(8) 滋肾蓉精丸（《湖南中医杂志》，1987 年，第 6 期）：

[组成与用法] 黄精、肉苁蓉、何首乌、金樱子、山药、赤芍、山楂、五味子、佛手。上药共为粉末，水泛为丸，每日 3 次，每次服 6 g。

[功能主治] 补肾活血，降糖降脂。

(9) 通瘀灵片（《中医杂志》，1999 年，第 12 期）：

[组成与用法] 生大黄 3 份，桃仁 2 份，水蛭 5 份。共研细粉，压片，每片含生药 0.3 g，每日 3 次，每次服 5 片。

[功能主治] 活血化瘀，降脂降糖。

[加减运用] 若阴虚燥热者，加用养阴清热药；神疲乏力，气短懒言者，加黄芪、太子参、黄精；口干口苦，善食易饥者，加黄连、知母，生石膏；头晕目眩、腰酸多尿者，加枸杞子、女贞子、墨旱莲、山茱萸；舌红津少，口渴多饮或苔光剥者，加生地黄、石斛、沙参、天花粉；兼痰浊者，加陈皮、半夏、白术；苔黄腻者，加黄芩、黄连、厚朴、竹茹；兼血瘀者，增加本药用量（6~8 片）。

(10) 益肾降糖消脂饮（《实用中西医结合杂志》，1997 年，第 5 期）：

[组成与用法] 生地黄、枸杞子各 20 g，何首乌 15 g，泽泻 12 g，陈皮、水蛭各 10 g，鬼箭羽 18 g。水煎服。

[功能主治] 益肾填精，活血化痰。主治形体肥胖，胸闷气短，眩晕健忘，口干口渴，腰膝酸软，面色㿠白或黧黑，肢体痛麻，舌质淡红或紫暗，舌苔腻，脉沉细或细涩。

[临床报道] 刘统峰等用此方治疗 56 例，总有效率 94%。

(11) 十味调脂散（《河南中医》，2003 年，第 12 期）：

[组成与用法] 川芎 12 g，毛冬青 50 g，丹参、川牛膝各 30 g，水蛭 5 g，当归 15 g，黄芪、何首乌、枸杞子、决明子各 20 g。沸水冲服，每日 1 剂，分 2 次服，30 日为 1 个疗程，连服 2 个疗程。

[功能主治] 补气行血，祛瘀消滞，通脉排毒。主治糖尿病高脂血症之头晕、头痛、乏力、嗜睡等症状。

[加减运用] 若便溏者加白术 10 g；腹胀者，加焦山楂 30 g。

[临床报道] 杨广智用此方治疗 120 例，有效率 96.67%。

【对症用方】

1. 糖尿病合并高脂血症骤然倒仆，不省人事专方

(1) 涤痰汤（《证治准绳》）合三化汤（《温热经纬》）加减：

[组成与用法] 半夏、人参、竹茹、石菖蒲、大黄、厚朴、枳实各 10 g，茯苓 12 g，胆南星、陈皮、

甘草各 6 g，大枣 7 枚。水煎服。

［功能主治］涤痰开窍，清热化浊。主治形体肥硕，痰热素盛，复感外邪，骤然倒仆，不省人事，牙关紧闭，声高气粗，痰声漉漉，面红目赤，两手紧握，搐搦，大便秘结，舌红苔黄腻，脉弦滑。

［加减运用］若大便秘结者，重用大黄、芒硝、瓜蒌；痰声辘辘者，加竹沥、天竺黄；四肢搐搦者，加羚羊角、钩藤：半身不遂者，加全蝎、僵蚕等。

（2）苏合香丸加减（《太平惠民和剂局方》）：

［组成与用法］苏合香、乳香各 1 g，沉香、安息香、冰片各 2 g，丁香、檀香各 4 g，木香、水牛角、荜茇各 6 g，香附 19 g，白术 10 g。水煎服。

［功能主治］温通开窍，解郁化痰。主治卒然昏愦，不省人事，牙关紧闭，口眼㖞斜，舌强难言，口流清涎，四肢不温，拘急挛缩，面白舌暗，半身不遂，舌淡苔白滑。

［加减运用］若口眼㖞斜者，加牵正散；气虚者，加黄芪、人参：四肢厥逆者，加炮附子：舌强语謇者，加远志、石菖蒲：肢体偏瘫者，加桂枝、地龙、细辛等。

2. 糖尿病合并高脂血症脾虚湿困，风痰上扰之眩晕专方

半夏白术天麻汤加减（《医学心悟》）：

［组成与用法］半夏、白术、天麻各 10 g，茯苓 15 g，陈皮、甘草各 6 g。水煎服。

［功能主治］化痰和中，平肝降逆。主治眩晕，头晕如裹，胸脘满闷，纳呆口苦，气短乏力，恶心呕吐，舌苔白腻，脉濡滑。

［加减运用］若痰郁化火，头目胀痛，心烦口苦者，宜用温胆汤以辛开苦降，清热燥湿。

【专病成药】

1. 绞股蓝总甙片（《中华人民共和国卫生部药品标准》）

［处方组成］绞股蓝总甙。

［功能主治］养心健脾，益气和血，除痰化瘀，降血脂。主治高脂血症见心悸气短，胸闷肢麻，眩晕头痛，健忘耳鸣，自汗乏力，脘腹胀满等心脾气虚，痰阻血瘀者。

2. 脂可清胶囊（《中华人民共和国卫生部药品标准》）

［处方组成］葶苈子，山楂，茵陈蒿，黄芩，泽泻，大黄，木香。

［功能主治］宣通导滞，通络散结，消痰渗湿。主治痰湿证引起的眩晕，四肢沉重，神疲少气，肢麻，胸闷，舌苔黄腻或白腻等症，高脂血症。

［用法用量］口服，每次 2～3 粒，每日 3 次。

［用法用量］口服，每次 2～3 片，每日 3 次。

3. 山楂降脂片（《中华人民共和国卫生部药品标准》）

［处方组成］决明子，山楂，荷叶。

［功能主治］清肝活血，降浊通便。主治痰浊瘀滞证、高脂血症与高血压。

［用法用量］口服，每次 8 片，每日 3 次。

4. 通脉降脂片（《中华人民共和国卫生部药品标准》）

［处方组成］毛管草，川芎，荷叶，三七，花椒。

［功能主治］降脂化浊，活血通脉。主治高脂血症，防治动脉粥样硬化。

［用法用量］口服，每次 4 片，每日 3 次。

5. 舒心降脂片（《中华人民共和国卫生部药品标准》）

［处方组成］紫丹参，荞麦花粉，山楂，虎杖，葛根，红花，薤白，桃仁，鸡血藤，降香，赤芍。

［功能主治］活血化瘀，通阳降浊，行气止痛。主治气血痰浊痹阻，胸痹心痛，心悸失眠，脘痞乏力，冠心病，高脂血症。

［用法用量］口服，每次 3～4 片，每日 3 次。

6. 丹田降脂丸（《中华人民共和国卫生部药品标准》）

[处方组成] 丹参，川芎，何首乌，三七，人参，泽泻，当归，黄精，肉桂，淫羊藿，五加皮。

[功能主治] 活血化瘀，健脾补肾，降低血清脂质，改善微循环。主治高脂血症。

[用法用量] 口服，每次 1～2 g，每日 2 次。

7. 制首乌颗粒（《中华人民共和国卫生部药品标准》）

[处方组成] 制何首乌。

[功能主治] 补肝肾，益精血，乌须发，强筋骨。主治血虚萎黄，眩晕耳鸣，须发早白，腰膝酸软，肢体麻木，崩漏带下，久病体虚，高脂血症。

[用法用量] 口服，每次 4 片，每日 3 次。

8. 正心降脂片（《中华人民共和国卫生部药品标准》）

[处方组成] 羊红膻，决明子，陈皮，何首乌，黄芪，丹参，葛根，槐米。

[功能主治] 益气活血，解毒降浊。主治气虚血瘀，痰浊蕴结之胸痹心痛，头痛眩晕。

[用法用量] 口服，每次 4 片，每日 3 次。

9. 血脂宁丸（《中华人民共和国药典》）

[处方组成] 山楂、何首乌、荷叶等药。

[功能主治] 降低血脂，软化血管。主治心律失常及高脂血症。

[用法用量] 口服，每次 3 g，每日 3 次。

【单方用药】

1. 白僵蚕　用法：一次 5 g，研末，每日 3 次。功用：化痰软结。主治高脂血症有动脉硬化者。

2. 茶叶　用法：茶色素胶囊，每次 2～3 粒，每日 3 次。功用：消食化痰。主治高脂血症等相关心脑血管疾病。

3. 大黄　用法：大黄粉，每次 1～3 g，每日 3 次。功用：泻下通便，活血化瘀。主治高脂血症有便秘主症者。

4. 泽泻　用法：泽泻片，每次 3～4 片，每日 3～4 次。功用：化痰降浊。主治高脂血症有头晕、脑涨、胸闷者。

5. 茵陈　用法：茵陈 15 g 代茶饮或茵陈片 7 片，每日 3 次。功用：清热利湿。主治高脂血症湿热主症者。

6. 虎杖　用法：虎杖片（每片重 0.5 g），每次 3 片，每日 3 次。功用：活血散瘀，清热利湿化痰。主治高脂血症湿热主症者。

7. 三七　用法：生三七 3 g，每日 1 次。功用：止血散瘀。主治高脂血症瘀血为主症者。

8. 水蛭　水蛭装入胶囊，每粒 0.25 g，每次 4 粒，每日 3 次，饭后服。主治高脂血症瘀血为主症者。

9. 没药　用法：将没药制成胶囊，（每粒含没药浸膏 0.1 g），每日 3 次，每次 2～3 粒，每日总量 0.6～0.9 g（相当于原生药 2～3 g）。功用：活血止痛。主治高脂血症有心绞痛及胸闷主症者。

10. 何首乌　用法：首乌片（每片含生药 0.8 g），每日 3 次，每次 5～6 片。功用：补肾润肠。主治高脂血症有便秘主症者。

11. 决明子　用法：决明子每日 20～30 g，开水泡后代茶饮或决明子研末，灌胶囊，每粒含生药 0.5 g，口服 2.0 g（4 粒）/次，3 次/d。功用：润肠通便。主治高脂血症有便秘主症者。

12. 血竭　用法：血竭粉每日 3 次，每次 2 g，饭前半小时空服。功用：活血。主治高脂血症。

13. 红曲　用法：血脂康胶囊，每次 2 粒，每日 2 次口服。功用：除湿祛痰，活血化瘀，健脾消食。主治高脂血症。

第二节　糖尿病脂肪肝

糖尿病性脂肪肝是指由于糖尿病对肝脏脂肪代谢影响，使肝中脂肪超过肝重的 10%，或在组织学上，肝实质的脂肪化超过 30％～50％时，为糖尿病常见并发症之一。随着 2 型糖尿病的患病率增加，脂肪肝已成为世界上的重要肝病，在我国亦已成为仅次于慢性病毒性肝炎的第二大肝病，据国外统计，4％～46％脂肪肝患者患有糖尿病，半数糖尿病者有脂肪肝。本病归属于中医"胁痛"、"消渴"、"痰饮"等范畴。本病的发生为消渴病日久，燥热炽盛，耗气伤阴，气阴两伤，正气日衰，脏腑功能失调，导致气滞、血瘀、痰凝，结于胁下而成。其发生与肝、脾、肾三脏关系最密切，尤以肝脾两脏重要，以正虚为本，气滞血瘀痰凝为标，属本虚标实之证。

一、西医临床表现与诊断要点

1. 病史　有糖尿病病史或可确诊为糖尿病者。

2. 临床症状　乏力，食欲减退，腹胀，肝区不适或隐痛，恶心，呕吐及腹泻。严重者可发生黄疸，腹水，出血倾向，肝衰竭及脑病。

3. 体征　肝脏轻度肿大，质较硬，轻度触痛。严重者脾大、腹水及肝硬化。

4. 实验室检查　血浆球蛋白如 α_1、α_2 及 β 脂蛋白常增高，多数人血清胆固醇和三酰甘油明显高于正常。AST、ALT、胆碱酯酶、碱性磷酸酶轻度增高。

5. 超声　肝脏普遍增大；肝实质回声增强，呈弥漫细点状回声，并呈同深部声减图像；肝内血管回声明显减少，门脉分支回声减弱。

6. CT　肝密度普遍降低。

7. 磁共振成像（MRI）　T_1，T_2 时间长。

8. 肝活检　肝细胞内充满脂滴，细胞核偏边。

二、西医治疗

同糖尿病合并高脂血症。

三、中医辨证论治

糖尿病性脂肪肝属本虚标实之证。其病机为脏腑功能失调，气滞、血瘀、痰凝结于胁下而成。其辨证时当分清本虚与标实，标实又有气滞、血瘀、痰湿之别。活血化瘀，疏肝解郁，健脾化湿祛痰可作为治疗本病的基本大法。

【辨证用方】

1. 肝气郁结证

（1）主症：左肋胁部胀满不适，每因精神紧张或情志刺激而明显，纳呆，恶心呕吐，便秘，腹胀，口苦口干，舌红苔薄白，脉弦细。

（2）治法：疏肝解郁。

1）四逆散加味（《景岳全书》）：

［组成与用法］香附、泽泻、枳壳、枳实各 10 g，赤白芍 12 g，生甘草 5 g，丹参、荷叶、佛手、玄参、天花粉各 20 g，柴胡 6 g，厚朴 6 g。水煎服。

［功能主治］疏肝理气。

［加减应用］若恶心呕吐者，加法半夏、生姜；泛酸吐酸者，加乌贼骨。

2）柴胡疏肝散（《景岳全书》）：

［组成与用法］香附 20 g，白芍 12 g，枳壳、郁金、川楝子、延胡索、牛膝、白术各 10 g，土鳖虫、甘草各 6 g，柴胡、山楂各 15 g。水煎服。

［功能主治］疏肝解郁，行气止痛。

［加减应用］若痛甚者，加郁金、青皮、延胡索。

2. 痰浊壅盛证

（1）主症：脘腹胀满，纳呆便溏，肢体困倦，少气乏力，口干，形体肥胖，舌质暗淡，苔白腻而厚，脉弦滑。

（2）治法：健脾和胃，祛痰化浊。

1）平胃散（《太平惠民和剂局方》）：

［组成与用法］苍术15 g，橘皮12 g，甘草5 g，厚朴、生姜、大枣各10 g。水煎服。

［功能主治］健脾理气。

［加减应用］若心中烦热者，加炒栀子、酸枣仁以清热安神；头晕目眩者，加黄精、女贞子、菊花以益清肝。

2）二陈汤加味（《太平惠民和剂局方》）：

［组成与用法］半夏、白术、竹茹、郁金、陈皮、苍术、厚朴、桃仁、厚朴、藿香、佩兰各10g，茯苓、全瓜蒌各12 g，山楂、泽泻各15 g，丹参20 g。水煎服。

［功能主治］健脾益气，理气祛痰。

［加减应用］若肝区疼痛者，加用金铃子散；血脂增高者，加生蒲黄10 g，生山楂15 g；大便秘结者，加用草决明30 g。

3）涤痰汤（《证治准绳》）合胃苓汤（《丹溪心法》）加减：

［组成与用法］陈皮、法半夏、茯苓、竹茹、枳实、厚朴、青皮、泽泻、柴胡、萆薢、木香各10 g，海浮石、苍术各15 g，明矾3 g，胆南星6 g。水煎服。

［功能主治］理气化痰，祛湿泄浊。

4）化痰软肝汤（《实用中医内科杂志》，2003年，第6期）：

［组成与用法］枳壳、泽泻、丹参、川芎各9 g，苍白术、山楂各12 g，干荷叶、何首乌、虎杖各15 g。水煎服。

［功能主治］燥湿健脾。

［加减应用］若便溏者，加黄芪、山药；困倦乏力者，加党参、黄芪；口干多饮者，加石斛、玉竹。

3.湿热郁结证

（1）主症：胸脘腹胀，纳后饱胀，渴不多饮，肌肉酸胀，四肢沉重，口苦恶心，甚或有黄疸，尿黄，舌胖嫩红，苔黄厚腻，脉滑弦数。

（2）治法：健脾化湿，清热利水。

1）降脂益肝汤（《中医杂志》，1989年，第4期）：

［组成与用法］泽泻20～30 g，生何首乌15～20 g，草决明15～20 g，丹参15～30 g，生山楂30 g，黄精15～20 g，虎杖12～15 g，大荷叶15 g。水煎服。

［功能主治］清热利湿，活血通络。

［加减应用］若腹胀明显者，加炒莱菔子；恶心重者，加半夏；右胁疼痛较重者，加白芍、龙胆草；服药后大便每日超过3次者，减少虎杖、生何首乌剂量；服药后吐酸水者，加乌贼骨，或减轻山楂剂量。

［临床报道］蒋森用此方治疗38例，有效率为94.7％。

2）三妙平胃汤（《糖尿病及其并发症中西医诊治学》）：

［组成与用法］苍术、葛根、黄柏、陈皮、黄连各10 g，薏苡仁30 g，牛膝12 g，厚朴6 g，猪苓、茯苓、茵陈、天花粉各20 g。水煎服。

［功能主治］健脾化湿，清热利水。

［加减应用］肝胆湿热者，加半枝莲、草决明；痰瘀交阻者，加红花6 g，牡丹皮12 g，川芎9 g。

4.肝郁血瘀证

（1）主症：口干咽燥，胁肋刺痛，痛处固定，面色晦暗无华，腹胀或有腹水，舌质红暗或有瘀点或瘀斑，舌苔薄或无苔，脉细涩或沉细弦胁。

（2）治法：疏肝理气，活血化瘀。

1）血府逐瘀汤（《医林改错》）加减：

［组成与用法］麦冬、五味子、柴胡、当归、生地黄、桃仁各 10 g，红花 5 g，枳壳、牛膝、赤芍、桔梗各 20 g，太子参 30 g。水煎服。

［功能主治］益气养阴，疏肝活血。

［加减应用］若伴有食欲不振者，加用炒山楂、炒麦芽或炒神曲各 10 g；厌油腻者，加用茵陈、佩兰各 10 g。

2）宋氏自拟方（（《河北中医》，1991 年，第 3 期）：

［组成与用法］柴胡、三棱、莪术各 6 g，枳实、党参、鳖甲（先煎）各 10 g，当归、云苓、川楝子各 12 g，赤芍、白术各 15 g，生山楂 30 g。水煎服。

［功能主治］疏肝解郁，活血祛瘀。

［加减应用］若肝经有热者，加栀子、牡丹皮；肝阴虚者，加女贞子、墨旱莲；兼呕吐者，加竹茹、陈皮；纳呆厌食者，加砂仁、炒山楂、炒麦芽、炒神曲；胁痛者，加郁金、香附；腹胀者，加大腹皮、木香；肝阳上亢者，加龙牡、草决明；失眠者，加远志、炒酸枣仁。

［临床报道］宋福印等用此方治疗 45 例，有效率 92.3%。

3）桃红四物汤加减（《糖尿病及其并发症中西医诊治学》）：

［组成与用法］黄精、赤芍、丹参、茵陈各 30 g，枳壳、枳实各 6 g，白芍、桃仁各 20 g，柴胡 10 g，当归、五味子、水红花子各 10 g，生地黄 15 g。水煎服。

［功能主治］养血充脉，活血化瘀。

［加减应用］若口干咽燥，胁肋刺痛者，加丝瓜络 30 g，郁金 10 g，柴胡 6 g；腹胀，下肢浮肿者，加茯苓、泽泻、海藻各 12 g。

5. 脾肾阳气虚，痰瘀内停证

（1）主症：畏寒肢冷，下肢浮肿，腹泻，胁下刺痛胀闷，乏力，口舌干燥，不欲多饮，腰背酸疼，阳痿失用，舌胖暗红，苔白，脉沉细无力。

（2）治法：温补脾肾，活血化瘀。

1）金匮肾气丸（《金匮要略》）合桃红四物汤（《医宗金鉴》）加减：

［组成与用法］桂枝、附子、车前子（包）、川芎、当归、赤芍、牛膝、生地黄、牡丹皮、泽泻、山茱萸、桃仁各 10 g，红花 5 g，茯苓 30 g。水煎服。

［功能主治］温阳育阴，活血化瘀。

［加减应用］若腹水较重者，加用牵牛子 15 g；血瘀重者，加用三棱 10 g，莪术 15 g 或水蛭 6 g，全蝎 5 g。

2）消瘰丸（《医学心悟》）合化积丸（《类证治裁》）加减：

［组成与用法］大贝母粉、玄参、三棱、莪术、泽兰、鸡内金、郁金各 10 g，牡蛎粉、槟榔、海浮石、瓜蒌各 15 g，水蛭 6 g，香附 25 g。水煎服。

［功能主治］活血化瘀，祛痰散结。

［加减应用］若舌光红无苔者，加生地黄、沙参、石斛；饮食锐减者，加四君子汤或八珍汤。

3）温阳化浊汤（《糖尿病及其并发症中西医诊治学》）：

［组成与用法］生黄芪、猪苓、丹参各 20 g，当归、苍术、熟地黄、川续断、葛根、陈皮各 10 g，红参、附片各 5 g（或虫草 2g），砂仁 6 g，狗脊、木瓜各 15 g，蜈蚣 2 条，赤芍 30 g。水煎服。

［功能主治］温补脾肾，活血通脉。

［加减应用］偏脾气虚者，去附片、熟地黄、狗脊；偏肾阳虚者，去黄芪、红参、苍术。

6. 肝肾阴虚证

（1）主症：形体虚胖，肤粗毛丛，面色潮红，身热，四肢微肿，舌淡胖，苔厚腻或灰黑，脉沉细。

（2）治法：滋阴补肾。

1）一贯煎（《柳州医话》）：

［组成与用法］枸杞子 30 g，生地黄、麦冬、当归、川楝子、焦山楂各 15 g，醋柴胡 6 g，焦槟榔、沙参、郁金各 10 g。水煎服。

［功能主治］养阴柔肝，滋补肝肾。

［加减应用］若心中烦热者，加炒栀子、酸枣仁以清热安神；头晕目眩者，加黄精、女贞子、菊花以益清肝。

2）滋肝调脂汤（《糖尿病及其并发症中西医诊治学》）：

［组成与用法］玄参、生地黄、白芍、天花粉各 20 g，生何首乌 15 g，麦冬、葛根各 10 g，生甘草 3 g。水煎服。

［功能主治］养阴柔肝，行气止痛。

［加减应用］若痛甚者，加郁金、青皮、延胡索；肝火旺者，加夏枯草、芦荟；烦躁失眠者，加酸枣仁、远志；颈部发胀者，加葛根、鹿衔草；尿频失禁者，加台乌药、金樱子、桑螵蛸。

3）八珍汤（《正体类要》）加减：

［组成与用法］太子参、茯苓、赤白芍、生地黄、生黄芪、丹参各 20 g，白术、当归、川芎、龟甲胶、山茱萸、杜仲、枸杞子各 10 g，炙甘草 6 g，牛膝、熟地黄各 15 g。水煎服。

［功能主治］滋阴养血，益气活血。

［加减应用］气虚不明显者，去生黄芪、白术、炙甘草；血虚而瘀者，加鸡血藤、干地龙、墨旱莲。

4）调脂复脉饮（《天津中医》，1988 年，第 5 期）

［组成与用法］柴胡、当归、鸡血藤各 15 g，白术、牛膝、泽泻、山楂、枸杞子、淫羊藿、枳壳、青皮各 10 g，黄芪、丹参、茵陈各 30 g，生大黄 9 g（后下）。水煎服。

［功能主治］健脾益气，活血化瘀，补肾利湿。

［加减应用］若肝郁气滞者，可酌加川楝子、延胡索、郁金；痰湿内阻者，可酌加礞石、皂角刺等。

［临床报道］韩建平等用此方治疗 33 例，有效率 85％。

7. 肝脾肾虚证

（1）主症：痰湿着体，时有胁下隐痛，脘腹痞满，伴口渴而不多饮，头晕目眩，急躁易怒，大便秘结，舌质红舌体胖，苔黄腻，脉弦滑数。

（2）治法：健脾化湿，补益肝肾。

1）涤痰汤（《证治准绳》）合大补元煎（《景岳全书》）加减：

［组成与用法］半夏、竹茹、山茱萸、杜仲、当归、枳壳各 10 g，茯苓、瓜蒌、山药、枸杞子、党参各 12 g，生地黄 15 g。水煎服。

［功能主治］健脾化湿，补益肝肾。

［加减应用］若阴虚阳亢者，加黄柏、玄参各 15 g；阳虚者，加淫羊藿、肉桂；气虚者，加黄芪 15 g，白术 12 g。

2）益寿降脂灵片（《中医杂志》，1992 年，第 7 期）：

［组成与用法］制何首乌、枸杞子各 7.5 g，黄精、山楂各 10 g，草决明 1.5 g。制成片剂，上述为一次量，每日 3 次口服，2 个月为一疗程。

［功能主治］补肝益肾，健脾消脂。

［加减应用］若脾虚为主，加人参；肝虚为主，加枣皮；肾虚为主，加熟地黄。

【辨病用方】

1. 化浊疏肝汤（《实用中医药杂志》，1995 年，第 2 期）

［组成与用法］柴胡、川芎、陈皮、郁金、半夏各 9 g，山楂 20 g，赤芍、草决明各 12 g，泽泻、何首乌各 15 g。水煎服。

［功能主治］疏肝理气，活血化浊。

［加减应用］若热象明显者，加茵陈 15 g；肝质地较实、伴脾大者，加牡蛎 20 g，丹参 15 g。

［临床报道］刘如瀚用此方治疗 52 例，总有效率 88.5%。

2. 祛脂保肝合剂（《广州医药》，2002 年，第 3 期）

［组成与用法］柴胡、白芍、生米仁、牡丹皮、白及、全当归、党参、焦白术各 10 g，泽泻、决明子各 30 g，丹参 15 g。水煎服。

［功能主治］疏肝健脾，活血化浊。

［加减应用］腹胀呃逆者，加山楂、莱菔子；上腹部疼痛者，加五灵脂、瓦楞子、蒲公英。

［临床报道］周文卫用此方治疗 30 例，总有效率为 67%。

3. 化脂通络汤（高彦彬经验方）

［组成与用法］泽泻、蒲公英各 30 g，草决明 25 g，明矾 3 g，水蛭 6 g，半夏、枳实、柴胡、木香、荷叶、泽兰、郁金各 10 g。水煎服。

［功能主治］行气活血，化痰消脂。

4. 归脾汤加减方（林少玉经验方）

［组成与用法］党参、黄芪各 20 g，白术、茯苓、炙远志、酸枣仁、枸杞子、川楝子各 10 g，广木香 9 g，麦冬、当归各 15 g，炙甘草 5 g。水煎服。同时用一枝黄花 20 g，田基黄 20 g 泡开水当茶饮。

［功能主治］补益心脾，佐以补肝肾，滋阴清热。

5. 三仙胃苓汤加味（《千家妙方》）

［组成与用法］生山楂、熟山楂各 120 g，炒麦芽 21 g，泽泻、炒神曲、苍术、白术、醋香附、丹参、猪苓、茯苓各 15 g，青陈皮、嫩桂枝各 9 g，姜厚朴 12 g，甘草 6 g。水煎服。

［功能主治］疏肝化瘀，健脾化湿。

［加减应用］若动脉硬化阳亢者，加何首乌 30 g；气滞胀甚者，加生莱菔子 30 g。

6. 加味下瘀血汤（姜春华经验方）

［组成与用法］大黄（若腹泻次数多，大黄可先煎，或减其量）、桃仁、蟅虫各 9 g。

［功能主治］通腑下瘀。

［加减应用］可选加丹参、赤芍、炮山甲、五灵脂、鳖甲、当归、红花、牡丹皮。

【对症用方】

1. 糖尿病脂肪肝所致下肢水肿专方

（1）降逆化浊汤（尚尔寿经验方）：

［组成与用法］旋覆花、珍珠母、牡蛎、泽泻、猪苓各 20 g，代赭石、竹茹、柿蒂、炒鸡内金、陈皮、法半夏、生甘草各 10 g，乌贼骨、茯苓各 15 g，焦三仙 30 g。水煎服。

［功能主治］疏肝降逆，利湿化痰。主治面有油泽，大腹膨隆，口中黏腻，喉中痰鸣，咽中有物梗阻，下肢指凹性水肿，舌体肿大有瘀点，舌苔灰黑黏腻，脉弦滑数。

（2）糖肝腹水方（《江苏中医》，1964 年，第 11 期）：

［组成与用法］党参、黄芪、茯苓、胡芦巴各 15 g，炙鳖甲 24 g，禹余粮 12 g（包），甘遂、葶苈子各 6 g，白术 9 g，红枣 10 个，琥珀（吞）、沉香粉（吞）各 1.5 g。水煎服。

［功能主治］通阳温中，泻肺利水。

（3）香砂六君子汤合杜仲丸加减（吕景山经验方）

［组成与用法］党参、炒白术、半夏、陈皮、何首乌、淫羊藿、杜仲各 10 g，生山楂、生黄芪各 30 g，女贞子、川续断、茯苓各 15 g。水煎服。

［功能主治］补肾健脾。

（4）葫芦茶（高彦彬经验方）

［组成与用法］葫芦 15 g，茶叶 3 g。将葫芦烘干研末，与茶叶用沸水冲泡代茶饮，每日 1 剂，10

日为 1 个疗程。

[功能主治] 利水消肿。

2. 糖尿病脂肪肝所致肝区疼痛专方

（1）平肝舒络丸（协和医院内部制剂）：

[组成与用法] 柴胡、沉香、厚朴、木瓜、延胡索、羚羊角。每服 6 g，每日 3 次。

[功能主治] 平肝舒络。适用于肝气郁结、经络不疏所致的肝区疼痛。

（2）一贯煎加味（《中国糖尿病防治特色》）：

[组成与用法] 柴胡 20 g，生地黄、枸杞子、丹参各 15g，沙参、麦冬、当归、白芍、川楝子、香橼、佛手各 10 g。水煎服。

[功能主治] 养阴柔肝。

（3）小柴胡汤合逍遥散加减（吕景山经验方）：

[组成与用法] 柴胡、黄芩、半夏、党参、牡丹皮、香附、当归、赤芍、白芍、炒白术各 10 g，郁金、茯苓各 15 g。水煎服。

[功能主治] 疏肝理气，清泄肝胆。

[加减应用] 若气急心烦，加炒栀子、淡豆豉各 10 g；胁肋疼痛者，加川楝子、延胡索各 10 g；两胁肋胀，加青皮、陈皮、青橘叶各 10 g；肝脾肿大，加合欢皮、白蒺藜各 10 g。

（4）舒肝止消丸（《中国医刊》，2000 年，第 3 期）：

[组成与用法] 炙甘草 3 g，柴胡、枳壳、枳实、水红花子、桃仁、红花、熟大黄各 6 g，赤芍、白芍、鬼箭羽、丹参、夏枯草各 10 g。水煎服。

[功能主治] 疏肝解郁，活血通络。

3. 糖尿病脂肪肝肝功能异常专方

五味养肝丸（协和医院内部制剂）：

[组成与用法] 五味子、党参、黄芪、黄精、熟地黄、当归组成。每服 1 丸，每日 3 次。

[功能主治] 益气滋阴养肝。适用于肝肾不足型肝病，尤其是丙氨酸氨基转移酶升高者。

【专病成药】

1. 肝胆结石片（《中华人民共和国卫生部药品标准》）

[处方组成] 鸡内金、牛胆汁浸膏、枳壳、香附、吴茱萸、高良姜、白术、建曲等。

[功能主治] 疏肝利胆，行气止痛，降低血脂。主治脂肪肝、胆结石。

[用法用量] 口服，每次 6 片，每日 3 次。

2. 复方紫参冲剂（《中华人民共和国药典》）

[处方组成] 石见穿、丹参、鸡血藤、当归、香附、郁金、红花、鳖甲。

[功能主治] 行气活血，开郁散结。用于糖尿病脂肪肝，肝硬化证属气滞血瘀所致胁下痞块，胀满或刺痛，面色晦暗，舌质青紫或有瘀斑。

[用法用量] 开水冲服，每次 1 袋，每日 3 次。

3. 脉安冲剂（《中国基本中成药》）

[处方组成] 山楂，麦芽。

[功能主治] 健脾消食。用于糖尿病脂肪肝证属脾胃不和，运化失健，中焦积滞所致的纳呆腹胀，胸闷气短，舌苔厚腻，脉滑。

[用法用量] 开水冲服，每次 1 袋，每日 2~3 次。

4. 龙胆泻肝丸（《中国基本中成药》）

[处方组成] 龙胆、生地黄、泽泻、柴胡、栀子、黄芩、甘草、木通、当归、车前子。

[功能主治] 清肝利胆，化湿清热。用于糖尿病脂肪肝证属肝胆湿热所致的胁痛口苦，胸闷纳呆，恶心呕吐，头胀头痛，急躁易怒，便秘尿赤，舌苔黄腻，脉弦数。

［用法用量］口服，每次1袋，每日2～3次。

5. 鳖甲煎丸（《中华人民共和国药典》）

［处方组成］鳖甲胶、大黄、地鳖虫、桃仁、鼠妇虫，凌霄花、牡丹皮、蜂房、柴胡、厚朴、石韦、葶苈子、半夏、黄芩、党参、白芍等。

［功能主治］消积散结。

［用法用量］口服，小粒蜜丸剂，每次6～9；大粒蜜丸剂，每次2丸。每日2次。空腹温开水送服。

【单方用药】

1. 莱菔子　用法：炒至爆壳，研细末，每次9 g，每日3次，餐后冲服，30日为1个疗程。功用：利气祛痰。主治糖尿病脂肪肝及高脂血症以肥胖腹胀，困倦多睡，大便不爽为主症者。（《浙江中医杂志》，1995年，第1期）

2. 何首乌　用法：何首乌30 g，水煎服。每日1剂，20日为1个疗程。功用：补肝肾，益精血。主治糖尿病脂肪肝及高脂血症，以便秘腹胀，腰酸腿软为主症者。（《浙江中医杂志》，1991年，第6期）

3. 山楂泽泻汤　用法：山楂、泽泻各30 g，水煎服。功用：化滞利湿，降脂降黏。主治糖尿病脂肪肝及高脂血症，以痰湿瘀阻为主症者。（《辽宁中医杂志》，1997年，第10期）

4. 山楂酒　用法：鲜山楂100 g，白酒500 mL，先将山楂切成2瓣，去核，置白酒瓶内，密封，每日振摇1次，30日后食用。每次10 g，每日2次。功用：消食化瘀。主治糖尿病脂肪肝及高脂血症，以心烦口渴，心悸胸闷，脘腹胀满为主症者。（《古今糖尿病医方选》）

第十一章 糖尿病高黏滞血症

高黏血症又称血液高黏滞综合征（Blood Hypervisicosity Syndrome，简称 HBS），是指血液黏度较长期处于升高状态所致的临床症候群。临床上主要表现为血液流变学的异常和微循环不良。HBS 是常见的生理病理过程，是缺血性心脑血管疾病的高危因素之一。糖尿病患者血液及血浆黏度均有不同程度的增高，血液黏度增高是糖尿病的特征之一，HBS 是糖尿病的生理病理过程。不同病程、不同年龄和不同代谢状况的糖尿病患者均可出现"高黏滞血症"。血液黏度增加的因素主要有：血球压积增高，血浆中纤维蛋白原及球蛋白含量增加。红细胞聚集性增加，红细胞变形能力降低，血小板聚集性增强，超过 5 年者更为明显。

一、西医临床表现及诊断要点

1. 糖尿病病史。

2. 临床上主要以头昏头痛，头胀多梦，失眠健忘，记忆力减退，心悸怔忡，四肢乏力，肢体麻木，拘急不舒等为主要表现。

3. 常规检查有高红细胞血症者。

4. 实验室检查发现高黏血症的各种指标均阳性，血球压积增高，血浆中纤维蛋白原及球蛋白含量增加。红细胞聚集性增加，红细胞变形能力降低，血小板聚集性增强。

二、中医辨证论治

高黏血症主要运用中医中药治疗，中医学虽没有 HBS 的病名，但现临床上多将 HBS 归于"血瘀证"范畴，或将其列入"中风"、"头痛"、"眩晕"、"胸痹"等范畴中。消渴病变主要在肺、脾（胃）、肾。其病机为肾阴亏虚为本，肺胃燥热为标，终至肺燥、胃热、肾虚，常同时存在。病久则阴阳共虚，脏腑受损，瘀血阻滞，脉络瘀阻等一系列合并症。本病可以归纳为标实本虚证。标实以痰、瘀为标，本虚以正虚（气虚、肾虚）为本，从补肾、补气入手，兼以化瘀祛痰。

1. 肺热伤津血瘀证

（1）主症：烦渴多饮，咽干灼热，善饥形瘦，小便较多，胸闷胸痛，舌红少津，舌有瘀斑，脉弦数。

（2）治法：滋阴清热，活血止痛。

1）石膏知母人参汤（《伤寒论》）合四物汤（《仙授理伤续断秘方》）加减：

[组成与用法] 生石膏 18 g，桃仁、知母、赤芍各 12 g，生地黄、天花粉、沙参各 15 g，川芎、当归、人参各 9 g，红花 6 g。水煎服。

[功能主治] 滋阴清热，活血止痛。

[加减应用] 若便秘者，加麻仁、大黄；口舌生疮者，加金银花、黄连；口渴多饮者，加玉竹、葛根；尿频量多者，加金樱子、山茱萸。

2）莪棱消渴方（《陕西中医》，1997 年，第 5 期）

[组成与用法] 三棱、莪术各 8 g，桃仁、牛膝、生黄芪各 15 g，龙骨、生牡蛎、赤丹参各 30 g，牡丹皮 10 g。水煎服。

[功能主治] 活血化瘀。主治糖尿病瘀血证候者。

［加减应用］若肺热津伤症见烦渴多饮，口干舌燥，尿量频多形体渐瘦，舌边尖红，脉数而洪，加生石膏30 g，天花粉20 g，葛根、知母各10 g；胃热炽盛症见大便干燥，形体消瘦，苔黄燥，脉滑实有力，加生石膏30 g，生地黄20 g，焦栀子10 g；肾阴亏虚症见尿频量多，手足心热，舌质红，脉细数，加山茱萸、山药各10 g，熟地黄、生地黄各15 g；阴阳两虚症见小便频数，形寒肢冷，小便浑浊，舌质淡，苔薄白，脉沉细无力，加肉桂、桂枝各6 g，补骨脂、熟地黄各10 g，山药15 g。

［临床报道］曹生有用此方共治疗32例，总有效率84.37%。

2. 胃热炽盛血瘀证

（1）主症：口渴多饮，多食善饥，形体日渐消瘦，大便秘结，小便频数，舌质红或暗红，有瘀斑，苔黄或黄腻，脉滑数或细数。

（2）治法：清胃泻火，活血养阴。

1）玉女煎（《景岳全书》）合增液承气汤（《温病条辨》）加味：

［组成与用法］生石膏18 g，生地黄、麦冬、蒲黄、牛膝各15 g，知母、桃仁各12 g，芒硝、丹参、枳壳各9 g，大黄、黄连各6 g。水煎服。

［功能主治］清胃泻火，活血养阴。

［加减应用］若胃炎上炎牙痛目赤者，加栀子、元参；血瘀者，加三棱、莪术。

2）活血化瘀方（《福建中医药》，1995年，第5期）：

［组成与用法］丹参、赤芍、川芎各9 g，水蛭、黄连各6 g，生地黄、天花粉、山药各15 g，黄芪30 g，泽兰、苍术各12 g。水煎服。

［功能主治］活血化瘀，养阴清热。主治糖尿病血瘀津伤者。症见口渴多饮，多食，多尿，形体消瘦，舌质暗或有瘀斑、瘀点，脉细涩。

［临床报道］陈端生用此方共治疗28例，总有效率85.71%。

3. 气阴两虚血瘀证

（1）主症：气短乏力，口干舌燥，腰膝酸软，多饮多尿，胸闷胸痛，五心烦热，舌淡红或暗边有齿痕，苔薄白少苔，脉细弱或细。

（2）治法：益气养阴，活血补肾。

1）六味地黄丸（《小儿药证直诀》）加参芪类药：

［组成与用法］熟地黄18 g，生地黄、党参、山茱萸、山药各15 g，牡丹皮、泽泻、川芎各9 g，黄芪30 g，郁金、苍术、茯苓各12 g。水煎服。

［功能主治］益气养阴，活血补肾。

［加减应用］若头晕者，加枸杞子、菊花；口干者，加沙参、葛根；失眠者，加酸枣仁、远志。

2）生脉散（《内外伤惑论》）合补阳还五汤（《医林改错》）加减：

［组成与用法］黄芪15～30 g，丹参、麦冬、党参各12 g，熟地黄3～9 g，五味子、桃仁、赤芍、牡丹皮、水蛭各9 g，天花粉30 g。水煎服。

［功能主治］益气养阴，活血通络。

［加减应用］胸闷不适者，加瓜蒌、薤白各10 g；心悸失眠者，加石菖蒲、远志各6 g，白芍15 g。

3）扶下活血降黏汤（《上海中医药杂志》，1997年，第5期）：

［组成与用法］黄芪30 g，蚕茧12 g，山茱萸、沙苑子、益母草、枸杞子、麦冬、天花粉、山药、玉米须、茯苓各15 g，地骨皮、丹参各9 g，大黄6 g。水煎服。

［功能主治］健脾温肾，益气养阴，活血祛浊。

［加减应用］若烦渴多饮明显者，加石膏、知母、生地黄；尿频量多者，加金樱子、肉桂、桑螵蛸；能食而瘦、疲乏无力者，加黄精、葛根，重用黄芪；乏力伴腰膝酸痛者，加鹿茸、杜仲、狗脊；头身困重、倦怠懒言者，加佩兰、薏苡仁、泽泻；视力障碍者，加菊花、桑椹子、草决明；皮肤瘙痒者，加白蒺藜、金银花、当归；颜面浮肿者，加车前子、泽泻、猪苓；出现蛋白尿者，重用黄芪加党参、川续

断、白花蛇舌草；血脂高者，加何首乌、桑寄生、山楂；合并高血压者，加牛膝、海蛤壳、石决明；合并冠心病者，加瓜蒌、川芎、红花；合并脑血管病者，加穿山甲、全蝎、水蛭；合并疮疖痈肿者，加蒲公英、紫花地丁、金银花。

4）降糖汤（《上海中医药杂志》，1997 年，第 4 期）：

[组成与用法] 黄芪、山药、生地黄、玄参各 30 g，丹参、苍术各 20 g，枸杞子、赤芍各 10 g。水煎服。

[功能主治] 益气养阴，化瘀活血。主治 2 型糖尿病症见疲倦乏力，口干舌燥，腰膝酸软，舌质暗苔薄白，脉弦细。

[加减应用] 若血糖不降者，加山茱萸、知母各 10 g；尿糖不降者，加天花粉 30 g，五味子 10 g；兼见高血压者，加夏枯草 20 g，白茯苓 15 g；高脂血症者，加生山楂 15 g，泽泻 10 g；能食善饥者，加熟地黄 20 g，黄连 6 g；口渴多饮者，加生石膏 30～60 g，麦冬 10 g；腰腿痛者，加桑寄生 30 g，川续断 10 g；大便溏泻者，去生地黄、玄参，加芡实 30 g，白术 10 g；心悸失眠者，加龙骨、牡蛎各 20 g；下身瘙痒者，加黄柏、知母各 10 g；全身瘙痒者，加苦参、地肤子各 10 g；尿频有脂膏者，加桑螵蛸、益智仁各 15 g。

[临床报道] 毛新宽等用此方共治疗 76 例，总有效率为 93.42%。

5）益气养阴活血汤（《成都中医药大学学报》，1997 年，第 2 期）：

[组成与用法] 人参 3～5 g，黄芪、山药、葛根、天花粉各 30 g，知母 15 g，川芎、桃仁、红花各 10 g。水煎服。

[功能主治] 益气养阴，活血化瘀。主治糖尿病或合并有高脂血症、脑血管病、高血压、冠心病、肾病、下肢坏疽等证属气阴两虚夹有瘀血者。

[加减应用] 若血压升高者，加杜仲、川牛膝各 15 g，代赭石 30 g；水肿者，加茯苓、白术各 15 g，车前子 10 g；形寒肢冷者，加附片、肉桂各 10 g；下肢坏疽者，加广木香 10 g，倍用黄芪。

[临床报道] 安琪用此方共治疗 35 例，总有效率为 85.7%，各种慢性血管并发症均有明显缓解。

4. 阳虚寒凝血瘀证

(1) 主症：神疲乏力，畏寒肢冷，肢体麻木、疼痛，四肢欠温，遇热稍缓，遇寒则重，或胸痹心痛，或肢体浮肿，舌质暗淡，舌下静脉曲张，苔白滑，脉沉细无力。

(2) 治法：益气温阳，活血止痛。

1）黄芪桂枝五物汤（《金匮要略》）加减：

[组成与用法] 黄芪 15～30 g，桂枝 9～12 g，白芍 9～15 g，制附子 6～9 g，党参 15 g，木瓜 12～15 g，细辛 3 g，鸡血藤 30 g，当归、红花、通草、全蝎各 9 g。水煎服。

[功能主治] 益气温阳活血。

2）消渴降糖丹（《新中医》，1994 年，第 2 期）：

[组成与用法] 水蛭 6 g，蜈蚣 4 g，山药 30 g，枸杞子 15 g，泽兰 18 g，鸡内金、龟甲、木香各 10 g，肉桂 5 g，巴戟天、桑螵蛸各 12 g，山茱萸 24 g。水煎服。

[功能主治] 活血固本。主治糖尿病证属肾虚血瘀型。症见夜尿频多，腰膝酸软，耳鸣耳聋，两目昏花，肢体麻木或半身不遂，舌紫暗或有瘀斑瘀点，脉涩者。

5. 痰瘀阻滞证

(1) 主症：形体肥胖，头身沉重，身体某部位固定刺痛，口唇或肢端紫暗，或胸闷胸痛，口中黏腻，饮食乏味，舌苔厚腻，舌质紫暗有瘀斑，脉滑或涩。

(2) 治法：化痰活血，逐瘀通络。

1）温胆汤（《千金方》）合桃红四物汤（《医宗金鉴》）加减：

[组成与用法] 黄连、竹茹、胆南星、陈皮、桃仁、赤芍、川芎各 9 g，生地黄 15～30 g，红花 9～12 g，石菖蒲 9～15 g。水煎服。

［功能主治］化痰活血。

［加减应用］若痰郁化热者，加海浮石、黛蛤散各 10 g；胸闷胸痛者，加瓜蒌、薤白各 15 g；肢体麻木者，加威灵仙、桑枝各 12 g，鸡血藤、豨莶草各 15 g。

2）降糖方（《中医药研究》，1996 年，第 3 期）：

［组成与用法］天花粉、丹参、苍术、黄芪、山楂各 30 g，山药 24 g，竹茹、玄参、红花、陈皮各 12 g，生甘草 6 g。水煎服。

［功能主治］化痰逐瘀。主治 2 型糖尿病证属痰瘀内停型。症见形体肥胖，肢体麻疼，胸闷疼痛，头痛头晕，半身不遂，女子月经多块，面色黯，舌体胖大，舌质紫暗或有瘀斑，苔滑腻。

［加减应用］若气阴两虚者，加麦冬、太子参、五味子、生地黄；阴虚瘀血者，加当归、生地黄、川芎、红花；冠心病者，加枳实、石菖蒲、檀香、桂枝；高血压者，加天麻、牛膝、龙牡、钩藤；周围神经病变者，加苏木、地龙、桑枝、鸡血藤；中风后遗症加黄芪、胆南星、石菖蒲、地龙；白内障者，加菊花、茺蔚子、枸杞子、熟地黄。

6. 肝郁气滞血瘀证

（1）主症：口干口渴，倦怠乏力，纳少腹胀，精神抑郁，心情郁闷，烦躁易怒，嗳气不舒，失眠多梦，胸胁乳房胀痛，或月经量少色暗有血块，舌质暗红或有瘀斑，脉弦细。

（2）治法：调气活血，化瘀通络。

1）四逆散（《伤寒论》）合血府逐瘀汤（《医林改错》）加减：

［组成与用法］白芍 15～30 g，柴胡、枳实、川芎、当归、知母、香附、桔梗各 9 g，生地黄 15～30 g，郁金 9～15 g，丹参 15～30 g，天花粉 15～30 g，炒麦芽 12 g。水煎服。

［功能主治］活血化瘀。

［加减应用］若心烦气急者，加栀子、淡豆豉各 12 g；胁肋疼痛者，加川楝子、延胡索各 12 g；肝脾大者，加合欢皮、白蒺藜各 15 g，焦山楂 30 g；大便干结者，加何首乌、全瓜蒌各 15 g，风化硝 10 g；自汗盗汗者，加牡蛎 30 g，山药 15 g。

2）抗自身免疫一号方（《中医杂志》，1986 年，第 6 期）：

［组成与用法］益母草、赤芍、白芍各 15 g，当归、川芎、木香各 9 g。水煎服。

［功能主治］活血行气。主治糖尿病证属血瘀者。

［加减应用］若燥热或烘热者，加黄芩、黄连；渴饮者，加知母、石膏；渴饮无度者，加浮萍 30 g；多食者，加重生地黄、熟地黄之用量为 30 g，玉竹 15 g；全身瘙痒者，加白蒺藜、地肤子；腰腿病者，加鸡血藤、桑寄生；足跟痛者，加青黛、木瓜；眼目昏花者，加川芎配白芷，谷精草配菊花两对药；胆固醇增高者，重用决明子 30 g；何首乌 15 g；兼有冠心病者，加生脉散；胸痛者，加厚朴配郁金；大便干者，加麻子仁、郁李仁，必要时可用大黄；气急、胸腹胀满者，加枳壳、桔梗、杏仁、薤白；阳痿者，加仙茅、淫羊藿、阳起石、蜈蚣；眼底出血者，加大蓟、小蓟、三七粉；高血压者，加夏枯草、紫石英或三石汤（生石膏、石决明、代赭石）；少数患者血糖不降者，重用黄芪 60 g，生地黄、熟地黄各 30 g。

7. 阴虚血瘀证

（1）主症：渴多饮，小溲频数而量多，善饥消谷，腰酸乏力，大便干燥，舌质红而紫黯，或舌边有瘀斑，脉象细而涩。

（2）治法：滋阴活血化瘀。

1）桃胶地黄汤（《河北中医》，2001 年，第 6 期）：

［组成与用法］桃胶 50 g，知母、生地黄各 30 g，枸杞子、黄柏、赤芍、珠儿参、桃仁各 15 g，山茱萸、红花各 10 g。日 1 剂，水煎服。

［功能主治］滋阴活血化瘀。

［加减应用］若口干甚者，加麦冬、天花粉各 30 g；善饥消谷者，加生石膏 50 g，黄连、生甘草各

3 g；小溲频数者，加覆盆子 30 g，金樱子 15 g；神疲倦怠者，加生黄芪 30 g。

2）活血化瘀方（《福建中医药》，1995 年，第 5 期）：

［组成与用法］丹参、川芎各 9 g，赤芍、山药、泽兰、生地黄、天花粉各 15 g，水蛭、黄连各 6 g，苍术 12 g，黄芪 30 g。水煎服。

［功能主治］活血化瘀，养阴清热。主治糖尿病血瘀津伤者。症见口渴多饮，多食，多尿，形体消瘦，舌质暗或有瘀斑、瘀点，脉细涩。

［临床报道］陈端生用此方共治疗 28 例，总有效率 85.71%。

3）丹参汤（《河北中医》，1993 年，第 4 期）：

［组成与用法］丹参 30 g，当归 12 g，水蛭、麦冬、天花粉各 10 g，山楂 15 g。水煎服。

［功能主治］活血化瘀，滋阴清热。主治糖尿病及合并症以瘀血证候为主要表现者。症见胸闷刺痛，四肢麻木或疼痛，舌质暗红有瘀斑，苔薄白，脉细涩。

［加减应用］若气虚者，加黄芪；饥饿难忍者，加熟地黄、玉竹；血糖不降者，加人参；尿糖不降者，加乌梅；尿中出现酮体者，加黄连。

［临床报道］陈云英用此方共治疗 50 例，有效率 76%。

4）活血祛瘀汤（《安徽中医学院学报》，1992 年，第 4 期）：

［组成与用法］熟地黄 18 g，生地黄、赤芍、白芍各 15 g，当归、川芎、丹参各 9 g，桃仁 12 g，红花 6 g。水煎服。

［功能主治］活血化瘀。主治糖尿病营血瘀滞型。症见口燥咽干，时欲饮水，食纳渐增或减退，身倦困怠，午后尤甚，舌紫暗有瘀点或瘀斑，脉细涩。

［加减应用］若心前区疼痛者，加延胡索、檀香、瓜蒌仁、瓜蒌皮；心悸不宁者，加黄芪、五味子、柏子仁；四肢麻木者，加桑寄生、何首乌、鸡血藤；两目干涩模糊者，加女贞子、墨旱莲、枸杞子。

5）化瘀降糖汤（《陕西中医》，1993 年，第 10 期）：

［组成与用法］丹参、当归、生地黄、麦冬、天花粉、石斛、牡丹皮各 20 g，桃仁、赤芍、川芎、牛膝、枳壳各 15 g。水煎服。

［功能主治］活血化瘀。主治糖尿病证属瘀血内阻。症见烦躁口渴，多食多饮，尿频量多，口唇色暗，舌尖红，苔薄黄，脉弦。

［加减应用］若阴虚内热明显者，加黄柏、知母；胃热津伤明显者，加沙参、玉竹；气滞明显者，加降香、陈皮。

［临床报道］王健民用此方共治疗 36 例，有效率 94%。

【辨病用方】

1. 活血化瘀方（《国医论坛》，1995 年，第 3 期）：

［组成与用法］牛膝、丹参各 30 g，三七粉 5 g（冲）。水煎服。

［功能主治］活血化瘀。主治糖尿病及其合并症属血瘀证者。

［加减应用］若肝肾阴虚者，加核桃仁 30 g，山茱萸、熟地黄、山药各 15 g，麦冬 20 g；阴虚燥热者，加天花粉 30 g，黄连、葛根、牡丹皮、麦冬各 20 g，生地黄 15 g。

［临床报道］原作者共治疗 103 例，有效 91 例，总有效率达 88.4%。

2. 健脾补肾活血汤（《安徽中医学院学报》，1999 年，第 4 期）：

［组成与用法］黄芪 30 g，山药、丹参各 20 g，玄参、黄精、生地黄、葛根、菟丝子、当归各 15 g，苍术、泽泻、赤芍各 10 g。每日 1 剂，水煎服。

［功能主治］益肾健脾，活血化瘀。

［加减应用］原作者用此方治 32 例，有效率 81.2%。

3. 活血化瘀方（《黑龙江中医药》，1997 年，第 1 期）：

［组成与用法］川芎、当归、赤白芍、桃红、红花各 15 g，地龙、葛根、黄芪各 25 g，山药、苍术、

玄参各 20 g，木香 5 g。水煎服。

[功能主治] 活血化瘀。主治老年糖尿病证属瘀血内停者。表现为胸闷，胸痛，肢体麻疼，肢端暗红，半身不远，舌质暗红、暗淡、紫暗或舌有瘀斑点或舌下静脉瘀滞怒张。

[加减应用] 若肺胃蕴热者，加生石膏、天冬、麦冬、石斛、黄连；气阴两虚者，加生地黄、天花粉、五味子、太子参；肾阴亏损者，加山茱萸、枸杞子、女贞子；肾阳虚者，加党参、巴戟天、附子、肉桂。

[临床报道] 谭静州用此方共治疗 74 例，有效率 87.8%。

4. 活血化瘀汤（《中国中西医结合杂志》，1992 年，第 1 期）：

[组成与用法] 泽兰、川芎、赤芍、地骨皮各 15 g，丹参、水蛭各 10 g，鬼箭羽、天花粉、生地黄、黄芪各 20 g。水煎服。

[功能主治] 活血化瘀。主治糖尿病及其合并症属瘀血内阻型。

[临床报道] 眭书魁用此方共治疗 57 例，总有效率 86.0%。

5. 逐瘀降糖方（《湖北中医杂志》，1997 年，第 2 期）：

[组成与用法] 当归、赤芍、泽兰、五倍子、鸡内金、川芎各 12 g，苍术、白术各 10 g，莲子肉、丹参各 15 g，红花、枳壳各 9 g，山药 30 g。水煎服。

[功用主治] 活血化瘀，健脾除滞。主治糖尿病血瘀型，症见"三多"不突出，尿糖、血糖增高，形体消瘦，乏力，肌肤甲错，头昏头痛，舌暗有瘀斑，脉沉涩。

6. 活血化瘀方（《国医论坛》，1996 年，第 4 期）：

[组成与用法] 丹参、川芎、赤芍、牡丹皮各 12 g，益母草、葛根、墨旱莲各 15 g。水煎服。

[功能主治] 活血化瘀。主治 2 型糖尿病证属瘀血痹阻脉络。症见口干口渴不欲饮，多食多尿，形体消瘦，面色晦暗，四肢疼痛，五心烦热，夜间尤甚，舌质青紫，脉细涩。

[加减应用] 若精神不振，倦怠乏力者，加黄芪、太子参、薏苡仁；口干口苦，消谷善饥明显者，加生石膏、玉竹、知母；头晕耳鸣，腰酸膝软者，加枸杞子、芡实、女贞子。

[临床报道] 魏杰勇用此方共治疗 32 例，有效率 94.8%。

7. 泽兰汤（《实用中西医结合杂志》，1996 年，第 6 期）：

[组成与用法] 泽兰 15 g，当归、赤芍、川芎、黄连各 10 g，生地黄、天花粉、桃仁 20 g，红花 6 g，鬼箭羽、黄芪各 30 g。水煎服。

[功能主治] 活血化瘀，益气生津。主治 2 型糖尿病证属瘀血内停型。

[临床报道] 王水利用此方共治疗 50 例，总有效率 89.7%。

8. 活血降糖方（《北京中医学院学报》，1986 年，第 5 期）：

[组成与用法] 生黄芪、玄参、益母草、丹参 30 g，山药、苍术、葛根、生地黄、熟地黄各 15 g，当归、赤芍、川芎、木香各 10 g。水煎服。

[功能主治] 活血降糖。主治糖尿病及其并发症属瘀血内阻型。

[加减应用] 若肺胃火盛，烦渴，饥饿感明显者，加天花粉、玉竹、石膏各 30 g，知母 10 g；肾阳虚者，加肉桂、附子各 10 g，或配以金匮肾气丸；头晕头痛，血压高者，加夏枯草、石决明各 30 g，菊花、槐花、钩藤各 15 g；伴有视网膜病变、视物不清者，加青葙子、枸杞子、草决明各 15 g，女贞子、菊花各 10 g；伴疮疡痈疽者，加金银花、蒲公英、紫花地丁各 30 g，黄芩 10 g。

[临床报道] 季元用此方共治疗 20 例，6 例症状消失，11 例血糖明显下降，另 3 例疗效不稳定。

9. 活血降糖汤（《上海中医药杂志》，1982 年，第 6 期）：

[组成与用法] 当归、丹参、山药各 30 g，赤芍、川芎、泽兰、五倍子、生鸡内金各 10 g，苍术、白术、莲子肉各 12 g，红花、枳实各 6 g。水煎服。

[功能主治] 活血化瘀，健脾除滞。主治糖尿病脾虚瘀滞型。症见病程迁延，"三多"症状并不严重，尿糖、血糖增高，形体消瘦，乏力，肌肤甲错，或身体微胖，头昏头痛有定处，舌质淡紫暗红，有

瘀斑或瘀点，脉沉涩者。

[加减应用] 若蛋白尿者，加白花蛇舌草 30 g，川续断 10 g，加大黄芪用量至 60 g；镜下血尿加生荷叶、生艾叶、侧柏叶、大蓟、小蓟各 10 g，墨旱莲、车前草、血余炭各 15 g；尿浊、尿频、尿急、尿痛者，加萆薢 30 g，石菖蒲、乌药、车前子、滑石、石韦各 15 g；合并末梢神经炎加鸡血藤、络石藤、海风藤、钩藤各 15 g，威灵仙 10 g；合并脉管炎者，加苏木、刘寄奴、地龙、红花各 10 g，穿心莲 15 g，鸡血藤 30 g；合并视网膜病变者，加枸杞子 10 g，青葙子、谷精草各 10 g，草决明 30 g，菊花 12 g；眼底出血者，加茺蔚子 10 g，大蓟、小蓟各 15g 或云南白药口服；合并皮肤感染者，加黄芩、黄柏各 10 g，黄连 6 g，蒲公英、马齿苋各 30 g。

【对症用方】

1. 糖尿病性高黏血症口干不多饮，脉沉细不数专方

(1) 温肾化瘀方（《中医杂志》，1992 年，第 6 期）：

[组成与用法] 鹿角霜 30～50 g，生地黄、熟地黄 20 g，枸杞子、鳖甲各 15 g（先煎），生黄芪、丹参各 30 g，苍术、川芎、桃仁各 10 g。水煎服。

[功能主治] 温肾化瘀。主治中老年糖尿病口干不多饮，脉沉细不数患者。

[临床报道] 治老年糖尿病患者 28 例，有效率 93.86%。

(2) 蚂蚁活血汤（《江苏中医》，1996 年，第 2 期）：

[组成与用法] 蚂蚁 50 g，黄精、柴胡、葛根、白芍、木香、川芎、桃仁、红花各 10 g，赤芍、当归各 15 g，生地黄 20 g。水煎服。

[功能主治] 活血疏肝，补肾益气。主治糖尿病证属肾虚血瘀型。症见口渴不欲饮，消谷善饥，头晕耳鸣，眼目昏花，尿频量多，肢体疼痛，麻木，舌有瘀斑，苔少，脉沉涩。

2. 糖尿病性高黏血症面色晦暗，肢体麻木，头身疼痛，舌质紫暗专方

通瘀Ⅰ号方（《中国中西医结合杂志》，2001 年，第 11 期）：

[组成与用法] 水蛭、桃仁、红花、大黄组成，制成口服袋装剂，每袋 100 mL 含生药总量 12.5 g，每次 100 mL，每日 2 次。

[功能主治] 活血攻坚，清热通腑泄浊。

[加减应用] 对糖尿病伴有瘀血或兼有燥热者最为适宜，该方对糖尿病伴有瘀血症者，如面色晦暗，肢体麻木，头身疼痛，舌质紫暗等有较好疗效。

[临床报道] 治 32 例，有效率 93.8%。

3. 糖尿病性高黏血症伴多饮多尿专方

化瘀降糖方（《天津中医》，1993 年，第 4 期）：

[组成与用法] 丹参、山药、桑螵蛸各 15 g，当归、白芍、红花、桃仁、茯苓、玉竹、天花粉、乌药各 10 g，川芎 6 g。水煎服。

[功能主治] 活血化瘀。主治糖尿病Ⅱ型证属瘀血阻滞型，症见多饮多尿，体重减轻，舌暗红有瘀点，脉细涩。

【专病成药】

1. 蝮蛇抗栓酶（临床荟萃，1991 年第 8 期）

[处方组成] 精氨酸酯酶（来源于尖吻蝮蛇）。

[功能主治] 抗凝血，抗血栓，扩血管。

[用法用量] 0.25～0.5 U，溶入 0.9% 盐水 250 mL 中静脉滴注，同时应用优降糖或并用降糖灵、每日 1 次，14 日为 1 个疗程。

2. 巴曲酶（《新药与临床》，1997 年，第 2 期）：

[处方组成] 类凝血酶（来源于南美具窍洞蝮蛇）。

[功能主治] 降低血黏度，抑制红细胞聚集，抑制红细胞沉降，增强红细胞的血管通透性及变形能

力，降低血管阻力及改善血液循环通透性。

　　［用法用量］首次给巴曲酶10BU溶于0.9％生理盐水100 mL静脉滴注，100分钟输完，以后隔日1次给维持剂量为5BU，7日为1个疗程。

　　3. 蚓激酶（《首都医药》，2000年，第8期）：

　　［处方组成］蚯蚓纤维蛋白酶原激活物和纤维蛋白溶酶（来源于赤子爱胜蚓）。

　　［功能主治］降低血中纤维蛋白原及优球蛋白溶解时间，降低血小板聚集率，改善血液流变学，延缓血栓形成。

　　［用法用量］60万IU，口服，每日3次。

　　4. 脑血康（《中国医药学报》，1990年，第1期）：

　　［处方组成］水蛭素，水蛭肽（来源于水蛭科动物水蛭）。

　　［功能主治］抑制红细胞聚集，抑制血小板聚集，降低血液黏稠度，扩张毛细血管，抑制血栓形成。

　　［用法用量］每次10 mL（含生药3g），每日3次，30日为1个疗程。

　　【单方用药】

　　1. 白僵蚕　用法：将白僵蚕制成片剂，每片0.3 g，每次3～5片，每日3次。功用：抗血栓，降血糖。主治糖尿病高黏滞血症。（《中药药理与临床》，1985年）

　　2. 毛冬青　用法：毛冬青制成片剂，每片80 mg，每次5片，每日3次，连用3～6个月。功用：抗血栓。主治糖尿病高黏滞血症。（《中医药学报》，1988年，第5期）

　　3. 水蛭　用法：水蛭制成粉剂，每次3～6 g，口服，每日2次，60日为1个疗程。功用：溶栓，抗凝。主治糖尿病高黏滞血症。（《天津中医》，1987年，第5期）

　　4. 灯盏细辛　用法：灯盏细辛制成注射液，每次80 mg，加入0.9％盐水或5％葡萄糖注射液250～500 mL中，静脉滴注，每日1次，连用14日为1个疗程。功用：抗凝，降低血液黏稠度。主治糖尿病高黏滞血症。（《中成药研究》，1987年，第11期）

　　5. 葛根　用法：葛根素制成注射液，500 mg，加入0.9％盐水或5％葡萄糖注射液250～500 mL中，静脉滴注，每日1次，连用10日为1个疗程。功用：抗凝，扩张血管。主治糖尿病高黏滞血症。（《山东医药》，1990年，第4期）

第十二章　糖尿病并发高血压

　　糖尿病高血压是糖尿病患者并发高血压，亦有先发现高血压病，而后发现糖尿病，不过为数较少。糖尿病患者高血压的发生率明显高于一般人群。据 WHO 报道，糖尿病患病率者中 20%～40% 患有高血压，如按照 1999 年 WHO 高血压标准，其患病率更高，有报道称可高达 40%～80%，为普通人群的 3～5 倍。糖尿病病人的高血压不仅发病率高，而且发生得早，随年龄增加而增高。有报道其患病率一直随年龄上升，70 岁以上可达 90%。糖尿病合并高血压的最大危险是加速了大动脉粥样硬化，其是糖尿病病人冠心病致死的重要危险因素。伴高血压的糖尿病人群与非高血压糖尿病人群比较，发生冠心病的危险性增加 4～5 倍。糖尿病高血压相当于中医学中的"头痛"、"眩晕"范畴。其病基于糖尿病以阴虚为本，病位在肝、肾，涉及脾、心、脑。属于本虚标实，本虚为肝肾阴虚，标实为气滞、痰湿及瘀血。

第一节　糖尿病合并高血压的辨证论治

一、西医诊断与治疗要点

【诊断要点】

1. 有糖尿病病史或可确诊为糖尿病。

2. 可诊断为高血压。

　　糖尿病伴高血压的诊断标准和分型与原发性高血压的标准相同。1999 年我国高血压防治指南研讨会决定采用第七届世界卫生组织/国际高血压联盟（World Health Organization/International Society of Hypertension, WHO/ISH)）关于高血压治疗指南"第四次修改"决定的血压诊断标准：详见表 12-1，表 12-2。

　　3. 诊断分级与危险度分层

　　（1）高血压的分级：糖尿病合并高血压与原发性高血压的诊断标准一致，我国采用 1999 年 WHO 与国际高血压联盟新的高血压诊断标准，将高血压分为 3 个不同级别，1 级高血压中增加了亚组，相当于临界高血压；并将收缩压≥140 mmHg 和舒张压＜90 mmHg 仅单独列为单纯收缩期高血压，收缩压 140～149 mmHg，舒张压＜90 mmHg 列为单纯收缩期高血压亚组。当收缩压和舒张压属于不同分级时，选择较高的级别作为个体的血压分级。

表 12-1　　　　　　　　　　　　　　WHO 和国际高血压联盟高血压的分级标准

分级	收缩压（mmHg）	舒张压（mmHg）
最佳血压	＜120	＜80
正常血压	＜130	＜85
正常高限	130～139	85～89
高血压		
1 级高血压（轻度）	140～159	＊90～99
亚组：临界高血压	140～149	90～94
2 级高血压（中度）	160～179	100～109
3 级高血压（重度）	≥180	≥110
单纯收缩期高血压	≥140	＜90
亚组：临界高血压	140～149	＜90

（2）高血压危险度的分层：根据患者性别、年龄、代谢紊乱、脏器受累等心血管危险因素的多少（危险因素：吸烟、高脂血症、糖尿病、年龄＞60岁、男性或绝经后的女性、心血管病家族史。靶器官损害：心脏包括左心室肥大、心绞痛、心肌梗死、心功能衰竭；脑血管包括脑卒中或短暂性脑缺血发作；肾脏包括蛋白尿或肌酐升高；高血压视网膜病变），将患者分为低危组（高血压1级，不伴危险因素）、中危组（高血压1级，伴有1～2个危险因素或高血压2级伴或不伴有危险因素）、高危组（高血压1～2级、伴有3个危险因素）、极高危组（高血压3级或1～2级，伴靶器官损害及相关疾病）。新的指南强调糖尿病为重要的危险因素，有糖尿病的高血压患者被列为高危组。

表12-2 高血压危险度分层

危险水平	高血压（级）	危险因素
低危组	1级高血压	0
中危组	1级高血压	1～2个（不包括糖尿病）
	或2级高血压	0～2个（不包括糖尿病）
高危组	1级～2级高血压	≥3个（包括糖尿病或靶器官损害）
	或3级高血压	
极高危组	3级高血压	0
	1～3级高血压	≥1个或有糖尿病
		有临床心血管疾病或肾脏疾病

【西医用药要点】

高血压合并糖尿病，要注意联合用药，必须强化治疗全部代谢异常，包括降血糖、降压、调脂、减肥、降纤、降黏、降低胰岛素抵抗等综合防治措施。为了避免肾和心血管的损害，要求把血压降到130/80mmHg以下，首选血管紧张素转化酶抑制药（ACEI），或者干咳不能耐受，必要时选择钙拮抗剂、噻嗪类利尿药，ACEI对于1型糖尿病防止肾损害有益。另外，还有一种有利尿和钙拮抗作用的利尿降压药称为吲哒帕胺（寿比山），对血糖、血脂无影响，适用于高血压并发糖尿病的患者。联合用药可以增加降压效果和避免药物不良反应，如ACEI和利尿药、钙拮抗药和利尿药、ACEI和钙拮抗药联合应用等。

二、中医辨证论治

【辨证论治】

糖尿病高血压者临床表现以消渴、眩晕与头痛为主症。消渴表现为易饥多食，形体消瘦，口渴多饮；眩晕、头痛系在消渴的基础上，风、火、痰、虚、瘀之分。本着治病求本，标本兼治的原则。实证为主者，拟选用息风、潜阳、清热、化痰、祛瘀等法以治标为主。虚证者拟选用养肝、益肾、补气健脾等法以治本为主。

1. 肝阳上亢证

（1）主症：头晕头痛，面红目赤，急躁易怒，便秘溲黄，口渴咽干，舌红，苔薄黄，脉弦数。

（2）治法：平肝潜阳，育阴泻火。

1）天麻钩藤饮（《杂病证治新义》）：

［组成与用法］天麻、钩藤、牛膝、杜仲、黄芩、焦山栀、沙参各10g，益母草、石决明、桑寄生各30g，朱茯神、首乌藤各15g。水煎服。

［功能主治］平肝潜阳。

［加减应用］若夜寐差者，可加柏子仁、酸枣仁以养心安神；急躁易怒者，加龙胆草、牡丹皮以清肝泄热；便秘者，加龙荟丸以泻肝通腑，或可加玄参、生地黄以滋阴增液；口干重者，可加麦冬、天花粉以养阴生津；偏于风胜，眩晕较重，肢体麻木，筋惕肉瞤者，加生龙牡、珍珠母以加重平肝潜阳，或

用大定风珠。

2）祝氏自拟降压验方（祝谌予治验方）：

［组成与用法］夏枯草、牛膝各15 g，苦丁茶、杭菊花、黄芩、钩藤、槐花、茺蔚子各10 g，桑寄生20 g，石决明30 g。水煎服。

［功能主治］清肝泻火，平肝潜阳。主治原发性高血压初期，血压多以收缩压增高为主，脉压差大，耳鸣如雷，脉弦而上鱼际。

［加减应用］若头痛剧烈者，加羚羊角粉、白蒺藜；大便干燥者，加生大黄、草决明。

3）平肝清晕汤（张子琳经验方）：

［组成与用法］生地黄、生石决明、生牡蛎、生龙骨各15 g，菊花9 g，生白芍、白蒺藜各12 g。水煎服。

［功能主治］平肝潜阳。主治原发性高血压，肝阳上亢，每逢用脑力过多，或因心情激动及精神紧张而症状加剧。伴有急躁易怒，耳鸣目昏，口干少寐，舌红，苔薄黄，脉弦数。

［加减应用］若眩晕兼心烦心跳，失眠者，加当归、炒酸枣仁、龙齿、远志等；耳鸣者，加重生地黄，再加磁石；大便干燥者，加火麻仁、当归；口干甚者，加麦冬、石斛、玉竹；手足心热者，加牡丹皮、地骨皮；恶心者，加竹茹，甚者加代赭石；纳差者，去生地黄，加谷麦芽、神曲、鸡内金等；四肢麻木者，加当归、川芎、桑枝、丝瓜络、牛膝、木瓜等。

4）降压调肝汤（魏长春经验方）：

［组成与用法］谷精草、地龙各12 g，夏枯草9 g，野菊花、钩藤、决明子、墨旱莲、桑寄生、牛膝各15 g。水煎服。

［功能主治］平肝降逆。主治病已经年，头昏目眩欲仆，心烦，夜眠欠佳，下肢酸软，面颊红赤发麻，脉弦，舌红，收缩压与舒张压均持续升高。

［加减应用］若面红目火者，加生龙骨、生牡蛎、石决明；失眠头痛者，加酸枣仁、首乌藤、合欢皮；眼胀红肿者，加栀子、牡丹皮、金银花藤；大便硬结者，加瓜蒌、风化硝、生大黄；小便黄少者，加槐花、车前子、菝葜；血压忽高忽低者，加茺蔚子、法半夏、柴胡；头响耳鸣者，加磁石、黄连。

2. 阴虚阳亢证

主症：头痛头晕，腰膝酸软，耳鸣健忘，五心烦热，形体消瘦，或有心悸，或有失眠，或有遗精早泄，舌红少苔，脉弦细或细数。

［功能主治］滋补肾阴。

1）杞菊地黄汤：

［组成与用法］枸杞子、山药各20 g，生地黄24 g，牡丹皮12 g，茯苓30 g，泽泻15 g，菊花、山茱萸各10 g。水煎服。

［功能主治］滋阴潜阳，镇肝息风。

［加减应用］若头晕较甚者，可加生龙骨、生牡蛎各30 g，以潜浮阳；有肝热视物模糊者，加夏枯草15 g，苦丁茶10 g，以清肝明目；腰膝酸软甚者，加杜仲10 g，桑寄生30 g；肢麻者，加僵蚕8 g，天南星6 g；失眠心悸者，加酸枣仁30 g；耳鸣者，加珍珠母30 g，石菖蒲10 g。

2）滋肾凉肝汤（高泳江经验方）：

［组成与用法］生地黄、墨旱莲、女贞子、枸杞子各15 g，玄参、桑叶、菊花、泽泻各10 g，石决明30 g。水煎服。

［功能主治］滋肾凉肝。主治头痛头晕，目眩耳鸣，面部潮热，口苦咽干，心烦不寐，腰膝酸软，尿黄便结，舌红苔薄或黄，脉弦细数。

［加减应用］若腰痛尿频者，加桑寄生、杜仲、益智仁、蚕茧；头面烘热者，加牛膝、地骨皮、牡丹皮、栀子。

3）决明钩藤汤（姚五达经验方）：

［组成与用法］生决明 30 g，杭菊花、青竹茹、川石斛、龟甲（先煎）、远志肉各 10 g，首乌藤 15 g，六一散 18 g，钩藤、生牛膝、生铁落各 20 g，金银花藤 12 g。水煎服。

［功能主治］清肝滋阴、调和阴阳，清化湿热。主治原发性高血压阴虚阳亢者。

4）镇肝息风汤（《医学衷中参西录》）：

［组成与用法］生龙骨、生牡蛎、生石决、生赭石、生龟甲、首乌藤各 30 g，天麻、白蒺藜、钩藤（后煎）、生白芍、泽泻、牛膝、玄参、生麦芽各 12 g。水煎服。

［功能主治］滋阴潜阳，镇肝息风。主治肝阳化风症见眩晕不能起床，面赤如醉，夜难入寐，间有四肢抽动，恶心纳差，尿黄便结，舌红苔黄，脉弦长有力。

［加减应用］若面红口干口苦者，加栀子、黄柏、知母；腰酸脚软者，加何首乌、生地黄、山茱萸；血糖不降者，加鬼箭羽、桑叶、荔枝核；尿糖不降者，加薏苡仁、金刚刺、黄柏。

5）杞菊地膝煎（魏长春经验方）：

［组成与用法］熟地黄 18 g，枸杞子、牛膝、山茱萸、墨旱莲、决明子、钩藤各 15 g，泽泻、桑枝各 9 g，滁菊花 12 g。水煎服。

［功能主治］滋阴潜阳，清上实下。主治若病久体虚，下虚上实之证，症见头重脚轻，心悸失眠，四肢麻木，脉象弦细，舌红干燥，血压升高以舒张压为著。

［加减应用］若眩晕目胀者，加龙骨、牡蛎；四肢麻木者，加三七、鸡血藤；视物模糊者，加女贞子、鸡冠花；尿少水肿者，加茯苓、玉米须。

6）滋阴潜阳降压汤（《施中华中国中医药科技》，1996 年，第 5 期）：

［药物组成］玄参、麦冬、北沙参、黄柏、知母各 10 g，生地黄、石决明、珍珠母各 20 g，天花粉、山药、麦芽各 30 g，菊花、白芍各 10 g。水煎服。

［功能主治］滋阴潜阳。主治糖尿病性高血压。

［加减应用］若乏力少气者，加党参、黄芪；便溏者，加附子，减黄柏、知母。

［临床报道］徐存志用此方治疗 32 例，有效率 84.3%。

3. 气阴两虚证

(1) 主症：头晕耳鸣，咽干口燥，腰膝酸软，失眠健忘，五心烦热，神疲乏力，气短懒言，动则心悸汗出，大便溏薄，下肢水肿，舌质淡胖，边有齿痕，脉细无力。

(2) 治法：益气养阴。

参芪地黄汤（《中医内科学》）

［组成与用法］党参、菊花、黄芪、山茱萸各 10 g，茯苓、山药、熟地黄各 20 g，白芍 12 g，枸杞子 15 g，钩藤、牡蛎各 30 g（先煎）。水煎服。

［功能主治］益气养阴。

［加减应用］若气虚明显，下肢虚肿，大便溏薄者，去熟地黄，加白术、泽泻、车前子益气健脾利水；阴虚明显，内热较重者，去熟地黄，加生地黄、知母、黄柏养阴清热；兼心气阴不足者，加麦冬、五味子以益心气，养心阴。

4. 痰浊中阻证

(1) 主症：眩晕头痛，头重如裹，口苦呕恶，胸闷善太息，心悸失眠，烦躁，舌胖嫩，舌苔白润，脉弦滑。

(2) 治则：燥湿祛痰。

1）半夏白术天麻汤（《医学心悟》）：

［组成与用法］姜半夏、麦芽各 5 g，白术、天麻各 10 g，茯苓 15 g，泽泻 12 g，橘皮 6 g，黄柏 8 g，黄芪 20 g。水煎服。

［功能主治］燥湿祛痰。

［加减应用］若头重胸闷者，加苍术、厚朴各 10 g；心悸者，加三七 6 g，柏子仁 30 g；呕吐痰涎

者，加旋覆花 10 g，代赭石 15 g；头晕目眩较重者，可加用天麻 10 g，钩藤 6 g 息风除痰；兼有盗汗者，加女贞子、五味子各 10 g 养心阴敛汗液；有四肢麻痛者加鸡血藤 30 g，乳香、没药各 10 g 以活血止痛。

2）赭决九味汤（邓铁涛经验方）：

［组成与用法］黄芪、代赭石（先煎）各 30 g，草决明、党参、茯苓各 24 g，法半夏 12 g，陈皮 6 g，白术 9 g，甘草 2 g。水煎服。

［功能主治］益气化痰。主治高血压病气虚痰阻者。症见眩晕，头脑欠清醒，胸闷食少，倦怠乏力，或恶心吐痰，舌胖嫩，苔白厚或浊腻，脉弦滑。

［加减应用］若兼肝肾阴虚者，加何首乌、桑椹、女贞子；兼肾阳虚者，加桂心、仙茅、淫羊藿；兼血瘀者，加丹参、川芎。

3）龙骨真武汤（蒲辅周经验方）：

［组成与用法］茯苓、清半夏各 9 g，白术、白芍、附片（先煎）各 6 g，生姜 4.5 g，生龙骨、生牡蛎各 12 g（先煎）。水煎服。

［功能主治］温阳利水，健脾化痰。主治原发性高血压阳虚痰阻者。症见头晕头痛，耳鸣不聪，劳累时加重，形体肥胖，痰多，饮食喜温，饮水则腹胀，手足不温，怕冷，小便时有失禁，舌淡苔滑，脉弦细。

4）分消降浊汤（《江苏中医》，1993 年，第 9 期）：

［组成与用法］法半夏、茯苓、建曲（布包）、橘红、朴花各 9 g，天麻、苍术、薏苡仁各 12 g，石菖蒲、远志、白术各 15 g。水煎服。

［功能主治］健运分消，疏导降浊。主治糖尿病合并高血压证属痰浊中阻。症见头目眩晕，头重如蒙，倦怠乏力，胸闷恶心，纳少肢麻，或有下肢浮肿，大便溏薄，时吐痰涎，可见血脂增高，舌质淡，苔浊腻或白厚而润，脉滑或弦滑。

5. 阴阳两虚证

（1）主症：眩晕耳鸣，腰酸膝软，夜尿频数，便溏水肿，后背畏寒，四肢欠温，夜尿频数，舌淡苔白，脉沉细。多见于病程较长的老年患者，也可见于围绝经期的糖尿病妇女。

（2）治法：育阴助阳。

1）二仙汤加味（《中医妇科学》）：

［组成与用法］仙茅、淫羊藿各 6 g，黄柏、知母、枸杞子、巴戟天、当归各 10 g。水煎服。

［功能主治］补肾调理冲任。

［加减应用］若手足心热，口燥咽干，舌红少苔者，加石斛、女贞子、墨旱莲、龟甲以滋补肾阴；畏寒肢冷，乏力便溏，小便清长者，加鹿角胶、补骨脂以温补肾阳。

2）金匮肾气汤（《金匮要略》）：

［组成与用法］附子 5 g，山茱萸、桂枝各 6 g，生地黄、茯苓各 30 g，山药 20 g，牡丹皮 12 g，淫羊藿 10 g，泽泻、川续断各 15 g。水煎服。

［功能主治］温补肾阳，兼滋肾阴。

［加减应用］若心悸气短者，加黄芪 20 g，三七粉 3 g；腰膝酸软者，加杜仲 10 g，桑寄生 30 g，淫羊藿 10 g；夜尿多者，加益智仁 30 g，桑螵蛸 25 g。

3）右归丸加减：

［组成与用法］山茱萸 10 g，附子、肉桂各 6 g，鹿角胶 20 g（烊化），山药、菟丝子、枸杞子、杜仲各 15 g，当归 12 g，熟地黄、龙骨（先煎）、牡蛎各 30 g（先煎）。水煎服。

［功能主治］滋阴助阳。

［加减应用］若眩晕、头痛畏寒，四肢不温，舌质淡，脉沉细而缓，肾阳不足者，可去附子、肉桂辛温刚燥之品，改用巴戟天、淫羊藿等滋润之品长期服用，使助阳而不伤阴。

4) 十味温胆汤（《世医得效方》）：

［组成与用法］黄连、竹茹、枳实、陈皮、黄芩、半夏各 9 g，白术、石菖蒲各 12 g，茯苓 15 g，天麻、钩藤、夏枯草、黄芩各 10 g，石决明（先下），珍珠母（先下）各 30 g。水煎服

［功能主治］化痰清热，平肝息风。主治肝风夹痰症。症见形体肥胖，眩晕头重，口苦黏腻，呕恶痰涎，失眠多梦，胆小易惊，舌苔厚腻，脉弦滑。

5) 滋阴潜阳汤（《江苏中医》，1993 年，第 9 期）：

［组成与用法］当归、黄柏各 9 g，磁石 30 g，熟地黄、代赭石各 18 g，山茱萸、仙茅、淫羊藿、生牡蛎、生地黄、川牛膝各 15 g，知母 12 g，水煎服。

［功能主治］滋阴助阳，潜阳降逆。主治糖尿病合并高血压证属阴阳两虚。症见头痛眩晕，心悸耳鸣，面色潮红，腰膝酸软，失眠多梦，筋惕肉瞤，舌淡红，苔薄白，脉弦细。

［加减应用］若偏阴虚者，加玄参、麦冬、枸杞子、石斛；偏阳虚者，加油肉桂、制巴戟天、鹿角霜、杜仲；小便清长，肢肿便溏者，加茯苓、桂枝、苍术、薏苡仁；面唇紫暗，舌有瘀斑，脉细涩者，加桂枝、丹参、郁金、川芎。

6. 瘀血内阻证

(1) 主症：头痛如刺，痛有定处，胸闷或痛，心悸怔忡，两胁刺痛，四肢作痛，或麻或木，夜间尤甚，舌质紫或有瘀斑，脉细涩或细结。

(2) 治法：活血化瘀。

1) 桃红四物汤加减（《医宗金鉴》）：

［组成与用法］当归、赤芍各 12 g，葛根、丹参各 15 g，川芎、桃仁、红花、地龙、山楂各 10 g。水煎服。

［功能主治］活血祛瘀。

［加减应用］若兼肝郁气滞，症见情志抑郁，胸闷不舒，两胁作胀，腹胀嗳气者，加柴胡、青皮、川楝子、香附舒肝解郁；兼气短乏力，语声低微，动则汗出，半身肢体麻木等气虚血瘀征象者，加黄芪、党参、茯苓益气活血；兼形寒肢冷，眩晕乏力，肢端麻木等阳虚血瘀征象者，加附子、桂枝、黄芪、淫羊藿等温阳益气之品；兼下肢水肿，小便短少，咳吐黏沫样痰者，为瘀血化水，瘀水互结，加泽兰、益母草、桂枝、茯苓、泽泻、车前子活血利水；兼呕恶痰涎、舌苔厚腻者，为痰瘀内阻，加橘皮、半夏、茯苓、菖蒲化痰活血。

2) 补阳还五汤（《医林改错》）：

［组成与用法］黄芪 120 g，赤芍 5 g，当归尾、地龙、川芎、红花、桃仁各 3 g。水煎服。

［功能主治］补气逐瘀，平肝通络。主治气虚血瘀。症见头昏神倦，乏力，下肢如踩棉絮，四肢麻木不温或活动不利，颈项僵硬不适，舌淡暗，舌边瘀、瘀点，或舌下静脉怒张。

［加减应用］若气滞血瘀可用血府逐瘀汤加以上药物治疗。高血压日久出现肢体麻木、酸沉无力者，常有中风之虞。可用上方减黄芪用量，黄芪、加川牛膝、天麻、钩藤各 15 g，石决明 30 g。

3) 益气养阴活血汤（《江苏中医》，1993 年，第 9 期）：

［组成与用法］生黄芪 30 g，桃仁、石斛、刘寄奴各 12 g，丹参、赤芍各 9 g，红花 6 g，益母草、太子参、生地黄、北沙参、代赭石、川牛膝各 15 g。水煎服。

［功能主治］益气养阴，活血化瘀。主治糖尿病合并高血压证属瘀血阻络。症见眩晕头痛，胸闷不疏，心悸不宁，四肢麻木，或兼见健忘失眠，精神不振，面或唇色紫暗，舌质瘀暗或有瘀斑瘀点，脉弦涩或细涩。

【辨病用方】

1. 三草汤（刘渡舟经验方）

［组成与用法］夏枯草、龙胆、益母草、芍药各 10 g，甘草 6 g。水煎服。

［功能主治］清肝降火活血。主治原发性高血压。

〔加减应用〕若头晕甚者，加牛膝引火下行，加石决明、珍珠母平肝潜阳，加黄芩、栀子清肝火，加大黄泻实热，加牡丹皮凉血，加钩藤、菊花息风，加茯苓、泽泻、滑石利湿，加茺蔚子治目珠疼痛，按之如石，加石斛、玄参以养肝阴。

2. 调络饮（王乐善经验方）

〔组成与用法〕桑寄生、生地黄、牡丹皮、白芍、黄芩、甘草、菊花、杜仲、牛膝、桑枝、桂枝各15 g，夏枯草、生石决明各30 g，水煎服。

〔功能主治〕调和脉络，降压清眩。主治缓进型高血压。症见头晕目眩，甚则头痛目胀因烦劳恼怒而加剧，脉象弦数有力，严重时手足麻木。

〔加减应用〕若手足麻木者，加黄芪30 g，桂枝15 g。

3. 八味降压汤（周次清经验方）

〔组成与用法〕何首乌15 g，白芍12 g，当归9 g，川芎5 g，炒杜仲18 g，黄柏6 g，黄芪、钩藤各30 g。水煎服。

〔功能主治〕益气养血，滋阴泻火。主治阴血亏虚，头痛、眩晕、神疲乏力、耳鸣心悸等症的高血压。

〔加减应用〕若失眠、烦躁者，加炒酸枣仁、首乌藤各30 g，栀子9 g；便稀苔腻、手足肿胀者，加半夏9 g，白术12 g，泽泻30 g；大便干燥者，加生地黄30 g，淫羊藿18 g；上热下寒、舌红口干、面热、足冷，加黄连、肉桂各5 g。

4. 参术四物调压汤（钟益生经验方）

〔组成与用法〕白术、茯苓各12 g，甘草6 g，泽泻9 g，黄精、何首乌、牛膝、女贞子、党参、墨旱莲各15 g。水煎服。

〔功能主治〕强心健脾，补肝肾。主治原发性高血压。

〔加减应用〕或用龙骨、珍珠母易女贞子、墨旱莲，以育阴潜阳；肝有热象者，可酌加黄芩、夏枯草；肝气郁滞者，可加广木香；而桑叶、钩藤、甘草等平肝、缓急、清热的药物也可酌情选用老年人由于血虚而引起的高血压。

5. 益气养阴活血汤（《实用中西医结合杂志》，1997 年，第 1 期）：

〔组成与用法〕生黄芪45 g，天花粉、何首乌、丹参各30 g，赤芍、葛根、山楂各15 g，生地黄、枸杞子各20 g，当归、䗪虫各12 g。水煎服。

〔功能主治〕益气养阴，活血化瘀。主治老年糖尿病兼有冠心病、陈旧性心肌梗死、高血压、白内障、视网膜病变、中风、末梢神经炎、周围血管病、肾病、高血脂等合并症有瘀血证候者。

〔临床报道〕冯建华等用此方共治疗 46 例，总有效率 93.5%。

〔加减应用〕若兼冠心病者，加水蛭、郁金；兼高血压者，加牛膝、夏枯草；兼白内障者，加谷精草、夜明砂；兼视网膜病变者，加细辛、菊花、桑叶；兼中风偏瘫者，加地龙、白僵蚕、全蝎；兼末梢神经炎者，加鸡血藤、白芷、蜈蚣；兼周围血管病者，加桃仁、苏木、白芷、三七；兼肾病者，加车前草、土茯苓、泽泻；兼高脂血症者，加草决明、山海棠、海蛤壳。

6. 降糖Ⅰ号（《陕西中医》，1997 年，第 2 期）：

〔组成与用法〕生地黄、知母各20 g，黄连、蛤蚧、人参须、鬼箭羽各10 g，珍珠母6 g，丹参15 g。水煎服。

〔功能主治〕滋阴清热，平肝潜阳。主治糖尿病性高血压。症见眩晕头重，耳鸣，心烦不寐，腰膝酸软，舌红少津，苔薄白，脉弦滑或弦细数。

〔加减应用〕若阴虚阳亢者，加夏枯草30 g，茺蔚子15 g，羚羊角粉0.6 g；痰热郁滞者，加瓜蒌30 g，天竺黄20 g。

〔临床报道〕李荣辉等用此方共治疗 36 例，总有效率 91.67%。

7. 降糖生脉方（《山西中医》，1997 年，第 2 期）：

［组成与用法］生黄芪、生地黄、熟地黄各 30 g，北沙参、生山楂各 15 g，麦冬、五味子各 10 g，天花粉 20 g。水煎服。

［功能主治］益气养阴，强心通脉。主治糖尿病性冠心病、高血压证属气阴两虚、心血不足、瘀血阻络者。症见胸闷憋气，心前区疼痛，肩背酸痛，心慌气短、头痛头晕或脉律不齐等。

［加减应用］若血糖高者，加苍术、玄参；烘热汗出者，加黄芩、黄连；胸闷心痛者，加石菖蒲、郁金、羌活、菊花；血压高者，加牛膝、钩藤、夏枯草、黄芩；视物模糊者，加川草、白芷、菊花、青葙子；肢体浮肿者，加防己、茯苓；腰酸尿频者，加川续断、枸杞子；下肢痛、麻木者，加鸡血藤、威灵仙；腰脊无力者，加狗脊、千年健。

［临床报道］董振华等用此方共治疗 50 例，总有效率为 76%。

【对症用方】

1. 糖尿病高血压所致眩晕症专方

清肝汤（郭士魁经验方）：

［组成与用法］磁石 30g（先煎），葛根、钩藤、白薇、黄芩、茺蔚子、白蒺藜、桑寄生、生地黄、牛膝、泽泻、川芎、野菊花各 12 g。水煎服。

［功能主治］清肝平阳。主治原发性高血压肝阳上亢，阴虚阳亢之眩晕症，表现为"目闭眼眩、身移、耳聋，如登车舟之上，起则欲倒"为主症者。

［加减应用］若失眠者，加合欢皮 15 g，柏子仁 20 g；阳亢明显者，加生龙骨 15～20 g；肾阴虚明显者，加女贞子、川续断各 12 g；腹胀纳差，肝胃不和者，加陈皮、木香各 10 g。

2. 糖尿病高血压所致面浮头胀，夜尿多专方

附子龟甲汤（姜春华经验方）：

［组成与用法］附片 6 g（先煎），龟甲（先煎）、女贞子、墨旱莲各 9 g，何首乌、丹参各 15 g，磁石 30 g（先煎），石决明 24 g（先煎）。水煎服。

［功能主治］滋阴潜阳。主治高血压。症见面浮头胀，少寐，耳鸣，眼花，夜尿多，苔白，脉弦细。

3. 糖尿病高血压所致眩晕，手麻，肿胀专方

黄精四草汤（董建华经验）：

［组成与用法］黄精 20 g，夏枯草、益母草、车前草、豨莶草各 15 g。水煎服。

［功能主治］平肝补脾，通络降压。主治眩晕，手麻，肿胀兼有高血压者。

4. 糖尿病高血压所致胸胁闷胀，情绪低落，纳食减少，甚则两胁窜痛专方

疏肝调血汤（高泳江经验方）：

［组成与用法］柴胡、香附、郁金、苏梗、川芎、当归、白芍各 10 g，薄荷 6 g。水煎服。

［功能主治］气郁血逆，疏肝调血。主治头痛头晕，胸胁闷胀，情绪低落，纳食减少，甚则两胁窜痛。舌淡红或偏红，脉弦或沉弦。

【专病成药】

1. 山楂降压片（《中华人民共和国卫生部药品标准》）

［处方组成］山楂，夏枯草，菊花，小蓟，泽泻（盐制），决明子（炒）。

［功能主治］降血压，降低胆固醇。主治高血压头痛，眩晕，耳鸣，耳胀。

［用法用量］口服，每次 3 片，每日 3 次。

2. 镇心降压片（《中华人民共和国卫生部药品标准》）

［处方组成］梧桐浸膏，山楂稠膏，僵蚕，珍珠。

［功能主治］降血压。主治原发性高血压。

［用法用量］口服，每次 3 片，每日 3 次

3. 杜仲平压片（《中华人民共和国卫生部药品标准》）

［处方组成］杜仲叶。

[功能主治] 降血压，强筋健骨。主治高血压头晕目眩，腰膝酸痛，筋骨痿软。

[用法用量] 口服，每次 3 片，每日 3 次

4. 血压平片（《中华人民共和国卫生部药品标准》）

[处方组成] 毛冬青，钩藤，墨旱莲，升麻，谷精草，牛膝，槐米，桑寄生，黄芩，黄精，珍珠层粉。

[功能主治] 平肝潜阳，活血通络。主治高血压头晕目眩。

[用法用量] 口服，每次 3 片，每日 3 次

5. 山庄降脂片（《中华人民共和国卫生部药品标准》）

[处方组成] 决明子，山楂，荷叶。

[功能主治] 清活血，降浊通便。主治痰浊瘀滞证，高脂血症与高血压。

[用法用量] 口服，每次 8 片，每日 3 次。

6. 牛黄降压丸（《中华人民共和国药典》）

[处方组成] 牛黄、羚羊角、珍珠、冰片、黄芪、郁金、白芍等。

[功能主治] 清心化痰，镇静降压。主治肝火旺盛，头晕目眩，烦躁不安，痰火壅盛高血压症。

[用法用量] 口服，小蜜丸，每次 20～40 丸，每日 2 次，大蜜丸每次 1～2 丸，每日 1 次。

7. 脑立清丸（《中华人民共和国药典》）

[处方组成] 磁石，赭石，珍珠母，清半夏，酒曲（炒），牛膝，薄荷脑，冰片，猪胆汁（或猪胆膏、猪胆粉）。

[功能主治] 平肝潜阳，醒脑安神。主治肝阳上亢，头晕目眩，耳鸣口苦，心烦难寐及高血压见上述证候者。

[用法用量] 口服，每次 10 粒，每日 2 次。

8. 夏枯草膏（《中华人民共和国药典》）

[处方组成] 夏枯草制成的煎膏。

[功能主治] 清火、明目、散结、消肿。主治头痛眩晕，瘰疬，瘿瘤，乳痈肿痛，甲状腺肿大，淋巴结结核，乳腺增生症，原发性高血压。

[用法用量] 口服，每次 9 g，每日 2 次。

9. 愈风宁心片（《中华人民共和国药典》）

[处方组成] 葛根经加工制成的浸膏片。

[功能主治] 解痉止痛，增强脑及冠脉血流量。主治高血压头晕，头痛，颈项疼痛、冠心病、心绞痛、神经性头痛、早期突发性耳聋等症。

[用法用量] 口服，每次 5 片，每日 3 次。

10. 清脑降压片（《中华人民共和国药典》）

[处方组成] 黄芩，夏枯草，槐米，磁石（煅），牛膝，当归，地黄，丹参，水蛭，钩藤，决明子，地龙，珍珠母。

[功能主治] 平肝潜阳，清脑降压。主治肝阳上亢，血压偏高，头昏头晕，失眠健忘。

[用法用量] 口服，每次 3 片，每日 3 次。

11. 杞菊地黄丸（《中华人民共和国卫生部药品标准》）

[处方组成] 枸杞子、菊花、生地黄、山茱萸、山药、牡丹皮、茯苓、泽泻。

[功能主治] 滋补肾阴，清肝明目。适用于糖尿病合并高血压属于肾阴不足证型者。

[用法用量] 口服，每服 10～20 粒，每日 1～3 次。

【单方用药】

1. 玉米须　用法：玉米须 30 g 水煎服，每日 1 次。功用：利尿降压。主治高血压性眩晕为主症者。

2. 夏枯草　用法：夏枯草 30 g 水煎服，每日 1 次。功用：清肝明目。主治肝火上炎性高血压为主症者。

3. 葛根　用法：葛根 10～30 g 水煎服，每日 1 次，或其提取物葛根黄酮每次 1～2 g，每日 1～2次。功用：除烦止渴。主治糖尿病高血压伴有头痛、头晕、颈项不适者为主症者。

4. 延胡索　用法：提取物四氢帕马丁，每次 50～100 mg，每日 2～3 次。功用：理气活血。主治糖尿病高血压伴有头晕、头陷、失眠等症状为主症者。

5. 臭梧桐　用法：臭梧桐每日 10～30 g 水煎服；或其提取物臭梧桐甲素片每次 2～3 片，每日 2～3 次。功用：镇静、降压。主治高血压为主症者。

6. 汉防己　用法：汉防己提取物汉防己甲素每次 60～120 mg，每日 3 次。功用：利尿。主治消渴消肿为主症者。

7. 芹菜　用法：鲜芹菜榨汁，每次 3～4 匙，每日 3 次饮用。功用：平肝。主治消渴眩晕为主症者。

8. 罗布麻叶　用法：罗布麻叶每日 10 g 煎水服用，或提取制成片剂服用。功用：清火降压。主治消渴伴眩晕为主症者。

9. 土青木香、马兜铃　用法：取两者之一，每日 10～30 g。水煎服。功用：降压。主治消渴伴眩晕为主症者。

10. 钩藤　用法：单味药水煎服或其提取物。功用：平肝潜阳。主治眩晕为主症者。

第二节　糖尿病合并高血压的病证实质探讨

一、中医古代文献对糖尿病性高血压的相关理论探讨

中医古代文献对糖尿病性高血压的相关理论探讨

中医古代文献虽无糖尿病性高血压的病名，糖尿病合并高血压属于中医"消渴病"范畴，据其发病机制和临床表现与中医的消渴病并发"眩晕"、"头痛"等病症相似。历代中医名家对消渴病并发症的认识颇多，但主要偏于对痈疽、水气、聋盲目疾的记载，而对消渴病见眩晕头痛者记载不多，现代医家认识到糖尿病合并高血压时更易发生心肌梗死、脑血管病，并加速视网膜病变及肾脏病变的发生、发展，其在古籍中多散于其他并发症的描述记载中。如《杂病源流犀烛·三消源流》中已认识到消渴病可"有眼涩而昏者"，引发眩晕诸病证。如张元素、虞抟、戴思恭、何梦瑶、喻昌等医家指出：消渴之人可有"头目昏眩，中风偏枯"；"渴饮不止或心痛者"；"三消久之，经血亏，或目无所见，或手足偏废如中风"；"消渴，遍身浮肿，心膈不利"等。而对于并发症的治疗，大多数医家均强调针对本病辨证论治为主，以及尽早治疗，防止疾病传变。正如医家喻昌所言"诸家不呕呕于始传中传，反于末传多方疗治，如忍冬蓝叶荠苨丸散，如紫苏葶苈中满分消汤丸；欲何为耶？"由于历史的原因，对眩晕与消渴病之间的关系认识有限，经后人不断地探索，才形成了消渴病阴虚为本，燥热为标，病本于肾为主的病机观。消渴的病机演化、病理趋势是由轻渐重，阴损及阳，变证百出。消渴病合并高血压即是在这种病理过程中形成的。综合古今文献及临床观察，消渴病的基本病理是阴津亏耗，燥热偏盛，若消渴病日久，燥热损伤阴津，而致肝肾阴津不足，复因情致刺激，精神过度紧张，或忧郁、恼怒太过，而致肝失调达，肝气郁结，郁而化火，灼伤肝肾之阴，终致肝肾阴虚。因此，肝肾阴虚既是消渴的本质，也是高血压的前提。肾主骨，骨生髓，脑为髓之海，肝肾阴虚则髓海不足，《灵枢·海论》谓："髓海不足，则脑转耳鸣，胫酸眩冒，目无所见，懈怠安卧。"接着，病机演化为阴虚肝阳上亢，由于肝肾阴虚则水不涵木，阴虚于下而阳亢于上，脑本为清净之府，风阳上扰于脑则头痛、眩晕；病机进一步演化为气阴两虚或阴阳两虚。由于阴阳互根，消渴病之阴虚进一步发展则阴损及阳，阴精不能充养，清阳不能上布，而发为头晕目眩，即《灵枢·口问》谓："上气不足，脑为之不满，耳为之苦鸣，头为之苦倾，目为之眩。"

综上所述，糖尿病合并高血压（气阴两虚肝阳上亢证）的中医基本病机特点是本虚标实，本虚以阴虚为主，兼气虚，标实则为阳亢。

二、2 型糖尿病合并高血压的病证研究现状

国外资料显示，糖尿病的大血管及微血管并发症可先于糖尿病数年发生，这可能是由于胰岛素抵抗（IR）可先于糖尿病和心血管疾病多年而存在的原因，如能在糖耐量减低期（IGT）进行干预，可防止或延缓糖尿病合并心血管疾病的发生发展。安国华等报道，在 200 例 2 型糖尿病合并高血压的门诊患者中空腹血糖平均为 8.9 mmol/L，血压平均为 146/88 mmHg。结果表明，患者在降血糖药的使用上较为合理，但在降压药的使用上不甚妥当。他们使用的主要降血糖药依次为二甲双胍、格列齐特、格列吡嗪、阿卡波糖和胰岛素；其降压使用频度由高到低为珍菊降压片、硝苯地平、阿替洛尔、福辛普利、氟沙坦钾、吲达帕胺和复方降压片等。英国前瞻性糖尿病研究（UKPDS）经过 10 年随访研究表明，强化控制血糖与严格控制血压皆可延缓并发症，降低死亡率。王彦等报道，2 型糖尿病合并高血压对患者昼夜血压调节功能损害较大，杨文英教授研究表明，糖尿病性高血压的非药物治疗也尤为重要，如限制食用盐的摄入、减体重、增强运动等。在药物治疗中以血管紧张素转化酶抑制药（ACEI）和血管紧张素 Ⅱ 受体拮抗药（ARBS）为首选药物，因为其同时对大小血管并发症的减缓作用较强，但实践证明，若要长期将血压控制在 130/80 mmHg 往往需要 2 种以上的药物联合治疗，因此 CCB、利尿药及 β 受体阻滞药，均可作为联合用药选择。

江苏省名中医李则藩主任中医师认为，治疗糖尿病并发高血压可分别用育阴潜阳法、运脾泄浊法、济阴助阳法、补虚活血法 4 种方法辨证论治。育阴潜阳法适用于肝肾阴虚，水不涵木，肝体失濡，肝用偏盛，虚阳上亢者，方选杞菊地黄汤合加减复脉汤汤裁；运脾泄浊法用于脾虚运迟，痰浊中阻证，方选半夏白术天麻汤合二陈汤加减；济阴助阳法适用于阴损及阳，阴阳两虚证，方选自拟济阴助阳镇逆汤加减；补虚活血法用于气阴两虚，瘀血阻络证，方选补阳还五汤合生脉散加减。倪青认为，临床辨证论治需辨别肝阴不足、肝阳上亢；心肝阴虚，心火偏亢；肝肾阴虚，相火偏亢；阴损及阳，阴阳两虚之不同，灵活选方辨证用药。林兰教授强调，治疗糖尿病性高血压必须注意配合选用西药降压，并要注意西药与中药合用后的降压效应。梁晨等辨证论治糖尿病性高血压 68 例，采用随机分组对照法，两组均予以卡托普利片 25 mg，每日 3 次口服，治疗组加服中药汤剂，观察两组临床症状、血糖、尿糖、血压的变化，结果表明，中医治疗组疗效明显优于对照组。江扬聪等报道，西医久治疗效不佳的 2 型糖尿病合并高血压患者，在继续服用格列齐特的同时，加服六味地黄丸，结果血糖、血压能稳定在理想正常范围，临床症状明显改善，其既能降血压，又能降糖，且能延缓慢性并发症的发生。何志明等报道，在治疗组中予西药常规降血糖的同时加服芪术降压方，结果表明：治疗组的总有效率为 91.11%，对照组为 58.82%。周韩军等研究发现，中药降糖保肾胶囊能改善胰岛的胰岛素分泌功能，降低血糖及糖化血红蛋调节血脂。周潮等用中药制剂平肝活血胶囊对 122 例患者进行疗效观察，结果表明：其在降糖、降脂及症状改善方面有确切疗效。李明煜用中药二仙汤配合西药常规治疗 64 例老年糖尿病性高血压患者，取得了明显疗效。付伟等报道，中药与转化酶抑制药联合使用，既能提高疗效，又能减少不良反应，使降压平稳。陈杰等报道，中药食疗防治 2 型糖尿病伴高血压有确切疗效。胡方林、陈大舜等为观察自行研制的左归双降方对血压和糖代谢的影响，特制作出实验性糖尿病合并高血压大鼠模型，实验结果显示：左归双降方给药 30 日后，对实验性大鼠有降血糖、降压及改善糖耐量异常的作用。

三、2 型糖尿病合并高血压的流行病学调查

（一）糖尿病性高血压的发病率调查

当前，糖尿病已成为继肿瘤、心血管病之第三位严重危害人类健康的慢性病。糖尿病慢性并发症的积极预防，是糖尿病二级预防的重要内容。寻找有效方法，阻止疾病发展十分关键，而对疾病的患病率及中医证型分布特点的了解，是制定中医药有效防治策略的前提。

近年来，国内有关 2 型糖尿病合并高血压的流行病学资料尚不多见，2002 年中华医学会糖尿病分会慢性并发症调查组对 1991 年 1 月 1 日至 2000 年 12 月 31 日全国 30 个省、市、自治区（除西藏、台湾、香港和澳门 4 个地区）24496 例内分泌科住院糖尿病患者进行流行病调查，结果显示糖尿病并发症的总患病率为 73.2%，其中糖尿病合并高血压的患病率为 31.9%，其结论为：20 世纪 90 年代全国住院糖尿病患者慢性并发症发病率相当高，接近发达国家水平；各种糖尿病慢性并发症均有其相关的可控制危险因素——收缩压。我们以湖南中医药大学附属第三医院 1998 年 1 月～2003 年 12 月底 2 型糖尿病患者住院资料为对象，调查 2 型糖尿病合并高血压的发病率情况。结果显示：在 1200 例 2 型糖尿病患者中，合并高血压病者 374 例，占 31.2%，与全国发病率调查极相近，但低于张斌、向红丁等的报道的 41.8% 的发病率。

（二）374 例糖尿病高血压患者的中医病证分布特点分析

河南的调查结果显示，并发症发生频次较高的中医证候依次为肾虚证 53.62%，气虚证 50.43%，阴虚证 43.73%，提出糖尿病并发症（病）的患者表现为肾虚、气虚、阴虚居多，并认为虚多实少。说明糖尿病日久，肾元亏虚，气阴两虚也是导致 2 型糖尿病并发症的基本病机。

为了解株洲地区该病中医证型分布特点，我们收集了株洲地区 1200 例住院患者的资料，参照原卫生部 2002 年颁发的《中药新药治疗糖尿病的临床研究指导原则》及《中药新药治疗高血压的临床研究指导原则》的中医辨证标准，对其中 374 例 2 型糖尿病合并高血压的本证（阴虚热盛、湿热困脾、气阴两虚、阴阳两虚、血瘀脉络）兼证（肝火亢盛、阴虚阳亢、痰湿壅盛、阴阳两虚）的分布特点进行分析，2 型糖尿病合并高血压本证及兼证的证型分布如表 12-3、表 12-4。

表 12-3　　　　　　　2 型糖尿病合并高血压本证证型分布表 [% (n)]

证 型	阴虚热盛	湿热困脾	气阴两虚	阴阳两虚	血瘀脉络
比例	10.9% (41)	12.03% (45)	49.47% (185)	18.98% (71)	8.56% (32)

表 12-4　　　　　　　2 型糖尿病合并高血压兼证证型分布表 [% (n)]

证 型	肝火亢盛	阴虚阳亢	痰湿壅盛	阴阳两虚
比例	16.04% (60)	52.97% (198)	12.03% (45)	18.98% (71)

以上结果显示，374 例 2 型糖尿病合并高血压患者本证气阴两虚证明显高于其他证型，而兼证中阴虚兼肝阳上亢证型明显高于其他证型，提示 2 型糖尿病合并高血压之气阴两虚兼肝阳上亢证为主证型，其在糖尿病高血压病的证型分布中具有一定的广泛性。

第三节　左归双降方治疗 2 型糖尿病合并高血压的临床研究

本课题组前期研究表明，气阴两虚、肝阳上亢是糖尿病合并高血压的基本病机，而滋阴益气活血兼平肝潜阳法是本病的有效治法。因此，本文对"滋阴益气活血兼平肝潜阳"法指导下的组方左归双降方作进一步的临床研究，观察其治疗 2 型糖尿病合并高血压（气阴两虚兼肝阳上亢证）的疗效。

一、临床研究的资料与方法

（一）临床资料

1. 资料来源及分组　60 例 2 型糖尿病合并高血压患者均为 2002 年 10 月～2003 年 11 月期间湖南中医药大学附属第三医院糖尿病治疗中心的住院患者，所有患者随机分为治疗组（观察组）与对照组。治疗组 30 例，对照组 30 例。其中治疗组男性 14 例，女性 16 例；年龄（57.83±5.7）岁；病程（10.5±3.44）年。对照组男性 13 例，女性 17 例；年龄（56.06±6.1）岁；病程（11.0±4.14）年。

两组间资料在性别、年龄、病程、病情轻重等方面均具有可比性，经统计学处理无显著差异（$P>$ 0.05），如表 12-5。

表 12-5 　　　　　　　　　　　　　　两组初诊时一般资料比较

项　目	治疗组	对照组
例数（n）	30	30
性别（男/女）	14/16	13/17
年龄（岁）	57.83±5.7	56.06±6.1
糖尿病病程（年）	10.5±3.44	11.0±4.14
BMI（kg/m²）	24.5±0.6	25.3±0.3
SBP（mmHg）	164.03±5.51	163.17±5.62
DBP（mmHg）	100.60±3.66	99.93±3.50
肾病	16	15
高脂血症	15	14
冠心病	9	8
视网膜眼病	2	1
周围神经病变	2	3

2. 诊断标准

（1）西医诊断标准：

1）糖尿病的诊断：采用 WHO 于 1998 年公布的新标准：凡具有糖尿病症状（多尿、烦渴及无法用其他理由解释的体重减轻），并符合下述条件之一者，可诊断为糖尿病：①随机血糖≥11.1 mmol/L。②空腹血糖≥7.0 mmol/L，"空腹"指至少 8 小时无热量摄入。③口服糖耐量试验（OGTT）中 2 小时血糖≥11.1 mmol/L。

2）2 型糖尿病诊断标准：采用 1997 年 7 月 Diabetes Care 杂志上刊登的糖尿病病因学分型标准，凡符合糖尿病的诊断标准，胰岛素释放试验结果符合下述条件之一者即可诊断为 2 型糖尿病。

以胰岛素抵抗为主伴相对胰岛素不足；

胰岛素明显缺乏伴胰岛素抵抗；

已根据病史、年龄、C-肽释放试验等确诊者，可不做①②。

3）糖尿病高血压诊断标准：凡已确诊为 2 型糖尿病，并符合高血压的诊断标准者。高血压诊断标准参照 1999 年 WHO/ISH 四次高血压指南诊断标准。

（2）中医诊断标准：参照国家药品监督管理局 2002 年制定发布的《中药新药临床研究指导原则》（后面均简称《指导原则》）中"中药新药治疗糖尿病的临床研究指导原则"与"中药新药治疗高血压病的临床研究指导原则"的有关标准：

气阴两虚证：①主症。咽干口燥，倦怠乏力。②次症。多食易饥，口渴喜饮，气短懒言，五心烦热，心悸失眠，溲赤便秘。舌红少津液，苔薄或花剥，脉细数无力，或细而弦。

阴虚（兼）肝阳上亢证：眩晕，头痛，腰酸，膝软，五心烦热，心悸，失眠，耳鸣，健忘，舌红少苔、脉弦细而数。

3. 试验病例标准

（1）纳入病例标准：所有病例均属气阴两虚、肝阳上亢之证型，且符合西医诊断标准和中医证候诊断标准，能配合治疗，生活基本稳定者。

（2）排除病例标准：①凡不符合上述诊断标准者。②年龄在 18 岁以下，65 岁以上者。③妊娠或哺乳期妇女，对本药过敏者。④有严重心、肝、肾等并发症，或合并有其他严重原发性疾病、精神病患者。⑤近一个月内有糖尿病酮症、高渗性昏迷及严重感染者。

（3）病例的剔除和脱落：①纳入后发现不符合纳入标准的病例予以剔除。②纳入病例受试者依从性差，发生严重不良事件、发生并发症或特殊生理变化不宜继续接受试验，自行退出者等均为脱落病例。统计分析时结合实际情况处理：发生不良反应者则计入不良反应的统计；因无效而自行脱落者，则计入疗效分析；试验未坚持 1/2 疗程者，视为自行脱落，超过 1/2 疗程者，则计入疗效分析。

（4）终止试验标准：符合纳入标准的病例，在试验过程中出现过敏反应或严重不良反应的，则中止试验，其中已超过 1/2 疗程者，计入疗效统计。

（二）治疗方法

1. 观察用药

（1）左归双降方：由湖南中医药大学第三附属医院病室煎药房统一制备，主要药物有熟地黄、黄芪、山茱萸、枸杞子、菟丝子、牡丹皮、夏枯草、牛膝等。

（2）格列齐特：规格 80 mg/片，60 片/盒。法国施维雅药厂及天津华津制药厂合资生产。

（3）卡托普利：规格 25mg/片，100 片/盒。湖北华中药业有限公司。

2. 用药方法　两组在经 1 周基础治疗后进入药物治疗观察，此观察过程基础治疗相同。基础治疗包括对糖尿患者的教育，心理调整，饮食控制、适当锻炼，原治疗方案不变。

（1）治疗组：原治疗用药（口服降糖西药格列齐特）基础上加用中药左归双降方，口服，每日 1 剂，水煎分 2 次服，1 个月为 1 个疗程。

（2）对照组：原治疗用药（口服降糖西药格列齐特）基础上加用卡托普利 25 mg/次，3 次/d。

（3）疗程：4 周为一疗程，连续治疗 1 个疗程后作疗效评估，所有病例均于治疗前后按要求详细填写临床观察表。

3. 观测指标

（1）安全性观察：所有病例均于治疗前后进行一般体检项目、三大常规、肝、肾功能及心电图检查，并随时记录不良反应发生情况、采取的措施及转归。

（2）疗效性观测：

中医证候：对咽干口燥，倦怠乏力 2 个主症，多食易饥，口渴喜饮，气短懒言，五心烦热，心悸失眠，溲赤，便秘等次症及肝阳上亢兼证和舌脉，采用计分法，分别于治疗前后进行计分登记，观察积分变化，中医症状评分标准如下表 12 - 6：

表 12 - 6　　　　　　　　　　　　　　　中医症状评分标准

中医证候	评　分　标　准
口渴喜饮	0 分：正常　　2 分：饮水量稍增　　4 分：饮水量较以往增加半倍以上　　6 分：饮水量较以往增加 1 倍以上
多食易饥	0 分：正常　　2 分：饥饿感明显　　4 分：餐前饥饿难以忍耐　　6 分：饥饿难忍，易伴低血糖反应
多尿	0 分：正常　　2 分：尿量 2～2.5L/d　　4 分：尿量 2.5～3 L/d　　6 分：尿量每日 3 L 以上
五心烦热	0 分：正常　　2 分：晚间手足心热　　4 分：心烦手足心灼热　　6 分：烦热不欲衣被
倦怠乏力	0 分：正常　　2 分：不耐劳力　　4 分：可坚持轻体力劳动　　6 分：勉强支持日常活动
眩晕	0 分：正常　　2 分：头晕眼花，时作时止　　4 分：视物旋转，不能行走　　6 分：眩晕欲仆，不能站立
头痛	0 分：正常　　2 分：轻微头痛，时作时止　　4 分：头痛可忍，持续不止　　6 分：头痛难忍，上冲额顶
腰酸	0 分：正常　　2 分：晨起腰酸，捶打可止　　4 分：持续腰酸，劳作加重　　6 分：腰酸如折，休息不止
膝软	0 分：正常　　2 分：微觉膝软乏力　　4 分：膝软不任重物　　6 分：膝软不欲行走
大便干燥	0 分：正常　　1 分：排便硬而费力　　2 分：大便硬结，2～3 日一行　　3 分：大便硬结，3 日以上一行
气短懒言	0 分：正常　　1 分：劳累后气短　　2 分：一般活动即气短　　3 分：懒言，不活动也气短
心悸	0 分：正常　　1 分：偶尔发生　　2 分：常发生，持续时间短　　3 分：常发生，持续时间长
失眠	0 分：正常　　1 分：少寐易醒　　2 分：难入寐，易醒　　3 分：彻夜难眠
耳鸣	0 分：正常　　1 分：耳鸣轻微　　2 分：耳鸣重听，时作时止　　3 分：耳鸣不止，听力减退
健忘	0 分：正常　　1 分：偶见忘事，尚可记起　　2 分：时见忘事，不易想起　　3 分：转瞬即见遗忘，不能回忆
舌质	0 分：正常　　　　　　　　　　　　3 分：舌质红，少津
舌苔	0 分：正常　　　　　　　　　　　　3 分：舌苔少，或薄或花剥
脉象	0 分：正常　　　　　　　　　　　　3 分：脉弦细数无力

（3）实验室检查：空腹血糖（FBG）、餐后 2 小时血糖（PBG）、糖化血红蛋白（HbA$_{1c}$）、胰岛素释放试验等；

（4）血压检测：每日早、晚 7 点各测 1 次右上肢血压。

4. 疗效评定标准　参照 2002 年国家药品监督局颁发的《中药新药治疗糖尿病的临床研究指导原则》及《中药新药治疗高血压的临床研究指导原则》拟定标准如下：

（1）糖尿病性高血压疗效标准：

1）显效：治疗后症状明显改善，空腹血糖及餐后血糖下降至正常范围，或空腹血糖及餐后血糖下降超过治疗前 40%，糖化血红蛋白值下降至 6.2% 以下，或下降超过治疗前 30%；舒张压下降 10 mmHg 以上，并达到正常范围；舒张压虽未降至正常，但已下降 20 mmHg 或以上。

2）有效：治疗后症状均有好转，空腹血糖及餐后血糖下降超过治疗前 20%，但未达到显效标准，糖化血红蛋白值下降超过治疗前 10%；舒张压下降不及 10 mmHg，但已达正常范围；舒张压较治疗前下降 10～19 mmHg，但未达正常范围；收缩压较治疗前下降 30 mmHg，以上须具备其中一项。

3）无效：治疗后症状无改善，甚或加重，空腹血糖及餐后血糖无下降，或下降未达到有效标准，糖化血红蛋白值无下降，或下降未达到有效标准；血压下降未达到以上标准者。

（2）中医证候疗效标准：

按积分比法：

$$积分比＝[（治疗前积分－治疗后积分）÷治疗前积分]×100\%$$

临床控制：积分比≥90%。

显效：70%≤积分比<90%。

有效：30%≤积分比<70%。

无效：中医证候积分达不到有效标准者。

5. 统计学方法

（1）统计分析采用 SPSS 统计分析软件进行计算。

（2）所有统计检验均采用双侧检验，$P<0.05$ 即认为所检验的差别有统计学意义。

（3）两组的计数资料采用频数（构成比）表示，采用 χ^2 检验或非参数检验。

（4）两组的计量资料结果采用（$\bar{x}\pm s$）表示，两组比较采用 t 检验；计数资料则用 χ^2 检验；$P<0.05$ 为有显著性差异。

二、结果与分析

（一）两组糖尿病性高血压患者疗效比较

经 χ^2 检验，治疗组临床显效率及总有效率优于对照组。说明左归双降方的疗效与卡托普利对照组比较，有非常显著性意义（$P<0.01$）。结果见表 12-7。

表 12-7　　两组临床总体疗效比较 [n，（%）]

组　别	n	显效	有效	无效	总有效率（%）
治疗组	30	12（40）	15（50）	3（10）	90
对照组	30	8（26.67）	11（36.67）	11（36.67）	63.3

注：与对照组比较，＊＊$P<0.01$

（二）两组中医证候疗效比较

经 χ^2 检验，两组中医证候疗效比较，治疗组临床显效率及总有效率均优于对照组，说明左归双降方的中医证候疗效与卡托普利对照组比较，有非常显著性意义（$P<0.01$）。结果见表 12-8。

表 12 - 8　　　　　　　　　　两组治疗前后中医证候疗效比较 [n，（%）]

组　别	n	临床控制	显效	有效	无效	总有效率
治疗组	30	3（10）	13（43.3）	12（40）	2（6.7）	93.3**
对照组	30	0	8（36.7）	13（43.3）	9（30）	70

注：与对照组比较，＊＊$P<0.01$

（三）两组治疗前后症状总积分比较

治疗前两组间症状总积分经统计学处理，没有显著性差异（$P>0.05$）。经 1 个月治疗后，治疗组的总积分值明显低于对照组，说明左归双降方在改善糖尿病性高血压的症状方面与对照组比较，有显著性差异（$P<0.05$）。而组内比较，两组药物均能明显改善症状（$P<0.01$）。结果见表 12 - 9。

表 12 - 9　　　　　　　两组治疗前后临床症状总积分比较　　（$\bar{x}\pm s$，下同）

组　别（n）	治疗前	治疗后	前后差值
治疗组（30）	57.47±11.11	26.23±11.47**	31.23±16.12△
对照组（30）	56.57±11.17	37.03±13.77**	19.53±17.28

注：组内比较，与治疗前比较，＊＊$P<0.01$；组间比较，与对照组比较，△$P<0.05$

（四）两组治疗前后 FBG、PBG、HbA$_{1c}$比较

两组治疗前各项指标比较无显著性差异（$P>0.05$）。组内比较，两组治疗后 FBG、PBG 与治疗前比较均有显著性差异（$P<0.01$），而对照组的 HbA$_{1c}$治疗前后比较无显著性差异（$P>0.05$），说明左归双降方及卡托普利能显著降低空腹和餐后血糖，左归双降方能显著降低糖化血红蛋白，而卡托普利降低糖化血红蛋白的效果不显著；组间比较，治疗组各项指标治疗前后差值明显大于对照组，说明左归双降方在降低空腹和餐后血糖及糖化血红蛋白方面明显优于对照组（$P<0.01$）。结果见表 12 - 10。

表 12 - 10　　　　　两组 FBG（mmol/L）、PBG（mmol/L）、HbA$_{1c}$（%）的比较

项　目	治疗组			对照组		
	治疗前	治疗后	前后差值	治疗前	治疗后	前后差值
FBG	10.04±1.93	7.37±1.69**	2.67±1.4△△	9.59±1.96	8.8±2.05**	0.79±0.73
PBG	13.42±2.65	9.81±2.62**	3.61±1.34△△	14.58±2.48	13.21±2.6**	1.37±1.35
HbA$_{1c}$	7.7±0.57	5.8±0.69**	1.88±0.86△△	7.7±0.46	7.31±0.86	0.39±0.53

注：组内比较，与治疗前比较，＊＊$P<0.01$；组间比较，与对照组比较，△△$P<0.01$

（五）两组治疗前后收缩压及舒张压的比较

两组治疗前收缩压及舒张压分别比较均无显著性差异（$P>0.05$）。组内比较，治疗组治疗后收缩压及舒张压均明显得到改善，对照组的收缩压较治疗前有显著性差异，说明两组药物均能明显改善收缩压（$P<0.01$），而左归双降方同时能显著改善舒张压（$P<0.01$）；组间比较，治疗组明显优于对照组，说明左归双降方在控制收缩压及舒张压方面，与对照组比较，有显著性差异（$P<0.05$）。结果见表 12 - 11。

表 12 - 11　　　　　　　　两组治疗前后血压变化的比较（单位：mmHg）

项　目	治疗组（$n=30$）		对照组（$n=30$）	
	治疗前	治疗后	治疗前	治疗后
收缩压	164.03±5.51	133.23±12.0**△△	163.17±5.62	149.2±12.41△△
舒张压	100.60±3.66	85.80±7.39**△△	99.93±3.50	91.57±5.46

注：组间比较，与对照组比较，＊＊$P<0.05$；治疗组内，与治疗前比较，△△$P<0.01$

三、讨论

（一）左归双降方的组方原则及功效

左归双降方滋阴益气活血兼平肝潜阳治法的确立是源于明代医学大家张景岳的"阴阳互济"的理论。《内经》中曾有"阳病治阴，阴病治阳"，"从阴引阳"，以及王冰"壮水之主以制阳光、益火之源以消阴翳"的论述，而张景岳则完整而清晰地提出"其有气因精而虚者，自当补精以化气；精因气而虚者，自当补气以生精。又如阳失阴而离者，非补阴何以收散亡之气？水失火而败者，非补火何以苏随寂之阴？此又阴阳相济之妙用也。故善补阳者必于阴中求阳，则阳得阴助而生化无穷；善补阴者必于阳中求阴，则阴得阳升而泉源不竭"、"善治精者能使精中生气，善治气者能使气中生精"。张景岳首次将"阴阳互济"贯彻到立法组方中，使之与实践紧密结合。左、右归丸的运用便生动体现了这一法则，其立法组方的最大特点是补阳不忘滋阴，阴中求阳；滋阴不离扶阳，阳中求阴，即滋阴益气活血法则。张景岳的"阴阳互济"思想在消渴病的论治中得到了充分的体现，他强调命门真阴，病本于肾，治疗用药注重滋阴益气活血——阳中求阴，阴中求阳。这一颇具特色的治疗体系对后世医家具有深远影响，也给我们现今糖尿病及其并发症的治疗提供了一个重要的思路。消渴病临证取法于景岳，治疗必须调整阴阳、水火之平衡，使脏腑气血协调冲和，相互为用。阳虚则在扶阳的同时略兼补阴，于阴中求之，则阳旺阴生，阴生则气足；阴虚则在滋阴的同时略兼补阳，于阳中求之，则阴复阳旺，阳化气而阴成形，津液乃充。此为治疗消渴之正法。本课题组根据多年的临床观察与体会，在张景岳"阴阳互济"的思想及其治疗消渴病的经验启发下，创立了左归降糖方用于2型糖尿病的治疗，经课题组多年的临床观察与实验研究，已取得较为满意的治疗效果。为了进一步扩大对糖尿病血管并发症的治疗范围，本课题组根据糖尿病合并高血压的基本病机特点，在左归降糖方的基础上加减化裁，组成左归双降方（前方加杜仲、夏枯草、钩藤等）用于2型糖尿病合并高血压的防治。全方以熟地黄、黄芪为君，以滋阴益气，山茱萸、枸杞子、菟丝子为臣，以滋补肝肾，滋阴益气，夏枯草为佐药，起平肝潜阳之效，牡丹皮亦为佐药，以活血化瘀，黄连佐以清泻痰火胃火，牛膝补肝肾引药下行。其中，山茱萸酸敛甘补而温润，能"固阴补精"，亦为"阴中之阳药"，补阴又能助阳。由于糖尿病合并高血压的发病机制主要为气虚化津不力，阴虚津不上承，热结化燥耗液、血瘀等，重则肝阳上亢，内扰清窍。因此，左归双降方治疗2型糖尿病合并高血压不仅能益气滋阴活血，以治疗气阴两虚血瘀之主证，又能滋补肝肾、平肝潜阳，以治疗肝阳上亢之兼证，诸药合用，阳中求阴，阴阳平衡，最终达到降糖降压之"双降"功效。

（二）左归双降方的现代药理基础

现代药理学研究表明，该方中熟地黄、山茱萸、枸杞子、菟丝子、牛膝、黄连等，均有明显的降血糖作用，而钩藤煎剂、钩藤总碱、钩藤皂苷对高血压动物具有显著降压作用，其降压机制是通过间接或直接抑制血管运动中枢及对交感神经、神经节的阻断作用，以及类似于钙离子的拮抗作用、血管紧张素转换酶的抑制作用而实现的。杜仲糖甙则通过抑制中枢神经系统及直接扩血管而降压。其他，如牛膝煎剂、夏枯草甙、黄芪皂甙等均有一定的降压作用。药理研究表明，夏枯草中提得一种有效成分（降糖素）可抑制四氧嘧啶引起的小鼠血糖升高，且毒性很低，并有显著的降压作用；山茱萸、丹参、牡丹皮、菟丝子、黄连均有一定的降压作用。综上，左归双降方具有一定的现代药理基础。

（三）左归双降方治疗2型糖尿病合并高血压的疗效分析

本文在给予同等糖尿病健康教育及降糖治疗条件下，分别给予左归双降方、卡托普利治疗2型糖尿病合并高血压69例，除去9例因各种原因被剔除外，60例疗效分析显示，左归双降方的总有效率、显效率分别为90%（27/30）、40%（12/30），明显优于卡托普利的63.3%（19/30）、26.67%（8/30）。血管紧张素转化酶抑制药（ACEI）和钙离子拮抗药（CCB）是目前公认的糖尿病高血压首选药物。然而，一些学者认为2型糖尿病合并的高血压难以控制，多需联合使用抗高血压药物。在本研究中，卡托普利对照组虽然具有一定的疗效，但由于是单独运用的降压西药，其作用不及联合用药，尤其对于顽固高血压患者。另外，少部分患者还出现了一些药物反应。因此，卡托普利的治疗效果不及左归双降方。

本研究通过上述临床观察显示，左归双降方治疗 2 型糖尿病合并高血压的疗效明显优于 ACEI 类药物，其是否可为糖尿病高血压的综合治疗提供更多的选择用药，尚需扩大样本量作进一步研究，并追踪观察远期疗效。

（四）左归双降方中医证候疗效分析

通过治疗前后积分比较，分析各组中医证候及症状疗效，结果显示：左归双降方治疗糖尿病高血压气阴两虚兼肝阳上亢证的总有效率为 93.3%（28/30），临床显效率为 53.3%（16/30），明显优于卡托普利的总有效率 70%（21/30），临床显效率 36.7%（8/30）（$P < 0.05$，$P < 0.01$）。上述结果表明，左归双降方是针对糖尿病性高血压的基本病机而组方的，其采用辨病辨证相结合的方法指导临床治疗，的确能获得较为满意的疗效。

（五）左归双降方对糖代谢的影响

大量研究证实，高血糖本身及其所致的内环境紊乱与代谢异常是导致糖尿病高血压的主要原因之一。糖尿病高血压患者有糖代谢的异常。资料表明，血糖水平与血压呈正相关，且独立于年龄和体重，甚至独立于胰岛素水平等因素，但这种关系在不同研究中并非一致。糖尿病患者中显而易见的事实是血糖升高，如果它是引起高血压的主要危险因素的话，其机制可归纳如下：①高血糖促进糖在近曲肾小管的重吸收，而伴随钠的再吸收，增加体内钠的容量（约增加 10%），细胞外液容量增加而导致高血压。②高血糖使血浆渗透压升高，从而使血容量增加。③血糖与电解质相似，能进入动脉、小动脉壁，引起细胞内钠潴留和增加血管的反应性，导致周围血管阻力增加。④高血糖非酶不可逆糖基化产物形成，并形成一种阿氏产物（Amadoriproduct），阿氏产物转变成不可逆的糖基化终末产物（AGE），后者与巨噬细胞中特异性 AGE 受体结合，最后引起细胞外基质增生和平滑肌血管细胞增殖，导致血管收缩增强并加重糖尿病的血管动脉粥样硬化。⑤交感神经系统的活性可能是血压与血糖相关的一个环节。

我们在研究糖尿病高血压治疗的过程中，特别注意到了血糖的控制问题。本课题组前期实验研究表明：左归双降方治疗糖尿病合并高血压大鼠 30 日后，结果显示，左归双降方具有显著地降低空腹血糖的作用，且以糖负荷后 0.5 小时、1 小时、2 小时时的血糖异常具有较好的改善作用。

本研究观察结果表明，两组治疗后的空腹血糖、餐后 2 小时血糖均控制在可接受水平，且左归双降方降低空腹血糖、餐后 2 小时血糖及糖化血红蛋白的作用优于卡托普利组（$P < 0.05$）。

（六）左归双降方对糖尿病性高血压患者血压的影响

小动脉病变是糖尿病高血压最重要的病理改变。糖尿病高血压早期阶段，全身小动脉痉挛，长期反复的痉挛使小动脉内膜因压力负荷增加、缺血缺氧，出现玻璃样变，中层则因平滑细胞肥大而增厚，出现血管的重构，最后管壁纤维化，管腔狭窄，呈现不可逆病变。

本课题组前期实验研究表明，左归双降方对血压的改善方面，给药治疗 15 日时，左归双降方即显示出抑制实验性大鼠血压升高的作用趋势，但统计学检验无显著性差异；当给药治疗 30 日时结果显示，左归双降方具有明显改善实验性大鼠血压的作用。

在本研究中，对照组是单独运用卡托普利进行降压治疗的，虽然有一定的疗效，但由于不是联合用药，加之有一些药物反应，因此疗效欠佳。左归双降方在治疗中没有药物不良反应，且整体治疗效果明显优于对照组。本研究结果表明，两组在用药治疗前后的血压变化均有显著性差异（$P < 0.05$，$P < 0.01$），而左归双降方的降压作用明显优于卡托普利。

第四节　左归双降方防治血管内皮细胞损伤的实验研究

一、葡萄糖（Glu）、胰岛素（Ins）、低密度脂蛋白（ox-LDL）联合诱导下血管内皮细胞功能损伤模型的建立和鉴定

本研究拟采用人脐带静脉血管内皮细胞株（ECV-304）为研究对象，以正交设计方法，以不同浓度的葡萄糖，胰岛素及氧化型低密度脂蛋白混合液对其进行干预，观察其形态变化，细胞活性变化以及细胞凋亡情况，建立了一种糖尿病合并高血压（DH）的体外内皮细胞损伤模型，以细胞间黏附分子-1（ICAM-1）、血管内皮源性舒张因子—氧化氮（NO）、内皮素（ET-1）等指标观察左归双降方（ZGSJF）对本细胞模型功能的调节作用。

（一）材料和方法

1. 主要仪器和设备 超净工作台（苏州净化设备厂）；细胞培养箱（美国 SHELLAB 公司 2600型）；倒置显微镜（重庆光学仪器厂）；酶标仪（芬兰雷勃公司 MK3 型）；电子天平（瑞士 Metller 公司产品）；微量移液枪（奥地利 HTL 公司产品）；24 孔、96 孔培养板（美国 Costar 公司）。

2. 主要试剂和材料 DMEM/F12 培养基（美国 GIBCOBRL 产品，按照说明书加入 1.2 g 碳酸氢钠配制成 1000 mL 培养液，直径 0.22 μm 滤过器滤过除菌后分装，$-20\,℃$ 冰箱冻存备用）；胎牛血清（天津 TBD 公司），$56\,℃$ 水浴恒温灭活 30 分钟，分装后储存在 $-20\,℃$ 冰箱中保存，用前室温冻融；胰蛋白酶（美国 GIBCOL 公司分装，消化活力 1：250），用 D-Hanks 液配成 0.25%（或者配成 1% 母液，用时稀释成 0.25% 溶液），0.22 μm 微孔滤膜过滤除菌，分装后，$-20\,℃$ 冰箱冻存，用时室温冻融，水浴恒温箱中预热至 $37\,℃$；D-Hanks：NaCl 8.0 g，KCl 0.4 g，$Na_2HPO_4 \cdot 12$ 小时$_2$O 0.133 g，KH_2PO_4 0.06 g，Na_2CO_3 0.35 g 三蒸水溶解至 1000 mL，分装后 15 磅压力灭菌 45 分钟；PBS：NaCl 8.0 g，KCl 0.2 g，$Na_2HPO_4 \cdot 12\ H_2O$ 3.488 g，KH_2PO_4 0.2 g 双蒸水溶解至 1000 mL，分装后 15 磅高压蒸汽锅灭菌 45 分钟；微孔滤器（滤孔直径 0.22 μm，美国 pall 公司产品）；噻唑蓝（MTT）（美国 Sigma 公司产品）；DNA marker、二甲基亚砜（DMSO）（购于晶美生物工程有限公司）。

3. 造模试剂 葡萄糖（Glucose，美国 Sigma 公司产品）用 PBS 配成终浓度分别为 20 mmol/L、40 mmol/L 的溶液。过滤除菌，分装后 $4\,℃$ 冰箱内保存备用。低密度脂蛋白（LDL，美国 Sigma 公司产品）；制备本试验中的 ox-LDL 时所用的 Cu^{2+} 浓度为 15 μmol/L -0.5 mg pro/mL，$37\,℃$、$5\%CO_2$ 孵箱中孵育 24 小时，并以 5 倍于 Cu^{2+} 浓度的 EDTA-2Na 终止氧化。然后以 20 倍体积的 10 mmol/L PBS（pH7.4）透析 48 小时以上，每 8 小时换液 1 次，以去除 Cu^{2+} 和可溶性的过氧化产物。用琼脂糖电泳和硫代巴比妥酸反应物质的量测定 LDL 的修饰程度。用 PBS 分别配成终浓度为 100 mg/L、200 mg/L 的 ox-LDL 溶液。胰岛素（Insulin，丹麦诺和诺德公司产品）用 PBS 稀释成终浓度为 30 mU/L、100 mU/L 的 Ins 溶液。

4. 试验方法

（1）细胞培养：ECV-304 细胞购自中南大学湘雅医学院细胞中心，以 0.125% 胰酶-0.01%乙二胺四乙酸钠（EDTA）消化至细胞收缩呈圆形，弃去消化液，并加入完全培养基，轻轻吹打内皮细胞，并以 PBS 洗涤后离心去除 EDTA，传代至培养板中，每 2～3 日换液 1 次，4～5 日传代 1 次，待细胞呈 80% 融合，选取生长良好的细胞，即可进行试验。采用正交设计方法 L9（34），将生长融合状的血管内皮细胞按随机原则分 9 组，分别施加下列水平（表 12-12）：

表 12-12　　　　　　　　　　　　　　　　分组造模试剂剂量

实验组号	Glu mmol/L	Ins mU/L	ox-LDL mg/L	Control
1	0	0	0	/
2	0	30	100	/
3	0	100	200	/
4	20	0	100	/
5	20	30	200	/
6	20	100	0	/
7	40	0	200	/
8	40	30	100	/
9	40	100	0	/

以上各组分别培养 48 小时，以 MTT 法检测细胞活性及抽提 DNA。

（2）MTT 法检测细胞活性：①将 5g/L 的 MTT 原液与无血清 DMEM 培养液按 1：9 配成 MTT 溶液。②将待测细胞（生长在 96 孔培养板）换上 MTT 溶液，继续孵育 4 小时，镜下观察其结晶状况。③将培养液吸出，每孔加入 200 μL DMSO，混匀，放置 10 分钟，镜下观察其结晶全部溶解后。④置酶标仪上于 570 nm 处测吸光度值。

（3）DNA 抽提及电泳：①收集约 4×10^6 培养细胞，离心 1000 rpm×5 分钟，弃上清。②3 mL PBS 重悬洗涤细胞，离心 1000 rpm×5 分钟，弃上清。③加 400 μL 细胞裂解液（Tris - cl 10 mM，EDTA 10 mM，NaCl 150 mM，SDS 0.4%，蛋白酶 K 100 μg/mL，临用前加入），充分摇匀，37 ℃温育 12～24 小时。④等体积氯仿，颠倒混匀，放置 15 分钟，离心 1000 rpm×5 分钟。⑤吸上层水相入一新的 EP 管中，加等体积氯仿重复一次。⑥吸上层水相，加入 1/10 体积乙酸钠（3 mol/L，pH5.2），加 2.5 倍体积无水乙醇，充分混匀。⑦置－20 ℃1 小时，离心 11000 rpm×5 分钟；弃上清，用 70%乙醇洗两遍，晾干。⑧加入 20 μL 含 20 μg/mL RNase 的 TE 缓冲液溶解 DNA，加 2 μL 10×上样缓冲液。⑨1.8%琼脂糖凝胶电泳，60 伏，1 小时。⑩紫外灯下观察，并在凝胶图像处理分析系统下成像。

（二）结果

1. 正常培养条件下 ECV - 304 细胞形态　ECV - 304 细胞在正常 DMEM/F12 培养液培养达 80%融合时，置倒置显微镜下（×100）观察其形态。正常贴壁生长的 ECV - 304 细胞呈梭形，镶嵌排列，基本无重叠生长现象，呈现内皮细胞特有的铺路卵石样形态。经给予不同的诱导损伤液孵育 24 小时后，部分细胞出现回缩变圆（或称圆缩形），轮廓分明，细胞间距拉大，细胞内出现颗粒或空泡等现象。如图 12 - 1 及图 12 - 2 所示。

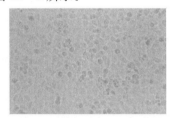

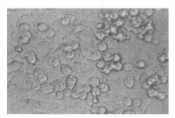

图 12 - 1　正常组细胞形态：细胞生长良好，呈梭形或铺路卵石样，镶嵌排列。（倒置显微镜下 10×10 倍像）

图 12 - 2　模型组　细胞形态：见部分细胞回缩变圆，轮廓分明，细胞内出现粗糙颗粒样变化。（倒置显微镜下 10×25 倍像）

2. MTT 法检测 ECV - 304 细胞活性改变　ECV - 304 细胞在正常情况下生长至呈 80%融合，换用正交设计方案 L9（34）各组条件液培养 48 小时，MTT 法检测细胞活性，结果如表 12 - 13。

表 12 - 13　　　　　　　　　　　　　　　　造膜后内皮细胞活力的变化

组别	例数	OD 值
1	8	0.88±0.065
2	8	0.76±0.045
3	8	0.80±0.095
4	8	0.79±0.106
5	8	0.70±0.057*△#
6	8	0.78±0.094
7	8	0.86±0.168
8	8	0.85±0.235
9	8	0.69±0.027*△#

注：与第 1 组比较，*$P<0.05$；与第七组比较，△$P<0.05$；与第 8 组比较，#$P<0.05$

3. 琼脂糖凝胶电泳 DNA ladder 分析　抽提培养 48 小时后第 1 组（正常组）细胞以及第 5 组，第 8 组，第 9 组细胞的 DNA，在 1.8%琼脂糖凝胶中进行电泳，如表 12 - 13 所示，第 5 细胞组以及第 9

组细胞 DNA 形成凋亡细胞典型的阶梯状区带电泳图谱（DNA ladder），正常组细胞以及第 8 组细胞 DNA 仅在电泳加样孔

附近出现基因组条带，无 DNA ladder 出现。说明第 5 组细胞造模条件液对细胞的损伤最严重，诱导其凋亡最明显。（图 12-3）

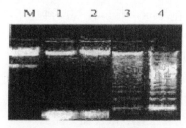

图 12-3　M：marker；1：第 1 试验组；2：第 8 试验组；3：第 9 试验组；4：第 5 试验组

（三）讨论

细胞凋亡是一种遗传控制的细胞生理性死亡过程，伴随着基因的转录和蛋白的从头合成，又称程序化细胞死亡。它是细胞生命的基本特征之一，在胚胎发育、机体内环境稳定、细菌和病毒感染细胞的清除过程中起重要作用，许多疾病的发生与细胞凋亡失控有关。内皮细胞功能紊乱在众多血管疾病中有重要作用，各种损伤因子引起血管内皮细胞损伤，进而导致血管通透性增高。一般认为，血管通透性增高是由于内皮细胞内钙离子浓度增高后导致内皮细胞收缩所引起，近年来的研究表明，内皮细胞凋亡也是血管通透性增高的原因之一，血管内皮细胞凋亡在血管病变中起着重要作用。晚近已有研究表明，血管内皮细胞凋亡与高血压等密切相关。慕军生等报道，血管舒张药一氧化氮可诱导大鼠内皮细胞凋亡，而血管收缩药 ET-1 拮抗一氧化氮诱导的内皮凋亡。因此，内皮来源的血管舒张物质和收缩物质的相互作用决定着内皮细胞是否凋亡，不平衡将导致血管病变，如动脉粥样硬化、血管生成及血管重构等。凋亡细胞伴随着独特的形态和生化改变，以细胞核的形态改变最为突出，细胞凋亡的生化机理就是核染色质 DNA 降解为 180～200 bp 及其整数倍的片段，现发现凋亡细胞的胞质中存在降解染色质 DNA 的脱氧核糖核酸及其抑制物，即 caspase 激活的脱氧核糖核酸酶（caspase-activated deoxyribonuclease，CAD）及其抑制物 ICAD，caspase-3 被激活以后可水解这一抑制物，CAD 被释放出来，进入细胞核内降解染色质 DNA，导致 DNA 广泛断裂，主要发生在核小体连接部位，故形成以 180～200 bp 为最小单位的单体或寡聚体片段，这是细胞凋亡的特征性表现。

本研究中 MTT 可被活细胞摄取，摄取的量与细胞的活力及细胞数呈正相关。被摄取的 MTT 可在细胞内形成蓝紫色结晶，结晶物质可溶于 DMSO 中，与酶标仪上测定各组细胞的 OD 值，能间接反映出细胞的活性。本实验用 MTT 法监测到第 5 组 ECV-304 细胞在培养 48 小时后，其 OD 值比正常组明显下降，说明 20 mmol/L 葡萄糖，30 mU/L 胰岛素加 200 mg/L 氧化型低密度脂蛋白的混合条件液对血管内皮细胞的毒性作用最大，这种毒性作用可导致血管内皮细胞的功能紊乱，从而导致血管病变的发生。

本研究显示，以琼脂糖凝胶电泳可检测到凋亡细胞降解产生的一系列规则的双链 DNA 片段，其琼脂凝胶电泳图谱呈现典型的梯状条带（ladder pattern）。琼脂凝胶电泳时 DNA 的梯状条带为细胞凋亡特征性的生化变化。我们采用氯仿——酚抽提法提取细胞 DNA，于 1.8％琼脂凝胶进行电泳，模型组细胞 DNA 泳道上发现了典型的梯状条带，说明模型组细胞培养 48 小时后诱导血管内皮细胞发生凋亡最明显。

二、左归双降方对葡萄糖、胰岛素、低密度脂蛋白诱导下血管内皮细胞功能的影响

（一）材料与方法

1. 主要仪器和设备　同第四节主要仪器和设备。

2. 被试药物　左归双降方提取液（ZGSJF）：熟地黄、生黄芪、山药、枸杞子、菟丝子、山茱萸、

牛膝等中药均购自本院杏林药号。称量后，先将药材用相当于药材量的 5 倍的自来水浸泡 2 小时，煮沸后再以微火煎煮 30 分钟，过滤后收集煎液，原渣再加水煎煮 20 分钟，过滤取汁得二煎液。两煎液混合，于水浴恒温器上浓缩至浓度为每毫升药液含生药 1 g。冷却后初次离心，去掉药渣，收集上清液，再加入分析纯乙醇至乙醇终浓度为 80%，醇沉过夜。水浴蒸发掉乙醇，至完全无乙醇味为止，用双蒸馏水调整浓度至醇沉前浓度。然后离心（5000 r/min）20 分钟，后收集上清液，0.22 μm 微孔滤膜过滤除菌，分装，置于 4 ℃冰箱中保存备用。

3. 对照药　格列齐特（Gliclazide，法国施维雅药厂与天津华津制药厂合作生产）以 DMEM/F12 配成终浓度为 33 μg/mL 的培养液。

4. 指标检测试剂盒　NO 试剂盒（南京建成生物有限公司产品）；ET 试剂盒（北京华美生物有限公司产品）；ICAM-1 试剂盒（晶美生物工程有限公司产品）。

5. 实验方法

（1）实验分组：实验随机分为 6 组，每组 10 孔，即分别为空白组、模型组、格列齐特组（对照组）、左归双降方高剂量组、中剂量组、低剂量组。

（2）细胞培养：选取生长良好的细胞，待细胞生长呈 80%融合，换用葡萄糖、胰岛素、氧化型低密度脂蛋白等模型混合条件溶液，在 37 ℃、5%CO$_2$ 孵箱中孵育 24 小时。予相差显微镜观察细胞形态，见细胞已有部分回缩变圆，分别向各组加入终浓度为 50 mg/mL ZGSJF（高剂量组），终浓度为 20 mg/mL ZGSJF（中剂量组），终浓度为 10 mg/mL ZGSJF（低剂量组），终浓度为 33 μg/mL 的格列齐特培养液（对照组），以及模型混合条件液（模型组）。继续于 37 ℃、5%CO$_2$ 孵箱中孵育 48 小时。

（3）指标检测：

1）采用倒置显微镜对细胞生长形态、状况进行总体粗略观测。细胞机能不良时，轮廓增强，胞质中常出现空泡，脂滴和其他颗粒状物，细胞与细胞之间空隙加大，细胞形态不规则甚至失去原有特点。

2）MTT 法检测细胞活性：选取 ZGSJF 中剂量组和格列齐特对照组用于 MTT 法检测细胞活力，方法详见第四节试验方法。

3）NO 活性检测：检测原理为应用硝酸还原法。NO 化学性质活泼，在体内代谢很快转为 NO$_2^-$ 和 NO$_3^-$，而 NO$_2^-$ 又进一步转化为 NO$_3^-$，本法利用硝酸还原酶特异性将 NO$_3^-$ 还原 NO$_2^-$，通过显色深浅测定其浓度高低。具体操作严格按照试剂盒进行。

4）ET 活性检测：检测原理为放射免疫法。具体操作严格按照试剂盒进行。

5）ICAM-1 检测：检测原理为采用双抗体夹心 ELISA 法，抗人 ICAM-1 单抗包被于酶标板上，加入标本/标准品与之结合，再加入生物素化检测抗体两抗体与标准品/标本中的 ICAM-1 形成抗体－ICAM-1－抗体复合物，游离的成分被洗去。再加入辣根过氧化物酶标记的亲和素，生物素与亲和素特异性结合，未结合的部分被洗去，加入显色剂，若反应孔中右 ICAM-1，无色的显色剂显蓝色，加终止液变黄。在 450nm 处测得 OD 值，ICAM-1 浓度与 OD450 值之间呈正比，可通过绘制标准曲线（或直接利用直线回归找出相关方程），求出标本中的 ICAM-1 的浓度。具体操作严格按照试剂盒进行。

（4）统计学分析处理：采用 SPSS 11.5 版统计分析软件包处理实验数据，多组计量资料显著性检验用单因素方差分析（ANOVA）和两两比较（LSD 法），方差不齐则采用秩和检验。

（二）结果

1. 倒置显微镜观测细胞生长情况　倒置显微镜下可见，ZGSJF 中剂量组比模型组的细胞形态总体而言要正常，紧密排列的细胞较模型组要多，颗粒状物较之要少，且圆缩形、轮廓增强的细胞较之少。而 ZGSJF 高、中、低剂量组三组间相比，以及分别与格列齐特组相比则无显微镜下明显差异。如图 12-4～图 12-9 所示。

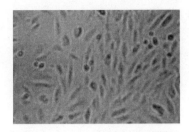

图 12-4 ZGSJF 中剂量组 形态介于正常和模型组之间，亦有轮廓明显的圆缩形细胞（10×25）

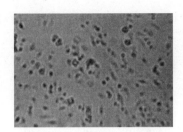

图 12-5 模型组 圆缩形细胞及多颗粒状物较 ZGSJF 中剂量组要多（10×25）

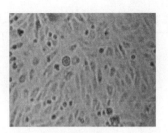

图 12-6 格列齐特组 与 ZGSJF 中剂量组之间无特别明显差异，但较之模型组正常形态细胞要多（10×25）

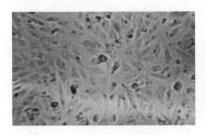

图 12-7 ZGSJF 高剂量组 与模型组对比，示生长良好，细胞大多成长梭形及卵圆形，少数呈圆形，密度尚可（10×10）

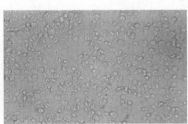

图 12-8 模型组 细胞形态分明，核已破裂、坏死（10×10）

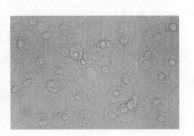

图 12-9 模型组 细胞形态分明，核已破裂、坏死（10×25）

2. MTT 法检测细胞活力 给药后，用 MTT 法检测造模后 ECV-304 细胞的 OD 值，结果表明：ZGSJF 的中、高剂量组明显高于模型组，有显著性差异（$P<0.01$）；格列齐特组明显高于模型组，有显著性差异（$P<0.01$）。由此说明左归双降方提取物及格列齐特均可增加内皮细胞对 Glu、Ins、ox-LDL 联合诱导损伤的抵抗力。结果见表 12-14。

表 12-14　　　　　　　　　　　　给药后内皮细胞活力的变化（$\bar{x}\pm s$）

组　别	例数	OD 值
模型组	8	0.234±0.051
ZGSJF 低剂量	8	0.265±0.035
ZGSJF 中剂量	8	0.311±0.027**
ZGSJF 高剂量	8	0.297±0.019**
格列齐特组	8	0.316±0.027**

注：与模型组比较，＊＊$P<0.01$

3. 给药后内皮细胞培养液中一氧化氮的变化 EVC-304 内皮细胞被给药 48 小时后，空白对照组（不含血清正常组）与模型组的 NO 含量相比，模型组低于空白组，具有非常显著性意义（$P<0.01$），表明经 Glu、Ins、ox-LDL 联合诱导损伤后内皮细胞的 NO 含量明显降低；而 ZGSJF 各组的 NO 含量与模型组相比，明显高于模型组，有非常显著性意义（$P<0.01$），表明左归双降方能使 NO 含量显著升高。

ZGSJF 各组 NO 含量与格列齐特组比较，明显高于格列齐特组，具有非常显著性差异（$P<0.01$），说明左归双降方升高 NO 含量的作用明显优于格列齐特对照组。结果见表 12-15。

表 12 - 15   给药对 Glu、Ins、ox - LDL 联合诱导损伤下内皮细胞 NO 含量的影响 ($\bar{x} \pm s$)

组　别	例数	NO 含量 （μmol/L）
空白组	8	65.16 ± 23.01**
模型组	8	36.57 ± 12.87
ZGSJF 低剂量	8	101.62 ± 15.32**△△
ZGSJF 中剂量	8	189.01 ± 19.64**△△
ZGSJF 高剂量	8	329.39 ± 21.72**△△
格列齐特组	8	40.04 ± 8.36

注：与模型组比较，＊＊$P < 0.01$；与格列齐特组比较，△△$P < 0.01$

4. 给药后内皮细胞培养液中 ET - 1 含量的变化　ECV - 304 内皮细胞被给药 48 小时后，空白对照组（不含血清正常组）与模型组的 ET - 1 含量相比，模型组高于空白组，具有非常显著性意义（$P < 0.01$），表明经 Glu、Ins、ox - LDL 联合诱导损伤后内皮细胞 ET - 1 含量明显升高；而 ZGSJF 各组的 ET - 1 含量与模型组比较，明显低于模型组，有非常显著性差异（$P < 0.01$），说明左归双降方能显著降低 ET - 1 含量。

ZGSJF 各组与格列齐特组比较，ZGSJF 各组的 ET - 1 含量降低更显著（$P < 0.01$），说明左归双降方降低 ET - 1 含量的作用明显优于格列齐特组。结果见表 12 - 16。

表 12 - 16   给药对 Glu、Ins、ox - LDL 联合诱导损伤下内皮细胞 ET - 1 含量的影响 （$\bar{x} \pm s$)

组　别	例数	ET - 1 含量 （ng/mL）
空白组	8	35.19 ± 3.30**
模型组	8	59.39 ± 6.80
ZGSJF 低剂量	8	39.34 ± 2.58**△△
ZGSJF 中剂量	8	35.31 ± 1.28**△△
ZGSJF 高剂量	8	23.40 ± 1.92**△△
格列齐特组	8	50.13 ± 3.54

注：与模型组比较，＊＊$P < 0.01$；与格列齐特组比较，△△$P < 0.01$

5. 给药后内皮细胞培养液中细胞间黏附因子（ICAM - 1）含量的变化　模型组经条件培养液处理后，ECV - 304 分泌的 ICAM - 1 量与空白组比较，模型组明显高于空白组，有显著性意义（$P < 0.01$），表明经 Glu、Ins、ox - LDL 联合诱导损伤后内皮细胞 ICAM - 1 含量明显升高；ZGSJF 中剂量组的 ICAM - 1 含量与模型组比较，明显低于模型组，有非常显著性差异（$P < 0.01$），说明左归双降方中剂量组能显著降低 ICAM - 1 含量。

ZGSJF 中剂量组与格列齐特组比较，ZGSJF 中剂量组的 ICAM - 1 含量降低更显著（$P < 0.01$），说明左归双降方中剂量组降低 ICAM - 1 含量的作用明显优于格列齐特组。结果见表 12 - 17。

表 12 - 17   给药对 Glu、Ins、ox - LDL 联合诱导损伤下内皮细胞 ICAM - 1 含量的影响 （$\bar{x} \pm s$)

组　别	例数	ICAM - 1 （ng/mL）
空白组	7	600.41 ± 87.13**
模型组	7	2257.36 ± 322.95
ZGSJF 低剂量	7	2271.20 ± 221.75
ZGSJF 中剂量	7	626.98 ± 111.20**△△
ZGSJF 高剂量	7	2274.43 ± 404.70
格列齐特组	7	1576.44 ± 200.13

注：与模型组比较，＊＊$P < 0.01$；与格列齐特组比较，△△$P < 0.01$

（三）讨论

1. 2 型糖尿病合并高血压与血管内皮功能失调的关系　血管内皮细胞（EC）是一层连续覆盖整个

血管腔表面的扁平细胞，它内衬于血管内壁上，起屏障作用，为血流提供光滑的表面，维持血液的正常流动，同时，内皮细胞作为血液与间质组织间的一层半透性的屏障，促进水及小分子的交换。大量研究结果表明，血管 EC 是人体最大的内分泌、旁分泌及自分泌代谢器官，可以产生和分泌几十种生物活性物质。其大致可分为如下。①血管舒张因子：一氧化氮（NO），前列腺素（PGE）等。②血管收缩因子：内皮素（ET），血栓素，血管紧张素 E（AGE）。③黏附因子：血管细胞黏附因子-1（ICAM-1），细胞间黏附因子（ICAM）。④生长因子：血管内皮生长因子，血小板原生长因子（PDGF），转化生长因子（TGF）等。⑤凝血纤溶物质：纤溶酶原激活物（PA），血小板激活因子（PAE），Von Willebrand 因子（vWF）。这些介质在局部作用于血管发挥其各自的生物学效应，它包括：①保持血管舒张及收缩因子间的平衡，调节血管舒张状态。②防止血小板黏附及血栓形成。③防止中性粒细胞及其他炎症细胞黏附于血管壁。④调节血管平滑肌细胞的增殖及迁移。因此，血管内皮功能的失调在糖尿病及其慢性血管并发症的发生发展中具有重要的意义。近年来，许多学者发现：糖尿病患者存在着明显的血管内皮功能失调。其原因可能与长期糖代谢紊乱引起血小板功能异常、微循环障碍、组织缺氧以及血栓素、氧自由基等损伤性物质增加，致使内皮细胞受到损害而功能失调有关。研究表明，在糖尿病合并高血压时，血管内皮功能的失调则更为明显。

本研究显示：葡萄糖、胰岛素、氧化型低密度脂蛋白可以降低细胞抗血栓活性，诱导其发生凋亡和坏死样改变。而 ZGSJF 可以抵抗上述抗血栓功能改变，降低了细胞凋亡和坏死率，对血管内皮细胞起到了保护作用。

2. 左归双降方对血管内皮细胞形态学的影响　正常培养条件下 ECV-304 细胞形态，在倒置显微镜下（×100）观察，细胞呈梭形，镶嵌排列，基本无重叠生长现象，呈现内皮细胞特有的铺路卵石样形态。给予不同的诱导损伤液孵育 24 小时后，部分细胞出现回缩变圆，轮廓分明，细胞间距拉大，细胞内出现颗粒或空泡等现象。在葡萄糖（Glu）、胰岛素（Ins）、低密度脂蛋白（ox-LDL）联合诱导下的血管内皮细胞模型组较正常组的形态有较大改变，模型组细胞形态分明，细胞核破裂，坏死。本研究结果显示，左归双降方中剂量组的细胞形态比模型组总体而言要正常，紧密排列的细胞较模型组要多，颗粒状物较之要少，且圆缩形、轮廓增强的细胞较之少；而 ZGSJF 高、中、低剂量组三组间相比，以及分别与格列齐特组相比则无显微镜下明显差异。

3. 左归双降方治法与一氧化氮、内皮素平衡的关系　滋阴益气活血兼平肝潜阳法组方之左归双降方即可滋阴益气活血，又可平肝潜阳，使疾病由阴阳失衡变为阴阳平衡。这种阴阳平衡与失衡的关系充分体现在内皮素（ET）和一氧化氮（NO）的平衡与失衡的变化之中。易延静等临床研究结果显示：糖尿病患者血浆 ET、NO 均显著高于正常对照组；而糖尿病伴有高血压者，血浆 ET、NO 又显著高于无高血压合并症的糖尿病者。在糖尿病初期尚未出现血管并发症时 ET 升高，NO 亦升高，两者保持着一种高水平的平衡状态。这可能与在 2 型 DM 初期，血管内皮细胞、血小板的功能在高血糖的作用下发生变化以及血流改变、血管通透性增加、SOD 水平下降有关。糖尿病患者血浆 ET、NO 增高是血管内皮细胞损伤的标志，而血管内皮细胞的损伤可能是导致糖尿病高血压并发症发生、发展的重要因素。目前认为，NO 和 ET 之间的平衡是体循环调节和局部血流灌注的主要决定因素。ET 是目前所知作用最强的长效血管收缩药。血管内皮细胞通过释放 ET 收缩血管和促进内皮细胞增殖，同时释放 NO 松弛血管平滑肌和抑制内皮细胞增殖，NO 还有抑制血小板凝集等作用。血浆 ET 含量升高与许多疾病的严重程度呈正相关趋势，如神经系统损害越严重，血浆 ET 含量越高。NO 在血栓性疾病过程中所起的作用是非常复杂的，具有潜在的有益和有害作用，前者包括维持血流量、抑制血小板或白细胞聚集与黏附。在正常生理情况下，ET 和 NO 这两种效应相反的血管作用物质处于动态平衡状态，维持着血管的舒缩功能，这一作用机制对维持血管外周阻力各局部血管舒缩功能具有重要的意义，两者平衡破坏时便导致血管收缩，引起组织细胞的损伤。在病理情况下，ET 增加和 NO 释放减少，导致血管舒缩功能调节失调，血管收缩反应增强，血小板聚集和内皮细胞增殖，引起血管痉挛、狭窄、缺血，导致血栓性疾病的发生及发展。

本课题前期研究显示，2 型糖尿病合并高血压模型组大鼠的血中 ET 水平显著升高，而 NO 水平则显著下降，表明该模型大鼠存在有 ET/NO 动态失衡的病理。而左归双降方治疗及格列齐特＋依那普利治疗后，其 ET 水平下降，而 NOS 活性增强，NO 值升高，说明两组药物均有通过调节 ET/NO 平衡，从而纠正血管内皮细胞功能失调的作用。

本研究拟采用人脐带静脉血管内皮细胞株（ECV-304）为研究对象，以不同浓度的葡萄糖、胰岛素及氧化型低密度脂蛋白对其进行干预，建立一种糖尿病合并高血压（DH）的体外模型，进而观察左归双降对血管内皮细胞功能的影响。本研究结果显示，左归双降方能显著降低 ET 含量，提高 NO 含量，提示左归双降方具有保护血管内皮细胞、调节血管舒缩功能等作用。

4. 左归双降方对血管内皮细胞黏附因子的影响　ICAM-1 为分子量 90KD 的细胞膜糖蛋白，参与正常组织形态和结构的维持，影响内皮细胞之间的连接及细胞-基底膜之间的黏附，保证内皮细胞层的连续性和通透屏障功能。正常情况下，血管内皮细胞可少量表达 ICAM-1，在缺血、创伤及炎症时，受内毒素、IL-1 或 TNF 等细胞因子的刺激，其在血管内皮细胞的表达可明显增加。位于内皮细胞表面的 ICAM-1 是单核细胞（MC）表面黏附分子 LFA-1 的配体，ICAM-1 的表达增加将使更多的 MC 黏附于内皮，黏附过多的 MC 进入内皮下层时，可转变为巨噬细胞，它吞噬 ox-LDL 后演变成泡沫细胞，与之同时还产生大量的细胞因子促进平滑肌细胞表型的转化，最终导致 AS 的形成。Ox-LDL 使多种内皮黏附因子（如 P 选择素、血管细胞黏附分子）表达，产生各种细胞因子，使单核细胞募集，生成更多的细胞因子和生长因子，如增加内皮细胞表面黏附分子如 ICAM-1 的表达，使更多的单核细胞和 T 淋巴细胞黏附于内皮并进入内膜下，导致泡沫细胞的形成，与之同时它们还产生大量的细胞因子促进平滑肌细胞表型的转化、增殖并向血管内膜下迁移，从而促进动脉粥样硬化的发生。

本研究显示，经模型组条件培养液处理后，ECV-304 分泌的 ICAM-1 量显著增多。中剂量的左归双降方可以逆转这种改变（与模型组比较有显著差异），而低剂量和高剂量的左归双降方却没有这种抑制 ICAM-1 过量分泌作用（与模型组比较无显著性差异）；模型组比较，对照药格列齐特亦可以逆转 ECV-304 过量分泌 ICAM-1，但与中剂量的 ZGSJF 比较，其抑制程度显著弱于中剂量左归双降方组。这说明左归双降方通过抑制 ICAM-1 的过量分泌来达到保护血管内皮功能的作用。

第五节　左归双降方防治糖尿病合并高血压的实验研究

本实验通过手术、链脲佐菌素注射及高热量饲料喂饲等方法建立糖尿病合并高血压的大鼠模型。通过对该模型的研究，探讨左归双降方的降血糖、降压作用及作用机制。关于该方对实验大鼠血压和糖代谢的影响，我们已作了报道，本文则对其作用机制进行进一步探讨。

一、研究材料与方法

（一）实验材料

1. 动物　健康 SD 大鼠，雌雄各半，3 月龄，体重 150~180 g，由本院实验动物中心提供。

2. 药物　左归双降方：药材购自湖南中医药大学杏林药号，经鉴定为正品后，经水煎两次，合并煎液，过滤浓缩至 1 g 生药/mL，冰箱储存备用。格列齐特：法国施维雅与天津华津药厂合作生产产品，批号 990411。依那普利：佛山康宝顺药业有限公司生产，批号 990508。

3. 试剂　链脲佐菌素（STZ）：美国 Sigma 公司产品；丙二醛、超氧化物歧化酶、谷胱甘肽过氧化物酶测试盒：南京建成生物工程研究所（批号 991118、991120）；末端全血葡萄糖测试条：北京怡成生物电子技术有限公司（批号 991010）。

4. 主要仪器　怡成 SENTEST　JPS-Ⅲ型快速血糖测试仪：北京怡成生物电子技术有限公司；二道生理记录仪（LMS-2B 型）：成都仪器厂生产；清醒小动物血压测量器（HX-Ⅱ型）：湖南医科大学心脏生理研究室研制提供。

5. 实验性链脲佐菌素糖尿病合并双侧肾动脉狭窄所致高血压大鼠的模型制备　参照文献并加以改进。首先大鼠称重后用戊巴比妥钠 0.1 mL/100 g 剂量腹腔注射麻醉，仰卧位固定，无菌操作下腹正中线做纵向切口，依次钝性分离双侧肾动脉，用内经为 0.23～0.25 mm 自制银夹钳夹双侧肾动脉起始部，并在腹腔内注射 4 万～8 万 U 青霉素预防感染，然后逐层关腹。术后 3 周伤口完全愈合后，禁食不禁水 14 小时，然后每鼠腹腔注射 1%STZ（0.05 mol/L 柠檬酸缓冲液稀释，pH：4.4，4 ℃），剂量：每鼠 30 mg/kg。同时给予高热量饲料（10%花生油、10%猪油、15%炼乳、65%普通饲料）喂饲。

（二）实验方法

将 SD 大鼠 60 只，随机分为正常组（12 只），糖尿病合并高血压造型组（48 只），然后按上述模型制备方法造模，正常组饲以普通饲料。在模型制备过程中，由于手术创伤致大出血、麻醉意外及中风，大鼠死亡 6 只。当造模组大鼠腹腔内注射 1% STZ 72 小时后，分别测定空腹血糖、葡萄糖耐量试验及大鼠尾动脉收缩压，并按性别、糖负荷后 1 小时血糖值及尾动脉收缩压分层，随机分为模型组、左归双降方组、格列齐特＋依那普利对照组（每组 14 只）。然后左归双降方组以 1.17 g/mL 浓度灌胃，格列齐特＋依那普利组以每毫升中含格列齐特 0.72 mg，依那普利 0.09 mg 的浓度灌胃，正常组与模型组则以等量蒸馏水灌胃，容量 10 mL/kg，每日 1 次，造模 30 日。除正常组大鼠每日饲以普通饲料外，其余各组均隔日饲以一次高热量饲料，一次普通饲料。灌胃第 15 日及第 30 日时，分别作大鼠尾动脉血压及空腹血糖，糖耐量测定。末次给药半小时后，将各组大鼠颈动脉放血处死，按要求分别留取血清、抗凝血浆及各组织脏器。

（三）观察指标与测定方法

血糖采用电化学法血糖仪进行检测，血压采用杨绿化等报道的尾动脉搏动法测定；丙二醛采用硫代巴比妥酸缩合反应法，超氧化物歧化酶活性采用黄嘌呤氧化酶法，谷胱甘肽过氧化物酶活性采用过氧化氢酶法测定，血 NO 含量采用硝酸还原酶反应法：内皮素、降钙素基因相关肽均采用放射免疫法测定。以上操作严格按试剂盒说明书进行。脑组织、双侧肾脏病理切片：实验各组大鼠颈动脉放血处死后，立即剖取肾脏、脑组织，标本用 10%甲醛液固定，石蜡包埋，切片厚度约 4 μm，每个标本切 4 片，HE 染色，切片在光镜下观察。

（四）统计学处理

多组计量资料数据处理，方差齐性的采用方差分析，组间比较用 q 检验；方差不齐者采用数据转换方差齐性后用方差分析。

二、研究结果与分析

（一）模型动物的考查

我们课题组前期实验研究中给大鼠喂饲高热量饲料及小剂量 STZ 腹腔注射造模，结果表明，该种方法所致的模型大鼠的糖耐量明显异常，而且血清总胆固醇、三酰甘油含量均明显高于正常组大鼠，显示该模型大鼠类似于人类Ⅲ型糖尿病的发病特点。本研究中，我们以手术致大鼠双侧肾动脉狭窄、小剂量 STZ 腹腔注射及喂饲高热量饲料的方法进行大鼠糖尿病合并高血压的模型制备。经灌服葡萄糖（灌胃浓度 6.75 g/kg 体重）作糖耐量试验结果如下：造模组大鼠与正常组大鼠的空腹血糖值无显著性差异（$P > 0.05$），而灌服葡萄糖 0.5 小时时，造模组大鼠的血糖值明显增高，与正常组比较具有非常显著性差异（$P < 0.01$），而灌服葡萄溏 1 小时及 2 小时后，造模组大鼠的血糖值仍明显高于正常组大鼠（$P < 0.01$）；表明造模组大鼠糖耐量试验是异常的。而对大鼠尾动脉收缩压的测定结果表明，造模组大鼠的收缩压显著升高（与正常组大鼠比较，$P < 0.01$）。以上结果显示，该糖尿病合并高血压的模型是成功的。结果见表 12 - 18。

表 12 - 18　　　　　糖尿病合并高血压造模组与正常组大鼠血糖、血压的变化（$\bar{x} \pm s$）

| 组　别 | n | 糖耐量试验（血糖浓度 mmol/L） | | | | 血压 |
		空腹血糖	糖负荷 0.5 小时	糖负荷 0.5 小时	糖负荷 2 小时	（收缩压 mmHg）
正常组	12	6.18±0.40	8.02±3.23	7.97±2.43	7.32±1.23	104.00±12.18
造模组	42	7.98±4.63	17.11±7.81**	17.66±8.59**	15.07±8.53**	189.05±41.37**

注：与正常组比较，* $P < 0.05$；** $P < 0.01$

（二）左归双降方对大鼠血中过氧化脂质含量的影响

治疗给药 30 日时，模型组大鼠的血中过氧化脂质的代谢产物丙二醛（MDA）含量显著升高，与正常组大鼠比较具有显著性差异（$P < 0.01$）。左归双降方组及格列齐特＋依那普利组治疗给药后则能显著降低大鼠血中 MDA 的含量（与模型组比较，$P < 0.05$），但格列齐特＋依那普利组与左归双降方组两组间比较差异无显著性意义（$P > 0.05$）。表明该模型大鼠具有显著的氧化损伤。两药物组治疗给药后均能显著地降低过氧化脂质对大鼠的损伤。而左归双降方抗氧化损伤的作用有优于格列齐特＋依那普利的趋势。结果见表 12－19。

表 12－19　　　　　　治疗给药 30 日后对大鼠血中丙二醛含量的影响（$\bar{x} \pm s$）

组　别	n	MDA（nmol/mL）
正常组	11	3.21±1.31**
模型组	9	6.91±2.30
左归双降组	8	4.57±1.45*
格列齐特＋依那普利组	9	4.92±1.25*

注：与模型组比较，＊$P < 0.05$；＊＊$P < 0.01$

（三）左归双降方治疗给药 30 日后对大鼠超氧化物歧化酶、谷光甘肽过氧化物酶活性的影响

治疗给药 30 日，模型组大鼠血中总 SOD 以及 GSH－PX 活性明显降低，与正常组大鼠相比，差异具有显著性意义（$P < 0.01$）。而两药物组左归双降组与格列齐特＋依那普利组均能显著地增强实验大鼠的血中总 SOD、GSH－PX 活性，与模型组比较具有显著性差异（$P < 0.01$，$P < 0.05$）。而两治疗药物组组间比较，差异无显著性意义（$P > 0.05$）。表明该模型大鼠具有显著的抗氧化酶活性低下。经左归双降方及格列齐特＋依那普利治疗后均能显著地提高抗氧化酶的活性。其中左归双降方增强抗氧化酶活性的作用有优于格列齐特＋依那普利的作用趋势。结果见表 12－20。

表 12－20　　　给药 30 日后对大鼠超氧化物歧化酶和谷胱甘肽过氧化物酶活性的影响（$\bar{x} \pm s$）

组　别	n	总 SOD（nU/mL）	GSH－PX（nU/0.1 mL）
正常组	11	510.04±52.60**	165.83±16.06**
模型组	9	210.01±121.11	110.24±18.03
左归双降组	8	441.46±98.07**	141.53±21.63**
格列齐特＋依那普利组	9	457.99±129.21**	131.32±20.62*

注：与模型组比较，＊$P < 0.05$；＊＊$P < 0.01$；与格列齐特＋依那普利组比较，△$P < 0.05$；△△$P < 0.01$

（四）左归双降方对大鼠血中一氧化氮含量、一氧化氮合酶活性的影响

治疗给药 30 日时，模型组大鼠血中 NO 含量及 NOS 活性均显著降低，与正常组大鼠相比差异具有显著性意义（$P < 0.01$）。而左归双降组，格列齐特＋依那普利组分别与模型组相比，差异亦均有显著性意义（$P < 0.01$，$P < 0.05$），表明两药物组治疗给药后均能显著也增加血中 NO 含量，提高血中 NOS 活性。结果见表 12－21。

表 12－21　　　　　给药 30 日后对大鼠血中 NO 含量及 NOS 活性的影响（$\bar{x} \pm s$）

组　别	n	NO（μmol/L）	NOS 活性（U/mL）
正常组	11	123.66±13.54**	24.47±2.36**
模型组	9	85.86±14.39	19.54±2.08
左归双降组	8	116.34±17.53**	22.82±2.84*
格列齐特＋依那普利组	9	102.40±16.20*	22.09±2.36*

注：与模型组比较，＊$P < 0.05$；＊＊$P < 0.01$

（五）左归双降方治疗给药 30 日后对大鼠 ET 含量的影响

在内皮素（ET）含量的改变方面，治疗给药 30 日时，模型组大鼠的血中 ET 的含量显著升高，与

正常组大鼠比较具有显著性差异（$P<0.05$）。左归双降方组治疗给药后则能显著降低大鼠血中 ET 的含量（与模型组比较，$P<0.05$），但格列齐特＋依那普利组则仅有降低 ET 含量的作用趋势，而与模型组比较，差异无显著性意义（$P>0.05$）。结果见表 12 - 22。

表 12 - 22　　　　　　给药 30 日后对大鼠 ET、CGRF 及 AngⅡ含量的影响（$\bar{x}\pm s$）

组　别	n	ET（Pg/mL）	CGRF（Pg/mL）	Ang-Ⅱ（Pg/mL）
正常组	11	$143.46\pm19.19^{*}$	$59.48\pm18.88^{**}$	264.17 ± 60.87
模型组	9	175.25 ± 34.97	35.18 ± 14.60	362.02 ± 142.71
左归双降组	8	$139.33\pm19.39^{*}$	$63.19\pm13.77^{**}$	305.28 ± 71.20
格列齐特＋依那普利	9	157.39 ± 32.25	$58.30\pm19.07^{**}$	276.99 ± 63.56

注：与模型组比较，$*P<0.05$；$**P<0.01$

（六）左归双降方治疗给药 30 日后对大鼠降钙素基因相关肽含量的影响

在降钙素基因相关肽（CGRP）的改变方面，治疗给药 30 日，模型组大鼠血中 CGRP 含量明显降低，与正常组大鼠相比，差异具有显著性意义（$P<0.01$）。而两药物组左归双降组与格列齐特＋依那普利组均能显著地升高实验大鼠的血中 CGRP 含量，与模型组比较具有显著性差异（$P<0.01$）。

（七）左归双降方给药 30 日后对大鼠 Ang-Ⅱ含量的影响

在血管紧张素Ⅱ（Ang-Ⅱ）的改变方面，治疗给药 30 日，各组大鼠相比，总体差异无显著性意义（$P>0.05$）。但模型组大鼠的 Ang-Ⅱ含量有升高的趋势，而两药物组均有抑制 Ang-Ⅱ升高的作用趋势。

（八）左归双降方对大鼠肾脏系数的影响

治疗给药 30 日处死大鼠后观察发现，各造模组大鼠的肾脏均出现明显的一侧肥大，另一侧萎缩现象，因此对各组大鼠的肾脏系数（肾重/体重）作统计分析表明：模型组大鼠肥大侧肾脏的肾脏系数与萎缩侧肾脏的肾脏系数分别与正常组比较，差异具有显著性意义（$P<0.05$）。而两药物组大鼠的肥大侧、萎缩侧肾脏系数与模型组比较，差异无显著性意义（$P>0.05$），但两药物组均有降低肥大侧肾脏系数的作用趋势，且左归双降组还具有升高萎缩侧肾脏系数的作用趋势，这一作用趋势西药组则不明显。上述结果表明，左归双降方、格列齐特＋依那普利均有一定的改善糖尿病合并高血压大鼠的肾脏异常的作用。结果见表 12 - 23。

（九）左归双降方对实验大鼠肾脏病理学改变的影响

大鼠肾脏切片分别在 10×10，10×40 倍光镜下观察，①正常组大鼠肾单位正常，间质正常；②模型组大鼠：主要以肾单位广泛坏死为主（8/10），部分残留肾单位有代偿肥大（2/10）；③左归双降组大鼠：除部分大鼠肾单位灶性坏死（4/8）损坏外，其余以肾单位损坏较轻的萎缩为主；④格列齐特＋依那普利组大鼠：以肾单位灶性坏死为主（6/8）。对 4 组大鼠的肾组织切片进行计分（"正常"计 0 分，"萎缩"计 2 分；"片状坏死"计 4 分；"广泛坏死"计 8 分），经统计分析，结果显示模型组与正常组比较差异具有非常显著性意义（$P<0.01$）。而两药物组分别与模型组比较，差异均无显著性意义（$P>0.05$）。但左归双降组有一定的减轻肾脏损害程度的作用趋势，且这一作用趋势优于格列齐特＋依那普利组。此外，各组大鼠的脑组织切片发现，模型组与格列齐特＋依那普利组均有少数大鼠脑组织（3/10，2/8）切片出现灶性坏死和多发脓肿。而左归双降组与正常组大鼠均未见上述异常改变。上述结果经 χ^2 检验无统计学意义。结果见表 12 - 23。

表 12 - 23　　　　给药 30 日后大鼠肾脏系数和肾脏病理损害程度积分值（$\bar{x}\pm s$）

组　别	n	肥大侧肾脏系数（$\times10^{-3}$）	萎缩侧肾脏系数（$\times10^{-3}$）	病理损害程度积分值
正常组	8	$2.99\pm0.74^{**}$	$2.97\pm0.63^{**}$	$0\pm0^{**}$
模型组	10	5.36 ± 2.37	1.71 ± 1.20	4.60 ± 2.99
左归双降组	8	4.42 ± 0.75	2.20 ± 1.10	2.75 ± 2.12
格列齐特＋依那普利组	8	4.84 ± 1.39	1.59 ± 1.19	4.50 ± 2.98

注：与模型组比较，$*P<0.05$；$**P<0.01$

三、讨论

许多学者研究指出：糖尿病时氧化应激增加，自由基及其产物的产生和清除障碍与糖尿病，尤其是大血管、微血管、神经并发症的发病密切相关。机体血液中升高的过氧化脂质（LPO）可引起血管病变的发生。同时氧自由基可促进血栓素 TXA_2 的合成增加，前列环素的合成减少，进一步促使糖尿病血管病变的发生发展。Tschudi、Grunfeld 等认为过氧化物可加速血管舒张因子一氧化氮（NO）的失活，而抗氧化作用则可延长 NO 在血管壁内的存在时间。另外，杨丽霞、Napoli 等发现脂质过氧化物不仅能使血管内皮细胞结构异常，还能使血管内皮细胞释放缩血管因子内皮素增加，而抗氧化作用能减轻结构损伤并剂量依赖性地降低内皮素水平，从而促进高血压和动脉硬化的发生。刘和俊等则观察到糖尿病合并高血压的 SOD、GSH-PX 活性均较正常组降低，而 MDA 明显高于正常组。提示氧化损伤对糖尿病患者高血压的发生发展可能有着病因学的意义。因此，自由基代谢紊乱也可能是糖尿病合并高血压的发病机制之一。

MDA（丙二醛）的测定反映了机体细胞受自由基攻击后产生脂质过氧化物（LPO）的严重程度，而 SOD、GSH-PX 活性则反映了机体清除氧自由基的能力。我们前期研究已表明，左归降糖方能够降低实验性糖尿病大鼠血及肾组织中的 MDA 含量，而提高 SOD、GSH-PX 的活性。本研究结果显示，糖尿病合并高血压模型大鼠与正常组相比，SOD、GSH-PX 活性显著下降，MDA 含量显著上升，表明该模型大鼠存在自由基代谢紊乱。治疗后，左归双降方与格列齐特＋依那普利均可明显地提高 SOD、GSH-PX 活性而降低 MDA 含量，表明这两组药物均具有一定的调节自由基代谢、抗过氧化物的作用。

左归双降方是以明代医家张景岳阴阳互济法的代表方左归丸、左归饮加减化裁而成。本方具有滋阴益气活血兼平肝潜阳，以达阴阳平衡之功。我们已报道了该方对实验大鼠具有较好的降低空腹血糖、改善糖耐量异常，以及降低血压的作用。而对该方作用机制的研究表明，糖尿病合并高血压大鼠存在自由基代谢紊乱。而左归双降方则具有降低 MDA，提高 SOD、GSH-PX 活性，改善自由基代谢的作用。我们认为正是通过上述作用环节，从而使左归双降方具有较好的降低空腹血糖、改善糖耐量异常，以及降低血压的作用。

血管内皮功能障碍在糖尿病及其慢性血管并发症的发生发展中具有重要的意义。而其原因可能与长期糖代谢紊乱引起血小板功能异常、微循环障碍、组织缺氧以及血栓素、氧自由基等损伤性物质增加，致使内皮细胞受到损害。内皮素（ET）是血管内皮细胞分泌的迄今所发现的最强烈的血管收缩因子，ET 通过收缩血管、促进平滑肌增殖、抑制尿钠排泄、增加中枢和周围交感神经兴奋性、刺激肾素、血管紧张素 II、醛固酮和肾上腺素生成以及加强血管对其他缩血管物质如 5-羟色胺的缩血管反应等作用而升高血压。而一氧化氮（NO）则是一种强烈的内源性血管舒张药，它具有舒张血管，抗平滑肌增生，抗血小板聚集等作用。糖尿病及糖尿病合并高血压时，ET 水平升高、而 NO 水平则下降。因此许多学者提出血管由内皮障碍所致的 ET 与 NO 的失衡在糖尿病及其合并高血压中具有重要的作用。本研究结果显示：糖尿病合并高血压模型组大鼠的血中 ET 水平显著升高，而 NO 水平则显著下降，表明该模型大鼠存在有 ET/NO 动态平衡失调的病理。而左归双降方及格列齐特＋依那普利治疗后，其 ET 水平下降，NO 值升高，说明两组药物均有调节 ET/NO 平衡，而纠正血管内皮功能失调的作用。

降钙素基因相关肽（CGRP）是一种由 37 个氨基酸组成的活性多肽，具有强大的舒张血管、降低血压和增加心输出量的作用，对维持血压的动态平衡具有重要的作用。近年研究表明 CGRP 可促进 NO 的合成和释放，NO 作用于血管平滑肌细胞，从而间接引起血管舒张。或者抑制 ET 的合成和释放，从而抑制 ET 刺激的血管平滑肌增殖。另有观点认为 CGRP 可直接作用于血管平滑肌细胞而引起血管舒张，认为 CGRP 与血管平滑肌细胞表面的 CGRP 受体结合，通过激活 K^+ 通道，关闭 Ca^{2+} 通道；促进 Na^+/Ca^{2+} 交换，引起 Ca^{2+} 外流，同时激活腺苷酸环化酶使 CAMP 升高而发挥 CGRP 的舒血管作用。而许多研究表明，CGRP 的分泌不足可能参与了糖尿病合并高血压的发病过程，如王立等研究发现单纯高血压组与糖尿病合并高血压组的患者的 CGRP 水平明显低于正常人。本研究显示，糖尿病合并高血压模型组大鼠的血 CGRP 水平明显低于正常组大鼠，而左归双降方及格列齐特＋依那普利治疗后，均有增加 CGRP 的含量的作用。提示左归双降方可通过上调 CGRP 水平而发挥其降压作用。

肾素-血管紧张素系统在糖尿病高血压发病机制中的作用目前受到重视。Ang - Ⅱ是已知内源性升压物质中作用最强的激素，其对血管作用有如下 4 个方面：①作用于血管壁上受体使周围小动脉和毛细血管平滑肌直接收缩。②兴奋交感神经末梢，引起 NE 释放，间接引起血管收缩。③作用于血管内皮细胞，促进 NO、PGI2 等血管舒张因子的释放，反馈性调节血管紧张度。④促进血管平滑肌细胞的生长、增殖。本研究显示，各组大鼠的 Ang - Ⅱ水平，虽然总体差异无显著性意义，但模型组大鼠的血 Ang - Ⅱ水平明显高于正常组大鼠，而左归双降方及格列齐特＋依那普利治疗后，均有降低 Ang - Ⅱ含量的作用趋势。

此外研究表明，糖尿病合并高血压时，加快了动脉硬化的速度，心、脑、肾等各种并发症的发生率将增加，病变发展到一定程度，会使心、脑、肾及血管等靶器官造成严重损伤。因此，有效地控制血糖、血压，能减轻心、脑、肾并发症，保护靶器官。本实验结果表明，左归双降方对靶器官肾脏、脑均有一定的保护作用，可减轻病理性损伤。但经统计分析尚无显著意义，可能与造模致不可逆的病理性损伤过重，药物作用不够长久有关。

第十三章　糖尿病并发脑梗死

糖尿病和脑血管病都是当今世界范围内的常见病、多发病，其发病率、死亡率是除肿瘤外居疾病之首。糖尿病合并脑血管病，其危害更加严重，而糖尿病并发脑血管病与同龄组相比，发病率高 2~4 倍，其并发的脑血管病以脑梗死为主。脑梗死是糖尿病的主要大血管并发症之一，是糖尿病致死致残的主要原因之一。目前认为糖尿病合并脑梗死发病机制主要与血管粥样硬化，血管壁内皮细胞损伤，血小板功能增强，凝血及抗凝血功能异常，血液流变学改变有密切关系。

糖尿病属于中医"消渴病"范畴，脑梗死属于中医"（缺血性）中风"范畴，两病均多发于 50 岁以上中老年人。消渴病的病机一般认为为阴虚燥热，对缺血性脑卒中的病机认识各家观点不一，有认为阴虚阳亢，痰瘀阻滞者，有认为气虚血瘀者。消渴并发缺血性脑卒中多发生于消渴病的后期。消渴日久，由阴虚而及气虚，阴虚气虚的结果将导致血瘀，瘀血是消渴病发生、发展过程中的病理产物，瘀血阻于脑络则发为缺血性中风，而成为缺血性脑卒中的病因。根据文献及临床研究，我们认为气阴两虚，瘀血阻滞为消渴合并缺血性脑卒中的基本病机，基于此病机，滋阴益气活血为治疗消渴缺血性脑卒中的基本治法。现代医学也认为糖尿病患者由于长期高血糖，血管内皮功能缺陷，使血黏度增高，血凝固性增高，局部血流停滞，或处于体内血栓前状态，血液流变学异常使血液出现血瘀样改变，说明血瘀是糖尿病合并脑梗死的直接原因，瘀血既是脑梗死的原因，又是糖尿病气阴两虚的结果。

随着糖尿病合并脑梗死发病率的增长，利用中医药在糖尿病及脑梗死的优势防治本病成为糖尿病大血管并发症防治中一个重要的课题。本研究旨在通过对糖尿病合并脑梗死中医病机的深入探讨，阐明糖尿病合并脑梗死的病机关键，为治疗糖尿病合并脑梗死提供立法依据。同时通过临床观察，对滋阴益气活血法对糖尿病合并脑梗死患者的临床疗效进行研究，并对血糖及易造成血管粥样硬化的血脂的影响进行探讨。由于降糖通脉方为一复方制剂，其疗效机制是多方面的，为探讨其作用机制，我们拟从该方对糖尿病合并缺血性脑损伤的动物模型的血糖，血小板功能，血管内皮功能及脑细胞凋亡等角度进行实验研究，旨在对滋阴益气活血法指导糖尿病合并脑梗死的治疗有更深刻的认识，从而使之在临床实践中有效发挥作用。目前，中医药防治糖尿病合并脑梗死的临床及实验研究尚处于初级阶段，深入研究甚少，本研究属一种开创性研究。

第一节　糖尿病合并脑梗死的辨证论治

糖尿病并发脑梗死是最常见的糖尿病性脑血管病，其发生率是非糖尿病患者的 4 倍。糖尿病并发脑梗死的发病主要与糖尿病代谢紊乱、内分泌失调、血液高凝状态、微血管病变以及吸烟、肥胖等因素有关，其病变的基础是动脉粥样硬化。糖尿病并发脑梗死的死亡率、病残率、复发率较高，病情恢复缓慢。

糖尿病并发脑梗死属于中医"消渴"、"中风"、"偏枯"等范畴，其病机为消渴日久，燥热炽盛，耗气伤阴；水不涵木，气阴两虚，痰浊瘀血痹阻经络，气血逆乱于脑所致。本病病位在脑，涉及心、肝、肾诸脏；病理因素有虚、火、风、痰、气、血六端；病性多为本虚标实，以肝肾阴虚为致病之本，以风、火、痰、瘀为发病之标。

一、临床表现与诊断要点

1. 病史　既往有糖尿病史，或在发病过程中确诊为糖尿病。可有前驱的短暂脑缺血发作史。

2. 临床表现　糖尿病并发脑梗死多发生于 45 岁以上的患者，随年龄增长，血糖、高血压控制不佳而增加，部分脑梗死患者可无症状，只有通过脑部 CT、MRI 扫描或尸检中发现。多数在静态下急性起病，动态起病者以心源性脑梗死多见，部分病例在发病前可有 TIA 发作。病情多在几小时或几日内达到高峰，部分患者症状可进行性加重或波动。临床表现决定于梗死灶的大小和部位，主要为局灶性神经功能缺损的症状和体征，如偏瘫、偏身感觉障碍、失语、共济失调等，部分可有头痛、呕吐、昏迷等全脑症状。临床常见糖尿病并发脑梗死为脑血栓形成和腔隙性脑梗死。

（1）脑血栓形成：①起病缓慢，常在安静状态下起病。症状发生后常有一进行性加重的过程。②大多无意识障碍，但如果脑部梗死范围大，可出现程度不同的意识障碍。临床表现变化多端，根据梗死的部位和程度、速度、脑底动脉环的解剖结构以及侧支循环建立的状况分为以下几种类型。①急性卒中型：起病急骤，出现偏瘫、偏身感觉障碍、失语、意识障碍甚至昏迷。②短暂性脑供血不足型：发作性短暂性头晕或晕厥，对侧肢体偏瘫，半身麻木等，一次发作可遗有持久性的神经体征，可发展为完全性卒中。③慢性进展型：偏瘫、偏身感觉障碍、智力减退等症状呈慢性进行性加重，有的伴有头痛甚至出现视盘（又称视乳头）水肿。

（2）腔隙性脑梗死：腔隙性脑梗死是由小动脉（直径 50～200 μm）病变引起，脑梗死后液化，最终形成粟粒大小的腔隙。多因脑基底核区深部穿通动脉闭塞所致，占卒中的 10%～30%。临床症状较轻，一般无意识障碍，后遗症较少。常见以下几种类型。①单纯运动障碍：突然发生一侧面、臂、腿肌无力，很少或不伴感觉障碍，病灶多在内囊、桥脑基底部或感觉运动区。②单纯感觉障碍：突然发生一侧面、臂、腿肌感觉异常或减迟，很少或不伴运动障碍。病灶在丘脑后核区。③感觉运动障碍；突然发生一侧面、臂、腿肌无力，伴同侧相同部位感觉异常或减退。病灶在内囊。④构音障碍-手笨拙综合征：突然发生构音不清，吞咽发呛，一侧中枢性面舌瘫，手动作笨拙，但无明显的肢体瘫，病灶在脑桥。⑤共济失调性轻偏瘫：突然发生下肢为主的轻偏瘫，伴同侧肢体的共济失调。病灶在放射冠或脑桥。⑥其他还可见到病灶在基底核引起的偏侧舞蹈症、帕金森综合征；病灶在双侧额叶脑室周围白质中的多发腔隙性梗死引起的痴呆、假性延髓麻痹综合征等。

3. 血液检查　如血小板、凝血功能、血糖等。

4. 脑的影像学检查　可以直观地显示脑梗死的范围、部位、血管分布、有无出血、陈旧和新鲜梗死灶等，帮助临床判断组织缺血后是否可逆、血管状况，以及血流动力学改变。帮助选择溶栓治疗、评估继发出血的危险程度。

二、鉴别诊断

1. 脑梗死伴应激性高血糖　除有确切的糖尿病病史外，部分患者无相关病史，急性起病应激情况下血糖升高，应进一步检查血糖、OGTT、糖化血红蛋白或果糖胺以确诊有无糖尿病。

2. 颅内占位性病变　结合影像学检查一般可以鉴别。

三、中医辨证论治

糖尿病并发脑梗死辨证原则

1. 辨病位深浅　以肢体偏瘫为主而无神志改变者为中经络，病位浅，以神志改变为主者属中脏腑，病位深。

2. 辨病程长短　病程分为急性期、恢复期、后遗症期等不同阶段。

3. 辨邪正虚实　中脏腑的闭证及中经络属实，中脏腑的脱证属虚。

4. 辨标本的主次　风、火、痰三者偏胜为标，精气阴血不足为本。治疗则中经络者平肝息风、化痰通络；中脏腑者，闭证须开，脱证宜固。对闭、脱证须进行中西结合抢救。

【辨证论治】

1. 中经络　发病初起，以口眼㖞斜、肢体麻木、活动不利或半身不遂为主症，无神志改变。按其临床特点可分以下 3 型：

（1）阴虚阳亢，风阳上扰证：

1）主症：骤见口眼㖞斜，手抖舌颤，语言謇涩，肢体麻木，伴头晕头痛，耳鸣眼花，心烦健忘，失眠多梦，急躁易怒，腰膝酸软，舌红，苔薄白，脉弦数。

2）治法：滋阴潜阳，息风通络。

3）方药：镇肝息风汤（《医学衷中参西录》）。

组成与用法：牛膝、玄参、天冬、钩藤（后下）各 10 g，龙骨、牡蛎各 30 g，白芍、生地黄、龟甲各 15 g，代赭石 20 g，天麻 12 g。水煎服。

加减应用：若风痰重者，加天竺黄、川贝母、胆南星；血瘀者，加用丹参、葛根以活血通脉；腰酸耳鸣甚者，加灵磁石、桑寄生；伴血压高者，加用夏枯草、苦丁茶以清肝降压。

（2）气虚痰盛，痰浊阻络证：

1）主症：眩晕，肢体麻木不仁，突然口眼㖞斜，口角流涎，言语謇涩，神识尚清楚，舌淡，苔白腻，脉弦滑者。

2）治法：健脾燥湿，化痰通络。

3）方药：半夏白术天麻汤（《医学心悟》）。

组成与用法：党参、茯苓、白术各 12 g，天麻、半夏、钩藤（后下）、陈皮、地龙各 10 g，瓜蒌 15 g。水煎服。

加减应用：若眩晕较重伴恶心呕吐者，加代赭石以重镇降逆；痰郁化火，心烦，口苦苔黄腻，加黄连以清痰火；神昏嗜睡者，加石菖蒲以芳香开窍。

（3）气血不足，脉络瘀阻证：

1）主症：骤然半身不遂，口眼㖞斜，肢体麻木，伴面色苍白，头晕目眩，气短懒言，失眠多梦，健忘纳呆，舌质暗淡或有瘀斑，苔薄白，脉涩细。

2）治法：益气补血，活血通络。

3）方药：四君子汤（《太平惠民和剂局方》）合桃红四物汤（《医宗金鉴》）加减。

组成与用法：党参 15 g，云茯苓、当归、生地黄各 12 g，白术、川芎、赤芍、白芍各 10 g，丹参 30 g，红花、桃仁各 6 g。水煎服。

加减应用：若气短乏力明显者，加黄芪；肌肤甲错者，重用当归、川芎，并加三棱、莪术以祛瘀生新。

2. 中脏腑　发病急，变化快，病情重，骤然昏仆不省人事，其中闭证属实，以邪实内闭为主；脱证属虚，以阳气欲脱为重。

（1）闭证：症见突然仆倒，不省人事，牙关紧闭，口噤不开，两手握固，大小便闭结，肢体强痉拘急等为特点。按其有无热象而分为阳闭、阴闭。

1）阳闭：

①肝阳嚣张，风升阳动证：

主症：突然仆倒，不省人事，牙关紧闭，口噤不开，两手紧握，大便闭结，肢体强痉拘急，伴面红身热，气粗口臭，躁扰不宁，舌红，苔黄腻，脉弦滑数而有力。多见于脑血栓形成、脑梗死、脑桥局灶性脑出血。

治法：辛凉开窍，清肝息风。

方药：先用局方至宝丹一粒化服，继用羚羊角汤加减。

组成与用法：羚羊角 1 g（冲服），牡丹皮、菊花（后下）、柴胡、天麻各 10 g，龟甲、石决明（先煎）各 30 g，薄荷 6 g，蝉衣 3 g，生地黄、夏枯草、白芍、钩藤（后下）各 15 g。水煎服。

加减应用：若血随气逆，面赤甚，加牛膝以引经下行；痰多者，加天南星、天竺黄、竹沥水以化痰开窍；抽搐作强重者，加全蝎、僵蚕以祛风止痉；口臭者，加麝香芳香化浊辟秽；便秘者，加生大黄、枳实通腑泄热。

②痰火搏结，蒙蔽清窍证：

主症：形体肥硕，痰热气盛，骤然倒仆，不省人事，牙关紧闭，声高气粗，痰声辘辘，面目红赤，两手紧握，抽搐强痉，舌强语涩，口眼㖞斜，半身不遂，大便秘结，舌红苔黄腻。

治法：豁痰开窍，通腑泄浊。

方药：安宫牛黄丸（《温病条辨》）温开水灌服或鼻饲，然后三化汤、涤痰汤（《证治准绳》）加减。

组成与用法：大黄、厚朴、枳实、半夏、人参、石菖蒲各 10 g，茯苓 12 g，竹茹、甘草、胆南星、陈皮各 6 g，生姜 3 片。水煎服。

加减应用：若腹胀便秘，舌质红苔黄腻而燥者，重用大黄，加芒硝以急下存阴；痰盛者，加瓜蒌、天竺黄、竹茹以助豁痰宽胸之功；四肢抽搐者，加羚羊角、钩藤以平肝息风；半身不遂者，加僵蚕、全蝎以祛风通络。

2）阴闭：

主症：突然仆倒，不省人事，牙关紧闭，口噤不开，两手紧握，大便闭结，肢体强痉拘急，兼有痰涎壅盛，四肢欠温，静卧不烦，口唇暗紫，舌紫暗或有瘀斑，脉沉滑。

治法：辛温开窍，豁痰息风。

方药：先用苏合香丸（《太平惠民和剂局方》）温水化服，再行加减导痰汤（《济生方》）。

组成与用法：甘草 3 g，半夏、陈皮、枳实、胆南星、竹茹、石菖蒲各 10 g，茯苓 20 g，天麻、钩藤（后下）各 15 g。水煎服。

加减应用：若肢体强痉甚者，加僵蚕、全蝎、生石决明以加强平肝息风之效；痰涎壅盛者，加川贝、天竺黄、猴枣散以助化痰开窍之功；四肢厥冷者，加用附子、桂枝各 10 g，以温阳通脉；大便闭结不通者，加用肉苁蓉 10 g 以温阳通便。

（2）脱证：

1）主症：突然昏倒，不省人事，目合口张，鼻鼾息微，手撒肢冷，汗多，二便失禁，肢体软瘫，舌痿，脉细弱或脉微欲绝。

2）治法：益气回阳，救阴固脱。

3）方药：参附汤（《正体类要》）合生脉散（《医学启源》）加减。

组成与用法：人参、麦冬、五味子各 10 g，附子 5 g。水煎服。

加减应用：若四肢厥逆，面红目赤，脉洪大无根为阳脱阴竭，急予扶阳救阴，加山茱萸、熟地黄、甘草；元阳失守者，加肉桂、童便，重用附子；大汗淋沥者，可加黄芪、煅龙骨、煅牡蛎和山茱萸；神昏者，加石菖蒲、远志。

3. 后遗症　脑卒中经救治后，常有半身不遂、口眼㖞斜、言语謇涩等后遗症，中脏腑者多见。

半身不遂临床可分为 3 个证型辨证论治。

（1）气滞血瘀、脉络不通证：

1）主症：半身不遂，或伴有疼痛，或伴有半身麻木，语言不利，食纳控制，大便正常，舌暗或舌有瘀点或瘀斑，苔薄白，脉弦涩。

2）治法：理气活血，疏通脉络。

3）方药：血府逐瘀汤（《医林改错》）。

组成与用法：生地黄 15 g，柴胡、当归、桃仁、红花、枳壳、赤芍、川芎、牛膝、桔梗各 10 g，生甘草 6 g。水煎服。

加减应用：若伴有头晕头疼者，加用天麻祛痰息风；血瘀证明显者，加全蝎、水蛭以破痰通络；伴有气阴两虚者，可合用生脉饮以益气养阴；高血压者，加夏枯草、生石决明以平肝降压。

（2）气虚血瘀、脉络闭阻证：

1）主症：半身不遂，肢体无力，或伴有疼痛，语言不利，气短自汗，大便不畅，舌淡暗或舌有瘀点或瘀斑或有齿痕，苔薄白，脉细涩或脉沉弱。

2）治法：益气活血，化痰通络。

3）方药：补阳还五汤（《医林改错》）。

组成与用法：生黄芪 30 g，地龙 25 g，当归、桃仁、红花、赤芍、川芎各 10 g。水煎服。

加减应用：若伴有肢体麻木者，加三棱、莪术以活血化瘀；下肢无力者，加牛膝、杜仲以强腰壮膝；伴有患侧肢体水肿者，加益母草以活血利水；大便秘结者，加郁李仁、火麻仁；小便失禁或夜尿多者，加覆盆子、益智仁、桑椹子补肾固涩。

（3）阴虚血瘀、脉络不通证：

1）主症：半身不遂，或伴有疼痛，语言不利，五心烦热，口干夜甚，盗汗，大便不畅或干结，舌红暗或舌有瘀点或瘀斑，少苔或无苔，脉细涩或脉细数。

2）治法：养阴活血，疏通脉络。

3）方药：一贯煎（《柳州医话》）加桃红四物汤（《医宗金鉴》）。

组成与用法：地黄 15 g，沙参、麦冬、枸杞子、当归、川楝子、川芎、赤芍、桃仁、红花各 10 g。水煎服。

加减应用：若盗汗者，加用墨旱莲、女贞子、浮小麦以养阴止汗；大便干结者，加火麻仁以润肠通便。

音喑即言语謇涩或失语，多与半身不遂、口眼㖞斜并存。临床分虚实两型。

（1）肾虚证：

1）主症：音喑，心悸气短，下肢软弱，阳痿遗精早泄，腰膝酸软，耳鸣，夜尿颇多舌质淡体胖，苔薄白，脉沉细。

2）治法：滋阴补肾，开音利窍。

3）方药：地黄饮子加减（《黄帝素问宣明论方》）。

组成与用法：熟地黄、肉苁蓉各 12 g，巴戟天、山茱萸、杏仁、桔梗、麦冬、石菖蒲、五味子各 10 g、远志 6 g，木蝴蝶、茯苓各 15 g。水煎服。

加减应用：语言謇涩，痰涎壅滞，加陈皮、胆南星、天竺黄以化痰开窍。

（2）痰阻证：

1）主症：舌强语涩，肢体麻木，或见半身不遂，口角流涎，舌红苔黄，脉弦滑。

2）治法：祛风化痰，宣窍通络。

3）方药：解语丹加减（《医学心悟》）。

组成与用法：全蝎 3 g，天麻、木香、羌活、胆南星、白附子各 10 g，川芎、远志各 6 g，石菖蒲 15 g。水煎服。

加减应用：面部抽搐，加蜈蚣以祛风止痉。

【辨病论治】

1. 糖梗方（《山东中医杂志》，1997 年，第 11 期）

组成与用法：黄芪 30 g，生地黄、天花粉、何首乌、枸杞子各 15 g，泽泻、丹参、地龙、川芎各 9 g，桃仁 12 g，红花 6 g。水煎服。主治糖尿病并发脑梗死。

2. 加减六补汤（《山东中医药大学学报》，1997 年，第 5 期）

组成与用法：熟地黄 18 g，山药、山茱萸、党参各 15 g，黄芪 30 g，赤芍、桃仁各 12 g，红花 6 g，川芎、地龙、茯苓、丹参、僵蚕 9 g。水煎服。主治糖尿病性中风证属气阴两虚、肝肾不足、痰瘀阻络。症见半身不遂，或僵硬不得屈伸，或萎软无力，口眼㖞斜，言语无力，面色少华，倦怠神疲，或有头晕，口干或口黏，便干，食不知饱或纳呆，小便混浊，舌瘦色红或舌胖苔厚，舌下静脉曲张，脉沉细弦或沉缓。若阴虚火旺者，加黄柏、知母、地骨皮、玄参；气虚甚者，重用黄芪；痰浊甚者，加苍术、法半夏、藿香、石菖蒲；血压高者，加生龙牡、石决明、天麻、牛膝。

3. 益气活血方（《山西中医》，1997 年，第 1 期）

组成与用法：生黄芪 30 g，太子参、生地黄、麦冬各 15 g，当归、赤芍各 12 g，川芎 9 g，丹参 20 g，地龙 10 g，三七粉 3 g。水煎服。主治糖尿病并发腔隙梗塞证属气阴两伤，瘀血阻络者。

加减应用：若眩晕者，加珍珠母 30 g，牛膝 15 g；语言謇涩者，加石菖蒲 10 g，郁金 12 g；肢体麻木者，加鸡血藤 30 g，姜黄 12 g；大便秘结者，加郁李仁 12 g，枳实 10 g。

4. 桑麻地黄汤（《山东中医杂志》，1997 年，第 5 期）

组成与用法：熟地黄、山茱萸各 10 g，山药、茯苓、葛根、鸡血藤、牛膝各 15 g，麦冬、桑叶、黑芝麻、牡丹皮各 12 g，甘草 6 g。水煎服。主治糖尿病并发中风。症见口渴多饮，半身不遂，肢体麻木或拘急，眼花耳鸣，舌红少苔或无苔，脉细。若痰盛腑实者，加番泻叶 5～10 g 或大黄末 1 g；急性期者，加水蛭、丹参、桃仁、红花；恢复期者，加牛膝、当归。

5. 通栓饮（《实用中医药杂志》，1997 年，第 4 期）

组成与用法：太子参、当归、生黄芪各 30 g，玄参、生地黄、鳖甲、丹参、赤芍各 15 g，穿山甲、地龙各 10 g，水蛭 6 g（吞）。水煎服。主治糖尿病并急性脑梗死证属气阴两虚，瘀血阻络者。若痰热腑实者，加胆南星、天竺黄、生大黄、芒硝，去黄芪；肝风内动者，去黄芪，加天麻、钩藤、石决明、生牡蛎；血瘀化热者，加水牛角、牡丹皮、地骨皮。

6. 双效降糖汤（《中医药研究》，1993 年，第 6 期）

组成与用法：黄芪、天花粉各 30 g，赤芍、淫羊藿各 15 g，地龙、土鳖虫各 9 g，桃仁 6 g，红花 10 g，苍术 12 g，水蛭 3 g。水煎服。主治糖尿病性脑梗死证属气阴两虚，瘀血内停者。若言语謇涩者，加石菖蒲、郁金；手足肿胀者，加茯苓、桂枝；便秘者，加枳实、大黄；阴虚口渴者，加辽沙参、麦冬；小便灼痛者，加地肤子、土茯苓、金银花、连翘；关节、肌肉强痛者，加伸筋草、千年健、桑枝、威灵仙；小便频数者，加益智、山茱萸、桑螵蛸。

7. 养阴活络方（《四川中医》，1997 年，第 1 期）

组成与用法：生地黄 30 g，麦冬、玄参、女贞子、当归、川芎、丹参、天麻、胆南星、地龙各 20 g。水煎服。若肝阳上亢，眩晕耳鸣，面红目赤者，加钩藤、菊花各 10 g，石决明 20 g；痰湿内阻，形体肥胖，胸脘痞闷者，加法半夏、石菖蒲、僵蚕各 10 g；伴神疲乏力，口干尿频者，加黄芪、党参、山药各 10 g，伴胸闷、胸痛者，加瓜蒌、薤白各 10 g；血糖较高者，加生石膏 20 g，知母 10 g；尿糖不降者，重用生地黄 50 g，天花粉 10 g；血脂高者，加山楂、决明子各 10 g；血压高者，加夏枯草、珍珠母各 20 g。

8. 养阴活血方（《河南中医》，2002 年，第 1 期）

组成与用法：北黄芪 30 g，生地黄、水蛭粉、全蝎末各 5 g，山茱萸、川芎、地龙、僵蚕各 10 g，山药、麦冬、天花粉、丹参、玄参、北山楂各 15 g。水煎服。糖尿病性脑梗死阴虚血瘀证，加用脉络宁 40 mL 加生理盐水 250 mL，静脉滴注，每日 1 次。

9. 苍蒺槐米汤（《河南中医》，1997 年，第 4 期）

组成与用法：苍术 13 g，全蝎、赤芍、白芍、僵蚕、生蒲黄（包）各 10 g，刺蒺藜、槐米各 15 g；三七粉 3 g（分冲）。水煎服。主治糖尿病性脑梗死，半身不遂或偏身麻木，口舌喎斜，舌强言謇，或有多食易饥，口渴多饮，尿量频多，或有眩晕，痴呆，舌质暗红，舌底脉络暗紫且迂曲延长，舌苔白腻，脉弦滑。若眩晕明显者，加用牛膝、山药、生赭石或生龙骨、生牡蛎；舌强语謇，痴呆明显者，加用石菖蒲、郁金；肝肾阴虚且热象明显者，三七粉少用或不用，加用山茱萸、熟地黄、肉苁蓉、玄参；多食易饥、口渴多饮等中消症明显者，加用天花粉、葛根、全瓜蒌、黄连、牡丹皮；尿量较多者，加用熟地黄、泽泻、黄柏等；偏瘫时间较长者，酌加益气之品，如黄芪等。

10. 中风 1 号胶囊（《河南中医药学刊》，1999 年，第 2 期）

组成与用法：西洋参、三七参、水蛭、全蝎、蜈蚣（比例 3∶2∶2∶2∶1、低温烘干后粉碎混匀装入胶囊，含生药 0.3 g/粒）。制中风 1 号胶囊，服 4～6 粒/次，3 次/d。15 日为 1 个疗程。主治糖尿病性脑梗死。

【专病成药】

1. 再造丸（《中华人民共和国药典》）

处方组成：蕲蛇肉，穿山甲（制），牛黄，防风，葛根，附子（制），威灵仙（酒炒），片姜黄，全蝎，豹骨（制），龟甲（制），羌活，麻黄，油松节，粉萆薢，血竭，地龙，麝香，朱砂，白芷，肉桂，桑寄生，当归，三七，僵蚕（炒），水牛角浓缩粉，天麻，川芎，细辛，骨碎补（炒），赤芍，乳香（制），没药（制），茯苓，熟地黄，化橘红，广藿香，豆蔻，两头尖（醋制），人参，甘草，玄参，青皮（醋炒），母丁香，草豆蔻，建曲，黄芪，天竺黄，黄连，沉香，冰片，香附（醋制），红曲，白术（炒），何首乌（制），大黄，檀香，乌药。

功能主治：祛风化痰，活血通络。主治中风，口眼㖞斜，半身不遂，手足麻木，疼痛拘挛，语言謇涩。

用法用量：口服，每次1丸，每日2次。

2. 脑得生片（《中华人民共和国药典》）

处方组成：三七，川芎，红花，葛根，山楂（去核）。

功能主治：活血化瘀，疏通经络，醒脑开窍。主治脑动脉硬化，缺血性脑中风及脑出血后遗症等。

用法用量：口服，每次6片，每日3次。

3. 消栓通络片（《中华人民共和国药典》）

处方组成：川芎，丹参，黄芪，泽泻，三七，桂枝，郁金，木香，冰片，山楂。

功能主治：活血化瘀，温经通络。主治血脂增高，脑血栓引起的精神呆滞，舌体发硬，言语迟涩，发音不清，手足发凉，活动疼痛。

用法用量：口服，每次6片，每日3次。

4. 冠心苏合丸（《中华人民共和国药典》）

处方组成：苏合香，冰片，乳香（制），檀香，青木香。

功能主治：理气宽胸，止痛。用于心绞痛，胸闷憋气。

用法与用量：嚼碎服，每次1丸，每日1～3次。

5. 中风回春片（《中华人民共和国药典》）

处方组成：当归（酒制），丹参，地龙（炒），蜈蚣，僵蚕（麸炒），川芎（酒制），鸡血藤，土鳖虫（炒），茺蔚子（炒），木瓜，红花，忍冬藤，伸筋草，全蝎，金钱白花蛇，桃仁，络石藤，川牛膝，威灵仙（酒制）。

功能主治：活血化瘀，舒筋通络。主治中风偏瘫，半身不遂，肢体麻木。

用法用量：口服，每次4～6片，每日3次。

6. 七十味珍珠丸（《中华人民共和国药典》）

处方组成：珍珠、檀香、降香、九眼石、西红花、牛黄、麝香等药味。

功能主治：安神，镇静，通经活络，调和气血，醒脑开窍。主治"黑白脉病"、月经不调、脑卒中、瘫痪、半身不遂、脑出血、脑震荡、心脏病、高血压及神经性障碍。

用法用量：口服，重病患者每日1丸，每隔3～7日1丸，开水泡服或青稞酒浸泡过夜。

7. 十香返生丸（《中华人民共和国药典》）

处方组成：沉香，青木香，广藿香，僵蚕（炒），瓜蒌子（蜜炙），甘草，麝香，琥珀，丁香，香附（醋炙），乳香（醋炙），郁金，金礞石（煅），苏合香，冰片，牛黄，檀香，降香，天麻，莲子心，诃子肉，安息香，朱砂。

功能主治：开窍化痰，镇静安神。主治中风痰迷心窍引起：言语不清，神志昏迷，痰涎壅盛，牙关紧闭。

用法用量：口服，每次1丸，每日2次。

8. 二十五味珍珠丸（《中华人民共和国药典》）

处方组成：珍珠，丁香，檀香，毛诃子，荜茇，香旱芹子，麝香，肉豆蔻，降香，余甘子，螃蟹，草莓苗，西红花，石灰华，豆蔻，沉香，木香，金礞石，黑种草子，草果，诃子，桂皮，冬葵果，广角，牛黄。

功能主治：安神开窍。主治中风、半身不遂，口眼㖞斜，昏迷不醒，神志紊乱，谵语发狂等。

用法用量：口服，每次 4～5 丸，每日 2～3 次。

9. 安宫牛黄散（《中华人民共和国药典》）

处方组成：牛黄，水牛角浓缩粉，麝香，珍珠，朱砂，雄黄，黄连，黄芩，栀子，郁金，冰片。

功能主治：清热解毒，镇惊，开窍。主治热病高热烦躁，神昏谵语，中风昏迷及脑炎脑膜炎、中毒性脑病、脑出血、败血症等具有上述症状者。

用法与用量：口服，每次 1.6 g（1 瓶），每日 1 次，小儿 3 岁以内每次 0.4 g（1/4 瓶），4～6 岁每次 0.8 g（1/2 瓶）。

10. 华佗再造丸（《中华人民共和国药典》）

处方组成：川芎、吴茱萸、冰片等药。

功能主治：活血化瘀，化痰通络，行气止痛。主治瘀血或痰湿闭阻经络之中风瘫痪拘挛麻木，口眼㖞斜，言语不清。

用法用量：口服，每次 4～8 g。每日 2～3 次。重症每次 8～16 g。

11. 苏合香丸（《中华人民共和国药典》）

处方组成：苏合香，安息香，冰片，水牛角浓缩粉，麝香，檀香，沉香，丁香，香附，木香，乳香（制），荜茇，白术，诃子肉，朱砂。

功能主治：芳香开窍，行气止痛。主治中风，中暑，痰厥昏迷，心胃气痛。

用法与用量：口服，每次 1 丸。每日 1～2 次。

【单方用药】

1. 灯盏细辛　用法：灯盏花素注射液，每次 10～20 mg 加入生理盐水 500 mL 内，静脉滴注。每日 1 次，10 日为 1 个疗程。功用：抑制血小板凝集，降低血压及脑血管阻力，改善脑血液循环，增加动脉血流量。主治脑血管病为主症者。

2. 三七　用法：血塞通（三七总皂甙）注射液 400 mg，加入 250～500 mL 生理盐水中静脉滴注，每日 1 次，14 日 1 个疗程。功用：活血祛瘀，消肿镇痛，溶栓，抗炎，止血，改善血流变。主治心脑血管疾病。

3. 川芎　用法：川芎嗪注射液，80 mg 加入生理盐水 500 mL 内静脉滴注，1 次/d，7～10 d 为 1 个疗程。功用：活血化瘀，抗血小板聚集，增加心脑动脉血流量，改善微循环，降低血压。主治缺血性心脑血管疾病。

4. 丹参　用法：丹参注射液，每次 10～20 mL，加入生理盐水 250～500 mL 中静脉滴注，每日 1 次，10 日为 1 个疗程。功用：活血化瘀，通脉养心。主治心绞痛，心肌梗死，脑梗死者。

5. 刺五加　用法：刺五加注射液 60 mL 生理盐水 500 mL 中静脉滴注，每日 1 次，15 日为 1 个疗程。功用：改善血液循环，降低血管阻力，增加脑血流量。主治心脑血管疾病。

第二节　糖尿病合并脑梗死基本病机及治法探讨

糖尿病属于中医"消渴病"的范畴，脑梗死属于中医"缺血性中风"的范畴，两者虽然属于不同类型的疾病，但中医认为两者关系密切，有着一定共同的发病机制而往往合病。如《素问·通评虚实论》首先明确提出"凡治消瘅、仆击、偏枯、痿厥、气满发逆，肥贵人则高粱之疾也。"说明消瘅与偏枯均与体质、饮食等因素有关。至金元以后，随着对消渴病并发症认识的深入，有些医家逐渐意识到消渴病久之，会导致中风偏枯或为风痱等疾。如戴思恭云："三消久之，精血既亏……或手足偏废如风疾，非风"。但限于当时历史条件，古代医家对消渴并中风的认识较为肤浅，亦很少论及治法。

本课题组通过历代有关消渴及中风病机的文献研究发现，两病之间存在着共同的病机特点，而且还存在消渴向缺血性中风病机转化的规律。我们认为气阴两虚，瘀血阻络是消渴并缺血性中风的基本病机，其中，阴虚与气虚，互为因果，以阴虚为本，瘀血又是气阴两虚的病理产物，是消渴导致缺血性中风的中心环节。

一、气阴两虚是消渴和缺血性中风的共同病机

消渴之为病不论病起于上焦心肺，还是中焦脾胃，其初起之时多因燥热太盛，耗伤本脏之阴津。久之本脏腑之阴液亏虚不能自救则延及于下焦，导致肾阴亏虚，历代医家多认为肾阴虚为本病后期的主要病机，如孙文胤云："惟肾水一虚，则无以制余火，火旺不能扑灭，煎熬脏腑，火因水竭而益烈，水因火烈而益干。……而三消之患始剧矣。"肾为先天之本，消渴病伤及于肾，多为久病且病情较重，同时伤及肾者，亦颇多变证。戴思恭云："三消久之，精血既亏，或目无所见，或手足偏废如风疾，非风，然此症肾消得之为多。"由于阴虚则气无所附，故阴虚者多兼有气虚，同时气虚则又不能生津，加重阴虚，阴虚与气虚互为因果，存在于消渴病的始终，可见，气阴两虚是消渴病的基本病机，特别是消渴病之后期更以阴虚为本。

气阴两虚不仅是消渴病的基本病机，亦是缺血性中风的主要病机。只是历代医家有侧重于阴虚者，有侧重于气虚者，如张景岳认为"凡病此者，多以素不能慎，或七情内伤，或酒色过度，先伤五脏之真阴，此致病之本也。"他指出本病的基本病机为真阴不足，这种真阴包括了气和血，他说"气血本不相离，故阴中有气，阴中亦有血"。张璐多从其说，《张氏医通·消渴》云："此五脏之类风未有不由阴虚而然者。"李东垣、王清任等则力主气虚，认为元气亏虚是中风的基本病机，我们认为真阴与元气均来自于肾精，两者密切相关，真阴不足可导致元气亏虚，元气亏虚亦可引起真阴不足，在缺血性中风病的发生过程中，两者同时存在，气阴两虚同时是缺血性中风的主要病机。由此可见，消渴和缺血性中风两者之间同时存在气阴两虚这一共同病机。

二、瘀血是消渴导致缺血性中风的中心环节

（一）瘀血是消渴病最常见的病理产物

历代医家不仅认识消渴病基本的病机是阴虚燥热，以阴虚为本，燥热为标。有些医家也意识到消渴病由于燥热伤津，气血亏虚，常导致营卫不和，气血运行不畅，如《诸病源候论·消渴》云："小便利则津液竭，津液竭则经络涩。"我们还从李东垣治消渴病诸方，如和血益气汤，当归补血汤，生津甘露汤，辛润缓肌汤等所用桃仁、红花、当归梢或身，生地黄等活血化瘀之品，可以发现虽然李氏没有明确提出瘀血阻滞是消渴之病机，但从其处方用药中可见瘀血的存在。我们认为瘀血是消渴病发展过程中最常见的病理产物。瘀血是可以通过多途径形成的，其一是燥热煎熬阴血成瘀，其二是阴虚，虚火炼血为瘀，其三是气随津脱，气不行血而停滞为瘀，其四是阴损及阳，血失温煦，凝聚为瘀，其中最常见的原因是阴虚、气虚致瘀。

（二）瘀血阻滞是缺血性中风最常见的原因

明代王伦云："古人论中风偏枯，麻木、酸痛不举诸证，以气虚死血痰饮为言，是论其病之根源。"《医方考·中风》亦云："中风手足不用，日久不愈者，经络中有痰死血也。"说明气虚、痰、瘀是中风病的主要原因。而缺血性中风与出血性中风相比，缺血性中风瘀血阻滞的病理特征表现得更为突出。就单纯缺血性中风而言，其瘀血形成的原因，历代医家多责之于气虚，如李东垣云："凡人年逾四旬，气衰者多有此疾，壮岁之际无有也。"说明中风病患者多在于 40 岁以上，随年龄增长，发病率亦逐渐提高。王清任则明确提出："半身不遂，亏损元气是其本源。""元气既虚，必不能达于血，血管无气，必停留为瘀。"王氏所创补阳还五汤对气虚血瘀所致的缺血性中风有明显疗效，至今仍为临床所常用。因

此，我们认为瘀血阻滞是缺血性中风最主要的原因。

经络是气血运行的通道，《灵枢·邪气脏腑病形篇》云："十二经脉，三百六十五络，其血气皆上注于面，而走空窍"。《备急千金要方》亦云："头者，身之首，人神所注气口精明，三百六十五络皆上归于头，"可见全身之气血皆汇聚于脑，全身之经络皆上归于脑，脑部经络易于瘀阻，而发为缺血性中风，瘀血是消渴常见的病理产物，易于阻滞脑络，而发为缺血性中风。瘀血是缺血性中风最直接的原因。导师认为瘀血是消渴导致缺血性中风的中心环节。

三、气阴两虚，瘀血阻滞是消渴并缺血性中风的基本病机

缺血性中风是消渴的并发症，而且多发生于消渴病的后期，两者在病机上存在着以消渴病机为基础的转化规律。消渴的基本病机为阴虚燥热，初期以燥热为主，燥热伤阴，渐致阴虚，后期则损及肾阴，以阴虚为主，兼有气虚。气阴两虚又是缺血性中风的主要病机，可见消渴合并缺血性中风之气阴两虚是由消渴病阴虚燥热病机发展而来。若阴虚，虚火煎熬阴血，瘀阻脑络发为缺血性中风；或气虚无以行血，血停为瘀，阻滞脑络发为缺血性中风，阴虚与气虚同时存在共同导致瘀血阻滞脑络而发病。瘀血既是消渴病最常见的病理产物，同时又是缺血性中风最直接的原因，因此我们认为气阴两虚，瘀血阻滞是消渴并缺血性中风的基本病机。消渴合并缺血性中风为本虚标实之证，以阴虚气虚为本，瘀血为标。我们对湖南中医药大学第一附属医院近五年消渴并缺血性中风122例进行证型统计分析，结果发现其中肝肾阴虚，兼气虚血瘀者102例，占83.7%，进一步表明气阴两虚，瘀血阻滞是本病的基本病机。蔡绍华通过对糖尿病并缺血性中风中医证型与高凝状态的关系研究认为血瘀是本病的主要病机，并且糖尿病缺血性中风其高凝状态指标血小板聚集率，血浆纤维蛋白原，体外血栓长度显著高于正常组，部分凝血酶活性及凝血酶原时间均可较对照组显著缩短，也印证了瘀血是导致糖尿病缺血性中风的主要原因。

四、滋阴益气活血是消渴并缺血性中风的基本治法

由于气阴两虚，瘀血阻滞是消渴并缺血性中风的基本病机，而且以阴虚兼气虚为本，瘀血为标，那么滋阴益气活血是本病的标本兼顾的基本治法。

消渴病之阴虚、气虚是瘀血产生的主要病理基础，滋阴益气均有利于活血，万海同等认为养阴是治疗血瘀证的重要法则，滋阴可濡润脉道，有利血行；滋阴又可增水行血；滋阴扶正，泻实祛邪，消除瘀结。气能行血，益气则是治疗气虚血瘀的基本法则，同时气能生津，益气有利于滋阴，此亦所谓阳中求阴。活血之品多温燥易伤阴液，加重阴虚；滋阴之药多滋腻，易阻气机，加重血瘀，因此滋阴活血之剂合用，则补而不腻，行血而不伤阴，滋阴益气活血三法合用，相得益彰。近年来采用养阴益气活血法治疗糖尿病合并脑梗死急性期，恢复期均取得了一定的疗效，如卞礼恩用止消通脉胶囊治疗糖尿病合并脑梗死70例，并以二甲双胍与维脑路通作对照，有效率高于对照组，研究表明止消通脉胶囊能改善患者肌力，降低空腹及餐后2小时血糖，有促进脑水肿吸收，减轻周围脑组织炎症反应及降低颅内压，改善局部血液循环，促进糖代谢，促使神经功能恢复的作用。林兰等用养阴益气活血中药结合氦氖激光治疗糖尿病合并脑梗死27例，可明显改善症状，降低血糖，改善血液流变，抗脂质过氧化损伤。可见对于糖尿病合并脑梗死，滋阴益气活血法具有较好的疗效。

通过以上分析，我们可以认为，气阴两虚，瘀血阻滞是糖尿病合并脑梗死的基本病机，在临证时，由于患者的个体差异及相兼他病可能兼夹有其他病机，但气阴两虚为病之本，瘀血为病之标，在本病中是共同存在的，因此，滋阴益气活血法（滋阴益气活血通脑络）是治疗糖尿病合并脑梗死的基本治法。

第三节　降糖通脉方治疗糖尿病合并脑梗死的临床观察

糖尿病和脑血管病都是当今世界范围内的多发病和常见病，两者关系密切，往往合病，且相互影响。糖尿病合并的脑血管病中，绝大部分为脑梗死。脑梗死是糖尿病致死致残的主要原因之一。40岁

以上的糖尿病患者发生脑梗死的概率是非糖尿病的 4 倍。因此，加强对糖尿病合并脑梗死的防治是一项重要的课题。目前，有关中医药防治糖尿病合并脑梗死的研究不够系统和深入，为了探讨滋阴益气活血法运用于糖尿病合并脑梗死的实际疗效，也为了进一步映证糖尿病合并脑梗死的病理机制，我们于 2000～2001 年对滋阴益气活血法（滋阴益气活血通脑络）治疗 2 型糖尿病合并脑梗死进行了深入细致的临床观察，临床疗效满意，现总结汇报如下。

一、研究对象与方法

（一）病例选择

1. 研究对象　2 型糖尿病合并脑梗死患者。

2. 诊断标准：

（1）西医诊断标准：目前暂无糖尿病合并脑梗死的诊断标准，凡在脑梗死发生前即有糖尿病，同时符合糖尿病及脑梗死的诊断标准即为糖尿病合并脑梗死。糖尿病按照 1999 年 WHO 专家委员会提议，1999 年 10 月中华医学会糖尿病学会通过的糖尿病诊断标准。脑梗死按照全国第四届脑血管病学术会议通过的各类脑血管疾病诊断标准，需经头颅 CT 或 MRI 确诊。

（2）中医诊断与辨证分型标准：参照 1993 年原卫生部药政局颁发的《中药新药治疗消渴病（糖尿病）及中风病的临床研究指导原则》。

消渴病中医诊断：凡具有口渴多饮、消谷易饥、尿多而甜、形体渐见消瘦等证候者即可诊断。

中风病中医诊断：主症为半身不遂，口舌歪斜，神志昏蒙，舌强言謇或不语，偏身麻木；急性起病；病发多有诱因，未发病前常有先兆症状；好发年龄多在 40 岁以上。具有主症 2 个以上，急性起病，结合舌、脉、诱因、先兆、年龄等方面的特点即可诊断。

辨证分型：两病合病后辨证主要为肝肾阴虚，气虚血瘀证者为研究对象。其症主见口渴喜饮、多食易饥、尿频量多、形体消瘦、疲乏无力，手足心热，头昏目眩，语言謇涩，患侧肢体麻木或活动不利，大便秘结，舌红，舌边有瘀斑，舌苔薄或少苔，脉沉细数或细弦。

3. 纳入病例标准

（1）同时符合消渴病及中风病诊断。

（2）符合消渴病合并中风中肝肾阴虚，气虚血瘀证型者。

（3）中风病为中经络，分期为急性期或恢复期者。

（4）西医诊断糖尿病合并动脉粥样硬化性血栓性脑梗死或腔隙性脑梗死者。

4. 排除病例标准

（1）近一个月内有糖尿病酮症，重度感染，心、肝、肾功能严重衰竭者；近 3 个月内有严重出血性疾病。

（2）短暂性脑缺血发作、脑出血、脑栓塞及蛛网膜下腔出血患者。

（3）中风病有神识昏蒙的中脏腑患者。

（4）中风病发病达 6 个月以上后遗症期患者。

（5）中医辨证不属于肝肾阴虚，气虚血瘀者。

5. 剔除病例标准

（1）因各种原因使试验中断者。

（2）未按规定检查或主要指标缺项者。

（3）未按规定用药，而影响疗效判定者。

6. 疗效评定标准：

（1）临床疗效评定标准：目前暂无糖尿病合并脑梗死疗效评定标准，依据《中药新药治疗消渴病（糖尿病）的临床指导原则》，及脑卒中患者临床神经功能缺损程度评分标准，将糖尿病及脑卒中的疗效标准综合，拟定如下疗效评定标准。因糖尿病目前无治愈的标准，故将两病结合，拟定显效、有效、无效标准。

显效：治疗后糖尿病症状基本消失，神经功能缺损评分减少 46%～100%，病残程度为 0～3 级。空腹血糖降至<7.2 mmol/L，餐后 2 小时血糖<8.3 mmol/L，24 小时尿糖定量<10.0 g，或血糖、24小时尿糖定量较治疗前下降 30%以上。

有效：治疗后糖尿病症状明显改善，神经功能缺损评分减少 18%～45%。空腹血糖<8.3 mmol/L，餐后 2 小时血糖<10.0 mmol/L，24 小时尿糖定量<25.0 g，或血糖、24 小时尿糖定量较治疗前下降 10%以上。

无效：治疗后糖尿病症状无明显改善，神经功能缺损评分小于 18%或增多，血糖、尿糖下降未达有效标准者。

（2）症状疗效标准：①显效为治疗后积分减少 70%以上。②有效为治疗后积分减少 36%～69%。③无效为治疗后积分减少 35%以下。

为客观评价疗效，对糖尿病临床症状采用计分评价方法，具体评分标准详见附录一。

（3）CT 疗效标准：①显效为梗死灶已显示不清或密度改善好转，或梗死灶明显缩小。②有效为梗死灶轻度缩小。③无效为梗塞灶无明显变化。

7. 一般临床资料　42 例糖尿病合并脑梗死患者均为 2000 年 1 月至 2001 年 2 月湖南中医药大学附属第一医院内科住院患者，采用随机分组，患者一般资料见表 13-1。

表 13-1　　　　　　　　　　　　　　两组一般临床资料比较

项　目	组　别	观察组	对照组
例数		22	20
性别	男	12	9
	女	10	11
年龄（年）		66.5±7.83	64.1±6.93
糖尿病病程（年）		8.04±6.58	7.44±4.93
脑梗死病程	1～2 周	14	11
	2～4 周	6	6
	1～6 个月	2	3
病　情	轻度	8	9
	中度	11	8
	重度	3	2
合并症	高血压	16	15
	高脂血症	14	12
	冠心病	8	12

（二）治疗方法

患者原有糖尿病，发生脑梗死后，保持原来的饮食疗法，停用扩血管、降血脂及钙拮抗药，血糖较高者可根据情况均选用格列齐特降血糖。观察组依据病情在 1 周内逐渐撤除格列齐特，根据患者情况进行适度的功能锻练。

观察组：在饮食治疗及功能锻练基础上口服滋阴益气活血主方：降糖通脉方（由熟地黄 20 g、黄芪30 g、枸杞子 12 g、山茱萸 12 g、黄连 10 g、地龙 12 g、丹参 20 g、川芎 12 g 等 10 味中药组成），每日 1 剂，蒸汽煎服，分两次服。

对照组：在饮食治疗及功能锻练基础上口服心脑舒通，依血糖情况选用格列齐特降糖。格列齐特每日 80～240 mg，分 2～3 次服用，每次 80 mg，心脑舒通每日 9 片，每次 3 片。格列齐特，法国施维雅药厂，天津华津制药厂合作生产，批号：990924，（91）卫药准字 J-11 号，心脑舒通：吉林敖东洮南药业股份有限公司生产，批号 990914，ZZ-5021 吉卫药准字（1998）等 5051 号（药理作用：活血化瘀，舒利血脉）。

用药治疗 30 日为 1 个疗程，观察 1 个疗程。

（三）观察内容及方法

1. 安全性观察　一般体检项目；血尿、便常规；心电图、肝功能、肾功能。

2. 疗效观察

（1）患者的症状及神经功能缺损程度评分。

（2）头部 CT 检查。

（3）空腹血糖，餐后 2 小时血糖、糖化血清蛋白，24 小时尿糖定量。

（4）血脂［胆固醇、三酰甘油、高密度脂蛋白、低密度脂蛋白、脂蛋白（a）］。

以上项目临床治疗前做 1 次，治疗 1 个疗程后复查一次，生化指标均由湖南中医药大学附属第一医院检验科完成。

（四）统计学处理

计量资料用自身前后配对 t 检验，计数资料采用 χ^2 检验，两组疗效比较用 Ridit 分析。

二、研究结果分析

（一）两组临床疗效比较

滋阴益气活血法组的临床总疗效明显优于对照组（$P<0.05$），结果见表 13 - 2。

表 13 - 2　　　　　　　　　　　　　　　**两组临床疗效比较**

组　别	例数	显效	有效	无效	总有效率（%）	显效率（%）	P 值
观察组	22	13	6	3	86.4%	59.09%	
对照组	20	5	10	5	75%	25%	$P<0.05$

（二）两组治疗前后糖尿病临床症状积分比较

经治疗后，两组糖尿病症状积分明显下降。两组治疗前各项积分比较 $P>0.05$，观察组治疗后与治疗前分项积分比较除形体消瘦外（$P>0.05$），均为 $P<0.01$，对照组治疗后与治疗前分项积分比较除形体消瘦（$P>0.05$）外，均为 $P<0.01$。说明观察组与对照组均能有效改善除形体消瘦以外的其他症状。观察组治疗后分别与对照组治疗后比较除形体消瘦、消谷易饥、头昏目眩、五心烦热外，差异均有显著性意义（$P<0.05$ 或 $P<0.01$）。说明观察组在改善口渴多饮、尿频量多、疲乏无力，肢体麻木上均优于对照组。（表 13 - 3）

表 13 - 3　　　　　　　　　　**两组治疗前后糖尿病临床症状积分比较**（$\bar{x}\pm s$，下同）

项　目	例数	观察组（22 例）		例数	对照组（20 例）	
		治疗前	治疗后		治疗前	治疗后
口渴多饮	17	2.47±0.94	0.71±0.58**△	16	2.31±0.87	1.44±1.03**
消谷易饥	14	2.14±0.95	1.00±0.74**	13	2.15±0.90	1.23±0.73**
尿频量多	17	2.35±0.10	0.82±0.73**△△	16	2.25±0.86	1.56±0.96**
形体消瘦	9	1.56±0.53	1.22±0.44	7	1.57±0.53	1.29±0.76
疲乏无力	17	2.35±1.11	0.65±0.70**△△	17	2.41±0.62	1.24±0.83**
头昏目眩	16	2.19±0.75	1.06±0.85**	15	2.13±0.74	1.47±0.74**
五心烦热	10	1.60±0.70	0.60±0.70**	10	1.60±0.84	1.0±0.82**
肢体麻木	17	2.06±0.75	0.88±0.70**△△	15	2.07±0.70	1.53±0.74**

注：与同组治疗前分项积分比较，＊$P<0.05$，＊＊$P<0.01$；分别与对照组治疗后分项积分比较，△$P<0.05$，△△$P<0.01$

（三）两组治疗前后脑梗死（缺血性中风）神经功能缺损程度评分比较

两组治疗前神经功能缺损程度评分比较 $P>0.05$，观察组及对照组分别与同组治疗前神经功能缺损评分比较明显下降（$P<0.01$，$P<0.05$），说明观察药及对照药均能有效减轻中风病症状。观察组治疗后分别与对照组治疗后神经功能缺损程度评分比较有显著性意义（$P<0.05$）。观察组治疗前后差值与对照组前后差值比较有显著性意义（$P<0.01$）。说明降糖通脉方在改善神经功能缺损程度方面优于对照药。（表 13-4）

表 13-4　　　　　　　两组治疗前后神经功能缺损程度评分比较

组别	例数	治疗前	治疗后	前后差值
观察组	22	18.91±6.23	8.78±4.93**△	10.34±4.68##
对照组	20	17.64±5.86	11.96±5.32*	5.63±5.04

注：与同组治疗前比较，＊$P<0.05$，＊＊$P<0.01$；与对照组治疗后比较，△$P<0.05$，△△$P<0.01$；与对照组前后差值比较，♯$P<0.05$，♯♯$P<0.01$

（四）两组治疗前后血糖、24 小时尿糖、糖化血清蛋白的比较

观察组治疗前空腹血糖、餐后 2 小时血糖、24 小时尿糖、糖化血清蛋白等指标治疗前与对照组治疗前比较均 $P>0.05$，两组治疗后分别与同组治疗前比较各指标均下降（$P<0.01$），观察组与对照组治疗后上述指标间差异无显著性意义（$P>0.05$），说明滋阴益气活血法及对照组均可显著降低空腹血糖、餐后 2 小时血糖、24 小时尿糖及糖化血清蛋白。（表 13-5）

表 13-5　　　　　　两组治疗前后空腹及餐后血糖、尿糖、糖化血清蛋白的比较

项　目	观察组（22 例）			对照组（20 例）		
	治疗前	治疗后	前后差值	治疗前	治疗后	前后差值
空腹血糖 （mmol/L）	11.65±3.58	8.48±3.42**	3.17±2.05	11.39±4.02	8.06±2.19**	3.33±2.73
餐后 2 小时血糖 （mmol/L）	18.19±3.47	13.01±3.80**	5.19±1.94	18.12±4.64	11.96±2.75**	6.17±3.67
24 小时尿糖 （g）	26.52±5.84	15.84±9.02**	10.68±6.44	25.12±7.77	16.05±4.93**	9.07±6.09
糖化血清蛋白 （mmol/L）	3.29±0.56	2.4±0.63**	0.94±0.53	3.11±0.62	2.36±0.55**	0.76±0.51

注：与同组治疗前比较，＊$P<0.05$　＊＊$P<0.01$

（五）两组治疗前后血脂的比较

两组治疗前胆固醇(TC)、三酰甘油(TG)、高密度脂蛋白(HDL-C)，低密度脂蛋白(LDL-C)，脂蛋白 a[LP(a)]比较均为 $P>0.05$，本临床观察中糖尿病合并脑梗死患者 TC、TG、LDL-C、LP(a)均较正常范围偏高，HDL-C 在正常范围的低值，滋阴益气活血法治疗后 TC、TG 明显下降(分别为 $P<0.05$，$P<0.01$)，HDL-C 明显升高($P<0.01$)，LP(a)明显下降($P<0.01$)，对照组治疗后HDL-C 亦明显升高($P<0.01$)，LP(a)明显下降($P<0.01$)，观察组治疗后 LP(a)较对照组治疗后LP(a)下降明显($P<0.05$)。结果见表 13-6。

表 13 - 6   **两组治疗前后血脂的比较 ($\bar{x} \pm s$)**

项　　目	观察组（22 例）			对照组（20 例）		
	治疗前	治疗后	前后差值	治疗前	治疗后	前后差值
TC(mmol/L)	6.25±1.24	5.56±1.03*	0.71±1.29	6.22±1.41	5.84±1.12	0.39±0.97
TG(mmol/L)	2.19±1.02	1.71±0.82**	0.44±0.57#	2.04±0.59	1.95±0.55	0.09±0.35
HDL - C (mmol/L)	1.03±0.30	1.48±0.47**	0.43±0.43##	0.99±0.22	1.07±0.22**	0.08±0.15
LDL - C (mmol/L)	3.40±0.58	3.31±0.71	0.10±0.36	3.08±0.87	2.99±0.75	0.08±0.63
LP(a)(mg/L)	377.8±135.3	279.38±84.09**△	98.84±94.32#	342.17±119.18	314.53±84.24**	27.65±90.52

注：与同组治疗前比较，$*$ $P<0.05$，$**$ $P<0.01$；与对照组治疗后比较，$\triangle P<0.05$，$\triangle\triangle P<0.01$ 与对照组治疗前后差值比较：# $P<0.05$，## $P<0.01$

（六）两组治疗后头部 CT 扫描病灶变化比较

观察组头部 CT 病灶显效和有效率均显著高于对照组，而无效率显著低于对照组，差异均有高度显著性意义（$P<0.01$），观察组与对照组比较，经 Ridit 分析，说明滋阴益气活血法能有效地缩小颅内血栓病灶，且疗效优于对照组。（表 13 - 7）

表 13 - 7   **头部 CT 扫描病灶变化**

组　　别	治疗例数	复查例数	头部 CT 扫描效果		
			显效数（%）	有效数（%）	无效数（%）
观察组	22	20	6(30%)	11(55%)	3(15%)
对照组	20	17	3(17.6%)	7(41.2%)	7(41.2%)
合　计	42	37	9	18	10

三、讨论

（一）糖尿病合并脑梗死的基本病机及滋阴益气活血法的立法依据

糖尿病属于中医"消渴"范畴，脑梗死属于中医"缺血性中风"范畴，中医药对消渴及中风的治疗均有较强的优势。在对消渴合并缺血性中风病机认识中，通过我们前期的研究，我们认为其基本病机是以阴虚为主，兼气虚，瘀血阻滞。临床应用中，不少学者也持类似的观点。如赵晶通过对 78 例糖尿病合并急性脑梗死的中医分型认为气阴两虚，络脉瘀阻为该病的基本证型。林兰、王明福、杨晓晖等认为气阴两虚、瘀血阻络为本病的基本病机。我们认为消渴病的病机为阴虚为本，燥热为标。而消渴病发展到后期，主要以肝肾阴虚为主，阴能载气，阴虚日久，必见气虚，一方面阴虚燥热内生，耗津灼液，血液黏滞而为瘀血；另一方面，气虚则帅血无力，血液瘀缓，加之消渴患者喜食肥甘，多夹痰浊，瘀血痰浊横窜经络、痹阻血脉，或瘀血阻于脑脉，窍络壅塞，发为中风。在我们的临床观察中也注意到，本病的主要证型即为阴虚为主，兼气虚，瘀血阻络。统计附一院近五年来消渴并缺血性中风的 122 例患者，其中肝肾阴虚，兼气虚，瘀血阻络者有 102 例，占 83.7%。鉴于消渴合并缺血性中风这一基本病机，我们针对此证型的消渴合并缺血性中风患者采用滋阴益气活血法为基本治法。

滋阴益气活血法降糖通脉方基本方以熟地黄、枸杞子、山茱萸滋阴为君，尤以滋肝肾之阴为主。黄芪益气为臣，以推动全身气血运行，临证时可根据气虚的程度及病程的长短调整用量。地龙善通十二经脉，与血中气药川芎，养血活血的丹参，共奏活血通络之功，黄连清热降火。诸药合用，共凑滋阴益气活血之功，使祛瘀而不伤正，扶正而不留滞。

（二）滋阴益气活血法对糖尿病合并脑梗死临床症状的影响

滋阴益气活血法的临床总有效率为 86.4%，明显优于心脑舒通对照组。在糖尿病临床症状改善方面，尤对口渴多饮、尿频量多、疲乏无力、肢体麻木 4 个方面的改善明显优于心脑舒通对照组，体现滋阴益气活血法的标本兼治组方特色。滋阴益气活血法在改善神经功能缺损方面较对照组效果明显。在临床实际观察中，我们注意到滋阴益气活血法对患者远端肢体的精细动作恢复相对较对照组快，这也体现了滋阴益气活血法在脑梗死治疗方面的优势。

（三）滋阴益气活血法对糖代谢的影响

糖尿病合并脑梗死中高血糖的损害是病情发生、发展的一个重要的原因，而且发生脑梗死后，血糖仍有明显升高的趋势。高血糖可以使血凝固机能亢进，血管壁的营养代谢障碍，血脂增高，相对而言，糖尿病患者更容易形成脑缺血性病变。发生脑梗死后，进一步增高的血糖能加重脑组织的损伤，加重脑水肿，使梗死面积增大，造成脑卒中加重，死亡率致残率增高，康复过程延迟。其机制可能与高糖状态下缺血缺氧，酸性产物增加，脑细胞能量代谢障碍及高血糖时红细胞聚集性增强，脆性增加，红细胞瘀积等因素有关。有效地控制血糖是防治糖尿病合并脑梗死发生发展的一项重要措施。我们的临床观察结果表明：滋阴益气活血法能有效地降低空腹血糖，餐后 2 小时血糖，降低 24 小时尿糖含量及糖化血清蛋白，具有调节葡萄糖代谢紊乱的作用。这个作用是与方中诸药的作用有关的。现代药理研究表明：地黄、黄芪、黄连、山茱萸均有抗肾上腺素所致的动物血糖升高，表明其通过抑制糖原异生而降血糖，山茱萸、黄连还能降低四氧嘧啶所致高血糖及链脲佐菌素所致的高血糖；我们的研究也表明，熟地黄、枸杞子、黄芪等单味运用即可使四氧嘧啶所致小鼠高血糖降低，而熟地黄与枸杞子配伍运用作用更明显。推测滋阴益气活血法降血糖的机制，可能与抑制糖异生，促进糖酵解有关。

（四）滋阴益气活血法对脂肪及脂蛋白代谢的影响

糖尿病发生脑梗死的发病率高，主要因为脑动脉硬化出现较非糖尿病者早而普遍严重，而在动脉硬化中脂肪及脂蛋白代谢异常是重要原因或危险因子。一般认为胆固醇（TC）及三酰甘油（TG）升高可以促进动脉硬化的发生，而高密度脂蛋白（HDL－C）有明显的抗动脉粥样硬化作用。而低密度脂蛋白（LDL－C）是动脉硬化的致病因子，脂蛋白(a)[LP(a)]是一种含有类似低密度脂蛋白颗粒的特殊脂蛋白，已明确 LP(a) 是脑血管病变的独立危险因素。LP(a) 可阻止正常的纤溶酶产生，削弱纤溶作用，促进血栓的形成和动脉硬化的形成。研究表明 2 型糖尿病伴心脑血管病时 LP(a) 水平升高。糖尿病患者 LP(a) 增高是糖尿病脑血管病的独立危险因子。糖尿病患者因绝对或相对胰岛素不足，直接影响体内葡萄糖和脂肪的正常代谢，对 TG 的合成和分解代谢紊乱，通过糖-脂转化，产生大量的三酰甘油；高血糖可引起体内 LDL 非酶促糖基化，从而影响了 LDL 的清除，使血中 LDL 和胆固醇升高；HDL－C 的分解增加和合成减少导致 HDL 水平下降。糖尿病患者一般 TG 显著升高，TC、LDL 也升高，HDL 降低，LP(a) 增加较一般脑梗死增高更明显。本临床研究表明，糖尿病合并脑梗死患者 TC、TG 较正常值增高，HDL－C 偏低，LDL－C 偏高，LP(a) 增高，滋阴益气活血法能有效降低 TC、TG 和 LP(a)，升高 HDL－C，提示滋阴益气活血法能改善脂肪及脂蛋白代谢，从而防止病情的进一步发展，达到预防和治疗糖尿病合并脑梗死的目的。降糖通脉方中，水蛭对高血脂家兔 TC、TG 的升高有抑制作用，水蛭粉可用于治疗高脂血症，丹参能抑制内源性胆固醇生成。

第四节　降糖通脉方防治糖尿病合并缺血性脑损伤的实验研究

临床研究已经证实了降糖通脉方在治疗糖尿病合并脑梗死时的疗效是肯定的，为了科学地探讨滋阴益气活血法的作用机制，进一步研究滋阴益气活血法对糖尿病合并脑梗死全身及局部病理变化的影响，为本法治疗该病提供充足的理论依据，本实验研究建立了类似于糖尿病合并脑梗死的糖尿病合并缺血性脑损伤动物模型，并研究滋阴益气活血法对该模型的影响。目前，尚未见到有关中医药防治糖尿病合并缺血性脑损伤的实验研究，本研究旨在通过实验研究阐明滋阴益气活血法治疗糖尿病合并脑梗死的作用机制。一般认为缺血再灌比单纯缺血引起的脑损伤更严重，缺血再通后，往往发生更严重的神经细胞损伤，本实验中采用的缺血性再灌注损伤模型是在糖尿病发生一个月的基础上建立的，试图与临床上糖尿病日久而并发脑梗死的这一慢性过程相接近。本研究于 1999～2000 年采用糖尿病合并大鼠不完全性脑缺血模型，观察滋阴益气活血法对脑组织形态及各项生化指标的影响；采用糖尿病合并脑缺血再灌注沙鼠模型，观察本法对沙鼠脑超微结构及海马区细胞凋亡的影响。

一、降糖通脉方对糖尿病合并缺血性脑损伤大鼠的影响

本实验主要研究滋阴益气活血法对链脲佐菌素（STZ）所致糖尿病合并不完全性脑缺血大鼠脑组织形态学，血糖、TXB_2、6-酮-$PGF_{1\alpha}$、内皮素、一氧化氮、一氧化氮合酶，兴奋性氨基酸等指标的影响。

（一）材料与方法

1. 材料

（1）药物：降糖通脉方主方为熟地黄 20 g、枸杞子 12 g、山茱萸 12 g、黄芪 30 g 等 10 味中药，上述药物购自湖南中医药大学杏林药号，药煎两次，第一次加 4 倍于中药体积的水，煎 1 小时，滤出煎液，第 2 次加 2 倍体积的水，煎 30 分钟，合并煎液，过滤浓缩至 2 g 生药/mL，4 ℃储存备用。格列齐特：法国施维雅药厂，天津华津制药厂合作生产，批号：990822，（91）卫药准字 J-11 号。尼莫地平：天津中央制药厂，批号 990804，（91）卫药准字 X-187-1 号。心脑舒通：吉林敖东洮南药业股份有限公司，批号 990914，ZZ-5021-吉卫药准字（1998）等 5051 号。

（2）动物：健康 SD 大鼠，清洁级，雌雄各半，体重 200～250 g，由本院实验动物中心提供。

（3）主要试剂：链脲佐菌素（STZ）：美国 Sigma 公司产品。末端全血葡萄糖测试条：北京怡成生物技术有限公司，批号：991210。6-酮-前列腺素 $F_{1\alpha}$（6-Keto-$PGF_{1\alpha}$）、血栓烷 B_2（TXB_2）放免试剂盒由苏州医学院血栓与止血研究室提供，批号：991210。一氧化氮（NO），一氧化氮合酶（NOS）测试盒由南京建成生物工程研究所提供，批号：991219。内皮素（ET）放免测试盒由解放军总医院科技开发中心放免所提供，批号 991226。谷氨酸（Glu）、天冬氨酸（Asp）、γ-氨基丁酸（GABA）和甘氨酸（GLy）标准品，纯度 99.99%，均为 Sigma 公司产品，无水乙醇为国产分析纯。

（4）主要仪器：怡成 SENTEST JPS-Ⅲ型快速血糖测试仪，北京怡成生物电子技术有限公司产品。GL-20A 高速冷冻离心机，湘仪产。UV754 紫外可见分光光度计（上海三分）。LC-6A 高效液相色谱仪和 RF-530 荧光检测器（日本岛津）。

2. 方法

（1）链脲佐菌素所致糖尿病合并不完全性缺血性脑损伤大鼠模型的制备：大鼠禁食不禁水 12 小时，腹腔注射 1% STZ（临用时用 0.1M，pH4.2 的柠檬酸缓冲液配制），注射剂量为 60 mg/kg，假手术组的大鼠腹腔注射等量柠檬酸缓冲液，不造成高血糖，注射 72 小时后测大鼠尾静脉血糖 ≥11.1 mmol/L 者为糖尿病大鼠，糖尿病造模成功后不进行治疗，所有大鼠普通饲料喂养 4 周后建立不完全性脑缺血模型。按文献记载，大鼠禁食 12 小时，0.4% 戊巴比妥钠麻醉（10 mL/kg），仰卧固定，分离双侧颈总动脉，用无创小动脉夹夹闭两侧颈总动脉 2 小时，造成不完全性脑缺血，假手术组只分离不结扎双颈总动脉，结扎 2 小时后，松开动脉夹，再灌注 2 小时。腹腔注射 STZ 血糖 ≥11.1 mmol/L，且结扎双颈总动脉的大鼠为糖尿病合并缺血性脑损伤大鼠模型。

（2）实验方法：糖尿病造模成功后，按性别、体重、血糖分层随机分为 5 组，除假手术组只腹腔注射等量柠檬酸缓冲液，不造成高血糖，且只分离颈总动脉，不结扎外，其余各组腹腔注射 STZ，并结扎双颈总动脉，5 组分别为：假手术组，模型组，滋阴益气活血组，格列齐特加尼莫地平组，心脑舒通组。结扎颈总动脉前 5 日分别灌胃，假手术组及模型组灌等量双蒸水；滋阴益气活血组灌滋阴益气活血主方（剂量为 32.1 g/kg）；格列齐特加尼莫地平组灌格列齐特（剂量为 18.35 mg/kg）及尼莫地平（剂量为 27.5 mg/kg）；心脑舒通组灌心脑舒通（剂量为 13.76 mg/kg），以上剂量均相当于 50kg 体重成人剂量的 2 倍，灌胃每日 2 次，连续 5 日。末次灌胃 1 小时后按上述造模方法造成不完全性脑缺血，缺血 2 小时后，松开动脉夹再灌 2 小时，分别于结扎颈总动脉之前，缺血再灌 2 小时后测血糖 1 次，颈总动脉取血，按实验需要分别留取血清及血浆，并迅速取脑组织，一侧脑组织置于 10% 甲醛中固定，进行脑组织形态学观察，另一侧脑组织在冰台上分离前脑皮质和海马，以冰生理盐水冲洗除去残渣后称重，

分别加冰生理盐水及无水乙醇用匀浆器在冰浴下制成 10％脑匀浆液，匀浆液于 4000 rpm 于 4 ℃离心 15 分钟，分离上清液，于－20 ℃储存备测试用。

（3）观察指标与测试方法：脑组织形态学观察为脑组织用 10％甲醛固定，石蜡包埋切片，HE 染色，10×10 倍光镜观察并摄影。血糖：采用电化学法血糖仪测定。6 - Keto - PGF$_{1\alpha}$、TXB$_2$ 及内皮素含量：采用放射免疫法。NO 测定：采用硝酸还原酶反应法。NOS 活性测定：采用 L -精氨酸胍基氧化反应法。脑匀浆蛋白含量：采用考马斯亮兰法。脑匀浆氨基酸含量：采用高效液相色谱仪按内标法测定。

（4）统计分析：多组计量资料数据处理，方差齐者以方差分析和 q 检验分析，方差不齐者以秩和检验分析。

（二）结果

1. 对大鼠脑组织形态学变化的影响　假手术组大鼠脑组织形态基本正常，神经元数目较多，神经纤维清晰（图 13 - 1、图 13 - 6）；而模型组大鼠脑组织损伤较重，脑实质充血、水肿、小胶质细胞增生，小灶坏死，血管内皮细胞增生，出血坏死，海马区水肿，细胞减少（图 13 - 2、图 13 - 7）。三方治疗组对脑缺血损伤均有一定的保护作用。降糖通脉方组脑实质及海马区仅见少量充血水肿（图 13 - 3、图 13 - 8）；西药组可见脑实质小胶质细胞增生，海马轻度水肿（图 13 - 4、图 13 - 9）；心脑舒通组脑组织水肿、血管充血，海马区充血水肿（图 13 - 5、图 13 - 10）。

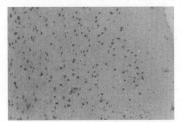

图 13 - 1　示脑实质神经细胞结构清晰（×100）（假手术组）

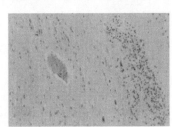

图 13 - 2　示脑实质小胶质细胞增生，血管充血，脑组织水肿（×100）（模型组）

图 13 - 3　示脑实质轻度水肿（×100）（滋阴益气活血组）

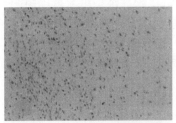

图 13 - 4　示脑实质小胶质细胞增生（×100）（西药对照组）

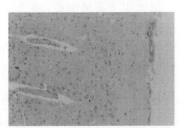

图 13 - 5　示脑实质血管充血，水肿（×100）（心脑舒通组）

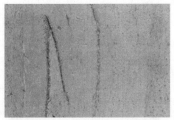

图 13 - 6　示海马区细胞排列紧密，轮廓清晰（×100）（假手术组）

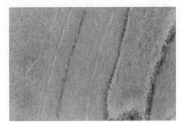

图 13 - 7　示海马区充血，水肿、细胞结构不清晰（×100）（模型组）

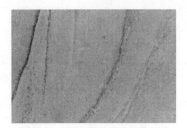

图 13 - 8　示海马区轻度水肿（×100）（滋阴益气活血组）

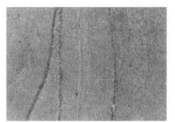 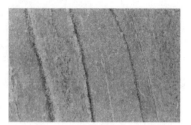

图 13-9　示海马区轻度水肿　　　　　图 13-10　示海马区充血水肿
（×100）（西药组）　　　　　　　　　（×100）（心脑舒通组）

2. 对大鼠血糖的影响　大鼠注射 STZ 后，血糖明显升高，与假手术组比较 $P<0.01$；治疗后滋阴益气活血组和西药组下降非常明显，两组分别与治疗前相比 $P<0.01$，两组治疗后血糖值与模型组治疗后比较 $P<0.01$。缺血再灌 2 小时后模型组血糖仍继续升高，降糖通脉方和西药均能有效抑制血糖的继续升高。心脑舒通组血糖无明显变化。结果见表 13-8。

表 13-8　　　　　　　　　　各组血糖的比较 ($\bar{x}\pm s$，下同 mmol/L)

组别	鼠数	治疗前	缺血术前	前后差值	缺血再灌 2 小时后	前后差值
假手术组	12	5.38±1.73	5.51±1.83	0.00±0.19	5.36±1.58	0.05±0.37
模型组	11	15.56±2.69**	14.88±3.00**	0.67±1.15	16.85±2.39**	1.96±1.16
滋阴益气活血组	12	15.71±2.85**	11.91±2.59**△△	3.80±0.70$$	11.35±2.27**#♯	0.56±0.81$$
西药组	11	16.00±2.94**	10.33±2.65**△△	5.67±0.98$$	11.94±2.43**#♯	1.61±0.97
心脑舒通组	12	15.47±2.63**	14.31±2.74**	1.16±0.99	15.63±2.09**	1.32±1.65

注：与假手术组比较，$*P<0.05$，$**P<0.01$；与同组治疗前的差值与模型组治疗前、术前的差值相比，$\triangle P<0.05$，$\triangle\triangle P<0.01$；与同组缺血术前的差值与模型组差值相比，$\#P<0.05$，$\#\#P<0.01$；与模型组前后差值比较，$\$P<0.05$　$\$\$P<0.01$

3. 对大鼠脑组织中 TXB_2、6-酮-$PGF_{1\alpha}$ 含量的影响　与假手术组比较，模型组大鼠脑组织中 TXB_2 含量显著性升高，而 3 个用药组均有不同程度下降。与模型组比较，3 个治疗组 TXB_2 下降均有显著性意义（$P<0.01$），其中以滋阴益气活血组下降最明显。与假手术组比较，模型组大鼠脑组织 6-酮-$PGF_{1\alpha}$ 含量有下降的趋势，各治疗组均有上升趋势，但无统计学意义（$P>0.05$）。由于模型组的 TXB_2 升高而 6-酮-PGF_α 下降，因此，与假手术组相比，模型组的 T/K 比值较假手术组明显升高（$P<0.01$），而 3 个治疗组均明显下降，与模型组相比 $P<0.01$，结果见表 13-9。

表 13-9　　　　　　　各组大鼠脑组织 TXB_2 及 6-酮-$PGF_{1\alpha}$ 含量的变化

组别	TXB_2（pg/mg·Pr）	6-酮-$PGF_{1\alpha}$（pg/mg·Pr）	T/K 比值
假手术组	63.48±23.02	26.72±7.00	2.52±1.09
模型组	142.85±20.25**	20.76±5.12	7.37±2.32**
滋阴益气活血组	87.62±15.17△△	23.95±6.68	3.87±1.0△△
西药组	94.97±28.15△△	24.04±5.38	3.98±1.03△△
心脑舒通组	101.45±27.54△△	25.11±3.17	4.22±1.40△△

注：与假手组比较，$*P<0.05$　$**P<0.01$；与模型组比较，$\triangle P<0.05$，$\triangle\triangle P<0.01$

4. 对大鼠血浆中 ET、NO 含量、NOS 活性的影响　与假手术组相比，模型组大鼠血浆 ET 值明显升高（$P<0.01$），3 个治疗组均能明显降低血浆中 ET 含量，与模型组比较 $P<0.01$。造模后血浆中 NO 含量及 NOS 活性有下降趋势，滋阴益气活血组及西药组 NO 含量及 NOS 活性均有增高趋势，但无统计学意义（$P>0.05$），结果见表 13-10。

表 13-10 　　　　　　　　　各组血浆中 ET、NO 含量、NOS 活性的变化

组别	鼠数	ET(pg/mL)	NO(μmol/mL)	NOS(U/mL)
假手术组	10	110.68±29.66	46.93±16.09	15.35±6.13
模型组	10	175.80±54.77**	35.10±19.19	10.92±3.73
滋阴益气活血组	10	116.85±19.89△△	55.44±15.47	13.84±5.78
西药组	10	118.05±25.79△△	61.01±15.17	14.36±5.92
心脑舒通组	10	127.09±18.65△△	47.76±17.87	10.92±2.87

注：与假手术组比较，$*P<0.05$，$**P<0.01$；与模型组比较，$△P<0.05$，$△△P<0.01$

5. 对大鼠脑组织 NO 含量及 NOS 活性的影响　　模型组大鼠脑组织中 NO 含量较假手术组明显升高（$P<0.05$），3 个治疗组均有不同程度下降，与模型组比较，滋阴益气活血组与西药组有统计学意义（$P<0.05$）。模型组脑组织 NOS 活性较假手术组有升高趋势，各治疗组均有下降趋势，但无统计学意义，见表 13-11。

表 13-11 　　　　　　　　　各组脑组织中 NO 含量，NOS 活性的变化

组别	鼠数	NO(μmol/mg·Pr)	NOS(U/mg·Pr)
假手术组	10	1.57±0.99	107.17±28.92
模型组	11	3.48±1.68*	139.07±25.48
滋阴益气活血组	10	1.79±1.13△	112.89±30.88
西药组	10	1.72±0.93△	105.79±33.26
心脑舒通组	10	2.27±1.33	126.56±38.34

注：与假手术组比较，$*P<0.05$，$**P<0.01$；与模型组比较，$△P<0.05$，$△△P<0.01$

6. 对大鼠脑组织氨基酸含量的影响　　与假手术组相比，模型组大鼠脑组织兴奋性氨基酸谷氨酸（Glu），天冬氨酸（Asp）含量显著增高（$P<0.01$）。3 个治疗组 Glu、Asp 含量均有不同程度降低，其中尤以 Glu 含量降低更为明显，滋阴益气活血组与西药组中 Glu 降低，与模型组比较有显著意义（$P<0.01$）。滋阴益气活血组脑组织中 Asp 降低，与模型组比较 $P<0.01$，西药组及心脑舒通组亦下降，与模型组比较 $P<0.05$。另外，模型组脑组织中抑制性氨基酸 γ-氨基丁酸（γ-GABA）含量较假手术组亦升高，各治疗组有所下降，但无统计学意义。甘氨酸（Gly）各组间无明显变化，结果见表 13-12。

表 13-12 　　　　　　大鼠脑组织氨基酸含量变化（μmol/g 湿组织）（$n=6$）

组别	Glu	ASP	GABA	Gly
假手术组	4.27±1.91	0.77±0.43△△	1.11±0.24	0.79±0.17
模型组	8.66±2.07**	2.1±0.62**	1.38±0.33	0.81±0.29
滋阴益气活血组	5.75±0.66△△	1.14±0.32△△	1.29±0.14	0.77±0.08
西药组	6.46±0.87△△	1.30±0.52△	1.20±0.16	0.81±0.19
心脑舒通组	7.28±1.10	1.38±0.32△	1.23±0.37	0.79±0.20

注：与假手术组比较，$*P<0.05$，$**P<0.05$；与模型组比较，$△P<0.05$，$△△P<0.05$

（三）讨论

1. 滋阴益气活血法抗糖尿病并缺血性脑损伤与糖代谢的关系　　糖尿病是脑梗死的重要危险因素，是造成多发性腔隙性脑梗死独立的具有决定意义的因素，持续高血糖可使红细胞聚集性增高，促进血小板黏附和聚集，血黏度增高，血液中凝血因子增加，纤维蛋白原增高，促进血栓形成，高血糖还可致动脉壁蛋白糖基化，最终导致管腔闭塞，而发生脑梗死。糖尿病患者并发脑梗死后血糖均较梗死前增高，可能系丘脑下部及脑干的葡萄糖调节中枢缺血等因素有关，血糖升高又加重脑梗死患者的脑水肿，使脑

损伤更明显，动物 MCA 闭塞模型中，高血糖动物局灶性脑梗死病变范围较正常组大，有报道表明，STZ 所致糖尿病性高血糖可明显加重缺血后脑损伤并引起缺血后癫痫发生。本实验表明，STZ 所致高血糖，在发生脑缺血后，其血糖继续升高，而降糖通脉方药及西药均能有效地降低 STZ 所致的高血糖，并抑制脑缺血后血糖的进一步升高，从而使脑组织避免受到高血糖所带来的损害，而单用心脑舒通无这方面的作用。

2. 滋阴益气活血法抗糖尿病合并缺血性脑损伤与血管内皮功能的关系　　生理情况下，血管内皮细胞合成释放前列环素（PGI_2），PGI_2 具有强烈的抑制血小板聚集和扩张局部血管作用，PGI_2 很快转变为稳定无活性的 6 - Keto - $PGF_{1\alpha}$。在血小板中可生成血栓烷 A_2（TXA_2），TXA_2 有强烈的促血小板聚集和血管收缩作用，TXA_2 易转变为 TXB_2，后者较稳定。TXA_2 与 PGI_2 的作用相反，两者之间的活性保持平衡是一个重要的生理作用，既可控制止血机制，又可防止血栓形成。如血小板释放的 TXA_2 增加或内皮细胞产生的 PGI_2 明显减少就可导致血小板聚集，血栓形成。糖尿病患者由于胰岛素相对或绝对不足，高血糖可损伤内皮细胞，脂肪组织分解产生大量游离脂肪酸造成内皮损伤，高脂血症、血黏度增高、局部血液停滞，组织缺血缺氧可造成内皮细胞损伤。故糖尿病患者，尤其是伴有血管并发症的患者，内皮损伤部位释放 PGI_2 下降，而血小板内 TXA_2 合成增加，使 TXA_2/PGI_2 的平衡失调。本实验结果表明，STZ 所致糖尿病合并缺血性脑损伤大鼠 6 - Keto - $PGF_{1\alpha}$ 下降而 TXB_2 产生增加，使模型组大鼠 T/K 比值增高，而滋阴益气活血法可抑制 TXB_2 升高；从而纠正 T/K 比值，使 PGI_2/TXA_2 趋于平衡，修复内皮细胞抗血栓的作用。有资料表明，山茱萸可抑制高血糖大鼠血小板聚集性增加和血液黏度的升高；川芎、丹参有效成分可抑制血小板聚集，抑制血浆中 TXB_2，升高 6 - Keto - $PGF_{1\alpha}$。水蛭素可抑制血小板聚集及 TXA_2 的形成；黄连可对抗血小板聚集，诸药合用能有效地抑制 TXB_2 升高，调节 T/K 比值。说明滋阴益气活血法可通过恢复 TXA_2 和 PGI_2 之间的活性平衡，而达到抗糖尿病性缺血性脑损伤的作用。

内皮素（ET）和一氧化氮（NO）是近年来发现的局部血流调节因子。血管内皮细胞合成并释放 ET，ET 可长时间剧烈收缩血管。内皮细胞同时释放 NO，NO 又称内皮衍生松弛因子，主要能舒张血管，抑制血管平滑肌收缩和血小板聚集，生理情况下，可预防糖尿病血管并发症的发生发展。一般情况下，ET 和 NO 保持动态平衡，维持血管的正常舒缩功能。有临床研究表明气阴两虚血瘀型糖尿病患者血浆 ET 和 NO 水平均高于正常人，存在内皮损伤及功能异常，益气养阴活血方治疗后，ET 下降。亦有资料表明，急性脑梗死患者血浆 ET 含量和 ET/NO 增高，NO 则下降，两者平衡失调，加重了梗死区的缺血缺氧。陆颖理等报道，STZ 诱导的糖尿病大鼠大血管内皮型一氧化氮合酶基因转录水平受到抑制。本实验表明，高血糖合并缺血性脑损伤大鼠血浆中 ET 显著升高，NO 有下降趋势，降糖通脉方治疗后血浆 ET 含量下降，NO 有上升趋势，推测该方可以通过降低 ET 水平，使血管平滑肌收缩力下降，减轻血管紧张管，从而维持血管内皮正常舒缩平衡，改善血管内皮功能，而起到防治血栓形成、发展的作用。

3. 滋阴益气活血法抗糖尿病合并缺血性脑损伤与脑组织 NO、NOS 的关系　　NO 在脑缺血再灌注损伤局部有双重作用。一方面，源于脑内血管内皮细胞型 NOS（eNOS）产生的 NO，可以调节血管舒张，维持脑血流，抑制血小板聚集或白细胞的聚集和黏附，对脑缺血有保护作用；另一方面，源于诱导型 NOS（iNOS）和神经元型 NOS（nNOS）过度表达形成的 NO 可破坏线粒体呼吸酶等含铁-硫酶的活性，抑制线粒体呼吸，并抑制 DNA 合成，损伤 DNA 等，表现出细胞毒性。实验证明，iNOS 基因敲除的大鼠在 MCAO 2 天后其梗死体积明显小于对照组，此期间 iNOS 抑制药可明显减少缺血区神经元的损伤，相对而言，iNOS 产生的 NO 较少，毒性作用也相对较小，关于脑缺血时 NO 过量产生，一般认为与缺血时谷氨酸释放增加，使 N-甲基-D-天门冬氨酸（NMDA）受体依赖的 Ca^{2+} 通道过量激活；大量 Ca^{2+} 内流与 CaM 结合，受 Ca^{2+} - CaM 调节的 nNOS 大量激活，导致合成过量的 NO。在本实验中，高血糖合并缺血性脑损伤模型脑组织 NO 含量明显增高，而 NOS 活性亦有增高的趋势，而降糖通脉方治疗后 NO 明显下降，NOS 有下降趋势，说明滋阴益气活血法可以通过抑制脑中 NO 的过量产生而达到保护神经细胞受到损伤的作用，其具体途径还有待进一步研究。

4. 滋阴益气活血抗糖尿病合并缺血性脑损伤与脑内氨基酸的关系　谷氨酸（Glu）、天冬氨酸（Asp）是脑内主要的兴奋性氨基酸（EAA）递质。生理情况下，参与神经系统的发育，学习及记忆等功能；在病理条件下产生神经毒性而导致神经元死亡，称兴奋毒性作用。脑缺血再灌注时大量 EAA 递质由神经元释放到组织间隙，同时能量依赖性的 EAA 重摄取障碍，EAA 在细胞外堆积，发挥神经细胞毒性作用，一方面使 Na^+、Cl^-、H_2O 等内流，使神经细胞急性肿胀；另一方面激活 EAA 受体（主要是 NMDA 受体），启动 Ca^{2+} 通道，Ca^{2+} 大量内流，细胞内 Ca^{2+} 超载造成细胞变性坏死。有研究发现脑缺血损伤后，细胞外 Glu、Asp 的含量明显升高，使用 EAA 受体拮抗药，尤其是 NMDA 受体拮抗药对神经元损伤有一定的保护作用。目前认为脑缺血再灌注期间 EAA 过度释放与脑缺血时引起病变区神经元持续去极化、导致神经元大量释放 Glu 和 Asp，引起 Ca^{2+} 内流，反过来又加重 Glu 和 Asp 的释放，同时脑缺血时 Glu 的释放不依赖 Ca^{2+}，从而 Glu 释放增加。同时在 EAA 的兴奋毒性损伤过程中自由基的产生和 NO 的大量释放也参与了这一过程。本实验研究发现，糖尿病合并缺血性脑损伤大鼠脑组织中 Glu、Asp 含量较假手术组显著增加，说明在糖尿病合并缺血性脑损伤中，EAA 的兴奋毒性同样存在，滋阴益气活血法治疗后，糖尿病合并缺血性脑损伤大鼠脑内 Glu、Asp 明显下降，尤其是 Glu，说明降糖通脉方可抑制脑内 Glu、Asp 的过度释放而达到抗糖尿病合并缺血性脑损伤作用。这个作用可能与本方能抑制 NO 合成及我们研究本方的主要组成药物有抗糖尿病氧自由基损伤作用有关，但其具体作用环节及机制还有待进一步阐明。

γ-氨基丁酸（GABA）和甘氨酸（Gly）为脑内主要的抑制性氨基酸，它主要抑制 EAA 释放及钙内流；本实验中模型组 GABA 有增加的趋势，可能系继发于 EAA 过度释放所致，此时 GABA 的升高是机体自身保护机制，以减轻缺血对脑细胞产生的损伤。治疗后虽有所下降，但作用不明显。

二、滋阴益气活血法对糖尿病合并缺血性脑损伤沙鼠的作用及作用机制研究

为了进一步研究滋阴益气活血法抗糖尿病合并脑缺血损伤的作用机制，本实验采用糖尿病合并完全性脑缺血再灌注沙鼠模型，采用电镜观察及 TUNEL 法观察滋阴益气活血法对沙鼠脑超微结构及脑细胞凋亡的影响。

（一）材料与方法

1. 材料

（1）药物：同前。

（2）动物：蒙古沙鼠，体重 60～80 g，雌雄各半，清洁级，由原卫生部上海生物制品研究所实验动物中心提供。

（3）试剂：STZ（同前）；多聚甲醛（上海化学试剂厂）；25％戊二醛（上海化学试剂厂）；细胞凋亡（TUNEL 法）检测试剂盒由南京建成生物工程研究所提供。

（4）主要仪器：快速血糖测试仪（同前）；普通光学显微镜；LKBⅢ型超薄切片机（瑞典）；H-600型透射电镜（日立）；台式离心机。

2. 实验方法　糖尿病造模：方法同实验一糖尿病大鼠造模，腹腔注射 STZ 剂量为 180 mg/kg，注射 72 小时后测沙鼠尾静脉血糖≥11.1 mmol/L 为造模成功、造模成功后，普通饲料喂养 4 周。

沙鼠随机分为 4 组，假手术组、模型组、降糖通脉方组、心脑舒通组，每组 8 只沙鼠，雌雄各半。其中假手术组沙鼠腹腔注射柠檬酸缓冲液，颈动脉分离不结扎，其余各组沙鼠腹腔注射 STZ，并结扎双颈总动脉。缺血术前 5 日开始灌胃，每日 1 次，连续 5 次，灌胃剂量为降糖通脉方 22 g/kg，心脑舒通 7 mg/kg，模型组及假手术组灌等量生理盐水，末次灌胃后 1 小时，沙鼠用氯胺酮（60 mg/kg）麻醉，分离两侧颈总动脉，除假手术组外，其余 3 组均用无创性小动脉夹夹闭双侧颈总动脉 15 分钟，缺血 15 分钟后松开动脉夹再灌注，假手术组只分离不结扎颈总动脉，缝合皮肤、继续饲养，于再灌注后 12 小时、24 小时、36 小时、48 小时分别灌胃一次，末次灌胃 1 小时后，再以盐酸氯胺酮麻醉，打开胸腔，于右心房心耳部剪一小口，从左心室插入导管至主动脉，向主动脉方向缓慢灌注 37 ℃的生理盐水，直至右心室流出液变清亮，然后再灌注内固定液，内固定液分两组灌注，每组 4 只沙鼠灌注 4％多聚甲醛（溶于 0.2 M，pH7.4 磷酸缓冲液中）约 50 mL，灌注完后迅速取出大脑，置于 10％甲醛中固定作 TUNEL 染色用；另 4 只沙鼠灌内固定液（0.2 M pH7.4 PBS，10％多聚甲醛 20 mL，25％戊二醛 10 mL，加蒸馏水混合至 100 mL）约 50 mL，取出大脑，置 2.5％戊二醛溶液（0.2 M pH7.4 PBS 50 mL，25％戊二醛 10 mL，加水至 100 mL）中固定作电镜用。

3. 观察指标及方法   沙鼠海马 CA₁ 区电镜观察：样品经 25％戊二醛灌注固定后，10％锇酸后固定 1 小时，梯度丙酮脱水，Epon-812 环氧树脂浸泡、包埋聚合。LKB8800 型组织修块机半薄切片（2～4 μm），甲苯胺兰染色后，光学显微镜下定位海马 CA₁ 区神经细胞带半摄影，（瑞典）LKBⅢ型超薄切片机切超薄片（700A），枸橼酸铅-醋酸双氧铀电子染色。H-600 型透射电镜观察。

沙鼠脑皮质及海马区细胞凋亡检测：TUNEL 染色，光学显微镜观察。具体操作按细胞凋亡（TUNEL 法）检测试剂盒严格进行。

（二）结果

1. 透射电镜观察结果   假手术组 CA₁ 区神经细胞超微形态基本正常，细胞呈圆或卵圆形，排列紧密有序，神经毡及毛细血管亦未见明显的形态异常，未观察到凋亡细胞或凋亡小体、暗细胞（图 13-11、图 13-15）。模型组海马 CA₁ 区神经细胞带出现明显的水肿现象，常见大小不一的空泡、细胞稀少、呈明暗两种细胞形态。明细胞呈不同程度的肿胀，体积增大，核染色后溶解稀少，胞质内细胞器松散，线粒体、粗面内质网及高尔基体等膜结构大多肿胀破裂，因而整个细胞基质电子透明，少数水肿严重的细胞胞膜及核膜均有破裂现象，此类细胞一般考虑为坏死细胞。暗细胞大多固缩变小，基质电子密度增大，核染色质呈块状聚集，胞质内细胞器轮廓不清，此类细胞考虑为不同时期的凋亡细胞。暗细胞周围常见凋亡小体，神经毡及毛细血管周亦常见大小不一的水肿结构（图 13-12、图 13-16）。降糖通脉方治疗组海马 CA₁ 区细胞排列规则紧密，少数细胞有轻度水肿，线粒体、粗面内质网和高尔基复合体囊泡有少许的肿胀和扩张，有时可见胞质内出现大小不一的空泡，神经毡内有少量空泡结构，未见到明显的暗细胞或凋亡小体（图 13-13、图 13-17、图 13-18）。心脑舒通治疗组 CA₁ 区神经细胞排列紧密，细胞呈不同程度的水肿，线粒体及粗面内质网等膜结构见空泡变，神经毡及细胞间有水肿空泡，还可见到少量胞体浓缩变小，基质电子密度增大及核染色质块状聚集的暗细胞，程度较模型组稍轻，考虑为凋亡前细胞（图 13-14、图 13-19、图 13-20、图 13-21）。

2. TUNEL 法 DAB 染色下，光镜观察结果   经 TUNEL 法 DAB 染色，凋亡细胞的细胞核染成棕色或棕褐色，染色不均，呈不规则环形，可见核固缩及破裂。光镜下可见，假手术组大脑皮质及海马 CA₁ 区未见到明显的凋亡细胞（图 13-22、图 13-26），其余三组中，凋亡细胞在大脑皮质及海马 CA₁ 区均有不同程度的分布。模型组中，大脑皮质及海马 CA₁ 区有大量的凋亡细胞分布（图 13-23、图 13-27）；滋阴益气活血法组中，大脑皮质及海马 CA₁ 区可见到散在 TUNEL 染色阳性细胞，较模型组明显减少（图 13-24、图 13-28）；心脑舒通组亦有较多 TUNEL 染色阳性细胞即凋亡细胞（图 13-25、图 13-29）。

图 13-11   示海马 CA₁ 区锥体细胞排列紧密，未见凋亡细胞（×500）（假手术组）

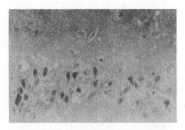

图 13-12   示海马 CA₁ 区锥体细胞水肿变性，可见凋亡细胞（×500）（模型组）

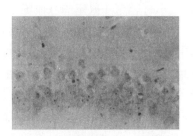

图 13-13   示海马 CA₁ 区锥体细胞轻度肿胀，未见凋亡细胞（×500）（滋阴益气活血组）

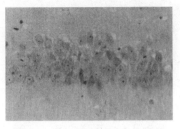

图 13-14 示海马 CA₁ 区锥体细胞肿胀，可见凋亡细胞（×500）（心脑舒通组）

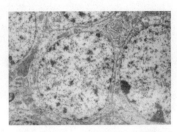

图 13-15 示 CA₁ 区细胞排列紧密规则，超微形态正常（×6000）（假手术组）

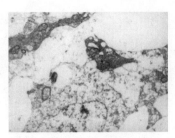

图 13-16 示 CA₁ 区细胞肿胀变性，核染色溶解，线粒体肿胀，嵴小体细胞周围见空泡及凋亡小体（×5000）（模型组）

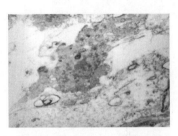

图 13-17 示 CA₁ 区凋亡细胞染色质聚集，胞质脱落，细胞周围水肿空泡（×6000）（假手术组）

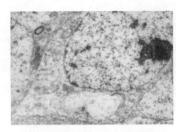

图 13-18 示 CA₁ 区神经细胞间隙紧密，胞质内可见大小不一的空泡（×8000）（滋阴益气活血方组）

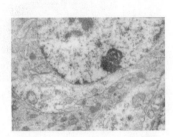

图 13-19 示 CA₁ 区细胞质内少量线粒体和粗面内质网及高尔基复合体囊泡有轻度肿胀（×10000）（滋阴益气活血方组）

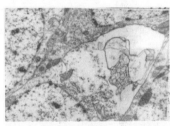

图 13-20 示 CA₁ 区神经细胞排列紧密，胞质部分区域水肿空区和囊泡结构（×8000）（心脑舒通组）

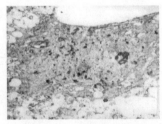

图 13-21 示海马 CA₁ 区细胞浓缩变小，电子密度增大，核染色质聚集，细胞周见大小不一的空泡（×5000）（心脑舒通组）

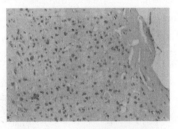

图 13-22 示脑皮质未见明显凋亡细胞（×100）（假手术组）

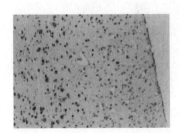

图 13-23 示脑皮质可见大量凋亡细胞（×100）（模型组）

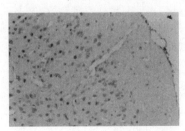

图 13-24 示脑皮质可见少量凋亡细胞（×100）（滋阴益气活血组）

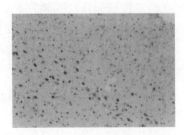

图 13-25 示脑皮质凋亡细胞分布（×100）（心脑舒通组）

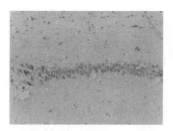

图 13 - 26　海马 CA_1 区未
见凋亡细胞（×100）（假手
术组）

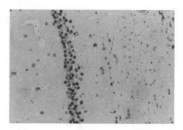

图 13 - 27　海马 CA_1 区凋亡
细胞分布（×100）（模型组）

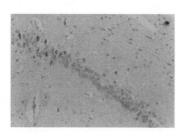

图 13 - 28　海马 CA_1 区凋亡
细胞分布（×100）（滋阴益气
活血组）

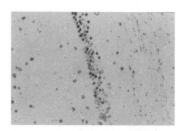

图 13 - 29　海马 CA_1 区凋亡细
胞分布（×100）（心脑舒通组）

（三）讨论

细胞坏死和细胞凋亡是细胞死亡的两种形式。细胞凋亡作为脑缺血后神经细胞死亡的一种重要方式参与脑缺血后脑梗死体积的扩大，其作用日渐受到重视。细胞凋亡是细胞接受某种信号后一种由一些相关基因相互作用的以细胞 DNA 早期降解为特征的主动性自杀过程。凋亡细胞有其典型的形态学和生化特征。凋亡细胞的形态学特征表现为核染色质固缩，胞浆浓缩，胞膜重新分割包裹细胞器，形成凋亡小体。细胞发生凋亡时细胞核内 DNA 断裂成大小不等的 DNA 片断，因此用末端脱氧核苷酸转移酶介导的 UTP 断段标记法（TUNEL 法），可以检测出凋亡细胞。在本实验中，我们采用透射电镜及 TUNEL 法对高血糖沙鼠合并缺血性脑损伤后神经细胞进行观察。由于海马 CA_1 区对缺血性脑损伤最敏感，本实验重点观察海马 CA_1 区的神经细胞变化，发现沙鼠缺血再灌后海马 CA_1 区神经细胞出现了不同程度的肿胀，线粒体、粗面内质网等肿胀破裂，细胞膜及核膜破裂等细胞坏死，同时也出现了神经锥体细胞固缩变小，基质电子密度增大，核染色质聚集等细胞凋亡的现象，TUNEL 染色中模型组中出现较多凋亡细胞，由以上结果可以看出，在糖尿病合并缺血再灌损伤中同时存在着细胞坏死和细胞凋亡两种损伤机制。降糖通脉方可防止糖尿病合并缺血性脑损伤后皮质及海马 CA_1 区神经细胞的死亡，包括坏死和凋亡，对糖尿病合并缺血性脑损伤有防治作用。

在缺血性脑损伤神经细胞死亡的过程中，Ca^{2+} 超载，兴奋性氨基酸毒性，NO 合成增多，氧自由基，线粒体和 DNA 的损害均可导致脑细胞的坏死和凋亡。缺血性脑损伤可以导致兴奋性氨基酸主要是谷氨酸刺激产生 NMDA，使细胞内钙增加，Ca^{2+} 又激活一系列酶及 NOS，使 NO 增多，在这过程中兴奋性氨基酸、Ca^{2+}、NO 均对脑组织有毒性作用，根据损伤程度不同致细胞坏死或凋亡。本研究实验一也表明，糖尿病合并缺血性脑损伤大鼠脑组织中 NO 含量明显增多，脑组织中谷氨酸亦明显释放增加，降糖通脉方治疗后，大鼠脑组织中 NO 及谷氨酸含量下降，在本实验中，本法还能对抗糖尿病合并缺血性脑损伤沙鼠海马 CA_1 区细胞凋亡，其机制可能与对抗 NO 及谷氨酸的毒性有关。降糖通脉方是在长期治疗糖尿病的左归降糖灵基础上化裁而来，我们的前期实验表明左归降糖灵有抗糖尿病大鼠脂质过氧化损伤的作用，推测降糖通脉方抗海马 CA_1 区神经细胞凋亡还与抗氧自由基毒性有关。细胞凋亡是受基因控制的，bcl - 2 基因家族是与细胞凋亡关系密切的基因蛋白表达产物，bcl - 2 可抑制自由基增加及神经生长因子缺乏等多种因素所致的神经细胞凋亡。有研究表明，当归能使大鼠缺血半暗带 bcl - 2 的表达明显增加，而发挥抑制细胞凋亡的作用。滋阴益气活血法在抑制神经细胞凋亡过程中是否在 bcl-2 等基因表达环节发生作用还有待进一步研究。

第五节　降糖通脉方防治血管内皮细胞损伤的实验研究

降糖通脉方用于治疗 2 型糖尿病合并脑梗死恢复期疗效满意，本研究拟从细胞水平对降糖通脉方的作用机制进一步深入地研究。本研究于 2002～2003 年采用人脐带静脉血管内皮细胞株 ECV-304 为研究对象，以高浓度的葡萄糖（Glu）、胰岛素（Ins）及氧化型低密度脂蛋白（ox-LDL）混合液对其进行诱导损伤，探讨降糖通脉方对该损伤细胞抗血栓功能的调节作用，通过观察各组细胞的形态学和细胞活性变化，检测细胞培养液中一氧化氮（NO）、内皮素-1（ET-1），组织型纤溶酶原激活物（tPA）、纤溶酶原激活物抑制物（PAI），细胞间黏附分子-1（ICAM-1）的含量变化，观察降糖通脉方对该损伤细胞抗血栓功能变化的干预作用，从另一个角度为本方治疗 2 型糖尿病合并脑梗死提供实验依据。

一、研究材料与方法

（一）材料

1. 仪器和设备　超净工作台（苏州净化设备厂；XJ-145OD 型）；细胞培养箱（美国 SHELLAB 公司；2600 型）；倒置显微镜（重庆光学仪器厂；XDS-lB 型）；双目生物显微镜（重庆光学仪器厂；XSZ-H 型）；酶标仪（芬兰雷勃公司；MK3 型）；电子天平（瑞士 Metller 公司；GB204 型）；微量移液枪（奥地利 HTL 公司；20-200 ul、20-20 ul）；细胞培养板（美国 Costar 公司；24 孔、96 孔各若干块）。

2. 试剂和材料

（1）人脐带静脉内皮细胞株 ECV-304，购自中南大学湘雅医学院细胞中心。复苏后传三至四代，用于试验。

（2）DMEM/F12 培养基（不含葡萄糖，美国 GIBCOBRL 产品；批号：1134568）：按照说明书加入 1.2 g 碳酸氢钠配制成 1000 mL 培养液，用氢氧化钠调整其 pH 值至 7.2～7.4，以直径 0.22 μm 微孔滤过器滤过。

（3）胰蛋白酶（美国 GIBCOL 公司分装；消化活力 1：250；批号：C279）：用无钙镁离子的 D-Hanks 液配成 0.25%（或配成 1% 母液，用时稀释成 0.25% 溶液），0.22 μm 微孔滤膜过滤除菌，分装，-20 ℃冰箱冻存，用时室温冻融，水浴恒温箱中预热至 37 ℃。

（4）D-Hanks：NaCl 8.0 g，KCl 0.4 g，$Na_2HPO_4 \cdot 12H_2O$ 0.133 g，KH_2PO_4 0.06 g，Na_2CO_3 0.35 g 三蒸水溶解至 1000 mL，分装后 15 磅压力灭菌 45 分钟。

（5）PBS：NaCl 8.0 g，KCl 0.2 g，$Na_2HPO_4 \cdot 12H_2O$ 3.488 g，KH_2PO_4 0.2 g 双蒸水溶解至 1000 mL，分装后 15 磅高压蒸汽锅灭菌 45 分钟。

（6）二甲基亚砜（DMSO）（美国 Sigma 公司产品；批号：PJ6023）：噻唑蓝（MTT）（美国 Sigma 公司产品；批号：941112）；DNA marker（北京鼎国生物技术有限公司产品；批号：B013）；RNase（美国 Genview 公司分装；批号：M4281）；十二烷基硫酸钠（SDS）（浙江豪森制药有限公司诸暨原料药厂；批号：20020629）。

（7）葡萄糖（分析纯，湖南师范大学化学试剂厂；批号：2000010）：用 PBS 配成终浓度分别为 20 mmol/L 的溶液。过滤除菌，分装后 4 ℃冰箱内保存备用。

（8）低密度脂蛋白（美国 Sigma 公司产品；批号：082k7605）：制备本试验中的 OX-LDL 时所用的 Cu^{2+} 浓度为 15 μmol/L，37 ℃、5% CO_2，孵箱中孵育 24 小时，并以 5 倍于 Cu^{2+} 浓度的 EDTA 钠盐终止氧化。然后以 20 倍体积的 10 mmol/L PBS（pH7.4）透析 48 小时以上，每 8 小时换透析液 1 次，以去除

Cu^{2+} 和可溶性的过氧化产物。以 PBS 分别将氧化完全的 OX-LDL 配成终浓度为 200 mg/L。

（9）ET-1 试剂盒（北京华美生物有限公司产品）；tPA 试剂盒（上海太阳生物技术公司产品）；PAl 试剂盒（上海太阳生物技术公司产品）；ICAM-1 试剂盒（晶美生物工程有限公司产品）。

（10）微孔滤器（美国，Millipore 公司产品；孔径 0.22 μm）。

3. 被试药物

（1）降糖通脉方提取液（JTTMF）：熟地黄、黄芪、枸杞子、山茱萸、黄连、地龙、丹参、川芎等，2 剂药共 268 g，均购自湖南中医药大学附属第一医院门诊药房。称量后，先将药材用相当于药材量的 5 倍的自来水浸泡 2 小时，煮沸后再以微火煎煮 30 分钟，过滤后收集煎液，原渣再加水煎煮 20 分钟，过滤取汁得二煎液。两煎液混合，于水浴恒温器上浓缩至浓度为每毫升药液含生药 1g。冷却后初次离心，去掉药渣，收集上清液。再加入分析纯无水乙醇至乙醇终浓度为 80%，醇沉过夜。去掉沉淀物，取上清液，水浴蒸发掉乙醇，至完全无酒精味为止，用三蒸馏水调整浓度至醇沉前体积。然后离心（7000 r/min）20 分钟，后收集上清液，调整其 pH 至 7.0 左右，离子强度至 300 mOsm/I。0.22 μm 微孔滤膜过滤除菌，分装小瓶内，置于 4 ℃冰箱中保存备用。

（2）格列齐特［Gliclazide，法国施维雅药厂及天津华津制药厂合作生产，批号：020824，（91）卫药准字 J-11 号］，以 DMEM/Fl2 配成终浓度为 33 μg/mL 的培养液。

（3）尼莫地平注射液（德国拜耳公司生产，国药准字 J20020102），以 DMEM/F12 配成终浓度为 2 μg/mL 的培养液。

（二）试验方法

1. 试验依据   糖尿病并发脑梗死的病理机制，目前一般认为与高血糖、脂质代谢异常、血小板功能异常、血管内皮损伤，特别是与胰岛素抵抗相关的高血糖症，高脂血症以及高胰岛素血症对内皮细胞的损伤有关，有文献报道证明以一定浓度的葡萄糖、胰岛素及氧化型低密度脂蛋白配置的混合培养液对血管内皮细胞进行干预，发现内皮细胞出现形态、细胞活性上的变化并出现细胞凋亡和细胞损伤情况，结合文献记载及我们的前期预试，发现给予 20 mmol/L 葡萄糖，30 mU/L 胰岛素加 200 mg/L 氧化型低密度脂蛋白 DMEM/F12 培养基对血管内皮细胞的损伤最为严重，绝大多数细胞回缩变圆，少数细胞核裂解，细胞内出现粗糙颗粒样变化。故在本试验中选取以上浓度的葡萄糖、胰岛素和氧化型低密度脂蛋白作为内皮细胞的干预因素，试图与临床上糖尿病合并脑梗死的危险因子高血糖症，高胰岛素血症以及高脂血症相吻合。

2. 细胞毒性试验   正式试验前取生长良好的部分细胞做细胞毒性试验。试验共分 6 组，每组 8 孔，分别在细胞 DMEM 培养液中加入终浓度分别为 500 mg/mL、100 mg/mL、50 mg/mL、10 mg/mL、1 mg/mL、0 mg/mL 的降糖通脉方提取液，于 37 ℃、5% CO_2 孵箱中孵育 24 小时后弃去培养液，加入 MTT 液（MTT：DMEM=1：9）孵育 8 小时后弃去培养液，加入 DMSO，轻轻摇动 10 分钟，使结晶溶解，置于酶标仪上，于 630 nm 处测吸光度 OD 值。计算各组细胞活力，结果表明 50 mg/mL 以下剂量细胞活力较 50 mg/mL 以上浓度明显增强，而 500 mg/mL、100 mg/mL 浓度对细胞有较大毒性，故以 50 mg/mL 为正式试验高剂量，25 mg/mL 和 12.5 mg/mL 分别为中剂量和高剂量。

3. 细胞分组及处理   选取生长良好的细胞，待细胞生长呈 80% 融合，根据前期预试结果及文献参考，换用 20 mmol/L Glu、30 mU/L Ins 和 200 mg/L OX-LDL 的混合 DMEM/F12 条件液，将此损伤细胞随机分为 5 组，每组 8 孔，于 37 ℃、5% CO_2 孵箱中孵育 24 小时。相差显微镜观察细胞形态，见细胞已有部分回缩变圆，分别向各组加入终浓度为 50 mg/m LJTTMF（高剂量组），终浓度为 25 mg/mL JTTMF（中剂量组），终浓度为 12.5 mg/mL JTTMF（低剂量组），终浓度为含 33 mg/mL 的格列齐特和 2 mg/mL 的尼莫地平培养液（阳性药对照组），以及造模混合条件液（模型组），以及不含混合条件液的空白组，继续于 37 ℃、5% CO_2 孵箱中孵育 48 小时。

（三）指标检测

1. 采用倒置显微镜观察细胞生长形态状况　细胞机能不良时，轮廓增强，胞质中常出现空泡，脂滴和其他颗粒状物，细胞与细胞之间空隙加大，细胞形态不规则甚至失去原有特点。

2. MTT 法检测细胞活性　5 g/L MTT 原液与无血清 DMEM/F12 培养液按 1：9 配成 MTT 溶液；将待测细胞（生长在 96 孔培养板）换上 MTT 溶液，继续孵育 4 小时，镜下观察其结晶状况；将培养液小心吸出后，每孔加入 200 μL DMSO，混匀，放置 10 分钟，镜下观察其全部溶解；置于酶标仪上，于 630 nm 处测吸光度 OD 值。

3. tPA、PAI 含量检测检测原理　组织型纤溶酶原活化物（tPA）、纤溶酶原激活物抑制药（PAI）的活性检测采用酶联免疫吸附双抗夹心法原理定量测定细胞培养液中的 tPA、PAI 水平。包被抗人 tPA（或 PAI）抗体与待测培养液中的 tPA（或 PAI）结合，加入酶标抗体后形成复合物，后者与底物作用呈现显色反应。492 nm 处测得 OD 值，tPA 或 PAI-1 与 OD492 值之间呈正比，可通过绘制标准曲线（或直接利用直线回归找出相关方程），求出标本中 tPA 或 PAI-1 的浓度。具体操作严格按照试剂盒进行。

4. NO、ET-1 含量检测 NO 含量检测原理：NO 化学性质活泼，在体内代谢很快转为 NO_2^- 和 NO_3^-，而 NO_2^- 又进一步转化为 NO^-，本法利用硝酸还原酶特异性将 NO_3^- 还原为 NO_2^-，通过显色深浅测定其浓度高低；ET-1 含量检测原理：放射免疫法。具体操作严格按照试剂盒进行。

5. ICAM-1 检测　检测原理：采用双抗体夹心 ELISA 法，抗人 ICAM-1 单抗包被于酶标板上，加入标本/标准品与之结合，再加入生物抗体复合物，游离的成分被洗去。再加入辣根过氧化物酶标记的亲和素，生物素与亲和素特异性结合，未结合的部分被洗去，加入显色剂，若反应孔中有 ICAM-1，无色的显色剂显蓝色，加终止液变黄。在 450nm 处测得 OD 值，ICAM-1 浓度与 OD450 值之间呈正比，直线回归找出相关方程，求出标本中 ICAM-1 的浓度。具体操作严格按照试剂盒进行。

（四）统计学方法

计量资料以"平均值±标准差"（$\bar{x} \pm s$）表示，数据结果采用 SPSS 11.0 统计软件包进行处理。数据方差齐性的采用完全随机方差分析；数据方差不齐者采用秩和检验。

二、研究结果与分析

（一）各组细胞普通形态学变化比较

倒置显微镜下可见，模型组细胞普遍回缩变圆，细胞内出现粗糙样颗粒变化。与模型组细胞比较，不同浓度的 JTTMFF 都有不同程度的逆转这种细胞损伤的作用，尤其是中剂量组细胞有较明显的形态改善，可见细胞边缘变模糊，圆缩形细胞减少等。格列齐特及尼莫地平阳性药组细胞亦见有明显的改善，见卵圆形正常细胞较多，圆缩形轮廓分明的细胞较少。（图 13-30～图 13-33）

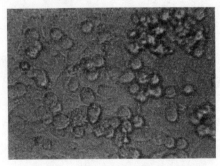

图 13-30　JTTMF 低剂量组：加入低剂量的 JTTMF 后，回缩细胞较模型组有一定的减少，但损伤的细胞仍较多（250X）

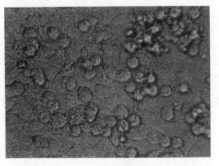

图 13-31　JTTMF 中剂量组：损伤的细胞有较明显的形态改变，圆缩形细胞减少，细胞变圆变模糊

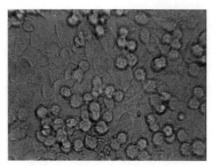

图 13-32 JTTMF 高剂量组：损伤
的细胞仍然呈圆缩型居多，但程度较
模型组轻（250X）

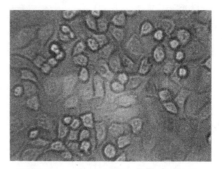

图 13-33 格列齐特及尼莫地平对照
组：损伤细胞较模型组有较明显的形
态改变（250X）

（二）MTT 法各组细胞活力的比较

试验后 MTT 法测得各组 OD 值，结果显示：模型组较正常组细胞活力明显下降（$P<0.01$）；中、高剂量的 JTTMF 和对照组均可以提高模型组的细胞活力，差异具有显著性意义（$P<0.05$），但此三组间差异无显著性意义。低剂量的 JTTMF 虽可以轻微提高细胞活力，但无统计学意义（$P>0.05$）。见表 13-13。

表 13-13   给药后内皮细胞活力的变化（$\bar{x}\pm s$，下同）

组　别	例数	OD 值
空白组	8	0.52 ± 0.07
模型组	8	0.23 ± 0.05
JTTMF 低剂量组	8	0.28 ± 0.04
JTTMF 中剂量组	8	$0.31\pm0.03**$
JTTMF 高剂量组	8	$0.30\pm0.02**$
阳性对照组	8	$0.32\pm0.03**$

注：与模型组比较，$**P<0.01$

（三）各组细胞液中 tPA、PAI 含量变化的比较

试验结果显示，与模型组比较，阳性药组 tPA 含量增加（$P<0.05$），说明格列齐特及尼莫地平可以促进内皮细胞分泌 tPA，且格列齐特组与中剂量组和低剂量组。tPA 含量有显著性差异（$P<0.05$）。模型组较空白组 PAI 的含量显著升高（$P<0.01$）；低、中、高剂量的 JTTMF 及对照药均能显著抑制这种升高趋势（$P<0.01$），且以格列齐特及尼莫地平组疗效最佳。JTTMF 3 个剂量组中，中剂量较之高剂量的 JTTMF 有显著差异（$P<0.05$）。

（四）各组细胞液中 NO 和 ET-1 含量变化的比较

与空白组比较，模型组细胞培养液中 NO 含量显著降低（$P<0.05$）；与模型组比较，对照组和高、中剂量 JTTMF 的 NO 含量显著增加（$P<0.01$），尤以高剂量的 JTTMF 增加最显著。同时结果显示不同组别之间 NO 含量的变化存在一定的剂量依赖性关系。与空白组比较，模型组 ET-1 含量明显升高（$P<0.01$），低、中、高剂量的 JTTMF 以及对照组均可抑制模型组 ET-1 分泌（$P<0.05$），中、低剂量 JTTMF 降低 ET-1 较对照组更显著（$P<0.05$）。（表 13-14）

表 13-14   给药对 Glu、Ins、ox-LDL 联合诱导损伤下内皮细胞 NO、ET-1 含量的影响

组　别	例数	NO 含量（μmol/L）	ET-1 含量（ng/L）
空白组	8	$65.16\pm23.01**$	$34.93\pm3.51**$
模型组	8	36.57 ± 12.87	57.98 ± 7.18
JTTMF 低剂量组	8	$57.61\pm4.85**^{\triangle\triangle}$	$41.46\pm3.73*^{\triangle}$

续表

组　别	例数	NO 含量（μmol/L）	ET-1 含量（ng/L）
JTTMF 中剂量组	8	112.52±16.02**△△	40.84±3.15*△
JTTMF 高剂量组	8	258.42±54.85**△△	48.32±6.85*△
阳性对照组	8	191.12±20.34	49.74±3.19

注：与模型组比较，*$P<0.05$，**$P<0.01$；与阳性对照组比较，△$P<0.05$，△△$P<0.01$

（五）各组细胞液 ICAM-1 含量变化的比较

结果显示：模型组内皮细胞分泌的 ICAM-1 量显著增多（$P<0.01$）。中剂量的 JTTMF 可以抑制 ICAM-1 的分泌，与模型组比较有显著差异（$P<0.01$），而低剂量和高剂量 JTTMF 没有显示这种作用。与模型组比较，阳性药格列齐特和尼莫地平亦可以抑制内皮细胞过量分泌 ICAM-1，但与中剂量的 JTTMF 比较，其抑制程度显著弱于中剂量 JTTMF 组（$P<0.01$）。

三、讨论

（一）2 型糖尿病合并脑梗死与内皮细胞功能紊乱的关系

完整的血管内皮细胞具有对抗血小板黏附和聚集的作用并能抑制血栓形成。高血糖症、高脂血症、胰岛素抵抗均能损伤血管肉皮细胞。体外实验中，柴伟栋等研究发现高浓度的葡萄糖（20 mM，40 mM）能促进内皮细胞（EC）合成 cGMP 和 ET-1，并发现高浓度的葡萄糖和胰岛素可诱发胎牛主动脉内皮细胞发生凋亡，且两者呈正协同作用，说明高浓度的葡萄糖和胰岛素能促进 EC 死亡，损伤血管内皮，血管内皮细胞受损时，易于发生动脉粥样硬化，进而易于发生脑血栓形成。有研究证实，糖尿病并发脑梗死者脑血管的舒缩功能发生紊乱。血管内皮细胞分泌的主要血管舒张因子之一为 NO，同 ET-1 是其分泌的主要血管收缩因子，两者之间要保持分泌的动态平衡。有研究表明，糖尿病并发脑梗死患者血液 ET-1 水平较单纯脑梗死者及糖尿病无血管并发症者显著升高。ET-1 合成与释放增多，直接作用于脑局部血管，引起血管的强烈收缩，导致脑卒中面积的扩大。ET-1 还可直接作用于神经细胞，促进细胞外钙内流，致使神经细胞内钙超载，损伤神经细胞。糖尿病时，高血糖与高胰岛素血症还直接影响到 NO 的合成与灭活，使 NO 在体内含量减少，导致脑梗死时脑部血流量减少，不利于糖尿病合并脑梗死的预后。在动脉粥样硬化发生、糖尿病合并脑梗死发病过程中，血液成分黏附在血管壁上是一个重要的病理环节，细胞间黏附分子-1（ICAM-1）则参与了这种病理过程。ICAM-1、CD54，是血管内皮表达的主要黏附分子之一，可以介导内皮细胞与白细胞之间的黏附。目前研究认为，长期的高血糖可导致机体许多器官内皮细胞 ICAM-1 表达增高，同时增加机体内皮细胞对缺血缺氧的易感性，进而又增加 ICAM-1 的表达。正常条件下，未受损的血管内皮只生成少量黏附分子，而激活状态下，黏附分子的产量增加，因此加强了白细胞、血小板和某些情况下红细胞的相互作用，ICAM-1 介导的白细胞聚集、浸润，在因长期高血糖而致的狭窄的脑毛细血管中阻塞，而形成脑微血栓。选择性的阻断或减轻 ICAM-1 在缺血早期的表达，有助于降低糖尿病合并脑梗死的发病率。如 Lampeler 等研究发现超负荷血糖条件下，机体血管内皮细胞的 ICAM-1 的表达增高，并引起广泛的微血管损伤。M. Okouchi 等报道，高血糖可以引起血管内皮细胞源 tgICAM-1 的表达。糖尿病患者脑微血管 ICAM-1 表达上调，可使白细胞通过 ICAM-1 表达增高的微血管时与内皮细胞黏附作用增高，而长期糖尿病造成的微血管基底膜增厚、内皮细胞增生、管壁纤维化亦使微血管管腔狭窄，张力下降而更易形成微血栓，利于血栓形成；尚能增强交感神经系统活性，收缩外周血管和增加心排血量；促进肾小管对水、钠的重吸收，导致循环血量的增加等，这些机制可能造成 2 型糖尿病患者脑血管壁受损，脑血流动力学紊乱及脑血管痉挛、狭窄、缺血、缺氧、血栓形成，从而促进脑梗死的形成。

此外，纤溶系统中 I 型纤溶酶原激活物抑制因子（PAI）是血浆纤溶系统的主要抑制物，通过与组织型纤溶酶原激活物（tPA）及尿激酶结合而发挥抑制纤溶作用。在胰岛素抵抗综合征患者中有内源性的纤溶系统损害卒中患者也存在内源性的纤溶系统损害，且高浓度的组织型纤溶酶原激活物（tPA）是卒中的独立危险因素。王亮等发现，糖尿病大鼠脑缺血/再灌注后 tPA 活性和 tPA 水平增高，且有动态变化，说明糖尿病大鼠实际的应激促纤溶功能降低。Byberg 等在一项关于 PAI 与胰岛素关系的研究中发现 PAI 活性和胰岛素水平呈正相关，并且认为胰岛素及胰岛素原可通过减少 PAImRNA 降解、增加其合成达到增加 PAI 蛋白合成及其活性。一些关于血脂和 PAI 关系的研究证明，胆固醇增高可使 PAI 活性增强，故 IR 状态下 PAI 活性增高，而 PAI 活性增高提示纤溶酶原激活受限，机体处于低纤溶状态，易发生脑梗死。

（二）降糖通脉方的作用机制探讨

我们的前期研究发现降糖通脉方具有降低链脲佐菌素所致糖尿病合并缺血性脑损伤大鼠模型的空腹血糖，并抑制缺血再灌注后血糖的继续升高，抑制模型大鼠脑组织中 TXB_2 含量升高，使 $PGI_2/TX\ B_2$ 趋于平衡，调节 T/K 比值，从而修复内皮抗血栓的作用，抑制模型大鼠血浆 ET 含量升高及脑组织中 Glu、Asp 等兴奋性氨基酸过度释放等作用。

本实验结果进一步表明，给予由葡萄糖、胰岛素和氧化型低密度脂蛋白诱导损伤的血管内皮细胞不同浓度的降糖通脉方，再孵育 48 小时后，倒置显微镜下可见，中剂量组的降糖通脉方可以明显改善混合造模液对细胞的损伤作用，细胞紧密排列，长梭形或铺路石样的细胞较模型组要多，回缩呈圆形、轮廓增强的细胞则较少。降糖通脉方可以保护血管内皮细胞。

（三）2 型糖尿病合并脑梗死与胰岛素抵抗和高胰岛素血症的关系

胰岛素抵抗及高胰岛素血症是糖尿病合并脑梗死的又一重要机制，胰岛素抵抗（IR）是指机体靶组织器官对胰岛素反应性降低或丧失而产生的一系列病理生理变化，即一定量的胰岛素产生的生物学效应低于预计正常水平。与 IR 有关的病理生理学的反应包括：高胰岛素血症（hyperinsulinemia，HIS）、高血糖、高血压、血脂紊乱、纤维蛋白溶解系.统异常、血管内皮功能改变、动脉粥样硬化等。已有研究证实，糖尿病伴脑梗死者其空腹胰岛素水平较糖尿病患者无脑梗死者及非糖尿病脑梗死者都高，且差异具有显著性。IR 和 HIS 在非糖尿病脑梗死者中已明确存在，而在糖尿病合并脑梗死者，其 IR 和 HIS 更为明显。文献表明，高胰岛素血症具有刺激血管平滑肌细胞增生及干扰脂代谢作用；并可促进纤溶酶原活化抑制物（PAI）的产生，导致血浆中蛋白降解减慢，细胞免受损伤。

葡萄糖、胰岛素和氧化型低密度脂蛋白可诱导内皮细胞分泌 ET-1 增多，同时 NO 分泌减少，降糖通脉方可以抑制损伤细胞分泌 ET-1，同时促进损伤细胞分泌 NO，使由血管内皮细胞分泌的这对舒缩血管物质趋于平衡，改善血管内皮细胞的舒缩功能。血管内皮细胞持续较低水平释放 NO，对维持心脑等重要脏器血液灌注具有重要意义。本方主药黄芪的有效成分黄芪多糖可以显著降低糖尿病大鼠的血糖浓度、ET 含量，并显著升高 NO、胰岛素、SOD 的含量。降糖通脉方可以改善血管内皮细胞的舒缩功能。内皮细胞在正常情况下可分泌 tPA 和 PAI，以调节纤溶状态。tPA 可促进纤溶酶原活化，对纤溶有很强的促进作用；而 PAI 可对其起到抑制作用，两者亦构成一对平衡物质，共同维持机体纤溶功能的平衡稳定。本实验中，模型损伤细胞分泌 tPA 含量无明显变化，而 PAI 的含量显著升高，从而有利于血栓的形成，降糖通脉方可以显著地逆转 PAI 的分泌增多。降糖通脉方可以通过抑制 PAI 的分泌而调节内皮细胞的抗纤溶作用，抑制血栓形成。本实验研究中，损伤细胞液中 ICAM-1 的含量显著增高，而降糖通脉方可以抑制其升高，其作用的具体环节还有待进一步研究。

综上所述，降糖通脉方可能是通过促进内皮细胞分泌舒张性因子——NO，减少血管收缩因子 ET-1 的分泌，促进纤功能，抑制与炎症反应相关的细胞黏附过程等途径，从而改善 2 型糖尿病并发脑梗死的血管损伤。本研究通过对古代文献的研究，同时结合现代研究成果和课题组的临床认识并提出 2 型糖尿病合并脑梗死（消渴合并中风）的基本病机为气阴两虚，瘀痰阻滞，从而提出以滋阴益气活血化痰为主要功效的降糖通脉方（JTTMF）为治疗该病的有效方剂。我们将该方用于 2 型糖尿病合并脑梗死恢复期的患者，疗效满意。同时观察本方对由葡萄糖、胰岛素和氧化型低密度脂蛋白导致的血管内皮细胞损伤的调节作用，以探讨 JTTMF 的作用机制。结果表明：

1. 观察降糖通脉方治疗 2 型糖尿病合并脑梗死恢复期的临床疗效。60 例 2 型糖尿病合并脑梗死恢复期的患者随机分为治疗组和对照组，在给予格列齐特降血糖及尼莫地平扩血管等基本治疗的基础上，2 组分别给予降糖通脉方和心脑舒通治疗。结果显示：①JTTMF 治疗 2 型糖尿病合并脑梗死恢复期总有效率 90%，中医证候疗效 86.67%，且疗效均优于对照组。②JTTMF 能显著改善患者的临床神经功能缺损程度，降低 TG、TC、LDL-C，同时显著降低全血高切、低切黏度，血浆黏度，红细胞压积及纤维蛋白原含量，其中部分疗效均优于对照组。③治疗后 2 组空腹血糖、餐后 2 小时血糖、糖化血红蛋白均下降，降糖通脉方在降低餐后 2 小时血糖、糖化血红蛋白方面优于对照组。临床研究说明 JTTMF 是治疗 2 型糖尿病合并脑梗死恢复期的有效方剂。

2. 采用葡萄糖、胰岛素和氧化型低密度脂蛋白诱导的血管内皮细胞损伤模型为受试对象，随机分为 6 个组，分别为空白组、模型组、JTTMF 低剂量组、JTTMF 中剂量组、JTTMF 高剂量组、格列齐特和尼莫地平阳性药组，分别施加相应的处理因素，结果表明：JTTMF 可明显地改善葡萄糖、胰岛素和氧化型低密度脂蛋白对内皮细胞的损伤，使细胞活性提高，通过升高 NO，降低 ET-1、PAI 以及 ICAM-1 等，从而改善内皮细胞抗血栓的功能不全，逆转由葡萄糖、胰岛素和氧化型低密度脂蛋白诱导的内皮细胞促凝，纤溶抑制以及细胞黏附的病理改变。实验研究表明，JTTMF 具有保护内皮细胞，调节血管舒缩功能，抗血栓形成等作用。

第十四章　糖尿病并发周围神经病变

　　糖尿病周围神经病变（diabetic peripheral neuropathy，DPN）是糖尿病常见的慢性并发症之一。DPN 属糖尿病神经病变范畴，其典型表现为肢体麻木、疼痛，并可伴有四肢冷凉、皮肤蚁行感，晚期患者肢体肌肉可发生萎缩，导致功能废用。糖尿病神经病变与糖尿病肾病、眼病，被人们习惯上称为"三联病征"。而糖尿病周围神经病变是糖尿病神经病变中最为常见的，发病率为 30%～90%。它虽不是糖尿病的致死病因，但是在感染或应激等诱因下引起的致残率不容忽视。由于缺乏统一的诊断标准和检测方法，糖尿病周围神经病变的患病率有较大差异，在 10%～96%。上海地区（1980 年）在 10 万人口中新发现糖尿病 150 例，检出有神经病变者占 90%，而周围神经病变者占 94.07%。患病率主要与病程及血糖控制程度有关。临床以对称性肢体麻木、疼痛为主要表现。西药通过控制血糖、扩张血管、营养神经、改善微循环、醛糖还原酶抑制药及抗氧化等治疗糖尿病神经病变。但是由于其临床疗效及其不良反应而限制了临床应用，因而进行中医药对于糖尿病周围神经病变的防治研究具有十分重要的意义。

第一节　糖尿病并发周围神经病变的辨证论治

　　糖尿病周围神经病变发病的性别差异不大，患病年龄可大可小，但随着年龄增长有上升趋势，高峰年龄 50～60 岁。患病率与病程关系不明显，约 20%的 2 型糖尿病患者在糖尿病症状出现以前，就存在神经病变。与糖尿病病情严重程度关系也不明显，但高血糖长期控制不良者，患病率可明显增加。

　　糖尿病周围神经病变相关论述，早在《内经》时代，《素问·通评虚实论》就曾把消瘅与痿、厥、扑击、偏枯等并称，《古今录验方》更明确指出肾消病"但腿肿脚先瘦小"，这些皆为糖尿病周围神经病变的有关记载。但纵观古今所论，本症当属于消渴病继发麻木、痿证、厥证等病证，现代临床可根据其主症诊断其为"消渴病·麻木"、"消渴病·痿证"、"消渴病·厥证"，吕仁和教授习惯统称为"消渴病·痹痿"，以其普遍存在血脉瘀阻的病机，时振声教授认为当属"血痹"。陈大舜教授则认为该病的发生与阴虚、血虚、瘀血导致的"风"证有关。

一、西医病因与发病机制

（一）代谢学说

　　1. 非酶蛋白糖基化作用　　体内葡萄糖可与蛋白质分子 ε-氨基发生非酶促聚合反应，形成不可逆的糖基化终产物（AGEs），使蛋白质交联，构型改变，功能障碍。外周神经髓鞘蛋白发生糖基化，改变破坏了髓鞘的完整性，使有髓神经髓鞘的多层膜结构异常，神经再生和修复受阻，损害神经功能；细胞内基质蛋白糖基化使其对周围神经的营养作用受损；神经髓鞘蛋白和微管蛋白糖基化显著增加，从而影响神经分泌及轴索传导的微管系统的结构与功能；细胞内 AGEs 的蓄积可使蛋白转运和功能发生改变，间接导致神经元损害；过多的 AGEs 也可通过损害神经内膜的血流供给，或直接改变细胞内基质的成分，影响神经内膜的微环境。

　　2. 山梨醇-肌醇代谢异常　　周围神经组织山梨醇、果糖堆积，肌醇含量和 $Na^+ - K^+ - ATP$ 酶活性降低，轴流运输及轴突生长障碍，神经传导速度减慢。高血糖竞争性地抑制一种特异性的钠依赖载体（此载体可调控肌醇运输系统），使细胞摄取肌醇减少，$Na^+ - K^+ - ATP$ 酶功能缺损又可使上述钠依赖载体活性下降，进一步减少肌醇摄取，形成恶性循环。另外，依赖 Na^+ 梯度的其他生命活动也发生障碍，

$Na^+ - K^+ - ATP$ 酶活性降低，引起许多生化和生理学异常，这些异常影响所有底物和代谢产物通过细胞膜。后期代谢和电解质不平衡最终导致周围神经结构改变，发生临床糖尿病神经病变。

3. 脂质代谢障碍 脂肪酸合成途径的第一阶段是辅酶 A 的乙酰化，乙酰化必需醋硫激酶，其酶的活性在糖尿病时是低下的，约降低 30%，而在施万细胞内存积着过量的脂质，反映了施万细胞内脂质代谢异常，也是引起神经损害的因素。

（二）缺血缺氧学说

1. 微循环障碍 糖尿病时，神经内膜毛细血管内皮细胞间紧密连接数目减少或消失，参与构成血管神经屏障的紧密连接的破坏，可进一步使血清钠渗透至神经内膜，致神经损伤。此外，糖尿病时神经外膜与神经血管之间形成很多短路，造成血液分流，促使神经缺血。微血管功能有赖于神经调节，神经内膜及神经外膜的小动脉由很多交感神经末梢支配，糖尿病时，自主神经病变可直接影响神经内膜的血供。病理学研究显示，糖尿病时微血管壁基底膜增厚，内皮细胞肿胀和增生，透明变性，糖蛋白沉积，管腔狭窄，血管阻力增加，导致神经低灌注和神经内膜缺氧，进而发生神经变性坏死。

2. 血液流变学异常 在糖尿病患者的神经内膜血管中可见到纤维素沉积和血小板聚集，且其红细胞可塑性比正常人差，加上血小板功能异常、血浆黏滞度增高，促使红细胞聚集粘连，在毛细血管中流动变慢，引起毛细血管阻塞，亦进一步加重神经组织缺血缺氧。

3. 血管活性因子 血管活性因子通过对血管收缩和舒张功能的调节，从而影响神经血管的血流。一氧化氮（NO）为起源于神经内膜的舒张因子，有调节局部血流、扩张血管及神经传导的作用。有学者认为，神经内膜 NO 活性降低，对糖尿病周围神经病变的发生起着一定作用。前列腺素（PGI_2）为血小板聚集抑制物，并可通过增加血管平滑肌细胞内的 cAMP 使局部血管舒张。

（三）神经营养因子

神经营养因子（NTF）是由敏感神经元的靶组织合成，与特异性受体结合，通过逆向轴浆运输至神经元细胞体，具有维持神经元正常形态、促进神经纤维再生、刺激神经递质表达等的生理特征。与 DPN 有关的神经营养因子包括：神经生长因子（NGF）、胰岛素样生长因子（IGFs）、神经营养素（NT）、源于神经胶质细胞系统的神经营养因子（GDNF）等。

1. 神经生长因子 NGF 是交感神经元、感觉神经元和中枢部分胆碱能神经元生长、发育、存活、功能维持所依赖的营养因子，它能诱导神经递质的合成、蛋白磷酸化、甲基化，以及类似 ras - 蛋白的基因表达所需要的酶。糖尿病时，胰岛素缺乏及高血糖-山梨醇相关的施万细胞损害，均可使 NGF 合成减少，影响基因表达调控，神经微管、微丝 mRNA 水平下降，最终导致神经轴索营养障碍，再生受损。

2. 胰岛素样生长因子 IGFs 是一种具有胰岛素样作用的生长因子，IGFs 参与神经元的生长和分化，其受体广泛存在于中枢和周围神经系统，分为 IGF - Ⅰ、IGF - Ⅱ，后者主要促进胎儿的生长发育，IGF - Ⅰ通过内分泌、旁分泌、自分泌途径，由存在于神经胞体及轴突上的受体介导，发挥生物学作用，促进外周神经轴突结构蛋白神经丝和微管的合成。动物试验发现，STZ 糖尿病鼠模型神经组织 IGF - Ⅱ mRNA 与对照组相比明显下降；在肥胖 Zuker 鼠模型中发现，其坐骨神经、脊髓及脑组织 IGF - Ⅱ mRNA也明显下降，这和同时出现的外周神经、脊髓传导速度显著减低相一致。

（四）免疫学说

近年研究证实，2 型糖尿病患者血清中存在抗神经组织抗体，包括 β-微球蛋白抗体、抗微球蛋白相关蛋白抗体等自身抗体，引起神经组织产生自身免疫损伤。如 Vinik 报道 154 例 DPN 患者，12%抗 GMI-神经节抗体阳性，与远端对称性、多发性神经病变有关，88%出现抗磷脂抗体（PLAs - ab）。同时发现，高浓度 PLAs - ab 的血清可抑制神经细胞的生长与分化。这些均提示自身免疫参与了 DPN 的发生。

（五）维生素缺乏学说

糖尿病神经病变多数是由于微血管病变和营养不良所致，其病变性质与维生素缺乏症相似。实验证明，糖尿病患者血中维生素浓度较低，当补充维生素 B_1 后症状可以得到改善。日本学者鬼头昭三（1970 年）提出维生素 B_{12} 不足，碳水化合物、脂肪代谢紊乱，血液中谷胱甘肽的浓度降低，与神经病变发病有关。实验证实，给小鼠高碳水化合物、低脂肪食品可使其血糖升高，如加用维生素 B_{12} 则可使血糖下降。临床实践证明糖尿病神经病变应用维生素 B_{12} 治疗，有一定疗效。故推测糖尿病神经病变与 B 族维生素缺乏有关。

二、中医病因病机

本病是因糖尿病日久，耗伤气阴，阴阳气血亏虚，血行瘀滞，脉络痹阻所致，属本虚标实证。病位在脉络，涉及肝、肾、脾等脏腑，以气血亏虚为本，瘀血阻络为标。多数医家认为 DPN 的基本病机是由于消渴日久，则阴损气耗阳伤而致气阴两伤，阴阳俱虚，脏腑功能失调进而引起气血运行受阻，导致气机阻滞，湿浊内停，痰浊瘀血，痹阻脉络，阳气不能达于四末，肌肉筋脉失于濡养所致。致使五脏六腑、四肢皮肉筋骨等诸多脏器出现一系列的慢性并发症。其中气阴两虚，痰浊瘀血痹阻脉络则是导致糖尿病早期神经并发症的主要机制。

三、临床表现

临床上糖尿病周围神经病变，最常累及的有股神经、坐骨神经、正中神经、桡神经、尺神经、腓肠神经及股外侧皮神经等。DPN 可根据受损的部位及临床表现进行分型，常用的分型如下。①远端对称性多发性神经病变：是 DPN 最常见类型。②近端运动神经病变：一侧下肢近端严重疼痛为多见，可与双侧远端运动神经同时受累，伴迅速进展的肌无力和肌萎缩。是肌肉最常受到累及的类型。③局灶性单神经病变（或称为单神经病变）：可累及单颅神经或脊神经。颅神经损伤以动眼神经最常见，其次为面神经、外展神经、三叉神经及听神经。④非对称性的多发局灶性神经病变：同时累及多个单神经的神经病变称为多灶性单神经病变（或非对称性多神经病变）。⑤多发神经根病变：最常见为腰段多发神经根病变，主要为 L2、L3 和 L4 等高腰段的神经根病变引起的一系列症状。⑥自主神经病变：糖尿病自主神经病变（DAN）是糖尿病常见的并发症，其可累及心血管、消化、呼吸、泌尿生殖等系统，还可出现体温调节、泌汗异常及神经内分泌障碍。

DPN 早期症状以感觉障碍为主，但电生理检查往往示运动神经及感觉神经均有累及。临床呈对称性疼痛和感觉异常，下肢症状较上肢多见。感觉异常有麻木、蚁走、虫爬、发热、触电样感觉，往往从远端脚趾上行可达膝上，患者有穿袜子与戴手套样感觉。感觉障碍严重的病例可出现下肢关节病及溃疡。痛呈刺痛、灼痛、钻凿痛，似乎在骨髓深部作痛，有时剧疼如截肢痛呈昼轻夜重。有时有触觉过敏，甚则不忍棉被之压，须把被子支撑起来。当运动神经累及时，肌力常有不同程度的减退，晚期有营养不良性肌萎缩。周围神经病变可双侧，可单侧，可对称，可不对称，但以双侧对称性者多见。周围神经病变在体征方面表现为：①跟腱反射、膝腱反射减弱或消失。②震动觉减弱或消失。③位置觉减弱或消失，尤以深感觉减退为明显。

四、诊断

DPN 发生率高且起病隐匿，其病理严重程度与临床症状常常不成正比，许多患者长期处于无症状潜伏期；而 DPN 出现临床症状时，周围神经多已出现不可逆的节段性脱髓鞘等病理改变，因此及早诊断 DPN 有重要意义。中华医学会糖尿病分会（CSD）2013 年《中国糖尿病防治指南》提出了 DPN 的确定诊断标准与临床诊断标准，临床诊断不需做神经传导速度检查，与确定诊断标准相比更容易在临床实行。

《中国 2 型糖尿病防治指南（2013 版）》对远端对称性多发性神经病变诊断标准如下：

1. DPN 确定诊断标准　有 DPN 的症状或体征，同时存在神经传导功能异常。
2. DPN 临床诊断标准　①明确的糖尿病病史。②诊断糖尿病时或之后出现的神经病变。③临床症状和体征与 DPN 的表现相符。④有临床症状（疼痛、麻木、感觉异常等）者，5 项检查（踝反射、针刺痛觉、振动觉、压力觉、温度觉）中任 1 项异常；无临床症状者，5 项检查中任 2 项异常，临床诊断为 DPN。

3. 亚临床 DPN　无症状和体征，仅存在神经传导功能异常。

4. 疑似 DPN　有 DPN 的症状但无体征或无症状但有 1 项体征阳性。

5. 排除标准　排除其他病因引起的神经病变，如颈腰椎病变（神经根压迫、椎管狭窄、颈腰椎退行性变）、脑梗死、格林-巴利综合征，排除严重动静脉血管性病变（静脉栓塞、淋巴管炎）等，及排除药物尤其是化疗药物引起的神经毒性作用以及肾功能不全引起的代谢毒物对神经的损伤，从而导致神经病变的患者。

2013 年美国糖尿病学会（ADA）在糖尿病诊疗指南中指出，所有糖尿病患者，即 2 型糖尿病患者在确诊时、1 型糖尿病患者在诊断后 5 年内，都应该使用简单的临床检测手段筛查远端对称性、多发性神经病变，此后至少每年检查 1 次。很少需要进行电生理学检查，只有当临床表现不典型时才需要。对于糖尿病病程较长或合并有眼底病变、肾病等微血管并发症的患者应该每隔 3~6 个月进行复查。

五、西医治疗

早期神经病变是可逆的，必须及早诊断，严格控制血糖，纠正脂代谢紊乱。

1. 肌醇　每日 2 g，口服，3 个月为 1 个疗程。可改善症状，使电生理改变，主要作用为提高神经组织肌醇浓度，改善神经结构和功能。

2. 醛糖还原酶抑制药　每日 250 mg，口服。3~4 周后症状开始缓解，3 周后可提高神经传导速度，同时改善心脏迷走神经功能及膀胱感觉功能，主要机制为抑制山梨醇催化所必需的关键酶醛糖还原酶，使神经中山梨醇和果糖生产减少。

3. 大剂量多种 B 族维生素、血管扩张药地巴唑、ATP、辅酶 A。

4. 弥可保　是一种辅酶型 B_{12}，可增强神经细胞内核酸和蛋白质的合成，促进髓鞘的主要成分卵磷脂的合成，对受损神经组织有修复作用。片剂：500 μg/次，每日 2~3 次，口服。注射液 500 μg/次，每周 3 次。不良反应：过敏，皮疹，偶有头痛、出汗、发热等症状。

5. 神经节苷酯　20~40 mg/次，1 次/d，肌注。可加速轴突生长，激活 $Na^+ - K^+ - ATP$ 酶，改善神经功能。

6. 苯妥英钠　100 mg/次，2~3 次/d，口服，疼痛剧烈时用。白细胞减少、肝损害慎用。

7. γ-亚油酸　6 g/d，可预防及逆转糖尿病神经病变，改善运动神经传导速度、感觉神经动作电位和肌腱反射。

8. 蝮蛇抗栓酶　可营养神经和促进神经细胞生长，并能调节代谢，传递信号，增强神经传导功能。

六、中医治疗

【辨证论治】

1. 气虚血瘀

（1）主症：肢体麻木不仁，肢凉刺痛，以下肢为著，入夜疼痛加剧，得温痛减，遇寒加重。面色㿠白，自汗气短，神疲倦怠。舌淡苔白，脉虚细无力。

（2）治法：益气养血，温经通络。

（3）方药：黄芪桂枝五物汤（《金匮要略》）。

1）组成与用法：黄芪、芍药、桂枝各 9 g，生姜 18 g，大枣 4 枚。每日 1 剂，水煎服。

2）加减应用：气虚较重者，加党参、白术；血虚明显者，加熟地黄、阿胶；气虚卫表不固，自汗出者，重用黄芪、桂枝、芍药，加重益气固表、调和营卫之功。疼痛较剧者，加片姜黄；腰膝酸痛者，加牛膝、杜仲、川断以益肾健腰；因气候变更而疼痛加剧者，加防风、羌活、独活以祛风行痹通络；偏于上肢加桑枝、威灵仙；偏于下肢加木瓜、牛膝、地龙；兼瘀血加鸡血藤、红花、桃仁。

2. 肝肾两虚

（1）主症：手足麻木，四肢挛急、疼痛，部分患者疼痛颇剧，状如针刺。伴头晕目眩，腰酸耳鸣，五心烦热。舌红少苔，脉弦细或细数。

（2）治法：补肝益肾，缓急止痛。

（3）方药：虎潜丸合芍药甘草汤（虎潜丸——《丹溪心法》，芍药甘草汤——《伤寒论》）。

1）组成与用法：黄柏 10 g，熟地黄 12 g，龟甲 15 g，白芍、锁阳各 15 g，陈皮、虎骨（用狗骨代替）、干姜、知母、甘草各 9 g。每日 1 剂，水煎服。

2）加减应用：头晕目眩加天麻、钩藤、夏枯草；腰膝酸软目涩加女贞子、墨旱莲；筋脉挛急作痛剧烈者，加丹参、木瓜；偏肾阴虚者加女贞子、山茱萸、生地黄以补益肾阴；肾阴虚、相火旺，伴有遗精早泄，加牡丹皮、金樱子以清泻相火，固涩收敛；偏肝阴虚者重用白芍、枸杞子、生地黄以养肝柔肝；肌肉疼痛重者加地龙、桑枝、丹参、鸡血藤以养血舒经通络。

3. 脾虚痰阻

（1）主症：胸闷纳呆，肢体重着，麻木不仁，或如蚁行，乏力倦怠，兼头晕目眩，头重如裹，胸胁作痛，腹胀便溏。舌体胖，舌质淡，苔白腻，脉濡滑。

（2）治法：益气健脾，化痰通痹。

（3）方药：指迷茯苓丸合补中益气汤加减（指迷茯苓丸——《中国药典》，补中益气汤——《脾胃论》）。

1）组成与用法：茯苓 30 g，枳实 6 g，半夏、陈皮、白术、腹子皮各 10 g，党参、当归各 12 g。每日 1 剂，水煎服。

2）加减应用：痰湿盛，呕吐恶心者，加厚朴、苍术、砂仁；畏寒肢冷加桂枝、白芍；肢体麻木如蚁行加独活、防风、僵蚕；关节肿痛剧者，加甘遂以祛痰逐饮，消肿散结；痰浊流窜，麻痛部位不定者为风痰，加白附子、制胆南星、皂角以祛风涤痰。

4. 瘀阻脉络

（1）主症：周身关节疼痛较剧，痛如针刺感，痛有定处，肿胀拒按，面色黧暗，肌肤干燥，渴不欲饮，舌暗有瘀斑，脉细涩不利。

（2）治法：活血化瘀，通痹止痛。

（3）方药：桃红四物汤（《医宗金鉴》）。

1）组成与用法：熟地黄、当归各 15 g，白芍 10 g，川芎 8 g，桃仁 9 g，红花 6 g。每日 1 剂，水煎服。

2）加减应用：瘀血凝滞较重者加用全蝎、山甲等虫类药以搜剔祛风，通络止痛；瘀滞日久，瘀血不去，新血不生，气血不足，酌加桂枝，黄芪以益气助阳，通达血脉。

【辨病用方】

1. 当归四逆汤（《伤寒论》）

功能主治：温经散寒，养血通脉。

组成与用法：当归、白芍各 12 g，桂枝 9 g，细辛 3 g，通草、炙甘草各 6 g，大枣 8 枚。水煎服。

2. 大补阴丸（《丹溪心法》）

功能主治：滋阴降火。

组成与用法：熟地黄 30 g，龟甲 20 g，知母、黄柏、秦艽各 10 g。水煎服。

加减应用：若脉弦滑或滑数，舌苔黄腻者，加苍术、薏苡仁；脉滑，苔白腻白滑者，去黄柏加木瓜、苍术、薏苡仁、蚕沙；脉细数，舌质红少苔者，加麦冬、石斛。

3. 四藤一仙汤（《中医杂志》，1991 年，第 6 期）

功能主治：活血化瘀，通经活络。

组成与用法：鸡血藤、络石藤、海风藤、钩藤、威灵仙各 10 g。水煎服。

加减应用：若血尿糖高者，合降糖基本方：黄芪、山药、玄参、牡蛎、苍术、丹参、葛根、党参、麦冬、五味子、茯苓、生地黄、熟地黄。

4. 消渴五虫方（《上海中医药杂志》，1998 年，第 8 期）

功能主治：活血祛瘀，疏经通络。

组成与用法：蚕蛹、僵蚕、蜈蚣、水蛭、全蝎、乌梢蛇（按 3：2：1：1：1：1 比例）。共研粉末装胶囊。每次 10 g，另取蚕茧壳 30 g，煎汤，每日 3 次，送胶囊吞服。

5. 活血补肾汤（《浙江中医杂志》，1999 年，第 4 期）

功能主治：活血化瘀补肾。

组成与用法：生黄芪 60 g，当归、山药、山茱萸、熟地黄各 15 g，赤芍、川芎、地龙各 12 g，红花、桃仁、泽泻、茯苓各 10 g，丹参、龟甲各 30 g，牡丹皮 6 g。水煎服。

加减应用：若肢体麻木甚者，上肢加桂枝，下肢加牛膝。

6. 归龙二川汤（《新中医》，2001 年，第 8 期）

功能主治：益气温阳，活血通络。

组成与用法：当归尾、地龙、川芎各 15 g，制川乌（先煎）6～12 g，黄芪 20～50 g，桂枝 5～10 g，没药、红花各 10 g，蜈蚣 1～3 条，熟地黄 15～30 g，鸡血藤 30 g。水煎服。

加减应用：若气阴两虚者，加党参、玉竹，去红花、没药；阴寒凝滞者，重用川乌，加麻黄；瘀血疼痛明显者，加延胡索、血竭，去熟地黄、桂枝。

7. 加味补肝汤（《医宗金鉴》）

功能主治：补肝养血，活血通络。

组成与用法：当归 10～12 g，熟地黄、白芍各 10～15 g，川芎 12 g，木瓜 10～15 g，麦冬、桑寄生、枸杞子、丹参各 15～20 g，酸枣仁 10 g，甘草 3～5 g。水煎服。

加减应用：若局部灼热者，加葛根、忍冬藤；局部发凉者，去麦冬，加附片、桂枝。

8. 当归拈痛汤（李东垣方）

功能主治：清热利湿健脾，益气活血通络。

组成与用法：当归、黄芩、羌活、苍术、知母各 10 g，防风、白术、泽泻各 12 g，升麻 5 g，猪苓、防己、苦参各 15 g，丹参 20 g，茵陈、葛根各 30 g。水煎服。

加减应用：若气虚者，加太子参、炙甘草；阴虚者，加生地黄、玄参、麦冬；湿热重者，加滑石、薏苡仁、玉米须；疼痛甚者，加忍冬藤、全蝎；大便秘结加大黄、枳壳。

【对症用方】

1. 四物五藤汤（章真如经验方）

功能主治：养血活血，舒筋通络。主治糖尿病周围神经病变，症见肢体麻木或皮肤瘙痒者。

组成与用法：当归、钩藤、川芎、活血藤各 10 g，熟地黄、鸡血藤各 20 g，白芍、络石藤、忍冬藤各 15 g。水煎服。

2. 麻痛汤（《实用中西医结合临床》，2004 年，第 1 期）

功能主治：益气养血，温经通脉，活血通络。

组成与用法：黄芪 30 g，当归、桑枝各 15 g，地鳖虫、红参、桃仁各 10 g，乳香、没药、红花、麻黄各 6 g，细辛 3 g。水煎服。

【专病成药】

1. 糖脉康（《中华人民共和国卫生部药品标准》）

功能主治：养阴清热，活血化瘀，益气固肾。主治糖尿病周围神经病变。

处方组成：黄芪、生地黄、丹参、牛膝、麦冬、黄精等。

用法用量：温开水冲服，每次 1 包，每日 2 次。

2. 通络降糖胶囊（《中华人民共和国卫生部药品标准》）

功能主治：补肾健脾，活血通络。

处方组成：鹿茸、人参、黄芪、丹参、山药、蛤蚧、地龙、穿山甲、当归、水蛭。研末过筛，装入胶囊，每粒含生药 0.5 g。

用法用量：每次 4～8 粒，每日 3 次，饭后 20 分钟服用。

3. 乌芪通络胶囊（黑龙江中医药大学制药厂）

功能主治：益气养阴，活血通络。主治糖尿病周围神经病变。

处方组成：黄芪、生地黄、玄参、丹参、牛膝、炙草乌等。

用法用量：每次 4 粒，每日 3 次。

4. 通络糖泰（《陕西中医学院学报》，2003 年，第 6 期）

功能主治：活血祛瘀，通络止痛，养阴清热。主治糖尿病周围神经病变。

处方组成：黄芪 30 g，水蛭 6 g，川牛膝、玄参各 12 g，赤芍、地骨皮、白芥子、当归、蚕沙各 10 g，冰片 1 g。

用法用量：加工制成颗粒剂，每包 4 g，相当于原生药 20 g。每日 3 次，每次 1 包，餐前服用。

5. 金匮肾气丸（《中华人民共和国卫生部药品标准》）

功能主治：温补肾阳，通痹止痛。主治肾阳虚衰所致肢体冷痛、麻木不仁之神经病变。

处方组成：桂枝、附子、生地黄、牡丹皮、茯苓、泽泻、山茱萸、山药。

用法用量：每次 20 粒，每日 3 次。

【单方用药】

1. 鸡蛋 1 个，蜈蚣 1 条。用法：将蜈蚣轧成细末，鸡蛋打一个小孔，由小孔加蜈蚣末，蒸熟或烧熟，每日 1 个，连服 10 日。功用：散寒除湿，通络止痛。主治糖尿病周围神经病变，证属寒湿凝滞，症见全身肌肉肢节冷痛，以腰以下为甚，掣痛难忍，畏寒怕冷，大便溏薄，舌苔白腻质暗淡，脉弦紧或濡滑者。

2. 透骨草、艾叶各 30 g，川乌、草乌、白芷、红花、桂枝各 15 g。用法：水煎外洗泡足，每次 30 分钟，每日 2 次。主治糖尿病周围神经病变证属寒凝血瘀者。

3. 马钱子胶囊，用法：取马钱子于麻油中炸至膨胀焦黄，滤油研细末，过 80 目筛，装胶囊，每粒 200 mg，每次 1 粒，每日 3 次。功用：活血祛瘀，舒筋活络。主治糖尿病并发末梢神经炎性疼痛。

4. 花椒、小辣椒、陈皮、桃仁、红花各等份（10 g）。用法：上药泡白酒 150 mL 1 周，外擦患处，每日 2 次。主治糖尿病周围神经病变证属寒凝血瘀者。

5. 金银花、侧柏叶、生石膏各 30 g，芒硝、冰片、红花各 15 g。用法：水煎外洗泡足，每次 30 分钟，每日 2 次。主治糖尿病周围神经病变证属热壅血瘀者。

【针灸治疗】

1. 体针

（1）肝肾阴虚型取穴：肝俞、肾俞、命门、腰阳关、足三里、三阴交、太溪、曲池、合谷。

手法：施捻转之平补平泻法。隔日 1 次。10～15 日为 1 个疗程。

（2）痰阻脾虚型取穴：脾俞、肾俞、足三里、丰隆、解溪、曲池、合谷。

手法：中等刺激，丰隆用泻法，余用补法。出针后灸，隔日 1 次。

（3）气虚血瘀取穴：内关、气海、三焦俞、脾俞、足三里、三阴交。

手法：施捻转之平补平泻法。隔日 1 次。

2. 梅花针

部位：以脊柱两侧为主。病变在上肢加刺臂内、外侧、手掌、手背及指端点刺放血。病变在下肢加刺小腿内、外侧，足背以及足趾端点刺放血。

3. 粗针

部位：神道透至阳，命门透阳关、中府、足三里、手三里、合谷、环跳、绝骨。

手法：神道透至阳，命门透阳关用 0.8 mm 直径粗针，留针 2 小时，余穴强刺激不留针。

4．耳针

取穴：肝、脾、肾、坐骨神经、膝、神门、交感。

手法：2～3 穴/次，中强刺激，留针 15～30 分钟，1 次/d，10 次为 1 个疗程。

5．水针

取穴：髀关、伏兔、风市。

药物：1 号液用 0.5％普鲁卡因 1 mL 内加维生素 B_{12} 10 μg。2 号液用维生素 B_1 50 mg 与维生素 B_{12} 100 μg 混合液。

第二节　降糖舒络方治疗 2 型糖尿病并发周围神经病变的临床研究

一、临床研究概述

糖尿病周围神经病变的中医药治疗，有强调分期分型辨证者，也有强调针对基本病机给予专方专药治疗者。可以说各有特色。

（一）辨证论治

中医通过辨证分型对 DPN 进行治疗积累了丰富的临床经验，有以下几种主要的分型论治方法。

于秀辰总结吕仁和教授治疗糖尿病周围神经病变的经验，将本病分为早、中、晚 3 期。同时分为气阴两虚、肝肾阴虚、脾肾阳虚、精亏髓乏 4 种证型。早期益气养阴、活血通络，药用：太子参、麦冬、五味子、生地黄、牛膝、木瓜、狗脊、川断、丹参、赤芍等加减；中期则补益肝肾、活血化痰，药用：熟地黄、山药、桑寄生、黄精、丹参、川芎、乌梢蛇、地龙、蜈蚣、穿山甲、狗脊、川断等加减；晚期温补脾肾，化痰消瘀通络，药用：党参、肉桂、制附片、生黄芪、地黄、山药、牛膝、乌梢蛇、蜈蚣、地龙、穿山甲等加减。随证加减：①肺胃燥热加麦冬、天冬、知母、沙参、玉竹、石斛、酒军、石膏（先煎）。②肝郁气滞加木香、陈皮、香附、乌药、柴胡、枳壳、佛手、白芍。③脾胃湿热加苍术、黄柏、薏苡仁、厚朴、白扁豆花、砂仁、茯苓。④胃肠结滞加大黄（后下）、酒军、熟大黄、芒硝、番泻叶、郁李仁、桃仁。⑤瘀血内阻加丹参、赤芍、川芎、红花、鬼箭羽、水蛭、穿山甲、地龙、蜈蚣、僵蚕。⑥痰湿阻滞加陈皮、半夏、茯苓、白芥子、薏苡仁、竹茹、瓜蒌。⑦湿热下注加苍术、黄柏、牛膝、茯苓、薏苡仁、草薢。⑧肝胆湿热加龙胆草、黄芩、栀子、柴胡、生甘草。

陈雪梅将本病辨证分为 4 个证型。①阴虚血燥、瘀血痹阻型，治宜养阴清热、活血通络，药用：生地黄、赤芍、牡丹皮、黄柏、知母、桃仁、丝瓜络、地龙、全蝎、枸杞子、菊花等。②湿热互结、痰瘀错杂型，治宜健脾化湿、开郁通痹，药用：苍术、牛膝、车前子、薏苡仁、半夏、茯苓、茵陈、丹参、砂仁、葛根、黄连等。③气阴两虚、脉络不通型，治宜益气健脾、养阴通络，药用：黄芪、桂枝、赤芍、白术、地龙、山药、麦冬、党参、鸡血藤、薏苡仁等。④脾肾阳虚、血滞痰痹型，治宜温补脾肾、助阳通痹，药用：当归、桂枝、细辛、丹参、川芎、通草、黄芪、淫羊藿、白芥子、益母草、茯苓等。

倪青整理林兰教授学术经验，将本病分为 4 型：①气血两虚、气虚血痹型，症见肢体麻木不仁，肢凉刺痛，以下肢为甚，入夜痛剧，得温痛减，遇寒加重，面色黄苍白，神疲倦怠，舌淡苔白脉细无力，治宜益气养血，温经通络，方选黄芪桂枝五物汤加减。②肝肾两虚、血不荣经型，症见手足麻木，四肢挛急疼痛，伴头晕目眩，腰酸耳鸣，五心烦热，舌红少苔，脉弦细或细数，治宜补益肝肾，缓急止痛，方选虎潜丸合芍药甘草汤加减。③脾胃虚弱、痰浊阻络型，症见胸闷纳呆，肢体重着，麻木不仁，或如蚁行，伴疲乏无力，头晕目眩，头重如裹，胸胁作痛，腹胀便溏，舌质淡，体胖苔白腻，脉濡滑，治宜健脾益气，化痰通痹，方选指迷茯苓丸合补中益气丸加减。④气滞血瘀、脉络瘀阻型，症见周身关节疼痛较剧，痛如针刺，痛有定处，面色黧黯，肌肤干燥，渴不欲饮，舌暗有瘀斑，脉细涩不利，治宜活血化瘀，通痹止痛，方选桃仁四物汤加减。

邹如政认为临床本病应分为5型论治：①气虚血瘀型，治宜益气活血，药用：黄芪、陈皮、党参、生地黄、赤芍、丹参、地龙、木瓜、水蛭等。②阴虚血瘀型，治宜养阴活血，药用：玄参、生地黄、麦冬、葛根、花粉、丹参、当归、桃仁、地龙、鸡血藤等。③肾虚血瘀型，治宜补肾活血，药用：桑寄生、山药、生地黄、黄芪、制附片、肉桂、当归、丹参、地龙、川芎、鸡血藤、杜仲、僵蚕等。④肝郁血瘀型，治宜疏肝理气活血，药用：柴胡、佛手、郁金、枳实、延胡索、丹参、川芎、牛膝、地龙、赤芍、桃仁、鸡血藤等。⑤脾虚痰阻型，治宜健脾化痰，药用：苍术、白术、山药、茯苓、陈皮、黄芪、红花、麦芽、桃仁、僵蚕、水蛭、当归、枸杞子等。

翁东星认为本病的临床表现与中医痹证、痿证、脱疽等证相似，多涉及气血为病，病变部位以肢端四末为主，主要因经脉阻滞、气血运行不畅、肢端失去气血的温煦濡养而致。临床依症状特点分型如下：①寒湿阻滞型，治以温经通络、散寒除湿为主，药用：川乌、赤芍、独活、桂枝、当归、桑寄生、红花、川牛膝、川断、川芎、山茱萸、黄芪、山药、茯苓；瘀血内停型，治以活血化瘀、理气通络为主，药用：桃仁、红花、当归、川芎、生地黄、赤芍、黄芪、白术、丹参、葛根、地龙。②气血两虚型，治以益气养血、活血通络为主，药用：黄芪、党参、当归、白术、白芍、川芎、生地黄、牡丹皮、茯苓、红花。

由于中医药多采用临床辨证论治的方法治疗糖尿病周围神经病变，强调个体化治疗及处方的随证加减，故难以进行大样本临床随机对照研究。故上述中医辨证论治的分型治疗方法多属于专家的临床经验总结，尚缺乏大样本临床随机对照研究的支持。

（二）专方专药

1. 活血化瘀法　活血化瘀治法针对的是糖尿病周围神经病变最基本的血瘀病机，临床十分常用。马颖将60例患者随机分为中药治疗组30例与对照组30例。治疗组与对照组均用口服降血糖药或胰岛素治疗，控制饮食及适当运动，使患者血糖尽快恢复正常。治疗组加服活络汤（乳香、没药、黄连、玄参、何首乌、赤芍、牛膝、葛根、天麻等）每日1剂，疗程8周。结果表明治疗组优于对照组，治疗组总有效率90%；缪卫华选取糖尿病周围神经病变64例均给予降糖药物或胰岛素及B族维生素等常规治疗，观察组32例在此基础上加用中药通痹方（黄芪30 g，红参、桂枝、赤芍、白芍、赤芍、当归、牛膝10 g，党参、鸡血藤、路路通各15 g，檀香、甘草各5 g）每日1剂。结果显示：两组经治疗1个月后，肢痛、麻木、发热、发凉、感觉减退均有不同程度的改善，观察组明显优于对照组，观察组治疗后神经MNC及SCV较治疗前明显增加，以尺神经SVC改善更显著。葛星认为瘀血络损是该病发病的病机关键，活血化瘀通络法是治疗根本法则，治疗组在控制饮食和使用降血糖药基础上应用血府逐瘀汤。基本方药物组成：当归20 g，生地黄、赤芍各30 g，桃仁、红花、柴胡、川芎、牛膝各15 g，枳壳10 g，桔梗12 g，甘草6 g。每日1剂，常规煎服。对照组在控制饮食和使用降糖药的基础上用维生素 B$_1$注射液，0.1 g，每日肌内注射1次。两组均15日为1个疗程，连续治疗1~3个疗程。治疗组用药平均在20日后症状开始减轻，治疗30日总有效率81.25%；对照组在用药30日后总有效率46.43%。商军科等治疗本病64例，在较好控制血糖的基础上治疗组予自拟活血通络汤治疗，方剂组成：黄芪、枸杞子、川芎、当归尾、熟地黄、牛膝、地龙、桂枝、蜈蚣、桃仁、红花，如瘀血疼痛明显者，加延胡索、血竭，去熟地黄、桂枝；气阴两虚者，加西洋参，去桃仁、红花；阴寒凝滞者，加制川乌，每日1剂，水煎分2次服；对照组予维生素 B$_{12}$、维生素 B$_1$、维生素 B$_6$ 治疗，结果：治疗组总有效率90.63%；对照组总有效率66.67%，两组总有效率比较具有显著性意义。

2. 补肾活血法　国内外许多学者从补肾入手治疗本病也取得较好的临床效果。樊天慧治疗本病60例，治疗组给予基础治疗的同时采用滋肾活血汤：葛根、鸡血藤、生地黄各20 g，麦冬、山茱萸、赤芍、川牛膝、当归各15 g，玄参、女贞子、乳香、没药、桃仁各10 g，全蝎6 g，口渴甚者加花粉15 g，气虚者加黄芪30 g，下肢麻木疼痛甚者加乌梢蛇10 g。水煎450 mL，150 mL/次，3次口服。对照组基础治疗的同时加服弥可保片500 μg/片，每日3次口服。1个月为1个疗程，共治疗2个疗程。治疗组总有效率 96.7%；对照组总有效率 73.3%，治疗组显著优于对照组。张赛治疗本病在糖尿病常规治疗基础上予补肾益气活血法（黄芪、鸡血藤各 30 g，当归、川芎、生地黄、熟地黄各 12 g，苍术 10 g，山药、淫羊藿、牛膝、威灵仙、玄参、鬼箭羽各 15 g），郑敏用温肾化癥通络方（水蛭、全蝎、蜈蚣各 2 g，山茱萸 15 g，黄芪 30 g 等），陈玉昌治以补肾活血法（桑寄生、路路通、牛膝、菟丝子、山茱萸各 15 g，生黄芪 50 g，鸡血藤 30 g，陈皮、地龙、川芎、桃仁、红花各 10 g，炙甘草 5 g。偏气虚者加太子参 15 g、炒白术 15 g；偏阳虚者加桂枝、制附子各 10 g；阴虚内热者加知母 12 g、生地黄 10 g；夹痰阻络者加蜈蚣 2 条、炙白僵蚕 10 g），均取得了较好疗效。

3. 养阴活血法　吕孟存运用中医理论采用养阴通脉活血止痛的通脉活血汤（主药：沙参 18 g，桃仁、红花各 8 g，水蛭 5 g，川芎、桂枝各 12 g，鸡血藤 40 g，当归、葛根、姜黄各 15 g）治疗本病 72 例，收到了良好的效果。治疗组总有效率 95.8%；对照组总有效率 69.4%。两组比较有非常显著性差异。提示该药具有养阴活血化瘀通络止痛之功效，瘀祛络通则痛自止，肌肤得养则麻木自消。

4. 益气活血法　众多学者认为气虚血瘀是本病的主要病理改变，并采用益气活血法治疗 DPN，补阳还五汤作为临床代表方剂，被广泛采用。田水采用养阴益气、活血通脉治疗 35 例糖尿病合并周围神经病变患者。患者在按糖尿病饮食，应用降血糖药控制血糖的基础上进行治疗。所有病例均以补阳还五汤为基础加减治疗（黄芪 120 g，当归、赤芍各 12 g，地龙、川芎、红花、桃仁各 6 g，络石藤、海风藤、鸡血藤、生地黄、黄柏各 9 g），治疗期间停用其他镇痛药。全部病例 30 日为 1 个疗程。结果治疗组总有效率 92%；病程越长，所需治疗次数越多，病程短者疗效较好。陈建飞认为本病病机为血脉瘀滞，经络失养。故采用补阳还五汤加味治疗，药用：生黄芪、炙黄芪各 20 g，地龙、桃仁、红花、当归尾、白芍、苍术各 10 g，川芎、赤芍各 12 g，桂枝、白芥子各 6 g，玄参、葛根各 15 g，鸡血藤 20 g，血脂高者加生山楂、泽泻；肢体麻木较重者加炮甲片、乌梢蛇；以发凉怕冷、疼痛为主，加制附子；筋脉拘挛者加木瓜。彭利等同样采用补阳还五汤治疗，药用：黄芪 60 g，地龙、当归、赤芍、桃仁、红花各 10 g，鸡血藤 30 g，川芎、丝瓜络各 12 g。取得了较好疗效。作者认为其作用机制可能与补阳还五汤对 DPN 患者抗血小板聚集、改善血液流变学及血管内皮功能等作用有关。罗学艺等采用西药常规加补阳还五汤（黄芪 15 g，赤芍 5 g，当归、地龙、川芎、红花、桃仁各 3 g）治疗 2 型糖尿病周围神经病变，能明显改善糖尿病周围神经病变患者的临床症状及提高神经传导速度，与对照组比较具有统计学意义。

5. 化痰逐瘀法　何颂华等选用了具有化痰通络作用的方药（云茯苓 15 g，生地黄 18 g，当归、赤芍各 12 g，水蛭 6 g，桃仁、红花、白芥子、川芎、法半夏、陈皮、竹茹各 10 g，甘草 5 g）对糖尿病周围神经病变进行治疗，对患者治疗前后 NO 与 NOS 水平、Na^+-K^+-ATPase 活性等指标的变化进行了动态观察并与健康人群进行了平行对照。结果显示：治疗组治疗前血 NOS、NO 水平较正常组显著降低，且 Na^+-K^+-ATPase 活性较正常组明显降低，治疗组的 FBG、PBG 较治疗前明显降低，TC、TG 无明显变化，血 NOS、NO 水平及 Na^+-K^+-ATPase 活性明显升高，胫神经、正中神经的运动、感觉传导速度均明显加快，实验结果表明，糖尿病患者的 NO 与 NOS 水平、活性明显降低；化痰通络法能明显提高 NO 与 NOS 水平、Na^+-K^+-ATPase 活性及降低血糖，表明化痰通络法治疗糖尿病周围神经病变的作用是多靶点、多环节地改善了高血糖引起的代谢异常及血管损害而实现的。

（三）中西医结合治疗

近年来不少学者采用中西医结合的方法治疗糖尿病周围神经病变，取得了较好疗效。

王金萍应用灯盏花素联合甲钴胺治疗糖尿病周围神经病变。所有患者均给予饮食控制配合口服降糖药和（或）胰岛素治疗，血糖控制到较满意水平，治疗组给予灯盏花素 50 mg、甲钴胺 500 μg，各加入生理盐水 250 mL 静脉滴注，每日 1 次；对照组应用复方丹参注射液 20 mL 加入生理盐水 250 mL 静脉滴注，维生素 B_1 注射液 100 mg、维生素 B_{12} 500 μg 肌内注射，每日 1 次，疗程均为 4 周。结果治疗组总有效率 81.3%，与对照组 62.5% 比较，差异有统计学意义，治疗后治疗组患者的正中神经和腓总神经的运动传导速度改善较对照组明显。杨薇观察具有扩张血管作用的前列地尔联合刺五加治疗、季振慧采用自拟益气化瘀汤联合蝮蛇抗栓酶，治疗糖尿病周围神经病变均取得了较好疗效。总之无论中药与何种西药联合应用，且临床疗效一般均优于单纯使用西药。中西医结合治疗 DPN 具有很大的发展前景。

（四）外治法

中药熏洗疗法是中医传统治疗方法之一。它具有舒筋通络，疏导腠理，流通气血之作用。它借助药力和热力通过皮肤乳膜作用于机体，促进血管扩张及血液循环，改善局部组织营养、代谢，促进局部血液淋巴循环，从而达到治疗目的。

刘得华在常规控制血糖的基础上采用当归四逆汤加味（黄芪、白芍、当归、桂枝、地龙等）内服，用渣再煎液加白酒浸洗患肢，治疗 DPN 患者，总有效率 77.6%。腓总神经及尺神经的传导速度明显增高，治疗前后对照有显著性差异。陈耀忠等采用中药熏洗治疗糖尿病周围神经病变 52 例。患者均血糖控制较满意。在此基础上给予中药（透骨草、丹参各 50 g，红花 25 g，当归、乳香、没药、鸡血藤、川芎、赤芍、地龙、牛膝各 30 g）加水煎至 4000 mL，先熏，后洗，再泡约 30～60 分钟，药可重复使用，一般 1 剂药可用 2～3 日，再换新药，方法同前，4 周为 1 个疗程。根据病情可用 1～3 个疗程。结果治愈 25 例，显效 23 例，无效 4 例，总有效率 92.3%。

中药外治 DPN 是非常具有中医特色的治疗方法，上述研究显示出其治疗 DPN 的初步疗效，值得进一步研究。

（五）单味中药提取物

黄芩苷是黄芩的提取物，具有抑制醛糖还原酶（AR）活性的作用。董砚虎等将 74 例 DPN 患者随机分为黄芩苷治疗组和常规治疗组（对照组），治疗组每日服黄芩苷 3 g，6 个月后患者红细胞 AR 活性显著降低，缓解症状总有效率 58.3%，明显高于对照组的 30.3%，所缓解的症状分别为：手足麻木 73.3%、感觉迟钝 53.8% 和疼痛 37.5%。肌电图显示 NCV 略有改善，而对照组则成进行性恶化趋势。

（六）针灸治疗

陆群等运用电针法即用电子穴位治疗仪治疗周围神经损伤，通过穴位按摩与电刺激的作用相互叠加，以达到治疗效果。选择住院的 56 例 DPN 患者为研究对象。治疗组取穴均位于病变的周围，取肺俞、胰俞、脾俞、中脘、关元、鱼际、太溪、足三里（右）、涌泉（左）、曲池、足三里（左）为一次性不干胶电极片贴穴超低频电脉冲治疗穴。每日 1 次，7 日为 1 个疗程，观察 2 个疗程。对照组给予弥可保 1000 μg 肌注，每日 1 次。结果：治疗组总有效率 91.7%；对照组总有效率 55%，两组比较治疗组明显优于对照组。观察组治疗前后运动神经传导速度（MNCV）、感觉神经传导速度（SNCV）比较有显著差异。傅惠萍选取 80 例门诊 2 型糖尿病合并 DPN 的患者。在常规控制血糖的基础上，对照组 40 例予弥可保口服；治疗组 40 例予大活络丸口服，1 丸/次，3 次/d，针灸隔日 1 次。2 组均以 8 周为 1 个疗程。结果显示治疗组的显效率为 57.5%，总有效率 92.5%；对照组显效率 37.5%，总有效率 70.0%。两组在显效率、总有效率、神经传导速度变化均有显著差异，治疗组优于对照组。提示针药并用治疗糖尿病周围神经病变疗效优于单纯西药组。

二、降糖舒络方治疗 2 型糖尿病并发周围神经病变的临床研究

（一）研究对象与方法

1. 研究对象

（1）病例来源：本组资料 60 例均来自 2006 年 9 月～2007 年 3 月河南中医学院第二附属医院内分泌科门诊患者。将 60 例患者随机分为治疗组和对照组，两组各 30 例，其中治疗组男性 16 人，女性 14 人，年龄 38～70 岁，平均年龄（54.33±9.80）岁；病程最短者 3 个月，最长者 20 年，平均（5.31±4.31）年；对照组男性 17 人，女性 13 人，年龄 40～70 岁，平均年龄（56.5±10.25）岁；病程最短者 5 个月，最长者 18 年，平均（5.35±4.18）年。结果见表 14 - 1。

表 14-1 　　　　　　　　　　　　　　　**两组基本情况比较**

组别	例数（n）	男	女	年龄（岁）	高血压（n）	BMI（kg/m²）	病程（年）
治疗组	30	16	14	54.33±9.80	12	24.23±1.43	5.31±4.31
对照组	30	17	13	56.50±10.25	10	24.06±1.08	5.35±4.18
合　计	60	33	27		22		

注：两组性别、年龄、病程、BMI（体重指数）、是否有高血压等方面无明显差异，具有可比性（$P > 0.05$）

（2）对象选择标准：

1）2 型糖尿病诊断标准：按照 1999 年 WHO 推荐的标准。空腹血糖（FPG）≥7.0 mmol/L；或糖耐量试验（OGTT）中服糖后 2 小时血糖≥11.1 mmol/L，或随机血糖≥11.1 mmol/L。

2）DPN 的诊断标准：①临床上有周围神经病变症状为肢体麻木（蚁走感、踏雪感、袜套感），疼痛或活动受限。②体征为腱反射消失或迟钝，痛、温觉减退或消失。③肌电图为神经传导速度减慢。

3）中医辨病辨证标准：①辨病标准为 DPN 的主要临床表现：肢体麻木、疼痛为主症。②辨证标准为参照《中药新药临床研究指导原则——中药新药治疗糖尿病的临床研究指导原则》中的气阴两虚、血瘀脉络证表现：口渴喜饮、心烦、手足心热、倦怠乏力、腰膝酸软、大便干、小便频。舌红或质暗、苔少或薄白、脉细或细数或涩等。

4）纳入病例标准：凡符合西医诊断标准和中医辨证标准的 2 型糖尿病，年龄在 35～70 岁的患者可纳入观察病例。

5）排除病例标准：①虽然血糖升高，但试验导入阶段通过饮食控制、增加活动量等，血糖检测下降至诊断值以下者。②妊娠、哺乳期妇女及有药物过敏史者。③有严重并发症者。④不愿意合作及精神病患者。⑤近 1 个月内有糖尿病酮症酸中毒等代谢紊乱及合并严重感染者。⑥1 型糖尿病者。

2. 给药及分组方法　将入选患者随机分为治疗组和对照组两组，每组患者各 30 例，两组患者均在西药降糖的基础上［两组均采用格列齐特片（天津施维雅制药有限公司，国药准字号 H20044694），30 mg，qd，po］进行观察。治疗组服用降糖舒络方（水蛭 8 g，黄芪 20 g，蒺藜、山茱萸、丹参各 12 g，生地黄、葛根、枸杞子各 15 g 等），每日 1 剂，每日 2 次；对照组服用弥可保片（日本卫材株式会社，批号：000671），500 μg/次，3 次/日。1 个月为 1 个疗程，共观察 1 个疗程。观察结束后做治疗前后统计学处理。服药观察过程中同时进行糖尿病教育、饮食控制、运动治疗等，并对纳入患者治疗前后做血、尿、粪常规、肝肾功能及心电图检查。

3. 观察指标与方法

（1）一般情况：姓名、性别、年龄、身高、体重、BMI（kg/m²）、血压。

（2）症状积分（量化标准）。具体见表 14-2。

表 14-2 　　　　　　　　　　　　　　　**糖尿病周围神经病变分级量化表**

症状	轻	中	重
肢体疼痛	肢端偶刺痛	肢端持续疼痛	肢端持续疼痛，难以入睡
肢体麻木	肢端麻木	持续肢端麻木仅限于手足	膝以下或肘以下持续麻木
口渴喜饮	饮水量稍增	饮水量较以往增加半倍以上	饮水量较以往增加 1 倍以上
心烦	偶尔发生	烦躁不宁	烦躁不宁，难以入睡
手足心热	手足心热	手足心热，喜露衣被外	手足握凉物方舒
倦怠乏力	不耐劳力	可坚持轻体力劳动	勉强支持日常活动
腰膝酸软	腿软难以久立	持续腰膝酸软、可日常活动	腰膝酸软，喜卧
大便干	排便硬而费力	大便硬结，2～3 日一行	大便硬结，3 日以上一行
小便频	尿量 2～2.5 L/d	尿量 2.5～3 L/d	尿量每日 3 L 以上

注：其中肢体疼痛和麻木根据轻、中、重情况分别积分为 2 分、4 分、6 分；口渴喜饮、心烦、手足心热、倦怠乏力、腰膝酸软、大便干、小便频数等按照轻、中、重分别积分为 1 分、2 分、3 分。舌脉仅用于症状诊断及综合分析，不用于评分。腱反射和疼、温觉根据轻、中、重分别积分为 1 分、2 分、3 分。

（3）治疗前后 FBG、PBG：采用美国强生 SureStepPlus 稳步倍加型血糖仪检测。HbA$_{1c}$采用全自动生化分析仪检测。

（4）肌电图：采用丹麦产 Dantec 肌电图机分别对患者肢体感觉神经和运动神经进行神经传导速度检测，治疗前后各检测 1 次。

（5）安全性检测：治疗前后血、尿、粪三大常规、肝肾功能、心电图等，并对观察期间出现的不良反应进行记录。

4. 疗效判定标准

（1）疾病疗效判定标准：

1）显效：中医临床症状、体征明显改善，证候积分减少≥70%；FBG 及 2hBG 下降至正常范围，或 FBG 及 2hBG 下降超过治疗前的 40%，糖化血红蛋白下降至 6.2% 以下，或下降超过治疗前的 30%。

2）有效：中医临床症状、体征均有好转，证候积分减少≥30%；FBG 及 2hBG 下降超过治疗前的 20%，但未达到显效标准，糖化血红蛋白下降超过治疗前的 10%，但未达到显效标准。

3）无效：中医临床症状、体征均无明显改善，甚或加重，证候积分减少不足 30%；FBG 及 2hBG 无下降，或下降未达到有效标准，糖化血红蛋白值无下降，或下降未达到有效标准。

（2）证候疗效判定标准：

1）临床痊愈：中医临床症状、体征消失或基本消失，证候积分减少≥90%；

2）显效：中医临床症状、体征明显改善，证候积分减少≥70%；

3）有效：中医临床症状、体征均有好转，证候积分减少≥30%；

4）无效：中医临床症状、体征无明显改善，甚或加重，证候积分减少不足 30%。

注：计算公式（尼莫地平法）=[（治疗前积分－治疗后积分）÷治疗前积分]×100%。

5. 统计学处理　采用 SPSS12.0 软件包处理。计量资料以均数±标准差（$\bar{x} \pm s$）表示，组内、组间差异性分析采用 t 检验、配对 t 检验及单因素方差分析，等级资料采用秩和分析。

（二）结果与分析

1. 两组临床疗效比较　两组临床疗效总有效率均为 100%。但是两组显效率相比，治疗组优于对照组（$P < 0.05$）。具体见表 14-3。

表 14-3		两组临床疗效比较			例（%）
组　别	n	显效	有效	无效	总有效率
治疗组	30	14(46.7)*	16(53.3)	0(0)	30(100)
对照组	30	8(26.7)	22(73.3)	0(0)	30(100)

注：与对照组相比，* $P < 0.05$

2. 两组证候疗效比较　两组证候疗效无效率为 0，但是两组显效率相比治疗组优于对照组（$P < 0.05$）。具体见表 14-4。

表 14-4		两组证候疗效比较			例（%）
组　别	n	临床痊愈	显效	有效	无效
治疗组	30	2(6.7)	12(40)*	16(53.3)	0(0)
对照组	30	2(6.7)	6(20)	22(73.3)	0(0)

注：与对照组相比，* $P < 0.05$

3. 两组治疗前后症状、体征总积分情况　两组治疗前积分比较无统计学意义（$P > 0.05$），两组治疗后与治疗前积分比较均有显著意义（$P < 0.01$），两组治疗后积分比较无统计学意义（$P > 0.05$）。具体见表 14-5。

表 14 - 5　　　　　　　　　　两组治疗前后症状体征积分情况比较

组　别		n	主症积分	次症积分	体征积分	总合计积分
治疗组	治疗前	30	$4.76\pm1.43^*$	$7.50\pm1.43^*$	$1.70\pm0.87^*$	$10.87\pm1.11^*$
	治疗后	30	$1.21\pm1.34^{\triangle\#}$	$1.82\pm0.88^{\triangle\#}$	$0.33\pm0.54^{\triangle\#}$	$2.57\pm1.33^{\triangle\#}$
对照组	治疗前	30	4.57 ± 1.24	8.23 ± 2.47	1.40 ± 0.85	11.16 ± 2.99
	治疗后	30	$1.33\pm1.26^{\triangle}$	$2.23\pm0.97^{\triangle}$	$0.53\pm0.62^{\triangle}$	$3.20\pm1.03^{\triangle}$

注：两组治疗前比较，$*P>0.05$；两组治疗前后比较，$\triangle P<0.01$；两组治疗后比较，$\#P>0.05$

4. 两组治疗前后各症状积分比较　两组治疗前各症状积分比较无统计学意义（$P>0.05$），两组治疗后与治疗前各症状积分比较均有显著性差异（$P<0.01$），两组主症积分治疗后比较无统计学意义（$P>0.05$），治疗组治疗后次症积分跟对照组比较有显著差异（$P<0.01$）。具体见表 14 - 6。

表 14 - 6　　　　　　　　　　两组各个症状治疗前后积分比较

症　状	例数(n)	治疗组		例数(n)	对照组	
		治疗前	治疗后		治疗前	治疗后
肢体麻木	20	$4.06\pm1.43^*$	$1.2\pm1.34^{\triangle\#}$	21	4.27 ± 1.16	$1.17\pm1.13^{\triangle}$
肢体疼痛	18	$4.06\pm1.22^*$	$1.2\pm1.22^{\triangle\#}$	19	3.44 ± 1.40	$0.82\pm1.13^{\triangle}$
倦怠乏力	23	$1.77\pm0.43^*$	$0.40\pm0.49^{\triangle**}$	25	1.90 ± 0.55	$0.62\pm0.51^{\triangle}$
心烦	23	$1.37\pm0.56^*$	$0.16\pm0.38^{\triangle**}$	22	1.50 ± 0.63	$0.13\pm0.35^{\triangle}$
腰膝酸软	29	$1.20\pm0.66^*$	$0.21\pm0.41^{\triangle**}$	26	1.30 ± 0.92	$0.53\pm0.43^{\triangle}$
口渴喜饮	26	$1.70\pm0.65^*$	$0.47\pm0.51^{\triangle**}$	28	1.97 ± 0.76	$0.80\pm0.41^{\triangle}$
手足心热	28	$1.68\pm0.34^*$	$0.63\pm0.27^{\triangle**}$	27	1.71 ± 0.69	$0.92\pm0.53^{\triangle}$
大便干	20	$1.77\pm0.38^*$	$0.46\pm0.35^{\triangle**}$	23	1.68 ± 0.29	$0.62\pm0.49^{\triangle}$
小便频	30	$1.35\pm0.48^*$	$0.36\pm0.41^{\triangle**}$	30	1.69 ± 0.56	$0.57\pm0.61^{\triangle}$
腱反射	24	$0.68\pm0.59^*$	$0.06\pm0.25^{\triangle**}$	27	0.63 ± 0.54	$0.10\pm0.30^{\triangle}$
疼温觉	24	$1.00\pm0.52^*$	$0.26\pm0.45^{\triangle**}$	26	1.03 ± 0.55	$0.43\pm0.50^{\triangle}$

注：两组治疗前比较，$*P>0.05$；两组治疗前后比较，$\triangle P<0.01$；两组主症治疗后比较，$\#P>0.05$；两组次症治疗后比较，$**P<0.01$。

5. 两组治疗前后 FBG、PBG、HbA$_{1c}$情况　两组治疗前 FBG、PBG 和 HbA$_{1c}$比较均无统计学意义（$P>0.05$），两组治疗后与治疗前比较均有显著差异（$P<0.01$），两组治疗后 FBG、PBG、HbA$_{1c}$比较无统计学意义（$P>0.05$）。具体见表 14 - 7。

表 14 - 7　　　　　　　　　　两组治疗前后 FBG、PBG、HbA$_{1c}$比较

组　别		n	FBG(mmol/L)	PBG(mmol/L)	HbA$_{1c}$(%)
治疗组	治疗前	30	$9.9\pm2.06^*$	$13.97\pm2.43^*$	$8.64\pm0.95^*$
	治疗后	30	$7.24\pm1.49^{\triangle\#}$	$9.48\pm1.91^{\triangle\#}$	$7.34\pm0.56^{\triangle\#}$
对照组	治疗前	30	10.01 ± 1.64	14.86 ± 2.11	8.54 ± 1.01
	治疗后	30	$7.42\pm2.36^{\triangle}$	$9.36\pm1.02^{\triangle}$	$7.29\pm0.74^{\triangle}$

注：两组治疗前比较，$*P>0.05$；两组治疗前后比较，$\triangle P<0.01$；两组治疗后比较，$\#P>0.05$。

6. 两组治疗前后神经传导速度情况　两组治疗前各神经传导速度（MCV 为运动神经传导速度，SCV 为感觉神经传导速度）比较均无统计学意义（$P>0.05$），两组治疗后与治疗前比较均有显著差异（$P<0.01$），两组治疗后比较无统计学意义（$P>0.05$）。具体见表 14 - 8～表 14 - 11。

表 14 - 8　　　　两组治疗前后左胫神经、左腓肠神经 NCV 比较（m/s）

组　别		n	左胫 MCV	左腓总 MCV	左腓肠 SCV
治疗组	治疗前	15	41.79±4.22*	41.98±4.37*	41.69±3.85*
	治疗后	15	47.66±4.02△#	48.23±3.84△#	47.73±3.47△#
对照组	治疗前	14	42.47±4.32	42.8±3.71	42.12±4.25
	治疗后	14	48.54±4.22△	48.64±3.46△	48.6±3.61△

注：两组治疗前比较，* $P>0.05$；两组治疗前后比较，△$P<0.01$；两组治疗后比较，# $P<0.05$。

表 14 - 9　　　　两组治疗前后右胫神经、右腓肠神经 NCV 比较（m/s）

组　别		n	右胫 MCV	右腓总 MCV	右腓肠 SCV
治疗组	治疗前	18	43.09±3.79*	41.41±4.01*	41.27±3.91*
	治疗后	18	48.66±3.84△#	48.02±3.56△#	47.72±3.54△#
对照组	治疗前	17	42.46±4.74*	41.77±4.63*	42.13±3.38*
	治疗后	17	48.71±3.88△	48.66±4.23△	48.13±3.64△

注：两组治疗前比较，* $P>0.05$；两组治疗前后比较，△$P<0.01$；两组治疗后比较，# $P<0.05$。

表 14 - 10　　　　两组治疗前后左正中神经、左尺神经 NCV 比较（m/s）

组　别		n	左正中 MCV	左尺 MCV	左正中 SCV	左尺 SCV
治疗组	治疗前	20	42.59±4.3*	42.96±3.89*	42.20±3.55*	41.72±3.54*
	治疗后	20	48.40±3.3△#	48.93±2.79△#	48.22±3.02△#	47.97±3.37△#
对照组	治疗前	22	43.08±3.79	43.67±3.53	43.03±3.5	44.31±3.61
	治疗后	22	48.40±4.25△	49.07±3.75△	48.45±3.99△	49.85±3.88△

注：两组治疗前比较，* $P>0.05$；两组治疗前后比较，△$P<0.01$；两组治疗后比较，# $P<0.05$。

表 14 - 11　　　　两组治疗前后右正中神经、右尺神经 NCV 比较（m/s）

组　别		n	右正中 MCV	右尺 MCV	右正中 SCV	右尺 SCV
治疗组	治疗前	19	43.6±4.48*	43.21±3.74*	42.84±3.81*	41.82±3.56*
	治疗后	19	49.6±2.64△#	49.12±2.61△#	48.45±2.74△#	47.82±2.59△#
对照组	治疗前	18	44.31±3.87	43.31±3.68	43.93±3.53	43.47±3.92
	治疗后	18	49.65±3.35△	48.42±3.96△	49.31±3.77△	49.12±3.99△

注：两组治疗前比较，* $P>0.05$；两组治疗前后比较，△$P<0.01$；两组治疗后比较，# $P<0.05$。

7. 不良反应及安全性　观察组服药期间未发现有明显不良反应，治疗前后血常规、肝肾功能均显示正常。

第三节　降糖舒络方防治 2 型糖尿病并发周围神经病变的实验研究

一、实验研究概述

实验研究方面，研究重点多为中医药防治糖尿病周围神经病变作用机制。唐彩平等报道纯中药制剂芪桃片（黄芪、当归、桃仁、桂枝等）能恢复糖尿病（DM）大鼠坐骨神经的神经传导速度（NCV），缩短运动潜伏期。徐保真等发现刺蒺藜水提取物可明显提高 DM 大鼠的鼠尾运动神经 NCV。梁晓春等研究发现筋脉通可明显提高 DM 大鼠的 NCV，与对照组相比，有显著性差异，提示中药可以改善糖尿病周围神经病变的神经传导。

张家庆等体外筛选试验发现甘草、黄芪、丹参、黄芩苷、水飞蓟宾等对醛糖还原酶（Aldosereductase，AR）有明显抑制作用。刘长山等观察到中药黄芩苷与黄连素对 AR 活性有明显抑制作用，与 Sorbinil 比较无显著差异。熊曼琪等报道了 DM 大鼠坐骨神经山梨醇通路超微结构的变化及芪桃片对其结构的影响，结果显示芪桃片治疗可使外周神经超微结构得到改善。梁晓春等研究证实筋脉通可明显降低链脲佐菌素(Streptozotocin，STZ)大鼠坐骨神经山梨醇浓度，与氨基胍组比较有显著性差异($P<0.05$)。可见中医药防治糖尿病周围神经病变的作用，可能与包括改善神经山梨醇在内的多方面作用有关，深层机制有待于进一步深入研究。

辽宁中医学院附属医院张兰教授等根据 DPN 的发病及临床表现具有"久、瘀(痛)、顽、杂"的特点，提出了 DPN 的病机关键是"瘀血络损"，根据古人"瘀血不去，新血不生"的理论，提出活血祛瘀，祛瘀生新，通络止痛之法，经多年临床实践总结，研制出中药复方糖末宁颗粒剂，运用该药在临床上治疗 DPN 取得较好的疗效。为从多靶点、分子生物学角度探讨糖末宁颗粒剂防治 DPN 的作用机制，通过动物实验研究，观察了糖末宁颗粒剂对实验性糖尿病大鼠周围神经结构和功能的影响，探讨糖末宁颗粒剂对 DPN 的作用机制。其研究结果显示：糖末宁颗粒剂具有一定的控制血糖升高、提高痛阈、降低血清 MBP、减轻周围神经病理损伤、阻止或延缓 DPN 病理进程的作用。糖末宁颗粒剂可提高糖尿病大鼠坐骨神经 Na^+-K^+-ATP 酶活力、显著改善糖尿病大鼠血液流变学异常、上调坐骨神经生长因子(NGF)mRNA、胰岛素样生长因子-1(IGF-1)mRNA 表达可能是其对周围神经功能和结构损伤保护作用的主要机制。另外，丁学屏教授等也曾指导研究生通过动物实验研究中药灵异胶囊、麻疼消等防治糖尿病周围神经病变的作用及其机制，取得了有意义的结果，从不同角度探讨了中医药作用机制。

二、降糖舒络方治疗 2 型糖尿病并发周围神经病变的实验研究

(一)材料与方法

1. 实验材料

(1)实验动物：选用 SD 健康大鼠 48 只，体重在 180～220 g，雌性；由中南大学湘雅医学院实验动物中心提供，动物编号：X2003111159。

(2)实验药品：

1)受试药品：降糖舒络方。方药组成：黄芪 20 g，生地黄、山茱萸、丹参、蒺藜各 12 g，水蛭 8 g，葛根、枸杞子各 15 g 等。均一次性购于老百姓大药房东塘店。制备：各组药物以总体积的 4 倍量水冷浸 1 小时，微沸 40 分钟×2 次，合并滤液，文火浓缩制成(含生药)浓度为 2.7 g/mL，按等容原则，每只大鼠每日灌胃 3 mL/100 g·d，(分 2 次)，根据大鼠与成人体表面积换算，中药高剂量组以人等效剂量 4 倍灌胃＝[4×(大鼠体表面积/成人体表面积)×成人每日用量]，中剂量组以人等效剂量 2 倍灌胃，低剂量组以人等效剂量灌胃，配制为高剂量(2.15 g/mL)、中剂量(1.8 g/mL)、低剂量(1.35 g/mL)的浓缩液，瓶装置 4 ℃冰箱备用。

2)对照药品：格列齐特片(30 mg/粒)为施维雅(天津)制药有限公司制造，国药准字号 H20044694。弥可保片(500 μg/粒)为卫材(中国)药业有限公司制造，国药准字号 H20030812。购自湖南中医药大学第一附属医院，把药片碾碎加入蒸馏水制成混悬液(每 100 mL 蒸馏水中加入格列齐特和弥可保各 1 片)。

(3)实验试剂：20％乌拉坦；4％多聚甲醛；胰岛素(Ins)放射免疫分析药盒：FR-FJ-021，北京市福瑞生物工程公司；糖化血红蛋白试剂：罗氏诊断产品(上海)有限公司提供，货号：1822039，14884571；链脲佐菌素：德国默克，Cat♯572201，Lot♯B56981；枸橼酸-枸橼酸钠缓冲液；TUNEL 细胞凋亡检测试剂盒：武汉博士德生物工程有限公司，产品编号：MK1020。试剂盒内容：①标记缓冲液：(Labeling Buffer)1 mL；②末端脱氧核糖核酸转移酶(TdT，×20)：20 μL；③DIG-dUTP(×20)：20 μL；④封闭液(Blocking Reagent)：4 mL；⑤生物素化抗地高新抗体(×100)：20 μL；⑥SABC(×100)：20 μL；⑦Proteinase K(×200)：50 μL；⑧抗体稀释液：4 mL。即用型 SABC 免疫组化染色试剂盒：武汉博士德生物工程有限公司，产品编号：SA1022。试剂盒内容：①5％BSA 封闭液：12 mL。用于组织切片的封闭。②二抗：12 mL。亲和纯化抗体，标记长臂生物素。山羊抗小鼠 IgG。③SABC：12 mL。链霉亲和素-生物素-过氧化物酶复合物。

(4)实验仪器：

zy-10 型婴儿秤	无锡衡器厂
SureStepPlus 稳步倍加型血糖仪	美国强生
TD4-Ⅱ台式离心机	湖南仪器仪表总厂离心机厂
日立 7600 全自动生化分析仪	日本日立公司
中佳 Gc-1500γ 放射免疫计数器	科大创新股份有限公司中佳分公司
JY3002 型电子天平	上海精密科学仪器有限公司
HHS-2 电子恒温不锈钢水浴锅	上海南阳仪器有限公司
LEICA DM LB2 型双目显微镜	德国 LEICA 公司产
Haier 医用微波炉	Haier 集团产
MIAS 医学图像分析系统	北航公司产
S2-93 自动双重纯水蒸馏器	上海亚荣生化仪器厂
Shandon325 型石蜡切片机	英国 Shandon 公司产
DNP-9162 型电热恒温培养箱	上海精宏实验设备有限公司
Motic B5 显微摄像系统	麦克奥迪实业集团公司

（5）其他材料：手术器械一套，剪刀，试管，注射器，灌胃管，吸管，移液管，烧杯，量筒，记号笔，金属代谢笼等。

2. 实验方法

（1）造模与分组：选取 SD 大鼠 48 只，体重 180～220 g。室内 25 ℃适应性喂养 1 周后，随机选 8 只为空白对照组。其余 40 只大鼠于造模前 12 小时禁食水，采用杨荣泽的方法，以 30 mg/kg 的 STZ（德国默克，Cat♯572201，Lot♯B56981）左下腹腔注射。注射前用 0.1 mol/L 的无菌枸橼酸-枸橼酸钠缓冲液（pH4.5）配制，每日上午注射 1 次，连续 3 日。空白对照组腹腔注射等容量的枸橼酸-枸橼酸钠缓冲液。一周后测血糖≥13.5 mmol/L 者为造模成功。然后将 40 只糖尿病大鼠随机分为模型组、中药大剂量组、中药中剂量组、中药低剂量组和西药组（格列齐特＋弥可保），每组 8 只。造模成功后间断性喂养高脂饲料。

（2）给药剂量与方法：6 组动物按照 3ml/100 g・d 等溶灌胃给药，每日 2 次，每次 1.5 mL/100 g。

1）空白对照组：给予蒸馏水 3 mL/100 g・d。

2）模型组：给予蒸馏水 3 mL/100 g・d。

3）西药组：给予格列齐特＋弥可保混悬液 3 mL/100 g・d。

4）中药高剂量组：给予降糖舒络方浓缩液 3 mL/100 g・d(6.46 g/100 g)。

5）中药中剂量组：给予降糖舒络方浓缩液 3 mL/100 g・d(5.4 g/100 g)。

6）中药低剂量组：给予降糖舒络方浓缩液 3 mL/100 g・d(4.05 g/100 g)。

（3）检测指标与方法：

1）实验大鼠的一般情况：活动、饮食、饮水、尿量、体重等。大鼠的摄食量、饮水量及尿量采用金属代谢笼测定。测定前将大鼠分别置于代谢笼中，对大鼠 24 小时的摄食量、饮水量及尿量分别进行记录。

2）实验大鼠血糖：造模后一周测血糖及餐后 2 小时血糖，以后每周测 1 次空腹血糖及餐后 2 小时血糖，至 4 周后改为每 2 周检测 1 次血糖，包括 FBG 和 PBG，采用美国强生 SureStepPlus 稳步倍加型血糖仪检测。方法：采用鼠尾刺血法。先将鼠尾用温水擦拭，再用 75％乙醇擦拭、消毒，使鼠尾静脉充盈，用 7 号针头刺入尾静脉，拔出针头后有血滴出，滴入血糖试纸采血处进行检测，记录结果。

3）血清胰岛素：大鼠 8 周后处死，断头取血，采用放射免疫法测定。胰岛素试剂盒由北京市福瑞生物工程公司提供。批号：FR-FJ-021。方法：取大鼠全血 2 mL，置于 TD4-Ⅱ台式离心机（湖南仪器仪表总厂离心机厂）中 3000 r/min 离心，离心 4 分钟，分离血清。试管编号为 NSB 管、S0 管、S1～S 末管、样品管，进样，NSB 管进标准品 200 μL，S0 管、S1～S 末管各进标准品 100 μL，样品管进样品 100 μL，S0 管、S1～S 末管、样品管加入抗体各 100 μL，混匀后，37 ℃温育 30 分钟，各试管加入 125I-1NS 放射剂，混匀，37 ℃温育 2 小时，任取 3 管测总 T(CPM)，分别在各试管中加入免疫分离剂 1000 μL，混匀，室温放置 15 分钟，TD4 - Ⅱ台式离心机（湖南仪器仪表总厂离心机厂）3500 r/min 离心 15 分钟，吸弃上清液，在放免仪上测定各管沉淀的放射性计数。计算机采用 log～logit 法处理数据。

4）糖化血红蛋白：大鼠 8 周后处死，断头取血，小剂量肝素抗凝后取血 1 mL，充分混匀后做糖化血红蛋白检测，采用比浊法检测。糖化血红蛋白试剂由罗氏诊断产品（上海）有限公司提供，货号：1822039，14884571。方法：①将标本与溶血剂按照 1∶100 倍配比，小心混匀，当血液从红色变为棕榈色后可用（约 1～2 分钟）。在使用前将溶血剂放入室温稳定 15 分钟，EDTA/肝素抗凝。将抗凝全血混匀，避免形成泡沫，取血液 10 μL，当血液从红色变为棕榈色后可用（约 1～2 分钟）。在使用前将溶血剂放入室温稳定 15 分钟。②加入样本和试剂 1（缓冲液/抗体）：包括 MES 缓冲液 0.025 mmol/L，TRIS 缓冲液 0.015 mmol/L，pH 为 6.2，抗体≥0.5 mg/L，稳定剂。③加入样本和试剂 2（缓冲液/多半抗原）：包括 MES 缓冲液 0.025 mmol/L，TRIS 缓冲液 0.015 mmol/L，pH 为 6.2，多半抗原≥8 μg/mL，稳定剂。④启动反应。⑤Calibrator 3a - d 定标液：小心打开小瓶，避免损失干份，准确加入 2.0 mL 蒸馏水，小心混匀，避免形成泡沫，使用前稳定 30 分钟。⑥定标：符合 WHO 标准。S1：0.9％氯化钠；S2 - 5：定标液 3a - d。定标频率由质控结果决定。⑦质控：材料为罗氏糖化血红蛋白专用质控。⑧计算：罗氏/日立 7600 自动化分析仪直接计算。公式：HbA$_{1c}$％＝[0.62×HbA$_{1c}$(g/dL)×100]/hermoglobin(g/dL)＋2.76。

5）神经膜细胞凋亡：大鼠处死后取坐骨神经，置 4％的多聚甲醛固定 24 小时后，蜡块包埋，切片，厚度约为 4～5 μm，作凋亡检测。采用原位末端标记法检测细胞凋亡：石蜡包埋的组织切片→按常规方法进行脱蜡及水合［二甲苯脱蜡 2 次，5 min/次；乙醇水合(100％、95％、90％、80％、70％)］→PBS 漂洗 2 次→加入蛋白酶 K 工作液，21 ℃～37 ℃反应 15～30 分钟（蛋白酶 K 工作液：2 μL 50×Proteinase K＋98 μL PBS）→PBS 漂洗 2 次→浸入封闭液中，室温(15 ℃～25 ℃)封闭 10 分钟（封闭液：3％ H$_2$O$_2$ 溶于甲醇）→PBS 漂洗 2 次→样本周围用吸水纸吸干→每个样本滴加 50 μL TdT 酶反应液，加盖玻片 37 ℃避光湿润反应 60 分钟（TdT 酶反应液：45 μL Equilibration Buffer＋1 μL Biotin- 11 - dUTP＋4 μL TdT Enzyme）（阴性对照片不加 TdT 酶）→PBS 漂洗 3 次，样本周围用吸水纸吸干→滴加 50 μL Streptavidin - HRP 工作液，加盖玻片 37 ℃湿润避光反应 30 分钟（Streptavidin - HRP 工作液：0.5 μL Streptavidin - HRP＋99.5 μL PBS）→PBS 漂洗 3 次→滴加 50 μL～100 μL DAB 工作液，室温显色反应 10 分钟（DAB 工作液：5 μL 20×DAB＋1 μL 30％ H$_2$O$_2$＋94 μL PBS）→PBS 漂洗 3 次，显微镜下观察、拍照。采用"MIAS 医学图像分析系统"记数进行图像分析，主要统计分析阳性细胞数。

6）bcl - 2、Bax、caspase - 3 激酶蛋白表达：采用免疫组织化学方法：①石蜡切片厚度 5 μm，裱于用 APES 处理过的载玻片上→60 ℃烤箱 60 分钟以进行载玻片防脱片处理。②切片常规脱蜡至水。③30％ H$_2$O$_2$ 1 份＋蒸馏水 10 份混合，室温 5～10 分钟，灭活内源性酶。蒸馏水洗 2 min/次×3 次。④热修复抗原：将切片浸入 0.01 M 枸橼酸盐缓冲液（pH6.0），电炉加热至沸腾后断电，间隔 5～10 分钟，反复 1～2 次。冷却后 PBS（pH7.2～7.6）洗涤 1～2 次。⑤滴加 5％ BSA 封闭液，室温 20 分钟。甩去多余液体，不洗。⑥滴加适当稀释的一抗，37 ℃1 小时左右。PBS 洗 2 分钟/次×3 次。⑦滴加生物素化山羊抗小鼠 IgG，置湿盒内 37 ℃温箱 20 分钟，PBS 洗 2 分钟/次×3。⑧滴加链霉亲和素-生物素-过氧化物酶复合物，置湿盒内 37 ℃温箱 20 分钟，PBS 洗 5 分钟/次×4。⑨DAB 显色：使用 DAB 显色试剂盒（AR1022）。取 1 mL 蒸馏水，加试剂盒中 A、B、C 试剂各 1 滴，混匀后加至切片。室温染色，镜下控制时间在 5～30 分钟。⑩苏木素轻复染。⑪常规脱氧水透明，树脂胶封固，显微镜观察。结果判定：采用"MIAS 医学图像分析系统"记数进行图像分析，主要统计分析阳性细胞数。

3. 统计学处理　采用 SPSS12.0 软件包处理。计量资料以均数±标准差（$\bar{x}\pm s$）表示，组间差异性分析采用单因素方差分析。

（二）实验研究的结果与分析

1. 实验大鼠的一般情况　除了正常组腹腔注射缓冲液后体重、饮水量、食量及尿量无明显变化外，其他各组大鼠首先表现为精神差，皮毛光泽减退，体重明显减轻，饮水量、食量及尿量明显增加，笼中垫料酸腐，提示造模成功。具体一般情况如下。

（1）各组大鼠饮水量：造模前各组大鼠饮水量比较无统计学意义（$P>0.05$），造模后各组大鼠饮水量较正常组均显著增加（$P<0.01$），以造模后 3、4 周大鼠的饮水量增加最为明显。随着用药的进行，除了模型组大鼠饮水量继续增加之外，治疗组和对照组大鼠饮水量均显著下降，以 6 周以后饮水量下降明显。治疗结束后治疗组和对照组对于饮水量的改善作用均明显低于模型组（$P<0.01$），而治疗组跟西药组比较疗效优于西药组（$P<0.01$），中药组间比较以中药大剂量组疗效最为明显（$P<0.05$），具体见表 14-12。

表 14-12　　　　　　　　　　　　各组大鼠饮水量（mL/只，$\bar{x}\pm s$）

组　别	n	造模前	造模后 1 周	n	造模后 2 周	n	造模后 3 周	n
正常组	8	$18.66\pm1.21^*$	18.33 ± 2.58	8	18.33 ± 2.58	8	36.66 ± 4.08	8
模型组	8	19 ± 1.09	$79.16\pm5.84^\triangle$	8	$176.67\pm22.5^\triangle$	8	$198\pm14.83^\triangle$	7
西药组	8	18.83 ± 1.16	$56.33\pm4.27^\triangle$	8	$187.5\pm21.38^\triangle$	8	$169.16\pm22^\triangle$	7
中大组	8	19 ± 0.89	$57.50\pm5.24^\triangle$	8	$132.5\pm20.91^\triangle$	8	$106.66\pm11.69^\triangle$	7
中中组	8	18.83 ± 1.16	$59.16\pm3.16^\triangle$	8	$163.33\pm10.32^\triangle$	8	$285\pm26.45^\triangle$	7
中小组	8	19.50 ± 0.83	$59.83\pm4.57^\triangle$	8	$150\pm13.78^\triangle$	8	$193.33\pm10.32^\triangle$	7

组　别	造模后 4 周	n	造模后 6 周	n	造模后 8 周	n
正常组	33.33 ± 4.08	8	25.83 ± 3.76	8	25 ± 3.68	8
模型组	$282\pm29.49^\triangle$	7	$240\pm22.36^\triangle$	6	$277\pm29.06^\triangle$	6
西药组	$202\pm22.52^\triangle$	7	$150\pm25.41^\triangle$	7	$150\pm20.41^{\triangle\#}$	7
中大组	$100\pm8.36^\triangle$	7	$59\pm7.41^\triangle$	7	$59\pm7.41^{\triangle\#**\triangle\triangle}$	7
中中组	$228.75\pm14.36^\triangle$	7	$77.5\pm5^\triangle$	6	$78.75\pm4.78^{\triangle\#**}$	6
中小组	$172.5\pm14.52^\triangle$	6	$76.25\pm2.5^\triangle$	6	$70\pm7.07^{\triangle\#**}$	6

注：* 造模前各组相比 $P>0.05$；△造模后和正常组相比 $P<0.01$；#治疗结束后治疗组和西药组跟模型组相比 $P<0.01$；** 治疗结束后中药组跟西药组间比较 $P<0.01$；△△治疗结束后中药组间比较 $P<0.05$

（2）各组大鼠体重情况比较：造模前各组大鼠体重比较无统计学意义（$P>0.05$），造模后除了正常组大鼠体重无明显变化以外，其他各组大鼠体重呈明显下降趋势，以造模后 3 周大鼠体重下降最为明显，随着用药的进行，各组大鼠的体重适当恢复，以西药组大鼠体重恢复最为明显，而以模型组大鼠的体重恢复最差。实验结束后西药组和中药组体重较模型组比较均有显著意义（$P<0.01$），而中药组间比较以中药大剂量组疗效占优（$P<0.05$）。具体情况见表 14-13。

表 14-13　　　　　　　　　　　　各组大鼠体重情况（g/只）

组　别	n	造模前	造模后 1 周	n	造模后 2 周	n	造模后 3 周	n
正常组	8	$225.00\pm27.38^*$	197.50 ± 6.12	8	200.00 ± 0.00	8	208.33 ± 9.83	8
模型组	8	233.33 ± 25.82	191.66 ± 20.41	8	$154.16\pm10.20^\triangle$	8	$145.00\pm24.94^\triangle$	7
西药组	8	229.16 ± 24.57	$164.16\pm22.45^\triangle$	8	$166.67\pm20.41^\triangle$	8	$166.67\pm20.41^\triangle$	7
中大组	8	234.16 ± 20.10	190.00 ± 16.73	8	$174.16\pm25.57^\triangle$	8	$162.50\pm41.07^\triangle$	7
中中组	8	241.66 ± 20.41	190.00 ± 16.73	8	$162.50\pm20.91^\triangle$	8	$165.83\pm33.22^\triangle$	7
中小组	8	233.33 ± 20.41	186.66 ± 10.32	8	$166.67\pm20.41^\triangle$	8	$137.50\pm20.91^\triangle$	7

组　别	造模后 4 周	n	造模后 6 周	n	造模后 8 周	n
正常组	213.33 ± 11.69	8	230.83 ± 20.45	8	237.50 ± 13.69	8
模型组	$165\pm22.36^\triangle$	7	$156.42\pm17.67^\triangle$	6	$131.25\pm23.95^\triangle$	6
西药组	$202\pm18.23^\triangle$	7	$207.50\pm21.79^\triangle$	7	$197.50\pm20.2^{\triangle\#**}$	7
中大组	$155\pm32.59^\triangle$	7	$162.5\pm14.47^\triangle$	7	$158.33\pm14.43^{\triangle\#\triangle\triangle}$	7
中中组	$175\pm25^\triangle$	7	$156.25\pm12.5^\triangle$	6	$170\pm10.8^{\triangle\#}$	6
中小组	$166.67\pm20.41^\triangle$	6	$156.25\pm23.93^\triangle$	6	$166.67\pm14.43^{\triangle\#}$	6

注：* 造模前和正常组相比 $P>0.05$；△造模后和正常组相比 $P<0.01$；#治疗结束后西药组和治疗组跟模型组相比 $P<0.01$；** 治疗结束后西药组和中药组比较 $P<0.01$；△△治疗结束后中药组间比较 $P<0.05$

（3）各组大鼠摄食量比较：造模前各组大鼠摄食量比较无统计学意义（$P>0.05$），造模后各组大鼠摄食量较正常组相比均显著增加（$P<0.01$）。随着用药的进行，除了模型组大鼠摄食量继续增加之外，治疗组和对照组大鼠摄食量均显著下降，以 6 周以后摄食量下降明显。治疗结束后中药组和西药组摄食量较模型组均显著下降（$P<0.01$），治疗组对摄食量影响优于对照组（$P<0.01$），中药组间比较以中药大剂量组疗效占优（$P<0.05$），具体见表 14 - 14。

表 14 - 14 　　　　　　　　　　　　　　　各组大鼠摄食量（g/只）

组 别	n	造模前	造模后 1 周	n	造模后 2 周	n	造模后 3 周	n
正常组	8	42.5±4.18*	48.67±5.35	8	51.66±4.08	8	49.5±3.94	8
模型组	8	47.5±4.37	105±4.47△	8	104.67±9.20△	8	108.83±11.49△	7
西药组	8	46.5±1.64	103.83±5.3△	8	100.50±6.74△	8	102.16±11.41△	7
中大组	8	43.83±3.18	106.67±7.52△	8	96.33±8.64△	8	106.33±8.52△	7
中中组	8	44.5±2.94	108.33±10.32△	8	96.33±2.16△	8	126.25±4.78△	7
中小组	8	42.83±2.48	109.16±9.17△	8	97.66±4.36△	8	127.5±5.24△	7

组 别	造模后 4 周	n	造模后 6 周	n	造模后 8 周	n
正常组	49.5±2.66	8	40.83±2.40	8	39.67±1.50	8
模型组	121±7.41△	7	117.5±6.45△	6	118.75±4.78△	6
西药组	94.6±4.56△	7	78.75±4.78△	7	76.75±3.94△#	7
中大组	101.6±5.94△	7	58.75±7.89△	7	57.75±6.07△#**△△	7
中中组	98.75±8.53△	7	64.75±5.25△	6	65.75±6.39△#**	6
中小组	115.75±12.06△	6	70.75±6.39△	6	68.25±4.64△#**	6

注：＊造模前和正常组相比 $P>0.05$；△造模后和正常组相比 $P<0.01$；♯治疗结束后治疗组和西药组跟模型组相比 $P<0.01$；＊＊治疗结束后中药组和西药组跟模型组比较 $P<0.01$；△△治疗结束后中药组间比较 $P<0.05$

（4）各组大鼠尿量比较：造模前各组大鼠尿量比较无统计学意义（$P>0.05$），造模后除了正常组大鼠尿量无明显变化外，其他各组大鼠的尿量均显著增加，以造模后 3、4 周大鼠的尿量增加最为明显，随着用药的进行，除了模型组大鼠尿量继续增加之外，治疗组和对照组大鼠尿量均显著下降，以 6 周以后尿量下降明显。治疗结束后治疗组和对照组尿量较模型组均显著下降（$P<0.01$），中药组对尿量影响优于对照组（$P<0.01$），中药组间比较以中药大剂量组疗效优于中小剂量组（$P<0.05$），具体见表 14 - 15。

表 14 - 15 　　　　　　　　　　　　　　　各组大鼠尿量（mL/只）

组 别	造模前	n	造模后 1 周	n	造模后 2 周	n	造模后 3 周	n
正常组	9.66±1.50*	8	9.66±2.33	8	7.83±2.04	8	17.16±2.12	8
模型组	10.5±2.66	8	63.5±7.58△	8	110.83±21.07△	8	176±25.09△	7
西药组	10±2.52	8	59.16±6.01△	8	125.83±20.59△	8	117.5±13.69△	7
中大组	10.33±1.50	8	56.17±6.27△	8	61.33±5.34△	8	130±40△	7
中中组	11.5±1.97	8	60.83±5.3△	8	145±30△	8	126.25±4.78△	7
中小组	11.16±2.40	8	62.16±5.15△	8	150±13.78△	8	156.67±33.86△	7

组 别	造模后 4 周	n	造模后 6 周	n	造模后 8 周	n
正常组	6.83±2.13	8	7±2	8	9.66±1.50	8
模型组	246±28.8△	7	232.5±39.47△	6	252.5±52.52△	6
西药组	155±33.91△	7	90±7.07△	7	86.25±9.46△#	7
中大组	105±10△	7	53.75±4.78△	7	48.25±6.23△#**△△	7
中中组	170±24.49△	7	70±4.08△	6	50±4.08△#**	6
中小组	123.75±20.56△	6	61.67±2.86△	6	61.67±2.86△#**	6

注：＊造模前和正常组相比 $P>0.05$；△造模后和正常组相比 $P<0.01$；♯治疗结束后治疗组和西药组跟模型组相比 $P<0.01$；＊＊治疗结束后中药组和西药组间比较 $P<0.01$；△△治疗结束后中药组间比较 $P<0.05$

2. 实验大鼠的空腹血糖情况比较　各组大鼠 FBG 水平均明显高于正常组，有显著意义（$P<$ 0.01）；造模后 1 周模型组和西药组、中药组 FBG 相比无统计学意义（$P>0.05$）；造模后第二周开始到第八周西药组和中药各组 FBG 较模型组相比均显著下降（$P<0.01$）；治疗结束后显示西药组对 FBG 改善优于中药各组（$P<0.01$），而中药各组之间对 FBG 的疗效比较无显著差异（$P>0.05$）。具体见表 14-16。

表 14-16　　　　　　　　　　各组大鼠空腹血糖情况（mmol/L）

组　别	造模后 1 周	n	造模后 2 周	n	造模后 3 周	n
正常组	4.82±0.43	8	4.83±0.56	8	5.41±1.08	8
模型组	14.85±0.86*△	8	14.16±0.39*	8	16.54±0.68*	7
西药组	14.80±1.06*	8	10.85±1.33*#	8	10.54±0.81*#	7
中大组	14.80±0.33*	8	11.37±1.70*#	8	10.34±0.59*#	7
中中组	14.08±0.19*	8	11.07±0.84*#	8	10.10±0.47*#	7
中小组	14.86±0.66*	8	11.66±0.62*#	8	11.32±0.49*#	7

组　别	造模后 4 周	n	造模后 6 周	n	造模后 8 周	n
正常组	5.06±0.26	8	5±0.57	8	5.98±0.59	8
模型组	15.35±0.62*	7	15.37±0.92*	6	16.27±0.26*	6
西药组	9.22±0.33*#	7	8.27±0.49*#	7	8.25±0.31*#△△	7
中大组	10.65±0.65*#	7	10.27±0.58*#	7	10.02±0.99*#**	7
中中组	10.10±0.94*#	7	10.55±0.5*#	6	10.27±0.29*#	6
中小组	11.67±0.77*#	6	11.65±0.51*#	6	10.7±0.49*#	6

注：*造模后各组跟正常组相比 $P<0.01$；△造模 1 周后西药组、中药组跟模型组相比 $P>0.05$；#用药后跟模型组相比 $P<0.01$；△△治疗结束后各组疗效比较 $P<0.01$；**治疗结束后中药组间比较 $P>0.05$

3. 实验大鼠餐后 2 小时血糖情况　各组大鼠 PBG 水平均明显高于正常组，有显著意义（$P<0.01$）；造模后 1 周、2 周后模型组和西药组、中药组 PBG 相比无统计学意义（$P>0.05$）；造模后第 3 周开始到第 8 周西药组和中药各组 PBG 较模型组相比均显著下降（$P<0.01$）；治疗结束后显示西药组对 PBG 改善优于中药各组（$P<0.01$），而中药各组之间对 PBG 的疗效比较无显著差异。结果见表 14-17。

表 14-17　　　　　　　　　　各组大鼠餐后 2 小时血糖情况（mmol/L）

组　别	造模后 1 周	n	造模后 2 周	n	造模后 3 周	n
正常组	6.95±0.72	8	6.95±0.72	8	6.3±0.37	8
模型组	19.42±0.57*△	8	19.23±0.68*△	8	18.76±0.23*	7
西药组	17.87±1.08*	8	18±1.08*	8	15.51±0.94*#	7
中大组	17.79±1.34*	8	17.76±1.30*	8	15.93±1.05*#	7
中中组	18.12±1.25*	8	18.01±1.37*	8	16.1±0.18*#	7
中小组	18.04±1.72*	8	17.95±1.94*	8	15.68±0.59*#	7

组　别	造模后 4 周	n	造模后 6 周	n	造模后 8 周	n
正常组	6.51±0.34	8	6.58±0.51	8	6.13±0.55	8
模型组	18.66±0.39*	7	19.28±0.46*	6	18.44±0.47*	6
西药组	12.88±0.53*#	7	12.15±0.31*#	7	9.2±1.15*#△△	7
中大组	13.04±0.68*#	7	13.9±0.83*#	7	11.47±0.51*#**	7
中中组	13.26±0.51*#	7	13.42±0.38*#	6	11.75±1.52*#	6
中小组	14.9±1.01*#	6	14.12±0.17*#	6	11.9±1.20*#	6

注：*造模后各组跟正常组相比 $P<0.01$；△造模 1 周后西药组、中药组跟模型组相比 $P>0.05$；#用药后跟模型组相比 $P<0.01$；△△治疗结束后各组疗效比较 $P<0.01$；**治疗结束后中药组间比较 $P>0.05$

4. 各组大鼠血清胰岛素（SINS）、糖化血红蛋白情况（HbA_{1c}）　模型组 SINS、HbA_{1c} 跟正常组比较有显著差异（$P<0.01$），治疗后治疗组和对照组 SINS、HbA_{1c} 结果与模型组相比均有显著意义

（$P<0.01$），中药高剂量组和中剂量组对血清胰岛素和糖化血红蛋白的影响明显优于对照组（$P<0.05$），对照组对 SINS 、HbA$_{1c}$ 的疗效则优于中药小剂量组（$P<0.01$），中药组间比较以中药大剂量组和中剂量组疗效明显（$P<0.01$）。结果见表 14 - 18。

表 14 - 18　　　　　　　　　　　　各组大鼠血胰岛素、HbA$_{1c}$情况

组　别	n	血清胰岛素（μIU/mL）	HbA$_{1c}$（%）
正常组	8	289.91±13.55*	5.37±1.25*
模型组	6	62.25±10.72	11.93±1.86
西药组	7	222.85±49.21*△	8.40±3.45*△
中大组	7	273.06±12.27*#**△△	7.57±1.02*#**△△
中中组	6	263.51±24.08*#**	7.58±1.56*#**
中小组	6	187.47±79.60*	9.67±0.86*

注：*跟模型组相比 $P<0.01$；#中大组、中中组和西药组比较 $P<0.05$；△西药组和中小组比较 $P<0.01$；**中药大、中剂量组跟小剂量组比较 $P<0.01$；△△中药大剂量组跟中剂量组比较 $P>0.05$）。

5. 实验大鼠坐骨神经施万细胞凋亡情况　细胞核中棕褐色染色为凋亡细胞。正常组大鼠少见有细胞凋亡现象，模型组则有明显凋亡现象，与正常组有显著差异（$P<0.01$）；中药组和西药组细胞凋亡均有不同程度下降，与模型组相比均有显著差异（$P<0.01$）；中药高剂量组对细胞凋亡的影响优于西药组（$P<0.01$），西药组对凋亡的影响则优于中药小剂量组（$P<0.01$），中药组间比较则以中药大、中剂量组疗效占优（$P<0.01$）。结果见表 14 - 19、图 14 - 1～图 14 - 6。

表 14 - 19　　　　　　　　　各组大鼠施万细胞凋亡情况（阳性细胞个数）

组　别	n	阳性细胞
正常组	8	87.87±27.71*
模型组	6	332.00±74.71
西药组	7	193.42±12.32*##
中大组	7	116.28±11.19*#△△
中中组	6	177.16±50.37*△
中小组	6	226.00±63.08 *

注：*跟模型组相比 $P<0.01$；#中大组、△中中组和西药组比较 $P<0.01$、$P<0.05$；##西药组和中小组比较 $P<0.01$；△△中药组间比较 $P<0.01$

细胞凋亡（tunnel）：棕褐色为阳性细胞。

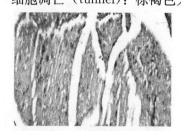

图 14 - 1　正常组（×400）

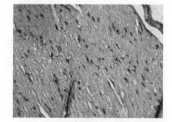

图 14 - 2　模型组（×400）

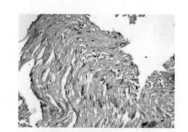

图 14 - 3　西药组（×400）

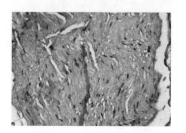

图 14 - 4　中小组（×400）

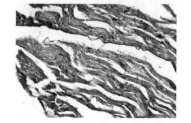

图 14 - 5　中中组（×400）

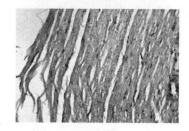

图 14 - 6　中大组（×400）

6. 实验大鼠 bcl - 2、bax、caspase - 3 蛋白表达情况　细胞核、胞质中棕褐色染色为 3 种蛋白表达。正常组大鼠切片 bcl - 2 染色明显增强，bax、caspase - 3 仅有少量染色。模型组则 bcl - 2 表达下降，bax 和 caspase - 3 表达增强，与正常组有显著差异（$P < 0.01$）；中药组和西药组对 3 种蛋白表达的影响与模型组相比均有显著差异（$P < 0.01$）；中药高、中剂量组对 3 种蛋白表达的影响优于西药组（$P < 0.01$ 或 0.05），西药组对 3 种蛋白表达的影响则优于中药小剂量组（$P < 0.01$），中药组间比较则以中药大剂量组疗效明显（$P < 0.01$）。结果见表 14 - 20、图 14 - 7～图 14 - 24。

表 14 - 20　　　　各组大鼠 bcl - 2、bax、caspase - 3 蛋白表达情况（阳性细胞个数）

组　别	n	bcl - 2	bax	caspase - 3
正常组	8	272.5±56.97*	47±24.94*	33.37±24.45*
模型组	6	23.83±14.67	311.33±22.29	284±51.92
西药组	7	134±18.43*♯♯	182.14±20.82*♯♯	134±18.43*♯♯
中大组	7	184.85±17.5*♯△△	110.42±11.51*♯△△	83.57±11.65*♯△△
中中组	6	157.83±31.56*△	148±43.50*△	115.34±27.3*△
中小组	6	91.33±15.78*	215.16±49.75*	188.67±15.68*

注：*跟模型组相比 $P < 0.01$；♯中大组、△中中组和西药组比较 $P < 0.01$，$P < 0.05$；♯♯西药组和中小组比较 $P < 0.01$；△△中药组间比较 $P < 0.01$

Bax 蛋白：棕褐色为阳性细胞。

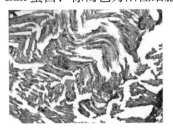

图 14 - 7　正常组（×400）

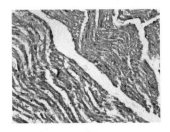

图 14 - 8　模型组（×400）

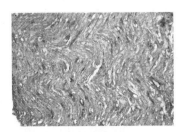

图 14 - 9　西药组（×400）

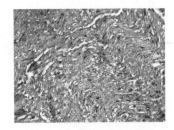

图 14 - 10　中小组（×400）

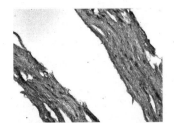

图 14 - 11　中中组（×400）

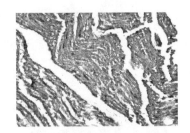

图 14 - 12　中大组（×400）

Bcl - 2 蛋白：棕褐色为阳性细胞。

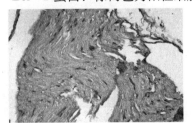

图 14 - 13　正常组（×400）

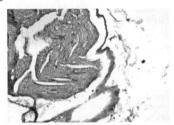

图 14 - 14　模型组（×400）

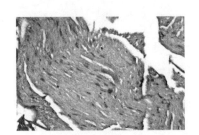

图 14 - 15　西药组（×400）

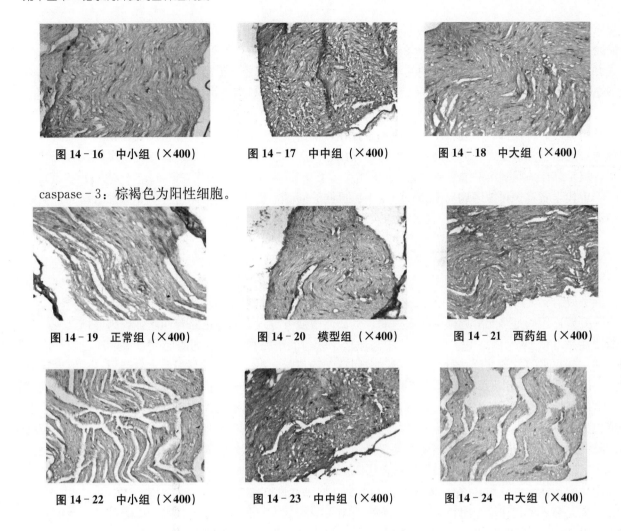

图 14－16　中小组（×400）　　　图 14－17　中中组（×400）　　　图 14－18　中大组（×400）

caspase－3：棕褐色为阳性细胞。

图 14－19　正常组（×400）　　　图 14－20　模型组（×400）　　　图 14－21　西药组（×400）

图 14－22　中小组（×400）　　　图 14－23　中中组（×400）　　　图 14－24　中大组（×400）

第四节　2 型糖尿病并发周围神经病变的理论探讨

一、中医学对糖尿病周围神经病变的认识

古代文献没有糖尿病周围神经病变的系统论述。本病多属于中医学"痹证"、"麻木"、"不仁"等范畴，但是至今还没有具体、详尽的统一标准进行辨证论治。其内容散见于一些医论医案中。《圣济总录》有过糖尿病周围神经病变的症状描述，如"四肢疼痛"。戴思恭在《秘传证治要诀》中说"消渴日久，……或手足偏废"。但是对于其病机和治疗论述甚少。

糖尿病周围神经病变虽然属于"痹证"范畴，但是与风寒湿邪之痹不同。风寒湿痹多为外邪侵袭肌肤，阻滞经络，多属本虚邪实，而以邪实为主。而本病系消渴日久不愈，阴津耗伤，无以载气，气虚无力鼓动，血行不畅，阻于脉络，络脉失养而成。正所谓"久病必入络"、"久病必气虚"，故本病以本虚为主。现代的一些学者对于糖尿病周围神经病变的病机认识，大致趋向于络脉痹阻、失于荣养。高彦彬等认为气阴两虚、脉络瘀阻、筋脉肌肤失养是糖尿病周围神经病变的主要病机。丁学屏等认为气阴两虚型是糖尿病周围神经病变的主要证型。陈发胜等在糖尿病周围神经病变中医辨证与内皮素、血栓素的相关性研究中发现，入选 43 例 DPN 患者中气阴亏虚兼血瘀者最多，占 23 例，其次为阴虚火旺夹血瘀，占 11 例。钱秋海等认为气阴两虚是 DPN 的重要病理基础，痰瘀阻络为本病的病理产物并影响本病的发展，而益气养阴化痰活血标本同治为本病的主要治法。从各家论述来看，糖尿病周围神经病变以虚为本为因，以实为标为果。气阴两虚，脉络瘀阻，阻则不通，不通则痛；筋脉失养，可见麻木、不仁。肺、脾胃、肾虚则不能充养机体，运化失职，温煦无权，导致水湿内停，聚而为痰，血运迟滞而为血瘀，痰瘀胶着，阻于络道，导致筋脉失于荣养，从而发为本病。

针对各家对本病的论述，采用的治疗途径或益气养阴，或化痰温经，或补肾填精等，但基本离不开活血化瘀的应用。吕仁和把糖尿病周围神经病变分为早、中、晚 3 期，认为早期为疾病的较轻阶段，中、晚期病程缠绵复杂，并认为瘀血始终贯穿于疾病始终，应根据瘀血之程度分别予以逐瘀治疗。沈志祥认为糖尿病各期都有不同程度的瘀血现象存在，瘀血是其病变的基础。廖世忠用桂枝茯苓丸通过改善糖尿病周围神经病变患者血液高凝状态治疗糖尿病周围神经病变，观察神经传导速度虽然没有统计学意义，但是临床症状缓解明显。

现代学者在探讨糖尿病周围神经病变中医机制的同时，也从现代机制进行了相关探讨研究，从而为中医药防治 DPN 提供了较为广泛的临床及理论依据。

二、中医学对糖尿病周围神经病变的现代研究

目前现代医家对糖尿病周围神经病变进行了多方面临床及实验研究。研究内容包括抑制醛糖还原酶活性、改善多元醇通路代谢增强、改善微循环、抗氧化及抗非酶促糖基化等。

醛糖还原酶是多元醇通路中的限速酶，其活性增强可导致多元醇通路代谢增强，因此抑制醛糖还原酶活性是治疗 DPN 的一个主要手段。中药包括单味药的研究和复方制剂的研究。张家庆、刘长山、董砚虎、刘福平等发现甘草、黄芪、丹参、龙胆草、黄芩苷、水飞蓟宾及葛根素、软蒺藜等对醛糖还原酶有不同程度的抑制作用。梁晓春等观察筋脉通（桂枝、细辛、葛根）治疗糖尿病周围神经病变可能是通过抑制醛糖还原酶活性完成的，有待进一步研究。封卫毅等观察了用周络通（黄芪、桂枝、当归、生地黄、细辛等组成）对糖尿病大鼠坐骨神经、醛糖还原酶活性及抗自由基能力的影响，发现周络通可以明显降低糖尿病大鼠坐骨神经醛糖还原酶含量，从而抑制其酶活性。陈剑秋等采用双红通（红参、麦冬、红花）治疗 DPN，可明显改善 DPN 患者临床症状和感觉神经传导速度，并能显著降低糖尿病大鼠的醛糖还原酶活性，并认为其治疗 DPN 与抑制醛糖还原酶活性有关。

多元醇通路代谢增强可以引起神经细胞内山梨醇的堆积和肌醇含量的减少。山梨醇在神经细胞内堆积可以使神经细胞发生水肿、变性，进而使神经发生病理改变，以脱髓鞘改变为主。肌醇的减低则会影响到神经结构的变化，引起神经传导速度的减慢。高彦彬等观察糖络宁治疗糖尿病周围神经病变，可降低红细胞内山梨醇含量及改善神经传导速度，认为其作用机制与降低红细胞内山梨醇含量有关。孟毅等用降糖安脉胶囊观察了 STZ 大鼠红细胞内山梨醇含量和神经传导速度变化，治疗后与治疗前比较有显著意义（$P<0.01$），其疗效并有剂量依赖性。杨竞等报道用益气养阴活血通络法可以改善 DPN 患者血流变及神经传导速度，降低红细胞内山梨醇含量，并与济生肾气丸做对照，疗效占优（$P<0.05$）。丁学屏等观察灵异胶囊（全蝎、僵蚕、蕲蛇）对 DPN 的治疗机制，结果可降低 DPN 患者和 STZ 大鼠红细胞内山梨醇含量，抑制醛糖还原酶活性，并优于中药益气养阴组和西药弥可保组（$P<0.05$）。王文健等采用益气活血方（方药包括红参、红花、牡丹皮等）观察对糖尿病大鼠周围神经病变机制研究，发现治疗后糖尿病大鼠坐骨神经内山梨醇含量明显降低，并认为益气活血方可抑制多元醇通路代谢增强，改善神经血供。

糖尿病时微血管改变可能是造成糖尿病周围神经病变的重要原因之一。在高血糖、高脂血症等病理因素影响下，可以导致血管内皮的损伤、基膜增厚、血流变异常、微循环障碍、血栓形成等，最后使微血管发生闭塞，血流减慢，导致氧的弥散功能下降，使神经内膜缺氧、神经纤维受损变性，从而发生神经病变。郑蕙田等报道用针药结合，通过补肾通络可以改善 DPN 患者血液流变性，增加微循环的有效灌注和周围神经的供血供氧完成。殷聚德等用糖末汤（绞股蓝、黄芪、太子参、黄精、麦冬、路路通、郁金、川芎、地龙、丹参等）观察对 DPN 患者血流变的影响，发现治疗后可明显改善 DPN 患者血黏度，降低红细胞压积和红细胞电泳时间，从而改善 DPN 患者微循环，改善神经缺血缺氧和神经传导速度等。杨竞等采用益气养阴血通络法治疗 DPN，发现其治疗机制与降低 DPN 患者血流变、改善神经组

织中微血管病变相关。吴兆利观察糖末宁煎剂对 DPN 血瘀证患者血液流变学的影响，发现可明显降低全血比黏度、血浆比黏度、红细胞压积、纤维蛋白原等，并认为 DPN 患者临床表现与血瘀相关，中药活血化瘀与改善血流变意义相同。王文健等采用益气活血方对糖尿病大鼠周围神经病变的机制进行研究，发现治疗后糖尿病大鼠血浆 ET 水平明显下降，认为其治疗作用可能和改善血管内皮功能、恢复神经血供和营养相关。戚清权等采用通痹汤（方药包括黄芪、太子参、黄精、水蛭、川芎、桃仁、鸡血藤、葛根、毛冬青等）治疗 DPN，结果显示治疗后可改善 DPN 患者神经传导速度和血流变情况，认为其治疗作用是通过降低血小板聚集和红细胞压积，扩张微血管，改善神经血供完成的。张文风等观察九虫丹（黄芪、桂枝、延胡索、水蛭、地龙、麦冬、葛根、生地黄）对血流变参数的影响，发现其可明显降低糖尿病大鼠全血黏度、红细胞聚集指数、纤维蛋白原等，认为有效改善血流变性可对糖尿病周围神经病变有一定的防治作用。李佩芳等观察刺络放血也有改变 DPN 患者血流变的作用。

糖尿病时，神经组织内自由基增多，通过自由基链反应使细胞膜上的磷脂内不饱和磷脂酸发生过氧化反应，生成脂质过氧化物（LPO）和高活性的丙二醇（MDA），影响到血管神经功能。封卫毅等观察了用周络通（黄芪、桂枝、当归、生地黄、细辛等组成）对糖尿病大鼠抗自由基能力的影响，结果显示周络通可通过降低糖尿病大鼠坐骨神经组织中的 MDA 而起到减少自由基损伤的作用。宋红梅等采用通络糖泰颗粒（黄连、白芥子、玄参、延胡索、蚕沙等）降低糖尿病大鼠血清中 LPO 的含量，并认为其对糖尿病大鼠坐骨神经组织病理的影响是通过抗氧化作用及其他相关作用多途径调整完成的。

蛋白质非酶糖基化产生的 AGE（糖化终产物）可以改变细胞内信号传导途径，改变细胞激酶、激素及自由基的可溶性水平，改变靶组织上蛋白质功能。高血糖引起 AGE 生成增多，使胞外基质的结构和功能发生改变，神经细胞的神经分泌和轴索的输送功能受损。目前中药对于非酶糖基化的研究有一定进展。隋立荣等认为阿魏酸、刺五加皂苷和大黄醇提取物对体外糖基化反应有明显抑制作用，其机制不清。段有金等的实验结果显示，在中药葛根、柴胡、地黄、人参中可能存在较有应用前景的蛋白非酶糖基化抑制成分。郭赛珊等观察了温筋通（桂枝、细辛、葛根组成）对糖尿病大鼠血糖和坐骨神经终末期糖基化终产物的影响，认为可降低血糖，抑制 AGES 在神经组织中的形成，从而预防 DPN。

近年来虽然中医药对糖尿病周围神经病变的研究取得了一定进展，但是目前还缺少糖尿病周围神经病变的动物模型和相关中医证型的动物模型，只是单纯的糖尿病动物模型，应用不同组方原则的方药去治疗相似的动物模型来阻断慢性并发症的发生，这是否符合中医的辨证论治原则尚待商榷。临床研究缺少统一的临床诊断标准和中医辨证标准以及临床判定标准，临床报道统计学结果阴性率低。所以中医药要继续进行深入研究，就必须具备统一的临床诊断标准、中医辨证标准和临床判定标准，自主创立中医的动物模型，这样研究结果才能更好地指导临床，也更具有可信服性。

三、病证结合防治 2 型糖尿病周围神经病变的学术思想

陈大舜教授从医 40 余年，在治疗糖尿病及其慢性并发症中有着丰富的临床经验和独到的见解。首先在治疗糖尿病及其慢性并发症的过程中，主张辨病与辨证相结合进行论治，而辨病论治是辨证论治的前提。从目前情况不难发现，对于传统意义上的消渴病辨证论治早已无法满足现代临床的需要，尤其是在单纯重视辨证论治而忽略辨病论治的情况下，往往会出现"无证可辨"或者辨证依据不足的局面；另外还可出现即使辨证准确，但是论治过程中疗效不明显。其原因就是因为针对疾病本身的特点认识不够，辨病意识不强所造成的。所以从目前临床对该病新的辨病辨证论治的需要出发，通过大规模的流行病学调查及文献调研，将 2 型糖尿病分为阴虚热盛证、气阴两虚证、肝肾阴虚证、湿热内蕴证、阴阳两虚证 5 种证型，其中气阴两虚证所占的比例最为多见（50%），根据流行病学调查及文献调研所得的结论，对糖尿病进行辨病辨证论治，同时又结合消渴病"阴虚燥热"的传统病机特点，认为消渴病的发生与"虚"、"瘀"、"毒"等病理因素有关。"虚"指的是气虚、阴虚、气阴两虚；"瘀"指的是血瘀，因为消渴日久，久病可致瘀，另外虚可致瘀，气虚无力帅血，导致血瘀生成，瘀血内阻，阴虚燥热，燔灼津液成瘀等；"毒"指的是热毒、燥毒。消渴病的病机特点"阴虚热淫"，阴虚生内热，加上阴津耗损，燥

热内生，出现热毒、燥毒等病理现象，热毒、燥毒又会耗损阴津，使阴虚更甚，津液黏稠而致瘀。各种病理因素相互影响，最终形成恶性循环，周而复始，导致临床变证（糖尿病的慢性并发症）发生。从消渴病及其变证的发生来看，"虚"是发病的基础，"瘀"是变证的主要因素。如瘀阻心脉，则出现胸痹胸痛，如瘀阻脑脉，则出现眩晕、中风；如瘀阻肾络，则出现尿浊、腰膝酸软无力；如瘀阻脉络，则出现麻木、疼痛、不仁等临床表现。

在明确消渴病及变证病理基础的情况下采用针对性治疗，既有辨病论治，又有辨证论治，还有根据变证病变部位不同而进行的引经治疗（辨病位论治）。即在治疗糖尿病及其慢性并发症的过程中主张首先针对疾病的基本病理特点治疗，也就是针对消渴病"虚"、"瘀"、"毒"的病理状态进行治疗，采用滋阴益气、活血化瘀、清热润燥之法为其根本治疗方法，然后根据其不同的合并症而进行具体治疗。如消渴病合并胸痹，则选用引心经的药物；如合并有脑脉的病变，则选用引脑络的药物；如合并有肾脏的病变，则选用引肾经的药物，做到针对基础疾病和并发症有目的性治疗，从而为临床中医辨病辨证论治糖尿病提供了较为成熟的理念。

同样道理，对于糖尿病合并周围神经病变的病机认识，认为其机制是气阴两虚兼有血瘀。即在气阴两虚的基础之上，瘀血阻滞脉络而发病。这也和目前国内众多学者的观点一致。但是陈大舜教授在此基础之上又进一步拓宽了糖尿病合并周围神经病变的中医病机。认为该病除了气阴两虚、瘀血阻滞脉络之外，尚存在阴虚、血瘀生风，风袭脉络之病机特点。从临床角度来看，有众多糖尿病周围神经病变患者存在这样的病理状态，因此，根据其致病特点，拟定滋阴益气、清热润燥、活血化瘀、息风通络为治疗糖尿病周围神经病变的治疗大法，并且在大量的临床工作中其疗效得到验证。以下是陈大舜教授病证结合诊疗思想在 DPN 中的具体阐释。

（一）气阴两虚是糖尿病周围神经病变的重要病变基础

气是维持人体生命活动的最基本物质，它对人体脏腑经络的生理活动、血的生成和运行、津液的生成输布和排泄等均起推动和激发作用。在气的生成过程中，脾胃的运化功能尤为重要。若脾虚则气血生化无源，使气血津液生成不足而致气虚。消渴病发生发展与脾气虚有密切关系。《灵枢·本藏》云："脾脆，则善病消瘅。"若脾虚运化功能不健，则生化不足，散精失常，阴精生化不足，导致机体乏津，化燥生热，故需引水自救，而见口渴多饮。诚如张锡纯所言："脾气不能散精达肺则津液少，不能通调水道则小便无节，是以渴而多饮多溲也。"脾主四肢和肌肉，若脾虚，不能输布精微于四肢肌肉，虽多食，亦不能有效地利用，故见身瘦肌萎、肢软乏力等症。同时，阴液不足与消渴病的发生有密切关系。肾为先天之本，肾藏真阴，肾阴为诸阴之本，肾阴亏虚则脏腑组织失于滋润、濡养。阴液亏损，不能制约阳气而生内热，虚热则进一步灼伤阴液。如此，阴愈虚而热愈炽，热愈炽而阴愈伤，终成消渴。总之，气虚可以导致消渴，阴虚也可以导致消渴，而气虚和阴虚可以相互转化，最终导致气阴两虚。这也符合我们进行的大规模糖尿病中医临床调研结果。由于消渴病变证之痹证是在消渴病基础上发生的，表明消渴日久，既能耗气，又能伤阴，导致气阴两虚。而气虚不能推动血液运行，阴虚则营血滞涩，运行不畅，并且久病入络，瘀血内停，阻于肢体络脉，影响肢体血脉的运行，从而导致精气不能荣养四肢，故可见肢体麻木、疼痛、酸软无力等症状。

（二）虚、瘀、毒是本病临床表现的主要病理因素

消渴病的基本病机特点是"阴虚热淫"。需知消渴病的病因与饮食有关。《素问·奇病论》："此肥美之所发也，此人必数食甘美而多肥也。肥者令人内热，甘者令人中满，故其气上溢，转为消渴。"饮食不节，或者素嗜肥甘厚味，导致消渴患者脏腑功能失调，气血津液运行失常，从而出现瘀血病理因素。消渴病本身具有"阴虚燥热"的特点，阴虚进一步耗损正气，气虚又出现生血、生阴功能下降，气阴两虚，气虚则运血乏力，阴虚则血行艰涩，而成久病入络、久虚入络之血瘀证候，所谓"病久入深，营卫之行涩"。瘀滞既成，则导致陈者当去而不能去，新者当生而不能生，血愈虚而愈瘀，愈瘀而愈虚，互为因果，交相为患。而消渴病阴虚燥热，热毒伤阴，热毒燔灼阴津，进一步耗损气阴、瘀血凝滞，阻于脉络，加上阴虚、血虚风动，瘀血生风，风袭脉络。气阴两虚，则导致肢体络脉失于充养，出现肢体麻

木；瘀血阻络，涩滞不通而见肢体疼痛；阴虚、血虚风动，瘀血生风，风袭脉络则肢体麻木瘙痒，有袜套感、蚁走感等表现。故虚、瘀、毒是导致本病发生的主要病理因素。

（三）滋阴益气、清热润燥、活血化瘀、息风通络法为本病的主要治法

糖尿病周围神经病变为气阴两虚、瘀血阻络之本虚标实之证。根据其病机特点，拟定了滋阴益气、清热润燥、活血化瘀、息风通络治法，组方降糖舒络方，以达到降低血糖、防治糖尿病周围神经病变的目的。方药：生地黄、水蛭、黄芪、蒺藜、山茱萸、葛根、丹参、蒲黄、枸杞子等。从糖尿病血管及神经并发症临床应用结果和本研究临床观察结果来看，采用滋阴益气、清热润燥、活血化瘀、息风通络治法治疗糖尿病周围神经病变疗效确切，值得进一步推广和应用。

（四）滋阴益气、息风活血通络法治疗糖尿病周围神经病变的优势

由于"瘀"是糖尿病周围神经病变的主要致病因素，而"虚"、"毒"（热毒、燥毒）是致瘀的主要原因，三者又相互影响，互为病因，常常影响着疾病的预后和转归。目前临床中医药对于 DPN 的治疗大法无外乎益气活血，养阴清热，健脾补肾，祛瘀通络等，但纵观目前中医文献对于 DPN 的治疗，虽然繁荣了中医药治疗 DPN 的局面，但同时也存在治疗混乱的现状。尽管其治疗理论均符合临床病理需要，但是大多数文献都缺少明确的诊疗依据和完整的治疗大法。因此滋阴益气，清热润燥，活血化瘀，息风通络对于 DPN 的治疗可能具有更为明显的治疗优势。大致可以从以下 3 个方面进行比较。

1. 有明确的前期临床流行病学调查及文献调研作为本法治疗糖尿病的依据　由于目前大多数医家对于糖尿病的治疗还局限于传统的辨证论治，而对于糖尿病的临床中医证型分布缺少客观的支持依据，我们课题组在以往的关于糖尿病中医流行病学调查及文献调研结果显示气阴两虚在糖尿病的中医证型分布中最为多见，而气阴两虚又是引起糖尿病慢性并发症的重要原因，因此根据调研结果对糖尿病进行辨病辨证论治，而相关的研究结果显示中药对于血糖及糖化血红蛋白的疗效明确，这也为我们在治疗糖尿病周围神经病变选择治疗大法时提供了临床依据。

2. 有丰富和完善的糖尿病周围神经病变的病因病机认识　目前对于 DPN 的中医认识基本已经达到共识，即气阴两虚、瘀血阻络。该病机认识同样存在缺憾，那就是忽略了"风"在糖尿病及其并发症中的作用。风邪与燥邪、热邪、瘀血等相互为患，袭于脉络，使临床症状反复不已，疾病缠绵难愈。因此对于针对风证进行糖尿病及周围神经病变的治疗非常必要。关于风药在糖尿病治疗中的应用并非空穴来风，众多学者认为糖尿病之病机以气阴两虚为本，多以甘润之品治之。《素问·阴阳应象大论》言："气虚宜掣引之。"柯韵伯云："补中之剂，得发表之品而中自安；益气之剂，赖清气之品而气益倍。"即在甘润之药中配伍以辛散之风药，则辛甘可补气，辛润可益阴；即于补气养阴之中，加以风药，其效更著，且糖尿病患者"五脏皆柔弱"，一则一味峻补，往往有壅滞之弊，风药能调畅气机，使其补气而不滞气，畅气而不耗气；二则"风为人身之常气"，"风止则气绝"，即风药具有补气的功能。另外，瘀血作为糖尿病的一种病理产物是引起血管及神经并发症的主要病理因素，故活血化瘀为中医药治疗糖尿病及其并发症的重要治则。糖尿病病久，经年累月，外邪留着，气血皆伤，化为败瘀。血瘀、血虚、血热、血燥又皆可生风，风血相互为患，阻痹经络。治疗之法，因非辛无以入络，故叶天士主张："络以辛为泄。"风药气轻味薄，能调节气血的运行，气行则血行，故能化解脉中之瘀血。朱丹溪在《丹溪治法心要》中指出："治血不可纯用寒凉药，当寒因热用，必于寒凉药中加辛味温升之药。"在临床上，常以风药与活血药相伍，可显著增强化瘀效果，特别对四肢、肌表的某些血瘀病证，往往非借风药难获佳效。利用风药治血，既可祛除致病因素，又有振奋人体气化功能，有一般治血药难以替代的独特功效。现代药理研究亦证实，多数风药具有改善微循环、抗血小板凝聚、抑制血栓形成、降低血液黏稠度的作用。肝为风木之脏，体阴而用阳。在治疗上，当"急食辛以散之"。"风气通于肝"，风药禀轻灵之性，彰显肝木升发之象，易达条畅气机，发散郁火的目的。肝主藏血，血虚则易生内风，内风则易招致外风，内外风邪相互感召更使病情缠绵难愈。过用疏肝行气药易耗伤肝血，过用滋阴养血药又常恋邪滞气，如酌加风药，既可解郁散火，又能祛风散邪，此为一般疏肝行气、滋阴养血之品所不及。降糖舒络方中在滋阴益气、清热润燥、活血化瘀的基础上选用了蒺藜、蝉蜕、葛根等风药，可以通过风药起到益

气、活血、通络、润燥等的协同作用，故有理由相信滋阴益气、清热润燥、活血化瘀、息风通络法治疗糖尿病周围神经病变有治疗优势。

3. 结合了现代研究的优势　目前关于中医药对于糖尿病及其慢性并发症的治疗主张中西医结合治疗，而中西医结合的手段除了适当应用西药之外，还包括对中医药降血糖机制和对慢性并发症的机制改善的研究。益气养阴、活血化瘀、清热润燥等治疗方法是目前治疗糖尿病及其慢性并发症的主要方法，因为这几种方法既符合糖尿病的中医病因病机，而且还具有比较明确的降血糖及改善并发症的机制和疗效。另外本方组成中黄连、黄芪、葛根、枸杞子、山茱萸等药既有降血糖作用，又有抑制醛糖还原酶活性、抗氧化及改善血管障碍等疗效，对于糖尿病及周围神经病变有明显的现代理论依据。而这也符合学者提出的中医药治疗糖尿病通过多味中药优化整合作用，多环节、多途径、多靶点、作用于全身各个系统、脏器的观点。

综上所述，对于滋阴益气，清热润燥，活血化瘀，息风通络法治疗糖尿病周围神经病变有着重要意义。

四、降糖舒络方的临床疗效及实验指标变化的分析

（一）降糖舒络方的方药组成、方义分析及临床疗效

本研究组根据消渴病的病机特点及糖尿病周围神经病变的中医病证特点组成降糖舒络方，方药由生地黄、黄芪、蒺藜、山茱萸、黄连、葛根、丹参、蒲黄、枸杞子等组成。从中医理论分析本方：消渴病阴虚燥热，病变脏腑以肺、脾胃、肾病变为主，故治病求本，方中生地黄有清热凉血、养阴生津之效，黄芪补益脾肺之气，气可生津、行津、摄津，津可载气，二者相辅相成，滋阴益气，共为君药。臣以山茱萸、枸杞子入肝肾二经，补肝肾之阴，黄连清热解毒、葛根生津润燥，兼以疏风清热解肌，同时以丹参、蒲黄等活血化瘀之品以祛瘀活络，与黄芪共用，体现气行则血行的理论，达到祛瘀通络的目的。因气阴两虚，可导致肌肉筋脉失濡，加上阴虚、血虚、血瘀生风，故以蒺藜驱风止痒、疏络达表，为使药。纵观全方，滋阴益气、清热润燥治其本，活血化瘀、息风通络治其标。标本兼治。滋阴润燥而不腻，化瘀而无生热之弊，同时兼顾调理肺、脾胃、肾等脏腑气血阴阳失调之病理状态，从而达到治疗糖尿病周围神经病变的效果。

从现代研究对本方进行分析。首先是降血糖：方中黄连、葛根、枸杞子、黄芪、山茱萸等药均有降低血糖的作用。多数动物实验证明，地黄能抑制实验性高血糖，也能使正常家兔血糖下降。用地黄浸膏溶液给兔皮下注射或灌胃，均可使血糖下降。从黄芪的根中提取分离出来的多糖组分（APS-G）具有双向性调节血糖的作用，可使葡萄糖负荷后小鼠的血糖水平显著下降。枸杞子提取物可降低大鼠血糖，提高糖耐量，枸杞多糖对四氧嘧啶引起的动物糖尿病有明显的预防作用，能减少糖尿病小鼠饮水量，缓解症状。山茱萸可以降低四氧嘧啶高血糖小鼠的血糖。黄连素具有明显的降血糖作用，其降血糖作用具有磺脲类降血糖药和双胍类降血糖药双重特点，既可以通过促进胰腺B细胞的修复和增生，使胰岛素释放增加，同时还可以抑制肝糖原异生和（或）促进外周组织的葡萄糖酵解的作用。葛根、黄连被认为是在中药治疗糖尿病中最常用的中药，而且葛根素可抑制蛋白非酶糖基化、减少糖基化介导的氧化应激产物（ROS）对B细胞的损害作用，保障胰岛素的分泌。葛根素是葛根降血糖的主要成分，用葛根素给四氧嘧啶性高血糖小鼠灌胃，可使血糖降低，作用可维持24小时，并能改善糖耐量。

其次是抗氧化损伤。糖尿病时，神经组织内自由基增多，通过自由基链反应使细胞膜上的磷脂内不饱和磷脂酸发生过氧化反应，生成脂质过氧化物（LPO）和高活性的丙二醛（MDA），影响到血管神经功能。地黄、丹参、黄芪、葛根、黄连、枸杞子等均有抑制脂质过氧化的作用。丹参素为超氧阴离子清除剂，其清除氧自由基的作用优于SOD（超氧化物歧化酶），可以显著降低血清及肝中过氧化脂含量。有研究显示水蛭能使LPO含量下降，抑制LPO对细胞结构的损害。黄连中的阿魏酸是一种抗氧化剂，其苯环上的羟基是抗氧化的活性基团，也可以清除自由基，抑制氧化反应和自由基反应，以及与生物膜磷脂结合保护膜脂质等拮抗自由基对组织的损害，产生抗动脉硬化效应。研究表明黄连素也有抗氧化作

用，能明显升高肝脏 SOD 活性，降低肝脏 LPO 水平及血清 TG、Tch、VLDL-ch 含量，提高机体抗氧化能力，促进脂类的分解代谢，起到治疗 2 型糖尿病的预防动脉硬化和血管损伤的作用。葛根是良好的外源性氧自由基清除剂葛根总黄酮、葛根素有抗氧化作用，可减少组织 MDA、LPO 含量，增加 SOD 活性，改善血流变等作用。枸杞子提取液能明显抑制小鼠肝匀浆 LPO（过氧化脂质）的生成，使血中谷胱甘肽过氧化物酶（GSP-PX）活力和红细胞 SOD 活力增高。枸杞多糖能有效对抗自由基过氧化，使受损膜电学功能发生逆转，具有调节脂质代谢的效应。

第三是抑制醛糖还原酶活性。糖尿病周围神经病变的发生与醛糖还原酶活性增强有关。醛糖还原酶活性增强可以导致神经细胞内山梨醇堆积，果糖含量增多，肌醇含量减少，使神经细胞发生变性、水肿等病理损伤，从而出现临床表现。张家庆等报道黄芪、蒺藜、葛根、丹参等药有明显的醛糖还原酶抑制作用。

第四是改善血管障碍。糖尿病周围神经病变的发生与血管障碍有关，以微血管障碍为主。其影响糖尿病周围神经损伤的原因与高血糖情况下引起的脂代谢紊乱、血液流变学异常、血管内皮损伤等有关。上述情况最终可导致血管硬化，血流减慢，氧的弥散能力下降，神经内膜缺氧，神经纤维受损变性而发展为神经病变。方中丹参、山茱萸、黄芪、黄连、蒲黄均有改善血管障碍的作用。黄芪可以通过抑制血小板钙调蛋白而抑制磷酸二酯酶活性，从而增加血小板内 cAMP 含量而发挥抑制血小板聚集的作用。黄连素可以抑制血小板膜花生四烯酸释放和代谢，从而抑制血小板血栓素 AX2 的生成，从而起到抑制血小板聚集的作用。丹参有改善微循环、抗动脉硬化、降脂及抗血小板聚集等作用。蒲黄煎剂及其总酮、有机酸、多糖对 ADP、花生四烯酸和胶原诱导的家兔内、外血小板聚集均有明显的抑制作用。并有降血脂，抗动脉硬化的作用。同时黄连还有镇痛作用。纵观全方组成，可以通过降血糖、抑制醛糖还原酶活性、抗氧化及改善血管障碍等作用而起到治疗糖尿病周围神经病变的作用。

本研究资料显示，治疗组对于糖尿病周围神经病变临床疗效、证候疗效等效果明显，虽然与对照组相比无统计学意义（$P > 0.05$），但是临床疗效的显效率和证候痊愈率均优于西药组（$P < 0.05$），提示中药滋阴益气息风活血通络法对于糖尿病周围神经病变临床疗效整体判定稍优于西药弥可保。

（二）降糖舒络方（滋阴益气息风活血通络法）对血糖的影响

高血糖是糖尿病周围神经病变的始动因素，高血糖可以导致神经细胞内山梨醇堆积、肌醇减少，使神经细胞发生变性水肿，另外高血糖也是引起脂代谢紊乱、动脉硬化、血栓形成以及神经细胞凋亡的主要原因，因此控制血糖是治疗糖尿病周围神经病变的基础。目前中医药对于降血糖的研究包括单味药的研究和复方制剂的研究。由于单纯单味药的降血糖研究满足不了中医辨病辨证论治治疗糖尿病及其慢性并发症的临床需要，所以复方制剂对于降血糖的研究更符合中医临床及发展的需要。目前关于研究中药降血糖的复方制剂很多，而且方法不一。有人提出通过补脾、活血作为治疗糖尿病的主要手段。熊曼琪认为中医药的降血糖作用可以通过以下环节来实现：①减少胰岛素拮抗物。②促进糖原合成，抑制糖原分解。③促进外周组织对葡萄糖的利用。④调整胰岛素分泌。⑤增加靶组织对胰岛素的敏感性。而目前临床及实验研究中采用最多的方法主要是益气养阴、活血化瘀、健脾补肾、清热润燥等法，或者以某种方法为主，或者以多种方法结合进行研究。也有关于从脾、从肝、从肾等论治糖尿病的观点。

由于 2 型糖尿病的发生主要是由于胰岛素抵抗和胰岛 B 细胞功能减退引起的，而中医认为糖尿病的发生与"虚"、"瘀"、"毒"等病因及病理因素相关，而且这些病理因素是引起胰腺 B 细胞功能减退和胰岛素抵抗的主要原因，所以中医药复方制剂的降血糖机制可能与通过改善胰岛素抵抗和胰岛 B 细胞功能有关。最早进行中西医结合治疗的张锡纯在《医学衷中参西录》中应用"滋膵饮"治疗糖尿病。其论述消渴病乃因"中焦膵病，累及于脾"所得，方中用生黄芪、生山药助脾气散精，并用生猪胰子以脏补脏，既结合西医内分泌疗法的科学原理，又避免了胰岛素注射引起的低血糖反应。虽然现代研究没有证实"滋膵饮"有保护 B 细胞的作用，但是胰岛素疗法对于糖尿病患者除了控制血糖，防治并发症之外，外源性的胰岛素来源减轻了患者胰岛 B 细胞的分泌负担，从而可以使患者靶器官得到修复。而"滋膵饮"中含有生猪胰子，可能存在胰岛素样作用，且最早的胰岛素就是从猪或者牛的胰腺提取而来，所以从张锡纯治疗糖尿病的方法来推断其降糖机制应该与保护胰岛 B 细胞有关。现在有很多研究认为中药对胰腺 B 细胞有保护作用，而方法多为益气、养阴、活血、清热等。我们在早期试验中采用滋阴益气活血通络法观察对糖尿病大鼠血浆胰岛素（FINS）、C 肽及超氧化物歧化酶（SOD）、丙二醛（MDA）水平的影响，以探讨其保护胰岛功能的作用机制，结果显示滋阴益气活血通络法可以降低对于 STZ 诱导的 DM 大鼠血糖（BG）和糖化血清蛋白（GSP），升高血浆胰岛素和 C 肽水平，与对照组结果相比无统计学意义（$P>0.05$），对大鼠 SOD 和 MDA 的影响则明显优于对照组（$P<0.05$），大、小剂量组中药对 SOD 和 MDA 的影响以大剂量组的疗效占优（$P<0.01$）。提示滋阴益气活血通络法可能通过抗氧化而起到保护糖尿病大鼠胰岛 B 细胞功能和降血糖的作用。

由于部分中药降血糖作用明确，所以众多医家在选方用药的过程中均进行了适当选择，刘志邦等对我国三级药品标准治疗糖尿病的中成药处方和医院治疗糖尿病的协定处方进行统计，共 120 个，其中涉及 125 味不同的中草药。在治疗糖尿病的 125 味中草药中，用药频率处于前 15 味的中草药依次为：黄芪（62）、生地黄（47）、天花粉（39）、黄连（28）、葛根（24）、人参（23）、丹参和麦冬（各为 22）、五味子和茯苓（各为 15）、黄精和枸杞子（各为 14）、知母（12）、山茱萸（11）、水蛭（10）、甘草和红参（各为 9）、泽泻和山楂（各为 8）、玄参、玉竹和党参（各为 7）。在使用频率较高的这些中草药中，大多药物具有益气、养阴、清热、化湿、润燥、活血化瘀等作用，因而有利于糖尿病及并发症的防治。

本研究临床部分结果显示，对照组和治疗组治疗前血糖比较均无统计学意义，两组治疗后与治疗前比较均有显著差异（$P<0.01$），提示两组对于血糖均有明显改善作用。两组治疗后比较无统计学意义（$P>0.05$），提示治疗组和对照组对于血糖的影响疗效相当。由于两组在降糖方面均以西药降血糖为基础，而治疗组采用的中西医结合治疗，血糖变化无差异考虑与观察周期太短有关。本研究实验部分资料显示，造模后各组血糖较正常组相比均显著升高，有明显统计学意义（$P<0.01$）；提示大鼠造模成功。造模后第二周开始到第八周西药组和中药各组 BG 较模型组相比均显著下降（$P<0.01$），提示西药和中药对于血糖均有改善作用。实验结束后显示西药组对血糖的改善作用优于中药三组（$P<0.01$），而中药三组之间对于血糖疗效相比无统计学意义，提示中药对于血糖的影响没有剂量依赖性。

滋阴益气息风活血通络法对于 DM 大鼠及 DPN 患者的血糖有明显的改善作用，考虑其降血糖作用除了对胰腺保护及改善 IR 之外，方中也采用了黄芪、黄连、葛根、枸杞子、山茱萸等有降血糖作用的中药，这些中药在降血糖作用中应该起到了协同作用，而其最终的降血糖作用应该是多途径、多环节、多靶点进行的。

（三）降糖舒络方对 DM 大鼠症状及 DPN 患者症状的影响

首先对 DM 大鼠症状的改善。造模前各组大鼠活动正常，体毛有光泽，饮水量、摄食量、体重、尿量比较无统计学意义，垫料无酸腐。造模后各组大鼠饮水量、摄食量、尿量较正常组均显著增加（$P<0.01$），体重较正常组显著下降（$P<0.01$），体毛稀疏无光泽，垫料明显酸腐难闻，提示实验大鼠造模后有明显"三多一少"症状。造模后 3、4 周大鼠的饮水量、尿量、体重变化最为明显（摄食量无此明显规律）。随着用药的进行，除了模型组大鼠饮水量、摄食量、尿量继续增加，体重继续下降之外，治疗组和对照组大鼠饮水量、摄食量、尿量均显著下降，体重均有不同程度恢复（西药组恢复最为明显），而以 6 周以后上述症状改善明显。实验结束后治疗组和对照组对于饮水量、摄食量、尿量及体重的改善作用均明显优于模型组（$P<0.01$），提示治疗组和对照组对 DM 大鼠"三多一少"症状均有明显改善作用。而治疗组跟西药组饮水量、尿量、摄食量比较，疗效优于西药组（$P<0.01$），中药组间比较以中药大剂量组疗效占优（$P<0.05$），提示中药对于大鼠饮水量、尿量、摄食量改善作用优于西药组，而且呈剂量依赖性。中药组对于 DM 大鼠的体重恢复虽然不如西药组（$P<0.01$），而中药组间比较以中药大剂量组疗效明显（$P<0.05$），提示中药对于 DM 大鼠的体重恢复仍呈剂量依赖性。以上结果提示中药滋阴益气、清热润燥、活血化瘀、息风通络法对于 DM 大鼠的三多一少症状改善基本优于西药组，而且中药对于 DM 症状的影响呈剂量依赖性。由于中药组对于血糖的影响不如西药组，症状改善优于西药组，因此考虑其对症状的改善作用不单纯是通过降血糖来完成的，而其他的相关作用机

制还需进一步研究。

其次对 DPN 患者临床症状改善。糖尿病周围神经病变的主要临床表现是肢体麻木、疼痛等。其发生与长期高糖毒性引起的代谢异常和血管障碍导致神经细胞损伤、神经功能减退有关。中医认为其临床症状的发生与气阴两虚，不能濡养络脉，加上瘀血内阻，阴虚、血瘀生风，筋脉失养，从而出现麻木、疼痛、瘙痒等，临床根据其发病特点，从气血阴阳、脏腑及痰瘀等进行辨证论治。由于越来越多的学者倾向于糖尿病周围神经病变的中医病因病机为气阴（血）亏虚、瘀（痰）阻脉络，故目前文献报道以益气、养阴、活血、化瘀、通络法应用最为广泛，而且临床及实验研究均证实针对气血阴阳进行辨证论治符合 DPN 的中医发病特点。另外中医在辨证论治过程当中气血阴阳、脏腑及痰瘀等病理产物是相互交叉的，不会有孤立的气血，不会有孤立的脏腑，也不会有孤立的痰瘀等。所以中医药在论治本病过程中应该是综合性的。

本研究采用滋阴益气、息风活血通络法对 DPN 进行辨证，也是结合了气血阴阳、脏腑及风、痰、瘀等病理产物综合辨证的。结果显示，滋阴益气息风活血通络法对于 DPN 患者临床症状有明显改善作用。对于主症积分及麻木、疼痛的改善作用与对照组无显著差异（$P>0.05$），提示本研究对于 DPN 患者临床主症的改善与弥可保作用疗效相当。对于次症积分和其他症状，本研究的改善作用均优于对照组（$P<0.01$），提示治疗组对于本病整个症状改善方面优于西药弥可保，从而体现了中医辨病辨证论治的治疗优势。

（四）降糖舒络方对神经传导速度的影响

神经传导速度可以用来判断有无神经病变和对糖尿病周围神经病变的诊断。党静霞认为检测糖尿病周围神经病变患者运动神经传导速度，不但能客观定量地评价神经肌肉的功能，而且能对受损神经的病理状态进行评估。李晖等认为神经电生理检查不仅能够明显提高糖尿病周围神经病的早期诊断率，使患者得到及时治疗，同时还可以为糖尿病周围神经病临床疗效评估及治疗方案的拟定提供重要依据。

目前对于能够改善 DPN 神经传导速度的药物很多，临床常用的有弥可保、醛糖还原酶抑制药依帕司他、血管扩张药、钙离子拮抗药、ACEI 及中药制剂等。弥可保的应用得到了学者们的认同和推广，其作用机制可能与作用于 Na^+ 通道，改善神经细胞 Na^+-K^+-ATP 酶活性有关，并能修复受损神经。

中医药对于神经传导速度的影响干预已经得到临床见证。临床常用中成药制剂如丹参注射液、葛根素注射液、灯盏细辛注射液、黄芪注射液、水蛭注射液等都有减慢神经传导速度的作用，其作用机制与改善微循环、降低山梨醇含量、抑制醛糖还原酶活性有关。胡湘观察糖尿病周围神经病变的中医证型与神经传导速度的相关性，发现神经传导速度的异常与气血两虚、气虚血瘀、痰瘀等因素相关，而气血两虚、气虚血瘀对于周围神经的损伤最为明显。张效科等应用益气活血通络法治疗糖尿病周围神经病变，可改善糖尿病周围神经病变患者神经传导速度，降低神经细胞内山梨醇含量及改善血流变异常等，并认为其改善神经传导速度与改善神经细胞内山梨醇含量与血流变有关。

本组资料显示，治疗组和对照组治疗前 NCV 比较无统计学意义（$P>0.05$），两组治疗后与治疗前相比均有显著差异（$P<0.01$），而治疗后比较无统计学意义（$P>0.05$），提示中药滋阴益气、清热润燥、活血化瘀、息风通络法可以改善 DPN 患者受损神经电生理异常，而且具有和弥可保同样的临床疗效。

（五）降糖舒络方对 DM 大鼠血清胰岛素、糖化血红蛋白的影响

糖尿病大鼠模型化学方法目前主要采用两种方法进行复制。一种为四氧嘧啶腹腔注射，一种为链脲佐菌素腹腔注射。两种共同的特点均为化学药物对于大鼠胰腺功能损伤导致血糖升高。从其引起糖尿病模型的机制来看，存在胰腺功能减退，胰岛 B 细胞分泌胰岛素能力下降的病理特点。胰岛素作为反应胰腺功能的主要指标，在糖尿病及其并发症的治疗中均具有显著的意义。胰岛素在高血糖的情况下其分泌能力明显受到抑制，另外，高血糖情况可以导致胰腺 B 细胞凋亡，导致胰岛素分泌能力下降。由于胰岛素分泌能力下降，进一步加重高血糖，从而引起各种并发症等。胰岛素对于糖尿病周围神经病变的发生同样具有重要作用。近期研究发现，高血糖可诱发糖尿病鼠颈上神经节细胞的凋亡，并可引起神经

突生长抑制、直径缩小、串珠样改变和生长锥收缩等变化，而在给予胰岛素样生长因子后可得到改善，并可减少细胞凋亡的发生。体外葡萄糖诱导细胞凋亡过程中，bax 和 caspase 基因的表达也有增加，若妊娠后立即应用胰岛素治疗可阻止细胞凋亡的发生。现在已经有越来越多的注意力集中到胰岛素和（或）C 肽缺乏跟 DPN 之间的关系研究。胰岛素和 C 肽均有神经保护和抗凋亡作用。体外实验发现一种脂蛋白脂酶（LPL）（分子量 56ku）表达于神经膜细胞（又称雪旺细胞、施万细胞）中，坐骨神经的 LPL 活性下降与其传导速度下降相关，而胰岛素可以予以纠正。生理浓度的胰岛素能刺激轴突生长，而且为感觉和交感神经元存活所必需。糖尿病大鼠坐骨神经给予胰岛素可以使有髓纤维数目增加，并防止神经传导速度减慢，表明其可能与周围神经纤维再生和修复有关。

本组资料显示，DM 大鼠血清胰岛素跟正常组相比均有统计学意义（$P<0.01$），提示经 STZ 腹腔注射后对实验大鼠胰腺 B 细胞分泌胰岛素功能均有损伤。西药组和中药组跟模型组相比血清胰岛素均有明显升高（$P<0.01$），提示经过治疗后 DM 大鼠的胰腺功能均有不同程度恢复。中药组对血清胰岛素的疗效以中、高组优于西药组（$P<0.05$），低剂量组疗效不如西药组（$P<0.01$）。提示中药对于 DM 大鼠胰腺 B 细胞功能恢复作用明显，而且以大、中剂量疗效最为确切。

根据本研究实验结果，中药组对于血清胰岛素的影响明显，考虑跟下列因素有关：①由于实验大鼠经 STZ 腹腔注射造模，其机制与药物损伤胰腺 B 细胞有关，本身即存在胰腺功能损伤的病理基础，故模型鼠胰腺 B 细胞分泌胰岛素能力下降。②对照组采用磺脲类降血糖药（格列齐特）灌胃治疗，而磺脲类降血糖药物的主要降糖机制为刺激胰腺 B 细胞分泌胰岛素，在胰腺 B 细胞本身受到损伤的情况下，进一步刺激 B 细胞分泌，可引起药物性的 B 细胞功能减退，从而使大鼠的血浆胰岛素分泌能力进一步下降。③磺脲类降血糖药物对于胰腺 B 细胞不存在明显保护作用，而且在临床上对于磺脲类降血糖药物的使用往往存在继发性失效的情况。④治疗组采用中药滋阴益气息风活血通络之降糖舒络方，根据本实验研究结果及现代众多医家的临床及实验结果，可以推断本实验研究方剂可能有改善糖尿病实验大鼠胰腺及修复损伤靶细胞的功能，从而使血浆胰岛素水平分泌增加，改善糖尿病大鼠 B 细胞损伤的病理状态。

糖化血红蛋白（HbA_{1c}）在体内的产生为非酶促反应结合而成，是蛋白缓慢糖化的结果，其合成速率与葡萄糖的浓度成正比。由于血红蛋白所在的红细胞半衰期为 120 日，因而 HbA_{1c} 可以间接反映 1～2 个月的血糖平均水平。长期持续的高血糖症不仅使血红蛋白糖基化，且长寿组织蛋白也发生非酶糖化，生成糖化终产物，其刺激糖脂及蛋白质的氧化应激产物的产生。血管内皮细胞损伤、细胞间基质增殖等成为 DM 的眼、心、肾、神经等并发症发生的重要机制之一。有文献报道，HbA_{1c} 与糖尿病周围神经损伤密切相关。长期高血糖可引起神经髓鞘蛋白糖基化，巨噬细胞可特异性识别并吞噬糖化髓鞘蛋白，从而引起神经髓鞘脱失。神经组织在正常情况下，髓鞘抗原被遮盖，不被机体所识别，体内视其为异己。当各种因素造成髓鞘抗原的成分暴露，体内即可发生自身免疫反应，产生髓鞘抗体，破坏神经组织。因此对于糖化血红蛋白在 DPN 中的研究意义非常重要。本研究临床部分治疗组对 HbA_{1c} 的影响跟对照组相比无统计学意义（$P>0.05$）。由于两组的降糖治疗均有西药支持，从理论上讲，中西医结合治疗对糖代谢的影响应该优于单纯西药降糖治疗，考虑两组结果无统计意义的原因跟观察周期短有关，中药对于机体多靶点的调节作用可能在短暂的时间内不能充分体现。本研究实验部分中药组和西药组大鼠 HbA_{1c} 跟模型组相比均有显著差异（$P<0.01$），提示中药和西药对于 HbA_{1c} 均有降低作用；中药大、中剂量组对 HbA_{1c} 的影响优于对照组（$P<0.05$），但是中药小剂量组疗效不如西药组（$P<0.01$），而且中药组间比较不呈剂量依赖性，提示中药对于 HbA_{1c} 的长期干预疗效明显，而且以大、中剂量组疗效最为确切。

（六）降糖舒络方对神经膜细胞凋亡的影响

细胞凋亡是一个非常复杂的生理和病理过程，是细胞主动参与的"自杀"机制。细胞凋亡在糖尿病及其慢性并发症中起着重要作用。

神经膜细胞凋亡与 DPN 的发生有密切关系。糖尿病周围神经病变的主要病理改变是瓦勒变性、脱髓鞘改变等，而神经膜细胞与髓鞘及轴索功能密切相关。周围神经损伤后神经膜细胞的增殖对轴索的再生和髓鞘的形成起着非常重要的作用。糖尿病状态下胰岛素的缺乏和 caspase-3 介导的自由基引起的神经膜细胞凋亡以及神经膜细胞中白细胞介素-1（IL-1）介导的神经膜细胞信号传导异常等导致周围神经病变的发生。有研究显示坐骨神经损伤存在神经膜细胞凋亡及凋亡相关基因表达异常。中医药对于坐骨神经施万细胞的影响有文献报道。汪宝军等应用理气补血汤（黄芪、党参、续断、川芎等）观察其对钳夹后损伤的 SD 大鼠坐骨神经修复状况，与生理盐水做对照，结果显示理气补血汤对于大鼠坐骨神经功能指数、有髓神经轴突计数、再生轴突直径、髓鞘厚度以及神经膜细胞增殖等改善均优于对照组（$P<0.01$）。范征吟等应用健脾活血汤（黄芪、苍术、水蛭、红花、细辛、生地黄等）观察对 DM 大鼠坐骨神经的保护作用，与弥可保和格列齐特做对照，结果显示观察组可促进大鼠坐骨神经病理损伤和神经膜细胞再生，从而起到防治糖尿病周围神经病变的作用。而目前尚未见到关于糖尿病大鼠坐骨神经施万细胞凋亡的相关中医文献报道。

本研究结果显示正常组大鼠稍有凋亡现象，其他各组大鼠均有凋亡发生，而模型组大鼠的凋亡现象最为明显；中药组和西药组细胞凋亡与模型组相比有统计学意义（$P<0.01$），提示中药各组和西药组对于大鼠坐骨神经施万细胞凋亡均有保护作用，中药各组与西药组凋亡相比以中药大剂量和中剂量组疗效明显（$P<0.01$ 或 0.05），中药小剂量组跟西药组相比不如西药组（$P<0.01$），提示中药滋阴益气、息风活血通络法对于糖尿病大鼠坐骨神经施万细胞凋亡的影响中、高剂量组优于西药组，而低剂量组疗效略差。中药各组坐骨神经施万细胞凋亡比较以中药大剂量组疗效占优（$P<0.05$），提示中药对于 DM 大鼠坐骨神经施万细胞凋亡的影响呈剂量依赖性。

（七）降糖舒络方对神经膜细胞凋亡相关基因 bcl-2、bax 及 Caspase-3 的影响

细胞凋亡是一种基因控制的自主性的死亡过程。细胞凋亡过程大致可分为 3 个不同的阶段：①起始期，细胞通过不同途径接收到多种与凋亡有关的信号。②整合期，多种起始信号在此整合细胞做出生存或者死亡的决定。③执行期，一旦作出死亡的决定，即将进入一个不可逆的过程。天冬氨酸特异的半胱氨酸蛋白酶（cysteinyl aspartate specific protease，Caspase）在细胞凋亡的执行期发挥关键作用，并与凋亡的形态学特征密切相关。Caspase 具有以下特点：①它是一种半胱氨酸蛋白酶，半胱氨酸残基是其催化活性所必需的。②Caspase 在催化水解底物时，总是在天冬氨酸（Asp）残基的 c 端裂解底物，即 Asp-X 肽键断裂。③Caspase 酶原的活性很低，需要切除氨基端的一段序列才能被激活。④活化的 Caspase 能够特异地水解套蛋白底物，从而导致细胞凋亡。⑤正常情况下，细胞内 Caspase 与其抑制药总是共存的，以免 Caspase 酶原被意外激活，对正常细胞造成损伤。Caspase 酶原有 14 种，根据它们之间大小亚单位序列的同源性以及功能分为细胞因子处理组、凋亡起始组和凋亡效应组 3 组，而 Caspase-3 属于凋亡效应组。在细胞凋亡过程中，Caspase-3 是细胞凋亡的主要执行者，通过特异性裂解一套底物而导致细胞凋亡。一个细胞的凋亡有多种 Caspase 参与，不同细胞、不同刺激可启动不同的 Caspase 激活方式，大量资料表明 Caspase 的激活是级联反应模式：TNF、Fas 等与信号蛋白结合激活 Caspase-8，引起 Caspase 级联反应，最后激活 Caspase-3。Caspase-3 是细胞凋亡的最后执行者，它完成致命性的 DNA 断裂；细胞色素 C 从线粒体释放人胞浆，在 dATP 存在下与凋亡蛋白酶激活因子结合，激活 Caspase-9 引起级联反应，激活 Caspase-3 引起染色体断裂、细胞凋亡。也就是说细胞凋亡的发生是一个十分复杂的、由 Caspases 家族成员介导的蛋白酶级联反应过程，即凋亡信号首先活化启动性 Caspase，进一步活化效应性 Caspase，然后作用于底物蛋白，使蛋白分解引起凋亡。实验证明，无论用何种方法去除 Caspase 的活性后，细胞进入凋亡的进程将被减慢或阻断。因此，Caspase 被认为是细胞凋亡过程中的中枢效应器。

细胞凋亡是受多基因调控的，其中 Bcl-2 家族蛋白在细胞凋亡的调控过程中具有重要作用，根据其成员在细胞凋亡中的作用分为两类：一类为抗凋亡蛋白，包括 Bcl-2、Bcl-xL、Bcl-w 等；另一类为促凋亡蛋白，包括 Bax、Bak、Bid 等，家族各成员之间可以形成同源或异源二聚体，抗凋亡蛋白成员和促凋亡蛋白成员之间的协同作用共同决定细胞是否进入凋亡程序。其中 Bcl-2、Bax 的功能最重要

且研究较多，Bcl－2、Bax 是影响细胞凋亡的两个对立因素。Bax 具有促进细胞凋亡作用，在介导缺血性神经元损伤中起重要作用。Bax 蛋白可直接和线粒体膜结合，形成线粒体跨膜通道，促进细胞色素 C 的释放，促进细胞凋亡的发生；而 Bcl－2 能抑制细胞凋亡，可与 Bax 形成异二聚体，通过阻断细胞色素 C 的释放，抑制下游 Caspase－3 的激活，而有效地抑制凋亡的发生。此外，Bcl－2 的过度表达可引起细胞核谷胱甘肽（GSH）的积聚，导致核内氧化还原平衡的改变，从而降低 Caspase 的活性。因凋亡的最后实施是通过 Caspase－3 的激活而实现的，故通过对 Caspase－3 表达的抑制，可发挥抗细胞凋亡的作用。另一方面，Bcl－2 又是 Caspase－3 的作用底物，可被 Caspase－3 水解。如果 Caspase－3 表达增强则反过来抑制 Bcl－2 的活性，而促进细胞的凋亡。

目前关于对 Bcl－2 和 Bax 蛋白表达在糖尿病及其并发症影响的文献报道很多，相对缺少对于 DPN 的文献报道。Oritiz 等通过动物实验研究发现，高糖状态下细胞凋亡数量增加，Bax 基因的 mRNA 表达水平相对增高，Bax 基因具有促进细胞凋亡的作用，而抵制凋亡的保护性基因 Bcl－2 及其相关 Bcl－x 基因出现下调。高血糖可诱发机体各组织 Bcl－2 及 Bax 基因表达的异常。黄雌友等实验证明高血糖状态下，血管内皮细胞 Bcl－2 的表达与正常状态下相比并无明显差异，但是 Bax 基因的表达则明显强于对照组。Podesta 等也通过实验得出结论，高血糖可引起视网膜及视网膜毛细血管的 Bax 的高表达，从而引起诱导凋亡细胞数量的增加。

本研究资料显示，正常组大鼠 Caspase－3、Bax 和 Bcl－2 基因蛋白表达正常，模型组大鼠 Caspase－3、Bax 基因蛋白表达明显增强，Bcl－2 明显下降（$P < 0.01$）。中药组和西药组对 Caspase－3、Bax 和 Bcl－2 基因蛋白的影响与模型组相比有统计学意义（$P < 0.01$），提示中药各组和西药组对于调控细胞凋亡的基因蛋白表达有显著意义；中药各组与西药组对于调控细胞凋亡的基因蛋白表达以中药高、中剂量组疗效明显（$P < 0.01$ 或 0.05），而中药小剂量组疗效不如西药组（$P < 0.01$）。中药各组对于调控细胞凋亡的基因蛋白表达比较以中药大剂量组疗效占优（$P < 0.01$），提示中药对于调控细胞凋亡的基因蛋白表达的影响呈剂量依赖性。从而可以基本得出结论，中药滋阴益气、息风活血通络法对于糖尿病大鼠坐骨神经施万细胞的抗凋亡作用与抑制 Caspase－3 活性，降低 Bax 和提高 Bcl－2 蛋白表达有关。

综上，降糖舒络方以滋阴益气，息风活血通络立法，具有改善糖尿病周围神经病变患者临床表现的功能，推测其治疗作用可能与改善糖代谢，抑制多元醇通路代谢增强有关。降糖舒络方可以有效改善实验性 DM 大鼠"三多一少"症状，改善血清胰岛素和降低 HbA_{1c} 水平，同时对糖尿病大鼠坐骨神经施万细胞凋亡有明显抑制作用，其抗细胞凋亡的机制可能与 HbA_{1c} 抑制 Caspase－3 活性，抑制 Bax 基因蛋白表达及促进 Bcl－2 基因蛋白表达有关，而且对上述观察指标的影响基本呈剂量依赖性。

第十五章　糖尿病并发胃肠功能紊乱

糖尿病胃肠病是糖尿病导致胃肠动力和内、外分泌功能障碍、失调，引起一系列胃肠道症状的总称。其发病率占糖尿病患者的50%左右，有报道称其中胃部病变占10%左右，腹泻和便秘约占20%，因部分患者无临床症状，故临床就诊发病率比实际发病率低。

糖尿病并发胃肠道疾病其发病机制不清，可能与糖尿病自主神经病变、内分泌功能失调、胃肠微血管病变、高血糖和代谢紊乱等因素有关。随着检查手段的进步，其早期诊治已成为可能。西医采用促胃肠动力药治疗本病，能改善症状，但无法根除病因，疗效欠佳，复发率高。而中医药既能增强胃动力，又针对病因，标本兼顾，具有一定的优势。在此谨分糖尿病胃功能紊乱和糖尿病肠病两部分，分别进行讨论。

第一节　糖尿病胃功能紊乱

一、糖尿病胃功能紊乱的发病与诊断

糖尿病胃功能紊乱患者胃动力障碍，胃分泌功能低下，自感上腹部饱胀，严重可伴恶心、呕吐、胃黏膜糜烂和溃疡，偶尔甚至可见胃扩张等。其重症，即所谓糖尿病性胃轻瘫，近年已引起临床和科研工作者的广泛兴趣。据统计，大约有40%～50%的糖尿病患者有早期胃轻瘫表现，而有明显症状的占10%。有研究显示：60岁以上的老年糖尿病患者胃轻瘫的患病率更高，达74.4%。由此可见，糖尿病胃轻瘫是糖尿病的常见合并症，应引起临床医师的注意。同时糖尿病胃轻瘫能加剧血糖波动，而高血糖使胃排空进一步减慢，加重胃轻瘫，二者形成恶性循环。

根据临床表现，本病属中医"消渴"兼"胃痞"、"呕吐"、"痞满"等病证的范畴。

（一）西医病因病机

糖尿病胃功能紊乱的病因及发病机制可能是多方面的：

1. 高血糖造成自主神经病变与微循环障碍，抑制胃运动。
2. 糖尿病患者胃平滑肌细胞变性，胃排空延迟。
3. 胃肠激素（胰高血糖素、胃动素等）分泌异常，胃动力下降。

（二）中医病因病机

1. 脾胃虚弱　消渴日久不愈，脾胃虚弱，水谷不化，生化乏源而发病。
2. 饮食积滞　消渴患者不节制饮食，胃损食积不化而发病。
3. 胃阴不足　消渴日久，胃阴不足，胃腑失于荣养而发病。
4. 情志因素　消渴患者抑郁寡欢，气机郁滞，日久化热，影响脾胃，胃腑失和而发病。

（三）临床表现

糖尿病性胃轻瘫常常没有症状，如果有症状，主要表现为餐后上腹饱胀、早饱、恶心、嗳气、模糊不清的上腹不适感，严重者可出现频繁呕吐，表现为胃潴留、胃扩张等。病程长者可伴有营养不良。症状可能是短期或间歇的。患者通常合并神经病变、视网膜病变和自主神经病变。

部分糖尿病性胃轻瘫患者首先表现为血糖控制不良。胃排空的改变影响餐后血糖水平、降糖药物的吸收，食物排入十二指肠的不确定性使治疗的胰岛素与血糖高峰不匹配，从而导致低血糖或高血糖。

（四）诊断要点

1. 有明确的糖尿病病史，伴或无上述消化不良症状。

2. 先须上消化道钡餐或胃镜等检查，除外消化道器质性病变和其他全身性疾病。

3. 胃肠道造影，可见胃扩张、蠕动减弱或消失，排空延迟，十二指肠球部无张力，饭后 12 小时可能仍有食物在胃内滞留。

4. B 超检查，为排空时间延长。

5. 胃窦十二指肠动力测试，可见胃窦收缩幅度下降，收缩频率及推动性蠕动减少。

二、糖尿病胃功能紊乱的临床治疗

（一）西医治疗

1. 基础治疗　饮食应增加纤维素摄入，适当多运动，保持心情舒畅。

2. 控制糖尿病的同时，胃排空延迟，可给与胃动力药。甲氧氯普胺 20 mg，口服，3 次/日；多潘立酮 20 mg，口服，3 次/日；或用红霉素 0.3 g，口服，4 次/日；西沙比利 10 mg，口服，3 次/日。

（二）中医治疗

1. 辨证论治

（1）脾胃虚弱证：

主症：胃部痞满，乏力，伴恶心，纳呆，面色㿠白，便溏，舌质淡，脉细弱。

治法：益气健脾，和胃降逆。

方药：香砂六君子汤（《古今名医方论》）。

组成与用法：木香、砂仁（后下），炙甘草各 6 g，陈皮、半夏各 9 g，太子参 15 g，白术、茯苓各 12 g。水煎服。

加减应用：若见恶心呕吐、泛吐酸水，加黄连、吴茱萸、海螵蛸以和胃降逆，制酸止呕。

（2）饮食积滞证：

主症：脘腹满闷拒按，伴恶心、呕吐，吞酸，便秘，舌苔厚浊，脉弦滑。

治法：消食化滞和胃。

方药：保和丸（《丹溪心法》）。

组成与用法：陈皮、连翘各 9 g，半夏、云苓各 12 g，山楂 18 g，神曲、莱菔子、甘草各 6 g。水煎服。

加减应用：若恶心呕吐者，加用紫苏叶、紫苏梗等；脘腹满闷突出者，枳壳、枳实同用；吞酸重者，加用海螵蛸、瓦楞子等。

（3）胃阴不足证：

主症：口干咽燥，食后饱胀，伴呃逆，干呕，舌红少津，苔薄黄，脉细数。

治法：滋养胃阴，降逆止呕。

方药：麦门冬汤（《金匮要略》）。

组成与用法：麦冬 20 g，半夏 12 g，人参、粳米、甘草各 6 g，大枣 4 枚。水煎服。

加减应用：阴虚便秘者，加用生何首乌、生白术、当归等；气滞腹胀者，加用厚朴、香橼、佛手等。

（4）肝气郁滞证：

主症：脘胁满闷，易怒，伴嗳气，喜叹息，舌淡，苔薄白，脉弦。每因精神因素而增减。

治法：疏肝解郁，理气消满。

方药：柴胡疏肝散（《医学统旨》）。

组成与用法：陈皮、柴胡、川芎、香附、枳壳各 9 g，芍药 12 g，甘草 6 g。水煎服。

加减应用：口渴咽干，烦满易怒者，加用黄芩、夏枯草；纳食不香者，加香橼、佛手，或加砂仁等。

（5）痰湿内阻证：

主症：胸脘痞塞，眩晕，伴纳呆，呕恶，身重，咳痰不爽，溲黄涩，舌苔浊腻，脉滑。

治法：祛湿化痰，顺气宽满。

方药：平胃散（《太平惠民和剂局方》）。

组成及用法：苍术12 g，厚朴、陈皮各9 g，甘草6 g。水煎服。

加减应用：眩晕症状突出者，加天麻、半夏、防风；素体肥胖，痞满甚者去甘草，加枳壳、木香。

（6）中焦虚寒证：

主症：脘腹胀满，吐后减轻，宿谷不化，神疲乏力，面色少华，舌淡苔白，脉细无力。

治法：温中散寒，补气健脾。

方药：理中汤加味（《伤寒论》）。

组成及用法：人参、干姜、白术各9 g，甘草6 g。水煎服。

加减应用：若呕吐明显，可加半夏、生姜；若腹胀明显，加枳实。

2. 其他治疗　糖尿病胃功能紊乱，针灸治疗有较好的疗效，也可配合推拿按摩疗法等。

主穴：中脘、内关、胃俞、足三里、公孙。

配穴：脾胃虚弱配脾俞、章门；饮食积滞配下脘、内庭；胃阴不足配三阴交、太溪；肝郁气滞配肝俞、太冲；痰湿内阻配丰隆、膻中。

每次选两组（3~4穴），平补平泻，得气后留针30分钟左右。但应注意无菌操作，以预防感染。

第二节　糖尿病肠病

糖尿病肠病以腹泻、便秘为主要临床表现，发病率约为糖尿病患者的10％~20％。糖尿病肠病患者长期高血糖，慢性脱水，多有便秘倾向，但随着病程发展，可以出现腹泻与便秘交替，甚至严重腹泻、脂肪泻等。

本病属于中医"消渴病"继发的"便秘"、"泄泻"等病证范畴。

一、糖尿病肠病的发病与诊断

（一）西医病因病机

1. 糖尿病自主神经病变，导致电解质失衡，小肠动力异常。

2. 糖尿病引起胃肠道分泌激素失调，水分转运障碍。

3. 小肠细菌过度生长导致胆盐解离、脂肪吸收不良等。

4. 胰腺外分泌功能异常。

（二）中医病因病机

糖尿病肠病便秘、糖尿病肠病腹泻归属于中医"消渴病便秘""消渴病泄泻"。

1. 糖尿病肠病便秘

（1）脾阴不足、胃肠积热：消渴阴虚燥热，脾阴不足，胃肠积热，大便秘结。

（2）气血两虚：久病气血两亏，气虚大肠传送无力；血虚津枯不能滋润大肠，以致便秘。

2. 糖尿病肠病泄泻

（1）脾胃虚弱：消渴病久，致脾胃虚弱，水谷停滞，混杂而下，遂成泄泻。

（2）脾肾阳虚：久病消渴，脾肾阳虚，运化失常，而致泄泻。

（3）湿热中阻：消渴日久，脾胃受损，外感湿邪乘虚而入，湿邪化热，引起泄泻。

（4）肝气犯脾：消渴日久，忧思恼怒，肝气郁结，运化失常，而成泄泻。

（三）临床表现

1. 临床症状

（1）便秘：糖尿病神经病变60％存在便秘，但也常与腹泻交替出现。

（2）腹泻：多为慢性腹泻，发生于糖尿病病程较长及需要胰岛素治疗者；通常在夜间发作，可伴有大便失禁；可呈发作性，有肠蠕动正常的间歇期，可有便秘。

（3）慢性腹痛：其表现为上腹部疼痛者，可由胆囊结石或动脉硬化造成肠缺血及胸神经根病变引起。

2. 辅助检查

（1）大便常规检查、培养阴性。

（2）消化道钡餐示小肠吸收不良与蠕动减弱。

（3）纤维结肠镜示黏膜充血水肿。

（四）诊断与鉴别诊断

1. 诊断标准

（1）糖尿病病史。

（2）排便异常。

（3）辅助检查排除其他肠道病变。

（4）抗生素治疗无效。

2. 鉴别诊断　糖尿病肠病临床表现与十二指肠溃疡、结肠炎等消化系统疾病相似，鉴别重点在于糖尿病病史以及辅助检查所见等。

二、糖尿病肠病的临床治疗

（一）基础治疗

饮食应重视易消化而富有营养的食物，表现为便秘者，应鼓励适当多吃蔬菜、粗粮等，增加纤维素摄入。同时鼓励患者适当运动，保持心情舒畅。

（二）西医学治疗

1. 糖尿病性便秘　包括补充膳食纤维，口服胃肠动力药，应用泻药等。

大便不通症状不能缓解者，必要时可用开塞露，或行灌肠之法。但上述措施均以糖尿病基础治疗为前提。

2. 糖尿病性腹泻　小肠细菌过度繁殖，口服广谱抗生素；胰酶缺乏，补充胰酶；大便失禁，生物反馈技术训练直肠感觉；胆酸吸收不良，消胆胺脂；机制不清，洛派丁胺、可乐定或生长抑素。

（三）中医治疗

1. 糖尿病肠病便秘的辨证论治

（1）脾阴不足证：

主症：大便干结，数日一行，伴肛门下坠，口干，舌红少苔，脉弦细。

治法：滋养脾阴，行气通便。

方药：麻子仁丸（《伤寒论》）。

组成与用法：麻子仁15 g，白芍25 g，枳实、熟大黄、厚朴各9 g，杏仁12 g。水煎服。

加减应用：若胃肠热结，大便干结者，可加用生大黄9 g，或用番泻叶3 g泡水当茶饮。若阴虚突出，咽干口燥者，可加用生地黄、玄参、天花粉各25 g等。

（2）胃肠实热证：

主症：大便燥结不通，小便短赤，伴面红心烦，口干口臭，舌红少津，苔黄燥，脉滑数。

治法：滋阴润肠，通腑泄热。

方药：增液承气汤（《温病条辨》）。

组成与用法：玄参 25 g，麦冬、大黄各 12 g，生地黄 30 g，芒硝 6 g。水煎服。

加减应用：若呕吐甚者，加用代赭石、旋覆花；目赤易怒，加用草决明、夏枯草，也可服用更衣丸清肝通便。

（3）阴血亏虚证：

主症：大便干结，排便困难，伴咽干，面色淡白，形瘦，眩晕，心悸，唇甲淡白，舌红少苔，脉细。

治法：滋阴养血，润肠通便。

方药：润肠丸（《沈氏尊生书》）。

组成与用法：当归 30 g，生地黄、麻仁、桃仁各 12 g，枳壳 9 g。水煎服。

加减应用：若有气虚者，加人参、黄芪；阴血不足而火旺者，出现烦热、口干、舌红少津，可加知母、玄参、生首乌等。津液已复，便仍干燥，可用五仁丸以润肠通便。

（4）气虚便秘证：

主症：大便不干硬，但临厕努责难出，挣则汗出气短，伴乏力、声低、懒言、肛门脱垂、面白或萎黄，舌淡苔白，脉虚弱。

治法：补气健脾，润肠通便。

方药：黄芪汤（《金匮翼》）。

组成与用法：黄芪 15 g，陈皮、火麻仁各 12 g，白蜜 9 g。水煎服。

加减应用：若气虚明显者，可加党参、白术；气虚下陷，肛门坠胀者，可合用补中益气汤；四肢不温，喜热饮，可加肉桂、肉苁蓉等。

2. 糖尿病肠病腹泻的辨证论治

（1）脾胃虚弱证：

主症：大便溏泄，时发时止，伴食后腹胀，乏力，面色萎黄或㿠白，舌淡苔薄白，脉细弱。

治法：益气健脾止泻。

方药：参苓白术散（《太平惠民和剂局方》）。

组成与用法：人参、茯苓、莲子肉、白术各 12 g，山药 15 g，白扁豆 9 g，薏苡仁 25 g，砂仁（后下）、桔梗、甘草各 6 g。水煎服。

加减应用：若脾虚湿滞，湿邪较重者，可加车前子、草豆蔻、五倍子等；脾气虚而明显无脾湿者，去薏苡仁加黄芪、山茱萸等。

（2）脾肾阳虚证：

主症：黎明泻，伴形寒肢冷，腰膝酸软，舌淡苔白，脉沉细。

治法：温补脾肾，涩肠止泻。

方药：理中汤和四神丸（理中汤《伤寒论》，四神丸《证治准绳》）。

组成与用法：人参、五味子各 9 g，白术、干姜、补骨脂、肉豆蔻各 12 g，吴茱萸、炙甘草各 6 g。水煎服。

加减应用：若年老体衰，久泻不止，中气下陷，宜加黄芪、升麻等；若大肠滑脱，大便不禁、完谷不化者，可加赤石脂、米壳，或用赤石脂禹余粮丸、补脾益肠丸等。

（3）湿热中阻证：

主症：腹痛泄泻，大便急迫而不爽，粪色黄褐臭秽，伴烦渴多饮、脘痞、溲黄、苔黄腻、脉濡缓。

治法：清热化湿。

方药：葛根芩连汤（《伤寒论》）。

组成与用法：葛根 25 g，黄芩、黄连、炙甘草各 6 g。水煎服。

加减应用：若腹胀突出者，加陈皮、砂仁、豆蔻；饮食停滞，大便夹不消化食物者，可加焦三仙、炒谷芽等。

（4）肝脾不和证：

主症：泻前腹痛，泻下夹食，多因情志不畅诱发，伴胸脘胀痛，吞酸，食少，矢气，舌淡少苔，脉弦。

治法：疏肝健脾止泻。

方药：痛泻要方（《景岳全书》引刘草窗方）。

组成与用法：白术、白芍各 15 g，防风 6 g，陈皮 9 g。水煎服。

加减应用：痛泻日久脾虚气陷者，加用炙黄芪、炒升麻以升阳止泻；泻下不爽，舌苔黄腻者，可加黄连、马齿苋清热止泻。

3. 其他治疗

（1）中药外治疗法：

贴脐法：五味子 50 g，或五倍子 50 g，研粉，醋调，贴脐，6 日为一疗程，止泻效果颇佳。脾肾阳虚，寒泻者，也可选用丁香、肉桂末，适量敷脐，可温中散寒止泻。

（2）中药灌肠疗法：

糖尿病肠病腹泻，也可选用灌肠疗法，如此药物可直达病所，持续发挥作用，疗效颇佳。可辨证选用葛根芩连汤、参苓白术散、乌梅丸等方剂，酌情加用鸡血藤、儿茶、地锦草、煅龙骨、煅牡蛎等，保留灌肠。

（3）针灸治疗：

1）便秘：

主穴：大肠俞、天枢、支沟、上巨虚、承山。

配穴：气虚配脾俞、气海、足三里；血虚配脾俞、膈俞、照海。

主穴用泻法，余穴用补法，随证而选用补泻手法。

2）腹泻：

主穴：脾俞、肾俞、大肠俞、天枢、上巨虚、足三里。

配穴：脾虚配气海、归来；肾虚配命门、关元。

均用补法，尤其适用于脾肾虚弱者。

第十六章 糖尿病并发神经源性膀胱

糖尿病神经源性膀胱，由于发病隐匿，难以统计其确切发病率，早期统计为1％～26％，而根据尿动力学检查，长期糖尿病患者发病率可达40％。

中医认为该病多属"消渴"、"癃闭"、"淋证（劳淋）"范畴。

第一节 糖尿病并发神经源性膀胱的发病与诊断

一、西医发病机制

排尿是一种协同动作，膀胱逼尿肌的收缩和尿道内、外括约肌的裂开必须协同进行。糖尿病患者由于长期处于高血糖状态，导致大动脉粥样硬化和微血管病变，血管基底膜增厚，管腔变窄，血流缓慢，神经营养血管通透性改变，神经轴索血运障碍。膀胱主要受骶髓2、3、4三条副交感神经及胸髓11、12神经与腰髓1、2神经中4条交感神经调节和支配。当糖尿病神经病变累及上述神经时，出现节段性脱髓鞘改变和神经传导障碍。副交感神经受损时引起膀胱收缩力减弱。内脏感觉神经传入神经受损引起排尿反射异常；交感神经受损时影响三角肌和内括约肌，增加排尿阻力以致引起尿潴留。膀胱过度充盈，容量超过1000 mL则发生溢出性尿失禁。

二、中医病因病机

消渴日久，肾气受损是病之内因。消渴日久，耗气伤阴，损伤阳气，使中气下陷或命门火衰，不能蒸腾气化。肺失治节，敷布无权，三焦滞塞。脾肾阳虚，瘀血内阻。脾虚不能升提，肾阳虚气化无力，瘀血内阻则气机升降受阻，导致水液蒸腾气化障碍，膀胱气化无权，小便排出困难或膀胱开合失司出现小便失禁等。

本病表现为本虚标实之证，病位在肾与膀胱，与肺、脾关系密切，病理因素有气郁、血瘀、水停、阴阳虚衰。

三、临床症状

早期多无临床症状。首先传入神经纤维受累，而有感觉障碍，以致膀胱膨胀感减弱，夜尿和排尿次数减少，尿频减轻，因此可误认为病情减轻。继之副交感神经受累，膀胱肌收缩减弱，且交感传出神经相继受累，以致膀胱三角区和膀胱-输尿管连接处功能降低，排尿时内括约肌不能完全松弛，而残余尿增加，膀胱潴留胀大，甚至输尿管积尿，尿细流，排尿不随意中断及溢出性尿失禁。因膀胱排空不完全及（或）尿液反流，而有反复或持续性尿路感染。

B超可发现残余尿增加，增大的膀胱，以及尿流动力学检测有助于早期发现。

本病有两种主要临床类型：①尿潴留，这种情况最常见。主要因膀胱逼尿肌收缩无力引起，患者表现为尿等待、尿流慢而无力，小便次数较频但每次尿量不多，严重者可出现排尿困难及尿潴留，膀胱残余尿量可达数百毫升，症状酷似前列腺肥大。②尿失禁，由尿道括约肌失控引起，患者表现为尿频、小便淋沥不尽。另外，患者往往憋不住尿，膀胱有点尿就会不由自主地流出来，很像前列腺增生的早期或老年性尿失禁。

四、诊断

1. 符合 2 型糖尿病诊断标准。

2. 排除影响尿道、膀胱功能的疾病，如前列腺增生及前列腺癌、尿路结石等；另外，还应排除中枢性疾病，如脑、脊髓病变等，并注意有无服用影响自主神经功能的药物。临床有小便不利甚或点滴不出，小腹胀满或胀痛，小便不多赤涩，但淋沥不已或张力性尿失禁现象。耻骨上触诊饱满或充盈有包块，叩诊呈浊音。

3. 理化检查　B 超检查，可见膀胱残余尿量增加（正常不超过 50 mL）。尿流动力学检查示最大尿流量（UF）；膀胱容量增大；膀胱收缩能力早期可见反射亢进，晚期则无反射、残余尿量增加。膀胱压力容积（CMG）测定，逼尿肌无反射，多数患者膀胱内持续低压力。

第二节　糖尿病并发神经源性膀胱的临床治疗

一、西医治疗

定时排尿，可以每隔 3～4 小时排尿，反复排尿或耻骨上加压排尿，直至近乎排空。并用拟副交感神经药如氨基甲酰甲基胆碱，可减轻膀胱膨胀感和促进逼尿肌功能恢复。对于逼尿肌-尿道协调障碍可选用中枢性肌肉松弛药或 α 受体阻滞药。酚妥拉明可对抗肾上腺素和去甲肾上腺素的作用，可直接作用于血管平滑肌，使血管扩张，尤其是小动脉和毛细血管，增加组织血流，改善微循环，恢复滋养血管功能，使支配膀胱的受损神经病变逐渐恢复。尿潴留可采用间歇性或留置导尿。抗生素控制继发感染。必要时采用内括约肌切开术，膀胱颈切除或膀胱容量减少术等。

二、中医治疗

（一）辨证论治

1. 中气下陷证

（1）主症：小腹坠胀，排尿困难，淋沥不尽，伴神倦乏力，四肢沉重，少气懒言，中气不接，食欲不振，舌质淡胖，舌苔薄白，脉细无力。

（2）治法：补中益气，温肾，活血通癃。

（3）方药：加味补中益气汤（《脾胃论》）。

1）组成与用法：黄芪 30～60 g、党参、白术、当归、肉桂各 10 g，升麻、柴胡、陈皮各 6 g，川芎、桃仁、车前子各 15 g，益母草、丹参各 30 g。水煎服。

2）加减应用：若有阴虚症状或阴阳两虚者，加山茱萸、女贞子、麦冬；有感染者，加黄柏、蒲公英；腑气不通者，加大黄、枳实。

2. 肾气亏虚证

（1）主症：少腹胀满，小便排出无力，或淋沥不畅，或尿失禁，腰膝酸痛，四肢不温，舌质淡，苔薄白，脉沉细。

（2）治法：温肾化气利水。

（3）方药：济生肾气丸（《济生方》）。

1）组成与用法：熟附子 6 g，车前子 25 g，熟地黄 15 g，桂枝、牡丹皮、山茱萸、泽泻各 10 g，茯苓、山药、牛膝各 12 g。水煎服。

2）加减应用：若下焦有热者，加知母、黄柏；兼血瘀者，加丹参、益母草。

3. 下焦湿热证

（1）主症：小便点滴难出，量少短赤灼热，尿频、尿急、尿痛，小腹胀满，口苦口干不欲饮，大便不爽，舌质红，苔根黄腻，脉濡数。

（2）治法：清热利湿通淋。

（3）方药：八正散（《太平惠民和剂局方》）。

1）组成与用法：木通3g，车前子、萹蓄、瞿麦、大黄、滑石（布包）各9g，甘草6g，栀子8g，灯心草4g。水煎服。

2）加减应用：若舌苔厚腻者，加苍术；心烦、口舌生疮者，加淡竹叶、黄连；潮热盗汗、手足心热、舌光红者，加生地黄、牛膝、牡丹皮。

（二）辨病用方

1. 补肾化气汤（《中医杂志》，1999年，第2期）

功能主治：补肾益气活血。

组成与用法：黄芪、天花粉、熟地黄各30g，生地黄、制首乌、葛根各15g，牛膝、川芎各10g，细辛5g。水煎服。

加减应用：若舌淡体胖有齿痕者，加桂枝、制附片；舌苔白腻者，加砂仁、陈皮。

2. 通泉汤（《四川中医》，1998年，第11期）

功能主治：补肾益气，通利小便。

组成与用法：山药15g，熟地黄、枸杞子、菟丝子、覆盆子、车前子、猪苓、茯苓、牛膝、泽泻、当归、丹参各10g，白通草4g，肉桂3g，熟附子5g，川芎6g。水煎服。

加减应用：气虚显著者加用党参、黄芪；阳虚甚者酌增附子、肉桂剂量。

（三）对症用方

利浊通腑汤（《陕西中医》，2001年，第10期）

功能主治：益气健脾、补肾利尿。主治糖尿病神经源性膀胱尿潴留者。

组成与用法：党参、茯苓、炒白芍各15g，黄芪、川牛膝各20g，泽泻、猪苓、苍术、陈皮各10g，车前子、益母草各30g，女贞子18g，炙甘草、肉桂各6g。水煎服。

第十七章 糖尿病并发视网膜病变

糖尿病性视网膜病变（diabetic retinopathy，DR）是糖尿病常见而且严重的微血管并发症，是糖尿病患者致盲致残的重要原因之一。糖尿病患者中发生率为24%～70%。DR与病程、高血糖、高血压呈正相关。UKPDS研究结果显示严格控制血压和血糖能够使微血管病变的发生率及相关的病死率均明显降低。

DR导致的视网膜微血管瘤、视网膜出血与渗出物、玻璃体出血与混浊是糖尿病患者视力下降和致盲的主要原因。DR的发病机制涉及多个因素、多个环节，错综复杂。目前对DR的发病机制的研究多集中在蛋白激酶C（PKC）激活、氧化应激学说及内皮素系统的异常等方面。以往DR的药物治疗的研究多集中于抑制和拮抗血管内皮生长因子表达增加、蛋白激酶C的活化作用等方面。尽管许多药物在体外或动物实验有效可行，但临床效果不确切或缺乏大型临床试验支持。至今尚无一种药物能有效控制DR的发展。目前，治疗DR只有西药导升明一种。其他方法，目前西医主要选择激光及玻璃体手术等治疗手段。光凝破坏缺氧区视网膜色素上皮和视网膜视细胞层，降低了耗氧量，直接封闭新生血管，减少渗漏、出血，并使新生血管萎缩。但激光会对视力、视野、暗适应及视网膜产生光损伤，因而进行中医药对DR的防治研究具有十分重要的意义。

中医药在治疗糖尿病及其并发症方面有着悠久的历史。近年来，除了复方药物之外，对一些有效成分如葛根素、川芎嗪、人参皂苷等研究提示了抑制AGE形成和醛糖还原酶活性、抗氧化、改善视网膜微循环、抑制PDR进展等多方面的作用。近年，炎症反应作为DR不同发生因素的共同的、终末致病途径已逐渐被揭示，新的病理和生化机制被不断认识为人类最终能有效防治DR开辟了道路。亦有学者提出了DR可能是气阴亏虚，痰湿瘀血蕴结，浊毒目损所致，其基本病理变化可能是"虚、瘀、毒"，浊毒目损可能是DR迁延深化、缠绵难愈的关键所在。

第一节 糖尿病并发视网膜病变的辨证论治

糖尿病性视网膜病变（DR）是糖尿病临床常见的严重微血管并发症之一。主要表现为眼底微血管的异常改变，早期一般不影响视力，当病变侵犯黄斑时则表现为视物模糊，其发展至后期增殖性视网膜病变，常是导致失明的主要原因。流行病学调查表明，大约有75%血糖控制不良的糖尿病患者，在发病15年内可导致糖尿病性视网膜病变的发生。临床上病变分为单纯型（又称非增殖型或背景型）和增殖型两类。单纯型较多见，进展缓慢。主要改变有小动脉缺血和血管的渗透性改变。表现为视网膜微血管瘤、视网膜出血斑、软性及硬性视网膜渗出物、视网膜动脉病变和视网膜静脉病变。增殖型则是在单纯型基础上，出现新生血管、纤维性增殖和牵引性视网膜脱落。

糖尿病性视网膜病变在古代文献中没有明确的称谓，根据证候归属于"云雾移睛"、"血灌瞳神"、"视瞻昏渺"等，全国统编中医眼科教材把DR的中医病名定为"消渴目病"。消渴目病证候组合形式复杂多样，而气阴两虚证、阴虚内热证、脾虚湿热证、脾虚痰湿证、阴阳两虚证与各兼夹证的组合证型为消渴目病的主要证型。其中2证组合中以气虚、阴虚同时存在的组合证型最多。3证组合以气虚夹阴虚夹血瘀组合证型最多。4证组合中以气虚夹阴虚夹血瘀夹湿为主。以3证组合形式为多，提示消渴目病证候形式非常复杂。目前，临床尚无一致公认的兼顾3、4证组合的中成药。因此，针对DR的病机、证型组合的复杂性，进行中医药复方研究，并在取得较好的临床疗效基础上，改革相应剂型具有重要的临床价值。

一、糖尿病性视网膜病变的西医诊断要点

1. 糖尿病患者。
2. 双眼视网膜出现微动脉瘤、出血、硬性渗出、棉线斑等改变。
3. 眼底荧光血管造影（FFA）协助诊断。

二、糖尿病性视网膜病变的中医辨证论治

【辨证论治】

本病病机错综复杂，既涉及多脏腑病变，同时，又随病势的发展，气血阴阳的偏盛、偏衰也会出现相应的变化。虽以阴虚燥热为主，日久则耗气而成气阴两虚，甚则阴损及阳而成阴阳两虚之证。同时，后期瘀血与出血的交替出现，对病情的康复影响很大。

本病的治疗一般以养阴生津、润燥清热为基本原则，结合眼底检查，拟定相应的治法，如初期出血，宜辅以凉血止血；反复出血者多属瘀血阻络，新血不得归经，宜佐以活血化瘀；出现水肿渗出者，宜健脾渗湿、补益肝肾；增殖机化者，可适当加入软坚散结之品。总之，视网膜病变较为复杂，治疗时不可过于拘泥，既要全面调治，又要有所侧重。

1. 肝郁气滞，目络受阻证

（1）主症：头晕目眩，视物昏蒙，蒙昧不清，心胸满闷，善叹息，口燥咽干，舌红，苔薄黄，脉弦细。

（2）治法：疏肝清热，行气消滞。

（3）方药：丹栀逍遥散加减（《内科摘要》）。

1）组成与用法：木贼草、全当归、赤白芍各 12 g，牡丹皮、红花、郁金、焦栀子各 10 g，紫丹参 15 g，柴胡、薄荷各 6 g。水煎服。

2）加减应用：肝肾不足，目暗不明者，加白蒺藜、枸杞子、生地黄、熟地黄以加强补益肝肾而明目；头晕目眩，急躁易怒甚者加龙骨、牡蛎等重镇潜阳、平肝明目之品。

2. 阴虚热盛，灼伤目络证

（1）主症：眼底可见微血管瘤、出血点（或斑），全身症状有口干多饮，多食易饥，形体消瘦，尿频量多，大便干结，舌质红，苔薄黄，脉细数。大多见于糖尿病性视网膜病变Ⅰ期。

（2）治法：滋阴润燥，清热生津。

（3）方药：人参白虎汤（《伤寒论》）。

1）组成与用法：人参、知母、粳米各 10 g，生石膏 30 g，甘草 6 g。水煎服。

2）加减应用：若眼底出血者，加牡丹皮、槐花炭、生蒲黄；腑实便秘者，加生大黄、枳实、瓜蒌；肺胃燥热甚者，加花粉、寒水石、石斛。

3. 脾虚湿胜，痰浊阻络证

（1）主症：头晕头重，眼花目眩，常感眼前黑花茫茫，或如蛛丝飘浮，其色或黑或白或红者，伴胸闷胀满，肢重纳呆，大便溏薄，舌淡红，苔白腻，脉濡滑。多见于增殖型糖尿病性视网膜病变。

（2）治法：健脾化湿，化痰通络。

（3）方药：加味温胆汤（林兰经验方）。

1）组成与用法：半夏、炒枳实、炒苍术各 10 g，云茯苓、大腹皮、紫丹参各 15 g，姜竹茹、陈皮、甘草各 6 g，山药、薏苡仁各 12 g。水煎服。

2）加减应用：若湿重苔腻者，加厚朴；倦怠乏力明显者，加党参、黄芪以补脾气；眼底有出血者，加用补中益气汤以益气摄血。

4. 气阴两虚，瘀血阻络证

（1）主症：眼底可见硬性渗出，或絮状渗出，或新生血管。伴少气懒言，乏力自汗，心悸失眠，眩

晕耳鸣，腰膝酸软，面色不华，尿频量多，舌质黯淡，苔薄白或少苔，脉沉细或细弱。多见于单纯型糖尿病性视网膜病变的Ⅱ、Ⅲ期以及增殖型视网膜病变的早期。

（2）治法：益气养阴，活血化瘀。

（3）方药：加味二冬汤（《糖尿病的中西诊断与治疗》）。

组成与用法：当归、生地黄、麦冬、知母各15 g，玄参、天冬、玉竹各10 g，黄芪24 g，丹参20 g，甘草6 g。水煎服。

5. 肝肾阴虚，水亏目暗证

（1）主症：视力及视野下降，眼底可见灰白色软性渗出物。伴双目干涩，五心烦热，颧红盗汗，耳鸣胁痛，腰膝酸软，尿频量多，混浊如脂膏，舌红少苔，脉细数。

（2）治法：滋阴益肾明目。

（3）方药：杞菊地黄汤（《医级》）。

1）组成与用法：牡丹皮、枸杞子、菊花、山茱萸、山药、泽泻各10 g，熟地黄、茯苓各15 g。水煎服。

2）加减应用：若气虚甚者，可合生脉饮；眼底出血久不吸收者，加三七、生蒲黄、丹参；眼底硬性渗出物较多者，加昆布、海藻、牡蛎、山楂。

6. 阴阳两虚，瘀阻目络证

（1）主症：多见于增殖型糖尿病性视网膜病变。眼底除单纯型病变外，还可见新生血管，视网膜水肿，纤维组织增生形成的机化物，甚至视网膜脱落。伴畏寒肢冷，气短乏力，肢体浮肿，面色㿠白，舌体黯，脉沉细弱。

（2）治法：育阴温阳，活血散结。

（3）方药：金匮肾气丸加减（《糖尿病中西医综合治疗》）。

1）组成与用法：熟地黄、山药各15 g，山茱萸、泽泻、牡丹皮、车前子、昆布各10 g，茯苓12 g，肉桂6 g，黄芪、丹参各30 g。水煎服。

2）加减应用：若眼底机化物及陈旧性玻璃体出血者，加海藻、贝母、山楂、生蒲黄；痰湿重者，加瓜蒌、清半夏；肾阴亏虚，虚火上炎者，加女贞子、墨旱莲、知母、黄柏。

【辨病论治】

糖尿病性视网膜病变的辨病治疗，可根据其不同眼底病变分期进行论治。

1. 菊葙芪地汤（中国中医药学会糖尿病专业委员会糖尿病性视网膜病变研究协作组）

治法：益气养阴，活血化瘀，清肝明目。

组成与用法：黄芪、葛根各30 g，生地黄、丹参各15 g，玄参12 g，苍术、青葙子、菊花、桃仁、当归各10 g，水蛭6 g，三七3 g。水煎服。

加减应用：若渗出者，加昆布、海藻、贝母、夏枯草；水肿者，加茯苓、车前子、泽泻、薏苡仁；视网膜前玻璃体出血者，加虎杖、郁金。

2. 三七地黄汤（邵启惠经验方）

治法：滋补肝肾，活血化瘀，明目降糖。

组成与用法：参三七6 g，丹参、熟地黄、山药各15 g，山茱萸、茯苓、牡丹皮、泽泻、炒槐米、枸杞子、菊花各10 g。水煎服。或制成蜜丸每次服9 g，每日2次。

加减应用：若阴亏火旺者，加栀子、知母、黄柏；出血甚者，加仙鹤草、十灰丸、熟大黄；视网膜水肿者，重用茯苓、泽泻。

3. 糖网冲剂（《实用眼科杂志》，1992年，第7期）

治法：益气养血，滋阴活血，疏肝明目。

组成与用法：桃仁、红花、当归、白芍、川芎、熟地黄、黄芪、玄参、地骨皮、玉竹、丹参、郁金、枳壳、菊花。上药经煎制，烘干，研磨制成冲剂，每日1剂，早晚冲服。

加减应用：若增殖型者，上方去当归、白芍、川芎，加生山药、苍术、女贞子、仙鹤草、白茅根或另加三七粉。

4. 丹参归脾汤（安雨协经验方）

治法：健脾益气，化瘀摄血。主治糖尿病性视网膜病变气虚血弱型眼底出血。

组成与用法：丹参、生地黄、黄芪、白术各 30 g，当归、茯苓、黄精、酸枣仁各 15 g，木香 6 g，苍术 20 g，鸡内金 12 g，远志 9 g，甘草 6 g。水煎服。

5. 糖目清（《山东中医杂志》，2000 年，第 3 期）

治法：扶正散瘀。

组成与用法：生黄芪 30 g，生地黄 15 g，淫羊藿、当归、麦冬、枸杞子、绞股蓝、地骨皮、泽泻、葛根各 10 g，虎杖 25 g。水煎服，病情稳定后，将糖目清制成袋泡剂代茶饮，每次 15 g，每日 2 次。

加减应用：若眼底出血量多色鲜者，原方去葛根、淫羊藿，加小蓟、茜草、三七粉；眼底有大量硬性渗出、机化灶者，原方加丹参、泽兰、海藻、昆布等；黄斑区水肿严重者，原方加茯苓、苍术、薏苡仁等；出血不多，视力严重下降，视网膜色淡，血管细者，原方加巴戟天、熟地黄、太子参、白芍等。

【对症用药】

在辨证用方的基础上，再根据眼底病理变化的不同阶段和性质选择加减相应药物，则更能有的放矢，提高疗效。

1. 眼底出血　眼底明显出血包括视网膜自身血管和网膜内、玻璃体新生血管破裂，造成大量出血，急当止血凉血治标为先，辅以化瘀。

（1）视网膜前、玻璃体新鲜出血：酌加生地黄、鸡血藤、熟大黄、牡丹皮、茜草根、大蓟、小蓟、槐花炭、墨旱莲、蒲黄、紫草等。

（2）视网膜深层出血或伴渗出：酌加丹参、熟大黄、鸡血藤、三七、当归、白茅根、郁金、泽兰、牛膝等。

2. 眼底反复出血　经常有患者在治疗过程中眼底反复出血，此时除了指导患者注意静心守神、避免情绪过度波动外，正确地运用止血和活血药使其作用协调甚为关键，在眼底出血刚止时，重化轻活，即行血药开始以选取作用相对柔和的化瘀之品如当归、牡丹皮、丹参类，逐步过渡到较强之活血药如桃仁、川芎等为佳，而止血之时亦不忘适度佐以化瘀之品蒲黄、三七、茜草根等，以防活血过而致破、止而留瘀之过。

3. 眼底可能代偿性的新生血管（增殖型）　由于这些血管并非为正常血管，极易破裂出血，对这种情况活血药物要慎用，特别是出血时，治应以凉血止血为主，药选大小蓟、白茅根、墨旱莲、藕节、三七粉等，止血而不留瘀。

4. 陈旧性玻璃体积血、玻璃体混浊或有增殖型病变，选加川芎、桃仁、海藻、玄参、牛膝、泽兰、炮山甲、贝母、夏枯草等。

5. 视网膜有大量硬性渗出或蜡板样大块黄白色渗出物时加鸡内金、泽泻、土贝母、茺蔚子、猪苓等。

6. 视网膜水肿则加茺蔚子、茯苓、牛膝、泽兰、薏苡仁等。

【专病成药】

1. 宁血益明丸（《中成药》，2003 年，第 3 期）

处方组成：人参、牡丹皮、当归、枸杞子、茜草、桑叶、三七等。

功能主治：益气养阴，宁血明目。主治单纯型糖尿病性视网膜病变。

用法用量：每次口服 6 g，每日 3 次。

2. 杞菊地黄丸（《中华人民共和国药典》）

处方组成：熟地黄、山茱萸、山药、枸杞子、茯苓、牡丹皮、泽泻、菊花。

功能主治：滋肾养肝，清头明目。主治糖尿病性视网膜病变，证属肝肾阴虚证。

用法用量：每次 4 粒，每日 3 次，口服，每粒含生药 1 g。

3. 桑麻丸（《中国基本中成药》）

处方组成：桑叶、黑芝麻。

功能主治：滋补肝肾。主治肝肾阴虚所致的糖尿病性视网膜病变。

用法用量：口服，水丸每次 6 g，每日 2 次，温开水送服。

4. 石斛明目丸（《中国药典》1995 年版）

处方组成：石斛、枸杞子、人参、黄连、水牛角等。

功能主治：滋肾养肝明目。适用于肝肾阴虚内热所致的糖尿病眼底病变。

用法用量：每服 6 g，每日 2 次。

5. 明目地黄丸（《中华人民共和国药典》1995 年版）

处方组成：熟地黄，山茱萸（制），牡丹皮，山药，茯苓，泽泻，枸杞子，菊花，当归，白芍，蒺藜，石决明（煅）。

功能主治：滋补肝肾，养阴明目。适用于肝肾阴虚所致的糖尿病性视网膜病变。

用法用量：口服。大蜜丸：每次 1 丸，每日 2 次；水蜜丸每次 6 克，小蜜丸每次 9 克，每日 2 次。

6. 黄连羊肝丸（《中国药典》1995 年版）

处方组成：黄连、胡黄连、黄芩、黄柏、龙胆、柴胡、木贼、密蒙花、芜蔚子、决明子（炒）、石决明（煅）、鲜羊肝等 14 味。

功能主治：清肝泻火。适用于肝阳上亢，阴虚内热所致的糖尿病性视网膜病变。

用法用量：口服，每次 1 丸，每日 1～2 次。

7. 石斛夜光丸（《中国药典》1995 年版）

处方组成：石斛、甘草、肉苁蓉、五味子、防风、川芎、枳壳（炒）、黄连、蒺藜（盐炒）、青葙子、羚羊角各 30 g，人参、茯苓、天冬各 120 g，山药、枸杞子、菟丝子、决明子、苦杏仁、牛膝、菊花各 45 g，干地黄、熟地黄、麦冬、水牛角浓缩粉各 60 g。

功能主治：滋阴补肾，清肝明目。适用于阴虚火旺所致的糖尿病性视网膜病变。

用法用量：口服，水蜜丸每次 6 g，小蜜丸每次 9 g，大蜜丸每次 1 丸，每日 2 次。

【单方用药】

1. 杭菊花 10 g，草决明 15 g，夜明砂 6 g。用法：布包水煎代茶久服。功用：清肝平肝明目。主治消渴眼赤。

2. 夜明砂 10 g（布包），猪肝 100 g。用法：煮汤服用，功用：养肝明目。主治消渴视物不清。

3. 枸杞子 10 g，密蒙花 6 g，青葙子 12 g。用法：煎水代茶久服。功用：养肝柔肝明目。主治消渴眼涩。

4. 千里光适量。用法：煎汤服用。功用：清热生津明目。主治消渴视力减退。

5. 沙苑子 60 g。用法：煎服。功用：滋阴明目。主治消渴眼涩。

第二节　降糖明目汤治疗 2 型糖尿病并发视网膜病变的临床研究

陈大舜教授认为 DR 的病机实质是本虚标实，虚实夹杂，以气阴两虚为本，即以脾气亏虚、肝肾阴虚为本；以郁热瘀血阻滞目之脉络为标，采用益气养阴、清肝活血法为立法基础的降糖明目汤治疗，从临床及实验两方面探讨中医药防治 DR 的机制，为中医药防治 DR 提供临床及理论依据。

一、临床研究的资料与方法

（一）一般资料

本组资料 60 例均来自 2006 年 6 月～2007 年 12 月湖南中医药大学第一附属医院眼科门诊、眼科住院部及神经内分泌科住院部患者。将 60 例患者随机分为治疗组和对照组，两组各 30 例，两组患者一般情况如性别、年龄、病程、体重指数、视力及眼底病变分级经统计学处理无显著性差异（$P>0.05$），具有可比性。其中治疗组门诊患者 4 人，住院患者 26 人，男性 10 人，女性 20 人；年龄 48～72 岁，平均年龄（60.73±7.19）岁；病程最短者 1 年（患者发病症状不典型，因体检发现血糖升高），最长者 23 年，平均（8.32±4.74）年；对照组门诊患者 5 人，住院患者 25 人，男性 11 人，女性 19 人；年龄 46～73 岁，平均年龄（61.57±7.72）岁；病程最短者 2 年，最长者 20 年，平均（10.67±6.23）年。治疗组合并高血压患者 17 人，对照组 21 人；治疗组患者体质指数（BMI）为 24.44±1.02（kg/m^2），对照组 BMI 为 25.56±1.32（kg/m^2）。观察病眼数治疗组 59 只，眼底分级中Ⅲ级 4 只眼，Ⅱ级 24 只眼，Ⅰ级 31 只眼；对照组病眼 56 只，Ⅲ级 5 只眼，Ⅱ级 21 只眼，Ⅰ级 30 只眼。经统计分析，两组治疗前患者一般情况无显著性差异（$P>0.05$），具有可比性。见表 17-1。

表 17-1　　　　　　　　　　　　　　　　　　　　两组基本情况比较

组别	例数	性别		年龄	病程（年）	高血压	BMI（kg/m^2）	眼底分级		
		男	女					Ⅰ	Ⅱ	Ⅲ
治疗组	30	10	20	60.73±7.19	8.32±4.74	17	24.44±1.02	31	24	4
对照组	30	11	19	61.57±7.72	10.67±6.23	21	25.56±1.32	30	21	5

（二）诊断标准

1. 2 型糖尿病诊断标准　按照 1999 年 WHO 推荐标准。

空腹血糖（FPG）≥7.0 mmol/L；或者糖耐量试验（OGTT）中服用 75 g 葡萄糖后 2 小时血糖≥11.1 mmol/L，或随机血糖≥11.1 mmol/L。

2. 糖尿病视网膜病变标准　参照郑筱萸主编《中药新药临床研究指导原则》之《中药新药治疗糖尿病视网膜病变的临床研究指导原则》。

西医诊断标准［1997 年美国糖尿病协会（ADA）对 WHO 糖尿病诊断标准的修订标准］如下：

（1）有明确糖尿病病史者。

（2）糖尿病患者眼底出现视网膜特征的微血管、出血、硬性渗出、软性渗出、视网膜新生血管等。

（3）糖尿病视网膜病变分期标准。

按照国际通行分期修订可分如下几期。

1）亚临床期：主要有血液动力学及血管通透性的改变，而无明显的眼底变化。

2）非增殖期：单独或合并出现以下视网膜病变如微血管瘤、视网膜内出血、黄斑水肿、硬性渗出、棉絮斑。

3）增殖期：视网膜表面或视网膜前出现新生血管，或有玻璃体出血、纤维增殖、视网膜脱离。

我国中华眼科学会眼底病学组标准。将糖尿病视网膜病变分为单纯型和增殖型共 6 期。以眼科散瞳查眼底确诊及分期。

1）单纯型：

Ⅰ期：有微血管瘤和（或）合并小出血。

Ⅱ期：有黄白色硬性渗出或合并出血斑。

Ⅲ期：有黄白色软性渗出或合并出血斑。

2）增殖型：

Ⅳ期：眼底有新生血管或合并玻璃体出血。

Ⅴ期：眼底有新生血管和纤维增殖。

Ⅵ：眼底有新生血管和纤维增殖，并发生视网膜脱离。

3. 中医辨病辨证标准　参照郑筱萸主编《中药新药临床研究指导原则》之《中药新药治疗糖尿病视网膜病变的临床研究指导原则》，根据气阴两虚证、肝肾阴虚证、血行瘀滞证进行拟定。

主症：视物昏花，目睛干涩。

次症：倦怠乏力，口干咽燥，腰膝酸软，舌质紫暗或有瘀点瘀斑，舌红少津或舌淡红少苔，脉细数或沉细或弦细或涩。

辨证为主症 2 项，包括次症 2 项以上者结合舌脉即可诊断为气阴两虚、郁热夹瘀证。

4. 病例纳入标准　凡有明确糖尿病病史，符合糖尿病视网膜病变诊断标准和中医辨证标准（气阴两虚，夹郁热、瘀血阻络型），年龄在 35～75 岁的非增殖型（背景期）DR 患者可纳入观察病例。

5. 病例排除标准

（1）妊娠、哺乳期妇女。

（2）肝功能异常（ALT，AST）。

（3）糖尿病视网膜病变增殖型、糖尿病肾病发生肾衰竭（氮质血症期、尿毒症期）。

（4）有其他严重疾病（如恶性肿瘤、急性心肌梗死、心力衰竭、中风急性期、严重精神病、慢性酒精中毒者等）。

（5）有其他眼病合并者（如青光眼、严重白内障、非糖尿病出血性眼底病、葡萄膜炎、视网膜脱离、视神经疾病等）。

（6）患有过敏性疾病或对本药过敏者。

6. 终止治疗标准　试验过程中病情恶化，出现严重的并发症，或出现严重的不良反应和不良事件，均应中止试验，已超过 1/2 疗程者，计入疗效统计。

7. 病例的剔除和脱落

（1）纳入后发现不符合纳入标准的病例予以剔除。

（2）纳入病例受试者依从性差，或发生严重的不良事件，发生并发症或特殊生理变化不宜继续接受试验，自行退出者，均视为脱落病例，统计分析时根据具体情况处理。如发生不良反应者，计入不良反应的统计；因无效而自行脱落者，计入疗效分析；试验未坚持 1/2 疗程者，视为自行脱落；试验超过 1/2 疗程者，计入疗效统计。

（三）治疗方法

将纳入患者随机分为治疗组和对照组，每组患者各 30 例，在治疗期间两组患者均在西药降血糖的基础上〔两组均采用格列奇特片（施维雅天津制药有限公司，国药准字号 H20044694）〕，在严格控制血糖的基础上进行。其中治疗组予降糖明目汤治疗，方药组成为：生地黄、黄芪各 20 g，黄连 6 g，山茱萸、丹参、川芎、决明子各 12 g，枸杞子 15 g，白蒺藜、黄芩各 10 g。若患者情绪低落易怒、肝郁明显者加郁金 12 g，柴胡 12 g 以疏肝理气；若眼底出血色鲜红者加牡丹皮 15 g，蒲黄炭 10 g，白茅根 20 g 凉血止血；若视网膜渗出明显者加白芥子 9 g，益母草 15 g 祛痰利水。每日 1 剂，用上述中药与水 1：4 容积浸泡 30 分钟，加热煎煮 1 小时，滤取煎液，再用水 1：2 容积煎煮 30 分钟，2 次煎液合并，分 2 次口服。

对照组给予导升明胶囊 500 mg/次（奥地利依比威药厂，注册证号：X960292，药物编号：130114），每日 2 次，1 个月为 1 个疗程。观察结束后做治疗前后统计学处理。

服药观察过程中同时进行糖尿病教育、饮食控制、运动治疗等。

（四）观察指标

1. 一般情况　姓名、性别、年龄、身高、体重、BMI（kg/m²）、血压。

2. 治疗前后 FBG、PBG 检测　采用 SXT - 1 型三诺快速血糖检测仪检测；HbA$_{1c}$采用全自动生化分析仪检测。

3. 血脂测定　采用酶比色测定法（TG、TC、LDL - C、HDL - C）。

4. 视力检测、眼底检查　由眼科专业医师进行 0.25% 托吡卡胺滴眼液（2 滴/次，间隔 10 分钟再滴第二次，连用 3 次）。扩瞳后眼底检查，并且同一个患者治疗前后的两次检查均请同一个医师检查，治疗前后各检查 1 次。

5. 安全性检测　治疗前后体温、脉搏、呼吸、血压、血、尿、粪三大常规、肝肾功能、心电图等，并记录观察期间出现的不良反应。

（五）疗效判定

1. 根据积分法判定证候疗效　参照郑筱萸主编《中药新药临床研究指导原则》之《中药新药治疗糖尿病视网膜病变的临床研究指导原则》。

计算公式（尼莫地平法）：有效率＝[（治疗前积分－治疗后计分）÷治疗前积分]×100％

症状积分：根据患者主症视物昏花，目睛干涩，从重度到无按 6、4、2、0 分积分；次症倦怠乏力，口干咽燥，腰膝酸软等症状严重程度和患者眼底进行分级，从重度到无按 3、2、1、0 分积分，并对治疗前后的积分进行统计分析。舌脉仅用于症状诊断及综合分析，不用于评分。见表 17-2。

表 17-2　　　　　　　　　　　　　　中医症状轻重分级标准

症　状	分　级	评　分
视物昏花	视物正常	0分
	视物欠清，眼前偶有小阴影	2分
	视物模糊，眼前持续阴影	4分
	视物昏花，可有单眼复视或明显视力下降	6分
目睛干涩	无目睛干涩	0分
	偶感目睛干涩	2分
	明显目睛干涩	4分
	目睛干涩难忍	6分
神疲乏力	无神疲乏力	0分
	偶有精神不振，可坚持工作	1分
	四肢乏力，勉强坚持工作	2分
	疲乏无力，精神萎靡，不能坚持日常工作	3分
口干咽燥	无症状	0分
	口咽微干，稍饮水即可缓解	1分
	口咽干燥少津，饮水能解	2分
	口咽干燥难忍，饮水难以缓解	3分
腰膝酸软	无腰膝酸软	0分
	轻微，偶而腰膝酸软	1分
	经常发生腰膝酸软，劳累加重	2分
	持续发生，不欲活动	3分

2. 中医证候疗效评定标准

（1）痊愈：证候中的主症和体征全部消失，证候积分减少≥95％以上。

（2）显效：证候中的主症绝大部分消失，证候积分减少≥70％以上。

（3）有效：证候中的主症基本消失，证候积分减少≥30％。

（4）无效：证候中主症有一定的改善或无改善，证候积分减少＜30％。

3. DR 疗效评定标准

（1）显效：①视力进步≥4 行，或视力≥1.0。②眼底改变显示视网膜微血管瘤数由（＋＋＋）减少到（＋＋），或由（＋＋）减少到（＋），或由（＋）到消失；眼底出血量由（＋＋＋）减少到（＋），或由（＋＋）到消失；渗出量由（＋＋＋）减少到（＋＋），或由（＋＋）减少到（＋），或由（＋）到消失。微血管瘤、出血、渗出改变有 2 项以上指标达到要求。③眼底荧光血管造影显示视网膜平均循环时间明显缩短、黄斑水肿程度明显减轻、视网膜毛细血管无灌注区缩小，血管渗漏明显减轻。

（2）有效：①视力进步≥2 行。②眼底微血管瘤数由（＋＋＋）减少到（＋＋），或由（＋＋）减少到（＋），或由（＋）到消失；眼底出血量由（＋＋＋）减少到（＋），或由（＋＋）到消失；渗出量由（＋＋＋）减少到（＋＋），或由（＋＋）减少到（＋），或由（＋）到消失。微血管瘤、出血、渗出改变有一项以上指标达到要求。③眼底荧光血管造影显示视网膜平均循环时间缩短、黄斑水肿程度减轻、视网膜毛细血管无灌注区缩小、血管渗漏明显减轻。

（3）无效：各项指标未达到上述有效标准者。

注：（＋）表示较少，易数；（＋＋）表示较多，不易数；（＋＋＋）表示微血管瘤很多，不可数，出血及渗出量多，融合成片。疗效评价时，视力、眼底病变分级同时评定。

（4）恶化：①视力退步≥2行。②眼底照相显示视网膜出现新生血管等增殖性改变。③眼底荧光血管造影显示视网膜毛细血管无灌注区扩大，黄斑水肿加重，血管渗漏增加。

4. 安全性评价标准

Ⅰ级：安全，无任何不良反应。

Ⅱ级：比较安全，没有不良反应，不需要做任何处理可继续用药。

Ⅲ级：有安全性问题，有中等程度不良反应，做处理，不可继续用药。

Ⅳ级：因不良反应需终止试验。

（六）不良反应观察

治疗期间出现不良反应随时记录。

（七）统计分析方法

计量资料用均数±标准差（$\bar{x} \pm s$）表示，经正态性、方差齐性检验后，方差齐时两组间样本比较采用完全随机设计 t 检验，方差不齐时用 t' 检验；计数资料以频数表示，用 χ^2 检验。相关性分析，计量资料用多元线性回归，计数资料采用 logistic 回归分析。所有数据分析采用 SPSS 13.0 统计软件处理。

二、研究结果与分析

1. 两组患者视力疗效比较　治疗组与对照组视力疗效总有效率分别为：58.67％，67.86％。但两组总有效率相比，无显著性差异（$P > 0.05$）。见表 17 - 3。

表 17 - 3　　　　　　　　　　　　　　　　两组患者视力改善比较

组别	病眼数（n）	显效（％）	有效（％）	无效（％）	总有效率（％）
治疗组	59	18.64％(11/59)	40.68％(24/59)	40.68％(24/59)	59.32％(35/59)
对照组	56	28.57％(16/56)	39.29％(22/56)	32.14％(18/56)	67.86％(38/56)

注：两组总有效率相比，无显著性差异（$P > 0.05$）

2. 两组患者病眼眼底镜下分级疗效比较　两组病眼眼底镜下分级疗效分别为：54.24％和57.14％。但两组总有效率相比，差异无显著性意义（$P > 0.05$）。见表 17 - 4。

表 17 - 4　　　　　　　　　　　　　　　　两组证候疗效比较

组别	例数	治疗前			治疗后			显效	有效	无效	总有效率
		Ⅲ	Ⅱ	Ⅰ	降2级	降Ⅰ级	未降				
治疗组	59	4	24	31	10	22	27	16.95％	37.29％	45.76％	54.24％
对照组	56	5	21	30	8	24	24	14.28％	42.86％	42.86％	57.14％

注：两组总有效率相比，无显著性差异（$P > 0.05$）

3. 两组治疗前后中医证候疗效积分比较

（1）两组中医主证积分比较：两组治疗前主、次症积分比较无显著性差异（$P > 0.05$），具有可比性；两组治疗前后主症积分比较均有极显著性差异（$P < 0.01$）；治疗后治疗组与对照组比较有显著性差异（$P < 0.01$）。治疗组治疗前、后次症积分比较有显著性差异（$P < 0.01$），对照组治疗前、后比较有显著性差异（$P < 0.05$）；两组治疗后次症积分比较也有显著性意义（$P < 0.01$）。见表 17 - 5。

表 17-5 　　　　　　　　　　　**两组中医主证积分比较 （$\bar{x} \pm s$）**

组别	主症积分		次症积分	
	治疗前	治疗后	治疗前	治疗后
治疗组	9.03±3.27	4.15±1.78**△△	5.87±0.21	3.06±0.11**△△
对照组	8.85±3.19	6.07±2.16*	6.01±0.23	4.92±0.27*

注：与治疗前相比，＊＊$P<0.01$，＊$P<0.01$；与对照组治疗后相比△△$P<0.01$

（2）两组治疗前后症状积分情况比较：两组治疗前中医证候积分比较无统计学意义（$P>0.05$），具有可比性。两组治疗后与治疗前积分比较均有统计学意义（$P<0.01$）。两组治疗前后差比较（$P<0.01$），有显著性差异。见表 17-6。

表 17-6 　　　　　　　　　　**两组临床前后症状积分情况比较 （$\bar{x} \pm s$）**

积分值	治疗组			对照组		
	治疗前	治疗后	前后差	治疗前	治疗后	前后差
积分	11.67±1.42	4.90±1.19**	6.77±1.70	12.00±1.31	6.46±1.48**	5.53±1.33△△

注：与治疗前比较，＊＊$P<0.01$；两组前后差值比较△△$P<0.01$

（3）两组中医证候疗效比较：治疗组与对照组中医证候疗效总有效率分别为：96.67％，76.67％。但两组总有效率相比，有显著性差异（$P<0.05$）。见表 17-7。

表 17-7 　　　　　　　　　　　　**两组中医证候疗效比较**

组别	痊愈率	显效率	有效率	无效率	总有效率
治疗组	7	10	12	1	96.67％
对照组	1	9	13	7	76.67％

注：两组总有效率比较：$P<0.05$

4．两组治疗前后 FBG、PBG、HbA$_{1c}$比较　两组治疗前 FBG、PBG 和 HbA$_{1c}$比较均无显著性差异（$P>0.05$），具有可比性；FBG、PBG 治疗前后比较有显著性差异（$P<0.01$），具有统计学意义；HbA$_{1c}$治疗前后比较有显著性差异（$P<0.05$），具有统计学意义；FBG、PBG、HbA$_{1c}$治疗后比较无统计学意义（$P>0.05$）。见表 17-8。

表 17-8 　　　　　　　**两组治疗前后 FBG、PBG、HbA$_{1c}$比较 （$\bar{x} \pm s$）**

组别	FBG （mmol/L）		PBG （mmol/L）		HbA$_{1c}$ （％）	
	治疗前	治疗后	治疗前	治疗后	治疗前	治疗后
治疗组	11.98±5.78	6.03±0.83**	14.72±5.39	8.67±1.11**	9.95±2.37	7.90±1.76*
对照组	10.75±3.82	5.98±0.81**	14.03±3.54	8.94±1.05**	9.67±2.42	7.46±1.86*

注：与治疗前比较＊$P<0.05$；＊＊$P<0.01$

5．两组治疗前后 TC、TG、HDL-C、LDL-C 比较　两组治疗前 TC、TG、HDL-C、LDL-C 比较均无统计学意义（$P>0.05$），具有可比性；两组治疗后与治疗前 TC、TG、HDL-C 比较均无显著性差异（$P>0.05$），但治疗组治疗前后 LDL-C 比较有显著性差异（$P<0.05$）。见表 17-9。

表 17-9 　　　　　　　**两组治疗前后 TC、TG、HDL-C、LDL-C 比较 （$\bar{x} \pm s$）**

组别	治疗组		对照组	
	治疗前	治疗后	治疗前	治疗后
TC （mmol/L）	4.77±1.10	4.25±0.89	5.09±1.00	4.73±0.75
TC （mmol/L）	2.27±1.27	1.96±1.04	2.79±2.45	2.34±1.80
HDL-C （mmol/L）	1.30±0.42	1.39±0.37	1.32±0.50	1.36±0.43
LDL-C （mmol/L）	3.11±0.76	2.62±1.13*	2.83±0.83	2.65±0.64

注：与治疗前比较＊$P<0.05$

6. 合并症用药与不良反应记录　若有血糖控制不佳者可在格列齐特基础上小剂量的胰岛素皮下注射，血糖平稳则撤去胰岛素；伴有高血压患者给予硝苯地平缓释片得高宁降压；胃溃疡者给以雷尼替丁胶囊；观察组服药期间未发现有明显的不良反应。治疗前出现常规检测异常的均在治疗后恢复正常。

第三节　降糖明目汤治疗 2 型糖尿病并发视网膜病变的实验研究

一、实验研究的材料与方法

（一）实验材料

1. 实验动物　选用雄性新西兰白兔 60 只，体重 1.50～1.75 kg；由湖南中医药大学动物实验中心提供。

2. 实验药品

（1）受试药品：降糖明目汤。方药组成：生地黄、黄芪各 20 g，枸杞子 15 g，黄连 6 g，黄芩、白蒺藜各 10 g，丹参、川芎、山茱萸、决明子各 12 g 等。均一次性购于芝灵大药房。制备：用药物总体积 4 倍量水浸泡 30 分钟，加热煎煮 40 分钟，滤取煎液，再用原药物总体积 2 倍量水煎煮 40 分钟，2 次煎液合并，约 300 mL，并浓缩成 2 g/mL，4 ℃储存，备用。

（2）对照药品：格列齐特片（30 mg/片）：施维雅（天津）制药有限公司，国药准字号 H20044694。导升明胶囊（500 mg/粒）：（奥地利依比威药厂，注册证号：X960292，药物编号：130114）购自湖南中医药大学第一附属医院。

（3）实验试剂：Resistin（羊抗兔，Adlitteram Diagnostic Laboratories，Inc USA）；sICAM‑1（羊抗兔，Adlitteram Diagnostic Laboratories，Inc USA）；adiponectin（羊抗兔，Adlitteram Diagnostic Laboratories，Inc USA）；NF‑κBp65 SABC 免疫组化染色试剂盒（由武汉博士德生物工程有限公司提供，产品编号：SA1020）；快速血糖试纸条（长沙三诺生物传感技术有限公司提供，产品编号：20070609）；尿糖试纸条（江苏德源药业有限公司，产品编号：J20070212）。

（4）实验仪器：

眼底镜：DM6E 直接检眼镜（苏州捷美医疗器械有限公司）。

血糖仪：SXT‑1 型快速血糖测试仪（长沙三诺生物传感技术有限公司）。

离心机：TDZ4‑1.8A 低速自动平衡离心机（长沙天创仪器制造有限公司）。

恒温槽：SSW 型电热恒温水槽（上海博迅实业有限公司）。

酶标仪：A‑5082 Sunrise Demote/Touch Screen（Austria）。

婴儿秤：RTZ‑10A‑RT 型（武进市衡器厂）。

切片机：Reichert HistoSTAT820（美国润生）。

爆片机：TP‑B（天津久圣医疗电子仪器有限公司）。

微波炉：海尔（中国海尔集团总公司）。

光学显微镜：motic（福建麦克奥迪实业集团有限公司）。

干燥箱：FN202‑3 型电热干燥箱（长沙仪器仪表厂）。

培养箱：DNP‑9162 型电热恒温培养箱（上海精宏实验设备有限公司）。

（5）其他材料：手术器械一套，剪刀，试管，注射器，灌胃管，开口器，兔子固定架，吸管，烧杯，量筒，记号笔，输液器，移液器，TP 头等。

（二）实验动物与实验方法

（1）造模及分组：雄性新西兰白兔 60 只，体重 1.50～1.75 kg，单笼喂养，首先适应性喂养 1 周后，随机分出 10 只为 A 组正常对照组，喂以普通饲料；其余 50 只均喂高脂高糖饲料（含 10％猪油，37％蔗糖）建立糖尿病模型。喂养至第 7 周，禁食 12 小时后，耳缘静脉按 150 mg/kg 注射 4％四氧嘧啶溶液，连续 3 日。注射四氧嘧啶后第 3 日起，以尿糖试纸检测尿糖，凡尿糖定性在 3＋～4＋者，再以快速血糖仪测定随机血糖，凡血糖≥16.7 mmol/L 者，确定为糖尿病造模成功。正常对照组只注射等体积生理盐水，尿糖定性为阴性，血糖不升高。随后将糖尿病造模成功的兔子继续进行高脂高糖饲料喂养 16 周，并经眼底镜 0.25％托吡卡胺滴眼液（2 滴/次，间隔 5 分钟再滴第二次，连用 3 次。）扩瞳进行眼底检查，判定视网膜变化，将已经有糖尿病并发背景期视网膜病变的兔子随机分组，分别为 B 组模型对照组、C 组西药对照组、D 组中药治疗组。

（2）给药方法：A 组空白对照组不给予任何药物。B 组模型对照组给予实验组等剂量生理盐水灌服。C 组西药对照组给予格列齐特＋导升明，药物剂量按照人等效剂量灌胃，1 个月为 1 个疗程。D 组中药治疗组给予降糖明目汤浓缩液（约含生药 2 g/mL，4 ℃储存，备用）。给予人的等效剂量灌胃，剂量换算为：（兔体表面积/成人体表面积）×成人每日用量，约 7.9 mL/kg·d。

（3）检测指标和方法：

1）血清脂联素、抵抗素、sICAM-1 测定：禁食 12 小时抽取耳缘静脉血 6 mL，3000 r/min 离心 10 分钟，分离血浆置于−34 ℃冰箱中备检。采用 ELISA 法，所有标本收集完后一次性进行测定。检测过程按试剂盒说明进行操作，通过自动计数程序得出脂联素、抵抗素、sICAM-1 的浓度（抵抗素、sICAM-1 敏感度均为 1.0 ng/mL；脂联素敏感度为 0.01 μg/mL）。实验操作均严格按试剂盒说明书上操作：第一步，取出酶标板，依照次序对应分别加入 100 μL 的标准品于空白微孔中；第二步，分别标记样品编号，加入 100 μL 样品于空白微孔中；第三步，在标准品孔和样品孔中加入 50 μL（脂联素检测，加入 100 μL）的酶标记溶液；第四步，36 ℃～38 ℃孵育反应 60 分钟；第五步，洗板机清洗 5 次，每次静置 10～20 秒；第六步，每孔加入底物 A、B 液各 50 μL；第七步，36 ℃～38 ℃下避光孵育 15 分钟；第八步，每孔加入 50 μL 终止液，终止反应。然后放入酶标仪自动监测，读出数据，记录数据，进行分析。

2）血糖测定：采用葡萄糖氧化酶法，三诺 SXT-1 型快速血糖测试仪检测。

3）血脂测定：采用酶比色测定法（TG、TC、LDL-C、HDL-C）。

4）糖化血清蛋白测定：采用离子交换层析法。

5）视网膜 NF-κB P65 测定：第一步，标本取材，固定及方法：于实验结束前将实验兔禁食 12 小时，进行眼底镜镜下观察实验兔的眼底并描述镜下情况，经快速血糖仪检测空腹血糖，然后于实验兔心脏采血备测、以耳缘静脉注射空气将兔子处死，立即摘除双侧眼球，采集胰腺组织，固定于 4％多聚甲醛溶液内（4 ℃，24 小时）流水冲洗 24 小时；二甲苯透明；浸蜡；包埋。第二步，SABC 免疫组织化学法分析：检测视网膜与胰腺组织的 NF-κB 蛋白的表达及 HE 染色。由专业人员严格按照试剂盒说明书操作，第一步，载玻片防脱处理：选择 APES，捞片后置烤箱 58 ℃～60 ℃ 30～60 分钟以使切片紧密黏附。第二步，切片常规脱蜡至水。第三步，30％ H_2O_2 一份＋蒸馏水 10 份混合，室温 5～10 分钟以灭活内源性酶。蒸馏水洗 3 次。第四步，热修复抗原：将切片浸入 0.01M 枸橼酸盐缓冲液（pH 6.0），微波炉加热至沸腾后断电，间隔 5～10 分钟后，反复 2 次。冷却后 PBS（pH 7.5）洗涤 2 次。第五步：滴加 5％ BSA 封闭液，室温 20 分钟，甩去多余液体，不洗。第六步：滴加适量稀释的一抗，37 ℃ 1 小时左右。PBS（pH 7.5）洗涤 5 分钟，3 次。第七步：滴加生物素化山羊抗兔 IgG，37 ℃ 20 分钟，PBS（pH 7.5）洗涤 2 分钟，3 次。第八步：滴加试剂 SABC，37 ℃ 20 分钟，PBS（pH 7.5）洗涤 5 分钟，4 次。第九步：DBA 显色：使用 DAB 显色试剂盒（AR1022）。取 1 mL 蒸馏水，加试剂盒中 A、B、C 试剂各 1 滴，混匀后加至切片。室温显色，镜下控制反应时间，一般在 5～30 分钟。蒸馏水洗涤。第十步：苏木素轻度复染。脱水透明，封片。显微镜观察。

将应用 Image Pro Plus 图像分析系统对光学显微镜下所拍图像中 NF-κB 蛋白阳性区测得的灰度值及 IOD 值输入 SPSS 13.0 软件进行分析，进而对视网膜与胰腺组织中表达进行半定量分析。

（三）研究结果与分析

1. 实验兔的一般情况　空白对照组体重较实验前有明显增加，饮食、大便量也相应增加，毛色光泽，精神较好，饮水量无明显增加。其他三组实验兔因喂养高糖高脂饮食，实验初期明显出现饮食减少，腹胀，精神较差等情况，后结合喂食少量新鲜蔬菜，饮食增加，体重增加。糖尿病造模后，实验兔起初出现精神差，饮食减少，1周后明显饮食增加，饮水明显增加，精神转好，与空白组实验兔无明显差别。

2. 实验兔的空腹血糖、随机血糖情况 实验兔糖尿病造模成功后（小剂量注射四氧嘧啶，连续3次追加造模，一次性造模成功率92％），空腹血糖与随机血糖均明显增高，空腹血糖一般保持在8.0～15.0 mmol/L之间，随机血糖在16.0～26.0 mmol/L之间，空白组随机血糖在4.0～8.0 mmol/L之间。中药治疗组与西药对照组实验兔经灌予格列奇特片悬液后，两组实验兔血糖明显下降，空腹血糖控制在4.0～8.0 mmol/L之间，随机血糖控制在6.0～12.6 mmol/L之间。在造模及其灌胃过程中，实验兔死亡21只，死亡率35％。模型组实验兔9只，空白对照组实验兔10只，中药治疗组实验兔10只及西药对照组实验兔（10只）。

3. 实验兔眼底镜镜下观察情况 经0.25％托吡卡胺滴眼液扩瞳后，观察空白对照组实验兔眼底镜镜下，可见视网膜血管纵行排列，纹理清晰，无肿胀，玻璃体清晰可见。模型组实验兔玻璃体略混浊，欠清晰，可见深褐色粒状物漂游其中，视网膜血管明显肿胀，血管之间管壁有重叠现象，血管细支管壁可见少量类似管壁赘生物，未见明显出血及渗出物。中药治疗组及西药对照组实验兔眼底镜下玻璃体尚欠清晰，可见玻璃体内有少数粒状深褐色漂游物，血管纵行排列，血管纹理尚清晰，血管可见有肿胀，管壁未见明显赘生物附着，未见明显出血及渗出物。见图17-1～图17-7。

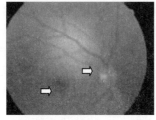
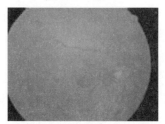

图 17-1　　　　　　　　　　　图 17-2

图17-1、图17-2为正常视网膜，图17-1左侧箭头所指为黄斑部，右侧箭头为视盘，血管纹理清楚，走行正常，动静脉管径正常、视盘色泽淡红，边缘无隆起及黄斑部清晰可见，未见异常。

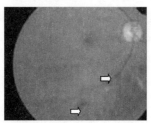
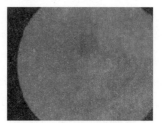

图 17-3　　　　　　　　　　　图 17-4

图17-3为右眼背景期糖尿病性视网膜病变（Ⅲ级）眼底成像，箭头所指为小片状出血斑，图17-4为图17-3的眼底荧光造影成像，可见眼视盘及视网膜血管荧光充盈迟缓，网膜上见大量小片状出血性荧光遮蔽。

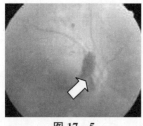
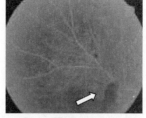
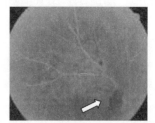

图 17-5　　　　　　图 17-6　　　　　　图 17-7

图17-5、图17-6为右眼背景期糖尿病性视网膜病变（Ⅲ级）眼底成像（箭头所指为大片状出血）及视网膜血管荧光造影，可见充盈可，网膜上大量片状出血性荧光遮蔽，尤以视盘鼻侧为甚，晚期见视盘周围大量荧光渗漏，左眼见大量小片状出血性荧光遮蔽，双眼见大量荧光小点，不可数。图17-7为治疗后出血被吸收，但仍可见少数点状出血及微血管瘤，未见明显渗出，经中药治疗后改善为背景期糖尿病性视网膜病变Ⅰ期。

4. 实验兔血清血脂、血糖、糖化血清蛋白情况 实验兔血糖（mmol/L）、血清 TC（mmol/L）、TG（mmol/L）、HDL（mmol/L）、LDL（mmol/L）、糖化血清蛋白（μmol/L）情况比较：见表 17 - 10。

表 17 - 10　　　　　　　　实验兔血清血脂、血糖、糖化血清蛋白比较（$\bar{x}\pm s$）

组别	血糖	糖化血清蛋白	TC	TG	HDL	LDL
模型组	11.06±0.632	635.6±158.73	1.79±0.83	0.73±0.29	0.73±0.26△△	1.31±0.93
西药组	4.33±0.52**	296.8±64.41**	2.04±1.07	0.97±0.59	0.73±0.31△△	1.06±0.77*△△
中药组	4.32±0.81**	294.5±51.78**	1.13±0.64☆☆	0.59±0.37☆	0.72±0.37△△	0.76±0.56**☆△
空白组	4.66±0.7**	262.1±18.51**	1.0±0.21*☆☆	0.61±0.19☆	1.18±0.19	0.60±0.34**★

注：与模型组比较 *$P<0.05$；**$P<0.01$；与西药组比较☆$P<0.05$；☆☆$P<0.01$；与空白组比较△$P<0.05$；△△$P<0.01$

与模型组血糖比较，中药组、西药组、空白组均有显著性差异（$P<0.01$）；中药组、西药组与空白组三者之间比较无显著性差异（$P>0.05$）。与模型组糖化血清蛋白比较，中药组、西药组、空白组均有显著性差异（$P<0.01$）；中药组、西药组与空白组三者之间比较无显著性差异（$P>0.05$）。模型组 TC 与空白组比较有显著性差异（$P<0.05$），与中药组、西药组比较无显著性差异（$P>0.05$）；中药组、空白组与西药组比较有显著性差异（$P<0.01$）。中药组与空白组比较无显著性差异（$P>0.05$）。模型组 TG 与中药组、西药组、空白组比较无显著性差异（$P>0.05$）；中药组、空白组与西药组比较均有显著性差异（$P<0.05$）；中药组与空白组比较无显著性差异（$P>0.05$）。与空白组 HDL 比较，中药组、西药组、模型组均有显著性差异（$P<0.01$）；中药组、西药组、模型组之间比较均无显著性差异（$P>0.05$）。模型组 LDL 与西药组比较，有显著性差异（$P<0.05$），模型组 LDL 与中药组、空白组之间比较均有显著性差异（$P<0.01$）；中药组与西药组比较有显著性差异（$P<0.05$）；中药组、空白组之间比较均有显著性差异（$P<0.05$）。

5. 实验兔血清脂联素、抵抗素、细胞间黏附因子-1 浓度情况 实验兔血清脂联素（μg/mL）、抵抗素（ng/mL）及细胞间黏附因子-1（ng/mL）的浓度情况比较：见表 17 - 11。

表 17 - 11　　　　　血清脂联素、抵抗素、细胞间黏附因子-1 浓度比较（$\bar{x}\pm s$）

组别	脂联素	抵抗素	sICAM - 1
模型组	4.84±1.14	317.30±197.00	129.47±33.05
西药组	6.12±1.37*	71.15±34.50**	77.98±19.29**
中药组	8.36±1.24**△△▲▲	16.37±10.40**	42.16±12.77**△△
空白组	10.22±0.86**△△	9.94±2.90**	41.09±3.68**△△

注：与模型组比较 *$P<0.05$，**$P<0.01$；与西药组比较△△$P<0.01$；与空白组比较▲▲$P<0.01$

与模型组血清脂联素浓度比较，空白组、中药组均有显著性差异（$P<0.01$），西药组有显著性意义（$P<0.05$）；中药组明显低于空白组，比较有显著性差异（$P<0.01$），明显高于西药组与模型组，比较有显著性差异（$P<0.01$）；西药组与空白组比较，有显著性差异（$P<0.01$）。

模型组实验兔血清抵抗素浓度明显升高，与中药组、西药组和空白组三者比较均有极显著性差异（$P<0.01$）；但中药组、西药组和空白组三者之间比较均无显著性差异（$P>0.05$）。

与模型组实验兔血清 sICAM - 1 浓度比较，中药组、西药组和空白组均有显著性差异（$P<0.01$）；与西药组比较，中药组、空白组均有显著性差异（$P<0.01$）；中药组与空白组比较无显著性差异（$P>0.05$）。

6. 实验兔视网膜及胰腺组织 NF - κB p65 的表达情况 以阳性表达区的平均灰度值和 IOD（累积光密度值）进行判定。（RNG：视网膜 NF - κB p65 平均灰度值，RIOD：视网膜 IOD，PNG 胰腺组织 NF - κB p65 平均灰度值，PIOD 胰腺组织 IOD）见表 17 - 12。

表 17 - 12   视网膜及胰腺组织 NF - κB p65 表达的平均灰度值和 IOD 比较（$\bar{x}\pm s$）

组别	RNG	RIOD	PNG	PIOD
模型组	102.47±21.45	12329.21±4989.72	132.31±15.17	9615.03±6566.16
西药组	116.01±16.73	5893.69±1439.80	139.28±18.04	7618.27±3348.63
中药组	133.21±13.35**△	3517.59±938.45**	161.32±22.03**△	3159.62±525.31**△
空白组	141.85±19.27**△△	2438.68±1549.38**△△▲▲	159.10±25.54**△	2933.64±739.21**△△

注：与模型组比较＊＊$P<0.01$；与西药组比较△$P<0.05$；△△$P<0.01$；与中药组比较▲▲$P<0.01$

实验兔正常视网膜见图 17 - 8、图 17 - 9。模型组实验兔视网膜出现少量新生血管（见图 17 - 10、图 17 - 11），且视网膜与胰腺组织 NF - κB p65 强表达（见图 17 - 17、17 - 20、17 - 21、17 - 28、17 - 29）。中药组与西药组、空白组实验兔视网膜和胰腺组织 NF - κB p65 均为中等或弱表达（见图 17 - 18、17 - 19、17 - 22、17 - 23、17 - 24、17 - 25、17 - 26、17 - 27、17 - 8、17 - 16）。

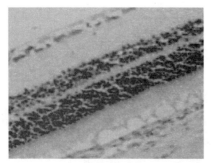 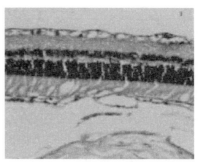

图 17 - 8   图 17 - 9

图 17 - 8（×400 倍）为正常视网膜 HE 染色。
图 17 - 9（×100 倍）为正常视网膜少量 NF - κBp65 表达，棕黄色即为阳性表达。

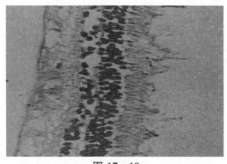 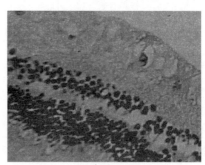

图 17 - 10   图 17 - 11

图 17 - 10、图 17 - 11（×400 倍）为模型实验兔视网膜 HE 染色，可见视网膜结构紊乱，视细胞层细胞排列不整齐，双极细胞层细胞数目明显减少，且于节细胞层出现空泡样变及新生血管（箭头所示），血管壁尚未见内皮细胞核出现。

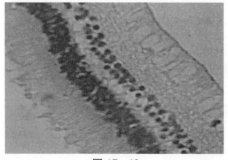 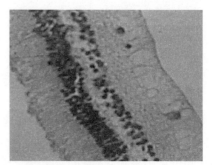

图 17 - 12   图 17 - 13

图 17 - 12、图 17 - 13（×400 倍）为中药治疗组实验兔视网膜 HE 染色，可见视网膜结构较为完整，视细胞层细胞排列紧密，双极细胞数量略有减少。

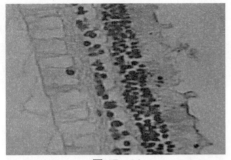

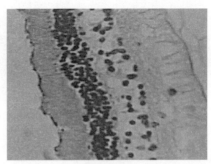

图 17 - 14　　　　　　　　　　　　　　　　　　图 17 - 15

图 17 - 14、图 17 - 15（×400 倍）为西药对照组实验兔视网膜 HE 染色，可见视网膜结构尚完整，层次尚清晰，视细胞层细胞排列紧密，双极细胞明显减少，细胞排列不整齐。

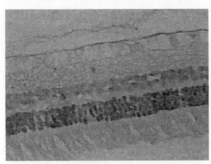

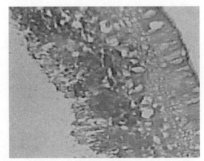

图 17 - 16　　　　　　　　　　　　　　　　　　图 17 - 17

图 17 - 16（×400 倍）为空白对照组视网膜少量 NF - κB p65 表达，棕黄色即为阳性表达。

图 17 - 17（×400 倍）为模型组实验兔视网膜 NF - κB p65 强表达，棕褐色浓密，色泽较深，可见视网膜结构紊乱，层次不清晰，视细胞层与双极细胞层细胞排列不整齐，并有空泡样变。

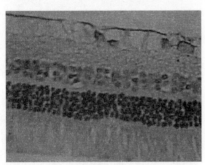

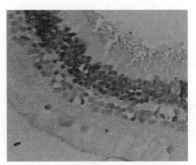

图 17 - 18　　　　　　　　　　　　　　　　　　图 17 - 19

图 17 - 18（×400 倍）为中药治疗组视网膜较少量 NF - κB p65 表达，棕黄色较浅。

图 17 - 19（×400 倍）为西药对照组实验兔视网膜少量 NF - κB p65 表达，棕褐色较浅，可见视网膜结构尚完整，层次尚清晰，视细胞层与双极细胞层细胞排列稍不整齐。

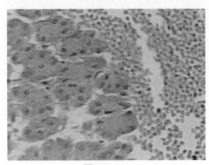

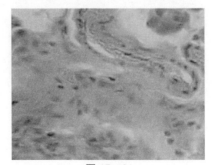

图 17 - 20　　　　　　　　　　　　　　　　　　图 17 - 21

图 17 - 20、图 17 - 21（×400 倍）为模型组实验兔胰腺组织 HE 染色，可见胰腺细胞排列疏松，细胞胞浆、闰管及细胞核内有炎症细胞浸润。

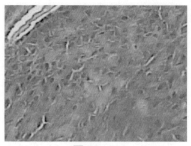
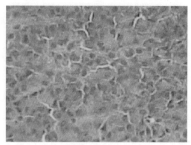

图 17-22   图 17-23

图 17-22（×400 倍）为中药治疗组实验兔胰腺组织 HE 染色，可见胰腺细胞胞质、闰管内少量炎症细胞浸润，细胞排列较整齐。

图 17-23（×400 倍）为西药对照组实验兔胰腺组织 HE 染色，可见细胞胞质及细胞核内少量炎症细胞浸润，细胞排列较整齐。

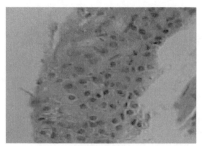
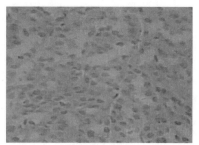

图 17-24   图 17-25

图 17-24（×400 倍）为空白对照组实验兔胰腺组织 HE 染色，可见胰腺细胞大小正常，排列整齐。

图 17-25（×400 倍）为空白对照组实验兔胰腺组织 SABC 免疫组化染色，可见细胞质及细胞核内 NF-κB p65 有极少量表达。

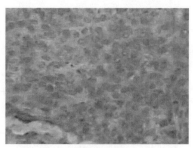
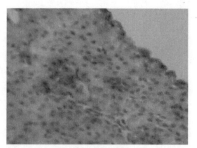

图 17-26   图 17-27

图 17-26（×400 倍）为中药治疗组实验兔胰腺组织 SABC 免疫组化染色，可见胰腺细胞胞质及细胞核 NF-κB p65 弱表达。

图 17-27（×400 倍）为西药对照组实验兔胰腺组织 SABC 免疫组化染色，可见细胞质及细胞核内 NF-κB p65 有较强表达。

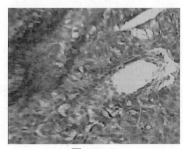
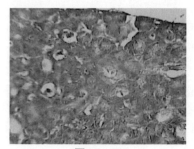

图 17-28   图 17-29

图 17-28、图 17-29（×400 倍）为模型组实验兔胰腺组织 SABC 免疫组化染色，可见细胞质及细胞核内 NF-κB p65 强表达，范围广，色泽深。

与模型组 RNG 比较，空白组、中药组均有显著性差异（$P<0.01$），西药组无显著性差异（$P>0.05$）；与西药组比较，空白组、中药组均有显著性差异（$P<0.01$）；空白组与中药组比较无显著性差异（$P>0.05$）。

与模型组 RIOD 比较，空白组、中药组均有显著性差异（$P<0.01$），中药组与西药组比较均无显著性差异（$P>0.05$）；空白组与西药组比较有显著性差异（$P<0.01$）；空白组与中药组比较有显著性差异（$P<0.01$）；

与模型组 PNG 比较，西药组无显著性差异（$P>0.05$），中药组与空白组均有显著性差异（$P<0.01$）；与西药组比较，中药组与空白组均有显著性差异（$P<0.05$）；中药组与空白组比较，无显著性差异（$P>0.05$）。

与模型组 PIOD 比较，西药组无显著性差异（$P>0.05$），中药组与空白组均有显著性差异（$P<0.01$）；中药组与西药组比较，有显著性差异（$P<0.05$）；空白组与西药组比较，有显著性差异（$P<0.01$）；中药组与空白组比较，无显著性差异（$P>0.05$）。

7. 多元回归分析　模型组实验兔视网膜 NF - κB p65 蛋白表达灰度值与血清脂联素、抵抗素、sICAM - 1 浓度值之间，经 logistic 分析无明显相关性。

第四节　2 型糖尿病并发视网膜病变的理论探讨

一、中医学对糖尿病视网膜病变（DR）的认识

（一）糖尿病视网膜病变（DR）与脏腑之间的关系

中医学无"糖尿病"及"糖尿病视网膜病变"这一名词，糖尿病归属于中医学"消渴"范畴；而"糖尿病视网膜病变"属于中医学"消渴目疾"、"视瞻昏渺"、"云雾移睛"、"暴盲"等范畴。糖尿病视网膜病变是在糖尿病久治不愈而出现的眼部并发症，其病变部位在眼（目系）。中国医学很早就对目系的生理功能及其与脏腑的关系有了很深的认识。《素问·五脏生成篇》曰："故人卧血归于肝，目受血而能视。"肝之经脉上连目系。"目系"，从现代医学来看，包括了视神经、眶内血管和视路等，而视网膜属视神经的感光系统。既然肝之经络与目系相连，而"目系"又包括了现代医学所提的视神经、视网膜等眼底组织，所以说肝与眼底的组织结构和生理功能有密切的关系。《灵枢·脉度篇》又曰："肝气通于目，肝和则目能辨五色矣。"所以眼底（包括视网膜）与肝的关系主要表现在与肝之经络相连，赖于肝血濡养，肝气的调和才能发挥其视觉功能。《灵枢·大惑论》曰："五脏六腑之精气，皆上注于目而为之精……骨之精为瞳子，属肾……"肾为藏精之脏，精生髓通于脑。瞳神由肾所主，眼底属于瞳神的范围。眼底赖于肾精所养，故肾精的充足与否直接影响眼底视觉功能。中医学瞳神包括眼底的组织结构。瞳神、神光属于肾，故言眼底与肾有直接关系。陈达夫教授在《中西窜通眼球内容观察》中指出"眼中一切色素应属于肾"。所以眼底视网膜、脉络膜等也应属肾所主。总之肾精充沛，眼组织得其所养，眼才能鉴照无穷。肝肾功能失调而发生眼病的论述最早见于《素问·脏气法时论》："肝病者……虚则目䀮䀮无所见。"《灵枢·海论》："髓海不足，目无所见"等。肝肾两脏的损伤是产生糖尿病视网膜病变的重要因素。并说明肝肾两脏在生理功能上相互为用，在病理上相互影响。

（二）糖尿病视网膜病变（DR）的病因病机

DR 或因平素嗜好肥甘厚味之人，运化失司，脾不散精，浊邪（毒）内生，逼迫精微下注而阴精亏耗，浊邪郁而化生燥热而成消渴。消渴日久则郁热与痰瘀互结，上壅目窍，阻滞眼底视网膜脉络，而现微血管瘤，视网膜出血及渗出物，玻璃体出血及混浊；或以素体阴虚火旺，邪热内炽，上扰于目，灼伤目络亦见眼底出血；或以暴怒惊恐，肝风内动，气机逆乱，血随气逆，上壅窍道而致目中脉络阻塞的出血；或以情志抑郁，肝气郁结，气滞血瘀，血不循经则血溢脉外的出血。

DR 多发生于患糖尿病时间较久之人，是在消渴气阴两亏、燥热内盛的基础上发展而来的。气虚是

以脾气亏虚为先，阴虚则以肝肾阴虚为要。久病之伤，穷必及肾，故多责之肾虚。因"肝肾同源"，肾精亏损，可致肝血亦虚，故肝肾亏虚在本病变的发生发展中起着关键作用。精血属阴，肝肾阴虚，肝阳上亢，阳热之邪煎熬津液，血液黏稠而血行滞塞或气虚推动乏力而成瘀血，由此发生 DR。病变部位在目，其本为虚，脾气亏虚、肝肾阴虚，其标为热灼血络或（和）痰瘀阻络。肝肾不足，精血亏乏，不能上承目窍，脉络失濡，有碍精明，则视物不清；肝肾阴亏，阴虚火旺，上扰于目，灼伤血络，血溢脉外而阻窍，故眼前黑影飘移或失明，此乃因虚而致病。郁热痰瘀作为消渴病的病理产物，在 DR 的发生发展过程中，起着至关重要的作用。中医认为精血、津液属于阴，目之能视，有赖于精血津液的滋养，DR 阴虚日久必致目失所养，而阴阳互根，阴虚甚，又使阳气生化不足。且目居上位，为人之上窍，精血津液等需赖阳气之温煦、固摄和推动，方能上输于目，所以，阴损及阳，阳气亏虚，加重目窍失养，促使 DR 的发生发展。因此，DR 主要的病因病机为阴虚内热—气阴两虚—阴阳两虚，而郁热、血瘀、痰湿是眼底病变发展过程中的重要兼症。

具体分析，郁热痰瘀阻络是 DR 的重要病理环节。①郁热、瘀血、痰浊是糖尿病的重要病理产物。脾虚为糖尿病发生的基本病机之一。脾虚日久，气血生化乏源，气虚血少，脉道不充，血脉涩滞而成瘀。气虚帅血无力，血行迟缓而为瘀。气虚失于固摄，血不循经而溢于脉外，离经之血即为瘀血。此外，DR 多发生于糖尿病迁延日久之时，久病入络亦致瘀。糖尿病患者多恣食肥甘厚味，影响脾胃运化，脾失健运，水湿不化，聚湿成痰，痰浊内生，痰郁则经络受阻，阻碍血液循行，血滞不畅而成瘀血。血乃津液变化而成，血不利则为水，水停而生痰，亦可因瘀血而变生痰浊，二者常互为因果，形成恶性循环，致病势缠绵。再者，消渴本以燥热为标，气阴两亏为本，阴虚生内热，燥热耗气伤阴，从而郁热难消。因此，郁热痰瘀是糖尿病的重要病理产物。②郁热瘀痰阻络是 DR 发生、发展的重要病理因素。郁热不去，痰瘀又生，可作为新的致病因素导致糖尿病的发展、加重，并为其并发症的主要原因。一方面，痰瘀阻滞脉道，阻遏气机，气机不利，影响津液的输布及代谢，致津亏愈甚，原有诸症发展加重。正如《血证论（五卷）·瘀血》中所云"瘀血在里则口渴，所以然者，血与气本不相离，内有瘀血，故气不运，不能载水上升，是以发渴。"另一方面，瘀血内停，郁久化热，消烁阴津，伤阴耗气，气阴益虚，两者形成恶性循环，促进糖尿病各种并发症的发生、发展。瘀痰交阻，气血津液不能上承于目，目失濡养，导致视物昏朦，眼病丛生；瘀阻目络，久聚不散，致视衣（视网膜）血络增粗，甚或血络膨大如珠（形成微血管瘤）。瘀阻目络，血不循经而溢于络外，留着视衣，而见点、片状暗红色出血、出血斑，滞结不消。瘀阻目络，气血津液不能上奉于目，目失濡养，眼络遂另辟蹊径变生新生目络以自救，但其质地脆弱，易破裂出血，加之瘀血久羁，郁久化热，热复犯血，迫血妄行，致新生目络破裂出血，此时出血量多而表浅，色鲜红或留着视衣，或破入神膏而致神膏混浊，则神光越发受阻，导致视力剧降，甚至暴盲。《血证论（五卷）·瘀血》指出"瘀血久积，亦能化为痰水"，脾虚聚湿生痰，痰浊上犯清窍，可致视衣水肿及渗出。痰瘀交阻，集结眼内，久聚不散而发生条索样增殖机化物。痰瘀交阻目络，气血津液不能上输于目，视衣失养，而产生萎缩病灶。痰浊内停，壅塞目中血络，血运受阻，则加重血瘀，正如《银海指南》所云："痰之为患，最易阻滞气机，以致清难升，浊难降，目既不得清气之温煦，反得浊邪之侵害……其次阻滞于经络，以致营血运行不畅，供于目内之血液大受到障碍。"由此可见，郁热、瘀血、痰浊互为因果，形成恶性循环，导致视衣反复出血、水肿、渗出，甚至增殖、机化，最终可因机化物牵拉视衣，致视衣脱离而目盲。因此，郁热、瘀血、痰浊为导致 DR 发生发展的重要病理因素，直接影响其转归与预后。综上所述，DR 的病机特点为本虚标实，气阴两虚、脾气虚为本，郁热、瘀痰互结为标，本虚可致标实产生，标实又可加重本虚，虚实夹杂，使该病不断发展加重。

（三）糖尿病视网膜病变的分级及其治疗原则

DR 可分为单纯期（又称背景期或非增殖期）和增殖期。DR 分期与糖尿病中医证型的关系是：单纯期与增殖前期 DR 者主要为阴虚燥热、气阴两虚证型；增殖期 DR 主要为阴阳两虚证型。梁晓春根据 DR 分级与中医证候关系发现肝肾阴虚、瘀血阻络型见于背景型 DR：眼底检查发现有微血管瘤、出血点，或硬性渗出、软性渗出。症见视物模糊，亦可无眼睛自觉症状，口干喜饮、目干目涩、乏力肢软、腰膝酸软、眩晕耳鸣、舌质暗红、舌苔少津或无苔，脉细或细数。气阴两虚、痰瘀互阻型见于增殖型DR：眼底除背景型病变外，还可见新生血管形成，纤维组织增生，视网膜水肿，甚至视网膜脱离。临床可见视物模糊、眼前黑影，甚则视力丧失，乏力、气短、自汗、活动后加重、口干夜甚、五心烦热、腰膝酸软、舌暗体胖、舌苔白腻或少苔、脉细滑或细弱。

现代医学认为，引起 DR 的病理因素是微血管瘤，也证实了血凝障碍在其中的重要性。瘀血沉积于脉络壁，致使血管内皮表面向腔内突出，组织增殖形成斑块或使微血管基底膜增厚，内皮细胞增多。实验证明，DR 的血浆纤维蛋白原、多种凝血因子是呈增加趋势的，血小板的凝聚能力增强。有研究结果还表明，2 型糖尿病伴背景性视网膜病变（BDR）患者的视网膜中央静脉血流速度处于高回流状态。视网膜中央静脉（CRV）血流与视网膜微循环功能及结构有着密切的关系，正常情况下微循环始终相当恒定。从血液流变学角度看，流速与血黏度有关，低流速将引起红细胞变形能力降低，导致血黏度增高，高流速则相反。糖尿病患者血液处于高黏状态，其 CRV 血流的加快可能是病理性微循环的一种代偿性改变。还有研究显示 BDR 患者视网膜中央动脉（CRA）流速减慢而 CRV 流速加快，与 DR 病理改变有关，早期 DR 患者视网膜毛细血管周围细胞减少，使毛细血管张力下降，管径扩张，形成"短路"血管，邻近毛细血管血流减少，最后闭锁，这与中医久病入络，久病必瘀的血瘀理论是一致的。因此，益气养阴、活血化瘀、清肝明目法是治疗 BDR 的重要方法之一。

（四）糖尿病视网膜病变的病证结合诊疗思想

陈大舜教授及本研究组认为糖尿病视网膜病变的病机实质是本虚标实，虚实夹杂，以气阴两虚为本，郁热瘀血阻滞为标。即以脾气亏虚、肝肾阴虚为本；郁热瘀血阻滞目之脉络为标，同时痰湿常伴随着疾病的发展。故根据该病中医病机实质，采用益气养阴、清肝活血法治疗。并根据病程的不同阶段及伴发证进行加减用药。DR 早期，视网膜微血管瘤少量散在，出血斑呈少量小片状或大片状，出血颜色鲜红，玻璃体内轻微混浊。此属阴虚燥热较甚，热入血分，脉络受损，迫血妄行。在益气养阴、清肝活血法（方用降糖明目汤）的基础上加牡丹皮 15 g，蒲黄炭 10 g，白茅根 20 g 凉血止血，对 BDR 急性出血具有较好的止血作用和化瘀不留瘀的特点。如果 DR 视网膜微血管瘤较多，有较多大片状出血斑，出血颜色暗红，有点片状白色渗出物，玻璃体混浊明显加重，体重减轻，情绪易激动。此属肝郁气滞，瘀阻脉络。在降糖明目汤的基础上加郁金 12 g，柴胡 12 g 疏肝理气。DR 中后期，常发展成增殖期。因视网膜大量反复出血，玻璃体内大量出血与混浊，使视力下降至眼前手动或数指，眼底视网膜用检眼镜窥不见或病情反复，渗出明显者加白芥子 9 g，益母草 15 g 祛痰利水。症见全身困乏无力，虚汗多，多饮多尿明显，体重明显下降，此证属久病气阴两虚，伴痰瘀互结。治宜气阴双补，活血化瘀，祛痰散结明目。BDR 以降糖明目汤为基础，临床根据患者体质酌情加减用药，每日 1 剂，水煎分 2 次服用，30 日为 1 个疗程，连续服用 1 个疗程。

降糖明目汤是陈大舜教授治疗 DR 的经验方。药物组成为：生地黄、黄芪、山茱萸、枸杞子、黄连、黄芩、葛根、丹参、川芎、车前子、白蒺藜，决明子。全方以生黄芪益气健脾，脾健则痰无化生之源，气旺则瘀血自去；生地黄清热凉血、滋阴，生津润燥为君；以山茱萸、枸杞子补益肝肾为臣，助君药滋阴润燥之力；以黄连、黄芩、决明子清解郁热，清肝明目；丹参、川芎活血利水、化瘀通络共为佐药，白蒺藜归肝经，解郁祛风，上引入目，为使药，诸药合奏益气养阴、活血通络、清肝明目之功。

本研究结果表明降糖明目汤均能明显改善 BDR 患者的视力，与西药导升明胶囊对照组无显著性差异（$P>0.05$），总有效率分别为 59.32% 和 67.86%；且患者病眼的眼底分级均有明显改善，有效率分别为 54.24% 和 57.14%，比较无显著性差异（$P>0.05$）；说明中药降糖明目汤在改善 BDR 患者视力与眼底情况与西药导升明胶囊疗效相当。

同时，中药降糖明目汤能明显改善气阴两虚、夹郁热内结、瘀血阻络证型的 BDR 患者的中医临床证候，且明显优于西药对照组（$P<0.05$）。中西药组均能明显改善 BDR 的主症视物昏花与目睛干涩（$P>0.05$）；但是对次症上，中药组疗效明显优于对照组（$P<0.01$）。并且中药降糖明目汤可能具有一定的调脂作用。

现代药理研究组方中川芎、丹参、蒲黄有抑制血小板凝聚，降低血液黏稠度，活血化瘀改善微循环，疏通视网膜毛细血管血液循环，促进代谢，促进瘀血和出血的吸收；决明子降低血中胆固醇；牡丹皮清营凉血，能清血分之热，又有降血糖之功；人参、黄芪、车前子健脾补气，运湿化痰，能促进视网膜渗出物、玻璃体混浊的吸收；《本草正义》指出，白茅根能消谷止烦渴，决明子能清热而滋肾水明目。二者配伍相得益彰，能共奏降糖止血、清浊明目的功效。丁友梅发现川芎嗪（TMP）对 DR 有治疗作用，其机制可能是抑制 VEGF 生成及微血管增生，其机制可能是扩张视网膜血管，改善微循环，减轻视网膜缺血缺氧，抑制 VEGF 合成、释放及视网膜微血管增生。还可能通过抑制毛细血管增生和细胞的凋亡。川芎嗪治疗单纯型 DR 安全、有效，可使增生型 DR 的发生率及致盲率下降。宋艳敏等观察葛根素注射剂眼周穴位（攒竹穴、太阳穴）注射治疗 2 型 DR 的疗效，结果发现患者中心视力改善、视网膜光敏感度改善、视网膜出血、渗出吸收程度、视网膜无灌注区缩小、黄斑水肿消失等，提示该方法对 DR 有改善眼底血循环，减轻单纯型 DR 眼底损害的功效。

二、现代医学对糖尿病视网膜病变的认识

糖尿病视网膜病变是糖尿病微血管病变在眼底独特环境中的表现，长期慢性的高血糖症是其发病基础，并受全身新陈代谢、内分泌及血液因素的影响。关于 DR 的发病机制的中心环节是高血糖症和其引起组织缺氧发生的一系列改变。目前的研究多集中在多元醇通路、蛋白质非酶糖基化终末产物的堆积、蛋白激酶 C（PKC）激活、氧化应激学说、细胞因子的作用、内皮素系统的异常及视网膜神经细胞凋亡等方面。

（一）高血糖对血管细胞的直接代谢影响

在糖尿病患者高血糖情况下，过剩的葡萄糖激活了多元醇代谢旁路，引起山梨醇和果糖在细胞内蓄积。蛋白质非酶糖基化终产物（AGEs）的蓄积可促进一些细胞因子的释放，致血管内皮细胞损害、通透性亢进、血管内皮细胞增殖、血管新生等。由于自山梨醇氧化至果糖的过程中，作为辅助因素 NAD^+（辅酶 I）变为 NADH（还原型辅酶 II），以致 $NADH/NAD^+$ 比升高，造成假性缺氧，引起视网膜血管扩张、血流增加及血管通透性亢进。另外，多元醇代谢旁路亢进，还可引起蛋白激酶 C（PKC）活化，引起基底膜的肥厚、血管收缩性缺失，血管通透性亢进等。

（二）蛋白激酶 C（PKC）

PKC 可促进多种细胞因子的表达，促进新生血管的形成；PKC 促进诱导型一氧化氮（NO）合成酶表达，而对内皮型 NO 合成酶的表达起抑制作用，结果使诱导型 NO 生成增加，损伤内皮细胞及周细胞；PKC 抑制 $Na^+ - K^+ - ATP$ 酶活性；高糖条件下，PKC 可活化血小板，促进血小板聚集、血栓形成，促进 DR 的发生发展。

（三）血流异常对血管及内皮素系统的损伤

糖尿病视网膜病变患者因血糖升高，从初期开始视网膜血流就有轻度增加，在生理学上的所见考虑为视网膜血流自身调节机制的破坏。随视网膜病情的恶化，血流也随之增加。由于视网膜血管内血流增加为切压力，而使血管内皮细胞受损，促使内皮细胞增生。视网膜血管壁损害的进展可形成血管闭塞、低氧状态和缺血性改变。血流视网膜屏障的损害可引起通透性亢进。切压力的增加可抑制血管内皮细胞产生内皮素-1，前列环素与 NO 等有增加血管舒张作用的物质，使血管内皮细胞的细胞外基质产生亢进而引起基底膜肥厚。另一方面，组织型纤维蛋白溶酶原活化素的产生亢进、血栓调节素（thrombomodulin）的失活等发生均可使纤溶亢进、血凝受阻。这些改变使血流更加增多，切压力加重了血管的损害。一氧化氮（NO）和内皮素（ET）是一对重要的局部舒缩血管活性物质。Martina 等研究表明，DM 时的高血糖使内皮细胞源性收缩与舒张血管的活性物质生成失衡，可造成微血管损伤和调节异常，是 DR 发生发展的重要因素。

（四）氧化应激

临床研究和实验研究均证实糖尿病时体内氧自由基的产生增多，抗氧化酶活性降低，机体处于氧化

应激状态。氧自由基可使膜发生脂质过氧化，产生交联反应，使膜通透性增高，自由基通过攻击膜蛋白及胞内的酶系统和核酸，使细胞增殖周期延长，并可诱导细胞凋亡。糖尿病视网膜病变动物用抗氧化剂治疗后，视网膜代谢异常可得到改善，提示氧化应激与 DR 有关。

（五）视网膜神经细胞凋亡

最近有研究人员将 NeuN（存在于脊椎动物神经元细胞中，是神经元所特有的蛋白质）用于研究链脲佐菌素（STZ）诱导糖尿病大鼠神经细胞的改变。研究发现，患糖尿病 4 个月后，视网膜细胞总数减少一半，视网膜 NeuN 阳性细胞减少 20%，同时视神经轴突数目减少，反映视网膜神经节体也有缺失。目前临床上用扫描激光偏振针对视网膜神经纤维层的厚度进行测量，发现 DR 早期视网膜有所改变。临床研究发现，与对照组相比，患糖尿病 15 年的患者视网膜神经纤维层的厚度明显变薄，表明这一区域轴突缺失，提示视网膜神经节细胞数量可能减少。糖尿病患者视网膜神经细胞凋亡数目的增加反映了在 DR 微血管改变之前的视网膜内层神经元有慢性缺失。

（六）细胞因子的作用

细胞因子是对细胞分化、生长、增殖及功能等具有调节作用的蛋白多肽。缺血的视网膜可通过分泌细胞因子来刺激残存血管增生。国外报道表明在增殖性糖尿病视网膜病变（PDR）患者玻璃体中 VEGF 明显升高。玻璃体中 VEGF 主要来源于视网膜组织，由于 PDR 的形成，视网膜组织缺血缺氧，内皮细胞、视网膜色素上皮细胞等上调 VEGF 的 mRNA 的表达，使 VEGF 的分泌和合成增加。VEGF 能选择性的作用于血管内皮细胞，刺激内皮细胞增殖，导致新生血管形成。VEGF 还可诱导 PKC 活化、前列腺素 E2、NO、TGF-β、IL-6、PDGF、表皮生长因子（EGF）等的产生。TGF-β（转化生长因子-β）是一种重要的多功能调节因子，可抑制内皮细胞增殖，也可促进新生血管管腔形成，并趋化成纤维细胞和单核细胞浸润。有学者认为胶质细胞通过对 TGF-β2 的表达和细胞间接触调节基质金属蛋白酶-9（MMP-9）的生成，后者可增加视网膜色素上皮层的通透性，造成血-视网膜屏障（BRB）的破坏。白介素-1（IL-1）、PDGF、转化生长因子-β（TGF-β）、白介素-6（IL-6）、IGF-I、TNF-α、碱性纤维母细胞生长因子（bFGF）等均对 DR 的发生、发展起重要作用。国外研究证实细胞间黏附分子、整合素等通过介导细胞间及细胞-基质间相互作用，导致 DR 的毛细血管闭塞、微血栓形成以及新生血管形成。已明确这些细胞因子与增殖因子的网络效应，可在视网膜病恶化过程中产生作用。

三、慢性炎症状态是 DM 及 DR 发生发展的重要环节

近年来越来越多的研究表明，慢性持续炎症反应在胰岛素抵抗和 2 型糖尿病及其并发症的发生发展过程中起着相当重要的作用。适度的抗感染治疗被认为有利于 2 型糖尿病代谢紊乱的控制和并发症的防治。近年的实验研究证实，早期 DR 是一种低度的慢性炎症性疾病。DR 早期的主要病理改变是血-视网膜屏障破坏、血流改变、白细胞聚集、内皮细胞增生及死亡、视网膜内微血管异常（IRMA）以及神经细胞损伤等，这些表现具有低度慢性炎症的病理特征。炎症因子是一种分子量在 8-12kDa 蛋白质，是一组诱导细胞运动的细胞趋化因子，它不但影响内皮细胞增生，新生血管形成，还影响平滑肌细胞增生、斑块形成与破裂，激活血栓前状态。慢性炎症状态是由一系列的炎症细胞因子参与的、并由某些核因子启动的、一连串的信号传导所产生的、对机体或有利或有弊的病理生理过程，其中起主导作用的炎症因子大多是由脂肪细胞分泌而来。

（一）脂肪细胞是炎症因子的主要来源之一

脂肪细胞内分泌功能的发现是近年内分泌学领域的重大进展之一。它彻底改变了过去把脂肪组织看作只是被动的燃料贮存库或组织器官间的充填料的传统观念。现在承认，脂肪组织是一个具有复杂的内分泌及代谢作用，功能十分活跃的器官。现已发现人脂肪细胞分泌几十种脂肪细胞因子（adipoeytokines）及蛋白质因子，对全身各器官系统，其中包括脂肪组织本身有重要调节功能，许多因子的生理功能尚不清楚，脂肪细胞通过其所分泌的 Leptin、TNF-α、IL-6、IL-8，脂联素及抵抗素等的信号，可分别和内分泌、神经中枢、肾上腺、胰岛、骨骼肌、肝脏、心肌及血管内皮等细胞进行脂

脑、脂胰、脂肌及脂肝等的对话（cross talking），形成复杂反馈网络，调节神经肽 Y（NPY）、下丘脑、垂体、肾上腺轴及性腺轴功能、调节胰岛素分泌、肌细胞胰岛素受体的敏感性以及葡萄糖转运体-4（Glut-4）的表达、转位等以维持糖脂代谢，调节血管内皮功能以及机体的免疫功能等。在脂肪细胞所分泌的调节因子中，一些因子如 Leptin、脂联素、纤维蛋白溶酶原激活物抑制药-1（plasminogen activator inhibitor-1，PAI-1）及抵抗素等进入血循环，作用于远处器官，起到经典激素的作用。因而，脂肪组织的内分泌功能正在成为内分泌学中又一富有高渗透性的交叉学科的研究前沿。随着对近年来发现的脂肪细胞因子——脂联素、抵抗素等的深入研究，已初步认定脂肪组织是炎症介质的重要来源。

（二）脂联素与 DR 的关系

脂联素是一种脂肪细胞特异性的血浆激素蛋白，脂联素不仅与肥胖、2 型糖尿病、胰岛素抵抗、动脉粥样硬化有一定的相关性，而且在炎症和免疫反应中发挥重要的负调控作用。脂联素是一种保护性因子，通过抑制成熟巨噬细胞的功能和抑制粒单祖细胞系的生长而抑制炎症反应，而抑制炎症介导 2 型糖尿病、IR、AS 等的发生。脂联素能特异性与血管内膜的 I、III 和 V 型胶原结合，当血管内皮屏障功能受损时，循环中的脂联素将沉积于血管壁上。体外研究发现，生理浓度的脂联素可呈剂量依赖方式抑制人大动脉内皮细胞（HAECs）表面血管细胞黏附分子-1（VCAM-1）、E-选择素和细胞内黏附分子-1（ICAM-1）的表达。脂联素还抑制髓单核细胞系的增殖和巨噬细胞的功能，提示脂联素是一种重要的造血和免疫系统负调因子，它可能通过上述抑制功能参与终止炎症反应。Yokota 等认为脂联素参与终止炎症反应至少通过以下 2 种机制：抑制成熟巨噬细胞的功能和抑制粒单祖细胞系的生长。前者在急性期炎症反应中起重要作用，后者主要作用于后期慢性炎症过程以避免过度的免疫反应。培养的巨噬细胞用脂联素处理后，可明显抑制其吞噬活性和脂多糖诱导的 TNF-α 的产生。脂联素抑制 TNF-α 诱导的内皮细胞黏附分子的表达，当内皮细胞屏障受损时，脂联素在血管壁上沉积，通过 cAMP-蛋白激酶 A（PKA）与核因子（NF）-κB 信号通路的激活抑制血管平滑肌细胞的增殖，调控内皮细胞的炎症反应。脂联素可能正是通过抑制机体的慢性炎症反应而起到阻止或延缓糖尿病及其血管并发症包括糖尿病视网膜病变的。

（三）黏附分子与 DR 的关系

黏附分子（adhesion molecules，AMs）是一类分布于细胞表面或细胞外基质中的糖蛋白，它参与了机体的炎症、免疫等多种生理、病理过程。AMs 介导细胞间或细胞与细胞外基质相互作用，它们通过配体受体结合，形成网络，介导细胞间黏附并互相传递信号，参与调控细胞功能。血管内皮细胞、白细胞及其他多种细胞可表达 AMs，表达于细胞表面的 AMs 脱落后进入血液成为可溶性黏附分子（sAM），与 DR 关系密切。有研究结果显示：2 型糖尿病患者不管有无视网膜病变，其血清 sICAM-1和 sVCAM-1 均高于健康对照者，表明 2 型糖尿病患者体内存在血管内皮功能的紊乱和白细胞的激活。2 型糖尿病中有视网膜病变患者血清 sICAM-1 和 sVCAM-1 又高于无视网膜病变者，增殖型 DR 患者血清 sICAM-1 和 sVCAM-1 又高于单纯型 DR 患者，似说明此两可溶性黏附分子参与 DR 的病理生理过程，并与 DR 的类型有关。黏附分子表达增加可能使眼底视网膜毛细血管内皮细胞与白细胞的黏附力增加，白细胞在毛细血管内积聚，以致造成不可逆的毛细血管闭塞。毛细血管闭塞是早期 DR 的特征性和最重要的病理改变，并被认为由此引致新生血管的形成，从而导致增殖型 DR。

（四）抵抗素与 DR 的关系

最近的报道认为抵抗素是一种比 C-反应蛋白（CRP）更为敏感的炎症标识分子。抵抗素是脂肪细胞分泌的一种多肽类激素，其基因在体内白色脂肪组织特异性表达。抵抗素在肥胖非糖尿病患者大网膜脂肪组织和腹部皮下脂肪组织的表达增强，含量均明显高于大腿的脂肪组织，可能与腹型肥胖增加患 2 型糖尿病的危险有关。抵抗素可能通过多种途径参与胰岛素抵抗。抵抗素可作为一种信号，通过自分泌引起其他糖尿病前期效应分子的释放，和（或）通过旁分泌进入骨骼肌减少靶细胞胰岛素刺激的葡萄糖摄取导致葡萄糖耐量受损，可通过调节肝脏葡萄糖输出量精确调节葡萄糖耐量，可通过减少细胞表面葡萄糖转运装置的内部活性而非改变胰岛素受体的信号作用来影响胰岛素刺激的葡萄糖摄取。有研究显示糖尿病微血管病变患者及单纯 2 型糖尿病患者的血浆抵抗素浓度均明显高于正常对照组，差异有显著性（$P<0.01$），且血清抵抗素水平与 FPG、HbA_{1c} 有显著的正相关性，表明抵抗素参与糖尿病及微血管病变的发生。抵抗素可能在 2 型糖尿病及其微血管病变的发病中起一定作用。高血糖的毒性作用是糖尿病微血管病变重要的发病原因，高抵抗素水平可能加重了高血糖的毒性作用。而且人抵抗素可促使血管内皮细胞表达黏附分子（ICAM）-1、VCAM-1，分泌趋化蛋白 MCP-1，促进内皮素-1 分泌；血清抵抗素还可促进血管平滑肌细胞的迁移及增殖，从而参与 DR 的发生发展。

（五）NF-κB 及相关炎症因子参与 DR 的慢性炎症状态的发病

NF-κB 是由 Rel 蛋白家族成员组成的二聚体，哺乳动物细胞中有 5 个 NF-κB/Rel 家族成员，分别为 p65（RelA）、p105/p50、p100/p52、RelB 和 c-Rel，均具有一个 Rel 同源区的结构片段。其中发挥主要生理作用的是 p50-p65 异源二聚体，称为 NF-κB。p50 由 p105 水解而成，含核定位信号，是核因子与 DNA 结合的部分；而 p65 含转录活化区域，参与基因转录的起始调节，并可促进 p50 与 DNA 结合。特异性 p65 与细胞质内 NF-κB 抑制蛋白（IκBs）和 p50 前体 p105 结合，掩盖 p50 上核定位信号，使静止细胞中 NF-κB 处于 p50-p65-IκB 多聚体的无活性状态，并被锚定在细胞质。当细胞受肿瘤坏死因子-α（TNF-α）、白介素-1（IL-1）等胞外刺激信号刺激后，IκB 激酶（IKK）激活使 IκB 经快速磷酸化、泛素化后降解，NF-κB 与 IκB 解离，p50、p65 组成的异源二聚体游离于胞浆中。胞浆中游离的 NF-κB 迅速移位到核内，与基因启动子和增强子 κB 序列特异结合，引起靶基因的转录激活或转录抑制。IKK 是调节炎症过程的关键调节因子-NF-κB 的激活物，是炎症信号干扰胰岛素信号转导的联系枢纽。炎症因子肿瘤坏死因子-α、IL-6 等均可激活这些激酶。NF-κB 异常激活可以启动不正常的炎症反应和自身免疫反应，这可能与高血糖氧化应激有关。高糖环境下非酶糖基化终产物（AGEs）与其受体 RAGE 结合可引起 NF-κB 持续活化，NF-κB 也可以促进 AGEs 与 RAGE（受体）的结合，进一步恶化 DM 的微血管病变，糖尿病视网膜病变正是其一。

（六）在 DR 发病机制中，不同炎症因子与 NF-κB 的关系

糖尿病视网膜病变目前被公认为是一种炎症性疾病，高糖、缺氧、VEGF、TNF-α、IL-1 等可将 NF-κB 激活，有资料确定 TNF-α 为这一疾病的早期病理信号之一。NF-κB 活化后可上调 ICAM-1、TNF-α 等的表达，作用于微血管内皮细胞或血细胞，介导它们之间的相互作用，使白细胞淤滞、黏附于视网膜血管，从而导致局部炎症、微循环障碍的发生，启动血管病变。

免疫组织学研究证明，脂联素能与血管内皮细胞的胶原 I、III、V 特异性结合，参与血管损伤修复，在血管重塑中起了调节剂的作用。脂联素可通过抑制血管内皮的炎症反应、降低血管细胞间黏附能力等影响糖尿病微血管病变的发生。脂联素表达分泌受多种因素的调节，如肿瘤坏死因子（TNF）-α、C 反应蛋白、白介素（IL）-1、IL-2、IL-6、纤溶酶原激活物抑制药-1、瘦素和抵抗素等在脂肪细胞中表达及血浆水平，均与脂联素的表达及分泌呈负相关，其中 TNF-α 可通过强烈抑制脂联素启动子的活性而发挥作用。TNF-α 能直接抑制脂肪细胞中脂联素 mRNA 的表达，并导致脂联素水平的下降。脂联素在早期糖尿病大鼠视网膜中含量较正常组大鼠明显降低，导致视网膜血管内皮的炎症反应，降低血管细胞间黏附能力，提高血管内皮细胞的增生迁移能力，促进 DR 的发生。有研究者发现在排除体重指数、血脂等因素的影响后，非增生性和增生性 DR 患者血浆脂联素浓度显著降低，与 DR 病变程度呈负相关，印证了脂联素参与 DR 的发生、发展过程。当注射重组脂联素后视网膜中脂联素含量明显回升，有助于减轻视网膜局部的炎症反应，维持正常的血管内皮细胞功能，从而延缓 DR 的发生。Kobashi 等认为脂联素可通过激活 cAMP-PKA 通路抑制 TNF-α 诱导 NF-κB 活性，抑制 NF-κB 刺激炎症细胞黏附及迁移。Touyz 等则认为脂联素也通过 PI3K/Akt 途径实现抑制 NF-κB 活性，调控炎症因子的表达，发挥对血管内皮的抗炎作用。

大量体外实验证明抵抗素作为一种脂肪细胞分泌的炎性因子，参与了 IR，并通过减弱内皮一氧化氮合酶（eNOS）活性、诱导氧化应激（OS）、增加 ET-1mRNA 表达及抑制 NF-κB 信号转导途径等

作用机制导致内皮细胞功能障碍。抵抗素在糖尿病合并微血管病变组明显升高，且血清抵抗素水平与FPG、HbA$_{1c}$有显著的正相关性。已有研究证明在人的巨噬细胞中，抵抗素可通过 NF-κB 核转运而诱导 TNF-α 及 IL-12 的释放。Rothwell 等研究表明抵抗素能显著促进 TNF-α 及 CK 释放，而核因子抑制蛋白抑制体能明显改善抵抗素所致的血管收缩功能障碍以及 CK 升高，从而提示抵抗素可能通过 NF-κB 信号转导途径引起前炎症因子表达增强。最近也有研究结果与此一致，抵抗素处理组明显上调 NF-κB 信号转导途径的表达，导致 TNF-α、IL-6 的产生，由此表明抵抗素可通过 NF-κB 信号转导途径调节前炎症因子基因转录翻译产生大量的 TNF-α、IL-6、黏附因子、生长因子等，从而诱导炎症反应的发生，引起内皮细胞功能障碍。Verma 等最先发现抵抗素可诱导人隐静脉内皮细胞激活。他们发现抵抗素可增加内皮细胞内皮素-1（ET-1）的 mRNA 表达和释放，并能上调血管细胞黏附分子-1（VCAM-1）和单核细胞趋化因子-1（MCP-1）的表达。Kawanami 等研究了抵抗素对人主动脉内皮细胞功能的影响，发现抵抗素可诱导黏附分子如 ICAM-1、VCAM-1 以及 Pentraxin 3（一种炎症标志物）的表达，核因子 NF-κB 依赖的通路是产生这些作用的可能机制之一；同时发现脂联素能够抑制抵抗素所诱导的 ICAM-1、VCAM-1 的表达，提示脂肪细胞因子如脂联素和抵抗素血浆水平的平衡可能决定着心血管系统的炎症状态，从而可能导致动脉粥样硬化的发生。进而，Calabro 等证明高浓度的抵抗素能通过细胞外信号调节的蛋白激酶（ERK）和 Akt 途径而诱导人主动脉平滑肌细胞增生，提示抵抗素对血管平滑肌的作用可能是糖尿病患者血管再狭窄的部分原因。有报道，抵抗素可诱导血管内皮细胞间黏附分子（sICAM-1）的表达，脂联素可以抑制抵抗素诱导的 sICAM-1 的表达及改善胰岛素抵抗，脂肪因子浓度的平衡决定了血管的炎症状态。脂联素可抑制抵抗素诱导的血管细胞黏附分子-1 的表达，抑制炎症刺激因子对内皮细胞的上述调控过程，从而减少由 TNF-α 等诱导的单核细胞向主动脉内皮细胞的黏附。体外研究发现，脂联素可以通过调节热休克蛋白 90（HSP90）而促进内皮型一氧化氮合酶（eNOs）的活性，使一氧化氮（NO）生成增加，从而起到保护血管内皮的作用。

总而言之，DR 的发病是在高糖，或伴有脂质代谢紊乱的情况下，氧化应激，激活了 NF-κB，促使 TNF-α、ICAM-1、抵抗素等促炎因子的表达，下调脂联素的表达，同时 TNF-α、抵抗素等反过来又激活 NF-κB，又增加相关的炎症因子的表达，形成恶性循环，促炎因子破坏血管内皮细胞，炎性细胞的黏附，促进血管炎症的发生发展。NF-κB 的激活是整个炎症反应的始动环节。本研究中从各实验兔的血清 sICAM-1、抵抗素的浓度改变可说明，sICAM-1、抵抗素参与 DM 及其并发症的发生发展。中药降糖明目汤和西药导升明对其均有一定的抑制作用。

从实验兔视网膜和胰腺组织的 NF-κB 表达情况说明，糖脂代谢紊乱可明显激活 NF-κB 表达，促使其在胰腺组织和视网膜等器官组织中的表达，从而可推断 DM 及 DR 是一种由炎症因子介导的全身性的慢性炎症性疾病。抑制 NF-κB 的活化将为视网膜疾病的治疗开辟新的途径。

四、中医对慢性炎症状态及其相关炎症因子的认识

炎症是具有血管系统的活体组织对各种损伤因子所发生的防御反应，变性、渗出、增生是局部炎症组织的 3 种基本病理改变。慢性炎症状态属于中医学的"邪实"的范畴，"邪实"包含了"正虚邪实"和"正盛邪实"。"正盛邪实"是指正气盛邪气也盛的实证范畴。急性炎症多见于"正盛邪实"。慢性炎症则多见于"正虚邪实"，或"虚实夹杂"。"正虚邪实"是指在正气不足，脏腑功能减退的基础上出现邪实的证候，包括诸多病理产物在体内的滞留而发生的变证，其中病理产物诸如痰饮、水湿、燥热、郁热、虚热、瘀血、浊毒（糖浊、脂浊）等。长期的高血糖（糖浊）对全身众多组织细胞有损伤作用。如高血糖所致的多元醇代谢旁路活化、糖化终产物形成、脂代谢异常及氧化损伤增加。这些代谢缺陷可以直接损伤人体组织的特异细胞成分，也可以间接损伤细胞外间质或微血管组织，造成局部红、肿、热、痛的慢性低度炎症表现。可以说，慢性低度炎症是糖尿病及其并发症的主要发病因素。从炎症的微观表现来看，属于中医学的"热毒"范畴。"热毒"有轻重程度的不同，重者则燥热内盛，轻者则郁热持续不解。糖尿病所致的低度炎症包含了血液固体成分在血管壁黏附形成附壁血栓以及血液有形成分向外渗

出血管壁，因此，瘀血必然存在。中医认为，糖尿病的本质是机体气机代谢失常，水谷不化精微，反生壅滞之气内瘀血分而酿生的具有毒性作用的病理物质。这种病理物质的胶着黏滞之性又决定了其蕴于阴血之中则极易化热酿致热毒。所以说，糖尿病及其并发症的核心机制是"热毒"。毒邪常以气血为载体，无所不及，壅滞气机，败伤血分，又善入津液聚集之处，酿液成痰，或炼液灼津成痰，故毒邪为病常有夹痰夹瘀之特点。

五、中医药干预慢性炎症状态的可能作用机制

中药可通过对下丘脑—垂体—肾上腺轴的影响、对炎症介质的抑制、调节免疫功能、改善血液循环、稳定溶酶体、抑制内毒素等多个环节发挥其抗炎作用。清热解毒、活血化瘀、化痰除湿、益气养阴类中药具有很好的抗炎作用，其抗炎作用有的与甾体类抗炎药作用相似，也有类似于非甾体类抗炎药。由于中药的作用特点，往往具有多方面的协同作用，如山楂、泽泻等在降脂的同时还具有抗炎、抗氧化损伤、改善血流动力学等多方面的作用，而这些作用的综合结果，是通过多环节抑制了造成血管炎症反应的诱因，从而改善内皮功能。

具体疾病应在辨证施治原则下，治疗中应结合具体病证，或应用清热解毒药物的抗炎作用以减轻或消除病灶的炎症反应及引起的热象。清热解毒药以寒凉之性达清热、泻火、解毒、凉血、燥湿之用。如平素多食肥甘厚味者，易痰热互结，宜用清热燥湿药，如黄芩、黄连；平素急躁易怒者，易肝郁化火，宜用清肝泻火药，如柴胡、菊花；素有瘀血者，多瘀久化热，宜用活血凉血药，如牡丹皮、三七；素有阴虚内热者，宜用养阴清热药，如生地黄、枸杞子、知母。不只是清热药可减轻炎症反应，同样活血化瘀药可祛瘀毒，燥湿化痰药、健脾化痰药可祛痰毒，化浊药可祛浊毒，补益药可扶正以助祛毒，同样也具有抗炎的作用。现代药理研究发现，很多中药具有抗炎、清除氧自由基、抗缺氧、抗血小板聚集和抗血栓形成的作用。黄连、穿心莲、栀子、柴胡等诸多的清热药具有抗炎、抗动脉硬化、抗血栓形成、降低血脂和血糖等作用。活血药川芎的提取物川芎嗪能调节血栓素 A2（TXA2）前列环素（PGI2）比值，可以明显降低血清中炎症细胞因子 TNF-α、IL-8 及过氧化脂质（LPO）等，说明其具有抑制炎症，清除自由基、抗脂质过氧化的作用。中药皂苷类如人参总皂苷、党参总皂苷、三七皂苷等，具有显著的抗血小板作用，在抗血栓形成的同时可间接减轻炎症反应。活血化瘀药如丹参、水蛭、三七、葛根等，化痰类药如半夏、白芥子、浙贝母等，及诸多的复方已经过试验研究证明有较显著的抗炎作用。本实验结果显示：模型组实验兔血清脂联素浓度明显低于中药组、西药组和空白组（$P<0.01$）。中药组血清脂联素浓度明显高于西药组（$P<0.01$），这可能与中药降糖明目汤具有升高血清脂联素浓度的作用有关。模型组实验兔血清抵抗素、sICAM-1明显高于中药组、西药组和空白组（$P<0.01$）。中药组血清抵抗素浓度与西药组比较无显著性差异（$P>0.05$），这可能与中药降糖明目汤和导升明胶囊具有降低血清抵抗素浓度的作用有关，且两者疗效相当。中药组血清 sICAM-1浓度与西药组比较有显著性差异（$P<0.01$），这可能说明降糖明目汤在降低血清 sICAM-1作用明显优于导升明。本实验的模型组实验兔的视网膜与胰腺组织 NF-κB p65强表达，这与未经降糖调脂治疗有关。中药组与西药组、空白组实验兔视网膜 NF-κB p65均为中等或弱表达。中药组与西药组比较有显著性差异（$P<0.05$），与空白对照组比无显著性差异（$P>0.05$），中药治疗组与西药对照组实验兔胰腺组织 NF-κB p65比较有显著性差异（$P<0.05$），与空白对照组比较无显著性差异（$P>0.05$）；说明中药降糖明目汤可能具有明显抑制视网膜和胰腺组织中 NF-κB p65的激活与表达。从而总体上抑制或延缓了 BDR 的发展，所以视网膜均未见新生血管增生（见图 17-12、图 17-13、图 17-14、图 17-15、图 17-18、图 17-19）。

六、降糖明目汤对 DR 作用的可能机制

NF-κB 作为一个具有多向性调节作用的核转录因子，由于对众多调节血管病变的细胞因子、黏附分子等均有调控作用，被视为糖尿病微血管病变的中心调节因子。NF-κB p65由胞浆活化易位入核与相应功能性 DNA 序列结合启动炎症下级反应。有研究者运用免疫细胞化学检测（ICC）及免疫印迹法

测定（WB）检测证实炎症过程中细胞浆内 NF-κB p65 表达水平基本保持不变而细胞核内表达呈增强状态，在炎症 48 小时以后部分细胞核内出现 NF-κB p65 蛋白强表达以至出现 NF-κBp65 在胞浆胞核内的反转现象，该结果提示炎症早期核内 p65 出现表达系胞浆活化转位所致，后期核内 p65 水平上升则是各级炎症因子正反馈刺激作用的结果，形成级联瀑布效应，从而维持 p65 高水平表达，使得炎症及后续反应不断进行，炎症效应得以逐级放大。NF-κB p65 静息状态下其抑制蛋白 IκB 在胞浆中和 NF-κB p65 单体结合，阻止其易位入核，活化后 NF-κB p65 诱导多种细胞因子和炎症因子的表达。高血糖刺激脂肪细胞分泌 TNF-α，在炎症反应中细胞因子激活和调节的 NF-κB p65 分子为中心环节。此结果表明，三七复合有效成分能有效降低炎症因子的表达水平，促使炎症反应向转归的方向发展。在研究过程中观察到 p65 易位活化的现象，且表现出随着炎症的进展 p65 活化也随之增加，在三七复合有效成分的干预作用下 p65 浆内活性和核内活性均有减弱的趋势，三七复合有效成分通过降低 p65 的核因子结合活性，减少 p65 蛋白合成，促使 TNF-α、水平下降，使炎症转归从而减轻细胞损害。三七总皂苷、丹参等中药及其有效成分的作用涉及对 NF-κB 的干预作用。

临床研究中，2 型糖尿病患者经黄芪治疗 16 周后，在体重指数、腰臀比没有明显改变的情况下，FBG、HbA$_{1c}$、RI、胰岛素抵抗指数（IRI）均较治疗前显著下降，RI 敏感性提高，血清脂联素较治疗前上升，提示 IR 可能是导致脂联素表达下降的原因。证实了以往报道的脂联素可增加 RI 敏感性，并作为抗炎因子对粥样硬化性疾病起保护作用。丹蛭降糖胶囊是在 2 型糖尿病气虚、阴亏、血瘀的基本病机为理论依据，运用益气、养阴、活血功效的太子参、牡丹皮、生地黄、泽泻、菟丝子、水蛭组成的中药复方制剂。研究表明丹蛭降糖胶囊高剂量能有效提高血浆脂联素水平，其提高脂联素的作用可能与其改善机体的脂代谢紊乱密切相关。有实验结果提示，葛根煎剂可明显降低糖尿病大鼠空腹血糖和胰岛素水平，而胰岛素敏感指数明显提高，增加糖耐量，同时葛根煎剂能降低糖尿病模型大鼠血清中 FFA、TNF-α 含量，从而说明葛根煎剂可通过降低血清中 FFA、TNF-α 含量这一作用机制而改善胰岛素抵抗，起到降血糖和抗炎作用。实验证实葛根素具有促进脂肪细胞葡萄糖消耗作用，可以在一定程度上改善脂肪细胞的 IR。可能一定程度上纠正了脂肪细胞的内分泌功能，这与葛根素具有降血糖功效，改善 IR 作用一致。通过葛根素在细胞水平对糖代谢的调节说明，脂肪组织是葛根素调控糖代谢作用的靶组织之一。有研究发现小檗碱（黄连主要成分）可直接增加离体脂肪细胞脂联素的基因表达。10μmol/L 小檗碱能显著增加 3T3-L1 脂肪细胞葡萄糖的消耗和转运，最近研究表明此浓度的小檗碱可抑制脂肪细胞瘦素（Leptin）和抵抗素的表达。车前子提取液能明显降低小鼠皮肤及腹腔毛细血管的通透性，降低红细胞膜的通透性，有一定的抗炎作用。

中药可通过影响黏附分子表达而起到抗炎作用。现已证实多种中药通过抑制黏附分子的表达而发挥抗炎作用，如商陆皂苷甲、雷公藤内酯等。而葛根素、川芎嗪、三七总苷及复方当归补血汤等对 AS 疾病过程中的单核-内皮黏附均有明显的抑制作用。尤其是丹参及其有效成分对多形核中性白细胞（PMN）与内皮细胞黏附所致 CD11a/CD 18、CD11b/CD18 值增高及 PMN-EC 黏附率均有抑制作用，对 TNF-α 诱导的人脐静脉内皮细胞高表达的 VCAM-1、E-selectin、P-selectin 亦有抑制作用。有研究结果显示玉泉丸不仅有一定的降糖效应，而且能降低已升高的 CRP、TNF-α、IL-6 的水平，提示该药在降低血糖、改善症状的同时，具有降低炎症细胞因子的作用，其可能通过多种环节调整机体的免疫状态，提高机体的抗炎潜能而发挥作用。

从本实验模型组实验兔的血清脂联素、抵抗素、sICAM-1 浓度与胰腺组织及视网膜 NF-κB p65 蛋白表达的灰度值之间经多元线性 logistic 回归分析结果显示，其间未见明显线性相关，与文献报道不一致。杨志勇等研究脂联素、核因子-κB 在胰岛素抵抗大鼠表达研究中发现脂联素与 NF-κB 蛋白表达成负相关。其原因可能为本实验与前人研究的对象与背景不同，前人研究对象为肥胖或胰岛素抵抗，而本实验研究的则为糖尿病的并发症。可能在糖尿病前期如肥胖或胰岛素抵抗阶段，炎症细胞因子确实存在一定的线性相关，当随着疾病的发展，机体内在的调节系统如正负反馈作用的进一步干预，可能存在于疾病初期的相关性发生了改变。这说明慢性炎症状态是由多种促炎因子和抗炎因子激活或抑制细胞

NF-κB这一启动子介导的一个复杂的病理生理过程。由此可推断慢性炎症状态是由多种相关的激活或诱导因素对激活 NF-κB后，NF-κB p65 从处于失活状态的 p50-p65-IκB 三聚体中解离，p65 进入胞核与相应的 DNA 片段上的序列相结合，而促使相应的蛋白表达。所表达的蛋白反过来又作用于 NF-κB，促炎因子激活 NF-κB而形成以级联反应，而抗炎因子如脂联素则对其起抑制作用，从而起到正负反馈的调节效应。中药降糖明目汤能明显上调脂联素的血清含量，下调抵抗素和 sICAM-1 的血清含量，下调 NF-κB p65 在胰腺和视网膜组织中的表达，这充分说明中药降糖明目汤复方是通过多靶点、多途径、多环节的综合效应。这可能正是中医药作用的本质所在。

综上所述，降糖明目汤能显著改善 BDR 患者视力、眼底病变分级、中医证候。同时可调节糖尿病实验兔脂联素、抵抗素、sICAM-1 水平，抑制视网膜及胰腺组织 NF-κB 的表达。其作用机制可能是：①降低血糖，调节血脂而改善糖脂的代谢。②抑制脂肪细胞的促炎因子分泌，如抵抗素。③促进脂肪细胞的抗炎因子的分泌，如脂联素。④通过抑制促炎因子的分泌和刺激抗炎因子的表达下调了 NF-κB 激活的转录效应，从而在整体上起到一个综合效应，减轻或缓解慢性炎症的发展，最终达到治疗 DR 的作用。

七、研究展望

我们将如何进一步研究中医药对慢性炎症状态及其在糖尿病和糖尿病慢性并发症或其他相关疾病中的作用机制？在此设想，我们将可以从中药复方如经方时方，或以健脾益气，或以补肾填髓，或以清肝养肝，或以清热解毒，或以化痰活血等方法进行组方，干预某些具体的以慢性炎症状态为发病特征的疾病，进行相关炎症因子检测及其疗效的观察。倘若其中的某一法或某些法能对某些炎症因子产生影响并对这一疾病取到一定疗效，我们可进一步将其中的主要中药有效成分或以单体或以组份进行干预这一疾病，并通过分子生物学技术观察其对某些炎症因子的基因表达，从而可能探索出中医药在相关炎症因子所组成的信号通路的某一环节所起到的或是诱导作用，或是抑制作用，最终阐述中医药在慢性炎症状态的作用机制，为中医药干预慢性炎症状态的病理生理机制提供理论依据。

更深入地研究中医药在细胞信号传导不同环节的作用机制，将会是一个新的局面。细胞信号传导系统在维持生物机体的完整统一和协调各种生物功能中有重要作用，几乎所有疾病都或多或少地与信号分子和信号传导过程异常有关。随着科学技术的飞速发展，中医药的基本理论及防治疾病的机制正在逐渐被诠释。中医药的现代化研究应该与信号传导系统紧密结合，来阐明中医药作用机制。信号传导系统异常与疾病的关系，以信号传导的异常环节为靶点，寻找有效的治疗药物。理论上讲，有效中药"活性物质群"，在有效剂量范围内，可能对一种或多种信号分子包括合成、释放、代谢等环节起增强或抑制作用；可能对信号接受系统的一种或复数受体起作用，可激活不同细胞信号传导途径，产生多种生物效应；而同一受体上可能存在多个药物活性位点，与药物结合可因为受体变构而产生受体数量、亲和力及药效间相互作用的多方面调节，还可能对受体后一个或多个效应酶起激活、增强或抑制作用。

近几年来模拟细胞因子及其抗体的药物预防炎症反应，在动物模型中获得了很大的成功，但应用到临床后却未取得明显的疗效，主要是由于细胞因子数量及其种类繁多，相互作用形成了一个级联的网络系统，针对几种细胞因子难以阻止炎症的进一步发展。但是，细胞因子对机体所造成的影响最终是通过细胞内外信号传导途径来完成的，阻断某些信号传导通路，在有效地减少炎症发生的同时还能调节细胞因子的产生。同时，信号传导途径又极为有限，从信号传导途径进行干预比针对细胞因子可能会取得更好的效果。因此，以后研究重点应着眼于信号传导途径的具体作用机制上，才能更好地减少炎症的发生。

中药成分众多，表现为多环节、多靶点、多途径、多效应综合作用，作用机制异常复杂。从整体药效学确证疗效入手、结合离体及细胞功能实验、分子药理学实验，各层次齐头并进，有机结合，沿着细胞信号传导途径的脉络，确定关键作用靶标，利用受体结合分析方法、酶联免疫方法、放射性免疫方法，电生理实验技术等，有可能系统全面地揭示中药的复杂作用机制。

综上，以病证结合诊疗思想为理论基础，以益气滋阴活血法为立法基础的降糖明目汤对 BDR 的保护作用表现为以下几个方面：降糖明目汤能明显改善视物昏花、目睛干涩、倦怠乏力、口干咽燥，腰膝酸软等中医证候；明显改善 BDR 患者的视力、眼底病变分级。模型组实验兔视网膜 HE 染色显示有少量新生血管产生，结合以往文献报道，表明糖尿病性视网膜病变（背景期）造模成功。而降糖明目汤可升高糖尿病实验兔血清脂联素、调节血脂（LDL）、降低血清抵抗素、sICAM-1 水平，抑制视网膜及胰腺组织 NF-κB 的表达；在临床应用过程中，降糖明目汤无明显不良反应，安全可靠，具有较高的临床应用价值。

第十八章　糖尿病并发白内障

糖尿病患者白内障的患病率比较高，特别是年轻患者，糖尿病控制不佳则患病率更高。典型的糖尿病性白内障，常见于年轻而严重的糖尿病患者，这种白内障发展快，晶状体皮质呈雪花样白色混浊。糖尿病患者的老年性白内障，其发展过程较年轻患者慢，可以长期停留在晶状体后囊混浊阶段，有时单眼先发生，以后为双眼白内障形成。糖尿病患者的老年性白内障，发病年龄较正常人群提前约 10 年，其白内障从初发期至成熟期经过时间较一般老年性白内障短，同时与糖尿病的病程有关。

白内障属于中医的"圆翳内障"，属于水轮的常见病。由于瞳神中间呈现如水银珠子圆形翳障，则称圆翳内障。因翳为白色，故现代医学称为白内障。

一、西医病因及发病机制

糖尿病白内障可分为真性糖尿病白内障和糖尿病老年性白内障两类。

1. 真性糖尿病白内障　成年真性糖尿病白内障发病率不高，主要发生于青少年、重型糖尿病患者。其形成主要与糖代谢紊乱有关。血糖增高时，房水内葡萄糖含量也明显增高，房水内的葡萄糖迅速扩散渗透进入晶状体，在晶状体内醛糖还原酶的作用下，将进入晶状体内的葡萄糖还原成山梨醇。山梨醇不能穿透晶状体囊膜而聚集于晶状体，造成晶状体高渗状态，使房水被吸入高渗的晶状体皮质纤维内，致使皮质纤维肿胀、混浊形成白内障。

2. 糖尿病老年性白内障　糖尿病老年性白内障发生的原因除老年性因素外，还加上糖代谢紊乱。其与非糖尿病老年性白内障在临床表现上无明显差异，但在发病年龄上有所不同：糖尿病者发病年龄较早，白内障成熟较快，发病率较高；非糖尿病者发病年龄较大，成熟较缓慢。我国正常老人白内障发病率为 10%，糖尿病患者高达 48%。

3. 高血糖引起的晶体改变　当糖尿病病情未得到控制，血糖很高，甚至发生糖尿病酮症酸中毒时，引起严重脱水，使眼压降低，晶体出现暗色条纹，呈波样网状结构，或宽的条纹，晶体出现皱褶。若脱水不能得到及时纠正，晶体可部分或全部呈现完全混浊，当脱水得到纠正，晶体的混浊，可逐渐消退，以致完全恢复。这种高血糖引起的晶体混浊，早期 3 日内可以消退，长者需数个月，多数 6 个月恢复透明。

二、中医病因病机

由于消渴久病不愈，而致肝肾阴亏，或脾胃虚弱，脾土健运失司，精气不能上荣于目，目失所养，神水不足，则目珠混浊。

三、临床表现

1. 真性糖尿病性白内障　双眼同时发病，初时可见蝶形或放射状条纹混浊，之后发展迅速，在几天内发展成晶状体完全混浊，视力可见明显下降。这种白内障可随着血糖的控制，全身状况的改善而缓慢进行或停止进行，甚至于逆转。

2. 糖尿病老年性白内障　可先单眼发病，比老年性白内障发展迅速，比真性糖尿病白内障发展缓慢，检眼镜可确诊。糖尿病患者的老年性白内障与无糖尿病患者的老年性白内障的临床表现基本相同，主要为缓慢进展的视物模糊和视力下降。

四、诊断要点

1. 符合 2 型糖尿病诊断标准。

2. 视物模糊和视力下降。

3. 检眼镜可帮助确诊。在疾病初期以裂隙灯检查，典型表现为晶状体前、后囊下出现无数的小空泡，继之成为密集的小点状和小片状白色混浊，有如雪花，同时也可有白色条状混浊沿着晶状体纤维分布方向扩散，这些混浊可扩展到全部晶状体，引起全晶状体混浊。

五、西医治疗

1. 积极治疗糖尿病。

2. 在糖尿病性白内障早期，严格控制高血糖，可使晶状体混浊逆转。

3. 白内障发展视力下降至 0.3 以下（包括矫正视力），即可在血糖控制下（8 mmol/L 以下）进行白内障摘除术。术后严格治疗糖尿病，并定期复查视力及眼底等。

白内障超声乳化术因其切口小、术后反应轻、视力恢复快等优点被广泛用于白内障治疗，尤适合糖尿病白内障。不伴有明显糖尿病性视网膜病变患者行白内障超声乳化吸出联合人工晶状体植入术可明显改善术后视力，其术后视力的提高与一般患者无显著差异。临床上观察到术后视力低下的主要原因为眼底出血、渗出累及黄斑部，黄斑囊样水肿，增生性糖尿病视网膜病变。

六、中医治疗

【辨证论治】

1. 真阴亏损

（1）主症：头晕目眩，视物不清，腰酸耳鸣，舌淡苔白，脉虚细无力。

（2）治法：补益真阴。

（3）方药：加味驻景丸（《银海精微》）或补肾丸（《银海精微》）加减。

组成与用法：①加味驻景丸。车前子 20 g，当归、熟地黄、枸杞子、五味子、楮实子、菟丝子各 10 g，川椒 6 g。上药研细泛水为丸，日服 2 次，每次 6 g。②加味补肾丸。磁石 20 g，肉苁蓉、五味子、菟丝子、熟地黄、枸杞子、石斛、楮实子、覆盆子、黄柏、沉香各 10 g。上药研细泛水为丸，日服 2 次，每次 6 g。

上述两方均适用于肝肾阴虚，真阴不足者；其中加味驻景丸偏于补养肝血；加味补肾丸偏于滋补肾精。

2. 脾胃虚弱

（1）主症：两眼昏暗视物不清，或失明，精神萎靡不振，肢体倦怠，面黄肌瘦，食纳不香，舌淡苔白，脉沉细为主症者。

（2）治法：益气健脾。

（3）方药：冲和养胃汤（《原机启微》）加减。

组成与用法：柴胡、当归、人参、黄芪、白术、五味子、升麻、白芍、葛根、茯苓、羌活、防风、甘草各 10 g，生姜 3 片。上药研制或丸服用。

圆翳内障一般病程长，病情顽固难治，故治疗拟早期进行。在服药期间，也可配合服用千金磁珠丸（《备急千金要方》）或石斛夜光丸（《审视瑶函》）等。

七、预防与护理

1. 严格控制血糖，使血糖维持在接近正常水平。

2. 糖尿病患者白内障术后炎症反应发生率较高，且容易发生新生血管或糖尿病性视网膜病变加重，因此术后应长期密切观察视网膜病变的变化情况。及时发现和治疗可能出现的并发症。

第十九章　糖尿病并发口腔病变

口腔疾病与全身疾病是相互关联的，一些口腔疾病可以由全身疾病引起，也可是全身疾病在口腔的表现。糖尿病是一种影响全身多器官的慢性内分泌——代谢性疾病。人群中糖尿病的患病率较高，近些年来随着人口老龄化、人们的生活水平的提高、饮食结构的改变，2 型糖尿病发病率逐年上升。糖尿病患者常潜在发病，长期血糖升高，机体代谢紊乱，导致全身微循环障碍，可使包括口腔在内的全身其他器官发生并发症。口腔病变是糖尿病常见的感染性疾病之一，其中以牙周炎、牙周脓肿以及复发性口腔溃疡尤为多见。

一、糖尿病合并口腔疾病的表现

（一）牙龋病患病率增加

糖尿病患者分泌唾液量减少，唾液中葡萄糖增加，口腔微生态改变，口内龋齿患病率高且龋病进展速度快。糖尿病患者牙髓和根尖周组织血管系统改变，使得牙髓炎症进展加快，牙髓组织感染、坏死，并可迅速扩散到根尖周围组织而形成急性根尖周炎。

（二）牙龈炎和牙周炎

糖尿病患者唾液中钙含量增加，牙菌斑生物膜的生态学改变，易形成牙石。糖尿病患者的高血糖症导致牙周组织代谢异常，致使牙周组织对局部牙石和牙菌斑刺激的抵御能力降低，形成不同程度的牙周炎症反应：牙龈炎、牙周炎和牙周脓肿。支持牙齿稳固的牙槽骨吸收，牙齿松动，松动严重时造成牙齿脱落。

（三）口腔黏膜病变

糖尿病患者由于体液丧失，唾液分泌量减少，质黏稠，口腔黏膜干燥，失去透明度，有烧灼感及轻微疼痛。唇红部可发生龟裂，患者常伴有口干、口渴，呼吸时有酮味。糖尿病患者口腔黏膜抵抗力降低，易受到细菌及真菌感染，容易发生感染性口炎，如口腔白假丝酵母菌病、球菌性口炎和坏死性龈口炎等。

（四）舌的改变

舌体肿大，丝状乳头萎缩，菌状乳头充血，舌体颜色深红，味觉异常。舌缘可见齿痕，舌体可发生沟纹或光滑舌。

（五）无痛性唾液腺良性肥大

多见腮腺良性肥大，唾液的量和成分改变，唾液的葡萄糖及钙的含量增加。

（六）颌面部化脓性炎症

糖尿病患者的口腔感染，易并发颌面部间隙感染、颌骨骨髓炎等。

二、糖尿病合并口腔疾病的治疗原则

1. 糖尿病合并口腔疾病　治疗口腔疾病的同时应控制糖尿病。做复杂的口腔治疗时，应先将血糖控制在正常或安全范围内。术后常规使用抗生素。

2. 治疗时间　糖尿病患者施行口腔治疗以上午为宜，且候诊及治疗时间不宜过长。避免一次进行过多及复杂的治疗。

3. 口腔治疗所使用的器械应严格消毒，避免感染。

4. 糖尿病患者实施大手术时，术前应请内分泌科医师会诊，给予口服药物或胰岛素控制血糖，术中、术后监测血糖。因感染可使血糖升高，加重糖尿病病情。所以，术前、术后应使用抗生素，防止感染。糖尿病患者多合并血管病变，组织供血发生障碍，组织的含氧量也减少，有利于厌氧菌生长、繁殖。因此给予广谱抗生素加甲硝唑或替硝唑联用抗厌氧菌感染。

5. 为防止糖尿病患者出现低血糖反应，口腔诊室应备有葡萄糖或其他糖类食品，以防急需。对于术后禁食的患者，应该静脉输注葡萄糖液体以保证热量的供应，并密切注意低血糖的发生。

6. 为减少患者应激反应、缓解紧张或恐惧情绪，可适当使用镇静药，避免血糖升高。

7. 口腔科常用的局麻药，为获增麻醉效果多加用肾上腺素。此时应注意肾上腺素有使血糖升高及收缩心脑血管的不良反应，故谨慎使用。

8. 慎用肾上腺皮质激素或促肾上腺皮质激素类药物，避免促使糖原的异生作用增强，导致糖尿病病情加重。

9. 对糖尿病患者进行口腔卫生宣教，指导其保持口腔卫生，应定期做口腔检查和口腔洁治，至少半年检查1次，必要时每3个月1次。做到口腔疾病早发现、早治疗，减少口腔感染病灶，以免延误病情。

第一节 糖尿病合并牙周感染

2型糖尿病合并牙周感染的内容放在糖尿病并发感染章节一并讨论，在此不再赘述。

第二节 糖尿病合并复发性口腔溃疡

复发性口腔溃疡是口腔黏膜病中最为常见的疾病，其是指反复发作出现具有自限性，孤立的圆形或椭圆形溃疡。主要表现为口舌浅表性溃疡，小如绿豆，大如黄豆，多发生于唇、舌、颊、牙龈、硬腭等部位。可发生于任何年龄，而尤多见于青壮年，女性居多。病程一般7～10日可自愈，但反复发作，发无定时，有的经反复发作数次后而达痊愈，也有部分患者病程长达十余年以至数十年。

复发性口腔溃疡相当于中医的"口疮"、"口糜"、"口疳"等病症。

一、西医病因及发病机制

（一）病因

病毒感染：由寄生于口腔细胞内的病毒，由于细胞所产生的病毒抗原所致的免疫反应，可引起宿主组织的病理变化而形成溃疡。

细菌感染：L型菌在复发性口腔溃疡中为主要致病菌，L型菌是溶血性链球菌在抗生素的作用下转变为无细胞壁的滤过性原生质体，L型菌寄生在细胞内而呈潜伏带菌状态，形成自身抗体，可以使上皮损伤而形成溃疡。

糖尿病控制不良以及女性经期前后性激素的改变，常可诱发口腔溃疡。

精神神经因素：精神紧张，情绪波动，失眠等自主神经功能紊乱可引起口腔溃疡的复发。

（二）发病机制

表现为非特异性炎症，早期表现为上皮水肿，继之上皮脱落形成溃疡，表面有纤维素性渗出物，固有层和黏膜下层有炎症细胞浸润，大多为淋巴细胞，毛细血管扩张充血，小血管壁增生，管腔可闭塞性坏死。

二、中医病因病机

口疮的发病与心、脾经热有着密切的关系。口疮之病的发生，多因饮食不节，过食膏粱厚味，或辛辣炙煿，损伤脾胃；或思虑过度，思伤心脾；或情志不遂，肝气郁结，肝横克土，以及外感寒湿之邪，寒湿困脾等因素而导致脾运不健，湿浊中阻，湿滞内蕴，蕴久化热，热盛伤阴，阴虚热炽等而导致胃火上炎，心火亢盛则发口疮。

三、临床表现

临床根据溃疡表现的大小、深浅及数目不同又可分为：复发性轻型口腔溃疡、复发性口炎型溃疡、复发性坏死性黏膜腺周围炎。

1. 复发性轻型口腔溃疡　口腔溃疡可出现在口腔黏膜的任何部位，以无角化或角化较差的部位较好发，尤多见于唇黏膜、舌尖、舌缘、舌腹、颊、软腭及腭弓等处。病变初期，黏膜充血水肿，出现针尖大小的红色小点，或小疱，局部灼热不适，继之病变发展成溃疡疼痛。部位浅表，呈圆形或椭圆形，直径约 2～3 mm。溃疡表面微凹，覆盖着一层淡黄色纤维素膜，溃疡周围有明显的红晕，溃疡基底柔软，伴有剧烈灼痛，冷、热、酸、甜等刺激使疼痛加剧，经 4～5 日开始转向愈合期。愈合期溃疡底逐渐平坦，肉芽组织修复，溃疡面缩小，黏膜充血减轻，炎症消退，自行愈合。一般病程 7～10 日，溃疡数目一个或数个，散在分布，间歇期长短不一。

2. 复发性口炎型溃疡　溃疡好发部位与复发性轻型口腔溃疡相似，而溃疡数目明显增多，可达十几个以至数十个，散在分布，而成口炎形式，口腔黏膜广泛充血和炎症反应，疼痛明显，唾液增多，伴有疼痛、低热、全身不适，局部淋巴结肿大。

3. 复发性坏死性黏膜腺腺周围炎　因溃疡愈合后形成瘢痕，又称复发性瘢痕性口疮，较为少见。开始与复发性轻型口腔溃疡相似，由于溃疡扩大，底加深直至黏膜下层的腺体或黏膜腺周围组织，溃疡基底较硬，呈结节状，溃疡边缘不整齐，四周有炎症反应，表面有纤维素性渗出和灰白色坏死组织。溃疡面积较大，直径一般大于 5 mm，病期较长，多为数周至 1～2 个月溃疡才能愈合，愈合后留有坚韧高低不平瘢痕，溃疡数目 1～2 个。

四、诊断要点

1. 符合 2 型糖尿病诊断标准。
2. 口腔溃疡具有反复发作性、自限性的特点。

五、西医治疗

（一）防治原则

1. 加强口腔卫生教育　消除致病诱因，增进机体健康，减轻局部症状。

2. 严格控制血糖　急性感染者可用胰岛素积极控制血糖，感染得到控制后可改用口服降血糖药。

3. 积极控制感染　可选用适当抗感染药物。为防止感染扩散，牙周炎、牙周脓肿患者应及时切开引流脓液；初期未成脓时可采取清除牙石、冲洗牙周袋等措施。

（二）复发性轻型口腔溃疡

1. 腐蚀性药物　10％硝酸银或 50％三氯醋酸酊涂于溃疡面，使溃疡面蛋白沉淀而形成变性蛋白的薄膜，可以保护溃疡面。为了减轻药物烧灼时的疼痛，可先用 2％的利多卡因表面麻醉。

2. 色素剂　1％～2％的龙胆紫，这是一种碱性染料，对口腔常见的细菌及白假丝酵母菌有较好的杀菌力，且对组织无刺激性又能与溃疡表面的坏死组织结合形成保护膜起到收敛效果，促进溃疡愈合。

3. 药膜　可用抗生素、激素、止痛药及其他消炎、抗菌药膜贴于溃疡表面，起到治疗和保护溃疡面的作用。

4. 溃疡软膏　有较好的消炎、止痛作用，用于溃疡面可减轻疼痛，保护溃疡面。

5. 含漱剂　0.1％利凡诺或 0.05％洗必泰作为含漱剂。

6. 全身治疗　控制血糖，配合维生素 B、维生素 C，促进溃疡愈合。

（三）复发性口炎重型溃疡

局部治疗与复发性轻型口腔溃疡相同，由于炎症反应重，可用2%～5%金霉素水液漱口。炎症严重者，应予以全身支持疗法及抗感染、抑制炎症治疗。

（四）复发性坏死性黏膜腺腺周围炎：

局部治疗与复发性轻型口腔溃疡相同，但因腺周围炎，溃疡面积大，长期不愈合，故酌情局部用皮质激素，有较好的抑制炎症及抑制淋巴细胞浸润的作用，可促进溃疡愈合。方法为每次地塞米松2 mg（2 mL)加0.5%～1%普鲁卡因1 mL注射于溃疡基底下方的结缔组织内，每周注射1～2次，注射数次即可，不宜长期使用。此外紫外线照射可促进愈合，全身治疗与复发性口炎型溃疡相同。

六、中医治疗

【辨证论治】

1. 内治法

（1）心火亢盛：

主症：口舌生疮，以舌部居多，疼痛剧烈，咀嚼不利，语言困难，伴口渴而赤，渴喜冷饮，心烦失眠，小便短赤，溲时刺痛，舌尖红赤，脉细数或滑数。

治法：清心泻火。

方药：导赤散加味。

组成与用法：生地黄15 g，竹叶、甘草、黄连各6 g，木通、黄柏、栀子、赤芍各10 g。水煎服。

加减：大便秘结者加大黄，以荡涤大肠实热；口渴多饮者加知母、玄参以滋阴清热，生津止渴。

（2）脾胃实火证：

主症：唇舌生疮，烦渴喜饮，善饥多食，口燥唇干，口臭，小便黄赤，大便秘结，舌红苔黄厚，脉滑数。

治法：清泻脾胃伏火。

方药：泻黄散加减。

组成与用法：生石膏20 g，甘草6 g，栀子、藿香、防风、牛膝各10 g，连翘、麦冬各12 g。水煎服。

加减：口渴引饮者加石斛、生地黄、知母以养阴生津止渴；便秘者加大黄以清热通便。

（3）阴虚火旺证：

主症：面颊潮红，口干欲饮，五心烦热，午后低热，腰膝酸软，溲赤便秘，口舌生疮，舌红苔黄，脉沉细或细数。

治法：滋阴降火。

方药：玉女煎、大补阴丸加减。

组成与用法：生石膏20 g，龟甲、熟地黄、生地黄各15 g，麦冬、牛膝、知母、黄柏各10 g。水煎服。

（4）虚寒证：

主症：口疮反复发作，或缠绵不愈，气短懒言，面黄肢冷，食纳不香，腹痛便溏，服用凉药而口疮难以见效，舌淡苔白，脉沉细。

治法：温中散寒，补益脾胃。

方药：理中丸、吴茱萸汤加减。

组成与用法：人参、白术各10 g，吴茱萸3 g，大枣7枚，干姜、甘草各6 g。水煎服。

加减：伴有恶心呕吐者加半夏、生姜和胃降逆；口疮经久不愈者加黄芪，以加强益气，托里生肌之功。

2. 外治法　选用冰硼散、西瓜霜、锡类散、柳花散等吹撒溃疡处。

【单方用药】

1. 养阴生肌散外搽。
2. 附子为末而贴足心，男左，女右，每日换 1 次，可治口疮。

七、预防调护

1. 忌食辛辣油腻厚味，油炸火烤之品。
2. 避免创伤，拔除残留牙根、牙冠。
3. 调摄情志，避免恼怒生气。

第二十章　糖尿病并发感染

　　糖尿病患者是感染性疾病的易发人群。糖尿病与感染相互影响，糖尿病患者易合并感染，感染可以加重或促发糖尿病，糖尿病合并感染时一般病情较重，进展迅速，不易控制，是糖尿病酮症酸中毒或高渗昏迷最常见的诱发因素。在胰岛素和抗生素问世之前，糖尿病合并感染是患者死亡的主要原因。目前糖尿病合并感染的发生率各家报道相差很大，由35%～90%不等，但是有一点是一致的，即感染仍然是糖尿病最常见的合并疾病，也是最主要的直接死因。糖尿病患者的感染常见于呼吸系统感染，如肺炎、肺结核等患病率最高，其次为尿路感染，其他如皮肤感染、胆道感染、病毒性肝炎、牙周炎、中耳炎、胃肠炎、传染性单核细胞增多症等的发生率均高于非糖尿病患者。因此重视糖尿病控制，积极预防和治疗各种感染是非常必要的。

一、西医病因与发病机制

（一）病因

　　糖尿病患者易感染的因素很多，首先是糖尿病患者感染机会增加，血糖和尿糖升高有利于细菌的生长繁殖。如果患者合并糖尿病的各种慢性并发症，如外周神经病变、微血管病变、视网膜病变、神经性膀胱、皮肤损伤等导致机体抵抗力下降，更易导致细菌的入侵。糖尿病患者合并酮症酸中毒、非酮症性高渗昏迷或其他急性疾病以及在应激状态时，机体抵抗力下降也易合并感染。糖尿病患者各种侵入性检查及某些治疗方法，如不正确地注射胰岛素操作步骤引起的感染、终末期肾病进行血液或腹膜透析等，也可增加感染的概率。

　　对糖尿病合并院内感染的危险因素分析显示：年龄、糖尿病病程、住院次数、住院天数、抗菌药物的使用、血糖的控制程度、各种侵入性检查和治疗、糖尿病患者的慢性基础性疾病、糖尿病的并发症等均可增加糖尿病患者合并院内感染的危险性。糖尿病医院感染的感染部位主要为肺部感染、泌尿道感染、切口感染、血液感染及肠道感染。主要病原体为真菌和革兰阴性菌。由于广谱抗生素的应用，二重感染、真菌感染增加。革兰阴性杆菌感染率有下降趋势，而革兰阳性球菌、真菌、少见细菌、耐药菌有增多趋势。

（二）发病机制

　　1. 机体防御功能减弱　长期血糖升高，致使白细胞功能受损，多核细胞及单核细胞的趋化、黏附、吞噬、杀菌功能均下降。研究证实糖尿病患者的白细胞吞噬率、吞噬指数和溶菌率均显著降低。电镜下显示糖尿病患者的白细胞形态规则、少突起，变形活动不活跃，较少吞噬现象，细胞质内细胞器稀少，溶酶体反应低下；长期慢性高血糖可促进体内多种蛋白质的非酶促糖基化，形成高级糖基化终末产物，从而导致许多病理生理变化，包括免疫球蛋白生物活性下降、免疫功能降低等；同时糖基化蛋白可被体内单核细胞表面特异的受体识别、结合、吞噬，促进TNF-α及其他细胞因子产生，诱导一系列免疫反应；组织蛋白的非酶促糖基化还可引起组织结构改变，降低局部防御功能。另外，糖尿病患者的细胞和体液免疫功能均明显低于正常人，尤其是血糖控制不良的患者。研究证明，糖尿病患者T淋巴细胞数低于正常人，对金黄色葡萄球菌噬菌体溶解产物的反应异常，并发现控制不良的糖尿病患者淋巴细胞转化率明显降低，从而导致入侵微生物得以繁殖和损伤机体。

　　2. 高血糖　糖尿病患者对感染的易患性高于一般人群，高血糖是重要的原因。一方面高血糖提供了更为适宜细菌生长繁殖的生存环境，这在体外试验中已被证实；另一方面，很多观察和实验研究均已证明，高血糖可直接或间接地损害患者的防御机制，削弱其抗病能力。

3. 糖尿病的慢性并发症　糖尿病周围神经病变，可使患者肢体的感觉减退甚至丧失，从而容易遭受外伤，且不易早期发现而致感染，而一旦感染形成又可因周围循环较差，使伤口愈合不良。

糖尿病微血管病变，氧弥散功能下降，使组织缺氧，红细胞携氧功能减退等均加重组织缺氧，微血管病变和组织缺氧有利于厌氧菌的生长和降低白细胞依赖的杀菌作用，导致组织对感染的抵抗能力下降，并且在抗感染治疗时影响抗生素的吸收及局部作用。

糖尿病神经源性膀胱可引起尿潴留、尿液反流而使患者易于发生尿路感染。尿糖升高也有利于细菌的生长繁殖。糖尿病使患者因各种原因住院的概率大大增加，住院期间各种检查治疗，尤其是留置导尿使患者的院内感染机会大大增加。

二、中医病因病机

(一) 情志内伤

忧思郁怒，内伤脏腑，郁怒伤肝，肝气郁结，郁久化火；忧思伤脾，脾气失运，痰湿内生，以致气郁、火郁、痰湿阻于经络，气血凝滞，结聚成块而引发外感风热、风寒、湿热以及疮疡等感染性疾病。

(二) 饮食不节

恣食膏粱厚味、醇酒炙煿或辛辣刺激之品，损伤脾胃，湿热火毒内生，而发生痈、疖、疔、毒。故《素问·生气通天论》说："膏粱之变，足生大疔。"又如胃肠运化失职，糟粕积滞，生湿生热，气血不和，以致湿热瘀血壅结而发病，说明感染性疾病的发生与饮食不节关系密切。

(三) 房事过度

可导致肾气亏损、骨骼空虚，使外邪有隙可乘；肾气不足，虚火内生，灼津为痰，痰火凝结是引发痈疽疖肿和外感性疾病的病因之一。

(四) 正气不足，毒邪外侵

消渴病的基本病机为阴津亏耗，燥热偏盛。消渴病日久，燥热伤阴耗气损阳而致气阴两伤，阴阳俱虚，均可使机体正气不足，抗病能力减弱；另外燥热、阴虚、气虚、阳虚又可导致气血运行不畅，脉络瘀阻，使正气不能有效地抵御外邪。外界邪毒则乘机体正气不足、经络空虚而侵入体内，导致消渴病诸多感染并发症的发生和发展。

外界邪毒入侵肌表腠理，使局部经络阻塞，运行不畅，气血凝滞，郁久化热，热毒炽盛，热壅火郁，则成皮肤局部红肿、热、痛等疮疖痈肿等症。若热盛肉腐，耗气伤阴，则皮肤溃破流脓，疼痛高热；若耗气伤血，正气不足以托毒外出，则见疮毒内陷，久不收口，新肉不生。

外界邪毒入侵肺卫，则肺气壅遏不宣，清肃之令失常，肺失宣降而有咳喘等症；邪客皮毛，正邪相搏，故有恶寒发热等症；邪毒内侵，郁闭肺气，郁而化热，热邪壅肺，则有咳喘、胸痛、发热等症；邪伤肺阴，可有肺痿痨嗽等症；病之后期，肺之气阴两虚，则又有干咳、少痰、喘促、气短等症。

外邪入里，郁而化热，阻碍气机，可致脏腑功能失调。邪毒内侵，影响中焦脾胃，使脾失健运，湿浊内生，郁而化热，湿热上蒸，可见口腔糜烂，口舌生疮，牙龈肿痛；湿热横犯肝胆，致使肝胆疏泄失调，肝胆气机郁结，出现肝胆湿热而见有烦躁、口苦、胁痛，甚至皮肤黄疸；湿热之邪下注膀胱，影响膀胱之气化功能，则又可见尿频、尿急、尿痛等症。

三、临床表现

糖尿病合并感染的临床表现复杂多样，缺少非糖尿病患者感染时典型的临床表现，往往注重糖尿病的严重并发症而忽略了感染的存在。糖尿病患者合并感染常发生在酮症酸中毒或合并其他急性疾病、应激状态时，并且感染使得糖尿病患者的血糖难以控制，甚至诱发糖尿病酮症酸中毒或高渗昏迷，使诊断和治疗更加困难。

感染可发生于糖尿病患者的任何部位，其中以呼吸系统、泌尿系统、胆道、皮肤、黏膜及足部等感染最多见；有些特殊感染主要见于糖尿病患者，如鼻毛霉病、气肿性肾盂肾炎、气肿性胆囊炎、糖尿病性坏疽等。血糖控制不佳的糖尿病患者在外伤或手术后伤口不易愈合，血糖控制良好的糖尿病患者则与其他患者一样愈合。部分患者可能因长期或反复应用抗生素，最终导致患者真菌感染或耐药菌感染而给治疗带来相当大的难度。

糖尿病患者常合并以下几种感染：

（一）呼吸系统感染

呼吸道感染是糖尿病患者常见的感染，其中以肺部感染发病率和死亡率最高。临床症状与患者的年龄、糖尿病病程、血糖水平、机体状况相关。血糖控制不佳的糖尿病患者、老年糖尿病患者缺少非糖尿病患者呼吸道感染时的典型症状，在肺部感染时发热、咳嗽、咳痰、胸痛、气促等症状并不明显；化脓性感染、败血症明显高于非糖尿病患者。经过适当的胰岛素和抗生素治疗，感染控制好转、血糖正常后，却出现体温升高、咳嗽、咳痰的症状，需要提高警惕认真鉴别。认真查体，痰涂片革兰染色、痰培养、血白细胞检查、胸部 X 线检查等有助于诊断，痰培养加药敏可以指导用药。

（二）泌尿系统感染

泌尿系统感染也是糖尿病患者最常见的感染之一。由于糖尿病患者血糖和尿糖升高或并发神经源性膀胱炎，老年男性糖尿病患者患有前列腺增生或肥大以及女性患者合并老年性阴道炎，均有利于细菌的生长和繁殖，以膀胱炎和肾盂肾炎多见，也可产生菌尿症、肾或肾周围脓肿或肾乳头坏死等。糖尿病患者发生泌尿系统感染时，泌尿系统的刺激症状往往不明显，女性糖尿病患者无症状性菌尿、脓尿的发病率明显高于非糖尿病患者。糖尿病的多饮、多尿的症状也部分掩盖泌尿系统感染的症状。

气肿性肾盂肾炎是糖尿病患者一种少见的泌尿系统感染性疾病，多由于大肠埃希菌感染所产生的气体所致。临床特点是：①以女性多见。②以累及左侧肾脏为主。③以大肠埃希菌感染多见，也可见于混合感染。④多为突然发病，表现为畏寒、发热、恶心、呕吐等症状。⑤由于病原菌利用尿中过多的葡萄糖产生二氧化碳和氢气所致。⑥腹部 X 线片可见肾组织内有气体出现。⑦治疗以抗感染为主，为避免对肾脏的损害禁用氨基糖苷类抗生素，有必要时可外科引流。

（三）糖尿病皮肤感染

糖尿病发生皮肤细菌感染常见有毛囊炎、疖、痈、脓肿、甲沟炎、蜂窝织炎、丹毒、肛瘘等；真菌感染如体癣、足癣、手癣、真菌性阴道炎等发病率也很高。感染发生时病灶不易局限化，进展较快，易形成菌血症或败血症。部分患者以皮肤感染、女性患者以外阴瘙痒为首发症状而被确诊为糖尿病。糖尿病患者足部易合并感染，治疗困难，经久不愈，是糖尿病致残的主要并发症。对于皮肤、黏膜、软组织及糖尿病足的重症感染，除抗感染治疗外，部分患者还应该争取外科手术治疗。

（四）胆道系统感染

胆道系统同样是糖尿病患者合并感染的好发部位。除了易发生胆囊炎和胆囊结石外，在非糖尿病患者少见的气肿性胆囊炎却好发于糖尿病患者。

气肿性胆囊炎是由于胆囊腔内和胆囊壁中出现由细菌产生的气体且可扩展到胆囊邻近组织，其临床特点包括：①症状是腹痛尤其是右上腹痛，伴恶心、呕吐、发热及白细胞增多等急性胆囊炎表现。②男性多于女性。③易出现胆囊穿孔和坏疽。④腹部立位 X 线片可见胆囊区有球形的胆囊气体阴影出现。⑤致病菌以梭状杆菌为常见。⑥明确气肿性胆囊炎后应考虑手术治疗。

（五）糖尿病牙周感染

糖尿病患者也常合并牙周感染。由于糖尿病患者唾液中钙含量增加，牙菌斑生物膜的生态学改变，易形成牙石。糖尿病患者的高血糖症导致牙周组织代谢异常，致使牙周组织对局部牙石和牙菌斑刺激的抵御能力降低，形成不同程度的牙周炎症反应：牙周炎、牙龈炎和牙周脓肿。支持牙齿稳固的牙槽骨吸收，牙齿松动，松动严重时可造成牙齿脱落。

（六）与糖尿病相关的少见感染

除了上述合并感染外，还有坏死性筋膜炎、非梭状芽孢杆菌气性坏疽、鼻脑毛霉病、恶性外耳道炎等。这些特殊类型的感染尽管发生率较低，但病程进展快，恶性程度高，若不及时发现和积极治疗，将造成严重的后果。

1. 坏死性筋膜炎　坏死性筋膜炎是指任何沿着组织筋膜扩散的坏死性软组织感染。常见的感染部位是下肢，还可累及会阴部、腹壁或肛周等部位。坏死性筋膜炎感染早期可出现发热及全身不适感；感染部位有不同程度的疼痛，皮肤温度升高和触痛；当病情未及时控制时，可产生皮下组织坏死及血管的血栓形成，导致皮肤出现水疱、大疱、坏死或破溃，皮肤变色，感觉消失。病情进一步恶化，可出现全身中毒症状，如高热、血压下降、神志模糊，甚至发生中毒性休克而危及生命。坏死性筋膜炎的治疗原则是使用针对致病菌选择适当的抗生素积极控制感染，对坏死组织进行外科清创手术治疗。

2. 非梭状芽孢杆菌气性坏疽　非梭状芽孢杆菌气性坏疽感染常见的致病菌包括厌氧链球菌和类杆菌的混合感染。由于致病细菌在糖尿病患者体内高糖环境的组织中发酵而产生气体所致的气性坏疽。感染的部位多见于有压疮溃疡处及会阴部，当糖尿病患者产生周围血管病变时也可增加感染机会。治疗原则是积极控制感染，有必要时进行分次外科清创手术治疗。

3. 鼻脑毛霉病　当糖尿病患者病情控制欠佳、发生酮症酸中毒、接受肾上腺皮质激素治疗中或机体抵抗力明显下降时，最易出现毛霉菌科中的真菌感染。感染部位从鼻部开始迅速向眼眶及中枢神经系统蔓延，累及动脉可引起血栓形成。因此，被称为鼻脑毛霉病。临床特点是感染初期出现全身发热、头疼、嗜睡、精神欠佳等；眼和面部疼痛感，鼻内出血及血腥味，视物模糊不清，少数患者可从鼻腔排出黑色坏死性组织；局部检查可发现眼周围水肿，眼睑和鼻部有蜂窝织炎表现，上额窦压痛，鼻窦皮肤肿胀，鼻黏膜有坏死性溃疡出现。随着病情的进展，出现眼痛、眼球突出、眼结膜和眼睑肿胀或出血，硬腭和鼻中隔穿孔；当感染从眼眶向海绵窦、颈内动脉及脑部迅速扩散，则引起局部组织化脓坏死；若侵犯脑血管，则形成阻塞性血栓而发生惊厥、昏迷而导致死亡。

鼻脑毛霉病临床诊断要点是：①上述临床表现特点。②X线片可见鼻窦处呈云雾状，鼻窦内黏膜出现结节状增厚。③头颅 CT 或 MRI 可确定骨质破坏的部位和范围，软组织侵袭的范围及脓肿、空洞形成及其范围，动、静脉栓塞有无及其范围大小，中枢神经系统的受累情况。④组织活检涂片用 Gomori 甲胺银染色可发现典型的毛霉菌菌丝。

一旦确诊鼻脑毛霉病属于急诊抢救。治疗原则包括：①及时控制高血糖。②纠正发生的酮症酸中毒。③应用抗真菌的药物积极控制真菌感染。④及早外科手术清除坏死组织。⑤必要的支持疗法。⑥对症治疗。

4. 恶性外耳道炎　恶性外耳道炎是由铜绿假单胞菌等引起的外耳道慢性感染。首先累及外耳道骨和软骨的关节处，可造成该处的软骨、软组织坏死；再扩散至中耳、颞骨，病变可达腮腺、颞与下颌连接处直至颈部软组织；最后可扩散到颅底而损害脑神经。此病常见于高龄的老年糖尿病患者。临床特点为耳道慢性感染，全身发热、血液白细胞明显升高、红细胞沉降率增加外，局部肿胀、疼痛且范围逐渐扩大，耳道可见脓性分泌物及出现颗粒状或息肉样结构；当病变累及脑神经时产生脑神经麻痹及颅底骨髓炎，甚至出现广泛组织坏死、脑脓肿或脑膜炎等严重并发症，可导致患者死亡。

恶性外耳道炎的诊断除了临床症状怀疑本病外，病变部位 MRI 对诊断最敏感，可见病变的部位、范围、骨质侵蚀情况。

处理原则是控制高血糖及其诱发的酮症酸中毒，抗生素控制感染，最后应该进行外科手术切除病变组织。

四、治疗原则

糖尿病患者合并感染的处理原则是预防为主、早期发现、及时治疗。

（一）预防为主

预防为主就是加强对糖尿病患者教育，鼓励患者适量运动，增强体质，教会糖尿病患者保持皮肤、口腔、外阴、肛周的清洁，多饮水、定时排尿，注意足部的护理，预防各种感染的发生。严格控制血糖，预防外伤，预防糖尿病并发症等都很重要。

（二）早期发现

就是当患者出现感染的蛛丝马迹时，就要及时就诊，让医生判断是否已存在感染，这样可以做到及时发现、及早处理，以免酿成大祸。

（三）及时治疗

糖尿病合并感染强调综合治疗，首先要有糖尿病合并感染的高危因素的认识，努力做到预防为主，减少侵入性检查和治疗，在感染发生时早期诊断、早期控制，对以往血糖控制良好但是近期血糖波动的糖尿病患者要考虑是否合并感染。控制血糖和抗感染治疗同样重要，对于重症感染的糖尿病患者，胰岛素的治疗非常重要，一般情况较差的患者，应积极全身支持治疗，纠正水、电解质、酸碱代谢紊乱，保证每日足够的热量。

应根据药敏培养结果选择敏感的抗生素，在药敏培养结果出来之前可根据经验选择高效、敏感的杀菌剂，原则是安全、有效，重症患者静脉途径给药。大剂量、长期、联合多种抗生素特别是广谱抗生素并不提倡。慎用对肝、肾功能损害的药物。注意磺胺类抗生素与磺脲类口服降血糖药之间可能的相互作用。

五、西医治疗

（一）严格控制血糖

积极预防高血糖，纠正代谢紊乱是治疗本病的根本措施。已用胰岛素治疗者，在发生感染后应增加胰岛素的用量，以防止病情恶化。未用胰岛素治疗的患者，若口服降血糖药病情仍得不到控制，可改用胰岛素治疗。所需胰岛素的剂量应根据原用药情况、病情的轻重、病情控制情况，以及患者对胰岛素的敏感程度而定。一般用皮下注射法，每日 3～4 次注射。病情严重、感染恶化或出现酮症酸中毒时，可采用小剂量胰岛素静脉滴入法。

（二）积极防治糖尿病慢性并发症

糖尿病慢性并发症，如糖尿病周围神经病变等，使机体防御机制减弱，因此预防和治疗慢性并发症也是减少糖尿病患者合并感染的有效途径。

（三）抗生素的应用

对糖尿病合并感染应予以足够重视，一旦出现感染应及时处理，在严格控制血糖的基础上，同时使用抗生素。应用抗生素在治疗糖尿病合并感染时，应以药敏为指导，遵循足量、足够疗程、联合用药的原则。严重感染者静脉给药。但切忌滥用抗生素，尤其是一些广谱抗生素。同时不提倡对糖尿病患者长期应用抗生素或预防性用药。

（四）外科治疗

对于糖尿病合并的多种感染，如疖、痈、蜂窝织炎等，需外科协助治疗，以达到早期有效控制感染的目的。应及时进行扩创或切开引流，除了内服抗生素之外，还可在局部清创引流后，外敷抗生素敷料。

下面分小节介绍一下糖尿病合并呼吸系统、泌尿系统、胆道系统和皮肤、牙周感染中的常见疾病的中医药治疗。

第一节　糖尿病并发呼吸系统感染

一、肺炎

肺炎是呼吸系统最常见的感染，一旦发生，病情严重，死亡率高。多由肺炎链球菌和革兰阴性菌感染所致。发病急骤，有寒战、高热，体温迅速上升，呈稽留热，伴头痛、全身肌肉疼痛，时有胸部刺痛，随呼吸和咳嗽加剧。咳痰开始为黏液性，以后呈脓性或铁锈色痰。部分患者可有消化道症状，如恶心、呕吐、腹胀腹泻。重者出现呼吸困难伴发绀，及烦躁、嗜睡、谵妄、昏迷等神经系统症状。初起体征多不明显，肺部轻度叩浊音、呼吸音减弱，后期可出现啰音。临床分为3期。早期：发病急骤，各种症状典型。开始痰为黏液性，以后呈脓性或铁锈色。伴见寒战、高热，体温迅速上升（呈稽留热），头痛、全身肌肉疼痛、呼吸急促，常有紫绀，胸部刺痛，随呼吸和咳嗽加剧。严重者出现烦躁、嗜睡、昏迷等神经系统症状。但体征不明显，肺部轻度叩浊音、呼吸音减低和胸膜摩擦音。中期（实变期）：此期查体可见肺部叩浊音，语颤音增强，可闻及支气管呼吸音。X线表现为大片均匀致密阴影。血中白细胞可升高。晚期（消散期）：体征随病情逐渐恢复而减轻。查体可闻及湿啰音，肺部阴影密度逐渐减低，透亮度逐渐增加，可见散在不规则的片状阴影。

本病相当于中医"风温肺热"、"肺炎喘嗽"范畴。多因消渴日久，人体正气虚弱，或劳倦之后，肺卫防御功能减弱，外感风湿之邪从口鼻而入，侵犯肺脏；或久病，耗伤阴津，阴虚燥热日甚，感受风寒之邪从阳化热，邪热蕴肺而发病。

【诊断要点】

1. 已确诊为糖尿病的患者，出现前面所述的典型症状。

2. X线检查　随不同病理过程而双肺表现为片状或纹理增多。

3. 实验室检查　血中白细胞升高，亦可不升高，尚可做痰培养、血培养以进一步确诊。

【辨证论治】

本病分为3期，早期辨证为风热犯肺、痰热壅肺及热后阴伤的表现；中期病情危重，临床表现为热陷心包、热入营血、热盛动风及亡阴亡阳之危象；晚期为中期危象经抢救过后，脾胃、气血及阴虚之象。

早期：

1. 风热犯肺证

（1）主症：恶寒发热，咳嗽气喘，气急口干，舌红苔白，脉浮数。

（2）治法：清宣肺气，透表解毒。

（3）方药：桑菊饮（《温病条辨》）。

1）组成与用法：桑叶、菊花各10 g，杏仁、连翘各12 g，薄荷、桔梗、甘草各6 g。水煎服，不宜久煎。

2）加减应用：若项肿咽痛者，加马勃、玄参；衄者，加白茅根、侧柏炭、栀子炭凉血止血。

2. 热邪壅肺证

（1）主症：发热汗出，或有寒战，咳嗽，胸痛，咳痰黄稠，喘急面红，口干口渴，或便秘溲赤，舌干苔黄，脉滑数。

（2）治法：清肺止嗽。

（3）方药：桑白皮散（《古今医统》）。

1）组成与用法：桑白皮（炒）、桔梗、川芎、薄荷、防风、黄芩、前胡、柴胡、紫苏、赤茯苓、枳壳、甘草各等份。上为粗末。每用21 g，加生姜3片，大枣1枚，用水300 mL，煎至210 mL，空腹时服。

2）加减应用：若热甚口渴，加生石膏、天花粉；大便干结者，加大黄。

3. 痰热壅肺证

（1）主症：咳嗽频作，咳痰黄稠或带血，气急喘憋，鼻翼煽动，但热不寒，口渴烦躁。舌红苔黄，脉滑数。

（2）治法：清宣肺热，化痰降逆。

（3）方药：麻杏石甘汤（《伤寒论》）合千金苇茎汤（《备急千金要方》）加减。

1）组成与用法：麻黄、川贝母、甘草、桔梗、前胡各 6 g，芦荟 20 g，石膏（先煎）、鱼腥草各 30 g，冬瓜仁、杏仁、黄芩、瓜蒌仁各 10 g。水煎服。

2）加减应用：若热甚者，加连翘 12 g，金银花、鱼腥草各 9 g；口渴甚者，加生地黄、沙参各 15 g，知母 12 g；痰多气急，可加葶苈子、枇杷叶；大便不通、咳喘胸闷者，可加紫苏子、炒葶苈子、桃仁、冬瓜仁；或痰黄黏稠者，可加浙贝母、瓜蒌、黄芩、半夏或用鲜竹沥兑服。

4. 郁热犯肺证

（1）主症：发热恶寒，或寒热往来，汗出不畅，咳嗽气喘，口苦咽干，烦热喜呕，胸胁满闷，舌红，苔黄，脉弦细或数。

（2）治法：疏利少阳，清宣肺气。

（3）方药：小柴胡汤（《伤寒论》）。

1）组成与用法：柴胡 24 g，甘草 6 g，黄芩、人参、半夏、生姜各 9 g，大枣 12 枚。水煎服。

2）加减应用：若初起恶寒、头身不适者，加荆芥、防风、蝉蜕、僵蚕；发热甚或大便干结者，加生石膏、知母、大黄、厚朴。

5. 肺热腑实证

（1）主症：身热，咳嗽气喘，咳吐黄痰，胸闷痰盛，大便干结，舌红苔黄，脉滑数有力。

（2）治法：清肺通腑。

（3）方药：宣白承气汤（《温病条辨》）。

1）组成与用法：生石膏 15 g，生大黄 9 g，杏仁粉 6 g，栝蒌皮 4.5 g。水煎服。

2）加减应用：若肺热甚者，加黄芩、半夏、蝉蜕、僵蚕；咳喘甚、胸脘痞满者，可加紫苏子、紫苏梗、陈皮、枳壳、炒莱菔子、炒葶苈子；发热甚，胸膈烦热、大便不通、小便黄赤者，可加柴胡、金银花、忍冬藤、丝瓜络。

中期：

1. 邪陷心包，热入营血证

（1）主症：咳喘气急，喉中痰鸣，伴高热不退，唇干舌燥，神昏谵语。舌红绛苔黄厚，脉细数。

（2）治法：清心开窍，解毒化痰。

（3）方药：安宫牛黄丸（《温病条辨》）。

1）组成与用法：牛黄、郁金、栀子、雄黄、黄芩、犀牛角（水牛角代）、黄连、朱砂各 30 g，冰片、麝香各 7.5 g，珍珠 15 g。以水牛角浓缩粉 50 g 替代犀牛角。以上 11 味，珍珠水飞或粉碎成极细粉，朱砂、雄黄分别水飞成极细粉；黄连、黄芩、栀子、郁金粉碎成细粉；将水牛角、牛黄浓缩粉及麝香、冰片研细，与上述粉末配研、过筛、混匀，加适量炼蜜制成大蜜丸。每服 1 丸，每日 1 次；小儿 3 岁以内每次 1/4 粒，4～6 岁每次 1/2 粒，每日 1 次；或遵医嘱。亦作散剂：按上法制得，每瓶 1.6 g。每服 1.6 g，每日 1 次；小儿 3 岁以内每次 0.4 g，4～6 岁每次 0.8 g，每日 1 次；或遵医嘱。

2）加减应用：据《温病条辨》，清宫汤煎汤送服本方，可加强清心解毒之力；温病初起，邪在肺卫，迅即逆传心包者，可用金银花、薄荷或银翘散加减煎汤送服本方，以增强清热透解作用；邪陷心包，兼有腑实，神昏舌短、大便秘结者，以安宫牛黄丸 2 粒化开，调生大黄末 9 g 内服，先服一半，不效再服；热闭症见脉虚，有内闭外脱之势者，急宜人参煎汤送服本方。

2. 热盛动风证

（1）主症：咳喘痰鸣，气促胸高，唇面青紫，高热神昏，烦躁狂乱，四肢抽搐，舌红绛，苔干黄燥，脉弦滑数。

（2）治法：清心开窍，凉肝息风。

（3）方药：紫雪丹（《外台秘要》）。

1）组成与用法：黄金 3.1 kg，寒水石、石膏、磁石、滑石各 1.5 kg，玄参、升麻各 500 g，青木香、羚羊角、犀牛角（水牛角）、沉香各 150 g，丁香 30 g，炙甘草 240 g。现代已不用黄金，先用石膏、寒水石、滑石、磁石砸成小块，加水煎煮 3 次。再将玄参、木香、沉香、升麻、甘草、丁香用石膏等煎液煎煮 3 次，合并煎液，滤过，滤液浓缩成膏，芒硝、硝石粉碎，兑入膏中，混匀，干燥，粉碎成中粉末或细粉；羚羊角锉成细粉；朱砂水飞成极细末；将水牛角浓缩粉、麝香研细，与上述粉末配研、过筛、混匀即得，每瓶装 1.5 g。口服，每次 1.5～3 g，每日 2 次；周岁小儿每次 0.3 g，5 岁以内小儿每增 1 岁，递增 0.3 g，每日 1 次；5 岁以上小儿酌情服用。

2）加减应用：若见气阴两伤者，宜以生脉散煎汤送服本方，或本方与生脉注射液同用，以防其内闭外脱。

3. 阴竭阳脱证

（1）主症：高热骤退，汗出肢冷，呼吸迫促，面色苍白，神昏不清或谵语。舌质暗淡，脉微欲绝。

（2）治法：益气固脱，回阳救逆。

（3）方药：参附汤（《正体类要》）合生脉散（《内外伤辨惑论》）加味。

1）组成与用法：人参（另炖）、麦冬、黄精各 10 g，五味子 4 g，生龙骨、牡蛎各 30 g（先煎），甘草 6 g。水煎服。

2）加减应用：若阴阳两衰之证，可用西洋参易人参。

晚期：

1. 肺胃阴虚证

（1）主症：咳嗽气促，动则乏力，低热不退或午后潮热，心烦失眠，纳呆。舌红苔黄，脉细数。

（2）治法：清养肺胃之阴。

（3）方药：沙参麦冬汤（《温病条辨》）。

1）组成与用法：沙参、麦冬各 9 g，玉竹 6 g，生甘草 3 g，冬桑叶、生白扁豆、生粉各 4.5 g。水煎服。

2）加减应用：若久热久咳者，加地骨皮。

2. 脾胃两虚证

（1）主症：眩晕，神疲，乏力，口干，大便时溏，舌淡红，苔薄脉弱。

（2）治法：健脾和胃。

（3）方药：香砂六君子汤加减（《古今名医方论》）。

1）组成与用法：太子参、山药各 15 g，焦白术、半夏各 10 g，茯苓 12 g，枳壳、陈皮、木香、砂仁、甘草各 6 g。水煎服。

2）加减应用：若心悸失眠者，加酸枣仁；兼畏寒肢冷、脘腹疼痛者，加干姜、附子。

【辨病论治】

1. 清宣金脏汤（《时病论》）。

组成与用法：牛蒡子、桔梗各 4.5 g，川贝母（去心）、杏仁（去皮、尖、研）各 6 g，马兜铃 3 g，陈瓜蒌壳、冬桑叶、枇杷叶（去毛，蜜炙）各 9 g。水煎服。若咯痰黄稠者，加黄芩、僵蚕各 10 g；痰少干咳为主者，加诃子 6 g，浮海石 15 g。

2. 复方清毒活瘀汤（《千家妙方》）。

组成与用法：千里光、鱼腥草、穿心莲各 30 g，白花蛇舌草 60 g，虎杖 21 g，黄芩、毛豆青根各 15 g，赤芍 18 g，当归尾、生地黄各 24 g，川芎、桃仁各 12 g，甘草 9 g。水煎服。若热伤津伤者，可选加麦冬、花粉、南北沙参、石斛；胸痛不适甚者，可选加郁金、延胡索；痰多黄稠者，可选加瓜蒌皮、冬瓜仁、桔梗；咳嗽喘息甚者，可选加桑白皮、葶苈子、杏仁、麻黄、射干；咳血痰者，选加白茅根、茜草炭；小便黄短赤者，可选加车前草、黄柏；气血亏虚者，可选加黄芪、党参。

【对症用方】

糖尿病并发肺炎所致咳嗽专方

（1）贝母汤（《普济本事方》）：

组成与用法：贝母（去心，姜制半日，焙）、黄芩（生，去皮）、干姜（生）、陈皮（去白）、五味子各 30 g，桑白皮（洗净，蜜炙黄）、半夏（汤洗 7 次）、柴胡（去苗，洗净）、桂心（不见火）各 15 g，木香、甘草（炙）各 7.5 g。上为粗末，每服 15 g，水 250 mL，杏仁 7 个，去皮尖，碎之，生姜 7 片，同煎至 180 mL，去滓热服。若久嗽不止者，可加百部、紫菀；痰稠难咯，可加桔梗、僵蚕。

（2）补母止嗽汤（《辨证录》）：

组成与用法：紫菀、甘草、人参、紫苏子、半夏各 3 g，陈皮 1 g，桔梗 6 g，麦冬、白术、茯苓各 15 g，肉桂 1.5 g。上为末，水煎服。若久咳胸腹疼痛者，加郁金、罂粟壳；咳则尿出者，加黄芪、益智仁。

（3）宁肺汤（《杨氏家藏方》）：

组成与用法：人参（去芦头）、白术、当归（去芦头，洗，焙）、熟干地黄、川芎、白芍药、甘草（炙）、麦冬（去火）、五味子、桑白皮、白茯苓（去皮）各 15 g，阿胶（蚌粉炒）30 g。上为粗末，每服 15 g，水 250 mL，生姜 5 片，同煎至 180 mL，去滓温服，不拘时候。若痰中带血者，加仙鹤草、白及；干咳无痰者，加天竺黄、百合、天冬；久咳声嘶者，加石菖蒲、木蝴蝶、诃子。

【专病成药】

1. 清开灵注射液（《中华人民共和国药典》）

处方组成：板蓝根，胆酸，黄芩苷，金银花，水牛角，珍珠母，栀子，猪去氧胆酸。

功能主治：清热解毒，化痰通络，醒神开窍。主治肺炎热病神昏。

用法用量：肌内注射：每日 2～4 mL；重症者静脉滴注：每日 20～40 mL，以 10％葡萄糖注射液 200 mL 或生理盐水注射液 100 mL 稀释后使用。

2. 双黄连滴注液（《中华人民共和国药典》）

处方组成：金银花，黄芩，连翘。

功能主治：清热解毒，轻宣风热。主治肺炎发热，咳嗽，咽痛。

用法用量：静脉滴注，每次每千克体重 10 mL，每日 1 次，或遵医嘱。

3. 消炎片（《中华人民共和国药典》）

处方组成：黄芩，蒲公英，野菊花，紫花地丁。

功能主治：抗菌消炎。主治肺炎。

用法用量：口服，每次 4～6 片，每日 3～4 次。

4. 复方蒲芩片（《中华人民共和国药典》）

处方组成：北豆根提取物，黄芩提取物，蒲公英提取物，三颗针提取物。

功能主治：清热消炎。主治肺炎。

用法用量：口服，每次 2～4 片，每日 3 次，饭后服用或遵医嘱。

5. 羚竺散（《中华人民共和国药典》）

处方组成：冰片，甘草，琥珀，黄连，僵蚕，桔梗，苦杏仁，莱菔子，羚羊角粉，平贝母，前胡，全蝎，桑白皮，水牛角浓缩粉，天竺黄。

功能主治：清热解毒，通宣理肺，化痰镇惊。主治肺炎热毒壅肺。

用法用量：口服，每次 1.5 g，每日 3 次；儿童酌减。

6. 小儿咳喘灵颗粒（《中华人民共和国药典》）

处方组成：板蓝根，甘草，瓜蒌，金银花，苦杏仁，麻黄，石膏。

功能主治：宣肺、清热、止咳、祛痰。主治肺炎。

用法用量：开水冲服，2岁以内每次1g，3～4岁每次1.5g，5～7岁每次2g，每日3～4次。

7. 炎热清胶囊（《中华人民共和国药典》）

处方组成：薄荷脑，黄芩，炎热清浸膏。

功能主治：解表清里，清热解毒。主治肺炎。

用法用量：口服，每次3粒，每日3次；重症者剂量加倍；儿童酌减；或遵医嘱。

【单方用药】

1. 黄芩煎　用法：酒黄芩60g水煎服，每8小时1次，疗程2周。功用：清热解毒。主治：消渴热甚口渴。（《单味中药疗法》）

2. 水竹叶　用法：鲜水竹叶250g或甘草50g，水煎服3次；也可制成浓缩液，每150mL含生药250mL，每日服用3次，每次50g，疗程1周。功用：清热生津。主治消渴口渴。（《单味中药疗法》）

3. 大蒜煎　用法：生大蒜6～9g，冷开水洗净，捣碎，冲入沸水60mL，浸泡1小时，去渣，分3次口服，以上为1岁小儿1日剂量，疗程7～18日。功用：消炎。主治消渴并发肺炎。（《单味中药疗法》）

二、肺结核

糖尿病并发肺结核另立章节专门介绍，在此不再赘述。

第二节　糖尿病并发泌尿系统感染

一、临床表现

（一）下泌尿道感染

下泌尿道感染包括尿道炎及膀胱炎，后者又可分为急性膀胱炎和复发性膀胱炎。单纯下泌尿道感染无明显的全身症状，常表现为尿频、尿痛、尿急、排尿不畅、夜尿、下腹部不适等膀胱刺激症状。复发性膀胱炎是女性出现的周期性膀胱炎症状。尿常规检查有脓尿、血尿，约$50\%\sim70\%$的下泌尿道感染患者可有菌尿。仅有膀胱刺激症状而无脓尿及菌尿者，称为尿道综合征或无菌性膀胱炎。

（二）肾盂肾炎

常合并有下泌尿道感染。分为急性肾盂肾炎、慢性肾盂肾炎和隐匿性肾盂肾炎。

急性肾盂肾炎起病急骤，可发生于各年龄组，但以女性最为多见。其临床表现可分为3个方面：

1. 全身表现　起病急骤，轻症患者全身症状可不明显；重者常有寒战或畏寒、体温达39℃以上的高热、全身不适、头痛、乏力、食欲减退，时有恶心、呕吐。如兼有上呼吸道炎症时，则类似感冒症状。

2. 泌尿系统症状　患者常有尿频、尿急、尿痛、膀胱区压痛等膀胱刺激征。在出现全身症状的同时或稍后，出现腰痛或向阴部下传的腹痛。体格检查有上输尿管点（腹直肌外缘平脐处）或肋腰点（腰大肌外缘与第十二肋骨交叉处）压痛，肾区叩痛阳性。

3. 尿变化　尿变化是肾盂肾炎的必有表现。尿色一般无改变，仅部分有脓尿、血尿者，尿色混浊，极少数可有肉眼血尿。尿残渣中白细胞增多，有时可见到白细胞管型。尿细菌培养和菌落计数可呈阳性。

慢性肾盂肾炎与急性肾盂肾炎相似，尤其在急性发作期时，全身症状可与急性一样剧烈。但慢性期的全身表现要轻得多，甚至无全身症状，可因肾缺血出现高血压，也可发生轻度水肿，若肾实质被严重破坏，则引起尿毒症。

隐匿肾盂肾炎，多发于老年糖尿病患者，尤其是女性，其临床表现呈隐匿状态，或仅有低热、易疲乏等全身症状，而无泌尿道感染的临床症状，但尿培养却发现在 10^5/mL 以上，又称无症状性细菌尿。必须及时治疗。

（三）坏死性肾乳头炎

临床以发热、血尿及尿中有坏死后肾乳头碎片、肾绞痛和迅速发展的氮质血症为特点。急性肾小管坏死见于糖尿病昏迷伴低血压、休克历时较久者。

本病属于中医的"淋病"、"肾虚腰痛"范畴，主因湿热之邪注于下焦膀胱，肾失开合，水道不利，而见尿频、尿急、尿痛等症，湿热久蕴则耗气伤津，加之消渴日久，肾气虚弱，故出现肾阴不足，脾肾两虚之证。

二、诊断要点

1. 已确诊为糖尿病的患者，出现前面所述的典型症状。

2. 症状性菌尿　凡有尿路刺激症状，同时存在下列一项指标者，诊断即可成立：①一次清洁中段尿培养菌落计数≥10^5/mL。②清洁中段尿不离心直接涂片找细菌，每高倍镜视野在 15 个以上，白细胞＞5 个。③清洁中段尿亚硝酸盐或 TTC 试验阳性，尿沉渣白细胞计数＞10 个。

3. 无症状性菌尿　无尿路刺激症状而尿菌阳性，必须符合下列一项指标才能确诊：①一次清洁中断尿培养菌落数≥10^5/mL，尿沉渣白细胞数每高倍镜视野＞10 个或 1 小时尿白细胞计数＞$4×10^5$；②连续两次清洁中段尿培养菌落数≥10^5/mL，且为同一菌种。

三、辨证论治

1. 膀胱湿热证

（1）主症：尿频、尿急、尿痛，畏寒发热，少腹胀痛，腰痛，苔黄腻，脉濡数或滑数。

（2）治法：清热解毒，利尿通淋。

（3）方药：八正散加减（《太平惠民和剂局方》）。

1）组成与用法：萹蓄、车前子（包煎）、滑石、金银花、连翘各 15 g，栀子、乌药、瞿麦各 10 g，木通、甘草梢各 5 g。水煎服。

2）加减应用：若兼便秘，可加大黄、蒲公英；有血尿，可加小蓟、生地黄、白茅根；小腹胀急，可加川楝子、青皮。

2. 肝胆湿热证

（1）主症：尿频而热，少腹疼痛，腰痛，伴寒热往来，心烦欲呕，不思饮食。舌红苔黄，脉弦数。

（2）治法：清利肝胆，通调水道。

（3）方药：龙胆泻肝汤（《医方集解》）。

1）组成与用法：龙胆、栀子、黄芩、当归、泽泻各 10 g，车前子 30 g（包煎），生地黄 15 g，川木通、柴胡、甘草梢各 5 g。水煎服。

2）加减应用：尿痛者可合六一散或导赤散同用；津液未伤者，去生地黄、当归。

3. 热移下焦证

（1）主症：心烦眠差，少腹胀满，小便频数，尿急尿痛，舌尖红，舌苔薄黄，脉细数。

（2）治法：清热通淋。

（3）方药：猪苓汤（《伤寒论》）。

1）组成与用法：猪苓、茯苓、泽泻、阿胶、滑石各 9 g。水煎服。

2）加减应用：若有血尿，加白茅根、地锦草、大蓟、小蓟；热重者，加土茯苓、石韦、蒲公英。

4. 热郁少阳证

（1）主症：寒热往来，胸脘痞满，恶心呕吐，小腹胀满，心烦，口苦，情志抑郁，头晕，咽干，尿道涩痛，大便干结，小腹胀，舌暗红，苔黄腻，脉弦细数。

（2）治法：清解郁热，疏利少阳。

（3）方药：四逆散（《伤寒论》）。

1）组成与用法：甘草、枳实、柴胡、芍药各 6 g。水煎服。

2）加减应用：若下腹胀痛者，加荔枝核、橘核各 15 g。

5. 肾阴不足，湿热留恋证

（1）主症：尿频而短，小便赤涩疼痛，欲出不尽，伴头晕耳鸣，腰膝酸软，咽干唇燥，或有低热。舌质偏红，苔薄，脉细弦而数。

（2）治法：滋阴益肾，清热降火。

（3）方药：知柏地黄丸（《医宗金鉴》）。

1）组成与用法：茯苓、石斛各 12 g，生地黄 15 g，牡丹皮、泽泻、山药、知母、黄柏、山茱萸各 10 g。水煎服。

2）加减应用：若石淋者，加海金沙、瞿麦、王不留行；精癃者，加穿山甲、王不留行、蒲公英。

6. 脾肾两虚，余邪未清

（1）主症：面浮足肿，小便频数，淋沥不尽，大便溏薄，腰膝酸软，纳呆腹胀，神疲乏力，头晕耳鸣。舌偏淡，脉细而无力。

（2）治法：健脾固肾，清热利湿。

（3）方药：参苓白术散（《太平惠民和剂局方》）。

1）组成与用法：茯苓、白扁豆、薏苡仁各 15 g，仙茅、淫羊藿、黄柏、党参、知母、当归、白术、山药各 10 g。水煎服。

2）加减应用：可根据细菌培养结果酌情选用具有抗菌作用的中草药，如具有广谱抗菌作用的药如大青叶、板蓝根、栀子、紫花地丁、七叶一枝花等；具有抗金黄色葡萄球菌和铜绿假单胞菌的药如半枝莲、地锦草、金银花、连翘、黄芩、海金砂等；具有抗大肠埃希菌的药如白花蛇舌草、四季青、鱼腥草、徐长卿、蒲公英、地榆等。

7. 肾阴阳两虚证

（1）主症：怕冷又怕热，腰膝酸痛，劳累后尿频、尿急、尿热、尿痛发作，舌胖，苔黄白相兼，脉沉细。

（2）治法：调补阴阳，兼以清热。

（3）方药：调补清肾汤（《糖尿病中西医综合治疗》）。

1）组成与用法：熟地黄、生地黄、黄柏、枸杞子、桂枝各 10 g，附子 6 g（先煎），生地榆、石韦、土茯苓、丹参各 30 g。水煎服。

2）加减应用：若劳累后尿频急失禁者，加人参、补骨脂、山药；口舌易生疮者，加牡丹皮、紫石英。

四、辨病论治

1. 猪苓公英汤（王映坤经验方）

组成与用法：猪苓、石韦、茯苓各 15 g，蒲公英 30 g，阿胶 6 g，生地黄 18 g，牛膝、泽泻各 12 g，滑石、淡竹叶各 10 g。水煎服。若阴虚明显者，加服六味地黄丸；虚热明显者，加服知柏地黄丸。

2. 冬虫七蓼汤（马洪钧经验方）

组成与用法：冬虫夏草 15 g，蓼实 10 g，三七 5 g。3 味药共为粗粉，纱布包封好，文火煎 1 小时，共取煎液 300 mL，每日 3 次，7 日为 1 个疗程。若气滞明显者，可加凤尾草 15 g，枳实 10 g。

3. 益气育阴通淋汤（黄笑芝经验方）。

组成与用法：黄芪 30 g，生地黄、牛膝、茯苓、车前子各 15 g，黄柏、泽泻、山茱萸、猪苓各

12 g，甘草 6 g。水煎服。若尿频、尿急、尿痛明显者，加栀子、蒲公英、木通；血尿者，加白茅根、小蓟；大便干结者，加大黄；发热者，加金银花、连翘、风眩者，加丹参、钩藤；肢体麻木者，加鸡血藤、桑寄生；视物模糊者，加枸杞子、菊花、薤仁。

4. 排毒汤（任平经验方）。

组成与用法：陈皮、桑白皮、大腹皮、生姜皮、蒲公英、白头翁、白花蛇舌草各 15 g，冬瓜皮 40 g，生大黄 5 g（后下），葫芦、茯苓皮、益母草各 30 g。水煎服。若有血尿者，加白茅根，茜草根；血压高者，加牛膝，钩藤（生下）；咽痛者，加连翘，青蒿；皮肤瘙痒者，加蝉蜕，防风；水肿甚者，加车前子，商陆。

五、对症论治

1. 糖尿病并发尿道感染所致尿道综合征

（1）知柏茅根汤（黄秀珍经验方）：组成与用法为知母 12 g，黄柏 10 g，金银花、白茅根、黄芪各 30 g，琥珀、甘草各 6 g。水煎服。

（2）知柏琥珀汤（《湖南中医药大学学报》，1993 年，第 4 期）：组成与用法为知母 12 g，黄柏 9 g，琥珀、金银花、白茅根各 15 g，黄芪 30 g，甘草 6 g。水煎服。

（3）淋痛灵（《中成药》，2000 年，第 11 期）：组成与用法为半枝莲、益母草各 20 g，当归、生地黄、赤芍、白芍、川牛膝、小蓟各 12 g，石韦 10 g，牡丹皮、黄柏各 9 g，丹参、山药、天花粉各 15 g。水煎服。若尿频、尿急、尿痛明显者，加瞿麦、白茅根；少腹坠胀者，加川楝子、乌药、延胡索；发热者，加柴胡、石膏、知母；伴咽喉肿痛者，加玄参、射干、金银花；女性伴外阴瘙痒者，加苦参、蛇床子、白鲜皮。

2. 糖尿病并发尿道感染脓尿专方

（1）解毒清肾汤（《中国糖尿病防治特色》）：组成与用法为藕节 15 g，金银花、连翘、石韦、小蓟各 30 g，生地黄 20 g，牡丹皮、生蒲黄、黄芩、栀子、生大黄各 10 g。水煎服。

（2）清热解毒汤（《中国糖尿病医案选》）：组成与用法为柴胡、黄柏、蒲公英、紫花地丁、生地黄各 15 g，金银花、连翘、石韦、白茅根各 30 g，生地黄 20 g，黄芩、生大黄（后下）各 10 g。水煎服。

（3）化瘀通淋汤（《山东中医杂志》，1997 年，第 5 期）：组成与用法为川芎、当归各 12 g，丹参、益母草、山药、天花粉各 15 g，生地黄、川牛膝、石韦各 10 g，半枝莲 20 g，牡丹皮、黄柏各 9 g。水煎服。若尿频、尿痛者，加瞿麦、忍冬藤、白茅根；少腹坠胀者，加川楝子、木香、乌药；发热者，加柴胡、知母、玄参；女性伴外阴瘙痒者，加苦参、地肤子。

3. 糖尿病并发尿道感染所致尿失禁专方

（1）益气清肾汤（《中国糖尿病防治特色》）：组成与用法为党参 20 g，牡丹皮、当归、芡实各 10 g，赤芍、川续断、金樱子各 15 g，生地黄、土茯苓、生黄芪、石韦各 30 g。水煎服。

（2）固涩汤（《中国糖尿病医案选》）：组成与用法为土茯苓、石韦、生地黄各 30 g，太子参、白术、泽泻、丹参、益母草各 15 g。水煎服。

【专病成药】

1. 复方石淋通片（《中华人民共和国卫生部药品标准》）

处方组成：广金钱草，海金沙，滑石粉，忍冬藤，石韦。

功能主治：清热利湿，通淋排石。主治淋证属肝胆膀胱湿热者。

用法用量：口服，每次 6 片，每日 3 次。

2. 复方石韦片（《中华人民共和国卫生部药品标准》）

处方组成：萹蓄，黄芪，苦参，石韦。

功能主治：清热燥湿，利尿通淋。主治淋证尿频，尿急，尿痛，下肢浮肿等症。

用法用量：口服，每次 5 片，每日 3 次，15 日为 1 个疗程，可连服两个疗程。

3. 金砂五淋丸（《中华人民共和国卫生部药品标准》）

处方组成：萹蓄，车前子，赤芍，大黄，当归，地黄，茯苓，关木通，海金沙，黄柏，黄芩，瞿麦，猪苓。

功能主治：清热，通淋。主治淋证小便浑浊，淋沥作痛。

用法用量：灯心草汤或温开水送服，每次 6 g，每日 2～3 次。

4. 热淋清胶囊（《中华人民共和国卫生部药品标准》）

处方组成：头花蓼。

功能主治：清热泻火，利水通淋。主治热淋。

用法用量：口服，每次 4～6 粒，每日 3 次。

5. 结石通茶（《中华人民共和国卫生部药品标准》）

处方组成：白茅根，车前草，茯苓，广金钱草，鸡骨草，金沙藤，石韦，玉米须。

功能主治：利尿消炎，通淋镇痛，止血化石。主治淋证淋沥浑浊，尿管灼痛。

用法用量：煎服或开水冲服，每次 1 袋，每日 1 次；重症者每日 2 次。

6. 肾炎安胶囊（《中华人民共和国卫生部药品标准》）

处方组成：山牡荆。

功能主治：清热解毒，利湿消肿。主治湿热蕴结之水肿，淋证。

用法用量：口服，每次 1～2 粒，每日 3～4 次。

7. 五淋化石丸（《中华人民共和国卫生部药品标准》）

处方组成：车前子，甘草，广金钱草，海金沙，琥珀，黄芪，鸡内金，沙牛，石韦，延胡索，泽泻。

功能主治：通淋利湿，化石止痛。主治淋证。

用法用量：口服，每次 5 丸，每日 3 次。

8. 三金片（《中华人民共和国卫生部药品标准》）

处方组成：菝葜，积雪草，金沙藤，金樱根，羊开口。

功能主治：清热解毒，利湿通淋，益肾。主治下焦湿热，热淋，小便短赤，淋沥涩痛；急、慢性肾盂肾炎，膀胱炎，尿路感染属肾虚湿热下注证者。

用法用量：口服，小片每次 5 片，大片每次 3 片，每日 3～4 次。

9. 肾舒颗粒（《中华人民共和国卫生部药品标准》）

处方组成：白花蛇舌草，萹蓄，大青叶，淡竹叶，地黄，茯苓，甘草，海金沙藤，黄柏，瞿麦。

功能主治：清热解毒，利水通淋。主治热淋。

用法用量：开水冲服，每次 30 g，每日 3 次；小儿酌减或遵医嘱。

10. 泌尿宁颗粒（《中华人民共和国卫生部药品标准》）

处方组成：白芷，萹蓄，柴胡，甘草，黄柏，茼麻子，桑寄生，五味子，续断。

功能主治：清热通淋，利尿止痛，补肾固本。主治热淋，小便赤涩热痛。

用法用量：开水冲服，每次 12 g，每日 3 次；小儿酌减。

【单方用药】

1. 苦参　用法：苦参 30 g，水煎，分 3 次口服。功能：利尿。主治湿热蕴结，小便不利、灼热涩痛证。（《单味中药疗法》）

2. 山楂　用法：山楂 90 g，每日 1 剂，水煎，分次服用，连服 7 日。功用：活血散瘀。主治消渴血瘀证。（《单味中药疗法》）

3. 珍珠草　用法：珍珠草全草洗净放阴凉处阴干，取 30～60 g，加大枣 6 枚，水煎 2 次，初煎液 1 次空服，再煎液代茶频饮，每日 1 剂。功用：平肝清热，利水解毒。主治消渴肾炎水肿，尿路感染。（《单味中药疗法》）

4. 川楝子汤　用法：川楝子 20～30 g，将川楝子砸碎，水煎 2 次，2 次煎液混合，早晚分服。功用：行气止痛。主治消渴气滞。（《浙江中医杂志》，1988 年 12 月）

第三节　糖尿病并发胆道系统感染

糖尿病合并胆道系统感染以急性胆囊炎和慢性胆囊炎为多见。糖尿病合并胆道系统感染属中医"胁痛"、"黄疸"、"结胸"范畴。中医认为其发病常因消渴病日久，燥热耗气伤阴，脾失健运，内蕴湿热影响肝的疏泄和胆的中清、通降而发病。

【诊断要点】

1. 急性胆囊炎的诊断依据

（1）有糖尿病病史。

（2）出现右上腹急性疼痛伴发热、恶心、呕吐。体检右上腹压痛，血中白细胞计数增高，超声有胆囊壁水肿。

（3）如有胆绞痛史者，可明确诊断为该病。

2. 慢性胆囊炎的诊断依据

（1）有糖尿病病史。

（2）出现前述临床症状者。

（3）口服胆囊造影时，显影甚淡。除外肝病和吸收不良后，可诊断本病。

（4）如造影正常，又未见结石则可除外本病。

（5）如胆囊不显影，提示有胆囊管阻塞者，在除外其他疾病后，可诊断为本病。

【辨证论治】

1. 湿热内结证

（1）主症：右胁下胀痛，痛引肩背，寒热往来，胸脘痞满，恶心呕吐，大便不调，尿黄，厌食油腻，或兼身目黄疸，舌偏红，苔黄腻，脉弦滑数。

（2）治法：清热利湿。

（3）方药：大柴胡汤加减（《糖尿病中西综合治疗》）。

1）组成与用法：柴胡、炒栀子、黄芩、郁金、枳壳、枳实、大黄各 10 g，芒硝 6 g，茵陈蒿、金钱草各 30 g，白芍、虎杖各 15 g。水煎服。

2）加减应用：若舌质紫暗，加丹参、桃仁各 12 g；胁痛较甚，加川楝子 10 g，延胡索 15 g。

2. 肝胆气郁证

（1）主症：右胁胀满疼痛，连及后背，疼痛每因情绪波动而增减，胸闷不舒，嗳气频作，口苦咽干，无明显寒热，无黄疸，舌苔薄白或薄黄，脉弦。

（2）治法：疏肝利胆。

（3）方药：柴胡疏肝散（《景岳全书》）。

1）组成与用法：陈皮、柴胡各 6 g，川芎、香附、枳壳、芍药各 5 g，甘草 3 g。水煎服。

2）加减应用：若胁痛呕恶者，加旋覆花、半夏、生姜；胃燥热，大便不通，腹胀满者，加大黄 6 g。

3. 寒湿内结证

（1）主症：胁下偏痛，痛引肩背，畏寒，或有发热，腹痛，喜温，四肢畏寒，小便清白，大便秘结，舌淡暗，苔白腻，脉沉弦滑。

（2）治法：散寒破结。

（3）方药：大黄附子汤（《金匮要略》）。

1）组成与用法：大黄、附子各 9 g，细辛 3 g。水煎服。

2）加减应用：若有胆石症而胁下偏痛者，可加鸡内金、金钱草；黄疸明显者，可加用茵陈、虎杖。

4. 脾虚肝郁证

（1）主症：右胁隐痛，胀满不舒，嗳气频作，腹胀纳呆，恶心呕吐，口苦黏腻，倦怠乏力，大便溏，苔腻，脉沉细无力。

（2）治法：健脾疏肝。

（3）方药：香砂六君子汤（《古今名医方论》）合四逆散（《伤寒论》）。

组成与用法：人参、陈皮、半夏、砂仁、甘草、木香各 6 g，枳实、柴胡、白术、茯苓、芍药各 9 g。水煎服。

5. 肝阴不足证

（1）主症：胁部隐痛、绵绵不休、遇劳加剧，口干咽燥，心中烦热，头晕目眩，舌红少苔，脉细弦。

（2）治法：养阴柔肝。

（3）方药：一贯煎（《续名医类案》）。

1）组成与用法：北沙参、麦冬、当归身各 9 g，生地黄 18～30 g，枸杞子 9～18 g，川楝子 4.5 g。水煎服。

2）加减应用：若心悸失眠，加酸枣仁、合欢皮、首乌藤；头目眩晕者，加女贞子、桑椹子、墨旱莲。

【辨病论治】

1. 大柴胡汤加减（《中国糖尿病防治特色》）

组成与用法：柴胡、炒栀子、黄芩、郁金、枳壳、枳实、大黄各 10 g，芒硝 6 g，茵陈、金钱草各 30 g，白芍、虎杖各 15 g。水煎服。

2. 疏肝利胆方（《中国糖尿病防治特色》）

组成与用法：金钱草 30 g，白芍 12 g，柴胡、枳壳、枳实、香附、川芎、川楝子、黄芩、延胡索、郁金、木香、青皮各 10 g。水煎服。

3. 疏肝健脾方（《中国糖尿病防治特色》）

组成与用法：党参 15 g，鸡内金、郁金、木香、陈皮、半夏、砂仁各 10 g，金钱草 30 g，白术、茯苓、海金沙各 12 g。水煎服。

4. 生生丹（胡青山经验方）

组成与用法：青黛 4 份，天花粉 3 份，牛黄 1 份，芦荟 2 份。按比例共为细末，制成水丸，每日服 3 丸，分 2 次口服。

【对症论治】

1. 糖尿病并发胆结石胆囊炎专方

（1）二金利胆汤（《浙江中医杂志》，1992 年，第 6 期）：组成与用法为柴胡 9 g，海金沙 12 g，大黄 6 g，郁金、金钱草、鸡内金、威灵仙各 15 g。水煎服。

（2）加味五金汤（俞慎初经验方）：组成与用法为金钱草 30 g，鸡内金、川楝子、川郁金各 10 g，海金沙、玉米须各 15 g。水煎服。若胆石症者，加枳壳、朴根各 6 g；玄明粉 12 g（后入）；大便通者，减去玄明粉。

（3）胆道残石汤（朱培庭经验方）：组成与用法为陈皮 4.5 g，鸡内金 10 片（研末吞），枳壳、木香各 9 g，茵陈 12～15 g，虎杖 12～15 g，生大黄 3～9 g，玄明粉 6～9 g，生山楂 9～12 g。水煎服。

2. 糖尿病并发胆道蛔虫胆囊炎专方

（1）胆蛔汤（李明富经验方）：组成与用法为茵陈 30 g，郁金、白芍、枳壳各 12 g，木香、甘草各 9 g，乌梅 15～20 g，川椒 3～6 g。水煎服。

（2）乌梅丸（《伤寒论》）：组成与用法为干姜 300 g，乌梅、黄连各 480 g，蜀椒、当归各 120 g，附子、桂枝、人参、细辛、黄柏各 180 g。乌梅用 50％醋浸一宿，去核打烂，和余药打匀，烘干或晒干，研末，加蜜制丸，每服 9 g，每日 1～3 次，空腹温开水送下。亦可水煎服，用量按原方比例酌减。若热象明显者，去附子、蜀椒、干姜、桂枝，加胡黄连 48g，槟榔 40g。

【专病成药】

1. 胆石通胶囊（《中华人民共和国卫生部药品标准》）

处方组成：柴胡，大黄，鹅胆干膏粉，广金钱草，黄芩，绵茵陈，蒲公英，水线草，溪黄草，枳壳。

功能主治：清热利湿，利胆排石。主治胆囊炎属肝胆湿热证者。

用法用量：口服，每次 4～6 粒，每日 3 次。

2. 排石利胆颗粒（《中华人民共和国卫生部药品标准》）

处方组成：柴胡，赤芍，大黄，金钱草，龙胆，芒硝，蒲公英，五灵脂，茵陈，郁金。

功能主治：疏肝理气，利胆排石。主治胆囊炎。

用法用量：开水冲服，每次 20 g，每日 2 次。

3. 清热利胆颗粒（《中华人民共和国卫生部药品标准》）

处方组成：凤尾草，荷包草，连钱草，紫花地丁。

功能主治：清热利湿，消炎利胆。主治胆囊炎。

用法用量：口服，每次 15 g，每日 3 次。

4. 利胆止痛片（《中华人民共和国卫生部药品标准》）

处方组成：板蓝根，苍术，柴胡，赤芍，川楝子，甘草，姜黄，蒲公英，仙鹤草，延胡索，茵陈，枳壳。

功能主治：清热利胆，理气止痛。主治胆囊炎肝胆湿热所致有胁痛，黄疸。

用法用量：口服，每次 6 片，每日 3 次。

5. 舒胆胶囊（《中华人民共和国卫生部药品标准》）

处方组成：薄荷脑，柴胡，大黄，黄芩，金钱草，木香，延胡索，茵陈，栀子，枳实。

功能主治：疏肝利胆止痛，清热解毒排石。主治胆囊炎。

用法用量：口服，每次 4 粒，每日 4 次。

6. 舒胆片（《中华人民共和国卫生部药品标准》）

处方组成：大黄，厚朴，虎杖，芒硝，木香，茵陈，郁金，栀子，枳壳。

功能主治：清热化湿，利胆排石，行气止痛。主治胆囊炎肝胆湿热，黄疸胁痛，发热口苦，尿赤便燥。

用法用量：口服，每次 5～6 片，每日 3 次；小儿酌减，或遵医嘱。

7. 舒肝益脾颗粒（《中华人民共和国卫生部药品标准》）

处方组成：茯苓，黄芪，蒲公英，山楂，五味子，茵陈。

功能主治：清化湿热，疏肝利胆，解毒退黄，健脾和胃。主治胆囊炎症见脾胃虚弱，体倦乏力，胁腹胀痛，胃纳欠佳者。

用法用量：口服，每次 10 g，每日 3 次。

8. 茵山莲颗粒（《中华人民共和国卫生部药品标准》）

处方组成：板蓝根，半枝莲，甘草，五味子，茵陈，栀子。

功能主治：清热解毒利湿。主治胆囊炎湿热蕴毒之症者。

用法用量：开水冲服，每次 3～9 g，每日 2 次；或遵医嘱。

9. 乌军治胆片（《中华人民共和国卫生部药品标准》）

处方组成：槟榔，大黄，佛手，甘草，姜黄，牛膝，威灵仙，乌梅，栀子，枳实。

功能主治：疏肝解郁，清里泄热，理气止痛。主治胆囊炎属肝胆湿热证者。

用法用量：口服，每次 4 片，每日 3 次。

【单方用药】

1. 金钱草　用法：金钱草 60 g，水煎服，每日服 3 次。功用：利尿清热。主治消渴湿热蕴结。（《单味中药疗法》）

2. 茵陈　用法：茵陈 30 g，水煎服，每日 1 剂，连服 15 日。功用：清热利胆。主治胆囊炎。（《单味中药疗法》）

3. 蒲公英　用法：鲜品蒲公英 250 g，每日煎服 1 次，连服 10 余次。功用：清热解毒。主治消渴并发胆囊炎。（《单味中药疗法》）

4. 乌梅　用法：干乌梅 500 g 用曲醋 1000 mL 浸泡 24 小时，10～20 mL/次，每日服 3 次（儿童酌减）。功用：生津。主治消渴烦闷。（《单味中药疗法》）

5. 胆豆丸　用法：猪胆（连同胆汁）10 个，绿豆 250 g，甘草 50 g。将绿豆分别装入猪胆中，用线缝紧，洗净猪胆处污物，放入锅内蒸约 2 小时，取出捣烂，再用甘草煎汁混合为丸，烤干备用。每日早、中、晚各服 10 g，10 日为 1 个疗程。功用：清热利胆。主治胆囊炎。（《四川中医》，1990 年 11 月）

第四节　糖尿病并发皮肤感染

糖尿病患者易并发各种皮肤感染，如由细菌感染引起的疖，由真菌感染引起的癣以及由病毒感染引起的带状疱疹等。细菌和真菌感染性疾病更常见，其发病率比非糖尿病者为高。其发病与患者免疫功能低下，菌群平衡失调，有利于致病菌生长繁殖有关。

细菌性皮肤感染属中医的"痈"、"疖"，常因恣食生冷，或膏粱厚味，或嗜酒及辛辣之品，使脾胃受损，湿热内生，火毒结聚及禀赋不足，外感风热之邪或暑热湿毒，使气血凝滞而成。真菌感染性皮肤病属中医"癣"，多因风湿热虫之邪外受，接触染毒而成。

【诊断要点】

1. 诊断明确的糖尿病患者。

2. 细菌感染性皮肤病毛囊炎、疖、疖病、痈的诊断，主要依据其临床表现，必要时做脓液的细菌培养和药敏试验。

（1）毛囊炎：初期为粟粒样大丘疹，逐渐形成小脓疱，大多分批出现，互不融合，自觉痒痛。脓疱可排出少量脓血，脓疱约经过 5～7 日后可吸收。主要发生于头部、四肢、腹部、阴部等处。

（2）疖与疖病：本病可发生于任何有毛囊的皮肤区，但以头面部、颈、胸部和臀部等易受摩擦部位多见。以夏秋季较多见。初起米粒大小的疼痛性红色丘疹，触之疼痛，以后病损逐渐扩大成半球形暗红色结节，自觉疼痛及有压痛，附近淋巴结肿大，可有全身不适感。数日后结节中心部软化，触之有波动感，顶部可出现黄白色脓头，其基底部仍有硬结。脓肿形成后多自行溃破，排出坏死组织及脓液，疼痛随即减轻，红肿逐渐消退，1 周左右伤口愈合而留有瘢痕。

（3）痈：多见于青壮年和老年体胖者，或有贫血者。男女均可发病。初起无头、红肿明显、烧灼样疼痛，疼痛剧烈，以后溃烂呈蜂窝状，常伴有头痛、发热、寒战等全身症状出现。皮损局部为一片隆起的绛红色炎症浸润区，质地坚硬，伴水肿，与正常组织界限不清。皮损中央的表面有多个脓栓，破溃后呈蜂窝状。以后中央部逐渐坏死、溃烂、溶解，塌陷如"火山口"状，内有脓液和坏死组织，疼痛剧烈，局部淋巴结肿大。

3. 真菌性感染性皮肤病的诊断依据临床表现和实验室诊断。手足癣、体癣、白假丝酵母菌病很容易通过镜检发现菌丝和孢子，甲癣可通过镜检、培养和病理进行诊断。

（1）手足癣：①水疱型。初起为成群或散在的针头大水疱，不易破裂，干燥生疱顶表皮脱落，形成环状鳞屑，新的损害陆续出现，互相融合，形成多环状。边缘较清楚，皮损多见于手掌面、足缘、跗部及指（趾）侧旁部位。②鳞屑角化型。脱屑，角质增厚，皮肤粗糙干燥，皮损主要发生在手掌、足跟部等，裂口深者可引起疼痛及继发感染。③浸渍型。指（趾）间皮肤浸渍发白，常因剧痒搔抓摩擦后而引起表皮擦烂，露出潮红糜烂面，可引起淋巴管炎、丹毒等继发感染。④体癣型。常以鳞屑角化型、水疱型发展而来，呈弥漫或环状皮损，常与手掌足跖或足缘的皮损相毗连，也可完全融合为一环状。

（2）体癣：皮疹好发于颜面、颈部，亦可发生于躯干四肢等处。为圆形或钱币形红斑，指盖至各种钱币大，数目不定，病灶中央常自愈，周边稍隆起，呈活动性，有炎性丘疹、水疱、痂皮、鳞屑等，可形成环形，有时亦可互相融合或多环形或损害中央发生新疹而形成同心环形。自觉剧痒。

【辨证论治】

1. 热毒壅结证

（1）主症：皮肤痈疽，红肿热痛，或有疖肿，时起时伏，或有恶寒，发热，烦渴欲饮，大便干结，小便黄赤，舌质暗红，苔黄，脉滑数。

（2）治法：清热解毒。

（3）方药：五味消毒饮（《医宗金鉴》）。

1）组成与用法：金银花 20 g，野菊花、蒲公英、紫花地丁、紫背天葵子各 15 g。水煎服。

2）加减应用：若大便干结者，加大黄、芒硝；脓成水溃者，加皂角刺、穿山甲；走黄内陷者，加大黄、栀子。

2. 湿热郁结证

（1）主症：皮肤瘙痒，灼热疼痛，或皮肤溃疡，流水，久不合口，大便不爽，尿赤，舌红，舌苔黄腻，脉数。

（2）治法：清热祛湿。

（3）方药：萆薢分清饮（《医学心悟》）。

1）组成与用法：黄柏、石菖蒲各 3 g，茯苓、白术各 6 g，莲子心 4 g，川萆薢、丹参、车前子各 9 g。水煎服。

2）加减应用：若大便不爽者，加大黄；尿浊疼痛者，加川楝子、蒲黄。

3. 阴虚邪恋证

（1）主症：局部疮形平坦，疮色紫黯，脓溃迟缓，溃后脓稀，带有血性脓水，乏力，口干口渴，形体消瘦，舌红苔少，脉细数。

（2）治法：滋阴解毒。

（3）方药：解毒养阴汤（《中国糖尿病防治特色》）。

1）组成与用法：西洋参 3～10 g（另煎兑服），南沙参 15～30 g，北沙参 15～30 g，石斛 15～30 g，玉竹、生地黄、太子参、生黄芪、丹参各 15 g，玄参、金银花、蒲公英各 30 g，麦冬 10 g。水煎服。

2）加减应用：若热毒壅盛者，加紫花地丁、栀子、生大黄；疮色紫暗者，加鸡血藤、川牛膝、牡丹皮；肿胀明显者，加白术、茯苓、陈皮。

4. 气血两虚证

（1）主症：疮形散漫，化脓迟缓，溃后脓腐难脱，脓水清稀，或疮口久不愈合，肉芽组织生长迟缓，神疲乏力，食纳不佳，舌苔白腻，脉虚弱无力。

（2）治法：益气养血托毒。

（3）方药：内托生肌散。

1）组成与用法：天花粉 15 g，炙黄芪、党参各 30 g，生甘草、白芍、当归、川芎各 9 g，熟地黄、陈皮、白术各 10 g。水煎服。

2）加减应用：若毒热未尽，加金银花、蒲公英；疮面清洁，毒热已尽，可单用甘乳膏加生肌散。

5. 毒热炽盛，气营两燔证

（1）主症：高热烦渴，心烦不眠，时有谵语，大便干结，局部红肿热痛或溃后脓水淋沥，舌绛而干，脉细数。

（2）治法：清营解毒。

（3）方药：解毒凉血汤（《中国糖尿病防治特色》）。

1）组成与用法：犀角粉（水牛角粉 10～30 g 代）3 g，生地黄炭 20 g，莲子心、紫花地丁各 15 g，白茅根、天花粉、金银花炭各 30 g，重楼 12 g，生栀子、川黄连各 10 g，生石膏 60 g。水煎服。

2）加减应用：若营血耗伤者，加生地黄、牡丹皮、赤芍；营气两伤者，更加玄参、石斛、玉竹；腑实内结者，加生大黄、草决明、火麻仁。

【辨病论治】

1. 黄连解毒汤加减（戚克勤经验方）

组成与用法：金银花、连翘、野菊花、蒲公英、天花粉各 30 g，栀子、黄连、当归、白芷、赤芍、紫花地丁各 15 g，生地黄 20 g。水煎服。若脓肿已成，加黄芪 30 g，白芍、党参、桔梗、穿山甲、皂角刺各 15 g；便秘者，加大黄 15 g（后下）；口渴，加石膏 30 g；疼痛者，加乳香、没药各 10 g。

2. 加减清热解毒降糖汤（董巧玲经验方）

组成与用法：蒲公英 20 g，牡丹皮、黄连、连翘、金银花、苍术各 15 g，生黄芪 50 g，山药、玄参各 25 g，丹参、生地黄、天花粉各 30 g。水煎服。常配合苦柳灵仙汤外洗：苦参、水杨柳各 30 g，威灵仙、生大黄、朴硝（冲）各 15 g。每日 1 次。

3. 银翘解毒汤（曹恩溥经验方）

组成与用法：生黄芪 30 g，金银花、生地黄、赤芍、皂角刺、天花粉、地骨皮、生大黄、白芍、党参、白术、银柴胡、连翘各 10 g，紫花地丁、蒲公英各 20 g，生甘草 6 g。水煎服。若有热象者，去党参、黄芪、白术；溃破流脓者，去皂角刺、天花粉。大黄不可去。

4. 八珍汤加减（戚克勤经验方）

组成与用法：人参、白术、茯苓、当归、川芎、陈皮各 15 g，甘草 10 g，生地黄、白芍、金银花、连翘各 20 g，石斛 25 g，黄芪 50 g。水煎服。若脓成未溃者，加穿山甲、皂角刺、白芷；疼痛难忍者，加乳香、没药、延胡索；发热失眠者，加首乌藤、炒栀子、生石膏。

5. 活血解毒降糖汤（廖喜燕经验方）

组成与用法：穿山甲 5 g，金银花、玄参、鸡血藤、白花蛇舌草各 15 g，当归、赤芍、野菊花、桑枝、丹参各 10 g，人中黄 7 g。水煎服。若口渴多饮，加天花粉、石斛、玉竹、黄精；多食易饥，加生石膏、黄连；视物模糊，加女贞子、甘菊花；头晕头痛者，加天麻、钩藤、川芎；体倦苔腻者，加苍术、佩兰、薏苡仁；上肢病变加姜黄、秦艽、金银花藤；下肢病变加牛膝、木瓜、首乌藤。

6. 雄黄散（曹恩溥经验方）

组成与用法：雄黄，冰片，蝉蜕，蜈蚣，全蝎，五倍子，穿山甲，麝香。上药共研粉末，敷于痈疽部位，每日换药 1 次。常配合五虫胶囊（李毅经验方）：蚕蛹、僵蚕、蛤蚧、水蛭、乌梢蛇、全蝎按 3∶2∶1∶1∶1∶1 比例配制，共研末装胶囊，每次 10 g，另取蚕茧壳 30 g 煎汤，送胶囊另服，每日 3 次。（《上海中医药杂志》，1998 年，第 8 期）

7. 加味五味消毒散（王雪经验方）

组成与用法：瓜蒌根、金银花、连翘、野菊花、蒲公英、紫花地丁、紫背天葵子、赤芍各 15 g，半枝莲、牡丹皮、栀子、当归、浙贝母、白芷各 10 g，制乳香、制没药、甘草各 6 g。水煎服。若痈疽溃破者，去天葵子、浙贝母、白芷，加太子参、沙参、玄参；难于收口者，加黄芪、党参、白术。

8. 四五解毒汤（海志刚经验方）

组成与用法：金银花 50 g，蒲公英、天花粉、玄参、野菊花各 30 g，生黄芪 40 g，连翘、紫花地丁、赤芍各 20 g，当归、牡丹皮各 15 g，甘草 6 g。水煎服。若脓肿尚未形成者，配合外敷如意金黄散；已形成脓肿，按之应指者，给予脓肿切开引流。

【对症论治】

1. 糖尿病并发皮肤感染败血症专方

（1）解毒凉血汤（《中国糖尿病防治特色》）：组成与用法为犀角粉（水牛角 30 g 代）3 g，生地黄炭 20 g，金银花炭、白茅根、天花粉各 30 g，紫花地丁、莲子心各 15 g，重楼 12 g，生栀子、川黄连各 10 g，生石膏 60 g。水煎服。用于糖尿病并发败血症，证属毒热炽盛，耗血动血者。

（2）重楼马勃汤（《福建中医药》，1986 年，第 4 期）：组成与用法为重楼 30 g，羌活、独活各 9 g，防风、荆芥、僵蚕、全蝎各 6 g，玄参、马勃、赤芍、紫草各 12 g，甘草 3 g。水煎服。用于糖尿病右颊部痈，证属疔疮走黄，风毒上犯清阳者。

（3）解毒清膏汤（《中国糖尿病防治特色》）：组成与用法为金银花、蒲公英、白茅根 30 g，生玳瑁 10～15 g，生地黄、赤芍、连翘、绿豆衣各 15 g，黄连 6 g，牡丹皮、生栀子各 10 g，茜草根、莲子心各 12 g。水煎服。用于糖尿病并发败血症，证属毒热炽盛，气营两燔者。

2. 糖尿病并发蜂窝织炎专方

（1）银黄羚羊角汤（《中医杂志》，1987 年，第 4 期）：组成与用法为黄芩、牛蒡子、桔梗、金银花、大黄、当归各 15 g，黄连、柴胡、僵蚕、桃仁、红花各 12 g，羚羊角粉（冲）1～2 g，玄参 45 g，板蓝根、连翘、丹参各 30 g，升麻 10 g，马勃 9 g（包），甘草 6 g。水煎服。用于糖尿病并发急性化脓性蜂窝织炎，证属积热酿毒，气血阻滞者。

（2）黄芪天葵汤（《湖南中医杂志》，2001 年，第 5 期）：组成与用法为黄芪 20 g，生地黄 15 g，金银花、菊花、紫花地丁、天葵子、荆芥各 10 g。水煎服。用于糖尿病背痈。若口渴者，加知母、石斛各 10 g，天花粉 15 g；血瘀者，加丹参 15 g，乳香、没药各 10 g。并配合局部清创。

【专病成药】

1. 复方公英片（《中华人民共和国卫生部药品标准》）

处方组成：板蓝根，蒲公英。

功能主治：清热解毒。主治疮疖，肿毒。

用法用量：口服，每次 6～8 片，每日 3 次。

2. 牛黄消炎片（《中华人民共和国卫生部药品标准》）

处方组成：蟾酥，大黄，牛黄，青黛，天花粉，雄黄，珍珠母。

功能主治：清热解毒，消肿止痛。主治疔，痈，疮疖。

用法用量：口服，每次 1 片，每日 3 次；小儿酌减；外用研末调敷患处。

3. 疮炎灵软膏（《中华人民共和国卫生部药品标准》）

处方组成：芙蓉叶。

功能主治：排脓活血，消肿解毒。主治疮疖。

用法用量：外用，每日涂敷患处 1 次。

4. 田七花叶颗粒（《中华人民共和国卫生部药品标准》）

处方组成：三七花，三七茎。

功能主治：清热凉血。主治血热引起的疮疖。

用法用量：开水冲服，每次 1 袋，每日 3～5 次。

5. 连翘败毒片（《中华人民共和国卫生部药品标准》）

处方组成：白鲜皮，白芷，蝉蜕，赤芍，大黄，防风，甘草，关木通，黄芩，金银花，桔梗，连翘，蒲公英，天花粉，玄参，浙贝母，栀子，紫花地丁。

功能主治：清热解毒，消肿止痛。主治疮疖溃烂，灼热发热，流脓流水，丹毒疮疹，疥癣瘙痒。

用法用量：口服，每次 4 片，每日 2 次。

6. 芩连片（《中华人民共和国卫生部药品标准》）

处方组成：赤芍，甘草，黄柏，黄连，黄芩，连翘。

功能主治：清热解毒，消肿止痛。主治脏腑蕴热，疮疖肿痛。

用法用量：口服，每次 4 片，每日 2～3 次。

7. 消炎退热颗粒（《中华人民共和国卫生部药品标准》）

处方组成：大青叶，甘草，蒲公英，紫花地丁。

功能主治：清热解毒，凉血消肿。主治各种疮疖肿痛。

用法用量：开水冲服，每次 10 g，每日 4 次。

8. 清血内消丸（《中华人民共和国卫生部药品标准》）

处方组成：薄荷，赤芍，大黄，甘草，关木通，黄柏，黄芩，金银花，桔梗，瞿麦，连翘，没药，蒲公英，拳参，乳香，雄黄，玄参，玄明粉，栀子。

功能主治：清热祛湿，消肿败毒。主治脏腑积热，风湿毒热引起的疮疡初起，痈疡不休。

用法用量：口服，每次 6 g，每日 3 次。

9. 如意金黄散（《中华人民共和国药典》）

处方组成：白芷，苍术，陈皮，大黄，甘草，厚朴，黄柏，姜黄，生天南星，天花粉。

功能主治：消肿止痛。主治疮疡肿痛。

用法用量：外用，红肿，烦热，疼痛，用清茶调敷；漫肿无头，用醋或葱酒调敷，亦可用植物油调敷；每日数次。

10. 黄柏胶囊（《中华人民共和国卫生部药品标准》）

处方组成：黄柏。

功能主治：清热燥湿，泻火除蒸，解毒疗疮。主治疮疡肿毒。

用法用量：口服：每次 3～4 粒，每日 3～4 次。

11. 泻毒散（《中华人民共和国药典》）

处方组成：大黄，黄连，黄芩。

功能主治：泻火解毒。主治疮疡肿毒。

用法用量：外用适量。

【单方用药】

1. 茶叶外敷方　用法：取茶叶 15 g，用开水 200 mL 浸泡，茶水凉后待用。每日洗敷 1 次，重者每日洗敷 2 次。功用：清热利尿。主治消渴并发疮疡。（邱潇娴经验法）

2. 三豆饮　用法：金银花 15 g，生甘草 6 g，红豆、黑豆、绿豆各 12 g。功用：清热滋阴。主治消渴身起疮疖。（杨友鹤经验法）

3. 忍冬丸泥　用法：以米酒放瓶内浸，以塘火煨 1 宿，取出晒干，入甘草少许为末，即以所浸酒为糊，丸如梧子大，每服 50～100 丸，酒饮任下，不拘时。功用：利尿消痈。主治渴疾愈，须预防发痈疽。（《世医得效方》）

4. 黄芪煎　用法：适量煎服。功用：益气托疮。主治消渴欲发疮，或病痈疽而后渴。（《古今图书集成医部全录》）

第五节　糖尿病并发牙周感染

糖尿病引起牙槽骨质疏松、牙槽嵴吸收造成牙齿松动，加之患者口腔防护功能下降，易诱发牙周感染，形成牙周炎。有时因糖尿病抵抗力下降，局部感染加剧，炎症肿胀形成脓肿，称为糖尿病牙周脓肿。晚期牙周、牙龈萎缩，牙齿更加松动，影响咀嚼功能。

【诊断要点】

1. 糖尿病患者，牙龈充血、肿胀，易出血，自觉牙齿或牙龈疼痛不适，形成糖尿病牙龈炎和牙周炎。

2. 牙石形成、牙龈萎缩、牙齿松动移位，以及牙菌斑等退行性病变。

3. 患牙疼痛、压痛、叩击痛，有时炎症剧烈形成牙周脓肿。严重时呈反复或多发性脓肿。

4. 血常规示白细胞和中性粒细胞计数升高。

5. X线示牙周膜增宽，牙槽骨吸收的程度加重。

【辨证论治】

1. 胃火炽盛证

（1）主症：牙龈肿痛，甚至溃烂溢脓，牙齿喜冷恶热，口干舌燥，口气热臭，大便干结，舌质红，苔黄，脉沉数。

（2）治法：清胃泻火。

（3）方药：清胃散（《兰室秘藏》）。

1）组成与用法：生地黄、当归身、黄连各6g，牡丹皮、升麻各9g。水煎服。

2）加减应用：若消谷善饥者，加生石膏，大便秘结者，加生大黄。

2. 心脾积热证

（1）主症：牙龈红肿疼痛，口舌生疮，饮食减少，口渴口腻，口臭，小便黄赤，大便干结，舌质红，苔黄，脉数。

（2）治法：清热醒脾。

（3）方药：泻黄散（《小儿药证直诀》）。

1）组成与用法：藿香叶、石膏各5g，栀子3g，甘草9g，防风12g。水煎服。

2）加减应用：若口中黏腻，舌红苔腻而黄者，加紫苏叶，佩兰，生薏苡仁；痞满，可加陈皮，枳壳，香橼，佛手。

3. 阴虚火旺证

（1）主症：牙龈肿痛，牙齿松动，或有牙龈出血，口燥咽干，五心烦热，腰膝酸软，便干尿赤，舌红苔少，脉细数。

（2）治法：滋阴降火。

（3）方药：玉女煎（《景岳全书》）。

1）组成与用法：石膏15～30g，熟地黄9～30g，麦冬6g，知母、牛膝各5g。水煎服。

2）加减应用：若虚火上炎者，加肉桂2g，黄柏5g。

4. 阴虚血热瘀阻证

（1）主症：消渴日久，形体消瘦，小便频多，口渴思饮，消谷善饥，牙龈时肿出血，甚至化脓，五心烦热，脉沉微。

（2）治法：滋阴清热活血。

（3）方药：施今墨经验方（《施今墨临床经验集》）。

1）组成与用法：牡丹皮、金石斛、丹参、鲜石斛、蒺藜、沙苑子、五味子各10g，生地黄、熟地黄（酒炒）、天花粉、瓜蒌子、绿豆衣各12g，生石膏（先煎）18g，生黄芪30g，山药60g。水煎服。

2）加减应用：若消瘦，视物模糊，肢体麻木者，加鸡血藤、干地龙、川牛膝；牙痛、牙龈肿甚化脓，反复发作者，加骨碎补、桑寄生、盐杜仲。

【辨病论治】

1. 治消渴齿痛方（《先醒斋医学广笔记》）

组成与用法：五味子3g，黄连6g，黄芪30g，麦冬、芦根、牛膝、天冬各15g，缫丝汤10碗，煎2碗，不拘时服。

2. 牙龈肿痛方（赖畴经验方）

组成与用法：熟地黄35g，骨碎补12g，威灵仙、防风各10g，牛膝8g。水煎服。若肾阴虚者，加女贞子、龟甲、何首乌各15g；肾阳虚者，加桑寄生、淫羊藿各15g，蜈蚣3条。

3. 卢氏圣愈方（卢介民经验方）

组成与用法：生石膏、玄参各30g，肉桂2g，牛膝12g。水煎服。若阴虚明显者，加生地黄、麦冬各 15 g，山茱萸 12 g；牙龈出血者，加仙鹤草、墨旱莲、侧柏叶各 15 g。

4. 清胃散加减（《中国糖尿病防治特色》）

组成与用法：当归、牡丹皮各 10 g，黄连、升麻各 6 g，生地黄、生石膏、天花粉各 30 g。水煎服。用于糖尿病并发牙周病，证属胃热炽盛者。

5. 玉女煎加减（《中国糖尿病防治特色》）

组成与用法：生石膏 30 g，玄参、熟地黄各 15 g，山药、山茱萸、牡丹皮、泽泻各 9 g，麦冬 10 g，知母、牛膝各 12 g。水煎服。用于牙周病，证属阴虚火旺者。

【对症论治】

1. 糖尿病合并牙周感染致牙龈出血专方

（1）齿缝渗血方（朱曾柏经验方）：组成与用法为白茅根 100 g，生地黄、海蛤粉、首乌藤各 60 g，麦冬 80 g，夏枯草 30 g，青黛 20 g，地骨皮 15 g，乌梅 50 g，龙胆草、胆南星各 10 g，甘草 6 g。水煎服。并于每日清晨空腹冲服玄明粉 10～12 g。

（2）加味补络补营汤（朱茂梧经验方）：组成与用法为制附片 10 g，上肉桂 6 g，生龙骨、生牡蛎各 20 g，山茱萸 20 g，三七粉（分冲）3 g。水煎服。

2. 糖尿病合并牙周感染致牙痛方

（1）牙痛方（罗俊儒经验方）：组成与用法为石膏 18 g，川黄连 5 g，石斛、厚朴、鸡内金、生地黄、牛蒡子各 12 g，地骨皮、淡竹叶、防风、白芷、葛根、薄荷各 10 g。水煎服。

（2）牙痛得效方（陈谨经验方）：组成与用法为生地黄 15～30 g，骨碎补、山药各 15 g，山茱萸 6 g，茯苓、泽泻各 10 g，丹参 30 g，牡丹皮、金银花各 12 g。水煎服。若兼有外感风热之邪者，重用金银花，加连翘、知母、生石膏。牙得热则痛减者，去金银花，加麻黄、细辛、清半夏。

（3）加味地黄汤（周执中经验方）：组成与用法为黄柏、生地黄、山药、茯苓、龟甲胶各 10 g，牡丹皮、泽泻、山茱萸各 6 g。水煎服。

3. 糖尿病牙周脓肿方

（1）透脓散（《医学心悟》）：组成与用法为生黄芪、金银花、白芷各 12 g，当归 6 g，穿山甲 3 g，皂角刺 5 g，川芎 9 g，牛蒡子 15 g。水煎服。

（2）口腔汤（戴桂满经验方）：组成与用法为生地黄、玄参、紫花地丁各 15 g，麦冬、知母、牛膝、牡丹皮、白芷各 10 g，黄连、大黄（后下）各 6 g，细辛 3 g，石膏、蒲公英各 30 g。水煎服。

【专病成药】

1. 冰硼散（《中华人民共和国药典》）

处方组成：冰片，硼砂，玄明粉，朱砂。

功能主治：清热解毒，消肿止痛。主治热毒蕴结所致的咽喉肿痛，牙龈肿痛，口舌生疮。

用法用量：吹敷患处，每次少量，每日数次。

2. 一清胶囊（《中华人民共和国卫生部药品标准》）

处方组成：大黄，黄连，黄芩。

功能主治：清热燥湿，泻火解毒，化瘀止血。主治热毒所致的身热烦躁，牙龈肿痛，大便秘结。

用法用量：口服，每次 2 粒，每日 3 次。

3. 齿痛冰硼散（《中华人民共和国卫生部药品标准》）

处方组成：冰片，硼砂，硝石。

功能主治：散郁火，止牙痛。主治火热内闭引起的牙龈肿痛，口舌生疮。

用法用量：吹敷患处，每次少量，每日数次。

4. 万通炎康片（《中华人民共和国卫生部药品标准》）

处方组成：苦玄参，肿节风。

功能主治：清热解毒，消肿止痛。主治牙龈炎。

用法用量：口服，薄膜衣片：大片每次 2 片，重症每次 3 片，每日 3 次；小片，每次 3 片，重症每次 4 片，每日 3 次。

5. 唇齿清胃丸（《中华人民共和国卫生部药品标准》）

处方组成：白芷，冰片，薄荷脑，陈皮，大黄，地黄，防风，黄柏，黄芩，龙胆，升麻，石膏，知母，栀子。

功能主治：清胃火。主治胃火引起的牙龈肿痛。

用法用量：口服，每次 1 丸，每日 1～2 次。

6. 梅花点舌丸（《中华人民共和国药典》）

处方组成：冰片，蟾酥，沉香，没药，牛黄，硼砂，乳香，鹿香，葶苈子，雄黄，熊胆，血竭，珍珠，朱砂。

功能主治：清热解毒，消肿止痛。主治疔疮痈肿初起。

用法用量：口服，每次 3 丸，每日 1～2 次；外用，用醋化开，敷于患处。

7. 复方牛黄清胃丸（《中华人民共和国卫生部药品标准》）

处方组成：白芷，冰片，薄荷，陈皮，大黄，防风，甘草，厚朴，黄芩，荆芥穗，桔梗，菊花，连翘，芒硝，牛黄，牵牛子，山楂，石膏，香附，玄参，栀子，枳实，猪牙皂。

功能主治：清热通便。主治胃肠实热引起的牙龈肿痛，大便秘结，小便短赤。

用法用量：口服，每次 2 丸，每日 2 次。

8. 黄连清胃丸（《中华人民共和国卫生部药品标准》）

处方组成：白芷，薄荷，赤芍，大黄，当归，防风，甘草，黄连，黄芩，荆芥，连翘，芒硝，牡丹皮，升麻，生地黄，石膏，天花粉，玄参，知母，栀子。

功能主治：清胃泻火。主治口舌生疮，牙龈肿痛。

用法用量：口服，每次 10 g，每日 2 次。

9. 牛黄清胃丸（《中华人民共和国药典》）

处方组成：冰片，薄荷，大黄，番泻叶，甘草，黄柏，黄芩，桔梗，菊花，连翘，麦冬，牛黄，牵牛子，石膏，玄参，栀子，枳实。

功能主治：清胃泻火，润燥通便。主治：心胃火盛，牙龈肿痛。

用法用量：口服，每次 2 丸，每日 2 次。

10. 栀子金花丸（《中华人民共和国药典》）

处方组成：大黄，黄柏，黄连，黄芩，金银花，天花粉，知母，栀子。

功能主治：清热泻火，凉血解毒。主治肺胃热盛，牙龈肿痛，衄血，大便秘结。

用法用量：口服，每次 9 g，每日 1 次。

11. 牛黄解毒片（《中华人民共和国药典》）

处方组成：冰片，大黄，甘草，黄芩，桔梗，牛黄，石膏，雄黄。

功能主治：清热解毒。主治火热内盛，牙龈肿痛。

用法用量：口服，小片每次 3 片，大片每次 2 片，每日 2～3 次。

【单方用药】

1. 牙疳散　用法：五谷虫 20 个，冰片 0.3 g。将五谷虫以油炙脆，与冰片共研细末，装瓶备用。温水漱口，药棉拭干，将药末撒于齿龈腐烂处，每日 5～6 次。功用：杀虫消炎。（《四川中医》，1983 年 4 月）

2. 月黄散　老月黄 10 g，雄黄 5 g。上药共研细末，装瓶备用。在患处搽少许即可。功用：消炎。主治牙周炎。（《浙江中医杂志》，1991 年 1 月）

第二十一章　糖尿病并发肺结核

　　结核病是严重威胁人类健康的慢性传染病，根据世界卫生组织公布的数据，我国是全球 22 个结核病高疫情国家之一。糖尿病是严重危害人类健康的代谢性疾病，在我国糖耐量减低的患者与 2 型糖尿病患者的发病率逐年增高。糖尿病患者肺结核患病率高于非糖尿病患者，两病并发先患糖尿病者占38.5％，两病同发者占 58.9％，糖尿病后发者占 3.6％。流行病学研究表明肺结核的发生率同糖尿病病程长短有关。病程 1～5 年组肺结核患病率 2.4％，病程＞10 年组患病率则为 5.9％。许多研究表明结核病患者中糖耐量减低和糖尿病的发病率高于一般人群。结核分枝杆菌感染可使糖耐量受损者发展为临床糖尿病，临床上出现体重减轻、食欲减退、乏力等，同时血糖波动易诱发酮症酸中毒。以病程进展快、疗效差、耐药率高、预后凶险为特征的糖尿病并发肺结核病患者的大量出现给两病的治疗和控制带来了新的挑战。

一、西医病因与发病机制

　　多数流行病学及临床研究结果均表明糖尿病是结核病的独立危险因素。但是关于糖尿病易于并发结核病的机制研究较少，尚未完全阐明，其可能机制为：

　　（一）糖代谢紊乱

　　多项研究表明糖尿病并发结核组 IL-1β、IL-6、TNF-α 及 IFN-γ 水平均明显低于单纯结核组，TNF-α、IFN-γ 水平与糖尿病控制水平相关，提示结核病，尤其糖尿病并发结核病患者（特别是糖尿病控制不良者）的巨噬细胞与 Th1 细胞功能低下。长期高血糖可影响白细胞的吞噬能力，刺激白细胞的胞吐作用。电镜下显示糖尿病患者的白细胞形态规则、少突起及吞噬现象，胞质内细胞器稀少，溶酶体反应低下。因此，糖尿病患者对感染的易感性高于一般人群。此外，组织内含糖量高不仅有利于普通细菌繁殖，对结核菌的生长可能也是重要的碳源。

　　（二）脂肪代谢紊乱

　　糖尿病患者常伴有高三酰甘油血症。三酰甘油的代谢产物之一甘油，不仅是结核分枝杆菌繁殖生长的重要能量来源，而且还影响结核分枝杆菌菌体成分中的类脂质的构成和比例，影响毒力株的特征。糖尿病患者亦常伴有高胆固醇血症，曾有实验表明在培养基内加入适量胆固醇可刺激结核分枝杆菌生长。糖尿病患者血浆丙酮酸水平升高，丙酮酸有促进结核分枝杆菌生长的作用，是陈旧性结核病灶重新活动及结核感染的重要条件。

　　（三）蛋白质代谢紊乱

　　蛋白质代谢紊乱可引起低蛋白血症、营养不良而降低机体防御功能。长期高血糖可促进体内多种蛋白质非酶性糖基化而形成高级糖基化终末产物，导致免疫球蛋白生物活性下降，巨噬细胞功能降低，组织局部防御功能下降。结核分枝杆菌是单核-巨噬细胞内专性寄生菌，这些病理生理变化最终有利于结核病的发病。

　　（四）其他

　　不少研究发现糖尿病患者肺泡上皮细胞增厚，肺毛细血管基底膜增厚从而导致肺容量下降，肺弥散功能低下、肺顺应性降低。红细胞 2,3-二磷酸甘油酸合成减少、糖化血红蛋白增加，导致血红蛋白氧离曲线左移，不利于氧的释放，加重组织缺氧。低氧血症可促进糖皮质激素分泌增加，反过来导致血糖增高，直接或间接有利于细菌的生长。糖尿病性自主神经病变可导致气道反应性下降，支气管舒张性下降，从而易于发生肺炎、肺结核、肺真菌感染等。

二、中医病因病机

肺痨的致病因素，不外内外两端。外因系指与患者直接接触，致痨虫侵入人体为害。内因系指由于禀赋不足、酒色劳倦、病后失调、营养不良等所致的正气虚弱，难以抗邪，痨虫乘虚而入损伤人体。消渴患者多阴津亏损，正气已虚，易被痨虫侵袭，故可见消渴与肺痨合病的情况。

痨虫侵犯人体，主要在肺，与脾肾两脏关系密切，也可涉及心肝。肺肾相生，肾为肺之子，在肺阴亏虚的基础上，可伴见骨蒸、潮热、男子遗精、女子不潮等肾虚症状。如肺虚心火乘之，肾虚水不济火，还可伴见虚烦不寐、盗汗等症。脾为肺之母，肺虚子盗母气则脾亦虚，当肺阴虚和脾气虚两候同时出现时，可伴见疲乏、食少、便溏等脾虚症状。病理性质主要在阴虚。其病理演变一般而言，初起肺体受损，肺阴耗伤，肺失滋润，见肺阴亏损之候；继则阴虚生内热，而致阴虚火旺；或因阴伤耗气，阴虚不能化气，导致气阴两虚，甚则阴损及阳，而见阴阳两虚之候。消渴病机主要为阴津亏损，燥热偏胜，而以阴虚为本，与肺痨病理基础相同。两病合病更易肺肾两亏，脾气虚弱。

三、临床表现

（一）糖尿病并发肺结核的临床特点

糖尿病容易并发肺结核（结核复燃），文献报道发生率为 $3\%\sim10\%$ 不等。临床发病以先患糖尿病后发生肺结核（结核复燃）常见，糖尿病控制不满意者更易发生。肺结核常起病隐匿、慢性经过，尤其是老年患者症状常比较隐匿，糖尿病控制不良者，常起病较急、较重，呈亚急性临床经过而易被误诊为急性肺炎、肺化脓等，或可出现已控制的糖尿病病情波动。

并发糖尿病时肺结核胸部 X 线表现多不典型，以斑片影为多见，于短期内出现渗出、浸润，并易于形成干酪样坏死、空洞及支气管播散；更值得注意的是，肺部结核病变部位亦不典型，常不发生于继发性肺结核的好发部位，而是病变范围广泛、多叶受累常见。老年糖尿病患者，下肺病变更为多见。由于糖尿病患者细胞免疫功能下降，结核菌素试验阳性率不高，血沉亦可能因血黏度增高或血脂增高而并不增快。

（二）糖尿病并发肺结核的病情程度判断

1. 两病并发时糖尿病病情评定

（1）轻度：空腹血糖<11.1 mmol/L，多为 40 岁以上成年人，糖尿病症状轻微或不明显，一般不会发生酮症酸中毒，饮食控制或口服抗糖尿病药物即可控制血糖。

（2）中度：空腹血糖 11.1～16.6 mmol/L，以成年或青年多见，有糖尿病症状，偶有酮症酸中毒，胰岛素用量在 50 U/d 左右，口服抗糖尿病药物也可能有效。

（3）重度：空腹血糖>16.6 mmol/L，以青年或消瘦中年人为主，糖尿病症状明显，病情不稳定，活动、饮食、情绪波动易使病情变化而易发生酮症酸中毒且病情严重。一般口服抗糖尿病药物无效，需要用胰岛素治疗，其用量一般大于 50 U/d，但应注意，本型对胰岛素敏感，易发生低血糖。

2. 两病并发时肺结核病情评定

肺结核病变严重程度按照病变的范围及有无空洞分为如下几种。

（1）轻度：胸片无空洞病变，病灶范围≤两个肺野。

（2）中度：胸片有空洞病变，病灶范围≤两个肺野。

（3）重度：肺片有空洞病变，病灶范围>两个肺野。

四、诊断与鉴别诊断

2 型糖尿病的诊断标准见相关章节。主要根据临床症状、胸部 X 线表现及痰结核菌检查。痰结核菌检查是确诊的依据，可用涂片法或培养法。分子生物学诊断技术包括定量 PCR、生物探针、芯片技术、噬菌体生物扩增技术均是目前研究的关注热点。纤维支气管镜检查及经纤支镜吸取分泌物、刷检、活检可提高病原菌检出率，还可能提供组织学证据。根据上述标准诊断 2 型糖尿病合并肺结核并不困难。重要的是提高认识。对有消瘦、食欲减退或长期低热的糖尿病患者，尤其是老年患者，应考虑结核的可能，及时做相应的检查。同时还应认识到糖尿病合并肺结核可能出现的不典型表现等诸多方面，才能减少误诊、漏诊。

鉴于糖尿病合并肺结核的临床特点，临床上常需注意与肺化脓、肺癌及其他各种病原菌所引起的肺炎相鉴别，如肺炎克雷伯杆菌性肺炎、嗜肺军团菌性肺炎、肺真菌病等。

五、西医治疗

糖尿病与肺结核并发时，如不能有效控制糖尿病，抗结核治疗难以奏效；结核菌感染加重胰腺负担，使血糖不容易控制到理想水平。因此，要积极、有效地治疗糖尿病，同时予以合理的抗结核治疗，坚持两病并发、两病兼治的原则。

两病并发时，糖尿病治疗应注意的问题：

1. 坚持糖尿病治疗的五项原则　教育与心理治疗、饮食治疗、药物治疗、体育疗法以及糖尿病病情监测。

2. 抗糖尿病药物的临床应用　当血糖 ≥ 11.1 mmol/L，并有以下情况之一者应首先使用胰岛素治疗：①肺内病变范围相加超过 2 个肋间，且有空洞。②糖尿病合并肺结核与肺外结核。③糖尿病合并血行播散性肺结核。④儿童糖尿病合并肺结核。当空腹血糖降至 11.1 mmol/L 以下，根据病情可考虑停用胰岛素，改口服抗糖尿病药物维持治疗。

3. 结核病患者对营养要求较高，糖尿病并发活动性肺结核时，适当增加总热量及蛋白质摄入量，每日主食 300～400 g，副食中蛋白质约 50～80 g，全日蛋白质总摄入量为 100 g 左右，脂肪 60 g 左右。运动需量力而行，结核中毒症状明显或咯血者暂不宜进行较强的活动或体育锻炼。

4. 两病并发时糖尿病的控制标准　包括：①理想控制标准为治疗后糖尿病症状消失，空腹血糖 < 7.0 mmol/L，餐后 2 小时血糖 < 10.0 mmol/L。②较好控制标准为治疗后糖尿病症状基本消失，空腹血糖 < 8.3 mmol/L，餐后 2 小时血糖 11.1～13.9 mmol/L。③控制不佳是治疗后糖尿病症状仍存在或部分存在，空腹血糖 > 8.3 mmol/L，餐后 2 小时血糖 > 13.9 mmol/L 左右。

两病并发时，抗结核化疗应选择合计 2 价以上抗结核药物联合化疗，避免结核分枝杆菌产生耐药性。化疗方案可选择短程二阶段方案：2HPZE (S)/4 (7) HR；亦可选择标准化疗方案：6HPS (E)/12HP (E) (H：异烟肼、R：利福平、Z：吡嗪酰胺、S：链霉素、E：乙胺丁醇、P：对氨基水杨酸钠，阿拉伯数字为化疗月数，/前为强化治疗期，/后为巩固治疗期)。标准化疗方案疗程为 1.5～2 年，如果强化期满，患者痰中结核分枝杆菌仍为阳性，则应延长强化期 2 个月，复查痰菌至阴转再进入巩固治疗期。

两病并发时，结核病治疗应注意的问题：

1. 坚持结核病化疗早期、联合、规律、全程、适量的原则。

2. 密切观察抗结核药物可能对糖尿病的各种并发症及与降血糖药相互作用的不良反应，定期复查肝肾功能、血常规、胸部 X 片或 CT、痰结核菌、眼底等，必要时需酌情调整剂量或治疗方案，老年病例更应个体化治疗。

3. 并发糖尿病患者的抗结核治疗疗程宜适当延长。有报告表明并发糖尿病患者中耐药、耐多药结核病显著高于单纯肺结核患者，当患者结核病反复治疗迁延不愈时，应考虑耐药结核分枝杆菌感染或非结核分枝杆菌感染，痰菌阳性者应做抗结核药物敏感性试验，选择敏感药物或未曾使用过的二线抗结核药物联合化疗。

4. 应用的抗结核药物对糖尿病及其并发症产生的影响不可忽视。曾有报告，异烟肼可干扰正常糖代谢，使血糖波动；异烟肼与维生素 B_6 的化学结构相似，两者合用可竞争同一酶系统而促进维生素 B_6

代谢，造成维生素 B$_6$ 缺乏，易产生末梢神经炎，加重糖尿病性周围神经病变；利福平为肝酶诱导剂，可加速口服磺脲类降血糖药的灭活，缩短其半衰期而影响降糖效果；异烟肼、对氨基水杨酸钠在尿中的代谢产物可使班氏试剂中的硫酸铜还原为硫酸亚铜而使尿糖呈假阳性反应；乙胺丁醇用于两病并发者，可增加患者球后视神经炎、下肢麻木感；链霉素、阿米卡星、卷曲霉素等对糖尿病肾病有不利影响；氟喹诺酮类药物也偶有引起氮质血症的报道；治疗结核性脑膜炎、心包炎时，较长期并用糖类皮质激素也可诱发应激性高血糖或出现临床糖尿病。

六、中医治疗

中医治疗以补虚培元和抗痨杀虫为原则，尤其重视补虚培元，增强正气。调补脏器重点在肺，同时补益脾肾。治疗大法以滋阴为主，火旺的兼以降火。杀虫主要针对病因治疗。

【辨证论治】

1. 肺阴亏损证

(1) 主症：干咳，咳嗽短促或咳少量黏白痰，痰中有时带血者，色鲜红、午后手足心热，皮肤干灼，或有少量盗汗，口燥咽干，目病作痛，疲乏无力，纳气，苔薄，舌质红，脉细数。

(2) 治法：滋阴润肺。

(3) 方药：月华丸（《医学心悟》）。

1) 组成与用法：天冬（去心，蒸）、麦冬（去心，蒸）、生地黄（酒洗）、熟地黄（九蒸，晒）、山药（乳蒸）、百部（蒸）、沙参（蒸）、川贝母（去心，蒸）、真阿胶各 30 g，茯苓（乳蒸）、獭肝、广三七各 15 g。用白菊花（去蒂），桑叶（经霜者）各 60 g 熬膏，将阿胶化入膏内和药，稍加炼蜜为丸，如弹子大。每服 1 丸，含化，每日 3 次。

2) 加减应用：若痰中带血加藕节 12 g，仙鹤草、白茅根各 30 g，阿胶炒蛤粉 15 g；低热者加银柴胡、功劳叶、地骨皮、青蒿各 12 g；胸痹者加郁金 12 g，延胡索 9 g；潮热颧红加龟甲 12 g，白薇、青蒿各 10 g。

2. 阴虚火旺证

(1) 主症：骨蒸潮热，五心烦热，夜寐盗汗，失眠，多梦，急躁易怒，咳呛痰少，或痰黄黏稠，反复咯血，量多，色鲜，胁痛，男子遗精，舌质红绛，脉细数。

(2) 治法：滋阴降火。

(3) 方药：

1) 百合固金汤（《慎斋遗书》）：

组成与用法：百合 12 g，麦冬、熟地黄、生地黄、当归身各 9 g，贝母、白芍、桔梗各 6 g，甘草、玄参各 3 g。水煎服。

加减应用：若盗汗加五味子 10 g，浮小麦 30 g，龙骨、牡蛎各 15 g；失眠加栀子 10 g，首乌藤 30 g；遗精加龟甲、金樱子、山茱萸、芡实各 10 g。

2) 秦艽鳖甲散（《卫生宝鉴》）：

组成与用法：地骨皮、柴胡、鳖甲各 9 g，秦艽、知母、当归各 5 g。上为粗末，每服 15 g，青蒿五叶，乌梅 1 个，煎至七分，去滓温服，空心临卧各一服。

加减应用：若咯血者，加白及、仙鹤草、血余炭。

3. 气阴两虚证

(1) 主症：咳嗽，咳血，潮热，颧红，自汗，盗汗，面白神疲，气短声怯，倦怠乏力，纳差，舌质尖红，苔薄或剥脱，脉细无力。

(2) 治法：益气养阴。

(3) 方药：保真汤（《证治准绳·类方》）。

1) 组成与用法：当归、生地黄、熟地黄、黄芪（蜜水炙）、人参、白术、甘草、白茯苓各 9 g，天冬（去心）、白芍、黄柏（盐水炒），知母、五味子、柴胡、地骨皮、陈皮各 6 g，莲心 5 枚，生姜 5 片，大枣 1 枚，水煎服。

2）加减应用：若阴阳两虚侧重，加紫河车 12 g，龟甲胶、鹿角胶、冬虫夏草各 10 g；肢冷，脉沉涩者，去黄柏、知母、莲子心，加肉桂 8 g。

4. 饮邪内停证

(1) 主症：咳嗽牵引胸痛，胸满气促，发热恶寒，或午后低热，舌红苔黄，脉细弦或弦滑。

(2) 治法：泻肺化饮。

(3) 方药：葶苈大枣泻肺汤（《金匮要略》）。

1）组成与用法：葶苈子 9 g，大枣 12 枚。上药先以水 3 L 煮枣，取 2 L，去枣，纳葶苈，煮取 1 L，顿服。

2）加减应用：若肢体疲乏，气短懒言者，加太子参、沙参、黄芪；若舌紫暗，肌肤瘀斑，加当归、川芎、旋覆花、香附、丹参。

【辨病论治】

1. 四阴煎（《景岳全书》）

组成与用法：生地黄 6～9 g，麦冬、白芍、百合、沙参各 6 g，生甘草 3 g，茯苓 4.5 g。水煎服。若夜热盗汗，加地骨皮 3～6 g，痰多气盛，加贝母 6～9 g，阿胶 3～6 g，天花粉亦可；干燥喘嗽者，加熟地黄 9～15 g；多汗不眠，神魂不宁，加枣仁 6 g；多汗兼渴，加北五味 14 粒；热盛者，加黄柏 3～6 g（盐水炒用），或玄参亦可；血燥经迟，枯涩不至者，加牛膝 6 g；血热吐衄，加茜根 6 g；多火便燥，或肺干咳咯者，加天冬 9 g，或加童便；如火载血上者，去甘草，加栀子 3～6 g。

2. 紫菀汤（《圣济总录》）

组成与用法：紫菀（去苗、土）、桑根白皮（炙，锉）、桔梗（炒）、续断各 45 g，赤小豆 27 g，甘草（炙，锉）、五味子各 30 g，生干地黄（酒洗，切，焙）75 g。上药为粗末。每服 15 g，用水 220 mL，入青竹茹 6 g，煎至 150 mL，去滓。若热甚，加麦冬（去心）30 g，石膏 45 g。

3. 祖传肺痨方（武书海经验方）

组成与用法：黄芩 6 g，地骨皮、桑白皮、生白芍各 15 g，三七 3 g，丹参、夏枯草各 9 g，百部 12 g。水煎服。若痰中带菌者，加刺猬皮及蛇蜕，炒黄研末冲兑。

【对症论治】

1. 糖尿病并发肺结核所致失眠专方

坎离丸（《活人方》）：组成与用法为熟地黄 120 g，山茱萸 180 g（连核），山药、牡丹皮各 120 g，茯苓、芡实、莲须、知母、黄柏各 90 g，远志、龙骨、牡蛎粉各 60 g。金樱子熬膏和丸。早晨空腹时，参汤或白滚汤吞服 6～9 g。主治肾水不足，心火旺盛，虚烦不眠，腰膝酸疼，夜多异梦，五心烦热，骨蒸盗汗，痰嗽咳血，声嘶音哑。

2. 糖尿病并发肺结核所致瘀血专方

芩部丹（《中草药资料选编》）：组成与用法为黄芩、丹参各 10 g，百部 18 g。水煎服。

【专病成药】

1. 白及膏（《中华人民共和国卫生部药品标准》）

处方组成：白及。

功能主治：收敛，止血，补肺。主治肺结核久咳伤肺，咯血吐血。

用法用量：口服，每次 2 汤匙，每日 2 次。

2. 补金片（《中华人民共和国卫生部药品标准》）

处方组成：白及，百部，陈皮，当归，茯苓，蛤蚧，龟甲胶，蛤蟆油，核桃仁，红参，黄精，鸡蛋，黄油，桔梗，鹿角胶，麦冬，乌梢蛇，浙贝母，紫河车。

功能主治：补肾益肺，健脾化痰，止咳平喘。主治肺结核缓解期肺肾亏虚，脾虚咳喘证。

用法用量：口服，每次 5～6 片，每日 2 次。

3. 结核丸（《中华人民共和国卫生部药品标准》）

处方组成：阿胶，白及，百部，北沙参，鳖甲，川贝母，地黄，蜂蜡，龟甲，龙骨，麦冬，牡蛎，熟大黄，熟地黄，天冬，紫石英。

功能主治：滋阴降火，补肺止嗽。主治肺结核潮热盗汗，咳痰咯血，胸胁闷痛，骨蒸劳嗽。

用法用量：口服，每次 1 丸，每日 2 次。

4. 疗肺宁片（《中华人民共和国卫生部药品标准》）

处方组成：白及，百部，穿心莲，羊乳根。

功能主治：润肺，清热，止血。主治肺结核。

用法用量：口服，每次 10 片，每日 3 次。

5. 云南白药片（《中华人民共和国卫生部药品标准》）

处方组成：三七，重楼。

功能主治：化瘀止血，活血止痛，解毒消肿。主治肺结核咳血。

用法用量：口服，每次 1～2 片，每日 4 次（2～5 岁按 1/4 剂量服用；6～12 岁按 1/2 剂量服用）。

【单方用药】

1. 白及　用法：鲜白及每日 500～1000 g 不等，煮、炒食之，连续服用 2 年。功用：杀虫。主治肺痨。

2. 阿胶　用法：先将阿胶研成粉末，每次 20～30 g，每日 2～3 次，温开水送服，疗程 2 周。功用：杀虫。主治肺痨。

3. 碧桃干　用法：碧桃干 3000 g，刷毛洗净浸泡 4 小时后水煎 2 次，第一次 2 小时，第二次 1 小时，合并两次药汁，剩下药渣再煎一次与前药汁合并，加热浓缩，冷藏静置过夜。调整容积为 3000 mL，精滤灌封，每安瓿 10 mL，100℃湿热灭菌 30 分钟，置阴凉处备用，每晚临睡前服碧桃干口服液 1～2 支，疗程 7 日。功用：杀虫。主治肺痨。

4. 大蒜白及粥　紫皮大蒜 30 g，白及 10 g，粳米 60 g。用法：白及研成粉，备用。大蒜去皮，切成黄豆大小颗粒，置于 1500 mL 沸水锅中煮约 1 分钟后捞出备用。粳米洗净，放入煮大蒜的水中，武火烧沸，文火熬成粥，加入大蒜及白及粉，搅拌均匀，即可服食。每日早晚各 1 次，连服 3 个月。功用：杀虫抗痨。主治肺痨伴咳血者。

5. 大蓟根　用法：干大蓟根 100 g，水煎，每日 1 剂，分 2 次口服，如每剂加瘦肉 30～60 g 或猪肺 30 g 同煎更好，连服 3 个月为 1 个疗程，有效而未愈者可继续服第 2 个疗程。功用：杀虫。主治肺痨。

6. 紫河车　用法：取健康产妇胎儿胞衣，按照传统炮制加工炮制，然后研成粉末，装入空心胶囊，每粒 0.5 g。每次服 2 g，日服 3 次，连续 10 日为 1 个疗程。功用：补虚抗痨。主治肺痨体虚。

7. 山药　用法：生山药 120 g，煎水当茶频服，每日 1 剂，连续用药 8 日。功用：滋阴。主治肺痨阴虚。

七、预后

在化疗时代前，糖尿病并发肺结核的病死率达 90%，较单纯肺结核高 8 倍。近 50 年，随着化疗药物的发展，两病并发的病死率下降至 10.9%。总之，只要有效控制好糖尿病，合理抗结核化疗，加强支持治疗，两病并发与单纯肺结核的化疗疗效相似。

八、预防调护

1. 糖尿病患者应避免直接接触活动性肺结核患者。

2. 对结核菌素阴性的糖尿病患者可接种卡介苗，并每年定期做胸部 X 线检查，以便早期发现肺结核患者。

3. 糖尿病患者出现原因不明的血糖波动或呼吸道症状时，更应及时做胸部 X 线检查及痰的结核分枝杆菌检查，以明确糖尿病患者是否并发结核病。

4. 对结核病患者，尤其是抗结核治疗效果不好的患者，应常规做尿糖及血糖检查，可疑糖尿病者及时行糖尿病相关检查以明确诊断，一并治疗。

5. 适当进行体育锻炼，加强食养，忌食一切辛辣刺激动火燥液之物，禁烟酒，慎房事，怡情志。

第二十二章　糖尿病并发皮肤瘙痒症

　　糖尿病是糖代谢异常性疾病，但是它的病理表现不仅仅是胰岛功能障碍，还可引起小血管损害、神经系统损害，并由此引发全身多系统损害。皮肤是血管丰富、神经分布广泛、新陈代谢活跃的器官，有研究发现糖尿病患者合并皮肤病比率是正常人的 3 倍。瘙痒曾经被认为是糖尿病的典型症状。糖尿病的神经病变可以引起皮肤失去神经营养而表现干燥，从而可发生全身皮肤瘙痒症。糖尿病并发皮肤瘙痒症系指糖尿病患者无皮肤原发性损害，而以皮肤瘙痒为主要临床表现的皮肤病。其发生率约为 2.7%。

　　糖尿病合并皮肤瘙痒症属中医"风瘙痒"范畴。

一、西医病因与发病机制

（一）糖尿病"三高现象"连锁反应对皮肤的刺激

　　糖尿病血糖"电梯式"升降，引起血浆渗透压快速变化，刺激皮肤神经末梢，诱发一种痒的感受。然而，痒的感觉至今尚未明确其传导途径。

　　瘙痒是皮肤黏膜的一种特殊感觉，常伴有搔抓反应。皮肤表面痒感呈点状分布。身体不同部位对痒感的敏感性不同。外耳道、鼻黏膜、外阴等处较为敏感。不同刺激如机械刺激、电刺激、酸碱、药物等均可刺激皮肤引起同一感受——痒感。

　　痒感与痛觉的关系，目前尚不完全清楚。有人认为轻度刺激引起痒感，重度刺激则为一种疼痛感。例如实验证明，疼痛的阈下刺激皮肤，可产生皮肤痒感。然而，同一阈值刺激在不同阈值区，出现的感受不同。皮肤感觉低下区，疼痛刺激可引起痒的感觉；而在皮肤感觉敏感区，疼痛阈下刺激亦可产生瘙痒。如果切除表皮与真皮最上层浅神经网，则痒感消失，但是疼痛觉依然存在。提示痒感神经在表浅部位。轻度刺激仅引起表浅的神经末梢兴奋则产生痒感。重度刺激超过浅层使深层神经末梢网兴奋则引起疼痛的感觉。

　　糖尿病血浆、组织液渗透压变化，刺激神经末梢兴奋，产生的痒的感觉为糖尿病皮肤瘙痒症发生的病理生理基础。

（二）糖尿病皮肤结构的改变引起皮肤干燥发生瘙痒

　　皮肤角质层表面有一层脂质膜，能防止皮肤水分过度蒸发，使角质层柔润以免皮肤过度干燥。正常角质层约含水 10%，糖尿病角质层水分含量常常低于此限，造成皮肤过度干燥。糖尿病患者血糖经常升高，在皮肤表层下的组织液呈现高渗状态，使表层细胞水分向组织液或血浆中流动扩散，皮肤表层细胞发生脱水效应。细胞皱缩干枯，刺激神经末梢，出现皮肤瘙痒现象。

　　糖尿病皮肤瘙痒症多发生在糖尿病病程较长而消瘦的患者。患者皮下脂肪与表皮角质层下的脂质膜多数变薄甚而消失。皮肤表层的保护作用降低，为糖尿病皮肤干燥的主要原因之一。干燥的皮肤有较大的电阻，导电性能低，皮肤生物电活动较弱，皮肤易受损，轻度刺激即能诱发瘙痒。

　　皮肤角质层细胞排列紧密，不仅可以保护水分的散失蒸发，而且也是皮肤对外界有害物质刺激的保护屏障。糖尿病这种屏障保护作用异常，也是诱发瘙痒的因素之一。

（三）糖尿病皮肤微循环异常引起缺血缺氧

　　糖尿病早期微循环障碍是各器官的普遍现象，造成皮肤供血供氧降低，使皮肤营养亦同时发生障碍。皮肤逐渐菲薄，脱屑增多，毫毛脱落为糖尿病早期受损现象。当这种刺激损害达到一定程度时，便可出现瘙痒感觉。

（四）糖尿病皮肤细胞膜功能障碍代谢异常

葡萄糖是皮肤细胞供能的主要来源。正常表皮葡萄糖含量为血糖的 2/3，约为 3.3～3.4 mmol/L。糖尿病时血糖升高并不能为皮肤带来充足的能源。相反，由于血糖、渗透压增高，造成细胞膜功能障碍。葡萄糖不能通过细胞膜进入细胞内，细胞代谢出现能源饥饿状态，同时代谢产物不能充分排出，堆积于细胞内或细胞外，刺激神经末梢，发生痒感。

（五）自主神经功能紊乱，皮脂分泌排汗异常

健康人皮肤汗液排出后与皮脂混合，形成一种乳状脂膜，具有保护皮肤的作用。糖尿病并发自主神经功能紊乱引起排汗异常，多数都为排汗减少，乳状脂膜无法形成，角质层失去保养，便由柔润变为干燥。汗液为酸性又可抑制细菌生长。当交感神经功能障碍时，汗液分泌失常，造成皮肤保护功能减弱，各种刺激容易诱发瘙痒。

二、中医病因病机

风瘙痒的病因多由于风，根据性质可将风分为外风及内风，外风可伴见湿热之邪，内风又有血热生风、血虚生风、血瘀生风 3 种形式。老年患者多见血虚生风，冬季高发；青壮年多见血热生风，夏季高发。初病以实证为主，久病多为虚、为瘀。

三、临床表现

糖尿病并发皮肤瘙痒症分为全身性瘙痒和外阴肛门瘙痒两类，瘙痒多出现在睡前、精神紧张、饮酒或食用辛辣刺激食物后，尤其冬、春干燥季节更易发生，有时剧痒难耐，不断地搔痒，范围不断扩大。全身性瘙痒通常为阵发性、局部性，以夜间为重，之后逐渐扩展到全身，可为持续性，影响睡眠，导致头晕、困倦、抑郁、烦躁不宁、食欲不振等，并因糖尿病病情变化或情绪变化而加重。外阴肛门瘙痒通常局限于外阴或肛门周围褶皱部位，常因搔抓导致局部皮肤继发性损害，如红肿、皲裂、糜烂、流滋水、湿疹样变、苔藓样变等，久之便色素沉着，影响睡眠，导致神经精神症状，亦因糖尿病病情变化或情绪变化而加重。发作时除瘙痒外，无原发性皮肤损害。瘙痒发作后，即为瘙痒间歇期，患者安静，皮肤无任何症状，有时留有抓痕，通常经搔抓后，成片出现鳞屑脱落飞扬。

四、诊断与鉴别诊断

诊断要点：①符合 2 型糖尿病的诊断标准。②无原发性皮肤损害。③发作性的全身或局部皮肤瘙痒，可伴有抓痕、血痂、皮肤肥厚、苔藓样变、色素沉着等。

鉴别诊断：①全身性皮肤瘙痒需与疥疮、虫咬皮炎、荨麻疹等相鉴别。②局限性皮肤瘙痒需与局部真菌、滴虫等感染、接触性皮炎和湿疹等相鉴别。

五、西医治疗

1. 对糖尿病进行整体合理治疗，防止血糖病理性过度波动，控制糖尿病病情发展，有利于防止糖尿病皮肤瘙痒症的发生。

2. 对症治疗：内服镇静止痒剂，如马来酸氯苯那敏、赛庚啶等。

3. 外用炉甘石洗剂、皮质类固醇激素软膏或霜剂。

4. 物理疗法，如矿泉浴等。

六、中医治疗

【辨证论治】

1. 血虚风燥证

（1）主症：瘙痒，干燥，脱屑，夜晚痒甚，抓痕多，血痂少，头发和躯干汗毛脱落。口干欲饮，面

色萎黄，失眠少寐，舌淡红苔薄白，或舌嫩红少苔而干，脉弦细或弦涩。

（2）治法：养血祛风。

（3）方药：当归饮子加减（《中西医结合糖尿病学》）。

1）组成与用法：鸡血藤、玉竹各20 g，熟地黄、酸枣仁、白芍、茯苓各15 g，乌豆衣、麦冬各12 g，当归、牡丹皮、五味子各10 g。水煎服。

2）加减应用：若瘙痒较甚者，加全蝎3 g，乌梢蛇10 g；睡眠不宁者，加首乌藤15 g，莲子心10 g。

2. 湿热内蕴证

（1）主症：红斑上水疱，疱液混浊，疱壁破损，渗液，糜烂，或外阴、肛门瘙痒，局部皮肤肥厚，黏膜红肿糜烂。舌红苔黄微腻，脉滑数。

（2）治法：清热除湿。

（3）方药：萆薢渗湿汤加减（《中西医结合糖尿病学》）。

1）组成与用法：滑石、萆薢各20 g，通草、薏苡仁、赤茯苓各15 g，黄柏、白鲜皮、牡丹皮、泽泻、苍术各12 g。水煎服。

2）加减应用：若心烦怒者，胸胁苦满，便秘尿赤者，加龙胆、大黄各9 g；瘙痒甚者，加细辛3 g，苦参9 g，地肤子15 g。

3. 湿浊内阻证

（1）主症：水疱反复发作，疱液澄清，无明显感染；或皮肤浮肿瘙痒，抓破后滋水较多，或结痂，头胀头重，胸闷纳呆，便溏，舌淡苔白腻，脉沉濡。

（2）治法：健脾渗湿。

（3）方药：参苓白术散（《太平惠民和剂局方》）。

1）组成与用法：白术12 g，党参、茯苓、炒白扁豆、黄芪各15 g，陈皮、升麻、柴胡各9 g。水煎服。

2）加减应用：若湿盛者，加薏苡仁30 g，泽泻9 g，车前子15 g；瘙痒甚者，加防风9 g，蝉蜕6 g，木瓜15 g。

4. 正虚湿滞证

（1）主症：多见于年老体弱或病程日久的糖尿病患者，皮疹为壁厚而紧张的大疱，部分水疱可有出血现象，色素沉着较明，或肛门、阴部瘙痒，抓破后流滋水，日久不愈者，食滞腹胀，便溏，舌红苔腻，或黄或白，脉沉弱。

（2）治法：扶正运脾，化气祛湿。

（3）方药：养血润肤汤（《甘肃中医》，2004年，第9期）。

1）组成与用法：生地黄15 g，山茱萸、沙参、麦冬、葛根、牡丹皮各10 g，枸杞子、当归、熟地黄、制何首乌各12 g。水煎服。每日1剂，10日为1个疗程。

2）加减应用：若皮肤瘙痒甚者，配合外洗方：地肤子、蛇床子、苍术各30 g，黄柏、苦参、刺蒺藜、薏苡仁、土茯苓、蒲公英各25 g。将诸药加水浸泡20～30分钟后，煎沸15分钟，滤取药液2500～3000 mL倒入盆中，凉至温度适宜时先熏后洗外阴，20～30分钟/次，每日2次，2日1剂。

【辨病论治】

1. 止痒合剂（《简明中医皮肤病学》）

组成与用法：生地黄、熟地黄、防风、天冬、麦冬，苦参、当归、赤芍、白芍各10 g，鸡血藤、首乌藤、刺蒺藜各15 g，黄芪12 g。水煎服。

2. 全虫方（《简明中医皮肤病学》）

组成与用法：全虫、皂角刺各6 g，刺蒺藜、生地黄、生槐花、白鲜皮各15 g，苦参、泽泻、当归各10 g，首乌藤30 g。水煎服。

3. 清瘟败毒饮加减（徐宜厚经验方）

组成与用法：水牛角（冲）6 g，牡丹皮、栀子、黄芩、紫花地丁、生甘草各 10 g，生地黄、生石膏各 30 g，白茅根 15 g，莲子心 4.5 g。水煎服。适用于糖尿病水疱破损者。可配合外用药膏：定粉（火煅为末）10 g，丝瓜叶（捣汁半茶盅），轻粉（为末）1.5 g，雄黄 10 g。将定粉、雄黄、轻粉共研细末，将丝瓜汁调成糊状，外涂患处。

4. 乌蛇驱风汤（《朱仁康临床经验集》）

组成与用法：乌梢蛇、荆芥、防风、羌活、黄芩、金银花、连翘各 9 g，蝉蜕、白芷、黄连、甘草各 6 g。水煎服。

5. 养血润肤饮加减（《朱仁康临床经验集》）

组成与用法：黄芪、生地黄、熟地黄、何首乌各 12 g，当归、白芍、荆芥、白蒺藜、麻仁、麦冬、甘草各 9 g。水煎服。若失眠者，加酸枣仁 12 g，茯苓、合欢皮各 9 g。

【对症论治】

1. 糖尿病外阴瘙痒专方

（1）阴痒洗方（《安徽中医临床杂志》，1998 年，第 1 期）：组成与用法为黄柏 20 g，花椒、百部、龙胆各 15 g，苦参、地肤子 30 g。上药备齐，加水 1500 mL 煎至 1000 mL，每晚熏洗 1 次。

（2）桃仁粱米粥（《古今糖尿病医方选》）：组成与用法为桃仁（去皮尖）10 g，高粱米 50 g。上药烘干研末，开水冲服，每次 5 g，每日 2 次，10 日为 1 个疗程。

2. 糖尿病水疱病所致瘢痕专方

（1）当归注射液（《中国药理学通报》，1994 年，第 2 期）：组成与用法为当归注射液 8 mL，加 1% 普鲁卡因 20 mL，沿瘢痕边缘注射，3 日为 1 个疗程，连用 3 个疗程。主治糖尿病水疱疮愈后瘢痕者。

（2）透骨草离子导入法（《中医外治杂志》，1997 年，第 2 期）：组成与用法为透骨草、伸筋草、川芎各 15 g，白芷、苍术各 10 g。水煎液 40℃，用中药离子导入机进行局部导入，每日 1 次，每次 30 分钟，治疗 80 日。主治糖尿病水疱疮愈后瘢痕者。

【专病成药】

乌蛇止痒丸

处方组成：乌梢蛇、苍术、蛇床子、牡丹皮、防风、苦参、黄柏、当归、人参须、合成牛黄、蛇胆汁。

功能主治：养血祛风，化湿止痒。

用法用量：口服，每次 2.5 g，每日 3 次。

【单方用药】

1. 苍耳子　用法：苍耳子 10 g，粳米 50 g。先煎苍耳子，取煎液加水适量，熬粳米成粥，每日 1 剂，早晚服用。功用：散风除湿止痒。主治糖尿病皮肤瘙痒症，以皮肤瘙痒、头痛头胀、口干舌燥为主症者。（《古今糖尿病医方选》）

2. 蛇床子　用法：蛇床子、生甘草各 30 g，水煎 2 次和匀，去渣浓缩成 200 mL，装瓶备用。功用：祛湿止痒。主治糖尿病皮肤瘙痒症。（陈树森经验方）

3. 苦参　用法：苦参面 60 g，凡士林 240 g，制成膏剂，外敷患处。功用：燥湿杀虫止痒。主治糖尿病水疱病。（赵炳南经验方）

4. 青黛　用法：青黛、黄柏各 15 g，滑石 60 g，共研细末，直接撒在患处。功用：清热燥湿。主治糖尿病水疱病。（赵炳南经验方）

5. 茶叶　用法：茶叶 30 g，绿豆（打粉）、苦参各 10 g，甘草 6 g，将苦参、甘草烘干，研细末，同茶叶、绿豆粉沸水冲泡，代茶饮，每日 1 剂，10 日为 1 个疗程。（《古今糖尿病医方选》）

6. 蟾蜍　用法：蟾蜍 2 只，瘦肉 50～100 g，旧陈皮 3 g。蟾蜍先用泔水养 2 日后，剥去蟾蜍皮、头、爪、内脏，再用清水浸泡 2 小时，与后二味煲汤趁热服食。功用：健脾祛湿。主治糖尿病皮肤病

变。(邓铁涛经验方)

7. 黄芪 用法：炙黄芪 300 g，生甘草、炙甘草各 25 g。上药干燥研末，过 80～100 目筛，每次 6 g，每日 2 次，开水冲服。功用：益气生津，清热解毒。主治糖尿病瘙痒症、水疱病，以神疲乏力，口苦咽干，疲倦多汗，病程缠绵为主症者。(《古今糖尿病医方选》)

8. 徐长卿 用法：徐长卿、苦参各等份，研细末，制成片，每片 0.5 g，每次 3～5 片，每日 3 次。(《外科诊治要诀》)

七、预防

1. 对糖尿病进行二级预防，控制病情保持血糖稳定。避免辛辣刺激性食品，忌烟酒。

2. 适当沐浴，勿用刺激性洗浴液，避免水温过高。不用碱性肥皂，应采用中性肥皂。尽量减少皮肤刺激，不宜对皮肤过度搔抓。

3. 皮肤干燥者，可酌情涂擦润肤液。

八、预后

经过治疗本病一般预后良好。不治不会自行痊愈。

第二十三章　糖尿病并发性功能障碍

糖尿病性功能障碍（ED）是由于长期高血糖引起血管组织、神经、内分泌等多个环节发生病变所导致，并有多种神经递质参与其中。糖尿病易引发微血管、神经系统并发症，其中自主神经受累可影响泌尿生殖系统的功能。糖尿病患者阳痿的发生率甚至较正常人高出 8 倍，而且随着年龄增长，病程加长，发生性功能障碍的可能性就越大。糖尿病患者性功能障碍是由于器质性因素引起的，如血管和神经病变，由于长期的高血糖、高脂血症，导致了周围神经、自主神经及周围血管的一系列病变，当影响到周围神经时，则会失去对性器官的控制调节作用；如果周围动脉血管发生病变，则影响阴茎的供血，导致勃起功能障碍。性功能障碍还与身体虚弱和精神因素有关，糖尿病患者由于长期糖代谢紊乱，导致营养不良，虚弱的体质也会影响性功能。

一、西医病因与发病机制

1. 血管组织改变　阴茎勃起是动脉血流入增多，静脉血流出减少，阴茎内血量增加，海绵体内压力升高和海绵体平滑肌舒张的过程。任何影响阴茎内血量增加和海绵体平滑肌舒张的病理改变均可以产生 ED。糖尿病大血管病变使阴茎血液灌注不足，并与微血管病变协同作用，导致海绵体缺血、缺氧；血氧饱和度降低，引起海绵体平滑肌减少，纤维化增多，白膜弹性蛋白和胶原成分增加，从而导致海绵体平滑肌功能发生不可逆的损害及静脉闭合功能丧失，导致 ED。

2. 神经病变及神经递质的改变　糖尿病患者的周围神经和自主神经几乎都有不同程度的器质性或功能性改变，糖尿病自主神经病变可以导致静脉漏的形成，由于长期高血糖、脂质紊乱及血管内皮改变的综合作用，极易引起分支撕裂，经此途径血液回流过快是糖尿病静脉漏性 ED 的主要病因。周围神经病变使神经传导障碍，支配阴茎的舒血管肠肽能、胆碱能、肾上腺素能神经损坏，并引起与阴茎勃起相关的神经递质浓度改变，最终导致 ED。

3. 阴茎海绵体组织的改变　海绵窦内皮细胞和海绵体平滑肌细胞起着非常重要的作用，海绵窦内皮细胞产生的一氧化氮（NO）直接作用于平滑肌细胞。NO 是在一氧化氮合酶（nitric oxide synthase, NOS）作用下催化左旋精氨酸（L-arginine, L-Arg）后生成的，并通过影响平滑肌中的环磷酸鸟苷（cGMP）浓度发挥作用（L-Arg-NO-cGMP 通路）。NOS 主要位于平滑肌细胞，以阴茎海绵体最为丰富，尿道海绵体较少。当性刺激时，NOS 催化 L-Arg 和氧分子反应生成 NO，NO 迅速向四周弥散，与细胞内含离子的鸟苷酸环化酶中的血红蛋白结合形成亚酰血红蛋白，激活鸟苷酸环化酶，使三磷酸鸟苷转化为 cGMP。cGMP 通过刺激血管平滑肌上的 cGMP 依赖性蛋白激酶，调节钙离子通道，使细胞内钙离子浓度增高，影响 $Na^+ - Ca^{2+}$ 交换，从而使血管松弛扩张，血流灌入阴茎海绵体致使阴茎勃起。糖尿病患者糖基化终产物（advanced glycosyla-tion end products，AGEs）使局部 NO 灭活增加是导致海绵体局部 NO 水平降低的另一个机制。长期高血糖使 AGEs 在局部组织积聚，加重血管病变和神经病变，同时灭活 NO，损坏 NO 介导的内皮依赖性及非肾上腺能非胆碱能神经源性舒张反应，进而引起 ED。内皮素（endothelin，ET）是一种强烈的缩血管物质，ET-1 是 NO 的生理拮抗药，糖尿病引起血管内皮损伤使 ET 生成增多，ET 与平滑肌细胞上特异受体结合，使 Ca^{2+} 内流增多及收缩蛋白敏感性增加，引起阴茎海绵体平滑肌持久收缩和不能充分舒张，阴茎血管内血流减少，出现 ED。

4. 内分泌改变是糖尿病性 ED 的促进因素　糖尿病长期高血糖状态，影响下丘脑-垂体-性腺轴功能，引起促性腺激素分泌减少，垂体 FSH 分泌减少，导致睾丸间质细胞数量减少和形态改变：生精小管减小，Sertoli 细胞变性，Leydig 细胞数目减少，进而引起雄激素合成能力下降，NOS 活性降低，阴茎的勃起功能受到影响。

二、中医病因病机

糖尿病性阳痿在中医属于"消渴"和"阳痿"的交叉范畴。中医论阳痿，多责之肾、肝、脾胃。消渴日久，耗气伤阴，既可导致肾精亏耗，亦可致肾阳虚衰；肾阳虚衰则前阴不能振奋；阴损日久又伤及阳气，气虚无以推动血液，必致气滞血瘀，血滞宗筋，宗筋失于濡养，阴茎不能做强，故痿而无用。另肝失疏泄，气机不调，气滞血瘀，亦可致宗筋弛缓而发为阳痿。脾失健运，水谷不化生精微，内生痰湿，阻滞气机，困阻宗筋，宗筋不举而发为阳痿。

三、诊断要点

1. 有糖尿病病史，同时伴有临床症状。
2. 青壮年男性在性生活时阴茎不能勃起，或勃而不坚，不能进行性生活；常伴有神倦乏力，腰膝酸软，畏寒肢冷或小便不畅，淋沥不尽等。
3. 排除性器官发育不全或药物引起的阳痿。

四、中医治疗

【辨证用方】

本病辨证论治应综合"消渴"和"阳痿"的特点。中西医结合是治疗糖尿病伴性功能障碍的有效途径。临床辨证用方可按真阴不足、命门火衰、痰瘀阻络、肝郁脾虚等 4 种证型辨证论治。消渴病引起阳痿，其根源责于肾虚，起初阴虚，继而阴虚化热，阴损及阳，故处方理法应符合阴中求阳、阳中求阴的阴阳互根原则，选用药物应考虑补阴而不滋腻，温阳而不燥热，注重调整肾阴肾阳的偏盛偏衰。

1. 真阴不足证

(1) 主症：阳事不举或阳事易举，临房即软，形体消瘦，口干咽燥，五心烦热，头晕耳鸣，腰腿酸软，舌红少苔，脉沉细数。

(2) 治法：滋阴补肾，阴中求阳。

1) 知柏地黄汤合二至丸（《实用中医内科杂志》，1999 年，第 4 期）：

［组成与用法］女贞子、生地黄、熟地黄各 15 g，山药 30 g，云茯苓 12 g，山茱萸、牡丹皮、泽泻、知母各 10 g，墨旱莲 20 g，黄柏 6 g。水煎服。

［功能主治］滋阴降火，填精益肾。

2) 大补阴丸加味（《浙江中医学院学报》，2001 年，第 6 期）：

［组成与用法］知母、黄柏各 10 g，龟甲、熟地黄、枸杞子、牛膝各 15 g，当归 6 g，露蜂房 12 g，蜈蚣 2 条。每日 1 剂，水煎 2 次分服，2 周为 1 个疗程。

［功能主治］滋阴降火，活血通络。

［加减应用］兼肾阳虚者，加蛇床子 12 g，锁阳 15 g；兼肝郁型者，加柴胡 6 g，郁金 12 g。

［临床报道］赵越用此方 12 例中治愈 6 例（性功能恢复正常）；有效 4 例（性功能改善，但性交时举而不坚、时间较短）；无效 2 例（症状无改善）。

3) 二地鳖甲煎（徐福松经验方）：

［组成与用法］生鳖甲（先煎）、牡蛎（先煎）各 15 g，生地黄、熟地黄、菟丝子、茯苓、枸杞子、金樱子、牡丹皮、天花粉、川断、桑寄生各 10 g，五味子 6 g。水煎服。

［功能主治］滋阴降火。

4) 滋阴降糖起痿汤（王昆山经验方）：

［组成与用法］玄参、生地黄、熟地黄各 20 g，女贞子、鳖甲、黄精、黄柏、枸杞子各 15 g，龟甲

30 g，黄连、山茱萸各 10 g，知母 12 g，蜈蚣 2 条（研冲）。水煎服。

［功能主治］滋阴清热，降糖起痿。

2. 命门火衰证

（1）主症：阳事不举，滑精早泄，射精无力，精薄清冷，头晕耳鸣，面色㿠白，神怯倦怠，畏寒肢凉，腰膝酸软，夜尿清长，或不禁，或五更泄泻，多梦健忘，心烦少寐，舌质淡，苔白润，脉沉迟无力。

（2）治法：温肾壮阳。

1）斑龙丸加味（《糖尿病周围神经病变的防治》）：

［组成与用法］鹿角胶 15 g（烊化），补骨脂、杜仲、淫羊藿、熟地黄、茯神木各 12 g，柏子仁、枸杞子、菟丝子各 10 g，山茱萸 8 g。水煎服。

［功能主治］温肾壮阳，补益肾精。

［加减应用］若伴早泄加芡实、金樱子、锁阳收涩固精；腰膝酸软者，重用杜仲，加狗脊、牛膝；精薄清冷者，加蛇床子、鹿茸；五更泄泻者，加补骨脂、肉豆蔻、赤石脂。

2）益肾活血汤（《浙江中医学院学报》，1997 年，第 5 期）：

［组成与用法］熟地黄、炙黄芪各 20 g，鹿角胶（烊化）、山药、丹参各 15 g，肉桂（后下）3 g，附子（先煎）6 g，炒当归、山茱萸、川芎、炒白芍各 10 g。水煎服。

［功能主治］温肾填精，益气活血。

［加减应用］若肾阳虚明显者，加巴戟天、淫羊藿各 15 g；血瘀明显或肢体麻木疼痛者，加红花 8 g，赤芍 10 g；腰酸痛者，加川牛膝、牛膝各 10 g，炒杜仲 10 g；尿糖高者，倍用黄芪、山药量。

［临床报道］洪寅用此方治疗 16 例，1 个月 1 个疗程，连用 2 个疗程，经随访半年以上痊愈 9 例，好转 4 例，无效 3 例。

3）温肾医痿汤（刘明经验方）：

［组成与用法］阳起石 30 g，淫羊藿 15 g，仙茅 6 g，韭菜子、菟丝子、枸杞子、巴戟天、五味子各 10 g，炒杜仲、山茱萸、肉苁蓉、何首乌各 12 g。水煎服。

［功能主治］温肾填精，振阳兴痿。

4）雄起壮阳栓（《中医药学刊》，2001 年，第 2 期）：

［组成与用法］淫羊藿、丹参各 12 g，九香虫、制蜈蚣各 6 g，黑蚂蚁、罂粟壳各 9 g。以上为 1 日剂量。将淫羊藿、丹参、罂粟壳三味经醇提取醇提液，并将药渣与黑蚂蚁、九香虫、蜈蚣加水煎煮过滤取滤液；再将二液混匀挥发，浓缩，加入赋形剂喷雾取干粉后，再入基质制成一枚栓子。睡前将一枚栓子纳入直肠内，3 个月为 1 个疗程。

［功能主治］滋阴温肾，壮阳起痿。

［临床报道］王键等共治疗 30 例，治愈 8 例（26.67%），好转 15 例（50%），总有效率 76.67%。

5）补肾壮阳方（〈湖南中医药导报〉，2002 年，第 5 期）：

［组成与用法］熟地黄、杜仲、黄芪各 30 g，山药、山茱萸各 20 g，枸杞子、淫羊藿、太子参、仙茅根各 15 g。每日 1 剂，水煎，分两次服。

［功能主治］温肾补阳，除痿降糖。

［临床报道］易永贤用此方治疗 28 例，显效 8 例，有效 18 例，总有效率为 92.85%。

6）温阳降糖起痿汤（王昆山经验方）：

［组成与用法］黄芪 30 g，熟地黄 20 g，人参、山茱萸、锁阳各 10 g，枸杞子、肉苁蓉、楮实子各 15 g，淫羊藿 12 g，蜈蚣 2 条（研冲），鹿茸 1 g（研粉冲服）。水煎服。

［功能主治］益气养阴，温阳补肾，起痿降糖。

［加减应用］兼浮肿者，加桂枝、白术、茯苓；兼血脂高者，加丹参、水蛭。

7）天虫雄宝胶囊（《山东中医杂志》，1999 年，第 7 期）

［组成与用法］桑蚕雄蛾精、熟地黄、山茱萸、枸杞子等。各药按一定比例配制成胶囊，每次 3 粒，每日 3 次。

［功能主治］益肾壮阳填精，兼活血化瘀。

［临床报道］尹义辉用此方对 50 例糖尿病阳痿患者治疗结果为：显效 18 例（36％），有效 26 例（52％），无效 6 例（12％），总有效率 88％。

3. 痰瘀阻络证

(1) 主症：阳事不举或举而不坚，精神萎靡，头晕目眩，口唇暗紫，面色晦暗，舌有瘀斑，脉沉涩。

(2) 治法：补肾活血化瘀。

1) 活血降糖起痿汤（王昆山经验方）：

［组成与用法］丹参 20 g，川牛膝、益母草各 30 g，赤芍、红花、郁金、桃仁各 15 g，水蛭 6 g，路路通 10 g，蜈蚣 2 条（研冲）。水煎服。

［功能主治］活血化瘀，降脂降糖，通络起痿。

［加减应用］若兼气虚者，加党参、黄芪；兼气滞者，加柴胡，香附；兼阳虚者，加附子、桂枝；大便干结者，加大黄、桃仁、芒硝。

2) 活血起痿灵（《辽宁中医杂志》，1996 年，第 3 期）：

［组成与用法］叶底珠、王不留行各 10 g，三七、红花各 6 g，蜈蚣 2 条，丹参、蛇床子各 15 g。水煎服。

［功能主治］活血化瘀，通畅宗筋，温阳起痿。主治糖尿病性阳痿。

［临床报道］吴启富用此方共治疗 47 例，近期治愈 37 例，显效 3 例，有效 2 例，无效 5 例，总有效率达 89.37％，远期结果 62.07％。

3) 益肾活血起痿方（《四川中医》，2001 年，第 3 期）：

［组成与用法］枸杞子、菟丝子、蛇床子、何首乌、熟地黄各 15 g，五味子、淫羊藿、牛膝各 10 g，丹参 24 g。水煎服。

［功能主治］益肾活血，降糖起痿。

［加减应用］若阳虚甚者，酌加肉桂、仙茅；阴虚甚者，酌加龟甲、鳖甲；兼气血两虚者，酌加黄芪、当归、党参、龙眼肉；阴虚火旺或夹湿热者，酌加知母、焦黄柏、栀子；夹肝郁者，酌加白芍、柴胡。

［临床报道］梁开发用此方共治疗 31 例，治愈 12 例，占 38.71％；好转 13 例，占 41.94％；无效 6 例，占 19.35％。总有效率为 80.65％。

4) 活血医痿汤（刘明经验方）：

［组成与用法］淫羊藿、当归、丹参各 12 g，赤芍、白芍、牛膝、川芎、生地黄、山茱萸、柴胡各 10 g，水蛭 6 g，鸡血藤 30 g。水煎服。

［功能主治］益肾活血，化瘀通络。

5) 活血壮肾胶囊（《中国乡村医药杂志》，2002 年，第 2 期）：

［组成与用法］丹参、赤芍、路路通、牛膝、蛤蚧、黄狗肾、韭菜子、淫羊藿。每粒含药粉 0.5 g；相当于生药 3.75 g。每次 5 粒，每日 2 次。

［功能主治］理气活血化瘀，滋阴补肾壮阳。

6) 降糖起痿合剂（《长春中医学院学报》，2001 年，第 2 期）：

［组成与用法］阳起石（先煎）、生地黄、熟地黄各 20 g，蜈蚣、葛根、山茱萸各 10 g，水蛭 6 g，肉桂 3 g，山药、淫羊藿、川牛膝、当归、丹参各 15 g。水煎服。

［功能主治］益肾填精，温肾散瘀。

［临床报道］张亚大等共治疗 26 例，临床治愈 11 例，临床有效 9 例，无效 6 例，总有效率

为 76.9%。

4. 肝郁脾虚证

（1）主症：阳事不举，精神抑郁，胸胁胀闷，食少纳呆，腹胀便溏，疲倦乏力，舌淡苔白，脉弦细或沉。

（2）治法：疏肝解郁，益肾健脾。

1）疏郁降糖起痿汤（王昆山经验方）：

［组成与用法］柴胡 12 g，白蒺藜、郁金、白芍各 15 g，玄参 20 g，天花粉 30 g，当归、香附、栀子、牡丹皮各 10 g，蜈蚣 2 条（研冲）。水煎服。

［功能主治］疏肝解郁，凉血降糖，通络起痿。

［加减应用］兼血瘀者，加桃仁、红花、水蛭。

2）糖痿灵（《山西中医》，1994 年，第 5 期）：

［组成与用法］熟地黄、枸杞子、巴戟天、菟丝子、当归、白芍、牡蛎，黄芪、白术。

［功能主治］滋肾养肝，健脾益气。

［加减应用］若阴虚型，加生地黄、山药、山茱萸、知母；气阴两虚型，加人参、麦冬、五味子；气阴两虚夹瘀型，加丹参、赤芍、益母草、木香。

［临床报道］段尚勤用此方治疗 30 例患者，血糖均得到理想控制。阳痿显效 15 例（76%），有效 4 例（20%），无效 1 例（5%）。其中阴虚型 8 例，显效 5 例，有效 3 例；气阴两虚型 9 例，显效 7 例，有效 1 例，无效 1 例，气阴两虚夹瘀型 8 例，显效 8 例。

【辨病用方】

本病虽临床证候复杂，虚实并见，但万变不离其本，其主要病机是阴精亏损，所谓"精盛则阳强，精衰则阳痿"。因此，临床辨治时，不论何型，均应在滋肾养精的前提下，或扶阳，或活血，或理气，根据阴损阳衰的动态变化选方用药。

1. 祛湿降糖起痿汤（王昆山经验方）

［组成与用法］薏苡仁、白花蛇舌草各 30 g，木瓜、茵陈、益母草、萆薢、苍术、黄柏各 15 g，蜈蚣 2 条（研冲），路路通、石菖蒲各 10 g。水煎服。

［功能主治］清热利湿，通络起痿。主治糖尿病性阳痿证属湿热下注、浊邪侵筋者。

［加减应用］若大便干结者，加大黄、芒硝。

2. 益气降糖起痿汤（王昆山经验方）

［组成与用法］菟丝子、人参、茯神、酸枣仁、龙眼肉各 15 g，当归 12 g，山药、黄芪各 30 g，淫羊藿、白术各 10 g，炙甘草 6 g，蜈蚣 2 条（研冲）。水煎服。

［功能主治］补益中气，健脾安神，降糖起痿。主治糖尿病性阳痿证属心脾两虚型。

［加减应用］若兼气虚下陷者，加升麻、柴胡。

3. 归脾汤合八珍汤加味（《糖尿病周围神经病变的防治》）

［组成与用法］人参、白芍、远志、白术各 10 g，茯苓 15 g，黄芪 30 g，鹿角霜、龙眼肉、当归、枣仁、菟丝子各 12 g，甘草 6 g。水煎服。

［功能主治］补益心脾，佐以壮阳。

［加减应用］若伴有气短脱肛、内脏下垂的中气下陷者，加用升麻、柴胡以升提中气；心悸失眠，五心烦热加黄连、琥珀研粉分服以清心安神；滑精早泄加金樱子、芡实、分心木、阳起石以涩精止遗。

4. 蚁蛭散（《山东中医杂志》，1997 年，第 5 期）

［组成与用法］蚂蚁（60%），水蛭（10%），黄芪（10%），天花粉（10%），玄参（10%）。上药按比例制成散剂，每服 10 g，每日 3 次。

［功能主治］补肾活血，调整阴阳。主治糖尿病性阳痿。

［临床报道］周国忠等用此方共治疗 36 例，3 个月后近期痊愈 9 例，显效 11 例，有效 6 例，无效

10 例，总有效率 72.2%。

5. 降糖起痿汤（《四川中医》，1995 年，第 7 期）

［组成与用法］熟地黄、山茱萸、黄精、枸杞子、黄芪、太子参、淫羊藿各 15 g，山药、天花粉各 40 g，阳起石 30 g，水蛭 6 g，蜈蚣 2 条，苍术、白僵蚕、仙茅各 10 g。水煎服，每日 1 剂。

［功能主治］滋阴润燥，扶气助阳，化痰祛瘀，降糖起痿。

［加减应用］若小便频者，酌加桑螵蛸、覆盆子、益智仁；尿痛者，酌加黄柏、龙胆草、淡竹叶；遗精者，酌加芡实、金樱子、牡蛎；五更泄者，酌加四神丸、炒白术；头晕耳鸣者，酌加菊花、磁石；失眠多梦者，酌加枣仁、生龙牡。

［临床报道］范道长用此方共治疗 41 例，显效 25 例，有效 13 例，无效 3 例。总有效率 92.68%。

6. 愈痿汤（《中医药学报》，1999 年，第 3 期）

［组成与用法］生地黄、黄芪各 40 g，山药、丹参、葛根各 30 g，茯苓、泽泻、牡丹皮、人参、三七、牛膝各 15 g，山茱萸、五味子各 25 g，麦冬 50 g，水蛭 10 g。水煎服。

［功能主治］补肾益气养阴，活血化瘀通络。

［临床报道］苏莉芬等用此方共治疗 14 例，结果治愈 7 例，占 50%；有效 3 例，占 21.42%；无效 4 例，占 33.33%，总有效率为 71.42%。

7. 加味六味地黄汤（《中国民族民间医药杂志》，2004 年，第 7 期）

［组成与用法］生地黄、山药、黄芪各 30 g，山茱萸、太子参、石斛、苍术、玄参、鸡内金各 15 g，桑螵蛸 10 g，知母、茯苓、牡丹皮、丹参各 12 g。水煎服。

［功能主治］益气养阴，活血固肾。

［临床报道］王廷彬用此方共治疗 13 例糖尿病性阳痿，9 例显效，有效率 69.23%。

8. 双补四物汤（《中国乡村医生杂志》，2000 年，第 1 期）

［组成与用法］黄芪、山药各 30 g，陈皮 10 g，丹参、熟地黄各 15 g，苍术、枸杞子、巴戟天、当归、川芎、赤芍各 12 g。水煎服，每日 1 剂。

［功能主治］补脾益肾，降糖起痿。

［加减应用］若伴阳虚者，加淫羊藿 15 g，菟丝子 12 g；阴虚火旺者，加黄柏 12 g，生牡蛎 15 g；肝气郁结者，加柴胡、白芍各 12 g；湿热下注者，加车前子 15 g，黄芩 12 g，泽泻 10 g。

［临床报道］宋泽中用此方共治疗 25 例，治愈 5 例（20%），显效 8 例（32%），有效 9 例（36%），无效 3 例（12%），总有效率为 88%。

【单方用药】

1. 三子散　用法：蛇床子、菟丝子各 30 g，五味子 15 g。共研细末，每次服 6 g，2 次/日，黄酒为引。功效：补肾壮阳。主治糖尿病性阳痿。

2. 蜈蚣淫羊藿胶囊　用法：蜈蚣 6 g，淫羊藿 20 g，研末吞服，或入胶囊，口服，分 3 日，2 次/日。功用：壮阳通络。主治糖尿病性阳痿。

3. 兴阳散　用法：硫黄、蛇床子、仙茅各等份。共研细末，调匀，每次服 10 g，每日 2 次，白开水送服。功效：温肾壮阳。主治糖尿病性阳痿。

（1）肾阳不足时方用：山药 15 g，附子、肉桂各 6 g，熟地黄、当归各 12 g，菟丝子、杜仲、山茱萸、鹿角胶、枸杞子、韭菜子各 10 g。

（2）心脾两虚时方用：甘草 6 g，黄芪 15 g，茯神、龙眼肉、当归、远志、酸枣仁各 12 g，白术、淫羊藿、人参、木香、韭菜子各 10 g。

（3）湿热下注时方用：黄芩、栀子、泽泻、车前子、当归、柴胡各 10 g，生地黄、车前草各 15 g，薏苡仁 30 g，甘草 6 g。

（4）肝郁气滞时方用：柴胡、枳壳、当归各 10 g，蜈蚣 2 条，甘草 6 g，白芍、佛手各 12 g，刺猬皮 9 g。

第二十四章　糖尿病动脉硬化性闭塞症

　　肢体动脉硬化性闭塞症（DLASO）是一种慢性进行性动脉和静脉同时受累的周围血管器质性病变，是糖尿病的常见并发症之一，由于动脉狭窄或动脉闭塞引起肢体局部缺氧所致，早期可出现患肢发凉、麻木和间歇性跛行，进一步发展为静息痛，伴患肢皮温下降，感觉减弱，皮肤变薄，汗毛脱落，肌肉萎缩，趾甲增厚变形，足背动脉搏动减弱或消失，晚期肢端发生溃疡坏疽和继发感染。随着人口老龄化和人民生活水平的不断提高，糖尿病的发病率剧增，糖尿病肢体动脉硬化性闭塞症亦逐渐上升，是糖尿病致残、致死的原因之一。

一、西医病因与发病机制

　　糖尿病肢体动脉闭塞症的病理变化主要是肢体动脉内膜出现粥样斑块、中膜变性或钙化、腔内有继发血栓形成，最终使管腔狭窄，甚至完全闭塞。动脉内膜的功能紊乱、功能性损伤后血管炎性反应是下肢动脉硬化的主要危险因素。糖尿病性和非糖尿病性动脉粥样硬化之间并无组织病理学的差别，但糖尿病患者动脉粥样硬化的发生率更高，年龄更小，病变发展较快，病情较重，致残率和病死率较高。

二、中医病因病机

　　肢体动脉硬化性闭塞症（DLASO）属中医学"消渴病"、"脉痹"、"脱疽"等范畴，系中老年人之气血虚衰，气血瘀滞，日久阳虚寒凝，脉络不通为病。《灵枢·营卫生会篇》指出："老者气血衰，气道涩，易于瘀滞"；"血气者，喜温而恶寒，寒则涩不能流，温则消而去之"。DLASO是在消渴病基础上发病，消渴病是正虚为本，燥热为标，正虚贯穿始终，邪气逐渐加重。正气不足则虚，邪气盛则实，故初起以虚为主，邪气不彰，因而多见双下肢容易疲劳，或时有酸胀麻木，无明显发凉及疼痛，肤色正常欠润泽，趾甲部分略增厚或变黄，汗毛略少，舌质多胖大而淡，脉多弦细为气虚之象。气虚进一步加重，不能温煦，而见一派寒象，症见患肢发凉、麻木，劳则气耗，而见间歇性跛行，舌质淡紫，舌苔白润，脉弦紧为寒之象。寒邪进一步加重，寒凝则血瘀，血瘀则不通，不通则痛，故见患肢发凉、麻木、酸胀较重，间歇性跛行严重，且出现持续性疼痛；因夜间阴气所主，阳气更虚，故夜间疼痛加剧。血脉瘀阻故皮肤可呈紫绀色，或见紫褐斑，舌质青紫有瘀点，或瘀斑，苔白润，脉沉紧或沉迟为寒凝血瘀之象。瘀久化热，瘀热互结，在血瘀的基础上出现热象之征：患肢局部烧灼疼痛，遇热痛甚，遇冷痛缓，夜间痛剧，舌质红或绛，苔黄，脉沉涩或细涩为瘀热之征象。瘀热化毒，热盛肉腐，肉腐则化脓，故患部皮肤紫黑，溃破，脓水恶臭，腐肉不鲜，疼痛难忍，夜间痛甚。总之，该病为正气渐虚，邪气渐重，虚实夹杂的衍变过程。

三、临床表现与诊断要点

　　糖尿病肢体动脉闭塞症诊断标准：①发病年龄多在40岁以上。②有糖尿病病史，或空腹血糖值升高，尿糖测定阳性者。③有慢性肢体动脉缺血表现，麻木、怕冷（或怕热）、间歇性跛行、瘀血、营养发生改变，肢体感觉减退或皮肤发红灼热，甚至发生溃疡或坏疽；常四肢发病，以下肢为重。④各种检查证明有肢体动脉狭窄闭塞性改变，下肢以及动脉以远动脉病变为最多见。⑤常伴有原发性高血压、冠心病、高脂血症、肾动脉血管病、脑血管病和眼底动脉血管病变等疾病。

【诊断标准】

1. 有糖尿病史，肢端发凉，干而无汗，肌肉萎缩，足跟裂，趾甲增厚变脆，下肢干枯，足背动脉搏动减弱或消失。

2. 高血糖、高脂血症。

3. 判定血管闭塞部位及程度。

（1）间歇跛行：为早期下肢供血不足，小腿腓肠肌疼，提示股动脉或腘动脉阻塞。股或臀部疼，提示髂或髂股动脉阻塞。

（2）休息痛：疼痛局限在足趾或足的远端，卧床时疼痛加重，下肢下垂后疼痛缓解，提示血管病变已进入中期。

（3）行走距离日益缩短，直至不能行走，夜间休息时疼痛加重，动脉搏动消失，甚至出现溃疡或坏疽，提示血管病变已到晚期。

（4）踝/臂血压指数：比值小于 0.9 以下，肢体位置试验阳性，提示下肢供血不足。

（5）动脉造影：可证实血管腔狭窄或提供阻塞部位的直观资料。

（6）排除血栓闭塞性脉管炎、大动脉炎、雷诺病、冷损伤血管病等其他缺血性疾病。

（7）彩色多普勒、CT、DSA、血管超声、血管光电容积血流图检查证实有肢体动脉狭窄或闭塞；多普勒踝部血压测定与肱部血压测定之比明显变小；X线平片检查：主动脉弓、腹主动脉或下肢动脉有钙化阴影。

【临床分期标准】

1. 一期（局部缺血期） 有慢性肢体缺血表现，以间歇性跛行为主，有发凉、麻木、胀痛、抗寒能力减退。

2. 二期（营养障碍期） 皮肤粗糙、汗毛脱落、趾甲肥厚、脂肪垫萎缩、间歇性跛行、静息痛等。

3. 三期（坏死期） 具有慢性肢体缺血表现，如：除间歇性跛行、静息痛之外，发生肢体溃疡及坏疽；根据坏死范围，又分为 3 级。Ⅰ级：坏死（坏疽）局限于足趾或手指。Ⅱ级：坏死（坏疽）扩延至足背及足底，超过趾跖或指掌关节。Ⅲ级：坏死（坏疽）扩散至踝关节及小腿、手部及腕关节者。

四、西医治疗

糖尿病肢体动脉闭塞症的基础及药物治疗如下。

1. 健康教育 良好的健康教育可充分调动患者的主观能动性，积极配合治疗，有利于疾病控制达标，提高药物治疗效果；防止各种并发症的发生、发展。

2. 合理的膳食结构 糖尿病饮食对糖尿病患者至关重要。根据患者的体质和每日的活动情况计算出合理的进食量。

3. 体育锻炼 根据患者自身情况，进行合适的体育锻炼，有利于减轻体重，提高胰岛素敏感性，改善血糖和脂代谢紊乱。

4. 自我监测血糖并将血糖稳定在理想水平 自我监测血糖可以为患者及医护人员提供一种动态数据，了解病情变化，及时调整治疗方案。糖尿病肢体动脉闭塞症患者要将血糖控制并稳定在理想水平，常用 a-葡萄糖苷酶抑制药、双胍类、噻唑烷二酮类和胰岛素促泌剂等；血糖过高可用胰岛素控制。

5. 调节血脂和控制血压 高脂血症、高血压会进一步增加血黏度，加重动脉粥样硬化，使下肢血管狭窄程度加重，进一步减少下肢供血。血管紧张素转换酶抑制药、他汀类降血脂药有改善血管内皮细胞功能的作用，应重点应用。

6. 抑制血管狭窄和血栓形成的治疗：可应用前列腺素 E_1、α_2 受体阻断药、硝酸酯类、己酮可可碱、阿司匹林、双嘧达莫、西洛他唑、低分子右旋糖酐、噻氯匹定、低分子肝素、华法林、水蛭素等抑制血小板聚集，改善微循环。

7. 高压氧治疗：当下肢血管闭塞时，氧合作用指数下降，血乳酸水平升高，代偿性血管舒张等都加重了水肿。高压氧治疗可提高组织的氧水平，降低血乳酸水平，从而提高了糖尿病足溃疡的愈合率，降低了截肢率。

五、中医治疗

【辨证论治】

1. 寒湿阻络证

（1）主症：患肢喜暖怕冷，肤色苍白，麻木疼痛，遇冷加重，步履不利，多走则小腿及足部胀痛，停步后则痛缓，足背动脉搏动减弱或消失，舌淡，苔白腻，脉沉细。

（2）治法：温经散寒，活血通络。

1）阳和汤（《外科全生集》）：

［组成与用法］熟地黄 30 g，鹿角胶 9 g，白芥子 6 g，麻黄、姜炭各 2 g，肉桂、生甘草各 3 g。水煎服。

［功能主治］温阳补血，散寒通滞。

［加减应用］若寒凝血瘀者，加三七 9 g，桂枝、乳香、没药各 6 g。

2）黄芪桂枝五物汤（《金匮要略》）：

［组成与用法］黄芪、生姜各 12 g，芍药、桂枝各 9 g，大枣 12 枚。水煎服。

［功能主治］益气温经通脉。

［加减应用］若寒凝血瘀者，加三七 9 g，乳香、没药各 6 g。

3）祛寒活血方（《中西医结合糖尿病学》）：

［组成与用法］川芎、伸筋草、透骨草各 30 g，苏木、红花各 40 g，制川草乌、制附子、川椒各 15 g。水煎，熏蒸患肢，待水温合适后，浸泡患肢，每日 1～2 次，10～20 日为 1 个疗程。

［功能主治］温经散寒，活血化瘀。

［加减应用］配合阳和汤内服。

2. 湿热毒盛证

（1）主症：患肢肿胀剧痛，日轻夜重，喜凉怕热，局部皮肤紫暗，肿胀，渐变紫黑，浸润蔓延，或伴有发热，大便秘结，小便黄赤，舌红，苔黄腻，脉弦数。

（2）治法：清热利湿，活血化瘀。

1）四妙勇安汤（《验方新编》）：

［组成与用法］金银花、玄参各 30 g，当归、甘草各 15 g。水煎服。

［功能主治］清热解毒，活血止痛。

［加减应用］若热象明显者，加紫花地丁、蒲公英、栀子各 15 g；肿胀明显者，加皂角刺、穿山甲、木瓜各 15 g；大便秘结者，加生大黄 6 g，芒硝（冲服）3 g；热毒血瘀者，加虎杖 15 g，生大黄、紫草各 9 g，水牛角丝 30 g。

2）神妙汤（《山东中医药大学学报》，2001 年，第 4 期）：

［组成与用法］金银花、薏苡仁各 30 g，连翘、牛膝、茯苓、泽泻、苍术、黄柏、桃仁、红花、赤芍、当归各 10 g。水煎服。

［功能主治］清热利湿，活血消肿。用于糖尿病周围血管病，证属湿热者。

3. 热毒伤阴证

（1）主症：患肢瘦小胀痛，肌肤枯槁萎缩，汗毛脱落，趾（指）甲增厚变形，或伴口干咽燥，大便干燥、难解，小便短赤，舌质红，苔黄或光红少苔，脉沉细数。

（2）治法：清热解毒，益气养阴活血。

1）顾步汤（《糖尿病中医诊治荟萃》）：

［组成与用法］党参、金银花、石斛各 15 g，牛膝 12 g，黄芪、薏苡仁各 20 g。水煎服。

［功能主治］益气养阴，生津除热，解毒消肿。

［加减应用］若瘀血明显者，加桃仁、红花、川芎、地龙等；气血亏虚者，加当归、白芍、何首乌、熟地黄、炙甘草；痰多湿盛者，加神曲、半夏、山楂、山药；热毒伤阴者，加沙参、玄参、蒲公英、紫花地丁。

2）清营汤（《温病条辨》）：

［组成与用法］水牛角 30 g，金银花、生地黄、元参、麦冬各 15 g，竹叶心 3 g，丹参 9 g，黄连 6 g，连翘 12 g。水煎服。

［功能主治］清营透热，养阴活血。

［加减应用］若大便燥结者，加草决明 30 g，火麻仁 15 g；患肢疼痛者，加牡丹皮、川牛膝、鸡血藤各 15 g。

3）凉血化瘀止痛汤（《中西医结合糖尿病学》）：

［组成与用法］生地黄 30 g，丹参、白芍各 20 g，元参、牛膝、紫草各 15 g，茜草根、延胡索、赤芍各 12 g，乳香、没药各 10 g，甘草 6 g。水煎服。

［功能主治］养阴活血，凉血化瘀。

［加减应用］若肌肤枯槁萎缩者，加女贞子、墨旱莲、何首乌各 15 g。

4）四妙活血汤（《山东中医药大学学报》，2001 年，第 4 期）：

［组成与用法］金银花、蒲公英各 30 g，生地黄、玄参、紫花地丁、牛膝各 15 g，牡丹皮、赤芍、苍术、黄柏各 12 g，没药 6 g。水煎服。

［功能主治］清热解毒，活血止痛。用于糖尿病周围血管病变，证属热毒者。

4. 血脉瘀阻证

（1）主症：患肢疼痛加重，步履沉重乏力，活动艰难，患足暗红，下垂位明显，抬高立见苍白，小腿可有游走性红斑，结节或条索，疼痛持续加重，彻夜不能入睡，足背动脉搏动消失，舌暗红或有瘀斑，苔白，脉弦或涩。

（2）治法：活血化瘀，通络止痛。

1）桃红四物汤（《医宗金鉴》）：

［组成与用法］红花 6 g，熟地黄 15 g，白芍 10 g，川芎 8 g，桃仁、当归各 12 g。水煎服。

［功能主治］养血活血逐瘀。

［加减应用］若小腿有游走性红斑，结节或条索者，加白芷 15 g，苏木 12 g，鸡血藤 30 g；疼痛甚者，加乳香、没药各 6 g，延胡索 15 g。

2）活血散瘀方（赵炳南经验方）：

［组成与用法］苏木、赤芍白芍、草红花、桃仁、三棱、莪术、陈皮各 9～15 g，鬼箭羽 15～30 g，木香 3～9 g。水煎服。

［功能主治］活血散瘀。

3）活血通脉汤（《山东中医药大学学报》，2001 年，第 4 期）：

［组成与用法］当归、黄芪、川芎、牛膝各 15 g，地龙 10 g，丹参 18 g。水煎服。

［功能主治］活血化瘀，通脉止痛。

5. 气血两虚证

（1）主症：患肢疼痛较轻，小腿硬胀，面容憔悴，萎黄消瘦，神情倦怠，舌淡胖，苔白脉细无力。

（2）治法：补益气血，化湿通络。

1）人参养荣汤（《太平惠民和剂局方》）：

［组成与用法］白芍、熟地黄各 15 g，当归、陈皮、远志、人参各 9 g，黄芪 30 g，茯苓、白术各 12 g，甘草 6 g，五味子、桂心各 3 g。水煎服。

［功能主治］益气补血，养心安神。

2）八珍汤加味（《中西医结合糖尿病学》）：

[组成与用法] 党参15 g，黄芪30 g，川芎9 g，熟地黄18 g，白术、茯苓、当归、赤芍各12 g，陈皮、甘草各6 g。水煎服。

[功能主治] 补益气血。

[加减应用] 若形寒肢冷者，加鹿角胶（烊化）15 g，肉桂2 g；口干心悸者，加麦冬12 g，龟甲（先煎）30 g。

【辨病论治】

1. 补阳还五汤加减（《安徽卫生职业技术学院学报》，2004年，第2期）

[组成与用法] 黄芪60 g，当归20 g，赤芍15 g，川芎、桃仁、红花各10 g，地龙、莪术各20 g，鸡血藤30 g。水煎服，每日1剂，每周服6剂。

[功能主治] 益气活血，化瘀通络。

[加减应用] 若虚寒证，加附子温经散寒；瘀滞证，重用莪术至30 g，加丹参以增强活血化瘀；气血两虚证，重用黄芪至90 g，当归至30 g。

[临床报道] 谢锋伟等人用此方治疗36例中临床治愈11例（占30.6%），显著好转19例（52.8%），进步3例（占8.3%），无效3例（其中2例转外科行截肢术），总有效率为91.7%。

2. 当归四逆汤（《中国中医基础医学杂志》，2004年，第1期）

[组成及用法] 白芍、通草各10 g，细辛3 g，当归、生地黄、天花粉各15 g，西洋参、桂枝各6 g，鸡血藤30 g。每日1剂，水煎300 mL，分2次温服。

[功能主治] 益气养阴，活血通脉。

[临床报道] 汪艳娟等人用本方治疗21例近期治愈10例，显效6例，有效4例，无效1例，总有效率95.2%。

3. 丹膝附子汤（《滨州医学院学报》，1997年，第5期）

[组成及用法] 附子、红花、川芎各10 g，丹参30 g，牛膝15 g，每日1剂。水煎分两次服，10日为1个疗程。

[功能主治] 温经活血，化瘀止痛。

[临床报道] 徐金元等人用此方治疗32例，显效26例，有效5例，无效1例。

4. 消渴安胶囊（《中医研究》，1999年，第5期）

[组成及用法] 葛根、黄芪、山药、麦冬各60 g，玄参、五味子各15 g，水蛭10 g，人参、丹参、苍术、川芎各30 g。上药共粉碎研末，装及胶囊，每粒0.5 g。每次3粒，口服，每日3次。

[功能主治] 益气养阴，化瘀通脉。

5. 芪芥苍龙汤（《实用中医内科杂志》，2002年，第2期）

[组成及用法] 黄芪60 g，土鳖虫6 g，玄参20 g，丹参30 g，桃仁、红花各10 g，地龙、牛膝、白芥子、赤芍、苍术、地骨皮各15 g。每日1剂。水煎服。

[功能主治] 益气化瘀，活血祛瘀通脉。

[加减应用] 若脾肾两虚者，可选加山药、云苓、淫羊藿、杜仲以温补脾肾；脉络郁滞者，可用络石藤、豨莶草、威灵仙以舒筋通络；郁久化热者，加金银花藤、牡丹皮、丝瓜络以清络热。早期除上述口服及静脉用药外，运用外洗药熏洗也颇有效。外洗方：生川乌、生草乌、川桂枝、生姜、生葱白、麻黄、乌梢蛇、防风、红花各10 g，川椒、赤芍各15 g，细辛3 g，同煎后加白酒50 g热洗患处，每日2次。

6. 外用熨药方（陈淑长经验方）

[组成及用法] 花椒、桂枝各10 g，苏木、红花、乳没、干姜各15 g，千年健、鸡血藤、金银花、樟脑各15 g，透骨草30 g。取上药2剂，分别装入两个小布袋内，各倒入少量白酒，缝好后上锅蒸热，先取一袋置于患处，5分钟后与锅内一袋交换反复10次，每日1次，3～4日换新药。

［功能主治］活血化瘀，温阳通脉。

7. 驱湿保脱汤（《石室秘录》）

［组成及用法］薏苡仁 90 g，茯苓 60 g，桂心 3 g，白术 30 g，车前子 15 g，水煎服。

［功能主治］化气利湿。

［加减应用］若有瘀血者，加益母草、泽兰各 15 g；脾虚腹胀者，加黄芪 15 g，陈皮 6 g，厚朴 12 g。

8. 补阳降糖汤（《中国医学报》，1998 年，第 6 期）

［组成及用法］鸡血藤 30 g，黄芪 60 g，赤芍 15 g，川芎、桃仁、红花各 10 g，地龙、当归、莪术各 20 g。水煎服。

［功能主治］益气活血，化瘀通脉。

［加减应用］若虚寒证者，加附子；瘀滞证重用莪术至 30 g，加丹参；气血两虚者，黄芪用量至 90 g，当归 30 g。

【对症用方】

1. 糖尿病动脉硬化性闭塞症合并血栓性闭塞性脉管炎专方

（1）脱疽温阳汤（金起凤经验方）：

［组成及用法］川牛膝、熟地黄各 15 g，麻黄 9 g，炮附子 15～30 g（先煎半小时），细辛 4 g，络石藤、当归、丹参各 30 g，肉桂、白芥子、鹿角霜各 10 g，生黄芪 30～60 g。水煎服。

［功能主治］温阳通络，散寒止痛，活血宣络。

［加减应用］若下肢阴寒较甚，少气，脉沉细无力者，加党参 20 g，干姜 9 g；趾痛较剧，加炙蜈蚣 3 条，马钱子粉 0.6 g（冲服）；痛如针刺，舌质淡紫，脉细涩者，加土鳖虫 10 g，水蛭 6～9 g。

（2）椒艾洗药（《今日中医外科》）：

［组成及用法］川椒 10 g，红花、桂枝、防风各 15 g，槐枝 10 节，蒜瓣子半挂，透骨草、当归、苏木、艾叶、桑枝各 30 g，生川乌 10 g，加水 1000 mL，以大盆煎洗，先熏后洗，再浸泡，每次 30 分钟，每日 1～2 次，每剂药连用 3 日。注意熏洗不宜只浸洗双足，应以小腿为主。

［功能主治］温阳散寒，活血通脉。

2. 糖尿病动脉硬化性闭塞症合并溃疡或坏疽专方

见糖尿病足章节。

【专病成药】

1. 刺五加注射液（《吉林大学学报（医学版）》，2003 年，第 6 期）

［处方组成］刺五加注射液是纯天然五加科植物刺五加的茎叶经水醇法提取，利用现代科学技术精制而成的灭菌水溶液。每毫升相当于 1 g 生药，其中总黄酮不低于 5 mg，pH 值在 6.0～7.0 之间。

［功能主治］中药刺五加注射液可以使 DLASO 患者的下肢动脉管腔增宽，血流峰值速度减慢，动脉粥样硬化斑块减小，是治疗 DlASO 的良好药物。

［用法用量］每次 60 mL，加入 0.9％氯化钠注射液 250 mL 中，静脉滴注。每日 1 次。

［临床报道］刘艳等人用刺五加对 44 例糖尿病下肢动脉硬化闭塞症患者连续静脉滴注 20 日，于治疗前后应用彩色多普勒超声进行下肢血液动力学检查。结果：刺五加注射液能使下肢动脉管腔增宽，血流峰值速度下降，动脉粥样硬化斑块减小。

2. 红花注射液（《中西医结合心脑血管病杂志》，2003 年，第 7 期）

［处方组成］红花注射液为红花提取物，含红花黄色素、红花西昆苷、红花素、新红花苷等。

［功能主治］活血化瘀、通络止痛散肿。现代药理实验验证，其能抑制 ADP（二磷酸腺苷）诱导的血小板聚集；提高纤维蛋白的溶解性，降低血液黏度，解除痉挛状态下的血管平滑肌，扩张血管，增加血流量和组织灌注。

［用法用量］用红花注射液 20 mL（三九万荣药业）加入生理盐水 250 mL 静脉输注，每日 1 次，

20 日为 1 个疗程。

[临床报道] 毛林华等用红花注射液 20 mL 加用爱维治注射液 800 mg，静脉输注治疗 30 例，每日 1 次，20 日为 1 个疗程。临床治愈 10 例，显效 12 例，有效 6 例，无效 2 例，显效率 73.3％。

3. 脉络宁注射液（《中华人民共和国药典》）

[处方组成] 金银花，牛膝，石斛，玄参。

[功能主治] 清热养阴，活血化瘀。主治糖尿病动脉硬化性闭塞症。

[用法用量] 每次 10～20 mL 加入 0.9％氯化钠注射液 250 mL，静脉滴注，10～14 日为 1 个疗程，每日 1 次。

4. 溶栓克糖口服液 [安卫剂准字（90）5008 号]（《河南中医》，2004 年，第 8 期）

[处方组成] 黄芪 30 g，水蛭 10 g，黄精、花粉、麦冬、川芎、丹参、地龙各 15 g。以上药物水煎浓缩高压灭菌装瓶备用，每瓶 250 mL。

[功能主治] 益气养阴，活血化瘀。

[用法用量] 每次 125 mL，每日 2 次。

[临床报道] 郑学梅等用本品治疗 260 例，临床痊愈 75 例，显效 128 例，有效 54 例，无效 54 例，有效率 98.85％。

5. 川芎嗪注射液（《糖尿病足与相关并发症的诊治》）

[处方组成] 川芎嗪。

[功能主治] 活血化瘀。

[用法用量] 川芎嗪注射液 160 mg 加入 0.9％氯化钠注射液 250 mL，静脉滴注，每日 1 次，25 日为 1 个疗程。

6. 降糖通脉胶囊（《山东中医药大学学报》，1999 年，第 5 期）

[处方组成] 太子参、天冬、麦冬、玄参、何首乌、葛根、丹参、水蛭、黄芪、知母、苍术。

[功能主治] 益气养阴，活血通络。用于糖尿病血管病变。

[用法用量] 制成胶囊，每粒 0.5 g，每次 4 粒，每日 3 次。

【专病单方】

1. 地龙　用法：地龙适量，加白糖少许，捣烂外敷。功用：活血通脉。主治糖尿病动脉硬化性闭塞症。（《虫类药的应用》）

2. 露蜂房　用法：露蜂房适量，研细末，以醋调搽，每日 1 次。功用：解毒消肿。主治糖尿病动脉硬化性闭塞症并血栓性闭塞性脉管炎者。（《虫类药的应用》）

3. 水蛭　用法：水蛭粉 1.5～3 g，每日 3 次，4 周为 1 个疗程。功用：活血化瘀。主治糖尿病动脉硬化性闭塞症。（《临床药物新用联用大全》）

4. 月苋草　用法：月苋草油乳静脉制剂 30 mL（每毫升含月苋草油 0.5 g），加入 0.9％氯化钠 50 mL，静脉滴注，每日 1 次，28 日为 1 个疗程。配合口服降血糖药。功用：降血糖降血脂。用于糖尿病动脉硬化性闭塞症。（《临床药物新用联用大全》）

【外用治疗】

未溃破或坏死者，当以药浴洗之，以驱病邪。用熏洗疗法，以温经散寒、活血化瘀，方用桂枝、红花、乳香、没药、干姜、花椒、透骨草、千年健、鸡血藤、樟脑后下外洗。已溃破者，可用雷夫奴尔浸泡后，外敷生肌玉红膏。

第二十五章　糖尿病足

糖尿病足（diabetic foot，DF）是 Oaldey 于 1956 年首先提出来的，并一直在国际上通用。它是 2 型糖尿病（diabetes mellitus，DM）四大血管合并症（高血压、缺血性心脏病、脑血管病、糖尿病足）之一。1999 年世界卫生组织（WHO）对糖尿病足的定义是：糖尿病患者由于合并神经病变及各种不同程度末梢血管病变而导致下肢感染、溃疡形成和（或）深部组织的破坏。根据糖尿病足以肢体末端疼痛、感染、溃疡、坏疽为主要临床表现，大致归属中医"厉疽"、"消渴合并脱疽"的范畴。

据统计，糖尿病患者中 15％以上将在其生活的某一段时间发生足溃疡或坏疽。因糖尿病足造成截肢者是非糖尿病患者的 15 倍，每年的截肢患者中约 50％是糖尿病患者，而后者 85％以上是因足部溃疡恶化造成深部感染或坏疽所致。糖尿病足不但导致糖尿病患者生活质量下降，而且造成巨大的经济负担和社会负担。因此，糖尿病足的发病机制与有效防治是目前医学界的重要课题之一。

第一节　糖尿病足的辨证论治

糖尿病足是糖尿病的严重并发症之一。西医认为其发病的主要原因是由于糖尿病合并大、小、微血管病变致使局部血液灌注不足，周围神经病变及机械性损伤合并感染所致。

糖尿病患者由于合并神经病变及各种不同程度末梢血管病变而导致下肢感染、溃疡形成和（或）深部组织的破坏。患者皮肤瘙痒，干而无汗，或干枯麻木，感觉迟钝或丧失，脚踩棉絮感，肢端皮肤干裂，肌肉萎缩张力差。肢端凉，紫暗，颜色变暗及色素斑。皮毛脱落，肢端刺痛，灼痛，间歇跛行，休息痛。肢端动脉搏动减弱或消失，血管狭窄处可听到血管杂音，深浅反射迟钝或消失，甚至坏疽或坏死。

糖尿病足的治疗应为综合治疗，包括坏疽局部处理、控制血糖和血压、抗感染、扩张血管，抗凝、溶栓、恢复神经功能，积极治疗有关并发症以及全身支持治疗等。西医在控制血糖和抗感染方面有明显的优势，但在改善症状等综合疗效方面不尽如人意。大量的临床资料显示，中医药治疗糖尿病足不良反应小，安全性高，改善临床症状的作用明显，可降低截肢率。因而中医药防治糖尿病足有一定的特色和优势。

【中医病因病机】

糖尿病足属中医学"脱疽"、"消渴"等范畴，传统医学对本病论述颇多，不断发展，各有特点。早在《灵枢·痈疽》中就有脱疽的相关记载："发于足趾，名脱疽，其状赤黑死，不治；不赤黑不死。治之不衰，急斩之，不则死矣。"《素问·生气通天论》云："膏粱之变，足生大丁。"《诸病源候论·消渴候》曰："夫消渴者……其病变，多发痈疽。"又提出："消渴者……久不治则经络壅涩，留于肌肉，变发痈疽。"宋代诸瑞章《卫生宝鉴》中已有对糖尿病足的记载："消渴病人足膝发恶疮，至死不救。"元代《丹溪心法》中也详细描述过消渴病脱疽的临床表现。提出"脱疽生于足指之间，手指生者间或有之，盖手足十指乃脏腑支干，未发疽之先烦躁发热，颇类消渴，日久始发此患，初生如粟黄泡一点，皮色紫暗，犹如煮熟红枣，黑气蔓延，腐烂延开，五指相传，甚则攻于脚面，犹如汤泼火燃"。明代陈实功《外科正宗》曰："夫脱疽者，外腐而内坏也，此因平昔膏粱厚味熏蒸脏腑……未疮先渴，喜冷无度，昏睡舌干，小便频数……已为疮形枯瘪，内黑皮焦，痛如刀割，毒传足趾者。"中医学认为：其病机主要是因消渴日久，脏腑衰弱，气血不足，导致瘀血、湿热、痰饮、热毒等邪内生，痹阻肢体脉络，气血不畅，筋脉失养，发为麻木冷痛。若复感热毒、湿热之邪或瘀郁化热，可致筋烂肉腐，致伤致残，甚为险恶。辨证多属本虚标实，本虚为肝、脾、肾、气血、阴、阳虚损；标实为瘀血、湿热、痰饮、热毒为患。

【辨证论治】

糖尿病性足溃疡的治疗一般采用内外并重的治疗方法。

急性发作期，湿热火毒炽盛，病势骤急，病情危重，急则治其标，宜解毒祛邪为先，内治宜用大剂清热利湿解毒之品祛邪外出，保津养阴，常用药物如萆薢、黄柏、薏苡仁、土茯苓、金银花等，并兼顾益气化瘀；益气则重用生黄芪以扶正托毒，活血化瘀之品选用赤芍、虎杖、大黄等活血清热药物。外治可选用贴敷疗法、浸渍疗法、湿敷疗法，对局部创面不宜过早采取彻底清创、坏趾截除等疗法。

缓解期，湿热之邪十去七八，正气亏耗，内治当将清热利湿解毒之品递减并渐停，益气化瘀、和营托毒之品渐增；外治宜根据创面脓腐之多少，腐脱之难易，予提脓祛腐、拔毒蚀管之升丹制剂外用及清热利湿解毒中药煎剂湿敷，配合拖线、灌注、蚕食等疗法。

恢复期，邪热已去，正气不足，脉络瘀阻，内治当益气扶正，化瘀生肌为主，佐以解毒祛邪等法，常用药物如生黄芪、太子参、白术、茯苓、当归、赤芍、丹参、桃仁、红花、淫羊藿、山茱萸、熟地黄、补骨脂等，并常用大剂量的黄芪与化瘀通络之品相伍，寓化瘀于补气之中，使经络通达，瘀浊易化。外治根据创面肉芽生长及创周上皮爬生的情况，予生肌长皮的生肌散等外用及益气养荣、祛瘀生肌法中药煎剂湿敷、垫棉绷缚等疗法。如此内治与外治结合，通过多个途径主动创造一个适宜创面生理性修复愈合条件的微环境，加速糖尿病性足溃疡的修复愈合。具体治疗方法分述如下：

1. 内治法　急性期表现为下肢局部红肿、发热、痛或不痛、创面多有脓腔，腐肉，秽臭。治疗以祛邪为主，干性坏疽需清除坏死部分，湿性坏疽有脓腔者需切开彻底引流，逐渐清除坏死组织，以达到祛腐生新的作用。临床可分为毒瘀互结、肉腐筋伤型和湿热下注、瘀血阻络型。

（1）毒瘀互结，肉腐筋伤型症状：患肢暗红、发热、肿胀，有痛感者痛势剧烈，创面脓液腥臭，口干多饮，便干，舌质暗红或红绛，苔黄或燥，脉弦数或洪数。治法：清热解毒，活血止痛。方药：四妙勇安汤加减。主要药物：金银花、玄参、当归、野菊花、地丁、赤芍、生甘草等。

（2）湿热下注、瘀血阻络型症状：患足局部漫肿、灼热、皮色潮红或紫红，触之患足皮温高或有皮下积液、有波动。治法：清热利湿，活血祛瘀。方药：四妙散合血府逐瘀汤加减。主要药物：苍术、黄柏、牛膝、薏苡仁、桃仁、红花、川芎、赤芍、当归、生地黄等。

缓解期为邪势渐减，正气亏虚，正邪胶着状态。临床表现多为下肢局部漫肿不红、肤色苍白或瘀暗，肢冷不温，脓液清稀，创面久不收口等。邪祛病缓，治宜扶正祛邪并重。临床可分为以下 4 型：

（1）气阴两虚、瘀血阻络型：患肢以凉、痛、麻木为主要症状，可无创面。下肢肤色多苍白或黯红，汗毛稀疏或消失，不耐久行，趺阳脉弱，舌淡暗稍红，或有瘀斑，苔薄白，脉细涩。治法：益气养阴，化瘀通络。以黄芪桂枝五物汤加减。主要药物：黄芪、桂枝、赤芍、当归、川芎、桃仁、红花、地龙等。

（2）气血亏虚、瘀血阻络型：创面局部腐肉已清，周围组织红肿已消或疮口仅有少量清稀液渗出，但肉芽生长缓慢，创面久不收口，或伴下肢麻木、疼痛，状如针刺，夜间尤甚，痛有定处。舌质淡暗或有瘀斑，苔薄白，脉沉细，趺阳脉弱或消失。治法：益气活血，托疮生肌。方药：以托里消毒散加减。主要药物：生黄芪、当归、人参、茯苓、白术、白芍、川芎、金银花、皂角刺、白芷、黄芩、甘草等。

（3）肝肾阴虚、瘀血阻络型：溃口肉色暗红，久不收口，腰膝酸软，双目干涩，耳鸣耳聋，手足心热或五心烦热，肌肤甲错，口唇舌暗，或紫暗有瘀斑，舌瘦苔腻，脉沉弦。治法：滋养肝肾，活血通络。方药：六味地黄丸加减。主要药物：熟地黄、山茱萸、山药、牡丹皮、茯苓、三七、鹿角霜、地龙、穿山甲、枳壳等。

（4）脾肾阳虚、痰瘀阻络型：溃口色淡暗，久不收口。畏寒肢凉，腰膝酸软，下肢水肿，肌瘦无力，行走困难，皮肤苍白或紫暗，趺阳脉弱或消失。舌淡暗多齿痕，苔白腻，脉沉迟无力。治法：温肾健脾，化瘀通脉。方药：阳和汤或真武汤加减。主要药物：熟地黄、鹿角、姜炭、桂枝、麻黄、丹参、黄芪、白芥子、水蛭、牛膝等。

2. 外治法　《理瀹骈文》所说："外治之理，即内治之理，外治之药，即内治之药，所异者法耳。"合理、适当、及时的外治是治疗糖尿病足，降低高位截肢率和致残率的关键。外治宜根据糖尿病足发展不同时期选择不同外治方法。

(1) 祛腐阶段：①煨脓祛腐。疮面牢固覆盖较多黑色、干性坏死组织或焦痂，宜选用油膏厚敷，或外用清凉油乳剂外敷以煨脓祛腐，后再行蚕食疗法清除。②提脓祛腐。在脓腐多而难去之际，先短期选用八二丹掺布疮面，外用油膏提脓祛腐；在腐肉将脱尽，脓水已少时，或局部溃疡色泽较暗滞，可外掺九一丹。③贴敷疗法。若局部疮周红肿灼热明显者，外用金黄膏；若局部疮周红肿灼热不甚或疮口周围发湿疹者，外用青黛膏；若局部皮肤发凉、瘀暗，外用冲和膏。④浸渍疗法。若疮面渗出多者，或疮面脓色绿黑，脓水较多，稀薄如水，或有气泡，或腥秽恶臭，用黄连、马齿苋、土茯苓、土槿皮、明矾、红花等清热利湿解毒中药煎液湿敷患处或采用浸渍疗法。⑤切开疗法及药捻引流。若脓肿形成者，可切开排脓；对脓出不畅者，可予药捻蘸九一丹引流。⑥灌注疗法。对脓腔较深或筋膜下、肌间隙感染灶相通，或创口小而基底脓腐未尽，药捻引流无法到位者，予清热利湿解毒中药煎液灌注。⑦箍围疗法。对局部红肿明显，或患趾胖肿，经久难消者，用如意金黄散与清凉油乳剂油等箍围。⑧拖线技术。对穿通性窦道或袋脓者，行"拖线技术"及垫棉缠缚疗法。⑨蚕食疗法。对疮面大而深，腐肉组织难以脱落者，在感染控制、血液循环改善、坏疽转成干性、坏死界线清楚之时，应分期分批逐步修剪清除腐肉，以不出血或稍有出血、无明显疼痛为度；对干性坏疽，必先外用红油膏使坏死组织软化，后行"蚕食疗法"清创。一般对一些有碍肉芽、上皮生长的组织逐步修除即可，并尽量保护筋膜及肌腱组织。⑩祛瘀化腐。应用活血祛瘀药物如脉血康胶囊、蝎蜈胶囊等外用以祛瘀化腐。

(2) 生肌阶段：①生肌收口。在脓腐已尽，新肌未生之际，可外掺生肌散，外用白玉膏、红油膏。②煨脓长肉。若疮面较干，外用复黄生肌愈创油或清凉油乳剂。③浸渍疗法。若溃疡色泽苍白、暗红而不鲜润红活，新生肉芽及上皮生长缓慢时，可用黄芪、乳香、没药等益气化瘀生肌中药煎剂湿敷或熏洗。④垫棉绷缚。对疮面腐肉已尽，新肉生长，周围组织有窦腔者，可用棉垫垫压空腔处，再予用绷带加压缠缚，使患处压紧，每日换药 1 次，促进腔壁粘连、闭合。7～10 日管腔收口后，继续垫棉加压绷缚 10～14 日。⑤活血生肌。应用活血祛瘀药物如脉血康胶囊、蝎蜈胶囊等外用以活血生肌。

第二节　益气养阴活血汤治疗 2 型糖尿病足的临床研究

根据本研究组及陈大舜教授的临床经验和流行病学调查结果，认为 2 型糖尿病并发足部病变的基本病机为：气阴两虚为本，瘀血阻络为标。因而益气养阴、活血通络法是治疗糖尿病足的基本治法。本研究以益气养阴、活血通络立法组方，采用益气养阴活血汤内服，观察其对气阴两虚瘀血阻络型糖尿病足的临床疗效，并初步探讨其作用机制。

一、研究资料与方法

(一) 临床资料

选择符合要求的 50 个糖尿病足病例，均为 2001 年 1 月至 2005 年 2 月期间仁济医院门诊和住院患者，其中门诊 18 例，住院 32 例，按随机原则分配到治疗组和对照组。治疗组 25 例（门诊 9 例，住院 16 例），其中男性 13 例，女性 12 例；年龄 46～70 岁，平均（57.5±7.3）岁；糖尿病病程 1.5～24.5 年，平均（8.5±1.1）年；糖尿病足病程 7～320 日，平均病程（74.3±6.2）日；轻度 15 例，中度 8 例，重度 2 例。对照组 25 例（门诊 9 例，住院 16 例），其中男性 12 例，女性 13 例；年龄 45～70 岁，平均（57.6±5.2）岁；糖尿病病程 1.6～23.5 年，平均（8.4±1.3）年；糖尿病足病程 10～300 日，平均（74.2±7.4）日。轻度 16 例，中度 7 例，重度 2 例，见表 25-1。

表 25-1　　　　　　　　　　　　　　　　**两组患者一般临床资料比较**

组别	例数	性别		年龄（岁）	糖尿病病程（年）	糖尿病足病程（日）	分度		
		男	女				轻度	中度	重度
治疗组	25	13	12	57.2 ± 7.3	8.5 ± 1.1	74.3 ± 6.2	15	8	2
对照组	25	12	13	57.6 ± 5.2	8.4 ± 1.3	74.2 ± 7.4	16	7	2
	$x^2=0$　$P>0.05$			$t=1.85$　$P>0.05$	$t=1.22$　$P>0.05$	$t=0.58$　$P>0.05$	$z=0.026$　$P>0.05$		

由表 25-1 可见，两组性别、年龄、病程、病情经统计学处理，差异无统计学意义（$P>0.05$）。

（二）西医诊断标准

参照 2000 年中华医学会糖尿病学会第 2 届全国糖尿病足学术会议制定的《糖尿病足（肢端坏疽）检查方法及诊断标准》制订：①2 型糖尿病病史。②常有肢端疼痛、麻木，感觉迟钝或消失，脚踩棉絮感，鸭步行走或间歇跛行，下蹲起立困难。③常有水疱、血疱、糜烂、感染等诱因，逐渐发展为溃疡、坏疽。

（三）分度标准

参照 2000 年中华医学会糖尿病学会第 2 届全国糖尿病足学术会议制定的《糖尿病足（肢端坏疽）检查方法及诊断标准》制订：①轻度（Ⅰ级）。肢端皮肤开放性病灶，皮肤浅表溃疡，未波及深部组织。②中度（Ⅱ、Ⅲ级）。病灶感染已侵犯深部肌肉组织，肌间隙等，形成脓腔及窦道，但骨质尚未破坏。③重度（Ⅳ、Ⅴ级）。感染严重，已造成骨质破坏，骨关节破坏，足的大部分缺血坏死。

（四）中医证候诊断标准

参照《中药新药临床研究指导原则》和第 6 版《中医外科学》制订：①主症。患足暗红肿胀，疼痛剧烈，溃破腐烂，疮流血水，肌腱坏死则脓水恶臭。

②次症。高热烦躁，口渴汗出，心悸气短，大便秘结，舌红苔剥，脉弦细无力而数。

（五）治疗方法

两组患者相同的基础治疗包括：防治糖尿病知识教育，心理教育，适当运动，糖尿病饮食，口服降血糖药（格列齐特 80 mg，2 次/日）或胰岛素治疗以控制血糖在理想范围。同时常规消毒清创，将琥珀疮癣膏纱布覆盖在创面上。视创面分泌物多少及溃疡程度决定每日或隔日换药。

治疗组用益气养阴活血解毒汤内服。方剂组成为：百花蛇舌草 10 g，黄芪 20 g，玄参、天花粉、丹参、蒲黄、川牛膝、紫花地丁、蒲公英各 15 g，黄连、甘草各 6 g。每日 1 剂，水煎，分 2 次温服。

对照组用生理盐水 500 mL 加山莨菪碱 20 mg 静脉滴注，每日 1 次。

两组病例均观察 2 个月。

（六）观察指标及检测方法

1. 脓液性质、红肿疼痛、溃疡面积、腐肉脱落及肉芽组织的变化情况。

2. 血糖、血脂的变化　采用葡萄糖氧化酶法测定空腹血糖（FBG），用馒头餐法测定餐后 2 小时血糖（PBG）。采用酶法测定总胆固醇（TC）和三酰甘油（TG）。

3. 血液流变学变化　采用 3-9DXW 血流变微循环仪测全血黏度、血浆黏度、纤维蛋白原。

4. 甲襞微循环变化　根据全国微循环会议制定的检查常规，于 18℃～22℃室温下进行观察，分别测双手无名指取均值，按田牛等加权积分法，分管襻形态、管襻流态、襻周状态三项积分和总积分表示。

5. 足背动脉血流动力学变化　采用美国产 9HDl 型电脑彩色超声诊断仪测定。

6. 腓总神经传导速度和感觉传导速度变化　采用丹麦 Keypoint 神经肌电仪测定。

7. 对一氧化氮（NO）、内皮素（ET）的影响　血浆 NO 药盒购自居力生物医学工程研究所，采用 Griss 法检测血浆 NO 水平。血浆 ET 药盒购自弘博生物科技公司，采用放射免疫法检测血浆 ET 水平。

8. 对血栓素 B_2（TXB_2）和 6-酮-前列腺素 F_{1a}（6-Keto-PGF_{1a}）的影响　TXB_2 药盒和 6-Keto-

PGF_{1a}。药盒均购自弘博生物科技公司，采用放射免疫法检测血浆 TXB 和 6‐Keto‐PGF_{1a} 水平。

9. 不良反应　详细记录服药后不良反应，治疗前后均检查肝肾功能及血常规等安全性指标。

（七）疗效判定标准

参照糖尿病并发症治疗有关指标和脱疽疗效评定标准综合评定。

1. 临床治愈　临床症状消失，患足皮肤颜色恢复正常，创面完全愈合。

2. 好转　患足溃疡周围组织逐渐消肿，坏死组织脱落，分泌物减少，周围皮肤开始红润，窦道变小，露骨部位有肉芽组织生长。

3. 无效　溃疡未愈，坏疽蔓延，逐渐加重甚至需要截肢。

（八）统计学处理

计量资料比较采用 t 检验，同组治疗前后比较采用配对 t 检验，计数资料采用 χ^2 检验，等级资料采用秩和检验，数据结果采用 SPSS 12.0 统计软件进行处理分析。$P < 0.05$ 表示差异有统计学意义。

二、结果与分析

（一）治疗结果及近期疗效比较

结果表明：治疗组 15 例治愈，9 例好转，1 例无效，总有效率 96.0%；对照组 9 例治愈，10 例好转，6 例无效，总有效率 72.0%。治疗组近期临床疗效明显优于对照组（$P < 0.05$）。见表 25‐2。

表 25‐2　　　　　　　　　　　　两组治疗结果及近期疗效比较

组别	例数	治愈	好转	无效	总有效率
治疗组	25	15	9	1	96.0%
对照组	25	9	10	6	72.0%

注：治疗组与对照组经秩和检验，$z = 2.063$，$P < 0.05$

（二）溃疡面脓液性质、红肿与疼痛情况变化

治疗组的脓液性质、疮周红肿及疼痛治疗后均较对照组有明显改善（$P < 0.05$）。见表 25‐3。

表 25‐3　　　　　　　　　　　　脓液性质、红肿与疼痛情况比较

组别	脓液性质			疮周红肿		疼痛	
	黏稠	稀薄	无	>1.0	<1.0	＋	－
治疗组	5	12	8	8	17	6	19
对照组	12	9	4	17	8	13	12
	$z = 2.066$，$P < 0.05$			$z = 2.52$，$P < 0.05$		$z = 2.019$，$P < 0.05$	

（三）溃疡面积变化情况

治疗前两组糖尿病足溃疡面积比较无差异，具有可比性（$P > 0.05$）。治疗后两组糖尿病足溃疡面积均较治疗前明显缩小（$P < 0.01$），说明都能促进溃疡愈合。但治疗组溃疡面积变化的差值与对照组比较，差异有显著意义，提示治疗组促进溃疡愈合的功效优于对照组（$P < 0.01$）。见表 25‐4。

表 25‐4　　　　　　　　　　治疗前后溃疡面积的比较（mm^2，$\bar{x} \pm s$）

组别	例数	治疗前溃疡面积	治疗后溃疡面积	差值	t	P
治疗组	25	496.26±102.79▲	86.57±16.91	409.69±105.81*	183.79	$P < 0.01$
对照组	25	497.75±50.30	119.57±27.22	397.18±61.59	333.17	$P < 0.01$

注：治疗前两组比较，$t = 1.44$，$P > 0.05$；与对照组比较，$t = 28.42$，$P < 0.01$.

（四）腐肉脱落、肉芽组织变化情况

治疗组的腐肉脱落情况与对照组比较，差异无统计学意义（$P>0.05$）；但治疗组的肉芽组织生长情况较对照组有明显改善（$P<0.01$），提示益气养阴活血汤能促进糖尿病足溃疡面肉芽组织的生长。见表 25-5。

表 25-5　　　　　　　　　　　腐肉脱落、肉芽组织变化情况比较

组别	例数	腐肉脱落情况			肉芽组织生长情况			
		++	+	-	红	暗	灰	白
治疗组	25	3	10	12	12	7	5	1
对照组	25	4	11	10	5	4	8	8
		$z=0.06$　$P>0.05$			$z=2.97$　$P<0.01$			

注："++"表示腐肉芽组织多于腐肉；"-"表示均为肉芽组织。"红"表示正常组织，鲜活致密，呈颗粒状；"暗"表示肉芽组织颜色紫黯或暗红；"灰"表示肉芽组织呈灰黯色，无光泽；"白"表示肉芽组织色白，水肿

（五）血糖的变化

治疗组和对照组的空腹血糖、餐后 2 小时血糖治疗后均较治疗前显著改善（$P<0.01$）。但治疗后两组间比较，治疗组降低血糖指标的效果更加明显（$P<0.05$），提示益气养阴活血汤能降低糖尿病足患者的血糖水平。见表 25-6。

表 25-6　　　　　　　　两组治疗前后血糖指标变化比较（mmol/L，$\bar{x}\pm s$）

组别	例数	空腹血糖（FBG）					餐后 2 小时血糖（PBG）				
		治疗前	治疗后	差值	t	P	治疗前	治疗后	差值	t	P
治疗组	25	11.78± 2.83	6.81± 1.35	4.25± 1.26*	7.49	<0.01	15.32± 5.34	8.50± 3.69	6.85± 1.25▲	5.25	<0.01
对照组	25	11.85± 2.98	7.02± 1.41	4.99± 1.28	7.3	<0.01	5.45± 5.28	9.23± 2.98	6.15± 1.19	5.14	<0.01

注：治疗后两组间比较，$t=2.062$，* $P<0.05$；$t=2.03$，▲$P<0.05$

（六）血脂的变化

治疗后两组总胆固醇、三酰甘油较治疗前明显降低（$P<0.01$），但治疗后治疗组的总胆固醇、三酰甘油水平低于对照组（$P<0.01$ 或 $P<0.05$），提示益气养阴活血汤能调节糖尿病足患者的血脂水平。见表 25-7。

表 25-7　　　　　　　　两组治疗前后血脂的变化（mmol/L，$\bar{x}\pm s$）

组别	例数	空腹血糖（FBG）					餐后 2 小时血糖（PBG）				
		治疗前	治疗后	差值	t	P	治疗前	治疗后	差值	t	P
治疗组	25	6.70± 0.15	4.30± 0.14	2.43± 0.14▲	58.54	<0.01	1.28± 0.22	0.89± 0.14	0.40± 0.11*	7.50	<0.01
对照组	25	6.72± 0.13	5.10± 0.22	1.61± 0.12	3.18	<0.01	1.30± 0.23	0.94± 0.20	0.35± 0.05	5.90	<0.01

注：治疗后两组间比较，$t=22.22$，▲$P<0.01$；$t=2.08$，* $P<0.05$

（七）血液流变学的变化

对照组治疗后全血黏度、血浆黏度、纤维蛋白原下降不明显（$P>0.05$），而治疗组治疗后全血黏度、血浆黏度、纤维蛋白原较治疗前明显下降（$P<0.01$ 或 $P<0.05$），提示益气养阴活血汤能改善糖

尿病足患者血液流变学指标。见表 25-8、表 25-9。

表 25-8　　　　　两组治疗前后全血黏度、血浆黏度比较　　（$n=25$，$\bar{x}\pm s$）

组别	例数	空腹血糖（FBG）					餐后 2 小时血糖（PBG）				
		治疗前	治疗后	差值	t	P	治疗前	治疗后	差值	t	P
治疗组	25	4.93± 0.78	4.52± 0.45	0.41± 0.36▲	2.28	<0.05	2.12± 0.28	1.81± 0.30	0.31± 0.28*	3.78	<0.01
对照组	25	4.95± 0.81	4.86± 0.78	0.09± 0.51	0.40	>0.05	2.15± 0.26	2.11± 0.25	0.04± 0.26	0.55	>0.05

注：治疗后两组间比较，$t=2.47$，▲$P<0.05$；$t=3.53$，＊$P<0.01$

表 25-9　　　　　两组治疗前后纤维蛋白原比较　（$n=25$，$\bar{x}\pm s$）

组别	例数	空腹血糖（FBG）			餐后 2 小时血糖（PBG）	
		治疗前	治疗后	差值	t	P
治疗组	25	4.58±0.22	4.20±0.19	0.37±0.21	6.54	<0.01
对照组	25	4.55±0.24	4.41±0.23	0.10±0.22	1.50	>0.05

注：治疗后两组间比较，$t=4.45$，▲$P<0.01$

（八）甲襞微循环变化

两组治疗后管襻形态、管襻流态、总积分值都较治疗前明显下降（$P<0.01$ 或 $P<0.05$），提示两组都能改善微循环。但治疗后两组间甲襞微循环积分比较，差异无统计学意义（$P>0.05$）。见表 25-10、表 25-11。

表 25-10　　　　　治疗前后管襻形态、管襻流态比较（$n=25$，$\bar{x}\pm s$）

组别	例数	空腹血糖（FBG）					餐后 2 小时血糖（PBG）				
		治疗前	治疗后	差值	t	P	治疗前	治疗后	差值	t	P
治疗组	25	1.42 ±0.63	1.04± 0.67	0.38± 0.60▲	2.07	<0.05	2.50± 1.12	1.60± 1.05	0.9± 0.78*	2.93	<0.01
对照组	25	1.50± 0.60	1.08± 0.69	0.09± 0.51	2.28	<0.05	2.48± 1.09	1.58± 1.09	0.89± 0.81	2.92	<0.01

注：治疗后两组间比较，$t=0.17$，▲$P>0.05$；$t=0.04$，＊$P>0.05$

表 25-11　　　　　治疗前后襻周状态、总积分值比较（$n=25$，$\bar{x}\pm s$）

组别	例数	空腹血糖（FBG）					餐后 2 小时血糖（PBG）				
		治疗前	治疗后	差值	t	P	治疗前	治疗后	差值	t	P
治疗组	25	3.03± 0.79	1.85± 0.55	1.18± 0.61▲	6.12	<0.01	6.98± 1.30	4.52± 1.21	2.46± 1.09*	6.93	<0.01
对照组	25	3.01± 0.83	1.82± 0.54	1.19± 0.69	6.01	<0.01	6.89± 1.36	4.48± 1.19	2.40± 1.12	6.85	<0.01

注：治疗后两组间比较，$t=0.05$，▲$P>0.05$；$t=0.19$，＊$P>0.05$

（九）足背动脉血流动力学变化

结果表明，治疗组治疗前后比较，左、右足背动脉的最大速度、内径、右足血流量的变化显著性差异（$P<0.01$ 或 $P<0.05$），左、右足背动脉最小速度、平均速度、左足血流量的变化有显著性异差（$P<0.01$ 或 $P<0.05$）；对照组治疗前后比较左、右足背动脉最大速度，内径的变化有显著性差异

（$P<0.05$），左足背动脉、右足背动脉最小速度、平均速度、血流量的变化亦有显著性差异（$P<0.05$）；两组间比较，治疗组左、右足背动脉最大速度及右足背动脉内径的变化有显著性差异（$P<0.01$ 或 $P<0.05$）。提示益气养阴活血汤能改善糖尿病足患者足背血流动力学。见表 25 - 12～表 25 - 16。

表 25 - 12　　　　　　　　　　足背动脉血流最大速度变化（cm/s）

组别	例数	左侧					右侧				
		治疗前	治疗后	差值	t	P	治疗前	治疗后	差值	t	P
治疗组	25	58.64± 11.42	50.08± 8.27	8.57± 4.32▲	3.04	<0.01	60.30± 12.01	52.7± 6.08	7.61± 2.1*	2.82	<0.01
对照组	25	59.03± 10.11	54.37± 8.61	5.58± 4.97	2.13	<0.05	61.73± 11.00	55.82± 6.34	5.89± 2.09	2.33	<0.05

注：治疗后两组间比较，$t=2.66$，▲$P<0.05$；$t=2.91$，＊$P<0.01$

表 25 - 13　　　　　　　　　　足背动脉血流最小速度变化（cm/s）

组别	例数	左侧					右侧				
		治疗前	治疗后	差值	t	P	治疗前	治疗后	差值	t	P
治疗组	25	15.04± 5.82	11.32± 3.10	3.71± 1.78▲	2.23	<0.01	14.89± 6.00	10.80± 3.45	4.09± 0.2*	2.95	<0.01
对照组	25	14.78± 5.77	14.78± 5.77	2.70± 1.73	2.05	<0.05	15.10± 5.74	24.20± 8.09	4.21± 0.18	2.12	<0.05

注：治疗后两组间比较，$t=2.03$，▲$P<0.05$；$t=2.23$，＊$P<0.01$

表 25 - 14　　　　　　　　　　足背动脉血流平均速度变化（cm/s）

组别	例数	左侧					右侧				
		治疗前	治疗后	差值	t	P	治疗前	治疗后	差值	t	P
治疗组	25	28.40± 9.59	24.30± 8.94	5.05± 0.85▲	2.14	<0.05	29.75± 9.52	24.31± 8.80*	5.44± 1.4*	2.27	<0.05
对照组	25	29.77± 6.92	24.21± 8.80	5.56± 0.74	2.48	<0.05	28.11± 9.50	24.18± 8.70*	4.54± 1.52	2.11	<0.05

注：治疗后两组间比较，$t=2.22$，▲$P<0.05$；$t=2.17$，＊$P<0.05$

表 25 - 15　　　　　　　　　　足背动脉内径变化（cm）

组别	例数	左侧					右侧				
		治疗前	治疗后	差值	t	P	治疗前	治疗后	差值	t	P
治疗组	25	0.17± 0.03	0.20± 0.03	0.03± 0.02▲	3.53	<0.01	0.18± 0.04	0.21± 0.03	0.3± 0.01*	3.00	<0.01
对照组	25	0.18± 0.05	0.21± 0.04	0.02± 0.01	2.31	<0.05	0.17± 0.04	0.19± 0.04	0.02± 0.02	2.25	<0.05

注：治疗后两组间比较，$t=2.24$，▲$P<0.05$；$t=2.24$，＊$P<0.01$

表 25 - 16　　　　　　　　　　　　　　足背动脉血流量变化（mL/min）

组别	例数	左侧					右侧				
		治疗前	治疗后	差值	t	P	治疗前	治疗后	差值	t	P
治疗组	25	38.66± 10.67	46.63± 9.17	7.98± 0.70▲	2.83	<0.01	43.34± 8.50	50.47± 6.05	7.1± 0.55*	3.42	<0.01
对照组	25	45.43± 9.86	50.29± 9.12	7.57± 0.68	2.58	<0.05	44.40± 8.85	51.20± 8.12	6.80± 0.59	2.83	<0.01

注：治疗后两组间比较，$t=2.10$，▲$P<0.05$；$t=2.05$，*$P<0.05$

（十）腓总神经传导速度的变化

治疗组与对照组治疗后腓总神经的神经传导速度均较治疗前明显改善（$P<0.01$），而且治疗组的疗效优于对照组（$P<0.01$）。提示益气养阴活血汤能改善糖尿病足患者腓总神经传导速度。见表 25 -17。

表 25 - 17　　　　　　　两组治疗前后腓总神经传导速度变化（$\bar{x}±s$）

组别	倒数	治疗前	治疗后	差值	t	P
治疗组	25	31.20±0.51	39.64±2.32	8.45±1.64▲	17.77	<0.01
对照组	25	32.15±0.68	38.29±1.96	6.92±1.23	16.72	<0.01

注：治疗后两组间比较，$t=4.25$，▲$P<0.01$

（十一）对一氧化氮（NO）、内皮素（ET）的影响

治疗组治疗后 NO 水平升高（$P<0.01$），ET 水平降低（$P<0.01$）；对照组 NO 无明显变化（$P>0.05$），而 ET 水平降低（$P<0.05$）。治疗后两组间 NO、ET 水平比较，差异有显著性（$P<0.01$），提示益气养阴活血汤能使糖尿病足患者血浆 NO 水平升高，ET 水平降低，从而纠正糖尿病足患者血浆 NO 与 ET 的失衡。见表 25 - 18。

表 25 - 18　　　　　　　　　　益气养阴活血汤对 NO、ET 的影响

组别	例数	NO（μmol/L）					ET（ng/L）				
		治疗前	治疗后	差值	t	P	治疗前	治疗后	差值	t	P
治疗组	25	2.45± 0.23	4.32± 0.38	1.85± 1.31▲	21.01	<0.01	105.40± 20.12	73.30± 12.46	32.89± 13.5*	6.79	<0.01
对照组	25	2.50± 0.24	2.62± 0.37	0.13± 0.29	1.36	>0.05	104.33± 22.01	95.65± 19.46	15.46± 10.57	2.04	<0.05

注：治疗后两组间比较，$t=20.24$，▲$P<0.01$；$t=5.43$，*$P<0.01$

（十二）对血栓素 B（TXB）和 6 -酮-前列腺素 F_{1a}（6 - Keto - PGF_{1a}）的影响

治疗组治疗后 TXB：水平较治疗前明显下降（$P<0.01$），而 6 - Keto - PGF_{1a}水平明显上升（$P<0.01$），而对照组 TXB_2、6 - Keto - PGF_{1a}水平变化不明显（$P>0.05$）。治疗后两组间比较，差异有显著性（$P<0.01$），提示益气养阴活血汤能调节糖尿病足患者 TXB_2 和 6 - Keto - PGF_{1a}水平。见表 25 -19。

表 25 - 19 益气养阴活血汤对 TXB_2、$6-Keto-PGF_{1a}$ 的影响（ng/L，$\bar{x} \pm s$）

组别	例数	TXB_2					$6-Keto-PGF_{1a}$				
		治疗前	治疗后	差值	t	P	治疗前	治疗后	差值	t	P
治疗组	25	150.01± 19.16	106.58± 15.54	42.98± 14.29▲	8.81	<0.01	61.68± 15.54	89.96± 19.60	27.98± 17.23*	5.66	<0.01
对照组	25	149.31± 20.15	142.08± 21.43	7.14± 10.23	1.23	>0.05	60.15± 16.34	63.45± 18.51	3.5± 15.52	0.67	>0.05

注：治疗后两组间比较，$t=10.21$，▲$P<0.01$；$t=5.28$，*$P<0.01$。

（十三）不良反应

两组患者治疗前后进行肝肾功能、血常规的检查，均在正常范围；治疗组患者未见皮肤过敏、胃肠道反应和其他不良反应。

第三节 2 型糖尿病足研究的典型病例

一、糖尿病足研究的典型病例基本资料

典型病例

患者，男，58 岁，和尚。住院号 10425。因右脚踝底溃疡难愈 2 月，于 2003 年 9 月 22 日以糖尿病足收入住院。

患者有糖尿病病史 8 年。于 2 个月前不慎被尖锐之物划伤右脚踝底，创面虽经治疗，难以愈合，一个小破洞流脓不止。现症见：面色苍白，讲话无力，右脚踝底疼痛，创口流脓，舌质黯红，苔薄白，脉细数。

查体：T 36.7℃，P 102 次/min，R 20 次/min　BP 145/95 mmHg

神志清晰，发育正常，营养中等，表情痛苦，被动体位，全身皮肤及黏膜无出血点和黄染，浅表淋巴结无肿大。头颅（—），心肺（—）。心界不大，心率 102 次/min，偶有早搏，各瓣膜听诊区未闻及杂音。腹（—），双侧膝反射减弱，双下肢浅感觉减弱。

实验室检查：餐后 2 小时血糖达 23 mmol/L；血液流变学检测示：全血黏度为 4.95 mPa·S^{-1}，血浆黏度为 2.25 mPa·S^{-1}，纤维蛋白原 5.06 g/L；肌电图示：左腓总神经传导速度 43.9 m/s，右腓总神经传导速度 39.1 m/s；足背动脉血流动力学指标为：左右侧最大速度分别是 61.8 cm/s、70.3 cm/s；最小速度分别是 15.0 cm/s、17.8 cm/s；平均速度分别是 28.3 cm/s、30.5 cm/s；内径分别是 0.19 cm、0.17 cm；血流量分别是 39.6 mL/min、37.5 mL/min。

入院诊断：

西医诊断：2 型糖尿病

　　　　　糖尿病足

中医诊断：消渴

二、2 型糖尿病并发足部病变研究的典型病例附图

详见后。

三、病证结合诊疗 2 型糖尿病足的理论探讨

（一）中医对糖尿病足病名的认识

糖尿病足这一名称是 1956 年 Oakley 等首先提出来的，但在我国古代医学文献早有类似的记载。

《灵枢·痈疽篇》曰："发于足趾名曰脱疽，其状赤黑，死不治；不赤黑不死，不衰急斩之，不则死矣。"隋朝巢元方《诸病源候论》中记载，消渴病有八候，其中就包括了"痈疽"。唐朝王焘《外台秘要》记载，"消渴病……多发痈疽"。元代罗天益《卫生宝鉴》云："……消渴病足膝发恶疮，至死不救。"其描述与糖尿病足极为相似。《医宗金鉴·外科心法要诀·脱疽》载有"此证多生足趾间……未发疽之先，烦躁发热，颇类消渴，日久始发此患"。然而至明清时期中医学对糖尿病足的特点仍缺乏明确的认识，常与外科"脱疽"相混淆。固然糖尿病足包括于"脱疽"之中，但无论从病因病机、临床表现、辨证治疗及预后均有很大的不同。根据糖尿病足以肢体末端麻木、疼痛、感染、溃疡、坏疽为主要临床表现，大致归属于中医"消渴合并脱疽"、"消渴病足病"等范畴。国家标准《中医临床诊疗术语》以"厉疽"对应称之，其险恶之候正如《疡科心得集》云："此证形势虽小，其恶甚大。"

（二）糖尿病足病因病机探讨

中医对糖尿病足发病机制的认识正在逐步系统深入。贾氏认为糖尿病足之本为气阴两虚上标证为湿热壅盛，病变的发展趋势按气阴两虚、气虚血瘀、湿热壅盛的顺序递增。刘氏指出本病病在血脉为标，而本在气虚肾亏。牛氏认为糖尿病足主要是气阴两虚，经脉瘀阻，肢端失养所致，以气阴两虚为本，经脉瘀阻为标，奚氏根据糖尿病足的临床观察，认为肌腱变性坏死症（筋疽）是糖尿病足最常见的类型，指出其病机为年老肝肾渐衰，消渴日久，气阴耗伤，气不化湿，阴不养筋，日久筋损腐毒为疽。施氏认为本病为气阴两虚、血脉瘀塞、肢端失养、邪毒乘之而发病。其本为气阴两虚，标为瘀血热毒、气滞血瘀、阳气不达为关键。张氏认为糖尿病足是血瘀证疾病，活血化瘀法治疗应贯穿于疾病全过程。患者多虚多瘀，其病理为肾亏血瘀，血瘀日久化热，发生肢体坏疽。仇氏指出糖尿病足病机为气阴两虚，脉络瘀毒。朱氏等认为本病主要是气阴两虚，经脉瘀阻，肢端失养所致，总属本虚标实之证，以气阴两虚为本，经脉瘀阻为标。

综合文献和陈大舜教授的临床经验，认为2型糖尿病并发糖尿病足的基本病机是气阴两虚为本，瘀血阻络，湿热毒邪壅盛为标。其中气虚与阴虚互为因果，瘀血、热毒是气阴两虚的病理产物，又是消渴导致脱疽的中心环节，气阴两虚则经脉失养，脏腑受损，阴损及阳，阴阳俱虚，虚则无力抗邪，湿热之邪乘虚入足；阴虚则为内热，热盛则肉腐，肉腐则为脓；气虚无力推动血液运行而血运不畅，血脉瘀滞，瘀血阻络。瘀血日久化热，湿热搏结，化腐成脓；消渴日久，久则脾肾俱虚，脾气虚弱，水湿运化失常，湿邪浸淫，湿壅日久，化热成毒；脾肾虚弱则无力抗邪，湿热之邪乘虚而入，内外相合，湿热蕴结，腐蚀筋肉，足部坏疽终成。

（三）现代医学对糖尿病足病因及发病机制的阐述

糖尿病足的主要原因是大、小、微血管病变、周围神经病变及各种损伤合并感染所致。其病理生理基础是代谢紊乱、高血糖、高脂血症、高糖蛋白及其他致病因子和诱发因素，导致糖尿病患者周围神经损伤、动脉粥样硬化，致使血管腔狭窄或阻塞。毛细血管内皮细胞损伤与增生，基底膜增厚，在内皮细胞损伤处，血小板黏附及血小板聚集，红细胞聚集及微血管栓塞。加之糖尿病足致病因子作用，使微动脉痉挛性收缩，血管腔缩小而阻碍微血流，加重微循环障碍。由于糖尿病代谢紊乱、大血管、微血管病变及其感染、炎症、细菌毒素等致病因子的作用，破坏了血浆胶体状态，改变了血细胞理化特性，致使纤维蛋白原增加，纤维活力下降，红细胞变硬，变形能力下降，白细胞贴壁游出血管外，血小板黏附力增强及微小血栓形成，进一步加重内皮细胞损伤，使管壁通透性增加，造成微血管出血与渗出。由于微血管病变及血液理化特性改变，导致严重的微循环障碍，加重影响血液与组织细胞之间的物质交换，使组织细胞营养物质不能吸收，代谢产物不能排除，肢端缺血缺氧、浮肿，细菌易于感染而发生肢端溃烂、坏疽、创面不易愈合。同时，由于糖尿病代谢紊乱，微循环障碍及其他致病因子作用，使周围神经轴突及神经膜细胞变性，致使运动神经、感觉神经和自主神经损伤及功能障碍，导致肌肉萎缩，肌腱、韧带失去张力平衡而产生足的变形或夏科关节，当患者姿势改变，重心移位，新的压力点容易损伤，合并感染而发生坏疽。（图25-1）

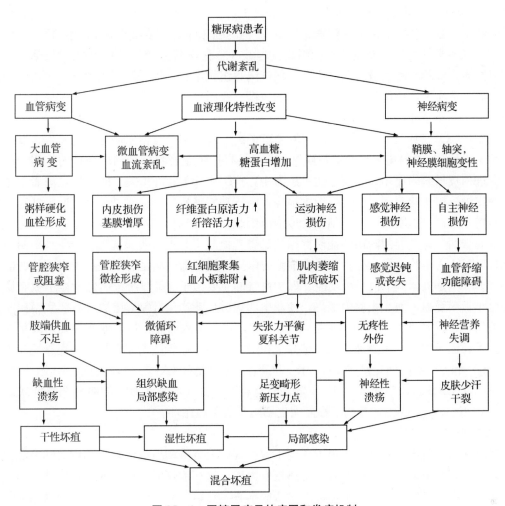

图 25‑1　图糖尿病足的病因和发病机制

（四）益气养阴活血汤组方及疗效分析

益气养阴活血汤是在陈大舜治疗 2 型糖尿病的验方左归降糖灵的基础上，针对糖尿病足气阴两虚为本，瘀血阻络、热毒壅盛为标的病机特点组方而成。主要有黄芪、玄参、天花粉、丹参、蒲黄、黄连、白花蛇、川牛膝、紫花地丁、蒲公英、甘草等 11 味药物。方中黄芪为疡科要药，重用以扶正补益气血，使气旺而促血行，祛瘀而不伤正；玄参、天花粉滋阴清热以润燥；丹参、蒲黄活血化瘀；黄连"祛湿热而理疮疡"；紫花地丁、蒲公英清热解毒；白花蛇以搜剔脉络；川牛膝性善下行，长于活血通络，又可祛瘀止痛，且能引药下达足部患处；甘草既可解毒，又能调和诸药。全方益气养阴以治其本，活血通络以治其标，使气阴得复，气血流通，筋脉得以濡养，故诸症自除。

本研究组曾以益气养阴活血汤治疗糖尿病足 11 例，总有效率为 81.8%。它对糖尿病足的临床疗效优于对照组山莨菪碱，能改善糖尿病足患者足背血流动力学和腓总神经的传导速度。本课题是在前期研究的基础上，继续深入系统地观察益气养阴活血汤对糖尿病足的临床疗效，并从糖尿病足发病机制入手探索其疗效机制。研究结果显示，益气养阴活血解毒汤调节血糖、血脂，减少溃疡面积，促进肉芽组织生长，对糖尿病足的总有效率达到了 92.0%。

现代药理研究证实，黄芪可明显提高巨噬细胞的吞噬功能，还可促进淋巴细胞活化。丹参能改善细胞线粒体呼吸功能与能量代谢，对细胞损伤有保护作用，丹参素体外作用于人单核细胞时显示促进其产生白介素‑2 和 γ‑干扰素分泌而实现其免疫调节作用。益气养阴活血解毒法不仅具有改善临床症状，降血糖、降血脂的作用，而且对糖尿病在动脉硬化及微血管病基础上的并发症也有较好的防治作用。这也是益气养阴活血汤治疗糖尿病足的药理基础。

（五）益气养阴活血汤治疗糖尿病足的机制探讨

本课题观察了益气养阴活血汤治疗糖尿病足 25 例的临床疗效。结果治愈 15 例，好转 9 例，总有效率为 96.0%，近期临床疗效明显优于对照组山莨菪碱（总有效率为 72.0%）。益气养阴活血解毒汤能使溃疡面脓液性质、红肿与疼痛情况明显改善，促进肉芽组织生长，促进溃疡面愈合。在改善临床症状的同时，益气养阴活血汤还能调节糖尿病足患者的血糖、血脂水平，改善血液流变学和微循环，改善足背动脉血流动力学和腓总神经的传导速度。

一氧化氮（NO）与内皮素（ET）之间的动态平衡失调，是导致糖尿病足溃疡发生、发展的一个重要因素。NO 与 ET 均由内皮细胞产生并释放，前者具有扩张血管和抑制内皮增殖的作用，后者具有收缩血管和促进内皮增殖的作用。在糖尿病足患者中，ET 与 NO 呈负相关。糖尿病足患者血浆高 ET 与低 NO 是内皮细胞损伤的表现。当内皮细胞损伤，内皮功能障碍时，血管处于持续收缩状态，刺激血管平滑肌细胞增生，血小板凝集，单核细胞变成泡沫细胞，形成粥样斑块，继发血栓，出现相应的肢体缺血表现。研究表明，益气养阴活血汤能使糖尿病足患者血浆 ET 水平明显降低，NO 水平明显升高，从而纠正 ET 与 NO 之间的失衡，有利于内皮细胞的修复，缓解糖尿病足患者足部微血管病变的发展。

TXA_2 与 PGI_2 是机体调节血小板功能、保护血管的重要因子。2 型糖尿病患者血小板脂质过氧化物增高，使血小板膜受损，血小板黏附聚集，使花生四烯酸代谢产生 TXA_2 增加；而 2 型糖尿病患者血管内皮细胞损伤，合成 PGI_2 减少，使 TXA_2/PGI_2 失调，进一步激活血小板，促使其黏附聚集加重，释放血小板衍生生长因子增多，刺激平滑肌及结缔组织增生，毛细血管壁增厚，导致微血管病变形成。血栓素 B_2（TXB_2）和 6-酮-前列腺素 F_{1a}（$6-K-PGF_{1a}$）分别是 TXA_2 与 PGI_2 的稳定代谢产物。据报道，糖尿病足患者 TXB_2 升高，$6-K-PGF_{1a}$ 下降。研究表明，益气养阴活血汤能明显调节糖尿病足患者血浆 TXB_2 与 $6-K-PGF_{1a}$ 水平，有利于修复内皮细胞及改善微循环。

（六）临床体会

糖尿病足在气阴两虚的基础上，由于久病不愈，气虚无力推动血液运行，阴虚致脉络滞涩，血行不畅而血瘀。以气阴两虚为本，瘀血阻络、湿热壅盛为标，故在治疗时应标本兼顾，内外合治。内治法以益气养阴以治其本，活血通络以治其标。外治法应本着清热消肿与祛腐生肌并重的原则，使化腐与生肌一步到位，以达到腐肉速去，新肉速生的目的，使溃疡创面尽快愈合，最大限度地保存肢体，避免截肢。使用外治法时，要加强创面部的处理，及时清创，充分引流。对病情发展迅速的患者，要果断及时地处理创面，将坏死组织及脓液清除，并注意肌腱部位的充分引流，而对于没有坏死的肌腱不要轻易处理，以免影响足部的功能。

由于糖尿病足是跨学科的疑难病证，运用中西医结合，内外并治的综合疗法治疗此病显得尤为重要。此外，合理饮食，患肢功能锻炼，健康教育也是综合疗法不可或缺的方面。

综上，2 型糖尿病并发的糖尿病足，其病机以气阴两虚为本，瘀血阻络为标。益气养阴活血汤治疗气阴两虚、瘀血阻络型糖尿病足 25 例，总有效率达到 96.0%。益气养阴活血汤治疗气阴两虚、瘀血阻络型糖尿病足的近期临床疗效优于对照组山莨菪碱。临床研究表明：益气养阴活血汤能使糖尿病足溃疡面脓液性质、红肿与疼痛情况明显改善；能促进肉芽组织生长，促进溃疡面愈合；调节糖尿病足患者的血糖、血脂水平；改善糖尿病足患者血液流变学、甲襞微循环、足背动脉血流动力学、腓总神经的传导速度；能使糖尿病足患者血浆 ET 水平明显降低，NO 水平明显升高，从而纠正 ET 与 NO 之间的失衡，有利于内皮细胞的修复，缓解糖尿病足患者足部微血管病变的发展；明显调节糖尿病足患者血浆 TXB_2 与 $6-K-PGF_{1a}$ 水平，有利于修复内皮细胞及改善微循环。

糖尿病典型病例 1 附图

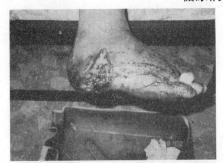

图 25-2　治疗前创面有一洞，流脓不止，血水尸臭重

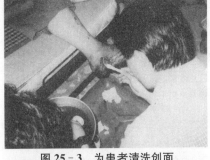

图 25-3　为患者清洗创面

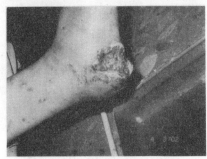

图 25-4　开放创口后的情况

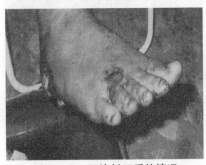

图 25-5　开放创口后的情况

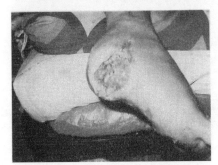

图 25-6　治疗后脓血及尸臭味减少

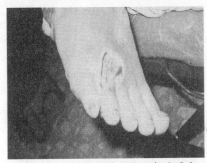

图 25-7　治疗后脓血及尸臭味减少

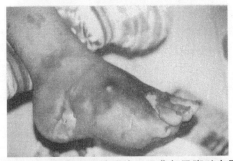

图 25-8　因患者不慎感染，足背部及脚趾变黑

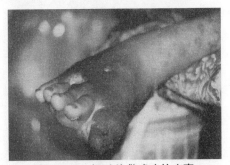

图 25-9　拇趾外敷琥珀敛疮膏

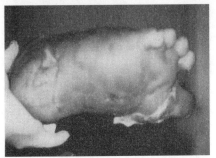

图 25-10　伤口无流脓，有肉芽组织生长

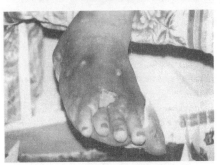

图 25-11　足背及足趾创面好转

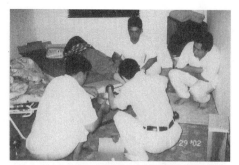

图 25 - 12　为患者换药

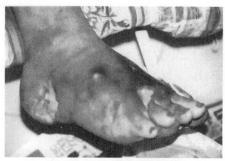

图 25 - 13　创面红润好转

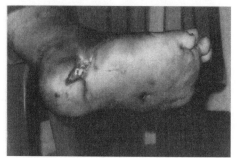

图 25 - 14　治疗后伤口基本收口

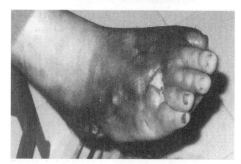

图 25 - 15　伤口基本愈合

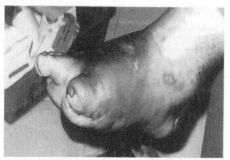

图 25 - 16　拇趾第一节脱落后的情况

典型病例 2 附图

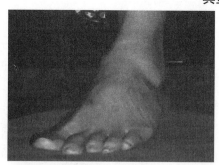

图 25 - 17　初诊

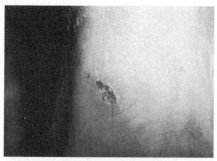

图 25 - 18　治疗 1 周后

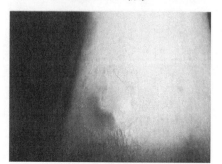

图 25 - 19　治疗 2 周后

图 25 - 20　痊愈

典型病例 3 附图

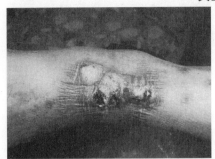

图 25－21　初诊

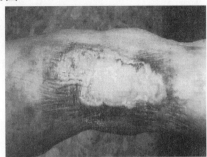

图 25－22　治疗 1 周后

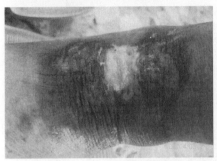

图 25－23　治疗 2 周后

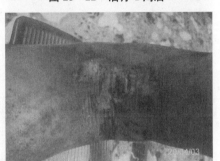

图 25－24　治疗 3 周后

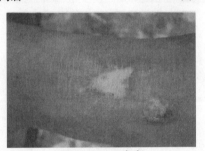

图 25－25　痊愈

典型病例 4 附图

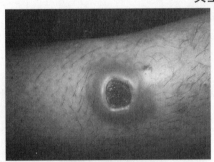

图 25－26　初诊

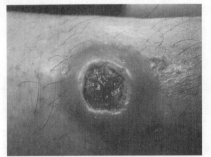

图 25－27　初诊创面

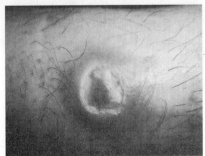

图 25－28　治疗 3 日后

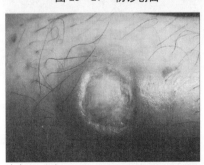

图 25－29　治疗 6 日后

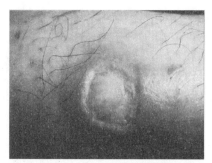 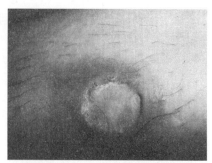

图 25-30 治疗 10 日后   图 25-31 治疗 15 日后

典型病例 5 附图

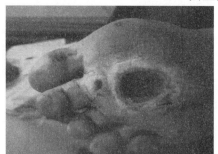 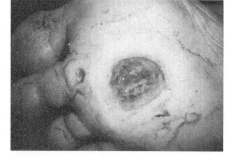

图 25-32 初诊

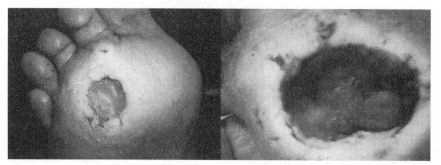

图 25-33 治疗 1 周后

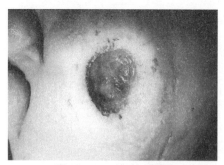 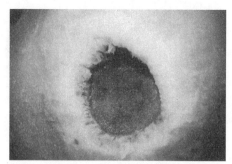

图 25-34 治疗 3 周后   图 25-35 治疗 5 周后

典型病例 6 附图

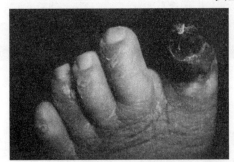

图 25 - 36　治疗前

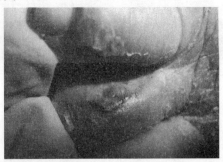

图 25 - 37　治疗中

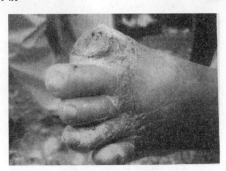

图 25 - 38　治疗后

第二十六章　糖尿病并发骨质疏松症

糖尿病并发骨质疏松症（diabetic osteoporosis，DOP）是由于糖尿病患者胰岛素绝对或相对缺乏，引起机体糖、脂肪、蛋白质代谢紊乱，钙、磷、镁等元素代谢障碍而导致骨组织骨量减少的一种代谢性疾病。随着人类社会的发展和人口老龄化的进程，糖尿病在世界范围内的发病率呈增高趋势，其慢性并发症严重危害患者的健康，其中骨质疏松症即是其慢性并发症之一，在糖尿病患者并发症中发病率较高，一旦出现 DOP，患者除可能出现糖尿病的症状及其并发症外，还可能出现无力、腰背部酸痛、持续性肌肉钝痛、骨折，成为长期严重疼痛和功能障碍的主要原因，也是致残率最高的疾病，这无疑会给患者带来更多的痛苦。糖尿病并发骨质疏松症近年来日益受到医学界的重视，关注糖尿病性骨质疏松对于提高老年人的健康水平和生活质量具有重要意义。

临床上糖尿病合并骨质疏松的早期没有任何症状，目前还没有完全可靠的早期敏感的血、尿生化指标，给临床早期诊断造成很大的困难。骨密度检查可早期发现骨量减少，预测骨质疏松的发生和骨折危险性，为骨质疏松症诊断的主要依据。糖尿病患者年龄越大，病程越长，并发症越多，尤其合并肾病者其对骨代谢的影响较大。由于骨量的减少，2 型糖尿病患者经常出现腰酸背痛、周身骨痛、乏力等症状，而且容易发生骨折，均可能与钙磷代谢紊乱、骨量减少引起骨质疏松有关。

一、西医病因与发病机制

1. 钙、磷、镁代谢紊乱及甲状旁腺激素（PTH）分泌增加　高血糖所致的渗透性利尿作用使钙、磷、镁大量从尿中丢失，同时高血糖又阻滞了钙、磷、镁的重吸收，加重了骨盐的丢失；另外由于低血清钙、磷、镁刺激甲状旁腺，诱发甲状旁腺功能亢进，使甲状旁腺分泌增加激活破骨细胞，促进骨钙、磷、镁动员以维持正常的血清钙、磷、镁水平，造成骨吸收增加，骨量减少。

2. 营养物质代谢障碍　当胰岛素不足时，三大营养物质代谢障碍，大量蛋白质和氨基酸被消耗，骨组织内糖蛋白和 I 型胶原合成减少，分解增多，致使骨基质减少，骨矿物质可因骨基质不足而无处沉积丢失掉。

3. 胰岛素不足或敏感性降低　胰岛素不足或敏感性降低影响肾 $1a$-羟化酶的活性，使 $1，25-(OH)_2D3$ 合成减少，同时，由于胰岛素不足，机体对 $1，25(OH)_2D3$ 的利用效应下降影响钙的转运和维生素 D 的代谢，使尿钙排出增加，钙磷吸收减少，骨钙动员，破骨细胞活性增加，成骨细胞数目减少、活性降低，骨更新率和钙化率下降；同时胰岛素不足或敏感性降低还可引起骨蛋白分解，骨盐沉着障碍，骨形成减低，从而导致骨质疏松。

4. 胰岛素样生长因子（IGF）减少　IGF 是一种多肽类生长因子，与成骨细胞和破骨细胞的功能及其成骨、破骨偶联有着密切的关系，包括骨在内的多种组织可产生 IGF-1 和 IGF-2。其中 IGF-1 作用于骨原细胞，刺激 DNA 合成，增加有功能的成骨细胞数目，最终促进骨基质的形成；IGF-1 还直接作用于成骨细胞的分化功能，增加骨胶原的形成和成骨细胞的活性。同时，IGF-1 也可以调节骨吸收，抑制骨胶原降解，对于骨量的维持有重要作用。当 IGF 减少易导致骨质疏松。

5. 高血糖　①长期的高血糖所致的渗透性利尿使钙、磷、镁等大量从尿中排出，而高尿糖又阻碍肾小管对钙、磷、镁的重吸收，加重骨盐的丢失。同时，血清的钙、磷降低时，刺激甲状旁腺，诱发甲状旁腺功能亢进，甲状旁腺素（PTH）分泌增多，刺激破骨细胞，促进钙磷动员，从而导致骨质疏松。②长期高血糖导致过多的糖基化终末产物（AGE）形成，AGE 可以影响蛋白质的理化性质。AGE 修饰的骨胶原纤维具有不可溶性，导致生长因子黏附到骨细胞的过程障碍及骨的原始细胞分化受损，引起成骨明显作用降低。同时 AGE 还刺激破骨细胞骨吸收因子白介素-6（IL-6），肿瘤坏死因子-α（TNF-α）的形成，这些细胞因子通过直接或间接途径促进破骨细胞前体转化为成熟的破骨细胞，并提高破骨细胞的活性，加速骨的吸收。总之，AGE 的增多导致了骨吸收相对增加，骨形成作用降低，引起骨量丢失。

二、中医病因病机

糖尿病骨质疏松症中医称骨痿，《素问·六节藏象论》曰："肾者，主蛰，封藏之本……其充在骨。"《素问·金匮真言论》曰："北方黑色，入通于肾……是以知病之在骨也。"《素问·五脏生成论》曰："肾者，水脏也，今水不胜火，则骨枯而髓虚，故足不任身，发为骨痿。"又曰："肾气热，则腰脊不举，骨枯而髓减，发为骨痿。"《内经》云："骨入气满，淖泽注入骨，骨属曲伸。"中医认为：肾为先天之本，主骨生髓，肾虚则骨失髓养而致；脾胃乃后天之本，主运化、布散水谷精微，主肌肉四肢。骨痿的发生首先归咎于肾，脾肾亏虚、气血津液输布失常积聚成痰，阻滞气血，久则成瘀反过来加重痰瘀阻滞，如此恶性循环，血瘀与痰浊相互作用，阻滞气血运行，骨失髓血充养而发骨痿。

三、西医治疗

1. 饮食疗法　首先要坚持糖尿病的饮食原则，给予患者低糖、高蛋白、多维生素、适量脂肪，同时还必须定餐、定时、定量，一般每日 3 餐，早餐 1/5，中餐 2/5，晚餐 2/5，或早餐 1/3，中餐 1/3，晚餐 1/3。其次要兼顾骨质疏松的饮食原则，增加摄入含钙、镁、锌等无机盐，特别是含钙丰富的食物。忌多吃糖及过咸食物，不宜嗜咖啡、烟、酒等，忌滥用药物。在选择食物补钙时应首选豆制品和牛奶，其次鱼、虾、蛋类、花生、紫菜、芝麻及动物肝脏等亦含丰富的钙。

2. 运动疗法　对于 DOP 患者来说，运动量减少也是骨钙加速流失的重要原因。有研究发现，通过运动锻炼可增加骨质承受负荷及肌肉张力的能力，有助于恢复丢失的骨质及维持一定的骨强度。同时运动还可通过神经内分泌的调节机制，影响机体的钙平衡，对骨的形成提供充分的矿物营养素，使局部及全身的骨矿含量增加。运动的方法可采取慢跑、骑车、跳绳、登高、打网球等形式，并辅以散步、打太极拳等，每次运动 30～60 分钟，运动强度以最大心率的 40%～70% 为宜〔正常人最大心率（/min）＝220－年龄〕，每周运动 3～5 次。

3. 药物治疗

（1）控制血糖：口服降血糖药，磺脲类药物，常见不良反应有低血糖，所以服药时剂量要准确，服药后 30 分钟进餐；双胍类药物常见的不良反应有胃肠不适，为减少不良反应，应在进餐中服药。注射胰岛素：胰岛素分速效、中效、长效 3 种。注射方法一般采用餐前 15～30 分钟皮下注射，注射时胰岛素剂型、剂量应准确，以免发生低血糖。注射部位宜选上臂外侧、腹壁（避开肚脐）、大腿外侧、臀部，注射部位应经常更换，不同注射部位胰岛素吸收由快到慢依次为腹壁、上臂、大腿、臀部。注意低血糖反应，主要表现为心悸、手足颤抖、皮肤苍白、出汗、心率增快、饥饿，严重时出现抽搐、惊厥甚至昏迷。一旦发生低血糖反应，轻者进食糖水或点心，症状可缓解，严重时，可静脉注射 50% 葡萄糖 20～40 mL。为防止低血糖的发生，应提醒患者常规准备一些糖果和点心。

（2）补充钙剂及维生素：在 DOP 的治疗中，单纯地补充钙剂作用非常有限，所以钙剂及维生素应同时应用，一般在补钙时给予活性维生素 D3，如 1，25-$(OH)_2$D3、1α-（OH）D3、α-骨化醇等，每日补充 500～2500 U 为宜。

（3）降钙素：降钙素可直接抑制破骨细胞的活性，刺激成骨细胞的生长，同时还可以缓解因骨质疏松引起的骨痛。如密钙息喷鼻，2 次/日，每次 50μL，1～2 周后隔天 1 次，每次 50μL，根据病情治疗 2～3 个月；也可肌内注射 100 IU，隔日 1 次，两周后改为 2 次/周；还可静脉输注 200 IU 加生理盐水 500 mL，4 小时滴完，1 次/日，5 日后改肌内注射或喷鼻。

（4）性激素：性激素属骨丢失抑制药，主要有雄激素、雌激素、孕激素及雌激素拮抗药等。性激素的应用一定要在医师的指导下进行。

四、中医辨证论治

1. 痰湿困脾型

（1）主症：骨痛多汗，筋骨痿软甚至肌肉萎缩，驼背，脘腹胀满，不思饮食，肢体沉重，倦怠嗜卧，或有大便溏泻，舌淡，苔厚腻，脉缓。

（2）治法：化湿运脾，行气和胃，兼以通络。

（3）方药：平胃散合四君子汤加减。组成为苍术、党参、茯苓各 15 g，厚朴、地龙、陈皮、白术各 10 g，葛根、丹参、鸡血藤各 30 g，甘草、全蝎各 6 g（分冲）。每日 1 剂，水煎服。

2. 脾虚致瘀型

（1）主症：骨痛，入夜为甚，筋骨痿软甚至肌肉萎缩，驼背，纳呆腹胀，肢体倦怠，或有大便溏泻，舌质紫暗，有瘀斑，苔白，脉细弱。

（2）治法：健脾益气，化瘀通络。

（3）方药：补中益气汤合身痛逐瘀汤加减。组成为黄芪、葛根、丹参、鸡血藤各 30 g，苍术、党参各 15 g，当归 12 g，桃仁、赤芍、川芎、白术、陈皮、地龙、牛膝各 10 g，乳香、没药各 6 g。每日 1 剂，水煎服。

3. 肾虚型

（1）主症：腰膝酸痛，甚则伛偻，骨折，眩晕耳鸣，失眠健忘，倦怠，舌红，少苔或光剥无苔，脉细弱。偏阴虚者，兼见烦躁多汗，五心烦热，大便干结；偏阳虚者，兼见腰膝酸困，怕冷，遇寒加重，小便清长，大便或溏薄，或五更泻。

（2）治法：偏阴虚者，滋阴清热，补肾壮骨，化瘀通络；偏阳虚者，温肾壮阳，化瘀通络。

（3）方药：虎潜丸加减。组成为偏阴虚者：陈皮、苍术、黄柏、龟甲各 10 g，生地黄、熟地黄、葛根、狗骨（代虎骨）、丹参、鸡血藤各 30 g，知母、白芍、茯苓各 15 g。每日 1 剂，水煎服。偏阳虚者：陈皮、苍术、锁阳、干姜各 10 g，茯苓、淫羊藿、骨碎补各 15 g，葛根、丹参、狗骨（代虎骨）、鸡血藤各 30 g。每日 1 剂，水煎服。

4. 肾虚兼瘀型

（1）主症：腰膝酸痛，甚则伛偻，骨折，眩晕耳鸣，失眠健忘，倦怠。偏阴虚者，兼见烦躁多汗，五心烦热，大便干结，脉细数，舌紫暗，少苔或光剥无苔；偏阳虚者，兼见腰膝酸困，怕冷，遇寒加重，小便清长，大便或溏薄，或五更泻，舌可见瘀斑、瘀点，脉沉细无力。

（2）治法：偏阴虚者，滋阴清热，补肾壮骨，化瘀通络；偏阳虚者，温肾壮阳，化瘀通络。

（3）方药：虎潜丸合身痛逐瘀汤加减。组成为偏阴虚者：狗骨、生地黄、熟地黄、葛根、丹参、鸡血藤各 30 g，陈皮、黄柏、龟甲、苍术、桃仁、红花、川芎、地龙、牛膝各 10 g，知母、白芍、茯苓各 15 g，制乳香、没药各 6 g。每日 1 剂，水煎服。偏阳虚者：茯苓、淫羊藿、骨碎补各 15 g，葛根、丹参、狗骨（代虎骨）、鸡血藤各 30 g，苍术、陈皮、锁阳、干姜、桃仁、红花、川芎、地龙、牛膝各 10 g，制乳香、没药各 6 g。每日 1 剂，水煎服。

第二十七章　妊娠糖尿病

妊娠糖尿病（gestational diabetes mellitus，GDM）主要是指在妊娠期间发生或首次被发现的糖尿病或糖耐量异常。已知糖尿病患者妊娠时不属此类。妊娠糖尿病是妊娠期常见的内科合并症之一，对母婴具有较大危害，属高危妊娠，严重影响母婴健康。妊娠糖尿病一般无症状，需用空腹血糖或糖耐量诊断，临床医师对 GDM 易漏诊或确诊晚，得不到满意治疗，应予重视。GDM 通常发生于妊娠期的中、晚期，并发生了糖代谢的异常改变，发生率国外报道为 0.12%～12.7%，国内报道为 1%～4%。高血糖可使胚胎发育异常甚至死亡，流产发生率达 15%～30%，早产发生率为 10%～25%；其妊高征的发病率是非糖尿病孕妇的 3～5 倍，子痫、胎盘早剥、脑血管意外发生率也增高；GDM 孕妇皮肤、泌尿系统感染、产后出血危险性高，极易并发羊水过多、巨大胎儿等，同时巨大胎儿母亲也面临着手术分娩的危险，孕妇手术分娩危险性高，部分患者在数年后可发展为显性（临床）糖尿病。妊娠糖尿病患者的子女，长期随访发现，发展为肥胖或糖尿病的概率显著高于一般人群。近年来，随着生活方式的改变，不少孕妇吃得多且精，而活动少，这是妊娠期糖尿病发生的重要原因。由于逐年发病率上升，本病日益受到人们的重视。

一、西医病因与发病机制

GDM 的发生与多种因素相关，机制尚未完全阐明，可能与以下机制有关。

1. 妊娠期母体内激素水平的改变　妊娠期，胎盘所分泌的激素如胎盘泌乳素、孕酮、雌二醇等均有对抗胰岛素的作用，而随着胎盘的形成和上述激素的增加，对抗胰岛素的作用也增加。同时在妊娠期，可的松的分泌量也增加，可的松具有促进内生性葡萄糖的产生，减少糖原利用的作用，从而降低了胰岛素的作用。

2. 胰岛素抵抗　表现为妊娠期高血浆胰岛素水平，糖耐量逐渐减低。糖耐量下降并非妊娠期胰岛 β 细胞功能受到抑制，而是由于外周组织对胰岛素敏感性下降所引起。胰岛素抵抗与胰岛素受体结合能力下降及酪氨酸激酶的活力下降有关，而后者对胰岛素发挥细胞效应具有重要意义。

3. 肥胖　孕前肥胖是 GDM 的高危因素。可能是肥胖者脂肪成分相对增多，持续刺激 β 细胞致高胰岛素血症，后者引起靶细胞胰岛素受体对胰岛素敏感性下降；同时在营养物质储备过多的部位可能有胰岛素受体的缺陷，对胰岛素反应差，导致血糖升高，而血糖升高又使 β 细胞负荷过大，β 细胞衰竭，胰岛素分泌降低，血糖进一步升高。

4. 慢性炎症反应　有关研究表明慢性炎症与 2 型糖尿病及其并发症的发生发展密切相关。近年研究发现，慢性炎症同样参与了 GDM 的疾病过程，C 反应蛋白（CRP）水平为不依赖于母体肥胖的独立危险因素，CRP 均反映了机体的炎症状态。

5. 氧化应激　近来发现糖尿病患者普遍存在氧化应激水平增高。氧化应激水平增高导致的超氧化物产生过多可能是糖尿病并发症发生的共同病理生理基础。多项研究发现 GDM 妇女中氧化应激的标志物 8-异构前列腺素明显升高，提示氧化应激同样可能参与 GDM 的起病，但具体的机制尚待进一步阐明。

6. 遗传因素　研究发现，糖尿病家族史、某些糖尿病高发种族可能是 GDM 的遗传易感因素，并且某些 GDM 的易感基因同时可能参与 2 型糖尿病的发病。有研究认为，存在甘露糖结合凝集素基因的 G54D 基因多态性是胰岛素抵抗和 GDM 发生的高危因素。文献显示，胰岛素受体基因、胰岛素样生长因子-2（IGF-2）基因和磺脲类受体基因-1多态性可能与高加索和黑人妇女的GDM起病有关。另外，对GDM家系的调查发现，母亲患有2型糖尿病的家族中GDM的发生率明显增高。总之，GDM具有广泛的遗传异质性，是一个多基因疾病。

二、中医病因病机

妊娠合并糖尿病的中医病机可归纳为禀赋不足，五脏虚弱；饮食不节，生湿壅热；运动减少，蕴热生瘀；情志失常，伤肝伤脾；劳倦过度，损伤肾气。

三、西医诊断

日本糖尿病学会（JDS）1999年推荐的妊娠期糖尿病诊断标准如下：

1. 妊娠期妇女出现以下表现

（1）病史：①有糖尿病家族史。②有分娩巨大儿的病史。③有妊娠期并发症如多次流产、妊娠中毒症、羊水过多、胎死宫中等病史。

（2）妊娠期有多饮、多食、多尿、体重下降等"三多一少"的典型症状，部分患者无明显临床症状。

2. 实验室检查　①空腹血糖（FPG）大于7 mmol/L。②经口葡萄糖负荷试验（OGTT）：空腹口服葡萄糖粉75 g后，2小时血糖大于11.1 mmol/L，这两点均符合者。

1999年WHO妊娠期糖尿病（GDM）诊断标准，即FPG≥7.0 mmol/L或2hPG≥7.8 mmol/L，符合其中1项即可诊断；2010年国际糖尿病与妊娠研究组（IADPSG）确定诊断标准，即FPG≥5.1 mmol/L，或者1hPG≥10.0 mmol/L，或2hPG≥8.5 mmol/L，符合3项中任意1项即可诊断。2011年美国糖尿病学会（ADA）建议采纳IADPSG标准为GDM新的诊断标准。

2011年我国原卫生部发布了妊娠期糖尿病的诊断行业标准（WS331-2011）。确诊妊娠后，在对糖尿病高危者进行首次孕期保健时，应筛查孕前糖尿病，符合以下条件之一者，可做出糖尿病的诊断：①HbA$_{1c}$≥6.5%（采用NGSP/DCCT标化方法）。②FPG≥7.0 mmol/L。③OGTT2hPG≥11.1 mmol/L。④伴有典型的高血糖或高血糖危象症状，同时任意血糖≥11.1 mmol/L。若无明确的高血糖症状，则需在另一天，对①～③进行复测。如第一次检查排除GDM，需在孕24～28周间按以下两种方案进行复查。GDM诊断一步法：在孕24～28周时，直接进行OGTT试验即可。适用于有糖尿病高危因素的孕妇。GDM诊断两步法：第一步，进行FPG检测，如FPG≥5.1 mmol/L，即可诊断GDM。如4.4 mmol/L≤FPG＜5.1 mmol/L，可接着进行第二步诊断，如75 g OGTT试验结果异常，可诊断为GDM。

四、西医治疗

1. 饮食疗法　由于妊娠期胎儿生长发育所需要的能量完全由孕妇提供，所以，糖尿病孕妇的饮食控制不能过分严格，既要控制血糖，避免血糖过高，又要照顾胎儿的营养需要，使胎儿正常发育，还要避免热卡控制过于严格，造成饥饿性酮体产生增多。酮体增多对胎儿的危害超过高血糖，因此应十分注意尿酮的监测。不同的个体应根据食欲、运动量、体重的增长及血糖和酮体浓度等来决定每日总热量的摄入量。理想体重的孕妇应保证125.6 J/（kg·d）总热量，偏瘦的孕妇应保证146.5 J/（kg·d）总热量，肥胖者（体重指数＞30）减少30%～33%热卡摄入，即为104.7 J/（kg·d）。蛋白质摄入应足量，一般为0.75 g/（kg·d）＋10g/d。美国妇产科医师协会指南推荐根据体重指数（BMI）来计算每日所需的总热量。对于BMI＜25的孕妇，给予125.6 J/（kg·d）总热量，BMI在2～34的孕妇按104.7 J/（kg·d）计算，BMI＞34的孕妇应限制在83.7 J/（kg·d）。其中碳水化合物应占总热量的40%以上，脂肪占总热量的比例应＜40%，蛋白质的量为0.8 g/（kg·d）＋10g/d，并注意维生素特别是叶酸及纤维素的补充。

2. 药物治疗

（1）胰岛素治疗：对于饮食运动疗法血糖控制不理想或者合并急慢性并发症的 GDM 首选胰岛素治疗。常用的为重组人胰岛素，而速效胰岛素类似物通过改变胰岛素的结构，使其更快被吸收，以其灵活的注射方式（可于餐前、餐时或餐后即刻注射）更易为患者所接受。对于多次皮下注射胰岛素而血糖仍持续升高的孕妇，若有条件可使用胰岛素泵。注意血糖的监测，及时调整胰岛素用量，避免低血糖的发生。

（2）口服降血糖药

1）磺酰脲类（sulfonylureas）：第一代磺酰脲类降血糖药能透过母胎屏障，且进入胎儿体内代谢较慢，因而妊娠期使用可使新生儿发生持久的低血糖，妊娠早期使用可使新生儿畸形发生率增加。与第一代比较，第二代磺脲类药物能更有效地降低血糖，妊娠期使用格列本脲对胎儿较为安全。有研究报道格列本脲和胰岛素治疗不同严重程度的 GDM，效果是一致的。用格列本脲和胰岛素治疗 GDM 患者的围生儿结局，发现两者之间差异无统计学意义。

2）双胍类（biguanides）：目前仅有二甲双胍（met-formin）适用于妊娠期糖尿病。由于二甲双胍不增加内源性胰岛素分泌，因而使用时母亲发生低血糖现象较少。胎儿也不会发生高胰岛素血症、极少发生乳酸中毒（发生率约为 0.3%），但有肾功能不良者，乳酸中毒明显增多。尽管使用二甲双胍后胎儿血药浓度较高，但目前没有发现对胎儿有何不良反应，包括致畸、胎儿酸碱平衡紊乱、新生儿缺氧等，至于是否有远期影响仍需要进一步随访。有关大样本比较二甲双胍与胰岛素的效果与不良反应研究工作仍在进行中。目前多数资料是来源于二甲双胍作为治疗 PCOS 时观察的临床结果。发现多数用二甲双胍治疗后妊娠后且继续用药的 PCOS 患者妊娠并发症及围生儿预后与正常组没有区别。

3）α-葡萄糖苷酶抑制药：药物在肠道内竞争性抑制 α-葡萄糖苷酶，降低多糖及蔗糖分解成葡萄糖，使糖的吸收减缓和减少，具有降低餐后血糖、减少餐后高胰岛素血症效应。很少有低血糖发生，但胃肠道反应比较明显。目前常用药物有阿卡波糖、伏格列波糖。有研究者用阿卡波糖治疗 6 例 GDM，除有胃肠道不适外，没有发生任何妊娠并发症，新生儿也没有异常情况发生。

4）噻唑烷二酮类及非磺酰类胰岛素促分泌药：目前尚缺乏妊娠期使用资料。

五、中医治疗

中西医结合治疗 GDM 可以根据患者不同体质、生活习惯以及禀赋、性格等差异，审因论治，制定出个体化的治疗方案，经饮食控制及应用胰岛素联合中药辨证分型治疗。

【辨证论治】

1. 阴虚内热证

（1）主症：口燥咽干，烦渴多饮，尿频量多，多食易饥，大便干结，舌红少津，脉滑数。

（2）治法：滋阴清热。

1）增液汤（《温病条辨》）：

［组成与用法］玄参、生地黄各 15 g，麦冬 10 g。水煎服。

［功能主治］滋阴清热。

［加减应用］若热甚者，加黄芩、黄连、生石膏；烦渴多饮者，加沙参、石斛、芦根；大便干结者，倍生地黄、玄参；兼气机阻滞、胸胁胀闷者，加青皮、川楝子。

2）白虎汤（《伤寒论》）：

［组成与用法］生石膏 20 g，知母 10 g，甘草 6 g，粳米 30 g。水煎服。

［功能主治］清热泻火。

［加减应用］若热甚者，加黄芩、黄柏；口燥咽干等阴虚症状明显者，加玄参、生地黄、沙参、麦冬；气短乏力者，加黄芪、人参。

3）知柏地黄汤（《医宗金鉴》）：

［组成与用法］黄柏、泽泻、茯苓、知母各 10 g，熟地黄 24 g，山茱萸 12 g，山药 20 g，牡丹皮 9 g。水煎服。

［功能主治］滋阴降火。

［加减应用］若热甚者，加黄芩、栀子；口燥咽干明显者，加沙参、天花粉、枸杞子、麦冬。

4）清骨散（《证治准绳》）：

［组成与用法］银柴胡 12 g，胡黄连、秦艽、鳖甲、地骨皮、青蒿、知母各 9 g，甘草 4 g。水煎服。

［功能主治］清虚热，退骨蒸。

［加减应用］若口燥咽干等阴虚明显者，加生地黄、麦冬、天花粉；大便干结者，加玄参、大黄；兼气短懒言者，加黄芪、太子参。

5）黄连石膏汤（刘松林经验方）：

［组成与用法］生石膏 30 g，黄连 5 g，知母、芦根各 15 g，天花粉、参须各 10 g，五味子 6 g，甘草 4 g。水煎服。

［功能主治］清泄肺胃邪热，兼益气养阴。

［加减应用］若口燥咽干者，加生地黄、石斛、麦冬；大便干结者，加大黄；兼气短懒言者，加黄芪。

［临床报道］治 28 例，总有效率 100%。（《湖南中医药大学学报》，1987 年 2 月）

6）甘露饮（《太平惠民和剂局方》）：

［组成与用法］生地黄、熟地黄、石斛各 12 g，天冬、麦冬各 15 g，黄芩、茵陈、枳壳、枇杷叶各 9 g，甘草 6 g。水煎服。

［功能主治］养阴清热。

［加减应用］若口燥咽干者，重用生地黄、麦冬，加天花粉；大便干结者，加大黄；气短懒言者，加黄芪、太子参。

2. 气阴两虚证

(1) 主症：气短乏力，口干欲饮，尿频量多，舌质胖，苔白，脉沉细滑。

(2) 治法：益气养阴。

1）生脉散（《内外伤辨惑论》）：

［组成与用法］太子参 15 g，麦冬、五味子各 10 g。水煎服。

［功能主治］益气养阴。

［加减应用］若阴虚甚者，加生地黄、玄参、黄精、沙参、天冬；气短乏力者，加黄芪、山药；大便干结者，加当归、火麻仁。

2）黄芪汤（《医部全录》）：

［组成与用法］黄芪、生地黄各 15 g，麦冬、五味子各 10 g，茯苓、天花粉各 25 g，炙甘草 6 g。水煎服。

［功能主治］益气养阴清热。

［加减应用］若热甚者，加知母、黄连、生石膏；口干多饮、舌红少苔者，加知母、沙参、石斛、芦根、乌梅；大便干结者，倍生地黄，加大黄；肝肾阴虚、头晕目眩者加菊花、钩藤；气短乏力等气虚明显者，加白参、山药；多食善饥者，加熟地黄、玉竹。

3）玉液汤（《医学衷中参西录》）：

［组成与用法］山药 30 g，黄芪、知母、天花粉各 15 g，五味子 10 g，生内金、葛根各 6 g。水煎服。

［功能主治］益气生津，润燥止渴。

［加减应用］若热甚者，加知母、黄连、生石膏；口干多饮、舌红少苔等阴虚明显者，加沙参、麦冬、石斛、芦根；大便干结者，重加生地黄、玄参；气短乏力等气虚明显者，重用黄芪，加党参；多食

善饥者，加石斛、玉竹。

4）宣补丸（《外台秘要》）：

［组成与用法］瓜蒌、知母、菟丝子、黄芪、麦冬各 15 g，白参 5 g，甘草、黄连各 10 g，生石膏 60 g，肉苁蓉 18 g，茯苓、生地黄各 20 g。水煎服。

［功能主治］养阴清热，益气温阳。

［加减应用］若热甚者，加黄柏、地骨皮；口干多饮、舌红少苔等阴虚明显者，加沙参、玉竹、石斛、芦根；大便干结者，重用生地黄，加玄参、大黄；气短乏力等气虚明显者，重用黄芪，加党参；多食善饥者，重用黄连，加天花粉、石斛。

5）清暑益气汤（《温热经纬》）：

［组成与用法］西洋参 6 g（另炖），淡竹叶 10 g，荷梗 1 尺，石斛、麦冬、知母、粳米各 15 g，甘草、黄连各 3 g，西瓜翠衣 50 g。水煎服。

［功能主治］益气养阴，佐以清热。

［加减应用］若热甚者，加黄柏、生石膏；口干多饮者，加天花粉、石斛；大便干结者，加玄参、大黄；气短乏力等气虚明显者，加黄芪；多食善饥者，重用黄连，加天花粉、石斛。

3. 肝肾阴虚证

（1）主症：腰膝酸软，尿频量多，浑浊如膏，口干欲饮，头晕目眩，舌质红少津，苔黄腻，脉沉细滑。

（2）治法：滋补肝肾。

1）六味地黄汤（《小儿药证直诀》）

［组成与用法］熟地黄 12 g，山药 20 g，白茯苓 30 g，山茱萸、泽泻、牡丹皮各 10 g。水煎服。

［功能主治］滋补肝肾。

［加减应用］若阴虚火旺者，加知母、黄柏；阴虚阳亢、头晕目眩者，加麦冬、龟甲、菊花、钩藤；双下肢水肿、腰酸尿浊者，加猪苓、白术、续断、菟丝子、桑白皮。

2）左归丸（《景岳全书》）：

［组成与用法］熟地黄 240 g，菟丝子、山茱萸、山药、鹿角胶、龟甲各 120 g，川牛膝 90 g。制成蜜丸，每丸 15 克，早晚各服 1 丸。

［功能主治］滋阴补肾。

［加减应用］若热甚者，加黄芩、黄柏；口燥咽干明显者，加沙参、天花粉、枸杞子、麦冬。

3）枸杞汤（《千金要方》）：

［组成与用法］枸杞子 50 g，麦冬 30 g，小麦 20 g。水煎服。

［功能主治］滋阴补肾。

［加减应用］若阴虚明显者，加生地黄、玄参、龟甲；若口燥咽干明显者，加沙参、石斛、天花粉；热象明显者，加黄连、黄柏、知母。

4）消渴固本汤（张崇仁经验方）：

［组成与用法］麦冬 5 g，枸杞子、生地黄、熟地黄各 15 g，知母 10 g，黄柏 6 g，牡蛎 30 g，金樱子、天花粉各 20 g，山茱萸 120 g。水煎服。

［功能主治］滋阴补肾，佐以清热。

［加减应用］若胃热者，加生石膏；多梦者，加远志、枣仁；肾阳虚明显者，加附子、巴戟天。

［临床报道］治 33 例，总有效率 91%。（《山东中医杂志》，1991 年 2 月）

【辨病用方】

妊娠期糖尿病的辨病治疗，要重视两个方面：①重视扶正，如益气、养阴、温阳等，促使血糖尽快降至正常。②重视保胎和安胎，慎用滑胎、伤胎的药物，防止出现胎动不安、胎漏、滑胎和死胎等。

1. 黄连降糖散（刘士杰经验方）

［组成与用法］黄连 1 份，党参 1 份，天花粉 2 份，泽泻 2 份。共研细末，每次 3 g，每日 3 次，开水送服。

［功能主治］益气养阴，苦寒清热。

［临床报道］治 20 例，总有效率 95%。（《湖南中医杂志》，1988 年 5 月）

2. 补肾固涩汤（袁彩华经验方）

［组成与用法］生地黄、枸杞子、玄参、牡丹皮各 20 g，天花粉、黄芪、龙骨、牡蛎各 30 g，山茱萸 15 g，五味子 10 g。水煎服。

［功能主治］补肾固涩。

［临床报道］治 60 例，总有效率 95%。（《广西中医药》，1985 年 3 月）

【对症用方】

妊娠期糖尿病的对症用方，要根据患者出现的突出症状进行选择，主要适合于主症非常突出而其他证候不明显者。

1. 妊娠期糖尿病所致烦渴多饮、小便频数方

（1）地骨皮饮（《圣济总录》）：

［组成与用法］麦冬 60 g，地骨皮、土瓜根、芦根各 45 g，大枣 7 枚。水煎服。

［功能主治］清热养阴。主治妊娠期糖尿病所致多饮、小便频数为主症者。

［加减应用］若热象明显者，加黄连、知母；口干明显者，加天花粉、石斛。

（2）清胃散（《兰室秘藏》）：

［组成与用法］生地黄 15 g，黄连、牡丹皮、当归各 10 g，升麻 6 g。共研末，水煎服。

［功能主治］清胃泻热，佐以养阴。主治妊娠期糖尿病所致多饮、小便频数为主症者。

［加减应用］若热象明显者，加生石膏、知母；阴虚明显者，加天花粉、玄参、石斛。

2. 妊娠期糖尿病所致胎动不安、胎漏专方

（1）泰山磐石散（《景岳全书》）：

［组成与用法］人参 5 g，黄芪 15 g，当归 8 g，黄芩、白术、续断、熟地黄各 10 g，砂仁、甘草、川芎各 4 g，芍药 6 g，糯米 5 g。水煎 3 次，早、中、晚空腹服。

［功能主治］益气养血安胎。主治妊娠期糖尿病所致胎动不安、胎漏兼有气血两虚表现者。

若气虚不明显者，去黄芪、人参；若热象明显者，加黄连、生石膏。

（2）补肾固冲丸：

［组成与用法］：菟丝子、枸杞子、续断各 15 g，杜仲、补骨脂、白术、阿胶（烊化），巴戟天各 10 g，艾叶 6 g，大枣 3 枚，鹿角霜 3 g（烊化），当归、熟地黄、党参各 12 g。水煎服。

［功能主治］补肾培脾。

［加减应用］腰膝酸软者加桑寄生、山药；阳气偏盛、口苦口干者，去鹿角霜、巴戟天，加黄连、栀子、牡丹皮；气阴两虚者加益智仁、桑螵蛸、五味子；气虚者加党参、黄芪。

此外可采用补肾安胎饮加减以健脾补肾扶正，用保阴煎加减以养血清热安胎。前方中菟丝子、川续断、杜仲、狗脊、补骨脂补肝肾固肾冲以安胎；党参、白术补气健脾以培生化之源，使气旺血充；白术乃安胎圣药，阿胶补血安胎，艾叶暖宫，使肾气旺盛，胎有所载，诸药合用，共奏补肾健脾、益气安胎之功。后方中生地黄、熟地黄滋阴养血；黄芩清热，古称"安胎之圣药"，使热清则胎安；黄柏清热泻火，续断固冲安胎止血；白术、山药补脾益血，白芍益血敛阴，配合甘草缓急止痛。本方配伍，泻火的同时养阴，使火去而阴不伤，热去则胎安。

【专病成药】

1. 黄连丸（《外台秘要》）

［处方组成］黄连、生地黄。

〔功能主治〕清热养阴。主治妊娠期糖尿病以口燥咽干，烦渴多饮，多食易饥等为主症者。

〔用法用量〕口服，每次 3 g，每日 2～3 次。

2. 消渴丸（《中华人民共和国卫生部药品标准》）

〔处方组成〕黄芪、生地黄、天花粉、优降糖（每丸含优降糖 0.25 mg）。

〔功能主治〕滋肾养阴，益气生津。主治妊娠期糖尿病。

〔用法用量〕口服，每次 5 丸，每日 3 次。

3. 五加参降糖片（《中华人民共和国卫生部药品标准》）

〔处方组成〕刺五加、泽泻、葛根、氢氧化铝。

〔功能主治〕健脾补肾，益气养阴。主治妊娠期糖尿病以口燥咽干，烦渴多饮，疲乏无力等为主症者。

〔用法用量〕口服，每次 5.5～7.7 g，每日 3 次。

4. 甘露消渴丸（《中华人民共和国卫生部药品标准》）

〔处方组成〕熟地黄、生地黄、党参、菟丝子、黄芪、麦冬、天冬、玄参、当归、茯苓、泽泻、山茱萸。

〔功能主治〕补肾水，清肺胃。主治妊娠期糖尿病症见肾水不足，肺胃热盛者。

〔用法用量〕口服，每次 1.8 g，每日 3 次。3 个月为 1 个疗程。

5. 消糖片（《中华人民共和国卫生部药品标准》）

〔处方组成〕人参、生地黄、天冬、天花粉、枸杞子、覆盆子。

〔功能主治〕复阴补肾，润肺生津。主治妊娠期糖尿病。

〔用法用量〕口服，每次 10 g，每日 3 次。

【单方用药】

1. 黄连　用法：每次 5 g，每日 2 次，研为细末，用温开水冲服。功用：清热生津。主治妊娠期糖尿病之以烦渴多饮或胎动不安为主症者。

2. 苦瓜　用法：每次 5 g，每日 2 次，切片晒干，研为细末，用温开水冲服。功用：清热生津。主治妊娠期糖尿病之以烦渴多饮为主症者。

3. 三七粉　用法：每次 3 g，每日 2 次，用温开水冲服。功用：活血止血。主治妊娠期糖尿病之以疼痛为主症者。

4. 枸杞子　用法：每次 15 g，每日 2 剂，水煎服。功用：滋阴补肾。主治妊娠期糖尿病之以腰膝酸软、头晕目眩、口干欲饮为主症者。

第二十八章　继发性糖尿病

继发性糖尿病是指由于已知的原发病所致的慢性高血糖状态，糖尿病是这些原发疾病的一种并发症。一般而言，在原发病得到根治后，继发性糖尿病可以痊愈。

第一节　肝源性糖尿病

一、西医病因与发病机制

肝源性糖尿病的发病机制尚不明确，目前认为可能与下列因素有关：

1. 胰岛素抵抗　肝脏是胰岛素发挥生理效应最主要的靶器官，肝病时由于肝细胞受损，肝细胞膜上胰岛素受体的数目减少，受体与胰岛素的亲和力也降低，使胰岛素的利用减少，起不到调节糖代谢的作用，而肝内与胰岛素代谢有关酶的活性低下。因此，虽然血中胰岛素的量不减少，甚至增多，但由于不能与细胞膜上的受体结合，未能发挥作用，血中葡萄糖不能利用。同时，由于肝脏灭活功能减弱，拮抗胰岛素的高血素、糖皮质激素、生长激素的血浆浓度增高，从而导致血糖升高发生糖尿病。

2. 糖代谢异常　肝病患者参与糖酵解及三羧酸循环的多种酶活性降低，使肝糖原合成降低，肝及周围组织摄取和氧化糖的能力下降，使血糖增高。

3. 肝脏和胰岛细胞损伤　肝炎病毒及其免疫复合物可同时损害肝脏和胰岛细胞。研究表明，肝脏和胰腺有着相似的组织结构和胚胎起源。肝炎病毒除损害肝脏外，也可直接损害胰脏，其中丙型肝炎病毒（HCV）与糖尿病的关系最为密切。HCV 感染可能是独立于慢性肝病之外的糖尿病发展的附加危险因素。

4. 饮食及药物使用不当　肝病时长期摄入高糖饮食或治疗时输入含糖液体、缺钾、应用利尿药等都会引起血糖升高，导致肝源性糖尿病的发生。

二、中医病因病机

中医对本病的认识，总体应归属于"消渴"，但在辨证上与上、中、下三消和从肺、胃、肾论治的传统方法应有所不同。其发病机理为：肝病时易出现肝气郁结，肝郁阳亢，日久化火，木火刑金，致肺燥心热，上焦津枯而得消渴；肝郁横逆犯脾土，致脾津不生，胃燥遂成；肝肾同源，肝旺津耗，子盗母气，肝肾俱亏，肾水不足，则相火上炎，燥热消渴之症遂生。此外，肝气郁结，易导致气滞血瘀，气血不和，津液不布，而成消渴。所以肝源性糖尿病与肝郁、肝火、肝虚、肝瘀等病机紧密相关，肺胃肾之燥热都系肝之功能失常所导致的。因此，其病位主要在肝，从肝论治才是治本之法。肝病的根本好转才是本病转归的关键所在。清热、滋阴、降火等法必须与疏肝、化肝、泻肝、补肝等法相结合。

三、临床表现与诊断要点

【临床表现】
与原发性 2 型糖尿病相比，肝源性糖尿病具有以下临床特征：

1. 男性多见，尤以中老年男性为多，这可能与慢性肝病多见于中老年男性有关。

2. 肝源性糖尿病的发生及严重程度与肝功能损害程度呈正相关。

3. 因受肝病影响，大多数肝源性糖尿病患者无典型的"三多一少"症状。

4. 糖尿病慢性并发症少见，酮症酸中毒等急性并发症极少发生。

5. 以餐后血糖升高为主，空腹血糖正常或轻度升高。

6. 高胰岛素血症较原发性2型糖尿病明显。

7. 治疗需兼顾肝病和糖尿病两个方面，首选胰岛素治疗。

8. 短期不良预后与慢性基础肝病密切相关。

【诊断要点】

依据2005年全国肝病会议规定的诊断标准和1999年WHO关于糖尿病的诊断标准。

1. 病史 ①无糖尿病既往史及家族史。②糖尿病发病前有肝病史。

2. 有明确的肝炎、肝硬化或肝癌等肝脏疾病的临床表现、肝功能异常或组织学证据，符合1995年全国肝病会议规定的诊断标准。

3. 血糖和糖耐量改变符合1999年WHO关于糖尿病的诊断标准，血糖和糖耐量的变化与肝功能的改变呈一致性。

4. 糖尿病的并发症极少。

5. 除外垂体、胰腺、肾上腺疾病以及药源性及化学物质等引起的糖尿病。

四、中医治疗

【辨证论治】

1. 肝郁证

(1) 主症：情绪低落，两肋胀痛，食欲不振，口干多饮，舌红苔少，脉弦细。

(2) 治法：疏肝健脾，清心润肺。

(3) 方药：逍遥散（《太平惠民和剂局方》）。

1) 组成与用法：柴胡、当归、白芍、白术、茯苓、生姜各15 g，薄荷、炙甘草各6 g。水煎服。

2) 加减应用：若痛甚者，加青皮、川楝子、延胡索；若口苦心烦者，加黄连、牡丹皮、栀子清肝泻火；若食欲不振者，加神曲、党参；若口干多饮者，加天花粉、葛根、石斛。

2. 肝火型

(1) 主症：面焦消瘦，易怒易恼，口苦咽干，头晕目眩，尿黄便秘，舌红苔黄，脉弦数。

(2) 治法：清肝降火。

(3) 方药：龙胆泻肝汤（《医方集解》）。

1) 组成与用法：黄芩、栀子、木通、车前子各9 g，泽泻12 g，当归8 g，生地黄20 g，柴胡10 g，胆草、生甘草各6 g。水煎服。

2) 加减应用：若肝胆实火较盛，可去木通、车前子，加黄连以助泻火之力；若湿盛热轻者，可去黄芩、生地黄，加滑石、薏苡仁以增强利湿之功；若玉茎生疮，或便毒悬痈，以及阴囊肿痛，红热甚者，可去柴胡，加连翘、黄连、大黄以泻火解毒。

3. 肝虚型

(1) 主症：病羁日久，头晕目眩，失眠多梦，胆怯惊恐，小便频数或黄浊不清，甲床苍白或舟状指，毛发无华，舌淡，脉虚。

(2) 治法：柔肝和血。

(3) 方药：补肝汤（《医宗金鉴》）。

1) 组成与用法：山茱萸、当归、五味子、熟地黄、炒酸枣仁各12 g，川芎6 g，山药、黄芪、木瓜、白术各15 g，大枣3枚。水煎服。

2) 加减应用：若胁肋胀痛者，加柴胡、青皮；热象明显者，加栀子、牡丹皮、黄芩；阴虚明显者，加黄精、天冬；便秘者，加火麻仁；气短、乏力者，重用黄芪、山药；头晕目眩者，加天麻；大便干结者，加当归。

4. 肝瘀型

（1）主症：病至中晚期，面色黧黑，饮以夜间尤甚，可见肝掌、蜘蛛痣、皮肤瘀斑，舌紫干，脉涩。

（2）治法：活血化瘀。

（3）方药：血府逐瘀汤（《医林改错》）。

1）组成与用法：当归、红花、生地黄各9 g，桃仁12 g，枳壳、赤芍各6 g，柴胡、甘草各3 g，桔梗、川芎各4.5 g，牛膝10 g。水煎服。

2）加减应用：若阳气受伤，腹胀肢肿者，加人参、黄芪、汉防己；若伤阴更重，加太子参、元参等；若见积聚癥瘕，加穿山甲、龟甲、鳖甲、珍珠母、土元。

【辨病论治】

1. 疏肝健脾方（《中国糖尿病防治特色》）

组成与用法：党参15 g，白术、茯苓、海金沙各12 g，金钱草30 g，陈皮、半夏、砂仁、鸡内金、郁金、木香各10 g。水煎服。

2. 百合固金汤（《医方集解》）

组成与用法：百合、生地黄各15 g，熟地黄、玄参各12 g，甘草6 g，麦冬、白芍、川贝母（杵碎）各10 g。水煎服。若阴虚明显者，重用生地黄、熟地黄、玄参、麦冬；若热甚者，加黄芩、黄柏；盗汗者，加青蒿、知母；若大便干结者，重用玄参，加当归。

3. 胰岛素丸（《中医疏肝调气法治疗糖尿病》）

组成与用法：荔枝核15 g，柴胡、山茱萸、佛手、荷叶、白芍药各10 g，葛根、枸杞子各30 g。水煎服。若口苦，口干，舌红苔黄，脉弦细数者，加生石膏、知母、山药、人参、沙参、元参、墨旱莲、黄连；纳呆，脘腹胀满，腰膝酸软，肢体浮肿，疲乏无力，舌淡胖，脉沉细或细弱者，加黄芪、人参、杜仲、牛膝、山药、山茱萸、炮附子、肉桂、车前子；心悸，气短，舌质黯红，或有瘀斑，脉细弦者，加丹参、鸡血藤、桃仁、红花、血竭、三七；口舌生疮或疖肿，口苦目赤，牙龈肿痛，便秘溲黄，舌红苔黄，脉弦滑数者，加金银花、蒲公英、马齿苋、白茅根、鱼腥草。

4. 三草汤（刘渡舟经验方）

组成与用法：夏枯草、龙胆草、益母草、芍药各10 g，甘草6 g。水煎服。若头晕甚者，加牛膝引火下行，加石决明、珍珠母平肝潜阳，加黄芩、栀子清肝火，加大黄泻实热，加牡丹皮凉血，加钩藤、菊花息风，加茯苓、泽泻、滑石利湿，加茺蔚子治目珠疼痛，按之如石，加石斛、玄参以养肝阴。

5. 枸杞汤（《千金要方》）

组成与用法：枸杞子50 g，麦冬30 g，小麦20 g。水煎服。若腰膝酸软者，加生地黄、玄参、龟甲；口燥咽干者，加石斛、天花粉；五心烦热等热象明显者，加黄连、知母。

6. 慢性活动型肝炎合并糖尿病经验方（《四川中医》，1999年，第10期）

组成与用法：茵陈、蒲公英各30 g，飞滑石20 g，黄芩、川黄连、连翘、柴胡、藿香、虎杖、郁金、生栀子、炒白术、薏苡仁、生甘草各10 g，白蔻仁6 g。水煎服。若纳呆食少明显者，加炒麦芽、鸡内金；脘痞恶心者，加法半夏、石菖蒲。

【对症论治】

肝源性糖尿病的对症用方，只适合于主症突出而其他证候不明显的情况。

1. 肝源性糖尿病所致胁痛专方

（1）桃仁红花煎（《素庵医案》）：

组成与用法为丹参20 g，赤芍、制香附、青皮、当归、川芎、桃仁、红花各10 g，生地黄、延胡索各15 g。水煎服。主治肝源性糖尿病所致胁痛者。若头晕目眩者，加钩藤、天麻；烦躁易怒，加黄芩、黄连；口干咽燥者，加天花粉、玉竹、石斛；便秘者，加生大黄。

（2）大柴胡汤加减（《糖尿病中西综合治疗》）：

组成与用法为柴胡、炒栀子、黄芩、郁金、枳壳、枳实、大黄各 10 g，芒硝 6 g，茵陈、金钱草各 30 g，白芍、虎杖各 15 g。水煎服。养阴补肾，肝源性糖尿病所致胁痛者。若大便干结者，加瓜蒌仁；若口燥咽干者，重用熟地黄、山茱萸，加天花粉、石斛；汗多者，加黄柏、知母、青蒿。

2. 肝源性糖尿病所致烦渴多饮专方

（1）黄连解毒汤（《外台秘要》）：组成与用法为黄连、黄芩、栀子各 10 g，黄柏 15 g。水煎服。主治肝源性糖尿病所致烦渴多饮者。若烦渴引饮者，加知母、天花粉、石斛；大便干结者，加生大黄、芒硝。

（2）清胃散（《兰室秘藏》）：组成与用法为生地黄 15 g，黄连、牡丹皮、当归各 10 g，升麻 6 g。共研末，水煎服。主治肝源性糖尿病所致烦渴多饮者。若热象明显者，加黄芩、生石膏、知母；阴虚明显者，重用生地黄，加天花粉、玄参、石斛。

（3）甘露饮（《太平惠民和剂局方》）：组成与用法为生地黄、熟地黄、石斛各 12 g，天冬、麦冬各 15 g，黄芩、茵陈、枳壳、枇杷叶各 9 g，甘草 6 g。水煎服。主治肝源性糖尿病所致烦渴多饮者。若大便干结者，加大黄；烦渴喜饮明显者，重用生地黄、熟地黄、石斛、麦冬，加生石膏、天花粉。

3. 肝源性糖尿病所致呕吐专方

二陈代赭石汤（《山东中医学院学报》，1996 年，第 1 期）：组成与用法为黄连 2 g，吴茱萸 3 g，郁金 5 g，陈皮 6 g，半夏、茯苓、竹茹、代赭石、旋覆花各 10 g。水煎服。主治肝源性糖尿病所致呕吐。

【专病成药】

1. 小柴胡丸（《伤寒论》）

处方组成：柴胡、黄芩、党参、制半夏、甘草、生姜、大枣。

功能主治：疏肝清热。主治肝源性糖尿病以口苦咽干，胁痛、烦渴等为主症者。

用法用量：口服，每次 5 g，每日 2～3 次。

2. 消糖片（《中华人民共和国卫生部药品标准》）

处方组成：人参、生地黄、天冬、天花粉、枸杞子、覆盆子。

功能主治：复阴补肾，润肺生津。主治肝源性糖尿病。

用法用量：口服，每次 10 g，每日 3 次。

3. 消渴丸（《中华人民共和国卫生部药品标准》）

处方组成：黄芪、生地黄、天花粉、优降糖（每丸含优降糖 0.25 mg）。

功能主治：滋肾养阴，益气生津。主治肝源性糖尿病。

用法用量：口服，每次 5 丸，每日 3 次。

4. 五益肝降糖汤（《中华人民共和国卫生部药品标准》）

处方组成：茵陈 30 g，大黄 6 g，牡丹皮 12 g，赤芍、丹参各 20 g，鳖甲、夏枯草各 10 g，生地黄 9 g，枸杞子、女贞子、郁金、墨旱莲、菟丝子、淫羊藿各 15 g，水煎服。

功能主治：健脾补肾，益气养阴。主治肝源性糖尿病以口燥咽干，烦渴多饮，疲乏无力等为主症者。

用法用量：口服，每次 5.5～7.7 g，每日 3 次。

5. 清肝糖胶囊

处方组成：茵陈 25 g，大黄 6 g，夏枯草、赤芍、丹参、枸杞子、生地黄、女贞子、墨旱莲、淫羊藿、菟丝子各 15 g，牡丹皮、鬼箭羽各 12 g。

功能主治：健脾补肾，益气养阴。主治肝源性糖尿病以口燥咽干，烦渴多饮，疲乏无力等为主症者。

用法用量：口服，每次 5.5～7.7 g，每日 3 次。

【单方用药】

1. 黄连　用法：每次 5 g，每日 2 次，研为细末，用温开水冲服。功用：清热生津。主治肝源性糖尿病热象明显者。

2. 青皮　用法：每次 5 g，每日 2 次，水煎服。功用：疏肝行气止痛。主治肝源性糖尿病两胁疼痛明显者。

3. 三七粉　用法：每次 2～3 g，每日 2 次，用温开水冲服。功用：活血止血。主治肝源性糖尿病之以疼痛为主症者。

4. 黄芩　用法：每次 10 g，每日 2 次，水煎服。功用：清肝泄热。主治肝源性糖尿病之以烦渴多饮为主症者。

第二节　药源性糖尿病

药源性糖尿病是药物或化学物质引起胰岛 B 细胞分泌胰岛素的功能异常，导致胰岛素分泌绝对、相对不足或靶细胞对胰岛素的敏感性降低，引起糖、蛋白质和脂肪代谢紊乱，进而出现血中葡萄糖升高及尿糖阳性，达到糖尿病诊断标准的一种继发性糖尿病。其临床特点主要表现为：①病情轻，多数无糖尿病症状，空腹血糖一般<13.32 mmol/L。②停用药物后糖尿病可消失。③肾排糖阈降低、血糖与尿糖值不成比例。④对胰岛素反应不一致，多数对胰岛素较为敏感，少数对胰岛素有拮抗现象。另外，全胃肠道营养物、苯妥英、口服避孕药等均属于本类药源性糖尿病，一旦停药，血糖一般可以恢复正常。致病机制可分为三类：①导致胰岛 B 细胞破坏造成胰岛素绝对缺乏：药物或化学物质破坏胰岛 B 细胞，导致胰岛素绝对缺乏，糖耐量不可逆损害并发展为糖尿病（DM）。典型的化学制剂有 vacor（N‑3，吡啶甲基 N‑P 硝基苯尿素），抗寄生虫病药物喷他脒等。②影响胰岛素的生物合成或分泌：造成此类影响的药物在治疗过程中，不破坏胰岛细胞，不直接影响胰岛素分子代谢，无胰岛素抵抗，仅仅影响胰岛素的合成、分泌。典型药物为二氮嗪，噻嗪类利尿药和 β 受体阻滞药等。③导致胰岛素抵抗或影响胰岛素在靶组织的利用：药物导致胰岛素抵抗，主要是通过对五羟色胺受体的拮抗作用，降低了胰岛 B 细胞的反应性，导致胰岛素降低和三酰甘油平衡紊乱，产生胰岛素抵抗。典型药物为非典型抗精神病药物氯氮平、奥氮平和喹硫平等。

本病相当于中医的消渴病，中医认为其发病机制为：较长时间使用某种药物损伤脾胃，导致脾失健运，湿热内生；或素体阴虚，脾胃损伤后，出现气阴两虚，进而导致阴阳两虚。本病为实证或虚证，病位主要在脾胃、肝肾。

一、西医诊断要点

依据 1999 年 WHO 推荐的糖尿病诊断标准。

1. 既往无糖尿病或糖耐量异常的病史。

2. 近期有较长时间使用某种药物的病史。

3. 大多无"三多一少"的典型症状。

4. 实验室检查　①空腹血糖（FPG）大于或等于 7.0 mmol/L。②经口葡萄糖负荷试验（OGTT）：空腹口服葡萄糖粉 75 g 后，2 小时血糖大于或等于 11.1 mmol/L，这两点均符合者。

二、中医治疗

【辨证论治】

由于药源性糖尿病为实证或虚证，因此本病的辨证，重在辨别实证或虚证。以面红，头痛，腹胀，大便秘结，口干多饮，恶心，纳呆为主症，多为实证；以头晕目眩，气短乏力，口干欲饮，尿频量多，舌质胖，苔白为主症者，为虚证。其治疗大法是：在停用相关药物的基础上，根据气阴两虚与湿热的不同，选择针对性的治疗方法。

1. 湿热内蕴证

（1）主症：面红，头痛，腹胀，大便秘结，口干多饮，恶心，纳呆，舌红苔黄腻，脉滑数。

（2）治法：清热燥湿，理气化痰，和胃利胆。

（3）方药：黄连温胆汤（《六因条辨》）。

1）组成与用法：竹茹12g，川连、枳实、半夏、橘红、生姜各6g，甘草3g，茯苓10g。水煎服。

2）加减应用：若热甚者，加黄芩、黄柏；若口燥咽干明显者，加生地黄、沙参、麦冬；若气短乏力等气虚明显者，加黄芪、党参。

2. 气阴两虚证

（1）主症：气短乏力，眩晕心悸，妇女月经量少，口干不欲饮，舌胖少苔，脉细无力。

（2）治法：益气生津，敛阴止汗。

（3）方药：生脉散（《医学启源》卷下方）。

1）组成与用法：人参、麦冬各9g，五味子6g。

2）加减应用：若阴虚甚者，加生地黄、沙参、天冬；气短、乏力明显者，加黄芪、白术、山药；大便干结者，重用麦冬，加当归、火麻仁；眩晕心悸者，加天麻、制半夏。

【辨病论治】

药源性糖尿病的辨病治疗，要重视两个方面：①重视扶正，如益气、养阴、温阳等，促使血糖尽快降至正常。②重视祛邪，及时停用有关药物，加强清热利湿，将体内残存的相关药物尽快清除掉。

1. 清热保津法附方（《时病论》）

组成与用法：鲜石斛20g，鲜生地黄35g，麦冬、天花粉、连翘各15g，参叶6g。水煎服。若烦渴明显者，加黄连、生石膏、知母；气虚明显者，加黄芪、山药；若失眠者，加首乌藤、浮小麦、生牡蛎；便秘者，加生大黄、番泻叶。

2. 六味地黄汤（《医方集解》）

组成与用法：熟地黄、泽泻各12g，山茱萸10g，山药、茯苓各18g，牡丹皮6g。若烦热而渴者，加生石膏、知母；头晕目眩者，加白芍、石决明；大便秘结者，加瓜蒌仁、生地黄；气虚明显者，加黄芪。

3. 甘露饮加减（吕景山经验方）

组成与用法：茵陈、生石膏各30g，升麻6g，生地黄、天冬、麦冬各15g，豆蔻、黄芩、枳壳、藿香、佩兰、知母、半夏各10g。水煎服。若大便初硬后溏，加晚蚕沙、炒皂角子各10g。用布包煎。

【对症论治】

药源性糖尿病的对症用方，要根据患者出现的突出症状进行选择，主要适合于主症非常突出而其他证候不明显者。

药源性糖尿病所致烦渴多饮方

（1）清胃散（《脾胃论》卷下方）：组成与用法为生地黄、当归身、黄连各6g，牡丹皮、升麻各9g，水煎服。主治药源性糖尿病所致多饮为主症者。若热象明显者，加生石膏、黄芩、知母；若气虚明显者，加黄芪、白术；若阴虚明显者，加天花粉、石斛。

（2）玉女煎（《景岳全书》）：组成与用法为石膏9～15g，熟地黄9～30g，麦冬6g，知母、牛膝各5g。水煎服。主治药源性糖尿病所致多饮为主症者。若烦渴引饮者，加天花粉、玄参、石斛；若消谷善饥者，加黄连、炒栀子；若便秘者，加生大黄、芒硝。

【专病成药】

1. 黄连丸（《外台秘要》卷二十五）

处方组成：黄连、阿胶（炙）各30g，茯苓60g。

功能主治：清热养阴。主治药源性糖尿病以肠胃气虚，冷热不调，下痢赤白，状如鱼脑，里急后重，脐腹疼痛，口燥烦渴，小便不利为主症者。

用法用量：口服，先捣黄连、茯苓为末，调阿胶为丸，晒干。每服 30～40 丸，空腹时用温开水送下。渐加至 60 丸。

2. 知柏地黄丸（《中华人民共和国药典》）

处方组成：知母、黄柏、熟地黄、山茱萸、山药、茯苓、泽泻、牡丹皮。

功能主治：清热养阴。主治葡萄糖耐量异常之见五心烦热、口咽干燥等阴虚火旺症状明显者。

用法用量：口服，每日 3～5 g，每日 2 次。

3. 消渴丸（《中华人民共和国卫生部药品标准》）

处方组成：黄芪、生地黄、天花粉、优降糖（每丸含优降糖 0.25 mg）。

功能主治：滋肾养阴，益气生津。主治药源性糖尿病。

用法用量：口服，每次 5 丸，每日 3 次。

4. 五加参降糖片（《中华人民共和国卫生部药品标准》）

处方组成：刺五加、泽泻、葛根、氢氧化铝。

功能主治：健脾补肾，益气养阴。主治药源性糖尿病以口燥咽干，烦渴多饮，疲乏无力等为主症者。

用法用量：口服，每次 5.5～7.7 g，每日 3 次。

【单方用药】

1. 知母　用法：每次 15 g，每日 2 剂，水煎服。功用：清热养阴。主治药源性糖尿病之以口干、口渴为主症者。

2. 苦瓜　用法：切片晒干，研为细末，每次 5 g，每日 2 次，用温开水冲服。功用：清热生津。主治药源性糖尿病之以烦渴多饮为主症者。

3. 太子参　用法：每次 10 g，每日 2 剂，水煎服。功用：益气养阴。主治药源性糖尿病之以气短懒言、头晕目眩、口干欲饮等气阴两虚的症状突出者。

4. 天花粉　用法：每次 15 g，每日 2 剂，水煎服。功用：清热养阴。主治药源性糖尿病之以口干欲饮为主症者。

第三节　内分泌性糖尿病

内分泌性糖尿病是指一些内分泌疾病影响糖代谢而导致糖尿病或糖耐量减低。内分泌性糖尿病有以下 3 个特征：①有明确的内分泌疾病存在。②有糖尿病的表现。③当内分泌疾病好转或痊愈后，糖尿病或糖耐量异常可显著改善或恢复正常。由于对抗胰岛素的各种内分泌激素增多，如肢端肥大症、巨人症等引起的生长激素分泌过多，库欣病引起的皮质醇类激素分泌过多，嗜铬细胞瘤引起的肾上腺素、去甲肾上腺素分泌过多，甲状腺功能亢进引起的甲状腺素分泌过多，胰高血糖素瘤引起的胰高血糖素分泌过多，原发性醛固酮增多症引起的醛固酮分泌过多，妊娠期胎盘分泌生长激素过多等，均可引起糖尿病。

内分泌性糖尿病相当于中医的消渴病，中医认为其发病为：患内分泌性疾病的患者大多为阴虚内热或阴虚火旺体质，易患本病，阴虚燥热，进而导致气阴两伤，肝肾阴虚或阴阳两虚。本病为本虚标实证，本为阴虚、气阴两伤、肝肾阴虚或阴阳两虚，标为燥热。病位主要在肺胃、脾、肝肾。

一、西医诊断要点

1. 有明确的内分泌疾病存在；

2. 有糖尿病的证据。依据 1999 年 WHO 推荐的糖尿病诊断标准。

空腹血糖（FPG）≥7.0 mmol/L，或典型的"三多一少"症状和随机血糖≥11.1 mmol/L，或 OGTT 中 2 小时血糖≥11.1 mmol/L。

二、中医治疗

【辨证论治】

本病的治疗首要的是控制导致本病的内分泌疾病，再配合中医药辨证治疗，效果更好。由于本病为本虚标实证，因此内分泌性糖尿病的辨证，重在辨别燥热与阴虚、气阴两虚等的偏盛。以口燥咽干、烦渴多饮、尿频量多、多食易饥为主症，多为燥热偏盛，为热证，病位在肺胃；以腰膝酸软、尿频量多、口干欲饮、头晕目眩或气短乏力、口干欲饮、尿频量多、舌质胖、苔白为主症者，多为阴虚或气阴两虚为主，为虚证，病位在肝肾、脾。其治疗宜根据燥热与阴虚、气阴两虚等偏盛的差异，以及病位的不同，选择针对性的治疗方法。由于阴虚内热为本病的根本，各证治疗时均应加以养阴清热的药物。

1. 阴虚内热证

（1）主症：烦躁易怒，心悸失眠，口渴引饮，消瘦，盗汗，进食增加，舌红少苔，脉细数。

（2）治法：滋阴降火。

（3）方药：百合固金汤（《医方集解》）。

1）组成与用法：百合、生地黄各15 g，熟地黄、玄参各12 g，甘草6 g，麦冬、白芍、川贝母（杵碎）各10 g。水煎服。

2）加减应用：若阴虚明显者，重用生地黄、熟地黄、玄参、麦冬；若热甚者，加黄芩、黄柏；盗汗者，加青蒿、知母；若大便干结者，重用玄参，加当归。

2. 气阴两虚证

（1）主症：气短乏力，口干欲饮，尿频量多，舌质胖，苔白，脉沉细滑。

（2）治法：益气养阴。

（3）方药：生脉散（《内外伤辨惑论》）。

1）组成与用法：太子参15 g，麦冬、五味子各10 g。水煎服。

2）加减应用：若阴虚甚者，加生地黄、沙参、天冬；气短、乏力明显者，加黄芪、白术、山药；大便干结者，重用麦冬，加当归、火麻仁；眩晕心悸者，加天麻、制半夏。

3. 肝肾阴虚证

（1）主症：腰膝酸软，尿频量多，浑浊如膏，口干欲饮，头晕目眩，舌质红少津，苔黄腻，脉沉细滑。

（2）治法：滋补肝肾。

（3）方药：六味地黄汤（《医方集解》）。

1）组成与用法：熟地黄12 g，山药20 g，白茯苓30 g，山茱萸、泽泻、牡丹皮各10 g。水煎服。

2）加减应用：若阴虚火旺者，加知母、黄柏；阴虚阳亢、头晕目眩者，加麦冬、龟甲、菊花、钩藤；双下肢水肿、腰酸尿浊者，加猪苓、白术、续断、菟丝子、桑白皮。

【辨病论治】

内分泌性糖尿病的辨病治疗，主要重视两个方面：①重视原发病的治疗，去除导致血糖增高的病因。②重视扶正，如益气、养阴、温阳等，促使血糖尽快降至正常。

1. 清骨散（《证治准绳》）

组成与用法：银柴胡12 g，胡黄连、秦艽、鳖甲、地骨皮、青蒿、知母各9 g，甘草4 g。水煎服。若口燥咽干等阴虚明显者，加生地黄、麦冬、天花粉；大便干结者，加玄参、大黄；兼气短懒言者，加黄芪、党参。

2. 一贯煎（《柳州医话》）

组成与用法：枸杞子30 g，麦冬、当归、川楝子、焦山楂、生地黄各15 g，醋柴胡6 g，焦槟榔、沙参、郁金各10 g。水煎服。若心中烦热者，加炒栀子、酸枣仁以清热安神；头晕目眩者，加黄精、女贞子、菊花以益清肝。

3. 滋水承金饮（马骥经验方）

组成与用法：生地黄、女贞子、桑椹子、麦冬各 20 g，山茱萸、枸杞子、炒山药、潞党参各 15 g，五味子 10 g，生黄芪 25 g。水煎服。若兼头晕而胀痛者，可减去潞党参、生黄芪，酌加双钩藤、白菊花各 12 g，石决明、生龙齿、生牡蛎各 20 g。

【对症论治】

内分泌性糖尿病的对症用方，要根据患者出现的突出症状进行选择，主要适合于主症非常突出而其他证候不明显者。

1. 内分泌性糖尿病所致烦渴多饮、小便频数方

（1）天花散（《仁斋直指》）：组成与用法为天花粉、生地黄、熟地黄各 30 g，葛根、麦冬、五味子各 15 g，甘草 7.5 g。若烦渴多饮者，加地骨皮 12 g；消谷善饥者，加石膏 18 g。

（2）清胃散（《兰室秘藏》）：组成与用法为生地黄 15 g，黄连、牡丹皮、当归各 10 g，升麻 6 g。共研末，水煎服。若热象明显者，重用黄连，加生石膏、知母；阴虚明显者，加天花粉、知母、石斛。

（3）地骨皮饮（《圣济总录》）：组成与用法为地骨皮、土瓜根、芦根各 45 g，麦冬 60 g，大枣 7 枚。水煎服。若热象明显者，加黄连、知母；口干明显者，加天花粉、石斛。

2. 内分泌性糖尿病所致多尿专方

补肾固涩汤（袁彩华经验方）：组成与用法为生地黄、枸杞子、玄参、牡丹皮各 20 g，天花粉、黄芪、龙骨、牡蛎各 30 g，山茱萸 15 g，五味子 10 g。水煎服。

【专病成药】

1. 消糖灵胶囊（《中华人民共和国卫生部药品标准》）

处方组成：人参、黄连、天花粉、杜仲、黄芪、丹参、枸杞子、沙苑子、白芍、知母、五味子、优降糖。

功能主治：益气养阴，清热泻火，益肾缩尿。主治消渴气阴两虚，症见口干多饮，多尿。

用法用量：口服，每次 3 粒，每日 2 次，或遵医嘱。

2. 消渴灵片（《中国药典》）

处方组成：生地黄、五味子、麦冬、牡丹皮、黄芪等。

功能主治：滋补肾阴，生津止渴，益气降糖。用于成年消渴轻、中型。

用法用量：口服，每次 8 片，每日 3 次。

3. 消渴降糖片（《中华人民共和国药典》）

处方组成：蔗鸡、甜菊叶、黄精、桑椹、红参。

功能主治：清热生津，益气养阴，降血糖。主治消渴口渴欲饮，咽干舌燥，四肢无力。

用法用量：口服，每次 6 片，每日 3 次。

【单方用药】

1. 知母　用法：每次 10 g，每日 2 次，开水煎服。功用：清热养阴。主治内分泌性糖尿病之以阴虚内热症明显者。

2. 黄连粉　用法：每次 2 g，每日 2 次，用温开水冲服。功用：清热泻火。主治葡萄糖耐量异常之以口干、口渴为主症者。

3. 天花粉　用法：每次 15 g，每日 2 次，水煎服。功用：清热养阴。主治内分泌性糖尿病之以口干欲饮为主症者。

4. 苦瓜　用法：切片晒干，研为细末，每次 5 g，每日 2 次，用温开水冲服。功用：清热生津。主治内分泌性糖尿病之以烦渴多饮为主症者。

5. 灵芝粉　用法：每次 5 g，每日 2 次，研为细末，用温开水冲服。功用：补肺益脾。主治内分泌性糖尿病之以气短懒言为主症者。

第四节 胰岛性糖尿病

胰岛性糖尿病是指由于胰腺疾病引起胰岛 β 细胞数目绝对减少，导致胰岛素分泌绝对不足，从而引起糖尿病或糖耐量异常。本病的发病机制尚不太清楚。一般认为：胰腺部分或全部切除术后、胰腺创伤、慢性胰腺炎、血色素沉着症等胰腺疾病，均导致胰岛 β 细胞数目绝对减少，胰岛素分泌绝对不足，从而影响糖代谢，导致糖耐量异常或糖尿病。胰岛性糖尿病临床具有以下 3 个特点：①有明确的胰腺疾病存在。②有糖耐量异常或糖尿病的表现。③当胰腺疾病好转或痊愈后，糖尿病或糖耐量异常可显著改善或恢复正常。

胰岛性糖尿病相当于中医的"消渴病"。本病见于有明确的胰腺疾病者，中医认为其发病乃因创伤、手术或炎症等病因损伤人体的正气，导致脾气虚，运化功能失常，气血生化乏源；或出现气滞血瘀，气的运行不畅，引起血液的运行瘀滞，离经之血等瘀血阻滞，影响气的运行；或导致肝肾阴虚，虚火上扰；从而导致本病的发生。本病为虚证或虚实夹杂证，病位主要在脾、肝、肾三脏。

一、西医诊断要点

依据 1999 年 WHO 推荐的糖尿病诊断标准。

1. 有明确的胰腺疾病存在。

2. 临床症状：有或无明显的自觉症状。

3. 实验室检查：①空腹血糖（FPG）≥7.0 mmol/L。②经口葡萄糖负荷试验（OGTT）：空腹口服葡萄糖粉 75 g 后，2 小时血糖≥11.1 mmol/L，这两点均符合者。

二、中医治疗

【辨证论治】

胰岛性糖尿病的辨证，重在辨别虚实，即脾气虚、肝肾阴虚和血瘀气滞的区别。以脘腹胀满，食后为甚，口不知味，甚至不思饮食，大便溏薄，精神不振，形体消瘦，肢体倦怠，少气懒言，面色萎黄或白，或肢体浮肿，或见带下量多而清稀色白，舌质淡胖或有齿痕，苔白滑，脉沉迟无力等为主症者，为脾气虚；以头晕目眩、目干、容易疲劳、肢体麻木、口燥咽干、失眠多梦、胁隐痛、遗精、腰膝酸痛、耳鸣、不孕、舌红、少苔、女子月经量少等为主症者，为肝肾阴虚；以胸胁胀闷，走窜疼痛，急躁易怒，胁下痞块，刺痛拒按，妇女可见月经闭止，或痛经，经色紫暗有块，舌质紫暗或见瘀斑，脉涩，为气滞血瘀。三者可单独出现或相兼出现。其治疗宜根据脾气亏虚、肝肾阴虚和气滞血瘀三者的不同，选择针对性的治疗方法。

1. 脾气亏虚证

（1）主症：气脘腹胀满，大便溏薄，少气懒言，面色萎黄或白，舌淡苔白，脉缓软无力。

（2）治法：健脾益气，佐以养阴。

（3）方药：断渴汤（《普济方》）。

1）组成与用法：乌梅 90 g，人参、麦冬、茯苓、甘草、干姜各 30 g。共研末，每次 15 g，每日 2 次，水煎服。

2）加减应用：若气短乏力者，加黄芪、白术；若口燥咽干等阴虚症状明显者，重用麦冬，加沙参、生地黄、天花粉。

2. 肝肾阴虚证。

（1）主症：腰膝酸软、头晕目眩、口燥咽干、烦渴、尿短黄。

（2）治法：滋养肝肾。

（3）方药：六味地黄汤（《小儿药证直诀》）。

1) 组成与用法：熟地黄 12 g，山药 20 g，白茯苓 18 g，山茱萸、泽泻、牡丹皮各 10 g。水煎服。

2) 加减应用：若阴虚火旺明显者，加知母、黄柏、青蒿；若阴虚阳亢、头晕目眩者，加龟甲、麦冬、白芍、石决明、天麻、钩藤；大便秘结者，加瓜蒌仁、玄参；若双下肢水肿、腰酸尿浊者，加猪苓、白术、续断；烦热而渴者，加生石膏、黄芩、知母。

3. 血瘀气滞证。

(1) 主症：胸胁胀闷，急躁易怒，胁下痞块，刺痛拒按，妇女可见月经闭止，或痛经，经色紫暗有块，舌质紫暗或见瘀斑，脉涩。

(2) 治法：活血化瘀，佐以行气。

(3) 方药：膈下逐瘀汤（《医林改错》）。

1) 组成与用法：五灵脂、当归、桃仁、红花、甘草各 9 g，川芎、赤芍、牡丹皮、乌药各 6 g，延胡索、香附各 3 g。水煎服。

2) 加减应用：若瘀而化热，加白花蛇舌草、蒲公英；气短、乏力者，加黄芪、白术、山药；若伤阴明显，加太子参、元参；若见积聚癥瘕，加穿山甲、龟甲、鳖甲；大便干结者，加火麻仁。

【辨病论治】

胰岛性糖尿病的辨病治疗，要重视两个环节，即重视祛邪，尽早消除造成胰腺病变的有害因素，如化瘀、行气等；重视扶正，如养阴、益气等，促使血糖降至正常。

1. 失笑散（《太平惠民和剂局方》）

组成与用法：五灵脂、蒲黄各 100 g。共研末，每日 2 次，每次 6 克。水煎服。若疼痛明显者，加桃仁、红花、当归；气短、乏力者，加党参、黄芪；口燥咽干明显者，加麦冬、天花粉；大便干结者，加瓜蒌、麻仁。

2. 柴胡疏肝散（《景岳全书》）

组成与用法：陈皮、柴胡各 6 g，川芎、香附、枳壳、芍药各 5 g，甘草 3 g。水煎服。若胁痛呕恶者，加旋覆花，半夏，生姜；胃燥热，大便不通，腹胀满者，加大黄 6 g。

3. 参芪二术汤（《安徽中医临床杂志》，2003 年 5 月）

组成与用法：莱菔子、党参各 15 g，黄芪 20 g，白术、莪术、茯苓、陈皮、佛手、木香各 10 g，砂仁 5 g。水煎服。若气滞明显者，加枳壳、槟榔；纳谷不振者，加焦三仙、鸡内金；呕吐明显者，加法半夏、竹茹；大便稀溏者，加炒白扁豆、山药、苍术。

4. 宣补丸（《外台秘要》）

组成与用法：瓜蒌、知母、菟丝子、黄芪、麦冬各 15 g，白参 5 g，生石膏 60 g，甘草、黄连各 10 g，肉苁蓉 18 g，茯苓、生地黄各 20 g。水煎服。若热象明显者，加黄柏、黄连；若气短乏力等气虚明显者，重用黄芪、白参；若口干多饮等阴虚明显者，加沙参、芦根；若大便干结者，加芒硝、大黄；若多食善饥者，重用黄连，加天花粉。

【对症论治】

胰岛性糖尿病的对症用方，要根据患者的主要症状进行选择，尤适宜于证候不典型而主症又突出者。

1. 胰岛性糖尿病所致头晕目眩方

(1) 杞菊地黄丸（《医级》）：组成与用法为枸杞子、菊花、山药、山茱萸各 12 g，生地黄 24 g，牡丹皮、茯苓、泽泻各 9 g，何首乌、桑寄生各 15 g，决明子 18 g。水煎服。若视物模糊者，加青葙子、白僵蚕；眩晕耳鸣者，加牛膝、龙骨、牡蛎。

(2) 柏子养心丸（《体仁汇编》）：组成与用法为柏子仁 120 g，枸杞子 90 g，麦冬、当归、茯神、石菖蒲各 30 g，玄参、熟地黄各 60 g，甘草 15 g。蜜丸，梧桐子大，每次口服 50 丸，每日 3 次。若口燥咽干明显者，加石斛、天花粉、沙参；神疲乏力者，加黄芪、山药。

(3) 半夏白术天麻汤（《医学心悟》）：组成与用法为半夏、陈皮各 10 g，白术、白茯苓各 30 g，天麻 12 g，甘草 5 g。水煎服。若口苦、烦渴者，加黄芩、黄连；急躁易怒者，加栀子、黄芩、郁金；两胁胀痛，加柴胡、玄胡。

2. 胰岛性糖尿病所致腹部刺痛方

（1）膈下逐瘀汤（《医林改错》）：组成与用法为五灵脂、当归、桃仁、红花、甘草各 9 g，川芎、赤芍、牡丹皮、乌药各 6 g，延胡索、香附各 3 g。水煎服。主治胰岛性糖尿病之以腹部刺痛为主症者。若瘀而化热，加白花蛇舌草、蒲公英；气短、乏力者，加黄芪、白术、山药；若伤阴明显，加太子参、元参；若见积聚癥瘕，加穿山甲、龟甲、鳖甲；大便干结者，加火麻仁。

（2）丹参饮（《时方歌括》）：组成与用法为丹参 30 g，檀香、砂仁各 5 g。水煎服。主治胰岛性糖尿病之以腹部刺痛为主症者。口干明显，加天花粉、石斛、玉竹；大便干结者，加芒硝、生大黄。

（3）桃仁红花煎（《素庵医案》）：组成与用法为丹参 20 g，赤芍、制香附、青皮、当归、川芎、桃仁、红花各 10 g，生地黄、延胡索各 15 g。主治胰岛性糖尿病之以腹部刺痛为主症者。若头晕目眩者，加钩藤、天麻；烦躁易怒，加黄芩、黄连；口干咽燥者，加天花粉、玉竹、石斛；便秘者，加生大黄。

【专病成药】

1. 补中益气丸（《中华人民共和国药典》）

处方组成：黄芪、党参、炙甘草、白术（炒）、当归、升麻、柴胡、陈皮。辅料为生姜、大枣。

功能主治：补中益气，升阳举陷。主治胰岛性糖尿病之见乏力、神疲等脾气虚症状明显者。

用法用量：口服。每次 1 袋（6 g），每日 2 次。

2. 丹七片（《中华人民共和国药典》）

处方组成：丹参、三七。

功能主治：活血化瘀。主治胰岛性糖尿病之以腹部刺痛为主症者。

用法用量：每日 2 次，每次 4 片（1.2 g），温开水送下。

3. 麦味地黄丸（《中华人民共和国药典》）

处方组成：麦冬、五味子、熟地黄、山茱萸、山药、茯苓、泽泻、牡丹皮。

功能主治：养阴益气，清热。主治胰岛性糖尿病之见肝肾阴虚症状者。

用法用量：口服，每次 3 g，每日 2 次。

4. 丽仁降糖片（《中华人民共和国药典》）

处方组成：荔枝核。

功能主治：行气活血止痛。主治胰岛性糖尿病之见腹部刺痛、部位不移、口干不欲饮，舌边有瘀点斑或瘀斑，脉细涩或弦涩等为主症者。

用法用量：口服，每次 4 片，每日 2 次。

【单方用药】

1. 芦根饮子　用法：将芦根 60 g 洗净，切细，用水煎半小时，取汁煎煮青粱米 60 g，米烂为度。空腹食用。忌咸食、炙肉、熟面等。功用：益气养阴，生津止渴。主治胰岛性糖尿病多饮多尿，心悸失眠，头晕目眩为主症者。

2. 白术粉　用法：取白术粉 20 g，水煎取 100 mL，保留灌肠，每日 1 次。功用：益气健脾。主治胰岛性糖尿病腹泻，证属脾气虚弱型，症见大便次数增多，每日 20～30 次，水样便，完谷不化等。

3. 三七粉　用法：每次 1.5 g，每日 3 次，开水冲服。功用：活血止痛。主治胰岛性糖尿病之见血瘀症状明显者。

4. 麦冬　用法：每次 15 g，每日 2 次，水煎服。功用：养阴生津。主治胰岛性糖尿病之以口干、消瘦为主症者。

5. 生蒲黄　用法：每次 6 g，每日 2 次，水煎服。功用：活血化瘀。主治胰岛性糖尿病之见血瘀症状明显者。

第二十九章　胰岛素抵抗综合征

胰岛素抵抗（IR）与代谢综合征是指高血糖、血脂代谢异常、血液黏稠、高尿酸、高血压、体重肥胖等多种代谢紊乱聚集在同一个体内的现象，其临床表现有高血糖症、高胰岛素血症、血脂紊乱（血游离脂肪酸、胆固醇、三酰甘油及低密度脂蛋白胆固醇增高，高密度脂蛋白胆固醇降低）、超重或肥胖（体重指数超过 25）、高血压等，只要具备其中两项就可诊断。Reaven 于 1988 年首次提出胰岛素抵抗综合征（IRS），又称 X 综合征或代谢综合征，发病的共同病理基础为胰岛素抵抗。主要包括中心性肥胖、糖尿病或糖耐量受损、高血压、脂质异常、心血管疾病、多囊卵巢综合征、高胰岛素血症或高胰岛素原血症、高纤维蛋白原血症和纤溶酶原激活物抑制物-1（PAI-1）增高、高尿酸血症、高瘦素血症、胆石症、脂肪肝、内皮细胞功能紊乱、微量白蛋白尿和炎症（血 CRP、IL-6 和金属蛋白酶-9 等增高）等。

导致胰岛素抵抗的病因很多，它包括遗传性因素或称原发性胰岛素抵抗如胰岛素的结构异常、体内存在胰岛素抗体、胰岛素受体或胰岛素受体后的基因突变（如 Glut4 基因突变、葡萄糖激酶基因突变和胰岛素受体底物基因突变等），原发性胰岛素抵抗绝大多数（90％以上）是由于多基因突变所致，并常常是多基因突变协同导致胰岛素抵抗。除了上述遗传因素之外，许多环境因素也参与或导致胰岛素抵抗，称为继发性胰岛素抵抗如肥胖（是导致胰岛素抵抗最主要的原因，尤其是中心性肥胖，这主要与长期运动量不足和饮食能量摄入过多有关，2 型糖尿病患者诊断时 80％伴有肥胖）、长期高血糖、高游离脂肪酸血症、某些药物（如糖皮质激素）、某些微量元素缺乏（如铬和钒缺乏）、妊娠和体内胰岛素拮抗激素增多等。

胰岛素抵抗综合征属中医学消渴病范畴，其标志是高胰岛素血症，伴有肥胖、高血压、高脂血症、血液黏稠及其他代谢综合征的表现。中医学对胰岛素抵抗综合征的病因认识，观点不一，大多认为代谢综合征的产生不但与先天遗传有关，后天过食少动以及物理化学刺激环境因素等是诱发因素，其病机涉及肝、脾、肾三脏，在其发展过程中气血阴阳失调都与此三脏功能失调有关。其病机为本虚标实，正虚以脾肾气虚为主，邪实则可归纳为肝郁、痰浊、瘀血、毒邪。代谢综合征发病是从实到虚的过程，痰浊和瘀血是发展过程中的病理产物，同时又是致病因素，气血两虚、阴阳俱虚为其发展的最终结果。

一、西医诊断要点

根据 2005 年国际糖尿病联盟（IDF）代谢综合征诊断标准，以中心性肥胖为基本条件（根据腰围判断），中国人腰围切点，男性≥90 cm，女性≥80 cm。同时合并以下 4 项指标中任意 2 项即可诊断：

1. 三酰甘油（TG）水平升高　≥1.7 mmol/L，或既往有高三酰甘油血症病史，已接受相应治疗。

2. 高密度脂蛋白胆固醇（HDL-c）水平降低　男性<1.03 mmol/L，女性<1.29 mmol/L，或已接受相应治疗。

3. 血压升高　收缩压≥130mmHg 或舒张压≥85mmHg，或已接受相应治疗或此前已诊断高血压。

4. 空腹血糖升高　空腹血糖（FPG）≥5.6 mmol/L，或已诊断为糖尿病。

或根据 2007 年中华医学会糖尿病学分会（CDS）代谢综合征诊断：具备以下 3 项或以上者诊断为代谢综合征（MS）。

1. 向心性肥胖：男性腰围>90 cm，女性腰围>85 cm。

2. TG≥1.7 mmol/L，或 HDL-c<1.04 mmol /L。

3. FPG≥6.1 mmol/L，和（或）2hPG≥7.8 mmol/L，和（或）有糖尿病史。

4. 收缩压/舒张压≥135/85mmHg。

二、中医治疗

【辨证论治】

参照国家药品监督管理局的《中药新药临床研究指导原则》（2002年版），结合临床观察和文献报道，选取常见的4型。①气阴两虚证：气短神疲，胸闷隐痛，时作时止头晕心悸，五心烦热，自汗或盗汗，口渴喜饮，溲赤便秘，舌嫩红或有齿印，脉细弱无力或结代为症者。②阴虚热盛证：咽干口燥，五心烦热，渴喜冷饮，多食易饥，溲赤便秘，舌红少苔或苔黄，脉弦细数或细滑数为症者。③痰浊阻遏证：头重如裹，胸闷如窒，肢麻沉重，形体肥胖，心悸，口淡食少，恶呕痰涎，嗜睡，口眼㖞斜，舌苔腻，脉滑为症者。④痰瘀互结证：心胸阵痛，如刺如割，痛有定处，固定不移，胸闷如窒，心悸不宁，形体肥胖，胸腹痞闷，恶呕痰多，口干不欲饮，面色晦暗，皮肤粗糙，鳞屑增多，舌紫暗或有斑点，舌下络脉青紫，舌苔腻，脉弦滑或结代为症者。

1. 气阴两虚证

（1）主症：气短神疲，胸闷隐痛，头晕心悸，五心烦热，自汗或盗汗，口渴喜饮，溲赤便秘，舌嫩红或有齿印，脉细弱无力或结代。

（2）治法：益气养阴

（3）方药：玉泉丸加味（《沈氏尊生方》）。

1）组成与用法：黄芪30 g，西洋参8 g，麦冬12 g，乌梅9 g，天花粉、葛根、熟地黄各15 g，山茱萸10 g。水煎服。

2）加减应用：若食欲不振者，加砂仁3 g，山药12 g；口渴较甚者，加知母12 g，五味子10 g；肾虚明显者，加枸杞子15 g，女贞子12 g；夹瘀明显者，加生蒲黄12 g，丹参15 g；热象明显者，加黄连6 g，生石膏20 g；病情减轻稳定者，或因经济困难者，西洋参改太子参12 g。

2. 阴虚热盛证

（1）主症：咽干口燥，五心烦热，渴喜冷饮，多食易饥，溲赤便秘，舌红少苔或苔黄，脉弦细数或细滑数。

（2）治法：滋阴降火。

（3）方药：知柏地黄丸（《医宗金鉴》）。

1）组成与用法：茯苓、石斛各12 g，生地黄15 g，牡丹皮、泽泻、山药、知母、黄柏、山茱萸各10 g。水煎服。

2）加减应用：若石淋者，加海金沙、瞿麦、王不留行；精癃者，加穿山甲、王不留行、蒲公英。

3. 痰浊阻遏证

（1）主症：头重如裹，胸闷如窒，肢麻沉重，形体肥胖，心悸，口淡食少，恶呕痰涎，嗜睡，口眼㖞斜，舌苔腻，脉滑。

（2）治法：化浊祛痰，健脾益气。

（3）方药：涤痰汤（《证治准绳》）。

1）组成与用法：半夏、胆南星、枳实、石菖蒲、苍术、竹茹、党参各10 g，陈皮、茯苓各12 g，薏苡仁、生山楂各20 g，炙甘草6 g。水煎服。

2）加减应用：若胸痛、胸闷者，加郁金、丹参、薤白各10 g；腹胀，纳呆者，加川朴、莱菔子各20 g，鸡内金、炒二芽各12 g。

4. 痰瘀互结证

（1）主症：心胸阵痛，胸闷如窒，心悸不宁，形体肥胖，胸腹痞闷，口干不欲饮，面色晦暗，皮肤粗糙，舌紫暗或有斑点，舌苔腻，脉弦滑或结代。

（2）治法：化痰活血，逐瘀通络。

（3）方药：温胆汤（《千金方》）合桃红四物汤（《医宗金鉴》）加减。

1）组成与用法：黄连、竹茹、胆南星、陈皮、桃仁、赤芍、川芎各9g，生地黄15～30g，红花9～12g，石菖蒲9～15g。水煎服。

2）加减应用：若痰郁化热者，加海浮石、黛蛤散各10g；胸闷胸痛者，加瓜蒌、薤白各15g；肢体麻木者，加威灵仙、桑枝各12g，鸡血藤、豨莶草各15g。不寐者，加酸枣仁12g，黄连6g，肉桂9g；尿频者，加山茱萸9g，桑螵蛸6g；热者加金银花9g，蒲公英6g，牛膝18g；牙龈出血者加仙鹤草9g；泄泻者，加乌梅9g，山药、芡实各6g。

【辨病论治】

胰岛素抵抗综合征糖尿病的辨病治疗，主要重视两个方面：①重视扶正，如益气、养阴、温阳等，促使血糖尽快降至正常。②重视祛邪，如痰浊和瘀血。

1. 地黄饮子（《易简方》）

组成与用法：生地黄、黄芪各30g，枳实、白参、熟地黄各10g，麦冬、石斛各15g，枇杷叶、泽泻、甘草各6g。水煎服。兼阳虚者加杜仲10g，肉桂1.5g。

2. 宣补丸（《千金要方》）

组成与用法：干地黄、黄芪、生石膏各18g，麦冬、肉苁蓉各15g，甘草、黄连各6g，知母、茯神、瓜蒌根、菟丝子、人参、茅根各12g。水煎服。健脾益肾，滋阴清热。若痰浊内甚者，加茯苓12g，苍术、山楂各10g；兼有瘀血者，加桃仁10g，红花3g，水蛭6g。

3. 枳实薤白桂枝汤（《金匮要略》）合温胆汤（《三因极一病证方论》）加减

组成与用法：瓜蒌、百合、茯苓各12g，薤白、桂枝、半夏、枳实、竹茹各10g，陈皮6g，丹参15g。水煎服。化痰通络，宽胸宣痹。若伴有瘀血，舌质紫暗或有瘀斑，心悸作痛甚者，加桃仁、红花、郁金、延胡索以活血化瘀，理气止痛；心悸失眠甚者，加太子参、五味子、麦冬以益气养阴，安心宁神。

4. 四君子汤（《太平惠民和剂局方》）合桃红四物汤（《医宗金鉴》）加减

组成与用法：党参15g，云苓、当归、生地黄各12g，红花6g，川芎、白术、赤芍、白芍各10g，丹参30g，桃仁6g。水煎服。益气补血，活血通络。若气短乏力明显者，加黄芪；肌肤甲错者，重用当归、川芎，并加三棱、莪术以祛瘀生新。

【对症论治】

1. 胰岛素抵抗综合征所致烦渴多饮、小便频数

（1）天花散（《仁斋直指》）：组成与用法为天花粉、生地黄、熟地黄各30g，葛根、麦冬、五味子各15g，甘草7.5g。若烦渴多饮者，加地骨皮12g；消谷善饥者，加石膏18g。

（2）白虎加人参汤（《伤寒论》）合四物汤（《仙授理伤续断秘方》）加减：组成与用法为生石膏18g，桃仁、知母、赤芍各12g，生地黄、花粉、沙参各15g，川芎、当归、人参各9g，红花6g。水煎服。若便秘者，加麻仁、大黄；口舌生疮者，加金银花、黄连；口渴多饮者，加玉竹、葛根；尿频量多者，加金樱子、山茱萸。

（3）加味增液汤（《中医药学刊》，2003年，第2期）：组成与用法为玄参、沙参、丹参、麦冬、石斛、天花粉各15g，地骨皮12g，黄连、五味子各6g，生地黄20g。水煎服。

2. 胰岛素抵抗综合征所致瘀血阻络

（1）经验方（《河北中医》，2003年，第4期）：组成与用法为黄芪30g，西洋参、水蛭、巴戟天各5g，麦冬、玉竹、葛根、玄参、丹参各20g，苍术、白术、生地黄、熟地黄、山茱萸、荔枝核、何首乌、山药、大黄各10g。水煎服。

（2）益气活血方（《山西中医》，1997年，第1期）：组成与用法为生黄芪30g，太子参、生地黄、麦冬各15g，当归、赤芍各12g，川芎9g，丹参20g，地龙10g，三七粉3g。水煎服。若眩晕者，加

珍珠母 30 g，牛膝 15 g；语言謇涩者，加石菖蒲 10 g，郁金 12 g；肢体麻木者，加鸡血藤 30 g，姜黄 12 g；大便秘结者，加郁李仁 12 g，枳实 10 g。

【专病成药】

1. 降糖胶囊（《中华人民共和国卫生部药品标准》）

处方组成：地骨皮、茯苓、甘草、黄芪、麦冬、人参、山药、山茱萸、生地黄、生石膏、天花粉、玉米须、知母。

功能主治：益气，养阴，生津。主治胰岛素抵抗综合征之气阴两虚证。

用法用量：口服，每次 10 g，每日 2～3 次。

2. 知柏地黄丸（《中华人民共和国药典》）

处方组成：知母、黄柏、熟地黄、山茱萸、山药、茯苓、泽泻、牡丹皮。

功能主治：益气，养阴，生津。主治清热养阴。主治胰岛素抵抗综合征之见五心烦热、口咽干燥等阴虚火旺症状明显者。

用法用量：口服，每次 9 g，每日 2～3 次。

3. 正心降脂片（《中华人民共和国卫生部药品标准》）

处方组成：羊红膻、决明子、陈皮、何首乌、黄芪、丹参、葛根、槐米。

功能主治：益气活血，解毒降浊。主治气虚血瘀，痰浊蕴结之胸痹心痛，头痛眩晕。

用法用量：口服，每次 4 片，每日 3 次。

4. 保心片（《中华人民共和国卫生部药品标准》）

处方组成：三七、丹参、山楂、制何首乌、何首乌。

功能主治：滋补肝肾，活血化瘀。主治肝肾不足，瘀血阻络冠心病，心绞痛。

用法用量：口服，每次 4～6 片，每日 3 次。

5. 参芪消渴颗粒（《中华人民共和国卫生部药品标准》）

处方组成：人参、黄芪、山药、白术、五味子、麦冬、玉竹、熟地黄、牛膝、茯苓、泽泻、牛蒡子、僵蚕。

功能主治：益气养阴。主治：消渴口渴多饮，多尿，多食，形体消瘦，精神不振，头昏，腰膝酸软，口干唇燥，皮肤干燥，瘙痒，尿有甜味或混浊如膏脂，舌红少苔，脉细数。

用法用量：开水冲服，每次 1～2 袋，每日 3 次。

6. 玉泉丸（《中华人民共和国卫生部药品标准》）

处方组成：葛根、天花粉、生地黄、五味子、麦冬、糯米、甘草。

功能主治：生津止渴，清热除烦，养阴滋肾，益气和中。主治消渴气阴不足燥热型。症见口渴多饮，体倦乏力之消渴。

用法用量：口服，水丸每次 9 g（60 粒），每日 4 次，7 岁以上小儿每次 3 g，3～7 岁小儿每次 2 g。

【单方用药】

1. 黄芩　用法：每次 10 g，每日 2 次，水煎服。功用：清肝泄热。主治胰岛素抵抗综合征之以烦渴多饮为主症者。

2. 黄连散　用法：黄连、豆豉各 30 g，共为细末，每服 15 g，水 1000 mL，煎至 500 mL，去渣，每于食后温服。功用：清心肺热。主治消渴烦渴口干。

3. 人参饮　用法：人参 10 g，水煎 40 分钟，至 500 mL，分次服用，代茶饮。功用：生津止渴。主治消渴疲乏无力，口干口渴。

4. 黄柏　用法：代茶频饮，每日 30 g，煎水 500 mL。功用：坚阴补肾，制火除热，清热燥湿。主治消渴阴虚，火旺，湿热者。

5. 马齿苋汤　用法：干马齿苋 100 g，水煎，早晚分服。功用：清热。主治消渴渴饮。

参考文献

第一章 糖尿病

[1] 中华医学会糖尿病学分会. 中国 2 型糖尿病防治指南（2013 年版）. 中国糖尿病杂志，2014，22（8）：2-42.

[2] 祝谌予，刘仁昌，章真如，等. 糖尿病证治. 中医杂志，1986，27（6）：10.

[3] 韩培海，徐海雁，唐长华. 李富玉教授从痰湿论治糖尿病. 北京中医药大学学报（中医临床版），2007，14：36-37.

[4] 郑敏，杨宏杰. 2 型糖尿病从肝论治. 时珍国医国药，2010，21（11）：2969-2971.

[5] 曹长峰，刘庆阳. 糖尿病从湿热论治临证体会. 河南中医，2008，28（9）：50.

[6] 谢宁，王小博，吴颂. 浅谈糖尿病与瘀血之间的关系. 辽宁中医杂志，2008，35（6）：828.

[7] 仝小林. 降糖心悟. 中国医药学报，2004，19（1）：36.

[8] 岳仁宋，王帅，员富圆. 2 型糖尿病的中医分期分型辨证探析. 辽宁中医杂志，2010，37：1917-1918.

[9] 张延群. 消渴病定义及辨证分型规范化探讨. 山东中医学院学报，1995，19（1）：15-17.

[10] 张炜，叶红英. 益气养阴方治疗Ⅱ型糖尿病的疗效观察. 时珍国医国药，2002，13（8）：479-480.

[11] 林兰. 中西医结合糖尿病学［M］. 北京：中国医药科技出版社，1995.

[12] 李荔. 当代名医临床辨治糖尿病经验探讨［D］. 广州中医药大学，2011.

[13] 吕仁和，赵进喜，王世东. 糖尿病及其并发症的临床研究. 新中医，2001，33（3）：325.

[14] 董耀民. 消渴病从瘀论治. 现代中西医结合杂志，2007，16（34）：5091-5092.

[15] 曹忠贞. 论消渴与痰. 中医药研究，1997，13（2）：8.

[16] 吴童，马伟. 糖尿病从痰论治探赜. 安徽中医临床杂志，1998，10（1）：50.

[17] 林绍志，刘炳国，魏守宽. 糖尿病从痰湿论治. 上海中医药杂志，1999（2）：829.

[18] 官惠文. 从痰瘀论治老年糖尿病. 新中医，1998，30（6）：60.

[19] 彭万年. 消渴病湿热证治探讨. 新中医. 1998，30（12）：324.

[20] 张翔，喻嵘，曾婧，等. 从热论消渴. 湖南中医药大学学报，2015，35（6）：27-31.

[21] 王永山. 虚湿痰瘀为消渴病病机的四大关键. 新中医，2008，40（1）：98-99.

[22] 陈娟，韩永明，张六通，等. 从"毒"论消渴的病因病机. 山西中医学院学报，2007，8（4）：61-62.

[23] 陆付耳，王智明，郭爱群. 糖尿病从"毒"论治探讨. 中国中医基础医学杂志，2002，3（5）：15-17.

[24] 李惠林，刘玲. 肝失疏泄、气机失调在消渴发病中的作用. 中国中医药信息杂志，2010，17（12）：98-99.

[25] 陈炳，万菁. 中医从肝论治消渴的理论依据与临床分型. 中医药临床杂志，2005，17（1）：55-57.

[26] 李玲，陈文垲. 糖尿病从脾胃辨证初探. 中医药导报，2007，13（10）：88-90.

[27] 刘振杰，熊莉华，范冠杰. 浅谈糖尿病从脾胃论治. 新中医，2006，38（8）：84-85.

[28] 向文政. 治消渴病当调补肾阴肾阳. 四川中医，2010，28（5）：30-31.

[29] 吴松涛. 加味肾气丸配合西药治疗糖尿病 58 例. 浙江中医杂志，2000，35（5）：194.

[30] 周洵如，吴耕玉. 滋肾降糖汤治疗 2 型糖尿病 60 例. 浙江中医杂志，1999，34（8）：328.

[31] 张庚良. 消渴与心火关系初探. 河北中医，2001，23（3）：235.

[32] 刘宏伟，朱国茹. 从心论述消渴病因病机. 辽宁中医药大学学报，2012，14（2）：103-104.

[33] 张永鹏，刘静，李永民. 中医药治疗糖尿病临床证治研究概况. 中国实验方剂学杂志，2011，17

（22）：277-279.

[34] 魏军平，刘恒亮，吴瑞. 病证结合诊疗模式下的糖尿病辨证论治. 中国中西医结合杂志，2012，3（12）：1697-1699.

[35] 北京中医学院. 中医学基础 [M]. 上海：上海科学技术出版社，1978，106-109，122-125.

[36] 中国中医研究院，广东中医学院. 中医名词术语选释 [M]. 北京：人民卫生出版社，1973：126.

[37] 中华人民共和国卫生部. 中药新药临床研究指导原则（第一辑）[S]. 1993：110.

[38] 王智明. 从肝论治消渴（糖尿病）的理论探讨. 中国中医基础医学杂志，1999，5（4）：34.

[39] 乔富渠. 2型糖尿病发病"二本"学说探讨. 中国中医基础医学杂志，1999，5（8）：38.

[40] 邢玫. 从脾论治糖尿病. 中医药研究，1998，13（5）：18.

[41] 陈大舜. 中医必须另辟蹊径创立新的辨病论治诊疗模式. 中国中西医结合杂志，2001，（4）：10-11.

[42] 黄佳娜. 糖尿病从气阴两虚论治的理论探讨. 中国中医基础医学杂志，2000，6（9）：1.

[43] 何晓兰. 近年活血化瘀治疗糖尿病的研究概况. 北京中医，1997，16（3）：34.

[44] Bloomgarden ZT. International Diabetes Federation Meeting 1997. Type 2 diabetes, its prevalence, causes and treatment. Diabetes Care, 1998, 2 (5)：860-865.

[45] American Diabetes Association. Diabetic nephropathy：Position statement, American Diabetes Association. Diabetes Care, 1998, 21：50.

[46] 滕香宇，杨永年，谭燕，等. 1059例2型糖尿病人糖尿病肾病患病率及其相关危险因素. 中国糖尿病杂志，2001，9（3）：131-134.

[47] 王竹兰，冯根宝. 642例糖尿病肾脏病变的调查临床分析. 中国糖尿病杂志，1995，3（1）：7.

[48] 张延群，李瑛，孔详梅，等. 2080例糖尿病患者证候与并发症相关性流行病学调查报告. 上海中医药杂志，2000（1）：23-25.

[49] 倪青. 病机以气阴两虚为主，治疗当益气养阴为先——治疗糖尿病肾病的经验. 辽宁中医杂志，2000，27（4）：145-146.

[50] 徐正正. 不同病程糖尿病患者的证候特征. 中医杂志，2000，41（1）：44-45.

[51] 向红丁，吴纬，刘灿群，等. 1996年全国糖尿病流行病学特点基线调查报告. 中国糖尿病杂志，1998，（6）：131-138.

[52] 中华医学会糖尿病学会慢性并发症调查组. 1991—2000年全国住院糖尿病患者慢性并发症及相关大血管病变回顾性分析. 中国医学科学院学报，2002，24（5）：447-451.

[53] 蔡仲德，吴杰. 中医药治疗糖尿病研究概况. 中国实验方剂学杂志，2002，8（6）：56-59.

[54] 吴寿金，李德玉. 降血糖植物多糖的研究概况. 中草药，1992，23（10）：549.

[55] 史学茂，谭京海，赵立恩. 生脉、黄芪并葛根索注射液治疗2型糖尿病临床观察. 中国社区医师，2003，19（7）：32.

[56] 李艳丽，孔燕. 中成药在糖尿病周围神经病变治疗中的应用. 湖南中医药导报，2002，（11）：650-653.

[57] 李丽萍，张秀萍，刘海静. 自拟降糖活血方对2型糖尿病患者生活质量的影响. 中国临床康复，2003，7（27）：3766.

[58] 易蔚，陈大舜，袁力，等. 左归双降方治疗2型糖尿病合并高血压临床研究. 湖南中医药大学学报，2004，24（4）：36-38.

[59] 于世家. 糖末宁对糖尿病周围神经病变血浆 β2 内腓肽水平和神经电生理影响的研究. 中医药学刊，2002，20（3）：270.

[60] 赵振波. 糖尿病周围神经病变的中西医治疗研究近况. 江西中医药，2002，33（6）：38-40.

[61] 张清梅，陈泽奇，陈大舜，等. 2型糖尿病分类常见中医证候舌象脉象调查分析. 中国医学工程，

2005，13（5）：513－515.

［62］ 刘英哲，陈泽奇，张清梅，等. 672 例 2 型糖尿病并发高血压病的中西医治疗临床流行病学调查分析. 湖南中医药大学学报，2005，25（1）：52－54，61.

［63］ 陈大舜，葛金文，周德生，等. 2 型糖尿病及并发症 23139 例调研分析研究. 中医药学刊，2003，21（8）：1225－1228.

［64］ 张清梅，陈泽奇，刘英哲，等. 1490 例 2 型糖尿病临床辨证分型调查分析. 湖南中医药大学学报，2004，24（5）：33－35，37.

［65］ 陈大舜. 中医辨病论治研究的目的意义与思路方法. 湖南中医药大学学报，1999，19（4）：39－41.

［66］ 查玉明. 糖尿病辨证分型论治初步总结. 辽宁中医杂志，1983（9）：17.

［67］ 祝谌予. 糖尿病证治. 中医杂志，1986（6）：11.

［68］ 中华人民共和国卫生部. 内分泌系统药物临床研究指导原则［S］. 1998：153.

［69］ 中华人民共和国卫生部药政局. 新药（中药）研究指导原则［S］. 1993 年 8 月第一辑.

［70］ Defronze RA. New concepts in the pathogenesis and treatment of noninsulin dependent diabetes milletus. Am J Med，1983，74（IA）：52.

［71］ 黄泰康主编. 常用中药成分与药理手册［M］. 北京：中国医药科技出版社，1994：792，1576，1584.

［72］ Defronzo RA，Tobin JD，Andres R. Glucose clamp care technique：a method for quantilying insulin secretion and resistance. Am J Phy，1979，237：E214.

［73］ 李光伟. 当前胰岛素敏感性评估及胰岛素抵抗研究中的某些误区. 中华内科杂志，1998，37（2）：81.

［74］ 陈大舜，易发银，葛金文，等. 左归降糖灵对实验性糖尿病的防治作用. 湖南中医药大学学报，1995，15（2）：44－46.

［75］ 易发银，陈大舜，朱传湘，等. 左归降糖灵治疗糖尿病 33 例. 湖南中医药大学学报，1996，16（2）：21.

［76］ 贺石林. 中医科研设计与统计方法［M］. 长沙：湖南科学技术出版社，1989：220.

［77］ 黄泰康. 常用中药成分与药理手册［M］. 北京：中国医药科学技术出版社，1994：792－1576.

［78］ 谢明智，刘海帆，张凌云，等. 实验性肥胖及糖尿病大鼠模型. 药学学报，1985，20：801.

［79］ 王海燕. 肾脏病学［M］. 第 2 版. 北京：人民卫生出版社，1996：356.

［80］ 陈大舜，易法银，喻嵘，等. 左归降糖灵相关药物对小鼠实验性高血糖的影响. 湖南中医药大学学报，1997，17（2）：47.

［81］ Kahn CR. Causes of imsulin resistance. Nature，1995：373－384.

［82］ 熊曼琪，朱章志. 中医中药治疗非胰岛素依赖型糖尿病必须研究胰岛素抵抗. 中医杂志，1995，36（1）：47.

［83］ 蒋国彦. 实用糖尿病学［M］. 北京：人民卫生出版社，1999：253.

［84］ 第 15 届国际糖尿病联盟会议纪要，中华内分泌代谢杂志，1994，10（4）：24.

［85］ Ohishi K，Carmine PK，Inscho EW，et al. EDRF-angiotensin II interactions in rat juxtamedullary afferent and efferent arterioles. Am J Physiol，1992，269：F900.

［86］ Bucala R，Tracey KJ，Cerami A. Advanced glycosylation products quench nitric-oxide and mediate defective endothelium-dependent vasodilatation in experimental diabetes. J Clin Invest，1991，87：432.

［87］ Trachtman H，Futterweit S，Singhal P. Nitric oxide modulates the synthesis of extracellular matrix proteins in cultured rat mesangial cells. Biochem and Biophys Res Commun，1995，207：

120 - 125.

[88] 朱秀贞，陈雪红，李雨林. 糖尿病肾病患者血浆内皮素含量的变化及临床意义. 医师进修杂志，1996，19（12）：25.

[89] Kon V，Badr KF. Biological actions and pathephysiologic significance of endothelin in the kidney. Kidney Int，1991，40：1.

[90] 孙世澜，宁勇，黄小妹. 苯拉普利对糖尿病大鼠肾脏的保护作用. 中华肾脏病杂志，1996，12（6）：336.

[91] Davidson EM. Prostacyclin（PGl2）. A potential mediator of inflammation. Br J Pharmacol，1978，64：437.

[92] Palmer RMJ，Ashton DS. Moncadas Vascular endothelial cells synthesize nitric-oxide from L-arginine. Nature（Lond），1988，333：664.

[93] Rubanyig M，Parker Botelho LH. Endothelins. FASEB J，1991，5：2713.

[94] Sadler JE. von Willebrand factor. J Biol Chem，1991，266：227.

[95] Scharffetter K. Pathogentic key position of thromboangitis：the endothelial cell. Serum dependent proliferation studies of endothelial cells in obliterative angiopathies. Vasa，1986，15（1）：34 - 42.

[96] Tousoulis D，Koniari K，Antoniades C，et al. Impact of 6 weeks of treatment with low-dose metformin and atorvastatin on glucose-induced changes of endothelial function in adults with newly diagnosed type 2 diabetes mellitus：A single-blind study. Clin Ther，2010，32（10）：1720 - 1728.

[97] Zhang LN，Vincelette J，Chen D，et al. Inhibition of soluble epoxide hydrolase attenuates endothelial dysfunction in animal models of diabetes，obesity and hypertension. Eur J Pharmacol，2011，654（1）：68 - 74.

[98] Hamed S，Brenner B，Roguin A. Nitric oxide：a key factor behind the dysfunctionality of endothelial progenitor cells in diabetes mellitus type-2. Cardiovasc Res，2011，91（1）：9 - 15.

第二章 葡萄糖耐量异常.

[1] 刘晓云，段宇，刘超. 空腹血糖受损的研究进展. 医学综述，2006，12（4）：225 - 227.

[2] 尹秋生，周书明，曹少军. 老年人糖耐量异常的患病率分析. 中国临床保健杂志，2008，11（4）：343.

[3] 蒋升，严丽君，张莉，等. 空腹血糖受损人群葡萄糖负荷后血糖代谢特征及相关因素分析. 中华实用诊断与治疗杂志，2009，23（12）：1158 - 1160.

[4] 徐宏娟，任明，商洪才，等. 近5年中医药干预糖尿病前期的临床研究进展. 中华中医药杂志，2009（12）：1621 - 1623.

[5] 冀黎明，张春槐，柴军土，等. 生活药物干预糖耐量异常患者进展为2型糖尿病的效果评价. 浙江实用医学，2007，12（5）：319 - 321.

[6] 曾永红，朱洪翔，陈芃，等. 六味地黄丸治疗IGT降低心血管疾病危险因素的研究. 心血管康复医学杂志，2006，15（6）：606 - 608.

第三章 糖尿病酮症酸中毒.

[1] 刘新民，潘长玉，张达青. 实用内科分泌学［M］. 第3版. 北京：人民军医出版社，2004：1397.

[2] 赵振霞，赵振敏. 糖尿病酮症酸中毒诊治及预防. 中国医疗前沿，2010，5（18）：37 - 38.

[3] 周登燕，周早阳. 糖尿病酮症酸中毒的治疗. 中国民康医学，2010，22（14）：68.

［4］陈辉根，方吉华. 中西医结合治疗糖尿病酮症酸中毒临床观察. 中国中医急症，2010，19（5）：757－759.

［5］王立强. 中西医结合治疗糖尿病酮症酸中毒106例分析. 山东医药，2008，48（4）：98－100.

第四章　非酮症性高渗性昏迷.

［1］刘新民，潘长玉，张达青. 实用内科分泌学［M］. 第3版. 北京：人民军医出版社，2004：1420.

［2］宁涛，朱燕. 重视糖尿病非酮症高渗性昏迷. 内蒙古医学杂志，2005，37（3）：234－235.

［3］叶家骏，徐志均，李东华. 糖尿病高渗性非酮症性昏迷的重症监护与治疗. 国际医药卫生导报，2006，12（16）：67－68.

［4］张爱真. 高渗性非酮症糖尿病昏迷诱因分析及护理对策. 现代中西医结合杂志，2004，13（14）：1955.

［5］邓世周，王玉萍，王兵，等. 高渗性非酮症糖尿病昏迷56例救治体会. 人民军医，2006，49（7）：385.

［6］教富娥. 滋阴生津汤治疗高渗性非酮症糖尿病昏迷16例. 中国中医急症，2007，16（5）：608－609.

第五章　糖尿病乳酸性酸中毒.

［1］肖新华. 糖尿病乳酸性酸中毒. 内科急危重症杂志，2005，11（4）：151－153.

［2］黄培基，陈瑶，王健. 老年糖尿病乳酸性酸中毒20例的临床分析. 中国老年学杂志，2008，11（4）：294－296.

［3］石晓聪，郑海飞. 糖尿病并发低血糖昏迷及乳酸性酸中毒1例. 实用医学杂志，2009，25（17）：2978.

［4］赵新玲. 糖尿病乳酸性酸中毒的护理. 中国实用医药，2008，3（18）：173－174.

［5］倪青. 辟秽降浊防传变养阴生津贵润燥——治疗糖尿病乳酸性酸中毒的经验. 辽宁中医杂志，2000，27（5）：193－195.

第六章　糖尿病低血糖症及昏迷.

［1］邱月芳，谢秀飞，何少香，等. 糖尿病治疗中低血糖昏迷29例原因分析及护理对策. 国际医药卫生导报，2006，12（12）：58－59.

［2］American Diabetes Association Workgroup on Hypoglycemia. Defining and reporting hypoglycemia in diabetes. Diabetes Care，2005，28：1245－1249.

［3］杨喜平. 糖尿病夜间低血糖昏迷发病规律分析及护理预防. 当代医学，2010，16（10）：121－123.

［4］任金梅. 糖尿病并发低血糖昏迷原因分析及预防. 现代中西医结合杂志，2008，17（3）：414.

［5］张丽莎，陈维平，朱羡文. 糖尿病患者治疗中低血糖反应的原因分析及护理对策. 实用护理杂志，2002，18（7）：8－10.

［6］刘笑兰，谢惠青. 胰岛素强化治疗中低血糖反应的临床分析及护理. 实用护理杂志，2000，16（3）：22.

第七章　糖尿病并发肾病.

［1］王竹兰，冯根宝. 642例糖尿病肾脏病变的调查临床分析. 中国糖尿病杂志，1995（1）：7.

［2］Dabla PK. Renal function in diabetic nephropathy. World J Diabetes，2010，1（2）：48－56.

［3］朱禧星. 丹参和潘生丁对糖尿病患者血小板聚集功能和微循环的影响. 中华内科杂志，1984（4）：197.

［4］ 邸卓生，杨燕，姚熙慧，等. 糖尿病肾病中医分型肾脏叶间动脉彩色多普勒超声分析. 天津医科大学学报，1999（2）：52－53.

［5］ 吕仁和. 糖尿病及其并发症中医诊治学［M］. 北京：人民卫生出版社，1997：528.

［6］ 张延群，李瑛，孔详梅，等. 2080 例糖尿病患者证候与并发症相关性流行病学调查报告. 上海中医药杂志，2000（1）：23－25.

［7］ 倪青. 病机以气阴两虚为主，治疗当益气养阴为先——治疗糖尿病肾病的经验. 辽宁中医杂志，2000，27（4）：145－146.

［8］ 徐正正. 不同病程糖尿病患者的证候特征. 中医杂志，2000，41（1）：44－45.

［9］ American Diabetes Association. Diabetic nephropathy：Position statement，American Diabetes Association. Diabetes Care，1998，21：50.

［10］ 曲晓璐，张绪生. 黄芪对维持性血液透析患者细胞免疫功能影响的观察. 中国中西医结合肾病杂志，2000，1（11）：170.

［11］ 滕香宇，杨永年，谭燕，等. 1059 例 2 型糖尿病人糖尿病肾病患病率及其相关危险因素. 中国糖尿病杂志，2001，9（3）：131－134.

［12］ 赵明辉. 全国继发性肾脏疾病防治学术研讨会纪要. 中华内科杂志，2001，40（11）：780－781.

［13］ 劳干诚，陈上云，卢小卓，等. 卡托普利预防糖尿病肾病的前瞻性研究. 中华肾脏病杂志，1999，15（2）：111－112.

［14］ 崔极贵. 糖尿病肾病的研究进展. 上海：第三届国际中西医结合肾脏病会议专题讲座汇编，2001：48－53.

［15］ 杨文英，甘佩珍，金之欣，等. 格列齐特对糖尿病微血管病变的影响——多中心 3 年前瞻性研究. 中华内分泌代谢杂志，2001，17（3）：144－147.

［16］ Ravid M，Lang R，Rachmani R，et al. Long-term renoprotective effect of agiotensin-converting enzyme inhibition in non-insulin-dependent diabetes mellitus. A 7-year follow-up study. Arch Intern Med，1996，156：286－289.

［17］ Rich SS，Freedman BI，Bowden DW，et al. Genetic epidemiology of diabetic complications. Diabetes Reviews，1997，5：165－170.

［18］ Takahashi，Ghati MA，Lam HC，et al. Elevated plasma endothelin concentration in patients with diabetes mellitus. Diabetologia，1990，33：306.

［19］ Benigi A，Zoja C，Corna D，et al. A specific endothelin subtype A receptor antagonist protects against injury in renal diseases progression. Kidney Int，1993，44：440－446.

［20］ 朱宪彝. 临床内分泌学［M］. 天津：天津科学技术出版社，1996：416.

［21］ Olivetti G，Anversa P，Rigamonti W，et al. Morphometry of the renal corpuscle during normal postnatal growth and compensatory hypertrophy：A light microscope study. J Cell Biol，1977，75：573.

［22］ Malt R A. Compensatory renalgrowth. N Engl J Med，1969，280：1446.

［23］ 李秀钧，董砚虎，程丽霞，等. 糖尿病研究进展——第十六届国际糖尿病联盟大会纪要. 中华内分泌杂志，1998，14（2）：72－77.

［24］ Mandarino LJ. Current hypothesis for the biochemical basis of diabetic retinopathy. Diabetes Care，1992（5）：1892.

［25］ 隋立荣，李才，苗春生，等. 糖基化产物对正常大鼠尿蛋白排泄和肾脏结构的影响. 中华内分泌杂志，1998，14（4）：260－262.

［26］ Bank N，Aymedjian HS. Role EDRF（nitic oxide）in diabetic renal hyperfiltration. Kidney INT，1993，43：1306.

［27］Choi KC，Kim NH，An MR，et al. Alterations of intrarenal renin-angiotensin and oxide systems in streptozotocin-induced diabetic rats. Kidney Int，1997，8：1276.

［28］王殿彬，陈汝贤，李建勇，等. 糖尿病患者微血管病变与血小板功能. 江苏医药，1994，20（3）：121－123.

［29］Cohen MP，Surma ML. Effect of diabetes on in vivo metabolism of 35S-labeledglomerular basement membrane. Diabetes，1984，33：8.

［30］Casillas LF，Cheifez S，Doody J，et al. Betaglycan presents ligand to the TGF-β signaling receptor. Cell，1993，73：1435.

［31］Kagami S，Border WA，Miller DE，et al. Angiotensin Ⅱ stimulates extracellular matrix protein synthesis through induction of transforming growth factor-β expression in rat glomerular mesangial cells. J Clin Invest，1994，93：2431.

［32］Graven PA，Studer RK，Felder J，et al. Nitric oxide inhibition of transforminggrowth factor-β and collagen synthesis in mesangial cells. Diabetes，1997，46：671.

［33］Yokotama H，Deckert T. Central role of TGF-β in the pathogenesis of diabetic nephropathy and macrovascular complications：a hypothesis. Diabetic Medicine，1996，13：313.

［34］房辉，徐刚. TGF-β1 和 ECM 与糖尿病肾病关系的实验研究. 中国糖尿病杂志，2000，4：227－230.

［35］Wakisaka M，Spiro MJ，Spiro RG. Synthesis of type Ⅵ collagen by culturedglomerular cells and comprison of its regulation by glucose and other factors with that of type Ⅳ collagen. Diabetes，1994，43：95.

［36］杨焕明. 基因组学——中医药学现代的一个切入点. 中国中医药报，1999，4：16.

［37］候灿. 后基因组时代的一个切入点. 中国中西医结合杂志，2002，22（1）：5－7.

［38］Chakravasti A. To a future of genetic medicine. Nature，2001，409：822－823.

［39］Doria A，Warram JH，Krolewski AS. Genetic susceptibility to nephropathy in insulin-dependent deiabetes：from epidemiology to molecular genetics. Diabetes/Metabolism Review，1995，11：287.

［40］Raffel LJ，Vafheim CM，Roth MP，et al. The 5'-insulingene polymorphism and the genetics of vascular complication in type Ⅰ（insulin-dependent）diabetes mellitus. Diabetologia，1991，34：680.

［41］Tnno K. Asakura H. Shibuya Y. el al. Increase in basal level of Hsp70 eonsisting ehiefly of constitutively expressed Hsp70（Hse 70）maged rat brain. Jgeromtol A Bol Sci Mled Sei，2000，55：B329－B335.

［42］Chawla T，Sharma D，Singh A. Role of the renin angiotensin system in diabetic nephropathy. World J Diabetes，2010，1（5）：141－145.

［43］Shen Z，Zhang S，Zou CC，Gu WZ，Shang SQ. DNA microarray analysis of the gene expression profile of kidney tissue in a type 2 diabetic rat model. Mol Med Report，2010，3（6）：947－952.

第八章　糖尿病并发冠心病.

［1］迟家敏. 实用糖尿病学［M］. 北京：人民卫生出版社，2009：205.

［2］叶任高. 内科学［M］. 第 5 版. 北京：人民卫生出版社，2001：280.

［3］陶寿其. 我国心血管病及其危险因素近年演变趋势. 中华心血管病杂志，1999，27（4）：245－246.

［4］Giugliano D，Ceriello A，Paolissog. Oxidative stress and diabetic vascular complications.

Diabetes care，1996，19：357 - 361.

[5] 江胜贤. 2 型糖尿病合并血管病变的机制. 国外医学内分泌学分册，1995，15（2）：87 - 89.

[6] 孟庆贺. 参芪丹黄汤治疗糖尿病合并不稳定型心绞痛 45 例疗效观察. 新中医，2011，43（1）：45 - 46.

[7] 郎江明，魏爱平，方湃，等. 广东省佛山城区成年人糖尿病流行病学调查. 中国糖尿病杂志，1999，7（3）：175 - 176.

[8] 唐采平，冯维斌. 糖尿病慢性并发症证候演变规律探讨. 深圳中西医结合杂志，2000，10（3）：122 - 123.

[9] 张延群，李瑛，孔详梅，等. 2080 例糖尿病患者证候与并发症相关性流行病学调查报告. 上海中医药杂志，2000（1）：23 - 25.

[10] 罗小镜，陈镜合，周英. 334 例 2 型糖尿病患者无症状性心肌缺血的检出率及其中医辨证分型特点. 中西医结合实用临床急救，1998，5（6）：248 - 250.

[11] 方文贤，宋崇顺，周立教. 医用中药药理 [M]. 北京：人民卫生出版社，1998：244 - 248，429 - 432，656 - 665，748 - 754，890 - 910，996 - 1005.

[12] 蔡永敏，任玉让，王黎，等. 最新中药药理与临床应用 [M]. 北京：华夏出版社，1999：473 - 474.

[13] 王浴生，邓文龙，薛春生. 中药药理与应用 [M]. 第 2 版. 北京：人民卫生出版社，1998：181 - 182，1004 - 1019.

[14] 钱荣立，译. 关于糖尿病的新诊断标断与分型. 中国糖尿病杂志，2000，8（1）：5 - 6.

[15] 叶任高. 内科学 [M]. 第 5 版. 北京：人民卫生出版社，2001：308 - 310.

[16] 范世平，饶振芳，马晓霖，等. 糖心宁胶囊治疗糖尿病性冠心病的临床研究. 新中医，2001，33（1）：34 - 36.

[17] 国家药典委员会编. 中华人民共和国药典 [M]. 北京：化学工业出版社，2000.

[18] 李秀钧. 胰岛素抵抗及胰岛素抵抗综合征研究展望. 中华内分泌代谢杂志，2000，16（5）：274 - 276.

[19] 雷天光. 摘译. 2 型糖尿病高血糖与心血管疾病. 中国糖尿病杂志，2000，8（3）：192.

[20] American diabetes association. Management of dyslipidemia in dults with diabetes（position statement）. Diabetes care，2000，23（Suppl）：S57.

[21] 秦腊梅. 党参、黄芪补益心气作用的研究. 中药药理与临床，1987（3）：31.

[22] Jensen-Urstad KJ，Reichard PG，Rosfors JS，et al. Early atherosclerosis is retarded by improved long-term blood glucose control in patients with IDDM [M]. Diabetes，1996，45：1253 - 1256.

[23] 胡靖华，贾国良. 高浓度胰岛素在心血管系统的非代谢效应. 中华内分泌代谢杂志，1999，15（5）：308 - 310.

[24] Nakao-Hayashi J，Ito H，Kanayasu T，et al. Stimalatory effects of insulin and insulin-like growth factor I on migration and tube formation by vascular endothelias cells. Atherosclerosis，1992，92：141 - 149.

[25] DeFronzo RA，Tobin JD，Andres R. Glucose Clamp technique：A method of quanlifying insulin secretion and resistance. Am J Physiol，1979，237：E214 - 218.

[26] 李光伟，潘孝仁，Lillioja S. 检测人群胰岛素敏感性的一项新指数. 中华内科杂志，1993，32（10）：656 - 660.

[27] UK Prospective Diabetes Studygroup. Tight blood pressure cortrol and risk of macrovascular complication in type 2 diabetes（UKPDS 38）. BMJ，1998，317：703.

［28］Turner RC，Millns H，Neil H，et al. For the united kingdom prospective diabetes，Studygroup. Risk factors for coronary artery disease in type 2 diabetes；United Kingdom prospective diabetes study（UKPDS：23）. BMJ，1998，316：82.

［29］邓正照，钱荣立. 糖尿病脂代谢异常与治疗. 中国糖尿病杂志，2001，9（4）：251－254.

［30］Patsch JR，Miesenbockg，Hope ferwiser T，et al. Relation of triglyceride metabolism and coronary artery disease. Studies in the postprandial state. Arteriosclerosis Thrombosis，1992，12：1336－1345.

［31］Jeppesen J，Hein HO，Suadicani P，et al. Triglyceride concentration and ischemic heart disease，an eight-year follow-up in the copenhagen male study. Circulation，1998（9）：1029－1036.

［32］Keaney JF，Jr Vita JA. Atherosclerosis，oxidative stress，and antioxidant protection. Progr Cardiovasc Disease，1995，38：129－148.

［33］杨晓晖. 中药降糖复方治疗实验性糖尿病研究进展. 中国中西医结合杂志，1998，18（3）：185－187.

［34］Rodriguez-Manas L，Angulo J，Peiro C，et al. Endothelial dysfunction and metabolic control in streptozotocin-induced diabetic rats. Br J Pharmacol，1998，123：1495.

［35］徐梓辉，周世文，黄林清，等. 薏苡仁多糖对实验性 2 型糖尿病大鼠胰岛素抵抗的影响. 中国糖尿病杂志，2009，9（1）：44－48.

［36］麦兆煌. 病理操作技术手册［M］. 广州中山医学院病理解剖教研组，1962：5.

［37］孙子林，葛祖恺. 糖尿病动物模型及其发展. 中国糖尿病杂志，1999，7（4）：227－229.

［38］刘永玉，毛良，莫启忠，等. 实验性 NIDDM 大鼠模型. 中华内分泌代谢杂志，1990，6（2）：60－62.

［39］于德民，吴锐，尹潍，等. 实验性链脲佐菌素糖尿病动物模型的研究. 中国糖尿病杂志，1995，3（2）：105－109.

［40］Simionescu M，Popov D，Sima A，et al. Pathobiochemistry of combined diabetes and atherosclerosis studied on a model animal model. The hyperlipemic-hyperglycemic hamster. Am J pathol，1996，148：997－1012.

［41］郑以漫. 2 型糖尿病合并冠心病发病机制的研究进展. 国外医学内科学分册，1998，25（1）：1－5.

［42］Mordes JP，Willy Ms. Influence of age and sex on inseptibity to STZ diabetes. Diabetes，1980，29（suppl2）：132－136.

［43］徐叔云. 药理实验方法［M］. 第 2 版. 北京：人民卫生出版社，1991：815－818.

［44］Masiello C，Depaoli A，Bergamini E. Age-dependent changes in the sensitivity of the rat to a diabetogenic agent（STZ）. Endocrinology，1975，96：787－790.

［45］张斌. 北京：上海、天津、重庆四城市住院 2 型糖尿病患者糖尿病慢性并发症及相关大血管疾病的流行病学分析. 中国医学科学院学报，2002，24（5）：452－456.

［46］万海同，白海波，杨洁红，等. 养阴方对培养人脐静脉内皮细胞 ET 和 NO 含量的影响. 中国中医急症，2002，11（1）：43－44.

［47］吴可光. 糖尿病心血管病变的临床处理. 实用内科杂志，1991，11（12）：631－633.

［48］Turner RC，Millns H，Neil H，et al. For the united Kingdom prospective diabetes studygroup. Risk factors for coronary artery disease in type 2 DM；United kingdom Prospective diabetes study（UKPDS：23）. BMJ，1998，316：823－831.

［49］李赛美，熊曼琪，林安钟，等. 不同治法对糖尿病大鼠心脏病变影响的实验研究. 新中医，1999，31（10）：39－41.

［50］The diabetes control complication trias research group. The effect of intensive treatment of diabetes on the development and progression of long-term complications in insulin-dependent diabetes mellitus. N Engl J Med，1993，329：977－982.

[51] UK prospective diabetes study (UKPDS) group. Effect of intensive blood-glucose control with metformin on complications in overweight patients with type 2 diabetes (UKPDS 34). Lancet，1998，352：854－859.

[52] Vlassara H，Recent progress in advanced glycation end products and diabetic complications. Diabetes，1997，46 (suppl)：519－522.

[53] Brownlee M. Lilly lecture 1993：glycation and diabetic complications. Diabetes，1994，43：836－841.

[54] Brownlee M. Advanced protein glycosylation in diabetes and aging. Annu Red. Med，1995，46：223－237.

[55] Meng J，Sakata N，Take bayashi S，et al. Glycoxidation in aortic collagen from STZ-induced diabetic rats and its relevance to rascular damage. Atherosclerosis，1998，136：355－359.

[56] Berg TJ，Bangstad HJ，Torjesen PA，et al. Advanced glycation end products in serum predict changes in the kidney morphology of patients with insulin-dependent diabetes mellitus. Metablism，1997，46：661－665.

[57] Vaitukaitis TL. Production of antisera with small doses of immunogen：multiple intradermal injections. Methods in Enzymol，1981，73 (1)：46－49.

[58] 赵庆，邹大进，徐瑞生，等. 多克隆抗 AGE 抗体的制备. 第三军医大学学报，1999，20 (8)：581－582.

[59] Ikeda K，Higashi T，Sana H，et al. Nε- (Carboxgmethgl) lysine protein adduct is a major immunological epitope in proteins modified with advanced glycation and products of the maillard reaction. Biochemistry，1996，35 (5)：8075－8081.

[60] Niwa T，Katsuzaki T，Miyazaki S，et al. Amyloid β2-microglobulin is modified with imidazolone, a novel advanced glycation end products，in dialysis-related amyloidosis. Kidney Int，1997，51：187－192.

[61] 孙子林，刘乃丰，孙桂菊，等. 糖尿病小鼠血清糖基化终产物水平增高. 中国糖尿病杂志，2000，8 (5)：315－316.

[62] Brownlee M，Cerami A，Vlassara H. Advancedglycosylation end products in the tissue and the biochemical basic of diabetic complieations. N Engl J Med，1988，318：1315－1321.

[63] Lopes，Virella MF，Virellag. Immune mechanisms of atherosclerosis in diabetes mellitus. Diabetes，1992，41 (supplz)：86－91.

[64] Kirstein M，Aston C，Hintz R，et al. Receptor-specific induction of insulin-like growth factor I in human monocytes by advanced glycosylation end product-modified proteins. J Clin Invest，1992，90：439－446.

[65] Holstad M，Jansson L，Sandler S，et al. Inhibition of nitric oxide formation by aminogunanidine：an attempt to prevent insulin-dependent diabetes mellitus. Gen pharmacol，1997，29：697－700.

[66] Brownlee M，Vlassara H，Keoney A，et al. Aminoguanidine prevents diabetes-induced arterial wall protein cross-linking. Science，1986，232：1629－1632.

[67] 毛培军，张家庆，黄庆玲，等. 槲皮素对 DM 大鼠主动脉胶原非酶糖化的抑制作用. 中国糖尿病杂志，1998，6 (1)：50－52.

[68] 张家庆，黄庆玲. 槲皮素对血管内皮细胞损伤的保护作用及机制研究. 中国药理学会通讯，1999，16 (4)：15－17.

[69] Lecras TD，gherardi E，Bowger DE. A sensitive RNase protection assay for the quantitation of

the mRNA for the LDL receptor and HMG-CoA reductase in human total RNA. Atherosclerosis，1991，90：81-90.

[70] Cuthbert JA，Lipsky PE. Mitogenic stimulation alters the regulation of LDL receptorgene expression in human lymphocytes. Lipid Res，1990，31：2067-2078.

[71] Nagase M，Hirose S，Fujita T. Unique repetitive sequence and unexpected regulation of expression of rat endothelial receptor for oxidized low-density lipoprotein（LOX-1）. Biochemistry，1998，330：1417-1422.

[72] Pedreno J，de Castellarnau C，Cullare C，et al. LDL binding sites on platelets differ from the "classical" receptor of nucleated cells. Arterioscler Thromb，1992 Nov，12（11）：1353-1362.

[73] Kita T，Kume N，Minami M，et al. Role of oxidized LDL in atherosclerosis. Ann N Y Acad Sci，2001 Dec，947：199-205；discussion 205-206.

[74] Mehta JL，Li D. Identification，regulation and function of a novel lectin-like oxidized low-density lipoprotein receptor. J Am Coll Cardiol，2002 May 1，39（9）：1429-1435.

[75] Kume N，Kita T. Roles of lectin-like oxidized LDL receptor-1 and its soluble forms in atherogenesis. Curr Opin Lipidol，2001 Aug，12（4）：419-423.

[76] Chen M，Nagase M，Fujita T，et al. Diabetes enhances lectin-like oxidized LDL receptor-1（LOX-1）expression in the vascular endothelium：possible role of LOX-1 ligand and AGE. Biochem Biophys Res Commun，2001 Oct 5，287（4）：962-968.

[77] 冉丕鑫. 血小板生长因子研究进展. 国外医学生理、病理与临床分册，1993，13：136-138.

[78] Kirstein M，Aston C，Hintz R，et al. Receptor-specific induction of insulin-like growth factor I in human monocytes by advanced glycosylation end product-modified proteins. J Clin Invest，1992 Aug，90（2）：439-446.

[79] Kelly JD，Haldeman BA，Grant FG，et al. Platelet-derivedgrowth factor（PDGF）receptor subunit dimerization and interubunit transphosphorylation. J Biol Chem，1991，266（14）：987-992.

[80] Bylowski SP，Pares MM，Soares RP，et al. Stimulation of human smooth muscle cell proliferation by thrombin involves increased synthesis of platelet - derivedgrowth factor. Chest，1998，114（1）：236-240.

[81] 鄂征. 组织培养和分子细胞学技术［M］. 北京：北京出版社，1999：95-98.

[82] 陶凯忠，姜宗来，陈尔瑜，等. 晚期糖化终产物对离体血管平滑肌细胞的影响. 第二军医大学学报，2000，21（2）：186-189.

[83] Ross R. The Pathogenesis of atherosclerosis：a perspective for the 1990s. Nature，1993，362：801-809.

[84] Ross R，Glomset J，Kariya B，et al. A platelet-derived serum factor that stimulates the proliferation of arterial smooth muscle cells in vitro. Proc Natl Acad Sci USA，1974，71：1207-1210.

[85] Airaksinea KEJ，Salmela PI，Linnaluoto Mk，et al. Diminished arterial elasticity in diabetes：association with fluorescent advanced glycosylation end products in collagen. Cardiovasc Res，1993，27（6）：942-945.

[86] Meng J，Sakata N，Takebayashi S，et al. Advanced glycation end products of the maillard reaction in aortic pepsin-insoluble and penpsin-soluble collagen from diabetic rats. Diabetes，1996，45（8）：1037-1043.

[87] Sun M，Yokoyama M，Ishiwata J，et al. Deposition of advanced glycation end products（AGEs）and expression of the receptor for AGEs in cardiovascular tissue of the diabetic rat. Int J Exp Pathol，1998，79（4）：207-222.

[88] 崔晓兰，贺玉琢，高美杰，等. 中药药理研究的新思路——中药血清药理学. 中国中医药科技，1997，4（4）：239－240.

[89] 孟李，王宁生. 含药血清的制备与方法研究. 中药新药与临床药理，1999，10（5）：290－292.

[90] 徐海波，吴清和. 含药血清制备方法研究. 中国中医药科技，2000，7（1）：43－44.

[91] Brownlee M，Vlassara H，Keoney A，et al. Aminoguanidine prevents diabetes-induced arterial wall protein cross-linking. Science，1986，232：1629－1632.

[92] Taylor AE，Ebrahim S，Ben-Shlomo Y，et al. Comparison of the associations of body mass index and measures of central adiposity and fat mass with coronary heart disease，diabetes，and all-cause mortality：a study using data from 4 UK cohorts. Am J Clin Nutr，2010，91（3）：547－556.

[93] Shankar A，Syamala S，Kalidindi S. Insufficient rest or sleep and its relation to cardiovascular disease，diabetes and obesity in a national，multiethnic sample. PLoS One，2010，5（11）：e14189.

[94] 徐瑞生，姜宗来，赵庆，等. 糖尿病大鼠主动脉糖化终产物的免疫组化研究. 中华内分泌代谢杂志，1999，15（5）：301－303.

[95] 孟振行，吴淑敏，孙仁俊，等. 丹参防治动脉粥样硬化的机制. 心肺血管病杂志，1993，12：121－123.

[96] 周小明，陆再美，汪道文. 丹参防治实验性动脉再狭窄及其机制的初步研究. 中国中西医结合杂志，1996，16（8）：480－482.

第九章 糖尿病并发心肌病.

[1] 周彬，钱孝贤. 糖尿病心肌病的研究进展. 新医学，2010，41（3）：197－199.

[2] 高炳涛. 糖尿病性心肌病. 中国社区医师，2002，18（21）：14.

[3] 王凤，丁延平. 糖尿病性心肌病的发病机理探析. 中华中医药学刊，2007，25（2）：332－334.

[4] 赵林双，廖玉华，王敏，等. 糖尿病心肌病与抗心肌β－1和M－2受体自身抗体的关系. 中华糖尿病杂志，2005（2）：111－113.

[5] 郭沫化，肖平喜. 糖尿病性心肌病的发病机制及超声检查进展. 现代诊断与治疗，2005，16（1）：31－33.

[6] 倪青，王阶，赵安斌，等. 丹参饮对2型糖尿病性心肌病大鼠心肌的保护作用. 中国中医基础医学杂志，2010，16（8）：680－682.

[7] 张勇. 辨证治疗糖尿病性心肌病20例. 实用中医药杂志，2007，23（6）：352.

[8] 路永平. 益气养阴活血法配合西药治疗糖尿病性心肌病38例疗效观察. 新中医，2010，42（9）：33－35.

[9] 张文丽. 天王补心丹加味对糖尿病性心肌病35例疗效影响的临床观察. 江苏中医药，2008（8）：36.

第十章 糖尿病继发血脂异常.

[1] 王瑞娟. 2型糖尿病并高脂血症100例临床分析. 现代医药卫生，2006，22（3）：379.

[2] 苏晓灵，周白丽，王嵘. 阿托伐他汀钙对不同海拔地区高脂血症并高黏血症患者血脂及血液流变学的干预研究. 青海医学院学报，2010，31（3）：71－73.

[3] 许成群. 活络降脂汤治疗糖尿病合并高脂血症40例临床观察. 吉林中医药，2010，30（8）：680－681.

[4] 徐建华. 新诊断2型糖尿病合并非酒精性脂肪肝临床分析. 中国误诊学杂志，2011，11（1）：62.

［5］鲁红云. 2型糖尿病合并非酒精性脂肪肝病患者血脂代谢与冠心病的关系. 中国误诊学杂志，2008，8（25）：49.

［6］定明阳. 六味降脂饮治疗高脂血症130例. 吉林中医药，2007，27（4）：26.

第十一章　糖尿病高黏滞血症.

［1］黄光华. 曲克芦丁治疗2型糖尿病高黏血症的临床观察. 医学临床研究，2007，24（12）：2109.

［2］孙莉，张霄峰. 立普妥对糖尿病高黏血症的疗效观察. 实用药物与临床，2005（3）：35.

［3］仝小林，张志远. 中医对代谢综合征的认识和治疗. 中医杂志，2002（9）：51.

［4］武永庆，历辉. 葛根素注射液对高黏血症血液流变学指标的影响. 临床医学，2009，29（1）：15.

［5］柴可夫，周敏，杨明华. 糖克软胶囊治疗糖尿病伴高黏滞血症的实验研究. 中国实验方剂学杂志，2006（1）：22.

第十二章　糖尿病并发高血压.

［1］杨玺. 糖尿病高血压的发病情况、病因及发病机制. 中国社区医师，2011（1）：3.

［2］陆再英，钟南山. 内科学. 第七版. 北京：人民卫生出版社，2008：657.

［3］安国化，耿小芳. 2型糖尿病合并高血压门诊患者药物治疗现状分析. 药物流行病学杂志，2003，12（2）：80 -83.

［4］UK Propective Diabetes Studygroup：Tight blood pressure control and risk of macrovascular complications in type 2 diabetes（UKPDS38）. DMJ，1998，317：703 - 713.

［5］UK Prospective Diabetes Studtgroup：Intensive blood-glucose control with sulphonylureas or insulin compare with conventional treatment and risk of complications in patients with type 2 diabetes（UKPDS33）. Lancet，1998，352：837.

［6］王彦，祝之明. 2型糖尿病合并高血压的昼夜规律变化特点. 重庆医学，2002，31（10）：985 - 987.

［7］杨文英. 糖尿病伴高血压的治疗. 高血压杂志，2003，11（1）：14 - 15.

［8］BjomD，Richhard BD. Sverre EK. et al. For the LIFE study group cardiovascular mobidity and mortality in the isartan intervention for endpoint reduction in hypertension study.（LIFE）：a randomized trial against atenolol，2002，359：995 - 1003.

［9］张长顺. 李侧藩辨治糖尿病并发高血压四法. 吉林中医药，2000（5）：5 - 6.

［10］倪青. 肝肾阴虚为病本，补益肝肾需得法. 辽宁中医杂志，2001，28（2）：67 - 68.

［11］梁晨，杨占兰. 辨证论治糖尿病合并高血压68例. 辽宁中医杂志，2003，30（1）：44 - 45.

［12］江聪扬，吴宾. 格列齐特配合六味地黄丸治疗2型糖尿病合并高血压疗效观察. 海峡医学，2000，12（1）：83 - 84.

［13］何志明，丘仁. 加用芪术降压方治疗2型糖尿病并高血压疗效观察. 广西中医药，2003，26（1）：18 - 19.

［14］周韩军，贺红艳. 降糖保肾胶囊对2型糖尿病合并高血压患者真胰岛素分泌功能的影响. 中国中医药信息杂志，2002（9）：9 - 10，25.

［15］周潮，佟杰. 平肝活血胶囊治疗糖尿病并高血压122例. 山东中医杂志，2000，19（2）：78 - 79.

［16］李明煜. 中西医结合治疗老年糖尿病性高血压64例临床观察. 河南中医学院学报，2003，18（2）：49 - 50.

［17］付伟，林青. 中药与转换酶抑制剂治疗2型糖尿病并发的高血压临床观察. 中医药信息，2000（3）：35.

［18］陈杰，张永. 中药食疗防治2型糖尿病伴高血压临床研究. 中国中西医结合急救杂志，2002，9

　　（2）：119－120.

[19] 胡方林，喻嵘. 左归双降方对实验性糖尿病合并高血压大鼠糖代谢和血压的影响. 湖南中医药大学学报，2000，20（3）：14－16.

[20] 中华医学会糖尿病分会慢性并发症调查组. 1991—2000 年全国住院病人糖尿病患者慢性并发症及相关大血管病变回顾性分析. 中国医学科学院学报，2002，24（5）：447－451.

[21] 张斌，向红丁. 北京、上海、天津、重庆四城市住院 2 型糖尿病患者糖尿病慢性并发症及相关大血管疾病的流行病学分析. 中国医学科学院学报，2002，24（5）：452－456.

[22] 陈大舜，葛金文，周德生，等. 2 型糖尿病及并发症23139 例调研分析研究. 中医药学刊，2003，21（8）：1225－1228，1273.

[23] 郑筱萸. 中药新药临床研究指导原则 [M]. 北京：中国医药科技出版社，2002：73－77，233－237.

[24] 钱荣立. 关于糖尿病的新诊断标准与分型. 中国糖尿病杂志，2000，8（1）：5－6.

[25] Bloomgarden ZT. International Diabetes Federation Meeting 1997. Type2 Diabete, its prevalence, causes and treatment. Diabetes Care, 1998, 2（5）：860－865.

[26] 张建，华琦. 高血压个体化治疗 [M]. 北京：人民卫生出版社，2001：31.

[27] 喻嵘，陈大舜，葛金文，等. 左归降糖方对实验性糖尿病大鼠糖代谢及胰岛功能的影响. 湖南中医药大学学报，1999（1）：10.

[28] 喻嵘，陈大舜，易法银，等. 左归降糖方治疗 2 型糖尿病的临床研究. 辽宁中医杂志，1999（8）：349.

[29] 黄泰康. 常用中药成分与药理手册 [M]. 北京：中国医药科技出版社，1994：792，1576，1584.

[30] 刘贵. 中药钩藤及其同属植物的研究概况. 中国药学杂志，1991，26（10）：583.

[31] 熊辅信. 中药现代研究汇萃 [M]. 昆明：云南科技出版社，2002：75，169，408，729，731，680.

[32] 胡大一. 2 型糖尿病应严格控制血糖和高血压. 医学研究通讯，2002，27（9）：3－4.

[33] 史虹莉，徐一甄，沈稚舟，等. 非胰岛素依赖型糖尿病患者高血压的多因素分析. 中华内分泌代谢杂志，1996，12（3）：157－159.

[34] 胡德龙. 2 型糖尿病患者胰岛素抵抗与肾病变及血压的关系. 新医学，1999，30（10）：568－570.

[35] 林所（导师陈大舜）. 左归双降方治疗糖尿病性高血压的研究. 湖南中医药大学博士学位论文，编号 R587.1 R932.8.

[36] 陈灏珠. 实用内科学 [M]. 第 10 版. 北京：人民卫生出版社，1998：828－1284.

[37] Hamet P, Riduard L, Dam TV, et al. Apoptosis in target organs of Hypertension Hypertension, 1995, 26（4）：632－648.

[38] 慕军生，朱红生. NO 与心血管病细胞凋亡. 国外医学生理、病理科学与临床分册，2001，21（5）：389－391.

[39] Anderson TJ. Asseement and treatment of endothelium dysfunction in human. Am Coll Cardiol, 2000, 34：631－638.

[40] 王齐敏. 血管内皮功能与冠状动脉粥样硬化关系研究的进展. 心血管康复医学杂志，2003，12（2）：187－189.

[41] Tadahashi K, ghatei MA, Lam Hc, et al. Elerated plasma endothelin concentrations in patients with diabetes mellitus. Diabetologia, 1998, 19（12）：35.

[42] 朱彦贞，陈雪红，李雨林. 糖尿病及其肾病患者血浆内皮素含量的变化及临床意义. 医师进修杂志，1996，19（12）：25.

［43］ 晏辉，张胜兰，罗南萍，等. 内皮素对糖尿病人高血压形成的影响. 放射免疫学杂志，1997，10（3）：174.

［44］ 吕肖锋，徐保真，郑纪红，等. 2 型糖尿病并发高血压患者血浆内皮素水平的改变. 高血压杂志，1997，5（2）：118.

［45］ 易延静，杨雷，靳红. 糖尿病合并高血压患者血内皮素、一氧化氮、肿瘤坏死因子变化的临床意义. 华西医学，2002，17（1）：113 - 114.

［46］ Lerman A，Burnett JC. Intent and altered endothelium in regulation of vasmotion. Circulation，1992，86（6）：12.

［47］ 万海同，白海波，杨洁红，等. 养阴方对培养人脐静脉内皮细胞 ET 和 NO 含量的影响. 中国中医急症，2002，11（1）：43 - 44.

［48］ 蒋惠，侯德仁，等. 左旋四氢巴马汀对大鼠脑微血管内皮细胞缺氧复氧时细胞间黏附分子 1 的影响. 中华急诊医学杂志，2003，12（1）：24 - 26.

［49］ Amberger A，Maczek C，Jurgencg，et al. Coexpression of ICAM1，ECAM1 and Hsp60 in human arterial and venousendoth elialcells through degradation of the lipoprotein in lysosomes. Cell Stress Chaperones，1997，2（2）：94.

［50］ 肖纯，金益强，胡随瑜，等. 潜阳方对高血压肝阳上亢证大鼠模型的实验研究. 湖南中医药大学学报，1999，19（2）：10 - 12.

［51］ 杨绿化，李云霞. 无创测量大鼠收缩压和舒张压的新仪器和新方法. 中国应用生理学杂志，1991，7（1）：62.

［52］ 金晖，唐尧. 糖尿病中的氧化与过氧化损伤. 医学综述，1996，2（2）：49.

［53］ Grunfeld S，Hamilton CA，Mesaros S，et al. Role of superoxide in the depressed nitric oxide production by the endothelium ofgenetically hypertensive rats. Hypertension，1995，26（6）：854.

［54］ 杨丽霞，祝善俊，张崇德. 脂质过氧化物对滋养人内皮细胞释放内皮素，前列环素的影响. 高血压杂志，1995，3（3）：188 - 190.

［55］ Napoli C，Triggiani M，Palumbog，et al. Glycosylation enhances oxygen radical-induced modifications and decreases acetylhydrolase activity of human low density lipoprotein. Basic Res Cardiol，1997，92（2）：96 - 105.

［56］ 刘和俊，汪太平，李芹，等. Ⅱ型糖尿病并发高血压患者氧化损伤及抗氧化酶活性的研究. 高血压杂志，1999，7（3）：228 - 230.

［57］ Tsao PS，Niebeauer J，Buitrago R，et al. Interaction of diabetes and hypertension on determinants of endothelial adhesiveness. Arterioscler Thromb Vasc Biol，1998，18（6）：947 - 953.

［58］ Nishio Y，Kashiwagi A. Molecular mechanisms of Endothelial dysfunction in diabetes mellitus. Nippon Rinsho，2001 Dec，59（12）：2451.

［59］ Lam HC. Role of endothelin in diabetes vascular complication. Endocrine，2001 Apr，14（3）：277 - 284.

［60］ 赵铁军，秦永文. 血管内皮功能障碍及其治疗进展. 国外医学・心血管疾病分册，1999，26（2）：70.

［61］ 何玉红. 血管内皮细胞 NO 合成与释放的信号转导. 国外医学・生理、病理科学与临床分册，2001，21（1）：28 - 30.

［62］ 王立，邢维常，盛树力，等. 对糖尿病合并高血压患者血浆内皮素-1 和降钙素基因相关肽改变的观察. 北京医学，1994，16（1）：18.

第十三章　糖尿病并发脑梗死.

[1] 中华中医药学会. 糖尿病中医防治指南［M］. 北京：中国中医药出版社，2007.

[2] 王振义，李家增，阮长耿，等. 血栓与止血基础理论与临床［M］. 第3版. 上海：上海科学技术出版社，1996：345.

[3] 仝小林，刘铜华. 糖尿病中西医防治的关键问题和临床对策［M］. 北京：中国中医药出版社，2007：461.

[4] 万海同，杨进. 论养阴是治疗血瘀证的重要法则. 中医杂志，1996，37（1）：8-10.

[5] 关子安，孙茂欣，关大顺，等. 现代糖尿病学［M］. 天津：天津科学技术出版社，2000：156.

[6] 周仲英. 中医内科学［M］. 北京：中国中医药出版社，2003：321-322.

[7] 卞礼思. 止消通脉胶囊治疗2型糖尿病合并脑梗死的临床研究. 中国中医药信息杂志，2000，7（4）：54-56.

[8] 林兰，董彦敏，倪青，等. 氦-氖激光合益气养阴活血中药治疗糖尿病脑梗塞临床观察. 中国中医药信息杂志，2000，7（4）：56-57.

[9] 高波庭，史庭慧. 脑血管病与糖尿病. 内科急危重症杂志，1996，2（2）：84-86.

[10] 林兰. 糖尿病的中西医结合论治［M］. 北京：北京科学技术出版社，1992.

[11] 钱荣立. 关于糖尿病的新诊断标准与分型. 中国糖尿病杂志，2000，8（1）：5-6.

[12] 中华神经科学会. 各类脑血管疾病诊断要点. 中国实用内科杂志，1997，17（5）：312-316.

[13] 中华人民共和国卫生部. 中药新药临床研究指导原则（第一辑）［S］. 1993：111.

[14] 赵晶，任可. 糖尿病合并急性脑梗塞的CT表现及与中医分型的关系. 中国中西医结合杂志，1997，17（8）：500.

[15] 王明福. 消渴并发中风的辨治体会. 中医杂志，1991（10）：17-18.

[16] 杨晓晖. 消渴病与中风——附84例临床分析. 中国中医急症，1996，5（1）：25-26.

[17] 俞世勋. 实用脑血管疾病［M］. 西安：陕西科学技术出版社，1997：446.

[18] 王振才，张建宏，陈晓红. 急性脑血管疾病后血糖升高的意义和机制. 国外医学脑血管疾病分册，1998（5）：286.

[19] 张媚，张临洪. 脑卒中加重高血糖的关系. 临床神经病学杂志，2000，13（3）：163-164.

[20] Tyson RL，Sutherlandg R，Peeling J，et al. 23 Nuclear magnetic resonance spectral changes during and after forebrain ischemia in hypoglycemic，normoglycemic，and hyperglycemic rats. Stroke，1996，27：957.

[21] 郑虎占. 中药现代研究与应用［M］. 北京：学苑出版社，1997.

[22] 蒋国彦. 实用糖尿病学［M］. 北京：人民卫生出版社，1992.

[23] 韩萍，郭津津，郭阳，等. 血浆糖化低密度脂蛋白、脂蛋白（a）与2型糖尿病大血管病的关系，中国糖尿病杂志，2000，8（1）：30.

[24] 孙梅英，南海荣. 2型糖尿病缺血性脑病危险因素的研究现状. 医学综述，2000，6（10）：475.

[25] Haffner SM. Lipoprotein（a）and diabetes. Diabetes Care，1993，16：835.

[26] Miyao M. Diabetes and Cardiovascular disease. Nippon Ronen Igakkai Zasshi，1997，34：185.

[27] 杨思军，方宗娟，曹中柱，等. 糖尿病伴发脑梗塞患者血清Lp（a）含量的研究. 临床神经病学杂志，1997，10（3）：173.

[28] 王新星，游杰美，靳芳，等. 丹参酮ⅡA对低密度脂蛋白引起牛血管内皮细胞损伤的影响. 中国药理学与毒理学杂志，1993，7（2）：157.

[29] 钟平，杨任民，韩咏竹，等. 大鼠急性脑缺血血浆及脑组织NO、ET含量的变化. 临床神经病学杂志，1997，10（4）：195.

[30] Radhakrishnan K. The efficacy of tailored interventions for self-management outcomes of type 2

diabetes, hypertension or heart disease: a systematic review. J Adv Nurs, 2011 Oct 20. doi: 10. 1111/j. 1365 – 2648. 2011. 05860. x. [Epub ahead of print].

[31] 刘俊莲. 糖尿病脑血管疾病. 国外医学·老年医学分册, 1998, 19 (1): 25.

[32] Cheung BM. The hypertension-diabetes continuum. J Cardiovasc Pharmacol, 2010, 55 (4): 333 – 339.

[33] Deamer N, giraudg, Clark W, et al. Diabetes, hyper-tension and erythrocyte aggregation in acute stroke. Cerebrovasc Dis, 1997, 7: 144.

[34] Tschope D, Roesen P, Raufmann L, et al. Evidence for abnormal plateletglycoprotein expression in diabetes mellitus. Eur J Clin Invest, 1990, 20: 166 – 170.

[35] 李蕴潜, 李才, 苗春生, 等. 链脲佐菌素所致高血糖对大鼠缺血性脑损伤的影响. 中风与神经疾病杂志, 2000, 17 (5): 269.

[36] 王振义, 李家增, 阮长耿, 等. 血栓与止血基础理论与临床 [M]. 第 2 版. 上海: 上海科学技术出版社, 1996: 325.

[37] 宁英远, 任建功, 朱秀贞, 等. 糖尿病微血管病变血浆 ET、TXB2、6 – Keto – PGF1α 的变化. 中国糖尿病杂志, 1999, 7 (4): 234.

[38] 刘众, 史荫绵, 陈达仁, 等. 川芎对急性实验性脑缺血大白兔血浆中 β – TG、PF4 及 TXB2, 6 – 酮– PGF1α 含量的影响. 中西医结合杂志, 1990, 10 (9): 543.

[39] 肖静. 川芎嗪药理研究的新进展. 华西药学杂志, 1993, 8 (3): 170.

[40] 汪钟, 张宏, 龙敏慧, 等. 丹参有效成分 764 – 3 对血小板聚集和花生四烯酸代谢产物的影响. 中国医学科学院学报, 1994, 16 (2): 140.

[41] 王瑞英, 苏胜偶, 吴文成, 等. 一氧化氮与糖尿病. 医学综述, 1998, 4 (8): 426 – 428.

[42] 王营生, 赵文景, 夏军, 等. 益气养阴活血方对气阴两虚血瘀型糖尿病患者血浆内皮素与一氧化氮水平的影响. 中国中西医结合杂志, 2000, 20 (8): 571.

[43] 余运贤, 梁晖, 黄健, 等. 急性脑梗塞血瘀证与一氧化氮、内皮素相关性研究. 中国中西医结合杂志, 2000, 20 (7): 501.

[44] 陆颖理, 童钟杭, 李红, 等. 糖尿病大鼠大血管内皮型一氧化氮合酶基因转录的研究. 中华内分泌代谢杂志, 2000, 16 (1): 49.

[45] 高辉, 陈俊抛. 一氧化氮、一氧化氮合酶与脑缺血损伤. 国外医学·生理病理科学与临床分册, 1999, 19 (2): 121.

[46] 钟慈声, 孙安阳. 一氧化氮的生物医学 [M]. 上海: 上海医科大学出版社, 1997: 198.

[47] Iadecola C. Delayed reduction of ischemic brain injury and neurological deficits in mice lacking the inducible nitre oxide synthasegene. J Neurosci, 1997, 17: 9157 – 9164.

[48] Zhang F, Casey RM, Ross ME, et al. Aminoguanidine ameliorates and L-arginine worsens brain damage from itraluminal middle cerebral artery oculusion. Stroke, 1996, 27: 317 – 323.

[49] Barth A, Barth L. Newell DW. Combination therapy of MK-801 and a-phenyl-tert-butyl-nitrone enhances protection against isehemic neuronal damage in organotypic hippocampal slice cultures. Exp Neurol, 1996, 141 (2): 330.

[50] Matsushita Y, Shima K, Nawashiro H, et al. Real-time monitoring ofglutamate following fluid percussion brain injury with hypoxia in the rat. J Neurotrauma, 2000, 17: 143 – 153.

[51] Watanabe M, Fujimura Y, Nakamura M, et al. Changes of amino acid levels and aspartate distribution in the cervical spinal cord after traumatic spinal cord injury. J Neurotrauma, 1998, 15: 285 – 293.

[52] Block F, Schwarz M. Neuroprotection in stroke. A critical overview. Nervenarzt, 1999, 70:

101 - 110.

[53] 李继铎，王舟，韩仲岩，等. 脑梗塞患者血及脑脊液中兴奋性氨基酸递质的动态观察. 临床神经病学杂志，1999，12（1）：21.

[54] 邓奕辉，王天明，喻嵘，等. 左归降糖灵对实验性糖尿病脂质过氧化损伤的影响. 中医杂志，1999，40（5）：305 - 306.

[55] Ichimiya S，Davis JG，O'Rourke DM，et al. Murine thioredoxin peroxidase delays neuronal apoptosis and is expressed in areas of the brain most susceptible to hyoxic and ischemic injury. DNA Cell Biol，1997，16（3）：311 - 312.

[56] Martin SJ，Green DR，Cotter TG. Dicing with death：dissecting the Components of apoptosis machinery. TiPS，1994，19：26.

[57] 陈东，赵贵德，孝宏盛. 缺血性脑卒中发病机制研究新进展. 国外医学·神经病学神经外科学分册，2001，28（1）：32 - 34.

[58] 姚瑜，俞惠民. 一氧化氮与缺氧缺血性脑损伤的神经元凋亡. 国外医学·脑血管疾病分册，2001，9（1）：8 - 10.

[59] 王国强，廖维宏. 兴奋性毒性与神经元凋亡. 国外医学·脑血管疾病分册，2000，8（1）：3 - 5.

[60] Ankarcrona M，Dypbukt JM，Bonfoco E，et al. Glutamate-induced neuronal death：a succession of necrosis or apoptosis depending on mitochondria functiun. Neuron，1995，15：961 - 973.

[61] Vincent AM，Ten Broeke M，Maiese K. Neuronal intracellular PH directly mediates nitric oxide-induced programmed cell death. J Neurobiol，1999，40（2）：171 - 184.

[62] 章军建，黄建英，张晓琴. 当归对大鼠脑缺血半暗带细胞凋亡的抑制作用. 卒中与神经疾病杂志，2001，8（1）：8 - 10.

[63] 柴伟栋，汪承亚. 葡萄糖及胰岛素对牛血管内皮细胞凋亡的影响. 中华内分泌代谢杂志，1999，15（2）：100 - 102.

[64] 庞素华，黄文龙. 糖尿病合并脑梗死血管舒缩反应能力的研究. 临床荟萃，1998，13（17）：772 - 773.

[65] 柴伟栋，陈家伟. 糖尿病内皮依赖性舒张减弱及其发生机制. 国外医学·内分泌学分册，1999，19（2）：62 - 65.

[66] Lampeler ER，Kishimito TK，Rothlein R，et al. Elevated levels of circulateing adhesion molecules in T2DM patients and in subjects at risk for T2DM. Diabetes，1992，41：1668.

[67] M. Okouchi，N Okyama，M shimizu，et al. High insulin exacerbatesneutrophil endothelial cell adhension through endothelial surface expression of intercellular adhesion molecule-1 via activation of protein kinase C andmitogen-activated protein kinase. Diabetologia，2002，45（4）：556 - 559.

[68] 王亮，吕传真，董强，等. 实验性糖尿病大鼠脑缺血纤溶酶原激活物和纤溶酶原激活物抑制剂活性测定. 中国临床神经科学，2001，9（2）：120 - 123.

[69] Byberg L，Siegbahn A，Berglund L，et al. Plasminogen activator unhibitor l activity is independently relared to both insulin sensitivity and serum triglycerides in 70-year old men. Arterioselerosis，2002，18（2）：258 - 264.

[70] 吴勇，欧阳静萍，涂淑珍，等. 黄芪多糖对糖尿病大鼠血管内皮细胞的影响. 辽宁中医杂志，2002，29（1）：22 - 23.

第十四章　糖尿病并发周围神经病变.

[1] 沈稚舟，吴松华，邵福源，等. 糖尿病慢性并发症 [M]. 上海：上海医科大学出版社，1999：207.

［2］刘欣，康德首. 糖尿病神经病变发生机制研究的若干进展. 国外医学·神经病学神经外科学分册，2001，28（3）：17-26.

［3］Andrew JM. Boulton，FRCP，Arthur IV，et al. Diabetic Neuropathies：A statement by the American Diabetes Association. Diabetes Care，2005，28：956-962.

［4］陈晓云，杨庚明. 糖尿病自主神经病变的研究进展. 临床荟萃，2001，16（23）：1100-1102.

［5］施晓红，周湘兰，诸萍. 糖尿病周围神经病变与血液流变学相关性分析. 中国临床医学，2004，11（4）：502-503.

［6］屈传强，郭洪志. 糖尿病神经病变发病机制研究进展. 山东医药，2003，43（1）：59-60.

［7］刘会贞，王玉中，刘栋，等. 糖尿病周围神经病变的中医证型聚类及其与病变程度的关系. 中医杂志，2011，52（11）：945-948.

［8］周毅业，戴莲仪. 糖尿病周围神经病变中医证型与危险因素关系的临床研究. 江苏中医药，2011，43（6）：26-27.

［9］水祥亮，尚文斌. 糖尿病周围神经病变中医诊治概述. 实用中医药杂志，2011，27（4）：284-285.

［10］殷丽平，谢春光，岳仁宋. 糖尿病周围神经病变分期论治初探. 四川中医，2011，29（6）：27-28.

［11］仝小林，倪青，宋军，等. 糖尿病中医防治指南解读［M］. 北京：中国中医药出版社，2009，110-129.

［12］黎海冰，陈南官，李海岳，等. 中西医结合治疗糖尿病周围神经性病变临床研究. 实用中医内科杂志，2011，25（5）：94-96.

［13］杜玉荣，杜玉忠. 糖尿病周围神经病变的药物治疗. 现代中西医结合杂志，2005（16）：356-358.

［14］翟立华. 降糖通痹散治疗糖尿病周围神经病变30例. 实用中医内科杂志，2011，25（5）：86-89.

［15］于秀辰. 吕仁和教授分期辨治糖尿病周围神经病变. 中国临床医生，2003，31（1）：54-56.

［16］陈雪梅. 糖尿病周围神经病变的辨证治疗. 四川中医，2004，22（2）：15-16.

［17］倪青. 起病隐匿易漏诊误诊辨证施治宜标本兼顾———治疗糖尿病周围神经病变经验. 辽宁中医杂志，2001，28（8）：451-453.

［18］邹如政. 糖尿病周围神经病变的中医辨治思路. 中国中医基础医学杂志，2004，10（7）：44-45.

［19］翁东星. 中医辨证治疗糖尿病周围神经病变48例. 实用中西医结合临床，2007，7（1）：19-20.

［20］马颖，鲍淑娟. 自拟活络汤治疗糖尿病周围神经病变（DNp）观察. 中国社区医师，2007，9（174）：114.

［21］缪卫华，余江毅. 通痹方治疗糖尿病周围神经病变64例效果观察. 交通医学，2007，21（6）：675-676.

［22］葛星. 血府逐瘀汤治疗糖尿病周围神经病变32例临床观察. 浙江中医杂志，2007，42（5）：271.

［23］商军科，裴瑞霞，杨国春，等. 活血化瘀通络法治疗糖尿病周围神经病变32例. 陕西中医，2004，25（3）：204-205.

［24］樊天慧. 滋肾活血汤治疗老年人糖尿病周围神经病变30例. 陕西中医，2007，28（4）：438-439.

［25］张赛. 补肾益气活血法治疗糖尿病周围神经病变38例. 湖南中医杂志，2004，20（2）：37-38.

［26］郑敏，杨宏杰. 温肾化瘀通络法治疗糖尿病周围神经病变60例临床观察. 江西中医药，2004，35（263）：20-21.

［27］陈玉昌. 补肾活血法为主治疗糖尿病周围神经病变48例. 河北中医，2007，29（4）：309-310.

［28］吕孟存. 通脉活血汤治疗糖尿病周围神经病变72例疗效观察. 河南科技大学学报（医学版），2007，25（2）：114-115.

[29] 田水. 补阳还五汤加减治疗糖尿病周围神经病变 35 例. 河南中医学院学报，2007，22 （5）：64.

[30] 陈建飞. 补阳还五汤加味治疗糖尿病周围神经病变. 陕西中医，2007，23 （2）：69.

[31] 彭利，鲍宜桂，龙卫平. 补阳还五汤加味治疗糖尿病周围神经病变 38 例. 河南中医，2007，27 （7）：63 - 64.

[32] 罗学艺，徐洁. 补阳还五汤治疗 2 型糖尿病周围神经病变临床观察. 湖北中医杂志，2007，29 （5）：37 - 38.

[33] 何颂华，方邦江，陈浩，等. 化痰通络法治疗糖尿病周围神经病变的临床研究. 上海中医药大学学报，2007，21 （4）：35 - 36.

[34] 王金萍. 灯盏花素联合甲钴胺治疗糖尿病周围神经病变的疗效观察. 临床荟萃，2007，22 （10）：745 - 746.

[35] 杨薇，伍韶容，杨丽. 前列地尔联合刺五加治疗糖尿病周围神经病变的临床观察. 国际医药卫生导报，2007，13 （2）：69 - 71.

[36] 季振慧，陈雪玲，王保群. 益气化瘀汤联合蝮蛇抗栓酶治疗糖尿病周围神经病变 25 例. 四川中医，2007，25 （4）：66.

[37] 刘得华. 当归四逆汤加味内外合治糖尿病周围神经病变 67 例. 陕西中医，2003，24 （3）：195.

[38] 陈耀忠，白颖. 中药熏洗治疗糖尿病周围神经病变 52 例. 内蒙古中医药，2007 （3）：40 - 41.

[39] 董砚虎，钱薇薇. 黄芩苷对糖尿病患者周围神经传导速度和尿微量白蛋白排泄的影响. 中国中西医结合杂志，2002，22 （12）：915 - 917.

[40] 陆群，盖纳，孙海峰，等. 穴位治疗糖尿病周围神经病变的效果观察. 解放军护理杂志，2007，24 （4）：73 - 74.

[41] 傅惠萍，何威. 针药并用治疗 2 型糖尿病周围神经病变疗效观察. 甘肃中医，2007，20 （6）：56 - 57.

[42] 廖二元，超楚生. 内分泌学 ［M］. 北京：人民卫生出版社，2001：1566 - 1567.

[43] 郑筱英. 中药新药临床研究指导原则 ［M］. 北京：中医药科技出版社，2002：233 - 237.

[44] 唐彩平，冯维斌. 糖尿病慢性并发症中医治法. 现代中西医结合杂志，2001，10 （5）：477 - 478.

[45] 徐保真. 糖尿病合并末梢神经炎的治疗及注意事项. 糖尿病新世界，2002 （2）：5 - 6.

[46] 梁晓春，郭赛珊. 中西药抑制醛糖还原酶在治疗糖尿病周围神经病变中的作用. 中国中西医结合杂志，1999，19 （7）：442 - 443.

[47] 张家庆，周云平. 部分中药或其成分对大鼠晶体醛糖还原酶的抑制作用. 中国中西医结合杂志，1989，14 （9）：45 - 47.

[48] 刘长山，董砚虎，逢力男，等. 中药黄芩甙与黄连素对糖尿病大鼠醛糖还原酶活性作用的观察. 中国糖尿病杂志，1996，4 （3）：163 - 166.

[49] 熊曼琪，林安钟，朱章志，等. Effects of Supplemented Taohe Chengqi Decoction （桃核承气汤） in Treating Insulin Resistance in Rats with Non-Insulin Dependent. Diabetes Mellitus Chinese Journal of Integrated Traditional and Western Medicine. 中国中西医结合杂志（英文版），1999，5 （1）：54 - 58.

[50] 张兰，于世家. 从络病理论探讨糖尿病周围神经病变的发生机制. 中医药研究，2002，18 （2）：2 - 3.

[51] 丁学屏，虞芳华，章淑平. 辨证分型治疗非胰岛素依赖型糖尿病周围神经病变 71 例疗效分析. 浙江中医杂志，1995 （10）：442 - 443.

[52] 高彦彬，吕仁和，于秀辰，等. 糖络宁治疗糖尿病周围神经病变临床观察. 北京中医药大学学报，1997，20 （4）：50 - 53.

[53] 陈发胜，郎江明，孙丰雷，等. 糖尿病周围神经病变中医辨证与内皮素、血栓素的相关性研究. 河北中医，2002，24 （2）：96 - 97.

[54] 钱秋海，苏勋庄，崔云竹，等. 益气养阴化痰活血法治疗糖尿病周围神经病变机制探讨. 山东中医杂志，2005，24（2）：67-68.

[55] 于秀辰. 吕仁和教授辨治糖尿病周围神经病变经验. 中级医刊，1997，32（12）：42-43.

[56] 沈志祥. 糖尿病患者高凝状态的研究. 中华内分泌代谢杂志，1990，6（4）：206.

[57] 廖世忠，陆社桂. 桂枝茯苓丸治疗糖尿病周围神经病变 20 例. 内蒙古中医药，1996，15（4）：8.

[58] 董砚虎，逄力男，毛秀军，等. 黄芪甙治疗糖尿病周围神经病变的初步观察. 中国糖尿病杂志，1999，7（6）：352-355.

[59] 刘福平，徐保真，王厚廷，等. 软蒺藜对糖尿病大鼠神经病变的防治作用与机理. 中药材，1996，19（3）：142-143.

[60] 封卫毅，侯家玉，陈伟，等. 周络通对糖尿病大鼠坐骨神经醛糖还原酶活性及抗自由基能力的影响. 北京中医药大学学报，2004，27（1）：45-48.

[61] 陈剑秋，石志芸，王健，等. 双红通治疗糖尿病周围神经病变的临床观察与实验研究. 中成药，2002，24（8）：601-604.

[62] 孟毅，崔应珉，王倩嵘. 降糖安胶囊治疗 2 型糖尿病的实验研究. 中国医药学报，1998，13（4）：19-21.

[63] 杨竞，李淑玲，杨进，等. 益气养阴血通络法对糖尿病周围神经病变的临床研究. 南京中医药大学学报（自然科学版），2002，18（1）：19-20.

[64] 丁学屏，叶伟成，沈运东，等. 灵异胶囊对 DPN 多元醇通路的影响. 上海中医药大学学报，1999，13（3）：23-25.

[65] 王文健，薛红丽，陈剑秋，等. 益气活血方防治糖尿病大鼠周围神经病变机制的实验研究. 中国老年学杂志，2002（22）：505-507.

[66] 郑蕙田，李永方，袁顺兴，等. 针药结合补肾通络法对糖尿病周围神经病变患者血液流变性的影响. 现代康复，2001，5（2）：64-65.

[67] 殷聚德，杨文明. 糖末宁治疗糖尿病周围神经病变的临床研究. 中国中医药科技，2001，8（1）：9-10.

[68] 吴兆利. 糖末宁煎剂对糖尿病周围神经病变血瘀证患者血液流变学的影响. 辽宁中医杂志，2002，29（4）：207-208.

[69] 戚清权，高一明. 通痹汤治疗糖尿病周围神经病变临床观察. 中国现代实用医学杂志，2004，3（11）：44-45.

[70] 张文风，李显筑，周亚滨，等. 九虫丹对糖尿病大鼠血液流变性的影响. 中医药信息，2004，21（5）：32-33.

[71] 李佩芳，曹奕，王二争. 刺络放血对Ⅱ型糖尿病周围神经病变和血液流变学的影响. 针灸临床杂志，2004，20（12）：38-40.

[72] 宋红梅，宋剑涛. 通络糖泰颗粒对糖尿病大鼠坐骨神经组织病理的影响. 福建中医药，2002，33（6）：38-40.

[73] 隋立荣，王侯放. 某些中药有效成分对体外非酶基化的抑制作用. 白求恩医科大学学报，1998，24（6）：585-586.

[74] 段有金，王韶颖. 葛根对蛋白质非酶糖基化的抑制作用. 沈阳药科大学学报，2000，17（1）：61-62.

[75] 段有金，王韶颖. 五种中药对蛋白质非酶糖基化的抑制作用. 中国糖尿病杂志，1998，6（4）：227-229.

[76] 郭赛珊，唐代屹，梁晓春，等. 温筋通对链脲佐菌素糖尿病大鼠血糖及坐骨神经终末期糖基化终产物的影响. 中国中西医结合杂志，2002，22（2）：119-121.

[77] 陈大舜. 陈大舜论医集［M］. 北京：中医古籍出版社，2005：233-234.

［78］张清梅，陈泽奇，刘英哲，等. 1490 例 2 型糖尿病临床辨证分型调查分析. 湖南中医药大学学报，2004，24（5）：33－37.

［79］陈大舜，季聚良，周德生，等. 2 型糖尿病中医辨病辨证论治方案的疗效评价研究. 中华现代内科学杂志，2005，2（10）：865－868.

［80］刘学俭.《脾胃论》风药配伍简析. 安徽中医学院学报，1991，10（3）：17－19.

［81］刘昭纯，马月香，刘红杰，等. "瘀血生风"假说的形成及其意义. 中国中医基础医学杂志，2005，11（2）：88－93.

［82］郑国庆. 风药治血探微. 吉林中医药，1999，19（4）：3－4.

［83］王中琳. 风药疏肝考释. 中医药学刊，2004，22（1）：89.

［84］林兰，刘喜明. 中医药治疗糖尿病及其机理研究. 河南中医药学刊，1999，14（4）：1－2.

［85］梅全喜，毕焕新. 现代中药药理手册［M］. 北京：中国中医药出版社，1998：529－530.

［86］章红英. 治消渴病古方用药特点分析. 北京中医，1998，16（3）：49－50.

［87］李清，张国娟，毛建川. 中药治疗老年糖尿病血脂及血流变性改变. 中国血流变杂志，1998（1）：43－45.

［88］李妮. 葛根素注射液对糖尿病患者糖化血红蛋白、丙二醛及超氧化物歧化酶的影响. 广西医学，1997，19（6）：963－965.

［89］祝谌予. 对糖尿病辨证指标及实施方案的探讨. 上海中医药杂志，1982（6）：5.

［90］熊曼琪. 中医中药治疗非胰岛素依赖性糖尿病必须研究胰岛素抵抗. 中医杂志，1995，36（1）：47.

［91］张锡纯. 医学衷中参西录［M］. 第三版. 石家庄：河北科学技术出版社，1991：78.

［92］季聚良，陈大舜. 滋阴益气活血通络法对糖尿病大鼠胰岛功能保护的实验研究. 辽宁中医杂志，2007，34（5）：45－47.

［93］刘志邦，顾琴，顾群，等. 我国中医药治疗糖尿病的现状与展望. 解放军药学学报，2004，20（2）：130－133.

［94］党静霞，杨秋芬，李汉玲，等. 118 例糖尿病患者的肌电图分析. 西安医科大学学报，1995，16（2）：210－211.

［95］李晖，黄芳. 神经肌电图检查对糖尿病周围神经病变的价值. 中国临床康复，2003，7（4）：652.

［96］张蜀平，陆菊明，潘长玉，等. 弥可保对糖尿病周围神经病变治疗作用的实验研究. 中华内分泌代谢杂志，1998，14（2）：130－132.

［97］胡湘. 糖尿病周围神经病变的中医证型与神经传导速度相关性探讨. 广西中医药，2005，28（1）：12－13.

［98］张效科，马松涛，陈忠，等. 益气活血通络法治疗糖尿病周围神经病变的疗效观察. 四川中医，2004，22（8）：33－34.

［99］Russell JW，Sullivan KA，Windebank AJ，et al. Neurons undergo apoptosis in anminal and cell culture models of diabetes. Neurobiol Dis，1999：347－363.

［100］Moley KH，Chi MM，Knudson CM，et al. Hyperglycemia induces apoptosis pre-implantation embyos through cell death effector pathways. Nat Med，1998：1421－1424.

［101］Li ZG，Zhang W，Sims AAF. C-peptide prevents hippocampM apoptesis in type l diabetes. Int J Exp Diabetes Res，2002，3（4）：24l－246.

［102］Ferreira LD，Huey PU，Pulford BE，et al. Sciatic nerve lipo protein lipase is reduced in strep-tozotocin-induced diabetes and corrected by insulin. Endocrinology，2003，143：1213－1217.

［103］王庸晋. 现代临床检验学［M］. 北京：人民军医出版社，2002：241－242.

［104］王笠，李琳，王达，等. 糖化血红蛋白的检测和临床应用. 上海医学检验杂志，2003，18（2）：

119 – 121.

[105] 姚君厘，杨永年，郁以红，等. 2型糖尿病患者 HbA_{1c} 与神经传导速度关系的探讨. 中华内分泌代谢杂志，1994，10 (4)：232 – 233.

[106] 李妮. 周围神经系的抗髓鞘抗体与免疫介导的糖尿病周围神经病. 广西医学，1999，21 (1)：78 – 81.

[107] Thompson DM，Buettner HM. Schwann cell response to micropatterned laminin surfaces. Tissue Eng，2001，7 (3)：247 – 265.

[108] Purves，T，Middlemas A，Agthong S，et al. A role for mitogen-activate protein kinases in the etiology of diabetic neuropathy. FASEB，2001，15：2508 – 2514.

[109] 陈哲，陈海啸，陈正形，等. 坐骨神经创伤性华勒氏变性中雪旺细胞凋亡初步研究. 中医骨伤，2004，17 (2)：83 – 86.

[110] 汪宝军，王和鸣，王凤竹，等. 理气补血汤促进周围神经损伤修复的实验研究. 中国中医骨伤科杂志，2002，10 (6)：24 – 27.

[111] 范征吟，何生奇. 健脾活血汤对大鼠坐骨神经保护作用的实验研究. 中华中西医杂志，2004，5 (13)：1227 – 1229.

[112] Eastman A，Rigas JR. Modulation of apoptosis signaling pathways and cell cycle regulation. Semin Oncol，1999，5：7 – 16.

[113] Bratton SB，MacFarlan e M，Cain K，et al. Protein complexes activate distinct caspase cascades in death receptor and stress induced apoptosis. Exp Cell Res，2000，256：27 – 33.

[114] Wolozin B. BehlC. Mechanisms of neurodegenerative disorders：part 2，control of cell death. Arch Neurol，2000，57 (6)：801 – 804.

[115] Earnshaw W C，Martins L M，Kaufmann S H. Mammalian caspases：structure，activation，substrates，and functions during apoptosis. Annu Rev Biochem，1999，68：383 – 424.

[116] Martin Lj. Neuronal cell death in nervous system development，disease and injury. Int J Mol Med，2001，7 (5)：455.

[117] Swanton E，Savory P，Cosulinch S，et al. Bcl-2 regulate a caspase-3/caspase-2 apoptic caseade in cytosolic extracts. Oncogene，1999，19 (10)：1781.

[118] Vier j，Linsingerg，Haekerg. Cytochrome C is dispen sable for fasinduced capase actiation and apoptosis. Biochem Biophys Res Commum，1999，261 (1)：71.

[119] Oritiz A，Ziyadeh FN，Neilson EC. Expression of apoptosis-regulatorygene in renal proximal tubular epithelial cells exposed to high ambientglucose in diabetic kidnevs. Invest Med，1997，45 (2)：50 – 56.

[120] 黄雌友，文格波，曹仁贤，等. 葡萄糖诱导人血管内皮细胞凋亡及其对 bax 和 bcl – 2 表达的影响. 中国糖尿病杂志，2003，11 (1)：37.

[121] Podesta F，Romeog，Liu WH，et al. Bax is increased in the retina of diabetic subjects and is associated with pericyte apoptosis in vivo and in vitro. Am J Pathol，2000，156 (3)：1025.

第十五章 糖尿病并发胃肠功能紊乱.

[1] 张天成. 糖尿病胃肠道并发症. 世界华人消化杂志，2006，14 (29)：2868 – 2871.

[2] 罗丹华，刘诗. 糖尿病性胃轻瘫的胃动力异常机制. 胃肠病学，2007，12 (6)：372 – 374.

[3] 柯美云，蓝宇. 糖尿病胃肠并发症的动力障碍及其机制. 中华内分泌代谢杂志，2003，19 (3)：164 – 165.

[4] 张亚萍，高革，张宽学，等. 糖尿病胃肠功能紊乱模型胃肠道超微结构变化的研究. 临床消化病杂志，2002，14 (4)：150 – 152.

[5] 张建忠，袁申元，王雁，等. 糖尿病患者消化间期胃肠运动障碍. 中国组织工程研究与临床康复，2007，11 (29)：5757-5760.

[6] 姚君厘. 糖尿病致消化系统病变的诊断与治疗. 中国临床医学，1999，6 (1)：63-65.

[7] 郝志，郎名丽. 糖尿病并发胃肠道疾病的临床观察. 基层医学论坛，2011，15 (13)：426-427.

[8] 李红. 糖尿病并发胃肠道疾病的临床观察. 南方医科大学学报，2009，29 (6)：1307-1308.

[9] 袁鸿娟. 2 型糖尿病胃轻瘫与幽门螺旋杆菌感染的临床观察. 河南职工医学院学报，2010，22 (6)：657-658.

[10] 李波静，聂志红，韦庭炫，等. 2 型糖尿病伴发消化性溃疡愈合质量及其复发的临床评析. 胃肠病学和肝病学杂志，2010，19 (12)：1124-1126.

[11] 石莉，刘金萍. 糖尿病合并消化性溃疡 32 例临床分析. 中国现代医药杂志，2010，12 (5)：91-92.

[12] 张丰云. 糖尿病合并胃肠功能紊乱 32 例分析. 中国社区医师（医学专业），2010，12 (14)：59-60.

[13] 黄金龙，张明，杨海龙，等. Ⅱ型糖尿病并消化性溃疡的临床研究. 当代医学，2010，16 (20)：69-70.

[14] 安静. 糖尿病合并消化性溃疡临床分析. 医学信息（上旬刊），2010，23 (11)：3985-3986.

[15] 吕德权. 糖尿病胃轻瘫的临床分析. 中国医药导报，2007，4 (14)：8，143.

[16] 胡志恒，谭松，陈薇. 糖尿病并消化性溃疡的临床特点及治疗探讨. 贵州医药，2006，30 (6)：538-539.

[17] 孙述臣，孙亚东，杨洋. 2 型糖尿病胃轻瘫与胃肠激素的相关性. 中国社区医师（综合版），2005，7 (20)：28.

[18] 张谦，杨文奇. 2 型糖尿病患者幽门螺旋杆菌感染及其临床意义. 长春中医药大学学报，2007，23 (3)：71.

[19] 张月霞，蓝宇. 糖尿病消化不良患者症状及其与近端胃功能的关系. 世界华人消化杂志，2009，17 (21)：2192-2194.

[20] 姚君厘. 糖尿病致消化系统病变的诊断与治疗. 中国临床医学，1999，6 (1)：63-65.

[21] 郭万锋，许先进. 糖尿病胃轻瘫的临床诊治进展. 中国现代医生，2010，48 (28)：6-9.

[22] 徐燕玲. 糖尿病胃肠病防治. 中国实用乡村医生杂志，2004，11 (7)：5-6.

[23] 周金香，李思宁. 糖尿病胃轻瘫的中医学研究现状及分析. 湖北中医学院学报，2006，8 (03)：66-67.

[24] 乔凯明，于亚娜，郝琳. 论 2 型糖尿病是伴随消化功能紊乱的"脾胃阳虚病". 中医研究，2010，23 (7)：8-10.

[25] 韩兴成. 糖尿病胃轻瘫的中医辨证治疗及体会. 青海医药杂志，2005，35 (2)：13.

[26] 陈云，廖凌芸，陈伟，等. 热敏点灸联合多潘立酮治疗糖尿病胃轻瘫临床疗效. 中国中西医结合消化杂志，2009，17 (6)：383-384.

[27] 谢微杳. 胃动康治疗糖尿病胃轻瘫临床研究. 中国中医急症，2010，19 (3)：376-378.

[28] 陈玲燕，王俊霞，杨森. 胃安汤治疗糖尿病性胃软瘫 25 例. 现代中西医结合杂志，2010，19 (6)：708-709.

[29] 蔡雪映. 自拟舒痞汤加减治疗 2 型糖尿病合并消化不良 104 例. 中国民间疗法，2009，17 (12)：21-22.

[30] 张杰，王春梅，刘艳. 葛根素注射液对糖尿病胃肠病变患者的疗效观察. 吉林医学，2008，29 (9)：751-752.

[31] 杨顺标. 香苏散加减治疗糖尿病胃轻瘫 98 例. 江西中医药，2005，36 (3)：51.

[32] 崔蓉. 以顽固性腹泻为主要表现的糖尿病肠病 47 例分析. 云南医药，2011，32 (2)：192-193.

[33] 王晓蕴，韩和平，苏秀海. 中药灌肠治疗糖尿病肠病顽固性腹泻 48 例. 中国中西医结合脾胃杂

志，1999（4）：56.

第十六章　糖尿病并发神经源性膀胱.

［1］迟家敏，汪耀，周迎生，等. 实用性糖尿病学［M］. 北京：人民卫生出版社，2010：531－532.

［2］卫中庆. 糖尿病性膀胱尿道功能障碍的诊治. 辽宁实用糖尿病杂志，2001，9（1）：51－52.

［3］张风梧. 糖尿病神经源性膀胱中医治疗进展. 中医杂志，2011，52（S1）：190－192.

［4］李显筑，郭力，王丹，等. 糖尿病神经源性膀胱中医诊疗标准. 世界中西医结合杂，2011，6（4）：365－368.

［5］李少亭，田德增. 糖尿病神经源性膀胱18例临床分析. 临床荟萃，2000，15（5）：210.

［6］杨玉华，罗宝龙. 弥可保、维生素B_1穴位注射治疗糖尿病神经源性膀胱34例. 中国临床医生，2007，35（8）：57.

［7］胡惠萍，顾德良. 依帕司他治疗糖尿病神经源性膀胱30例临床分析. 海南医学，2006，17（04）：60.

［8］赵焕秋，马法芹. 中药治疗糖尿病神经源性膀胱40例. 中国民间疗法，2005，13（5）：54－55.

［9］杨震，李蜜蜂. 宣肺温肾汤治疗糖尿病神经源性膀胱引发尿潴留30例. 吉林中医药，2006，26（11）：20.

［10］贾奇，沙月红，刘海鹏，等. 糖尿病神经源性膀胱32例诊治体会. 交通医学，2002，16（1）：28－29.

［11］谢席胜. 针刺治疗糖尿病神经源性膀胱25例. 针灸临床杂志，1997，13（3）：16.

［12］黄海存，张琳均. 温阳化瘀方配合西药治疗糖尿病神经源性膀胱30例. 陕西中医，2006，27（12）：1559.

［13］田风胜，卢洁荷，宋惠丽，等. 糖尿病神经源性膀胱的针灸治疗研究. 北京中医药大学学报（中医临床版），2004，11（3）33－34.

［14］童丽芝，马晓琴. 糖尿病神经源性膀胱患者的护理. 护理学杂志，1999，14（5）：274.

第十七章　糖尿病并发视网膜病变.

［1］侯宁宁，隋国良，刘国庆，等. 第59届美国糖尿病协会（ADA）年会会议纪要. 中国糖尿病杂志，1999（5）：313.

［2］Keen H，Lee ET，Russell D，et al. The appearance of retinopathy and progression to proliferative retinopathy：the WHO Multinational Study of vascular disease in diabetes. Diabetologia，2001，44（Suppl2）：S22.

［3］Laakso M. Benefits of strictglucose and blood pressure control in type 2 diabetes-Lessons from the UK prospective diabetes study. Circulation，1999，99（4）：461.

［4］苏蔚，张媛，戴德哉. 糖尿病视网膜病的药物治疗进展. 药学进展，2006，30（2）：57－64.

［5］沙峰，王育良，高卫萍. 芪明颗粒和导升明胶囊对照治疗单纯型糖尿病视网膜病变的临床研究. 中华实用中西医杂志，2004，4（17）：2484－2486.

［6］朱冬青，许迅. 糖尿病视网膜病变的药物防治研究现状. 中华眼底病杂志，2006，22（1）：66－69.

［7］李瑞峰. 眼科激光治疗学概要［M］. 北京：人民卫生出版社，1998：99.

［8］唐由之，肖国士. 中国眼科全书［M］. 北京：人民卫生出版社，1996：1136－1137.

［9］姜海潮. 中西医联合治疗糖尿病视网膜病. 中国医药指南，2010，8（32）：289－290.

［10］赵伟. 糖尿病视网膜病变浊毒目损病机探讨. 时珍国医国药，2010，21（7）：1751－1752.

［11］高辉，刘怀栋. 糖尿病视网膜病变的玄府病机及治疗思路. 河北中医，2010，32（4）：574－578.

［12］吴毓敏，董瑞鸿，郭选贤. 中西医结合治疗糖尿病单纯性视网膜病30例. 中医杂志，2008，49

（6）：542.

[13] 易细香，余杨桂，李景恒，等. 消渴目病证候分布特征的临床研究. 新中医，2005，37（8）：21-23.

[14] 郑筱萸. 中药新药临床研究指导原则［M］. 北京. 中国医药科技出版社，2002：312-315.

[15] 唐朝克，尹卫东，徐刚，等. 糖尿病新西兰兔模型的建立及并发糖尿病肾病的机理研究. 南华大学学报·医学版，2001，29（5）：439-442.

[16] 邓常清，熊曼琪，邝秀英，等. 三黄降糖方对糖尿病大鼠心肌局部肾素——血管紧张素系统的作用. 中国中西医结合杂志，2004，24（4）：348-351.

[17] 庞春生. 中医常见病症治疗常规［M］. 郑州：河南科学技术出版社，1998：261.

[18] 肖延龄. 田芬兰教授用中医药治疗糖尿病视网膜病变. 甘肃中医，1996，9（2）：7.

[19] 刘荔，李琪，钟振美. 糖视康治疗糖尿病视网膜病变临床研究. 山东中医杂志，2006，25（4）：232-234.

[20] 陈达夫. 中西窜通眼球内容观察［M］. 成都：四川人民出版社，1963：76.

[21] 周婉瑜，李越虹，黄佳娜，等. 糖尿病视网膜病变分期与中医证候关系的探讨. 中国中西医结合杂志，2006，26（5）：410.

[22] 梁晓春. 糖尿病视网膜病变与消渴兼证"视瞻昏渺"及其中医治疗. 中国临床医生，2006，34（6）：12-14.

[23] 楼继先，程克强，杨继东. 非增殖期糖尿病视网膜病变患者眼血流动力学改变. 心脑血管病防治，2005，5（3）：11-13.

[24] 钟学礼，朱禧星. 临床糖尿病学［M］. 第2版. 上海：上海科学技术出版社，1991：90.

[25] 惠延年. 眼科学［M］. 第5版. 北京：人民卫生出版社，2002：212.

[26] 丁友梅，雷亚宁. 川芎嗪对糖尿病大鼠视网膜的保护作用. 山东医药，2006，46（29）：18-19.

[27] 丁友梅，雷亚宁. 川芎嗪对糖尿病大鼠视网膜毛细血管和细胞凋亡的影响. 中华实用中西医杂志，2006，19（1）：54-55.

[28] 左宏宇. 川芎嗪治疗单纯型糖尿病视网膜病变的临床观察. 临床眼科杂志，2005，13（3）：258-259.

[29] 宋艳敏，吕沛霖，仝警安，等. 葛根素眼周穴位注射治疗2型糖尿病性视网膜病变50例. 陕西中医，2006，27（4）：472-474.

[30] 苏蔚，张媛，戴德哉. 糖尿病视网膜病的药物治疗进展. 药学进展，2006，30（2）：57-64.

[31] Kawakami M, Kuroki M. Advanced glycation end product. Nippon Rinsho, 2002, 60 (suppl8)：492-497.

[32] Hisayama T, Nakayama K, Saito N, et al. Role of protein kinase C isozymes in cellular functions and pathological conditions. Nippon Yakurigaku Zasshi, 2002, 119 (2)：65-78.

[33] Aiello OP. Endothelialgrowth factor-induced retinal permeability is mediated by protein kinase C in vivo and suppressed by an orally effective β-isoform-selection inhibitor. Diabetes, 1997, 46：1473.

[34] Inaba T. Enhanced expression of platelet-derivedgrowth factor-βreceptor by highglucose; involvement of platelet -derivedgrowth factors in diabetic angiopathy. Diabetes, 1996, 45：507.

[35] Kimura M. Platelet protein kinase C (PKC) isoform activity in NIDDM patients complicated with retinopathy and nephropathy. Diabetes, 1998, 47 (suppl1)：A440.

[36] Martina V, BrunogA, Trucco F, et al. Platelet cNOS activity is reduces in patients with IDDM and NIDDM. Thromb Haemost, 1998, 79 (3)：520-522.

[37] 王雪飞，安晓. 糖尿病视网膜病变的治疗手段及其分子生物学研究. 中国临床康复，2005，9（27）：136-138.

［38］ 郑福爽，胡浩，赵衍斌，等．糖尿病性视网膜病的诊疗进展．日本医学介绍，2005，26（4）：185 - 187.

［39］ Witmer AN，VrensengF，Van-Noorden CJ，et al．Vascular endothelialgrowth factor and angiogenesis in eye disease．Prog Retin Eye Res，2003，22（1）：1 - 29.

［40］ Ogata N，Nishikawa M，Nishimura T，et al．Unbalanced vitreous levels of pigment epithelium-derived factor and vascular endothelialgrowth factor in diabetic retinopathy．Am Jophthalmol，2002，134（3）：348 - 353.

［41］ Ishida S．Yamashiro K，Usui T，et al．Blood pressure control and diabetic retinopathy．Nippongankagakkai Zasshi，2004，108（4）：193 - 201.

［42］ Knott RM，Pascal MM，Ferguson C，et al．Regulation of transforminggrowth factor-beta basic fibroblastgrowth factor and vascular endothelial cellgrowth factor mRNA in peripheral blood leukocytes in patients with diabetic retinopathy．Metabolism，1999，48（9）：1172 - 1178.

［43］ Yoshioka N．Cyokines and soluble cell adhesion molecules in vitreous humor．Diabetologia，1997，40（suppl1）：A490.

［44］ 谭炎炎，陆付耳，徐丽君，等．黄连解毒汤对 2 型糖尿病大鼠细胞因子 IL - 4 和 IL - 10 水平的影响．微循环学杂志，2005，15（3）：44 - 45，49.

［45］ 宋虎平，惠延年，王丽丽．糖尿病视网膜病变的炎症机制．中华现代眼科学杂志，2005，2（7）：603 - 606.

［46］ Adamis AP．Is diabetic retinopathy an inflammatory disease? British Journal of Ophthalmology，2002，86：363 - 365.

［47］ 李秀钧．脂肪组织是又一个新的内分泌器官．国外医学·内分泌学分册，2002，22（3）：129 - 131.

［48］ 宁光．脂肪内分泌功能与胰岛素抵抗．中华老年多器官疾病杂志，2005，4（1）：12 - 14.

［49］ Rudin E，Barzilai N．Inflammatory peptides derived from adipose tissue．Immun Ageing，2005，2（1）：1.

［50］ 赵建林，童南伟．肥胖与慢性炎症．实用糖尿病杂志，2006，2（6）：11 - 13.

［51］ 杨义生，洪洁，顾卫琼，等．脂肪组织的分泌功能与代谢综合征．国外医学·内分泌学分册，2004，24：156 - 159.

［52］ Yokota T，Oritani K，Takahashi I，et al．Adiponectin．a new member of the family of soluble defense collagens，nega-tively regulates thegrowth of myelomonocytic progenitors and the functions of macrophages．Blood，2000，96（5）：1723 - 1732.

［53］ 叶丹，李红．炎症反应相关因子与 2 型糖尿病．国外医学·内分泌学分册，2003，23（5）：312 - 314.

［54］ Blann AD，LipgY．Cell adhesion molecules in cardiovascular disease and its risk factors—what can soluble levels tell us? J Clin Endoerinol Metab，2000，85（5）：1745 - 1747.

［55］ 卢学勉，杨虹，叶成夫，等．糖尿病视网膜病变与血清 sICAM - 1 等关系的研究．辽宁实用糖尿病杂志，2003，11（3）：21 - 22.

［56］ Fasching P，Waldhausi W，Wagner 0F．Elevated circulating adhesion molecules in NIDDM-potential mediators in dia-betic macroangiopathy．Dibetologia，1996，39：1242.

［57］ Mayrovitz H．Factors influencing leukocyte adherence in micro-vessels．Thromb Haemost，1977，38：823.

［58］ Reilly MP，Lehrke M，Wolfe ML，et al．Resistin is an inflammatory marker of atherosclerosis in humans．Circulation，2005，111（7）：932 - 939.

[59] Mcternan CL，Mcternan PG，Harte AL，et al. Resistin central obesity and type 2 diabetes. Lancet，2002，359：46-47.

[60] Pravenec M，Landa V，Zidek V，et al. Transgenic and recom-binant resistin impair skeletal muscleglucose metabolism in the spontaneously hypertensive rat. J Biol Chem，2003，278：45209-45215.

[61] Moon B，Kwan JJ，Duddy N，et al. Resistinin hibitsglucose uptake in L6 skeletal muscle ceils independent of changes in insulin signaling components andglut-4 txanslocation. Am J Physiol Endocxinol Metab，2003，285：E106-115.

[62] 孙福敦，陈丽，倪一虹，等. 2型糖尿病微血管病变与血清抵抗素水平关系的研究. 中国老年学杂志，2004，7（24）：593-594.

[63] 庄玮，成兴波. 血浆抵抗素与2型糖尿病及糖尿病微血管病变关系的研究. 中国血液流变学杂志，2006，16（1）：101-103.

[64] Calabro P，Samudio I，Willerson JT，et al. Resistin promotes smooth muscle cell proliferation through activation of extra cellular signal-regulated kinase 1/2 and phosph-atidylinositol 3-kinase pathways. Circulation，2004，110（21）：3335-3340.

[65] Kiernan R，Bres V，Ng RW，et al. Post-activation turn-off of NF-kappa B-dependent transcription is regulated by acetylation of p65. J Biol Chem，2003，278（4）：2758-2766.

[66] Pahl H. Activators and targetgenes of ReL/NF-kappa B transcription factors. Oncogene，1999，18：6853-6866.

[67] 李焱. 炎症、胰岛素抵抗是2型糖尿病和动脉粥样硬化的共同基础. 国外医学·内分泌学分册，2005，25（3）：150-152.

[68] Tanaka N，Yonekura H，Yamagishi S，et al. The receptor for advancedglycation end products is induced by the glycation products themselves and tumor necrosis factor-alpha through nuclear factor-kappa B，and by 17beta-estradiol through Sp-1 in human vascular endothelial cells. J Biol Chem，2000，275：25781-25790.

[69] Romeog，Liu W H，Asnaghi V，et al. Activation of nuclea r factor-kappa B induced by diabetes and highglucose regulates a pro-apoptotic program in retinal pericytes. Diabetes，2002，51：2241-2248.

[70] 苏蔚，张媛，戴德哉. 糖尿病视网膜病的药物治疗进展. 药学进展，2006，30（2）：57-64.

[71] Jousen AM，Poulaki V，Mitsiades N，et al. Nonsteroidal anti-inflammatory drugs prevent early diabetic retino-pathy via TNF-α suppression. FASEB J，2002，16：438-440.

[72] Ahima RS. Adipose tissue as an endocrine organ. Obesity（Silver Spring），2006，14（S5）：242-249.

[73] 李志刚，马康华. 肿瘤坏死因子-α对脂肪细胞中脂联素表达的影响. 临床心血管病杂志，2007，23（5）：361-364.

[74] 王文峰，王玲，张士胜，等. 脂联素在2型糖尿病大鼠视网膜中的变化. 眼科研究，2007，25（9）：647-650.

[75] Yilmaz MI，Sonmez A，Acikel C，et al. Adiponectin may play a part in the pathogenesis of diabetic retinopathy. Eur J Endocrinol，2004，151（1）：135-140.

[76] Kobashi C，Urakaze M，Kishida M，et al. Adiponectin inhibits endothelial synthesis of interleukin-8. Circ Res，2005，97（12）：1245-1252.

[77] Touyz RM. Endothelial cell IL-8，a new target for adipo-nectin：implications in vascular protection. Circ Res，2005，97（12）：1216-1219.

[78] 金铃，龙兆丰. 抵抗素参与血管内皮细胞功能障碍的研究. 进展国际内科学杂志，2007，34（5）：

289-292.

[79] 孙福敦，陈丽，倪一虹，等. 2型糖尿病微血管病变与血清抵抗素水平关系的研究. 中国老年学杂志，2004，24：593-594.

[80] Silswal N，Singh AK，Aruna B，et al. Human resistin stimulates the proinflammatory eytokines TNF-alpha and IL-12 in macrophages by NF-kappa B dependent pathway. Bioehem Biophys Res Commun，2005，334（4）：1092-1101.

[81] Rothwell SE，Richards AM，Pemberton CJ，et al. Resistin worsens cardiac ischaemia reperfusion injury. Biochem Biophys Res Commun，2006，349（1）：400-407.

[82] 李志臻，傅祖植. 抵抗素：新的代谢调节和动脉粥样硬化相关因子. 国外医学·内科学分册，2006，33（7）：277-279.

[83] Kawanami D，Maemura K，Takeda N，et al. Direct reciprocal effects of resistin and adiponectin on vascular endo-thelial cells：a new insight into adipo-cytokine-endo-thelial cell interactions. Biochem Biophys Res Commun，2004，314（2）：415.

[84] Kawanami D，Maemura K，Takeda N，et al. Direct reciprocal effects of resistin and adiponectin on vascular endothelial cells：a new insight into adipocytokine-endothelial cell interactions. Biochem Biophys Res Commun，2004，314：415-419.

[85] Lin LY，Lin CY，Su TC，el al. Angiotensin II induced apoptosis in human endothelial cells is inhibited by protein90. FEBS Lett，2004，574（13）：106-110.

[86] 潘善余. 从毒辨治糖尿病探析. 中华中医药学刊，2007，25（1）：38-39.

[87] 邢杰，王淑芬，翁福海. 中药抗炎作用与细胞因子. 中草药，2001，32（5）：471-473.

[88] 徐先祥，刘青云. 中药皂苷类成分抗血小板作用研究概况. 中国中西医结合杂志，2001，21（2）：150-152.

[89] Marumo T，Schini-Kerth VB，Busse R. Vascular Endothelualgrowth Factor Activates Nuclear Factor-B and Induces Mono-cyte Chemoattractant Protein-1 in Bovine Retinal Endo-thelial Cells. Diabetes，1999，48（5）：1131-1137.

[90] 丁青，尤昭玲. 三七复合有效成分对子宫内膜炎症细胞 NF-κBp65 及 TNF-αIL-β 变化的影响. 中国中医药科技，2007，14（2）：113-115.

[91] M Lienhard S，Marcos A，Patrick A. Transactivation domain 2（TA2）of p65 NF-κB. J. Biol. Chem，1995，270（26）：15576.

[92] Lluis E，Julia IE，Alex RM，et al. I-κB and p65 regulate the cyto-plasmic shuttling of nuclear corepressors：Cross-talk between notch and NF-κB pathways. Molecular Biology of the Cells，2003，14：491.

[93] 李玉洁，杨庆，朱晓新. 抗炎——中药治疗动脉粥样硬化的有效途径. 世界科学技术——中医药现代化，2007，9（2）：22-28.

[94] 周俐，张曙辉，于珍，等. 黄芪对糖尿病胰岛素抵抗及血清脂联素影响的临床研究. 新中医，2007，39（5）：82-83.

[95] 王开成，方朝晖. 丹蛭降糖胶囊对胰岛素抵抗大鼠脂联素的影响. 江西中医学院学报，2006，18（2）：61-63.

[96] 刘竹青，张克良，麻风华. 葛根煎剂对糖尿病大鼠降血糖机理的研究. 中医药信息，2006，23（3）：56-58.

[97] 赵瑛，周游，殷惠军. 葛根素对脂肪细胞糖脂代谢作用研究. 哈尔滨商业大学学报（自然科学版），2006，22（4）：5-7.

[98] 茅彩萍，顾振纶. 葛根素的药理作用和临床应用研究. 中国血液流变学杂志，2004，14（1）：138-

142.

[99] 谷卫，曾文衡，胡海英. 小檗碱对 3T3－L1 脂肪细胞脂联素表达的影响. 中国中药杂志，2005，30（4）：286－288.

[100] 周丽斌，扬颖，唐金凤，等. 小檗碱对脂肪细胞糖代谢的影响. 上海第二医科大学学报，2002，22：412.

[101] 周丽斌，陈名道，宋怀东，等. 小檗碱对脂肪细胞瘦素和抵抗素基因表达的影响. 中华内科杂志，2004，43（1）：56.

[102] 刘强，牟洪波，刘元禄. 中药车前子对小鼠气囊滑膜炎细胞因子 TNF－α 及 IL－12 影响的实验研究. 中华中医药学刊，2007，25（4）：816－818.

[103] 吴岩，祝彼得. 当归补血汤对内皮细胞增殖和黏附分子表达的影响. 华西医科大学学报，2001，32（4）：593－595.

[104] 李敏杰，刘勇，马琳，等. 葛根素对内皮细胞增殖及黏附分子表达的影响. 陕西中医，2002，23（2）：148－149.

[105] 陈炫，赵燕，沙建平，等. 丹参对兔烧伤早期中性粒细胞与内皮细胞黏附抑制作用的实验研究. 成都中医药大学学报，2002，25（1）：42－43.

[106] 王哲，赵家军，高聆. 黄芪、丹参对糖尿病大鼠体内黏附分子 CD－（54）、CD－（106）、CD－（62P）的影响. 浙江中西医结合杂志，2002，12（12）：739－742.

[107] 陈炫，赵燕，沙建平，等. 丹参对兔烧伤早期中性粒细胞与内皮细胞黏附抑制作用的实验研究. 成都中医药大学学报，2002（1）：42－43.

[108] 姜开余，顾振纶，阮长耿. 丹参素对 CD11b、P-selectin、ICAM-1、VCAM-1、E-selectin 表达的影响. 中国药理学通报，2000（6）：682－683.

[109] 邓银泉，范小芬，吴国琳，等. 玉泉丸对糖代谢异常相关炎性细胞因子的影响. 现代中西医结合杂志，2005，14（24）：3194－3196.

[110] 杨智勇，赵晟，夏婷婷，等. 脂联素、核因子-κB 在胰岛素抵抗大鼠表达. 解剖科学进展，2007，13（2）：131－133.

第十八章　糖尿病并发白内障.

[1] 迟家敏，汪耀，周迎生，等. 实用性糖尿病学 [M]. 北京：人民卫生出版社，2010：531－532.

[2] Stefek M. Natural flavonoids as potential multifunctional agents in prevention of diabetic cataract. Interdiscip Toxicol，2011，4（2）：69－77.

[3] 柳剑，蓝绍颖. 糖尿病性白内障危险因素. 现代预防医学，2007，34（15）：2837－2838.

[4] 蒋炜，韩非，吴艳，等. 糖尿病性白内障特点及对策——附 44 眼报告. 西南国防医药，2006，16（4）：56.

[5] Sidikov ZU，Kamilov KhM，Rozukulov VU. Comparative analysis of different phacoemulsification techniques in diabetic cataract. Vestn Oftalmol，2011，127（3）：24－27.

[6] Grauslund J. Eye complications and markers of morbidity and mortality in long-term type 1 diabetes. Acta Ophthalmol，2011 Feb，89 Thesis 1：1－19.

[7] 郑林. 糖尿病性白内障研究进展. 中国医药指南，2009，7（2）：43－44.

[8] 刘薇莉，刘昌柏，郭东萍. 糖尿病性白内障并发玻璃体机化物 1 例. 陕西医学杂志，2005（2）：38.

[9] Pearson PA，Comstock TL，Ip M，Callanan D，Morse LS，Ashton P，Levy B，Mann ES，Eliott D. Fluocinolone acetonide intravitreal implant for diabetic macular edema：a 3-year multicenter，randomized，controlled clinical trial. Ophthalmology，2011，118（8）：1580－1587.

[10] 秦瑞，刘伟芳，陈进波. 糖化血红蛋白含量变化对Ⅱ型糖尿病并发白内障影响研究. 海南医学，2006，17（7）：109.

[11] 曹晔，马波江. 糖尿病并发性白内障围手术期的特殊护理. 当代医学，2010，21：118.

[12] 周爱娟. 中西医结合治疗糖尿病性白内障术后并发前葡萄膜炎 32 例. 天津中医药，2009，26（1）：83.

[13] 林兰. 中西医结合糖尿病学 [M]. 北京：中国医药科技出版社，1999：407.

第十九章　糖尿病并发口腔病变.

[1] 迟家敏，汪耀，周迎生. 实用糖尿病学 [M]. 北京：人民卫生出版社，2009：534-535.

[2] 国际糖尿病联盟（IDF）. IDF2009 糖尿病患者口腔卫生指南. 糖尿病天地（临床），2009，3（12）：534-538.

[3] 孙予，陈栋. 与糖尿病相关的口腔黏膜病变. 临床口腔医学杂志，2003，19（1）：59-60.

[4] 丁小蓉，王忠山，郭静，等. 口腔疾病与糖尿病的关联性. 心脏杂志，2010，22（2）：299-231.

[5] 孟焕新. 牙周炎与糖尿病的关系. 北京大学学报（医学版），2007，39（1）：18-20.

[6] 段海燕. 糖尿病与牙周炎的关系. 国外医学·口腔医学分册，1998，25（6）：329-331.

[7] 孙林琳，刘建伟. 816 例老年糖尿病患者的口腔疾病调查. 口腔医学，2009，29（7）：385-386.

[8] 赵凤梅. 糖尿病患者口腔卫生及口腔健康调查分析. 医药论坛杂志，2005，26（7）：47-48.

[9] 林兰. 中西医结合糖尿病学 [M]. 北京：中国医药科技出版社，1999：524-532.

[10] 晏玲，胡爱民. 龙胆泻肝汤加减治疗糖尿病性口腔溃疡. 湖北中医杂志，2010，32（9）：62.

[11] 黄群，程少冰，刘艳兰，等. 糖尿病患者口腔表现异常的护理. 护士进修杂志，2005，20（5）：429-430.

[12] 邱美华. 糖尿病并发口底蜂窝织炎的护理. 黑龙江护理杂志，1999，5（7）：15-16.

[13] 佘燕朝，刘纯艳. 糖尿病病人常见的口腔合并症预防及其护理措施. 护理研究，2006，20（11）：943-945.

第二十章　糖尿病并发感染.

[1] 迟家敏，汪耀，周迎生. 实用糖尿病学 [M]. 北京：人民卫生出版社，2009：366-369.

[2] 梁珍，吴本权，周凤丽，等. 糖尿病合并支气管-肺部感染的临床特点分析. 实用预防医学，2007，14（1）：56-59.

[3] 张玲. 糖尿病并发感染相关因素分析. 现代临床医学，2007，33（2）：114-115.

[4] 孙磊，陈丽. 糖尿病并发感染的机制. 山东医药，2004，44（13）：57.

[5] 贺东风，吴松华. 糖尿病感染因素分析. 上海预防医学杂志，2003，15（8）：406-408.

[6] 姚君厘，傅华，杨永年，等. 糖尿病并发感染临床类型及其危险因素分析. 中国慢性病预防与控制，1999，7（4）：147-149.

[7] 杨宗秀. 老年糖尿病患者并发感染 135 例临床分析. 医学信息，2010，23（5）：1384-1385.

[8] 王永利. 糖尿病并发尿路感染 39 例分析. 中国实用神经疾病杂志，2009，12（3）：63-64.

[9] 朱理平，王永志，朱士红. 糖尿病并发白血病 2 例分析. 临床医学，2009，29（2）：88-89.

[10] 杨丽英. 2 型糖尿病合并败血症 41 例临床分析. 实用糖尿病杂志，2008，4（3）：11-12.

[11] 杨海燕，陈晓琳. 老年糖尿病患者糖化血红蛋白水平与院内感染相关分析. 江苏医药，2008，34（8）：844-845.

[12] 王佳贺，周一军，陈佰义. 老年 2 型糖尿病患者感染特点与分析. 中国现代医学杂志，2006，16（21）：3312-3314.

[13] 陈华群. 糖尿病并发感染的中医发病机制及临床研究进展. 浙江中医杂志，2010，45（1）：70-72.

[14] 刘洋，张兆杰，牛洁. 简明中西医结合糖尿病学［M］. 北京：科学技术文献出版社，2008：354 - 358.

[15] 衡先培，朱章志，郑健. 实用糖尿病中西医治疗［M］. 北京：人民军医出版社，2006：477.

[16] 张犁，王旭，汪悦，等. 糖脂清合八正散治疗 2 型糖尿病并发泌尿系感染 76 例. 南京中医药大学学报，2011，27（3）：229 - 231.

[17] 胡巍，方芸. 中医药治疗糖尿病并发尿路感染的研究进展. 药学与临床研究，2010，18（6）：540 - 543.

第二十一章　糖尿病并发肺结核.

[1] 迟家敏，汪耀，周迎生. 实用糖尿病学［M］. 北京：人民卫生出版社，2009：545 - 547.

[2] 张韵. 2 型糖尿病合并肺结核的临床研究. 中国现代医生，2008，46（12）：7 - 8.

[3] 刘伟，吕晓红，钱东华. 糖尿病合并肺结核患者外周血白细胞及 T 细胞亚群的变化. 中国实验诊断学，2011，15（5）：918 - 919.

[4] 赵春英，韩卉. 糖尿病合并继发性肺结核患者胸部 CT 表现. 中国医疗前沿，2011，6（4）：68.

[5] 孟令俊，李丽. 87 例糖尿病合并肺结核临床特点分析与危险因素评估. 现代预防医学，2010，37（20）：3989 - 3992.

[6] 黄伟杰，张晓婷，鲁植艳. 糖尿病合并干酪性肺炎影像学表现. 武汉大学学报（医学版），2010，31（5）：662 - 664.

[7] 金日洙. 继发性肺结核严重并发症及并存病临床分析. 中国现代医生，2010，48（9）：146 - 147.

[8] 蔡成平，赵长林. 糖尿病并发肺结核 56 例临床分析. 中国热带医学，2009，9（1）：89.

[9] 刘永伟. 肺结核合并糖尿病 76 例临床分析. 临床肺科杂志，2011，16（7）：1122 - 1123.

[10] 郑晓静. 100 例糖尿病合并肺结核临床分析. 中国现代药物应用，2011，5（1）：38.

[11] 杨焕群，蔡志敏，王渚钦. 肺结核病合并糖尿病 134 例临床特点分析. 广东医学，2010，31（14）：1854 - 1855.

[12] 毛久明，房爱杰，范桂秋，等. 糖尿病合并肺结核 38 例诊治及护理. 现代医药卫生，2008，24（14）：2197 - 2198.

[13] 张洪云，石玉双，王希波，等. 肺结核合并糖尿病 81 例的住院健康教育. 中国误诊学杂志，2011，11（14）：3499.

[14] 杨莉明. 肺结核合并糖尿病的护理. 中国煤炭工业医学杂志，2011，14（5）：735 - 737.

[15] 衡先培，朱章志，郑健. 实用糖尿病中西医治疗［M］. 北京：人民军医出版社，2006：482 - 484.

[16] 周仲英. 中医内科学［M］. 北京：中国中医药出版社，2003：108 - 110.

[17] 张文正. 中医辨治肺结核合并糖尿病分析. 中国防痨杂志，2002，24（S1）：83.

[18] 刘敏，余海林. 百合固金汤对糖尿病合并肺结核治疗的增效作用. 中医药临床杂志，2011，23（4）：286 - 287.

[19] 余红军，罗方，张福生. 中西药联合免疫调节剂对糖尿病合并肺结核患者的临床观察. 中国现代医生，2011，49（1）：3 - 5.

第二十二章　糖尿病并发皮肤瘙痒症.

[1] 迟家敏，汪耀，周迎生. 实用糖尿病学［M］. 北京：人民卫生出版社，2009：577.

[2] 苗述楷，蔡惠文. 糖尿病并发症防治学（第二版）［M］. 北京：中国医药科技出版社，2004：326.

[3] 侯麦花，朱文元. 糖尿病与皮肤病. 临床皮肤科杂志，2006，35（2）：122 - 124.

[4] 肖光绘. 掌握糖尿病患者皮肤特点有效控制皮肤感染. 实用医技杂志，2006，13（15）：2716 - 2717.

[5] 何湘迎. 糖尿病患者合并皮肤病变临床观察分析. 河南外科学杂志，2010，16（6）：91－92.

[6] 潘正强. 糖尿病患者伴发皮肤病变 132 例临床研究. 中国老年保健医学，2009，7（1）：64－65.

[7] 杨志芳，鲍祝莲. 糖尿病伴发皮肤病 28 例分析. 皮肤病与性病，2007，29（4）：53.

[8] 段强，李葆春，仟宁. 糖尿病性大疱并发大疱性带状疱疹 1 例. 中国皮肤性病学杂志，2007，61（1）：61.

[9] 张晓菲，郝飞. 糖尿病皮肤病变临床诊断的进展. 实用皮肤病学杂志，2009，2（1）：31－35.

[10] 石岩，田静，杨宇峰，等. 糖尿病合并皮肤病中医诊疗标准. 世界中西医结合杂志，2011，6（3）：270－273.

[11] 李经. 糖尿病皮肤病的防治. 药物与人，2007（7）：38.

[12] 聂洁萍. 糖尿病常见皮肤病变的护理进展. 齐齐哈尔医学院学报，2009，30（23）：2931－2932.

[13] 卢宏玲，孙玮杰，王百顺. 糖尿病合并皮肤病患者的临床护理. 中国初级卫生保健，2010，24（2）：105－106.

[14] 张艺. 糖尿病性皮肤病的常见问题与护理. 临床和实验医学杂志，2008，7（9）：203.

[15] 仝小林，刘铜华. 糖尿病中西医防治的关键问题和临床对策［M］. 北京：中国中医药出版社，2007：451.

[16] 贾力，梁晓春. 糖尿病合并常见代谢性皮肤病的中西医治疗. 北京中医，2007，26（11）：708－709.

[17] 于一江. 消风散治疗糖尿病皮肤瘙痒症 32 例. 河北中医，2008，30（2）：162.

[18] 缪东初，于东汇. 外治法治疗糖尿病合并感染性皮肤病 27 例分析. 实用中医内科杂志，2004，18（2）：154.

第二十三章　糖尿病并发性功能障碍.

[1] 迟家敏，汪耀，周迎生. 实用糖尿病学［M］. 北京：人民卫生出版社，2009：594.

[2] 苗述楷，蔡惠文. 糖尿病并发症防治学（第二版）［M］. 北京：中国医药科技出版社，2004：355.

[3] 许松. 糖尿病性勃起功能障碍的发病机制及治疗进展. 中华男科学，2004，10（3）：218－221.

[4] 陈崇，单玉喜，戴玉田. 晚期糖基化终产物与糖尿病性勃起功能障碍. 医学研究生学报，2007，20（11）：1124－1128.

[5] 朱亚军，王瑞英，郝咏梅. 神经病变与糖尿病性勃起功能障碍. 国际内科学杂志，2008，35（10）：597－601.

[6] 黎英荣，苏宏业，王乃尊，等. AGE＿S 抑制剂治疗糖尿病性勃起功能障碍的研究. 广西医学，2003，25（2）：159－161.

[7] 张新华，胡礼泉. 一氧化氮与雄激素在阴茎勃起中的作用. 临床泌尿外科杂志，2000，15（4）：181－183.

[8] 王为服，张元芳，丁强，等. 糖尿病性阴茎勃起功能障碍大鼠模型海绵体超微结构的研究. 中华泌尿外科杂志，1999，20（10）：628－631.

[9] 黎英荣，苏宏业，王乃尊，等. 胰岛素治疗对糖尿病性大鼠阴茎勃起功能的影响. 广西医科大学学报，2003，20（3）：354－356.

[10] 陈毅. 中西医结合治疗糖尿病并男性性功能障碍的效果评价. 中国民族民间医药，2009（14）：48.

[11] 颜醒愚，黄庭芳，苏学峰，等. 糖尿病伴性功能障碍的中西医结合康复治疗. 现代康复，2001，5（3）：136.

[12] 许兴涛. 78 例中西医结合治疗糖尿病性阳痿. 中国实用医药，2007，2（16）：101.

第二十四章　糖尿病动脉硬化性闭塞症.

[1] 迟家敏，汪耀，周迎生. 实用糖尿病学 [M]. 北京：人民卫生出版社，2009：604.

[2] 苗述楷，蔡惠文. 糖尿病并发症防治学（第二版）. 北京：中国医药科技出版社，2004：368.

[3] 宋延彬，吕安林. 糖尿病肢体动脉闭塞症诊治进展. 心血管病学进展，2008，29（16）：126-128.

[4] 韩冰，王家祥，王兵. 杂交术式治疗糖尿病性下肢动脉硬化闭塞症的临床分析. 医学研究与教育，2010，27（2）：17-19.

[5] 刘汉庆. 中西医结合治疗糖尿病肢体动脉硬化性闭塞症 35 例. 安徽中医学院学报，2009，28（1）：21-22.

[6] 任志雄. 陈淑长教授治疗糖尿病性动脉闭塞症的临床经验. 四川中医，2009，27（8）：1-2.

[7] 刘晓霞. 中西医结合治疗糖尿病下肢动脉硬化闭塞症临床观察. 齐鲁医学杂志，2007，22（5）：414-416.

第二十五章　糖尿病足.

[1] 张喜英，王涤非. 2 型糖尿病患者糖尿病足危险因素研究. 中国全科医学，2011，14（15）：1629-1632.

[2] Apelqvist J，Bakker K，van Houtum WH，et al. International consensus and practical guide lines on the management and the prevention of the diabetic foot. Interna tional Working group on the Diabetes Foot. Diabetes Metab Res Rev，2000，16（suppll）：584-592.

[3] 汤娜. 糖尿病足溃疡的治疗进展. 实用糖尿病杂志，2011，7（2）：13-14.

[4] 吴石白，关小宏. 糖尿病足的诊断治疗及研究进展. 空军总医院学报，2010，26（2）：92-98.

[5] 朱峥嵘，罗灿华，陈小东. 糖尿病足的治疗及进展. 中国组织工程研究与临床康复，2007，11（12）：2311-2314.

[6] 吴静，韩婷，董砚虎. 糖尿病足研究进展：第 19 届国际糖尿病盟大会专题报道. 中国慢性病预防与控制，2007，15（3）：299-300.

[7] 吴禹叡. 糖尿病足的临床研究近况及展望. 中国医学理论与实践，2005，15（4）：566-568.

[8] 石绍兰. 中西医结合治疗糖尿病足近况. 实用中医内科杂志，2007，21（1）：14-15.

[9] 阙华发，唐汉钧，向寰宇，等. 益气化瘀为主综合方案治疗糖尿病性足溃疡临床观察. 上海中医药杂志，2010，44（1）：14-17.

[10] 莫睿. 活血通脉汤外用治疗糖尿病足 56 例. 中国中医急症，2011，20（6）：981-982.

[11] 王军，黄淑兰，贾建东，等. 外周丹黄消炎液治疗糖尿病足坏疽的临床研究. 中国中医药信息杂志，2002，9（6）：10-12.

[12] 阙华发，徐杰男，王云飞，等. 中医外治法治疗糖尿病足——附 153 例临床报告. 中国中西医结合外科杂志，2007，13（2）：103-107.

[13] 李伟，王静. 生肌散治疗糖尿病足部溃疡. 中国临床康复，2003，7（9）：452-453.

[14] 纪珊. 生肌育红膏外敷治疗糖尿病足临床观察. 辽宁实用糖尿病杂志，2003，11（4）：47.

[15] 蔡炳勤. 祛腐生肌膏促进糖尿病足溃疡愈合作用的临床研究. 中国中医药信息杂志，2000，7（8）：49.

[16] 鲁赐，周慕英. 23 例糖尿病足坏疽的综合防治. 中国现代医学杂志，2000，10（1）：45.

[17] 郑筱萸. 中药新药临床研究指导原则（试行）. 北京：中国医药科技出版社，2002：256.

[18] 陈信义. 通脉胶囊对糖尿病足血液流变性及甲襞微循环的影响. 中国微循环，2000，4（2）：113-114.

[19] 董砚虚，钱国荣. 糖尿病及其并发症当代治疗 [M]. 济南：山东科技出版社，1994：25-26.

[20] 国家中医药管理局. 中医病症诊断疗效标准. 南京：南京大学出版社，1994：189.

[21] 李竞，张广生，唐树墉，等. 糖尿病足病因病机及治疗方法探讨. 中国中西医结合杂志，2000，20 (6)：405-408.

[22] 贾文华. 中医治疗糖尿病性肢端坏疽的临床观察. 中医杂志，1996，7 (6)：552-553.

[23] 赵玲玲，牛浩新，蔡俊刚，等. 活血解毒汤治疗糖尿病足108例. 中国中西医结合外科杂志，2011，17 (2)：213-214.

[24] 牛世志，郭根，宋湘文. 中西医结合治疗糖尿病足57例. 中国中西医结合杂志，1994，14 (2)：120-121.

[25] 奚九一，赵兆琳. 糖尿病肌腱变性坏死症（筋疽）的临床研究. 上海中医药杂志，1996，6 (5)：1-4.

[26] 施郁川，张小卿. 中西医结合治疗糖尿病足56例临床观察. 实用中西医结合杂志，1998，11 (4)：343.

[27] 张恒龙. 中西医结合治疗糖尿病坏疽9例. 山东中医学院学报，1988，12 (2)：101-102.

[28] 仇湘中，蒋益兰，胡亚忠，等. 中西医结合治疗糖尿病足坏疽. 中国中医骨伤科，1994，2 (6)：24-25.

[29] 朱章志，熊曼琪. 益气养阴活血通脉为主治疗糖尿病足的体会. 中国医药学报，1996，11 (1)：35-36.

[30] 陈亮光. 糖尿病足的病因病机. 中国中西医结合杂志，2000，20 (6)：406.

[31] 李仁明. 糖尿病足与相关并发症的诊治. 北京：人民卫生出版社，2002，1-2.

[32] 吴禹叡，邓圣明. 益气养阴活血通络法治疗糖尿病足的临床研究. 中国医学理论与实践，2005，15 (5)：598-601.

[33] 余贺. 医学微生物 [M]. 北京：人民卫生出版社，1983：1180.

[34] 田在善. 证与治则实验研究. 天津中医，1996，13 (6)：20.

[35] 高产彬，卢芳，巩如伦，等. 中国糖尿病防治特色 [M]. 哈尔滨：黑龙江科学技术出版社，1995：313.

[36] 吴军，刘群，柳亢宗，等. 血一氧化氮和内皮素与糖尿病足的关系. 临床荟萃，2001，16 (11)：500-501.

[37] 李令根，李日恒，赵钢，等. 康脉3号胶囊对糖尿病足患者肉皮素及一氧化氮的影响. 中国中西医结合外科杂志，2003，9 (6)：426-427.

[38] 刘成玉，万秀霞，徐丽园. 糖尿病微血管病变与血小板脂质过氧化损伤及 TXA/PGI 平衡关系的研究. 中国糖尿病杂志，1996，4 (1)：52-53.

[39] 李令根，李日恒，赵钢，等. 康脉3号胶囊对糖尿病足患者血栓素 B 和 6-酮-前列腺素 F1a 的影响. 现代中西医结合杂志，2003，12 (22)：2389-2390.

[40] 于世家，刘自力，吴兆利. 糖尿病慢性并发症中医药治验. 辽宁中医杂志，2002，29 (5)：249.

[41] 高小河，王焕利，陈磊鑫. 中西医结合防治糖尿病足疗效观察. 山西中医，2011，27 (4)：29.

第二十六章　糖尿病并发骨质疏松症.

[1] 郭英，李茵茵. 糖尿病并发骨质疏松症的研究进展. 临床荟萃，2004，19 (22)：1312-1314.

[2] Takeuchi Y. Metabolic bone diseases in patients with diabetes mellitus. Nihon Rinsho，2006，64 (9)：1697-1702.

[3] 刘素荣，刘瑞霞，程益春，等. 糖尿病并发骨质疏松症的机制探讨. 山东中医药大学学报，2001，25 (2)：88-89、94.

[4] 高美娟，于桂娜. 糖尿病性骨质疏松的相关危险因素研究进展. 山东医药，2008 (38)：110-111.

[5] 赵哲. 2型糖尿病并发骨质疏松症相关因素临床评价. 湖北民族学院学报·医学版，2008，25

（2）：60-62.

［6］Zofková I. Pathogenetically complicated case of osteoporosis in a young man. Cas Lek Cesk，2008，147 (11)：574-578.

［7］朱翔，章秋．糖尿病性骨质疏松及其影响因素．实用糖尿病杂志，2006 (4)：6-7.

［8］王洪复．骨质疏松症的诊断．国际内分泌代谢杂志，2006 (4)：285-288.

［9］王稳，邹秀兰，杨建明．骨定量超声在诊断男性 2 型糖尿病患者骨密度中的作用．湖北民族学院学报（医学版），2007 (3)：14-17.

［10］黄国良，张莹．糖尿病性骨质疏松的评价与对策．实用糖尿病杂志，2006 (4)：4-6.

［11］李真．糖尿病骨质疏松症从痰瘀论治．中医药学报，2008，36 (1)：42-43.

［12］孟迅吾．原发性骨质疏松症的诊断和防治．中华内分泌代谢杂志，2006 (3)：205-208.

［13］Kubodera N. D-hormone derivatives for the treatment of osteoporosis：from alfacalcidol to eldecalcitol. Mini Rev Med Chem，2009，9 (12)：1416-1422.

［14］周先利，刘玉馥，潘正英，等．糖尿病并发骨质疏松症病人及其家庭和社会的健康教育．护理研究，2005，19 (1)：5-7.

第二十七章　妊娠期糖尿病.

［1］Lechner A，Lohr R，Seissler J. Gestational diabetes. Internist (Berl)，2011，52 (10)：1149-1157.

［2］谭炳云，赵卫民．妊娠期糖尿病发病机制及诊治进展．新疆医学，2010，40 (1)：78-80.

［3］张慧英，牛秀敏．妊娠期糖尿病的病因学研究进展．中国实用妇科与产科杂志，2007 (6)：452-454.

［4］Ernst S，Demirci C，Valle S，et al. Mechanisms in the adaptation of maternal β-cells during pregnancy. Diabetes Manag (Lond)，2011，1 (2)：239-248.

［5］Ortega-Senovilla H，Schaefer-Graf U，Meitzner K，et al. Gestational diabetes mellitus causes changes in the concentrations of adipocyte fatty acid-binding protein and other adipocytokines in cord blood. Diabetes Care，2011，34 (9)：2061-2066.

［6］Kleinwechter H. Update gestational diabetes——the new guidelines. MMW Fortschr Med，2011，153 (26-28)：44-7.

［7］南剑勋．妊娠期糖尿病的诊治．河北北方学院学报（医学版），2005 (4)：68.

［8］邝红芳，钟建芳．妊娠期糖尿病的防治．中国医药指南，2010，8 (19)：68-69.

［9］Wong VW，Jalaludin B. Gestational diabetes mellitus：Who requires insulin therapy? Aust N Z J Obstet Gynaecol，2011，51 (5)：432-436.

［10］张晓明．妊娠期糖尿病的护理体会．实用医技杂志，2005 (6)：796-797.

［11］张华．中医治未病思想在防治妊娠期糖尿病的作用．中国民族民间医药，2010 (17)：100.

［12］张兰英，李雪梅，张瑞珍，等．中西医结合防治妊娠期糖尿病并发症临床观察．山东中医药杂志，2009，28 (9)：642-644.

［13］赖丽萍，江金香．中西医结合治疗妊娠合并糖尿病 35 例观察．浙江中医药杂志，2010，45 (4)：256.

第二十八章　继发性糖尿病.

［1］杨宝城．继发性糖尿病的发病机制以及进展．医学理论与实践，2010，23 (4)：396-397.

［2］Andersen DK. Mechanisms and emerging treatments of the metabolic complications of chronic pancreatitis. Pancreas，2007，35：1-15.

［3］Chang-Chen KJ，Mallur R，Bernal-Mizrachi E. Beta-cell failure as a complication of diabetes.

Rev Endocr Metab Disord，2008，9：329－343.

[4] 张一平，秦云霞. 继发性糖尿病 60 例临床分析. 河南医学研究，2011，20（2）：165－166.

[5] 张婷婷，母义明. 继发性糖尿病血糖管理. 中国实用内科杂志，2010（9）：777－779.

[6] 李学成，葛平. 肝硬化合并肝源性糖尿病 56 例临床特征分析. 亚太传统医药，2010，6（8）：80－81.

[7] 周劲梅，张松礼. 肝硬化合并肝源性糖尿病 66 例临床分析. 四川医学，2006，27（10）：1034－1035.

[8] 段卫，郭力红，柳立平. 肝硬化并发肝源性糖尿病 80 例分析. 河北医药，2006，28（10）：958.

[9] 王克敏，王由梅，李秀清. 肝硬化合并糖尿病的护理研究. 内科，2006，1（1）：86－87.

[10] 张霞，沈鼎明. 肝源性糖尿病的研究进展. 中华肝脏病杂志，2002，10（6）：476－478.

[11] 王丹，周琳. 肝源性糖尿病 70 例临床分析. 现代消化及介入诊疗，2002，7（2）：62－63.

[12] 庄清武，方冰儿. 52 例肝源性糖尿病临床分析. 广东医学，2005，26（11）：1533－1534.

[13] 张毅，许东发，陈艺. 肝源性糖尿病 69 例临床分析. 实用医技杂志，2005，12（8）：1047－1048.

[14] 戴群，陆重琳，冯艳红. 肝源性糖尿病诊断及治疗的探讨——附 40 例临床分析. 肝脏，2004，9（4）：273－274.

[15] 王敏红，宋运. 肝源性糖尿病 46 例临床分析. 中国现代药物应用，2010，4（18）：47－49.

[16] 孙永辉，解维星. 慢性肝病并发肝源性糖尿病 140 例临床分析. 现代医药卫生，2010，26（18）：2804.

[17] 陈欣燕，仝小林. 肝源性糖尿病中医辨证论治总结及体会. 辽宁中医药大学学报，2010，12（10）：178－180.

[18] 梁雪峰. 中医药治疗肝源性糖尿病的临床研究概况. 中医杂志，2009，50（S1）：265－269.

[19] 邓体瑛，何斌. 药源性糖尿病. 药物流行病学杂志，2009，18（2）：139－142.

[20] 裴振峨，张京航，张俊. 药源性糖尿病. 临床药物治疗杂志，2006，4（2）：60－62.

[21] 赵淑艳，孙晓君，李桂梅. 儿童药源性糖尿病. 临床儿科杂志，2008，26（12）：1082－1084.

[22] 侯敏全，邹玲，苟寒梅. 论药物或化学物质诱发的糖尿病. 西北药学杂志，2003，18（2）：94－95.

[23] 张丽萍，孙秀梅，康白. 氢氯噻嗪对大鼠胰岛 β 细胞功能影响的机制. 潍坊医学院学报，2006（2）：56－57.

[24] 刘士敬. 药源性糖尿病诊疗策略. 中国社区医师，2010（2）：12.

[25] 刘德荣. 类固醇糖尿病 37 例临床分析. 中国乡村医药，2008，15（12）：17－18.

[26] 于晓华. 类固醇性糖尿病及需长期激素治疗的糖尿病 42 例临床分析. 中国医学文摘·内科学，2006，27（3）：265－266.

[27] 冯凯，陆召麟，臧美孚，等. 162 例库欣综合征糖代谢异常的临床资料分析. 中国医学科学院学报，2000，22（3）：266－268.

[28] 萧丽军，武晓泓，孙敏，等. 类固醇药物性糖尿病 46 例临床分析. 辽宁实用糖尿病杂志，2004，12（4）：44－45.

[29] 刘玉平，田浩明. 库欣综合征与糖代谢紊乱. 四川医学，2005，26（2）：217－218.

[30] 张炜，汤正义，王卫庆，等. 亚临床及肾上腺腺瘤型库欣患者的糖代谢紊乱. 上海交通大学学报（医学版），2007，27（12）：1463－1466.

[31] 迟鹏威，刘艳霞. 垂体生长激素分泌瘤致继发性糖尿病并眼底出血/酮症酸中毒 1 例报告. 中国实用医药，2010，5（22）：184－185.

[32] 穆亚东. 甲亢继发合并糖尿病甲状腺激素、血糖水平临床研究. 中国现代医生，2009，47（21）：14－16.

[33] 肖常青. 如何治疗"垂体性糖尿病"?. 药品评价，2008，5（8）：379.

［34］吴炎，刘泽林，王玉磷，等. 甲状腺机能亢进症患者糖耐量的改变及其机理分析. 医学理论与实践，2004，17（6）：631-632.

［35］陈江平，刘秀娟，陈泰祺. 甲状腺功能亢进症住院患者糖代谢异常的临床研究. 海南医学，2008，19（11）：36-38.

［36］张秀薇，孙晓玲，陈伟坤，等. 甲状腺功能亢进症患者糖耐量及胰岛素抵抗的研究分析. 广东医学，2005，26（6）：809-811.

［37］郭雅卿，赵丹宁，吴颂红，等. 甲亢性心脏病与胰岛素抵抗的关系. 实用医学杂志，2008，24（1）：58-59.

［38］杨青平. 胰源性糖尿病17例分析. 中国误诊学杂志，2009，9（7）：1717-1718.

第二十九章　胰岛素抵抗综合征.

［1］丁少川，张瑞珍，刘成桂. 2型糖尿病与胰岛素抵抗和代谢综合征. 现代预防医学，2009，36（3）：564-566.

［2］苏丽，王中心. 血脂异常、2型糖尿病与代谢综合征. 医学综述，2005，11（12）：1102-1104.

［3］McNeill AM，Rosamond WD，Girman CJ，et al. The metabolic syndrome and 11-year risk of incident cardiovascular disease in the Atherosclerosis Risk in Communities study. Diabetes Care，2005，28：385-390.

［4］钟慧文，郎江明，叶建红，等. 二甲双胍对代谢综合征患者胰岛素抵抗与瘦素水平的影响. 中国医药导报，2011，8（17）：80-81.

［5］顾楠，马晓伟. "胰岛素抵抗综合征"的概念能否广泛应用于临床. 中国糖尿病杂志，2008，16（2）：124-125.

［6］Bruno G，Merletti F，Biggeri A，et al. Metabolic syndrome as a predictor of all-cause and cardiovascular mortality in type 2 diabetes：the Casale Monferrato Study. Diabetes Care，2004，27：2689-2694.

［7］张秀薇，祁志云，黄秋霞，等. 2型糖尿病患者C反应蛋白水平与代谢综合征的关系. 医师进修杂志，2005，28（15）：20-22.

［8］Rutter MK，Meigs JB，Sullivan LM，et al. C-reactive protein，the metabolic syndrome，and prediction of cardiovascular events in the Framingham Offspring Study. Circulation，2004，110：380-385.

［9］赵伟河，田永红. 强化胰岛素治疗初诊2型糖尿病代谢综合征的研究. 中原医刊，2006，33（10）：14-16.

［10］石巧. 代谢综合征患者血清抵抗素与胰岛素抵抗的关系. 河北医药，2010，32（16）：2189-2190.

［11］祝之明. 胰岛素抵抗综合征与代谢综合征的异同及临床意义. 诊断学理论与实践，2009，8（3）：244-247.

［12］温伟波，杨龄，刘天辉. 中医药治疗代谢综合征胰岛素抵抗的研究进展. 山西中医，2009，25（3）：58-59.

［13］李乐愚，梁振钟，朱小华. 代谢综合征胰岛素抵抗与中医证候辨证分型关系研究. 实用心脑肺血管病杂志，2008，16（11）：13-14.

［14］张广增，邱涛，李香巨，等. 代谢综合征证型分布与胰岛素抵抗的相关性研究. 中国误诊学杂志，2010，10（36）：8827-8828.

［15］熊红萍，李灿东，高碧珍，等. 代谢综合征的中医痰证病理与血糖、血胰岛素及胰岛素抵抗的相关性研究. 中华中医药杂志，2010，25（5）：763-765.

图书在版编目（ＣＩＰ）数据

中西医结合糖尿病学 / 陈大舜，喻嵘主编. -- 长沙:湖南科学技术
出版社，2017.10
ISBN 978-7-5357-9562-5

Ⅰ. ①中… Ⅱ. ①陈… ②喻… Ⅲ. ①糖尿病－中西医结合－诊疗 Ⅳ. ①R587.1

中国版本图书馆 CIP 数据核字(2017)第 227521 号

ZHONGXIYI JIEHE TANGNIAOBING XUE

中西医结合糖尿病学

主　　编：陈大舜　喻　嵘
责任编辑：李　忠　王　李
出版发行：湖南科学技术出版社
社　　址：长沙市湘雅路 276 号
网　　址：http://www.hnstp.com
湖南科学技术出版社天猫旗舰店网址：
　　　　　http://hnkjcbs.tmall.com
印　　刷：长沙超峰印刷有限公司
　　　　　（印装质量问题请直接与本厂联系）
厂　　址：长沙市金洲新区泉洲北路 100 号
邮　　编：410600
版　　次：2017 年 10 月第 1 版第 1 次
开　　本：889mm×1194mm　1/16
印　　张：31
插　　页：4
字　　数：1000000
书　　号：ISBN 978-7-5357-9562-5
定　　价：98.00 元